"十三五"国家重点图书出版规划

药物临床试验设计与实施丛书

临床试验统计学

Clinical Trial Statistics

主　审　苏炳华　金丕焕

主　编　陈　峰　夏结来

副主编　刘玉秀　黄　钦　姚　晨

编　者（以姓氏笔画为序）

于　浩　王　彤　王武保　尹　平　刘玉秀　孙　高
苏炳华　李　卫　李　宁　李　康　李晓松　张罗漫
陈　刚　陈　峰　陈平雁　陈启光　易　东　金丕焕
赵耐青　姚　晨　贺　佳　夏结来　凌　莉　郭　翔
黄　钦　魏朝晖

学术秘书　黄丽红

人民卫生出版社

图书在版编目（CIP）数据

临床试验统计学／陈峰，夏结来主编. -- 北京：
人民卫生出版社，2018

（药物临床试验设计与实施丛书）

ISBN 978-7-117-27305-3

Ⅰ.①临… Ⅱ.①陈… ②夏… Ⅲ.①临床医学-试
验-医学统计-统计学 Ⅳ.①R4-33

中国版本图书馆 CIP 数据核字（2018）第 191510 号

人卫智网	www.ipmph.com	医学教育、学术、考试、健康， 购书智慧智能综合服务平台
人卫官网	www.pmph.com	人卫官方资讯发布平台

药物临床试验设计与实施丛书

临床试验统计学

主　　编：陈　峰　夏结来

出版发行：人民卫生出版社（中继线 010-59780011）

地　　址：北京市朝阳区潘家园南里 19 号

邮　　编：100021

E - mail：pmph @ pmph.com

购书热线：010-59787592　010-59787584　010-65264830

印　　刷：保定市中画美凯印刷有限公司

经　　销：新华书店

开　　本：787×1092　1/16　印张：40

字　　数：998 千字

版　　次：2018 年 12 月第 1 版　2023 年 12 月第 1 版第 6 次印刷

标准书号：ISBN 978-7-117-27305-3

定　　价：130.00 元

打击盗版举报电话：010-59787491　E-mail：WQ @ pmph.com

（凡属印装质量问题请与本社市场营销中心联系退换）

前　言

　　临床试验(clinical trial)是以人体(正常人或患者)为研究对象,在受试者(或其监护人)知情同意、监管部门依法管理、科学家严格控制的条件下所开展的系统性、干预性科学研究,以探索或证实试验用药物、器械或新的治疗方案等对人体的作用、不良反应,目的是确认试验药物、器械、治疗方法等的效果及安全性。

　　临床试验的开展必须满足特定的伦理准则和科学性要求。从伦理上考虑,《赫尔辛基宣言》和国际医学科学组织委员会颁布的《人体生物医学研究国际道德指南》的道德原则,即公正、尊重人格、力求使受试者最大限度受益和尽可能避免损害,是国际上开展临床试验普遍遵循的伦理准则。临床试验首先必须符合伦理,具体的保证措施是除了获得机构伦理委员会的批准外,还同时需要得到受试对象或其亲属、监护人的知情同意。从科学性上考虑,由于人既具有生物学属性又具有社会属性,受试对象的主观感受、心理作用、精神状态等诸多的非研究因素错综复杂、难以控制,是试验结果产生偏性的主要来源。一方面,临床试验中研究者不能完全支配研究对象的行为,只能通过对受试者提出约束性要求,尽可能地控制和减少偏倚对试验的结果影响;另一方面,需要借助科学的方法学以达到科学评价,数理统计学则是其中所不可或缺的。

　　鉴于上述原因,临床试验不能完全按照其他学科那样应用统计学,必须考虑临床试验独特的伦理学要求,以及研究对象的生物性、社会性和主观性,久而久之形成了独特的交叉学科:临床试验统计学(clinical trial statistics,trial statistics)。

　　随着数理统计学在临床试验领域应用的广泛深入,作为置身于临床试验统计学实践的中国临床试验统计学组(China clinical trial statistician working group, CCTS)深切感到,统计学应用于临床试验的学科特征日益凸显,是时候用一门学科来引领事业的发展了。毋庸置疑,这门学科就是临床试验统计学。概括地说,临床试验统计学是集临床试验设计理论和数据分析方法于一体的一门新兴学科,是数理统计学在临床试验领域的具体实践应用。

　　CCTS成立于2011年,其宗旨是推动和促进临床试验中统计学原理与方法的正确应用、操作实施的科学规范、分析结果的正确解读,积极探索新的统计分析方法和规范,为临床试验的安全性、有效性评价提供科学保证;同时,充分发挥学组的教育培训职能,着力于培养生物统计学专业人才队伍,促进临床试验统计学这一新兴学科的发展壮大。本专著是CCTS集体智慧的结晶,较为全面、详细地介绍了临床试验中涉及的统计学基本原理、常用方法,融汇了许多国际学术最新进展,体现了CCTS在临床试验设计方法、分析规范和技术方面的专家共识,也展示了国内外临床试验相应的法律、法规和指导原则对统计学应用的要求,可以用于指导临床研究者和统计分析人员如何设计、分析、报告、解读临床试验。

　　本书共35章。第1章是概论,分别介绍临床试验及其管理的发展简史、国际临床试验管理现状,以及生物统计学在临床试验中的地位和基本要求等;第 2~6 章介绍临床试验设计时的统计学考虑,透彻解析了试验设计的三个基本原则(随机、对照、重复)、两个避免偏倚的技术(随机化技术和盲法技术),以及研究指标的选择;第 7~11 章详细介绍了三种基本的设计类型(平行组设计、析因设计、交叉设计)及三种基本的比较类型(优效性检验、等效性检验和非劣效性检验);第 12~17 章分别介绍了数据分析时应考虑的统计学问题,包括基线和协变量、中心效应、交互作用、多重性问题、亚组分析、数据缺失问题,以及有效性和安全性数据的分析;第 18~26 章介绍了临床试验的其他设计和分析方法,包括早期临床试验、期中分析与成组序贯设计、适应性设计、国际多中心临床试验与桥接试验、群随机对照试验、诊断试验、无对照临床试验、非随机对照试验的设计与分析;第 27~28 章介绍了药物上市后监测,以及临床试验中的 meta 分析;第 29 章介绍了临床试验中的数据管理;第 30 章介绍了独立数据监查委员会;第 31~34 章是撰写试验设计方案和报告时需考虑的问题,包括临床试验方案中的统计学要素、统计分析计划与统计分析报告、临床试验报告中的统计学要点,以及临床试验统计中的标准操作规范;最后一章即第 35 章用两个实例介绍了药物研发的基本思路。

　　本书的读者对象是临床试验研究者、临床试验统计人员、各级技术审评人员、高等医学院校临床医学相关专业研究生和生物统计学专业学生。

　　本书作为一门学科的总结尚属首次,其学科理论体系、章节内容安排、撰写深度广度等纵使学组多次集体研讨、反复修缮提升,仍然难免疏漏错讹,敬请广大读者提出宝贵意见建议,以利于今后完善。

陈　峰　夏结来

2018 年 5 月

缩略词汇表

英文缩写	英文全称	中文译名
ADR	Adverse Drug Reaction	不良反应
AE	Adverse Event	不良事件
AR	Audit Report	稽查报告
CCTS	China Clinical Trial Statistics Working Group	中国临床试验生物统计学组
CDMC	Clinical Data Management Working Group of China	中国临床试验数据管理学组
CFDA	China Food and Drug Administration	国家食品药品监督管理总局
CRA	Clinical Research Associate	临床研究监查员
CRC	Clinical Research Coordinator	临床研究协调员
cRCT	Cluster Randomization Control Trial	群随机试验
CRF	Case Report Form	病例报告表
CRO	Contract Research Organization	合同研究组织
DM	Data Management	数据管理
EDC	Electronic Data Capture System	电子数据采集系统
EDP	Electronic Data Processing	电子数据处理系统
EMA	European Medicines Agency	欧洲药品管理局
FDA	Food and Drug Administration	美国食品与药品管理局
FAS	Full Analysis Set	全分析集
GAP	Good Agricultural Practice	中药材生产质量管理规范
GCP	Good Clinical Practice	药物临床试验质量管理规范
GLP	Good Laboratory Practice	药物非临床研究质量管理规范
GMP	Good Manufacturing Practice	药品生产质量管理规范
IC	Informed Consent	知情同意
ICH	International Conference on Harmonization	国际协调会议
iDMC	Independent Data Monitoring Committee	独立数据监查委员会
IEC	Independent Ethics Committee	独立伦理委员会
IND	Investigational New Drug	试验性新药
ITT	Intention-To-Treat Principle	意向性处理原则
IVRS	Interactive Voice Response System	交互式语音应答系统
IWRS	Interactive Web Response System	交互式网络应答系统
MedDRA	Medical Dictionary for Regulatory Activities	国际医学标准术语词典

续表

英文缩写	英文全称	中文译名
NDA	New Drug Application	新药申请
NIH	National Institutes of Health	国立卫生研究院（美国）
NMPA	National Medical Products Administration	国家药品监督管理局
PI	Principal Investigator	主要研究者
PSI	Statisticians in the Pharmaceutical Industry	制药业统计学家协会
PPS	Per Protocol Set	符合方案集
QA	Quality Assurance	质量保证
QC	Quality Control	质量控制
RCT	Randomized Controlled Trial	随机对照试验
SAE	Severity Adverse Event	严重不良事件
SAP	Statistical Analysis Plan	统计分析计划
SOP	Standard Operating Procedure	标准操作规程
SS	Safety Analysis Set	安全性分析集
WHO	World Health Organization	世界卫生组织

目 录

第一章

概　　述

当代医学的发展已经使得人类能够克服和控制诸多的疾病,整体健康水平获得极大的提高,生存寿命得以进一步延长。这一切离不开临床科研工作者的不断探索和经验总结,离不开患者的参与和奉献。这种实践最初具有原始性、经验性和创新性的特征,随着科学技术的发展,现代临床医学认识的进步主要依赖于临床试验的研究结果。临床试验(clinical trial)属前瞻性研究,是以人体(患者或正常人)作为研究对象的生物医学研究,以揭示新药、新器械等新的诊疗手段对人体的效果、作用和不良反应,或探索药物在人体内的吸收、分布、代谢和排泄规律等作为研究内容,目的是为了确认所研究的新药、新器械等的有效性与安全性。毋庸置疑,这些都离不开科学方法尤其是生物统计学的支撑。伴随着生物统计学方法的发展,其在临床试验中的应用得到不断加强,大大促进了临床试验事业的进步,并日益显示出强大的方法学支持作用,临床试验统计学(clinical trial statistics)应运而生。

第一节　临床试验发展简史

在 20 世纪中叶以前,临床医学研究局限于个案治疗的临床实践,而不是基于临床试验。现代临床试验的发展历史需要循着临床试验的科学性、伦理性和规制性这三个关键原则为线索来梳理。科学性原则表现在分组比较的确立、随机化的应用、盲法的应用等要素的出现和发展;伦理性原则体现在对受试者的尊重、公正和权益的保障等观念的形成、成熟和完善;而规制性则是为保证临床试验的科学性和伦理性切实得以贯彻和实施,政府和社会起草制定相关的一系列法律和技术规范对这一活动进行全程监管。按此思路,将临床试验的发展大致分为 4 个阶段。

第一个时期:原始萌芽时期(18 世纪以前)

在我国,神农尝百草的故事可追溯到远古炎帝时期,虽然是个神话传说,但说明这种以身试药的思想已经由来已久,这一思想具有临床试验的雏形,也是我国医学科学的发端。而传世之作《神农本草经》则是历经漫长岁月,无数次的反复实践、验证与筛选而形成的最早的中草药学的经典之作,后世的本草著作莫不以此为宗。

在 10 世纪时,中国发明了种痘术,用人痘接种法预防天花,首开主动免疫预防传染病的先河。17 世纪种痘术传到俄国、土耳其、英国、日本、朝鲜、东南亚各国,后又传入美洲、非洲。

在这漫长的岁月里,药物基本上是在私人诊所或药店调制,小规模生产。政府对于药品的生产、销售和宣传几乎没有任何限制,更谈不上监管机构和相应的法律约束。

第二个时期:科学和伦理原则形成时期(18~20世纪50年代)

现代临床试验始于18世纪。普遍公认的第一个有对照的临床试验是1747年英国海军医官James Lind所做的著名的柑橘水果治疗维生素C缺乏症(坏血病)的试验。当时的英国海军无敌于世界,但长时间的海上航行使得水手们被维生素C缺乏症困扰。这种疾病也流行在长期困战的陆军士兵中、长期缺乏食物的社区、被围困的城市、监狱犯人和劳工营中。1747年5月20日,Lind在Salisbury号船上做了一个闻名后世的试验,他将12名维生素C缺乏症海员分为6组,分别给予不同的干预(当时传说可以治疗维生素C缺乏症的药方):①每天饮1夸脱(0.95L)苹果汁;②服用25滴硫酸丹剂(elixir of vitriol),每日3次;③服2勺醋,每天3次;④每天饮用半品脱(约237ml)海水,服缓和的泻药;⑤每天食用2个橙子和1个柠檬;⑥服用由大蒜、芥末酱等成分组成的药,每天3次。12名海员都吃完全相同的食物,唯一不同的是"治疗方法"。6天之后,只有吃橙子和柠檬的两人好转,其他各组患者病情依然。该试验尽管样本很少,但这种分组比较、平行对照的试验方法为疗效的验证开辟了先河,他的试验被誉为第一个对照临床试验。1796年英国人詹纳发明了接种牛痘苗预防天花的方法。

18世纪末、19世纪初,在John Haygarth的带动下临床试验中出现了安慰剂的使用;此外,一位19世纪的法国医生和病理学家Pierre-Charles-AlexandreLouis提出治疗组间的患者特征、病情应该尽可能相似和一致的重要概念。

20世纪20年代,RonaldA. Fisher在田间实验中探索出了研究设计的随机、重复和区组化的方法论,此后,临床试验中出现了随机的思想。1948年出现的一个里程碑事件是英国医学研究理事会(British Medical Research Council,MRC)发表了第一个随机对照临床试验(randomized controlled clinical trial,RCT),确立了链霉素治疗结核病的疗效,在此试验中,英国流行病学家和统计学家AB. Hill进一步完善临床试验的设计方法。50年代Hill和Richard Doll通过病因学研究证明吸烟导致肺癌而闻名于世。

在第二次世界大战期间,德国和日本法西斯对数以千计的犹太人、战俘和平民进行了惨无人道的人体试验,如减压和诱导低温的活体试验、在儿童身上进行的创伤和烧伤试验以及长期饥饿试验。这样惨绝人寰的试验导致了被试者的磨难、痛苦和死亡,虽假以科学的幌子,其实是赤裸裸的犯罪。为了防止再次出现类似的残暴试验,1947年《纽伦堡法案》颁布,第一次提出了知情同意的概念,一切以受试者的最大利益为出发点,同时这也是第一部规范人体研究的伦理方面的法规。

第三个时期:技术管理规范完善时期(20世纪60~90年代)

20世纪60年代初,以美国为代表的世界发达国家进一步规范对药品的监管,从而开启了现代意义的药品监管模式。美国强制要求药物上市之前必须检测其安全性,标签上必须列举所有的有效成分和警告(1938年通过的安全性法案)。由于"反应停"事件的发生,1962年通过了Kefauver-Harris修正法案,规定新药上市必须向FDA提交有效性和安全性数据,必须经过严格的试验,向FDA提供药物不良反应和中、长期毒性的数据,并证明该药物的疗效。这些要求推动了人体临床试验的监管和管理规范的进一步细化和完善。

1964年,世界医学联合会(WMA)在芬兰赫尔辛基召开的18次世界医学大会上发布了《赫尔辛基宣言》(简称《宣言》)。这部《宣言》确定了进行人体临床研究的基本原则和依据,第一次规定了应该由一个独立的伦理委员会批准研究方案,还引入了研究者应对受试者予以医疗关怀的观念;参加者的知情同意应以书面形式报告,而非口头同意,需要签署知情同意书。

　　《赫尔辛基宣言》是人体医学研究的国际伦理准则。它起源于第二次世界大战结束对纳粹战犯审判期间出台的《纽伦堡法案》，以及其中确立的10条医学人体试验必须满足的伦理操作原则。此后《宣言》经多次更新和修改完善并被世界范围内广泛采纳和遵循，对各个国家、地区的相关法律规章的制定有着深远的影响。此外，美国国会于1979年颁布了《贝尔蒙特报告》，国际医学科学组织理事会（CIOMS）联合世界卫生组织（WHO）于1982年还发布了《人体生物医学研究国际伦理指南》以帮助和指导各国的应用。综合这些伦理法规和指南，临床试验研究必须遵循有科学或社会的价值、力求受试者最大限度受益和尽可能避免伤害、公平公正、独立审查、知情同意和尊重受试者等诸项原则。在我国，原国家食品药品监督管理局于2003年颁布的《药物临床试验质量管理规范》总则第四条明确规定：所有以人为对象的研究必须遵守《赫尔辛基宣言》。

　　此外，20世纪60和70年代发生了三次大的事件。第一个事件是美国Willow Brook州立学校事件，研究人员给患有智力发育迟缓的儿童接种了肝炎病毒以观察疾病的进程和发现何种方法可以保护人们免患疾病。第二个事件是犹太慢性病医院事件，终末期的患者被接种活癌细胞以观察癌症能否以这种方式传播。第三个事件是Tuskegee试验，在1930～1970年间，对阿拉巴马的一组黑人梅毒患者不做任何干预，以观察梅毒的自然病程。这些研究缺乏伦理原则，对受试者不给予保护，参与临床试验的受试者甚至受到了生命的威胁。这些事件最终使得FDA在1977年颁布了美国"联邦管理法典"，以监管在美国进行的所有临床研究。

　　在这个法规中，美国首次提出了临床试验质量管理规范（good clinical practice，GCP）的概念，它不仅包括了研究的伦理方面的考虑，也提出了高质量数据的概念，以保证研究结果的可靠性。1981年欧共体制定GCP，并于1992年颁布；此后，加拿大（1989）、日本（1990）、澳大利亚（1991）、意大利（1992）、德国（1994）、奥地利（1994）、瑞士（1995）、中国（1998）等相继颁布了本国的GCP。从此，临床试验进入了规范化和法制化管理的轨道。

　　第四个时期：国际统一规范发展时期（20世纪90年代以后）

　　为了促进各国临床试验规范化的发展，1993年世界卫生组织（WHO）根据各国的药品临床试验管理规范，颁布了适用于各成员国的《世界卫生组织药品临床试验管理规范指南》，简称WHO-GCP，标志着临床试验规范国际化时期的到来。

　　随着全球经济一体化时代的到来及跨国公司的不断出现和发展，而同时各国对药品研发的要求也越来越高，药品研发费用越来越多，研究时间也越来越长。当一个制药公司在一个国家完成全部上市前研究并获上市批准后，如果要在另外一个国家上市，则需要按照该国家的监管要求，重新进行上市前的全部研究，这种重复的试验不仅浪费了时间，也造成了人力、物力、经费的浪费，也严重滞后了一个有效药物应用于临床的时间。为了避免这种浪费，尽快使更多的患者及早使用新药，同时为鼓励创新，也利于制药企业尽快从国际市场上收回研发新药的投资，1991年由美国、欧盟和日本三方的政府监管机构和制药协会共6个成员，包括日本制药工业协会（Japanese Pharmaceutical Manufacturers Association）、日本厚生省（Japanese Ministry of Health，Labour and Welfare）、美国制药工业协会（Pharmaceutical Research and Manufacturers of America）、美国食品药品管理局（FDA）、欧洲制药工业协会（European Federation of Pharmaceutical Industries Associations）、欧盟委员会（The European Commission）发起的人用药品注册技术要求国际协调会议（International Conference on Harmonization of Technical Requirements for Registration of Pharmaceuticals for Human Use,ICH)在比利时的布鲁塞尔召开第一次会议,共同探讨制定 GCP 的国际统一规范。1996 年 5 月,ICH-GCP 正式颁布。两年一次的 ICH 大会一经发起,就受到来自于世界各国的广泛关注和积极响应,有数千名参会者,世界卫生组织每次都会派观察员到会,并参加各个指导原则的制定。目前 ICH 已演变为一个讨论和研究全球药物研发和监管政策的国际联盟组织,有 17 个成员,通过定期召开会议讨论可能的分歧问题,并达成共识,发布统一的技术指南,以协调不同国家、地区间监管要求的不一致。ICH 指南一经正式颁布,便自动成为各成员国必须遵循的有效规范。2017 年 5 月,我国国家食品药品监督管理总局(CFDA)也宣布加入 ICH。

而今 ICH 所发布的指导原则和专家共识不仅对其成员国,而且也演变成为全球性的临床试验指导性文件。很多国家、地区将 ICH 的指导原则与本国、本地区的管理体系相结合,而有些国家和地区直接采用 ICH 的指导原则。毋庸置疑,ICH 的工作对于促进临床试验管理规范国际化功不可没。

总之,临床试验推动了人类健康事业的向前发展,不管经过多少体外和动物实验,每一种新药的上市最终依据的是在人体进行临床试验确定的药物的疗效和安全性证据,只有严格遵循临床试验质量管理规范(GCP),才能使得试验过程规范,临床结论可靠,受试者的权益得到保障。

第二节　临床试验简介

一、临床试验的特点

由前述临床试验的发展简史,不难看出临床试验的两个特点:①临床试验是以人体为研究对象,也就是说试验是在人体进行的;②临床试验中进行比较的目标因素是人为施加的,目的是为了解决某个医学问题。第一个特点决定了临床试验不得无视受试者的尊严和风险,必须具有"伦理性"的特点;第二个特点确定了试验应有良好的设计,必须具有"科学性"的特点。为了保证这两点得以贯彻,需要制定一系列相关的法律和技术规范,政府应根据法规对临床试验进行全程监管,因此临床试验具有"规制性"的特点。伦理性、科学性和规制性是临床试验不可或缺的。

临床试验与动物实验截然不同,临床试验的受试者当然不是"小白鼠",他们是一群自愿为人类医学发展作出贡献的、高尚的志愿者。临床试验也不同于一般的临床治疗,临床治疗是应用既有的医学知识和手段,根据患者病情的个体化医疗实践,是个性化的、应用性的。而临床试验则是为论证某个医学问题而周密设计的研究,包括研究过程和评价方法,其目的是评价某个诊断或治疗的假设的可行性,只有当假设在患者群体上获得重复验证后才能成为新的医学知识,才能应用于临床实践。临床试验的对象应是具有代表性的患者群体,只有这样试验结论才具有可推广性,也只有规范的临床试验过程才能使得论证具有说服力。临床试验是获得临床治疗的新知识的必要过程。临床试验和临床治疗两者间又密不可分,临床试验研究所要致力解决的某个医学问题的线索一般来源于临床治疗实践尝试和灵感,而临床试验的结果将进一步提高临床治疗效果。在不影响临床试验研究目的、不破坏临床试验研究质量的情况下,对每个受试者的具体医疗操作也可视作临床治疗,临床试验中当然不能忽视临床治疗的基本原则。表 1-1 对以上方面阐述的区别和联系进行了简要归纳。

表 1-1　临床试验和临床治疗的区别和联系

区别/联系		临床治疗	临床试验
区别	目的	追求个体疗效	回答未知的医学问题
	对象	个体患者	具有代表性的患者群体
	方法	个体化,因人而异	科学设计,随机、盲法、对照
	结果	病情痊愈、好转或缓解	获得新的医学认知或治疗手段
联系		临床试验的假设产生于临床治疗的实践,临床试验的结果为临床治疗提供指导	

二、临床试验的分类和分期

(一)临床试验的概念和定义

按照 ICH-E6(1996)的定义,临床试验又称临床研究,是在人体受试者身上进行的任何旨在发现和确认研究产品的临床的、药理的和(或)其他药效动力学的效应,和(或)识别任何不良反应,和(或)对产品进行以确定安全性/有效性为目标的吸收、分布、代谢和排泄的研究。

按研究目的分类,可将临床试验分为临床药理学研究、探索性临床试验、确证性临床试验、上市后研究。按研究阶段分类,又可将临床试验分为Ⅰ、Ⅱ、Ⅲ和Ⅳ期临床试验。需要强调的是,无论如何分类,每一种类型的试验数目都不是仅仅特指一个试验,而可能是一系列的多个同类研究。每种分类系统都有一定的局限性,但不同分类的互补可形成对临床试验多层面意义的准确认识和理解。

(二)探索性试验和确证性试验

从试验的目的来看,临床研究的早期需要进行一系列的探索性试验(exploratory trial)。早期探索性临床试验常采用剂量递增等设计方法,以初步评价药物剂量与效应的关系,探索合适的研究终点、评价方法、治疗方案(包括合并给药)和目标人群(例如轻、重度疾患比较),其分析结果为进一步的探索性临床试验或确证性临床试验提供依据。

探索性试验可以采用更为灵活的方法进行设计,并对数据进行探索性分析,以便于根据逐渐累积的结果对后期的确证性试验设计提供相应的依据。虽然探索性试验对有效性的确证有参考价值,但不能作为证明有效性的关键性证据。后期的临床试验是根据前期探索性研究结果提出合理的假设,进一步通过周密设计的试验对假设予以确证,为评价药物的有效性和安全性提供有力证据。

确证性试验(confirmatory trial)是一种事先提出假设并对其进行验证的试验,以说明所开发的药物对临床是有益的,一般为随机对照的临床试验。因此,对涉及药物有效性和安全性的每一个关键性的问题都需要通过确证性试验予以充分的回答。在确证性试验中,最关键的假设应根据试验的主要目的产生。主要假设应于试验开始前在试验方案中预先设定并于试验结束后严格按照预先设定的分析计划完成假设检验。除此之外,在试验方案中还应阐明试验设计方法、统计分析方法及相关理由。确证性试验对于试验方案和标准操作程序(SOP)的严格遵从是非常重要的。如果在试验过程中对方案有不可避免的修订,应给予说明并记载,对方案修订可能对结果产生的影响应予以评估。确证性试验还应对试验药物的疗效进行准确的估计。对于药物疗效的说明除了需要证明关键假设的统计学意义之外,还

5

需要评估试验药物的疗效具有临床意义。

（三）Ⅰ~Ⅳ期临床试验

新药临床试验一般分为Ⅰ、Ⅱ、Ⅲ和Ⅳ期。

Ⅰ期（phase Ⅰ）临床试验：系初步的临床药理学及人体安全性评价试验。通过一系列试验，观察人体对于新药的耐受程度和药代动力学，为制订给药方案提供依据。

Ⅱ期（phase Ⅱ）临床试验：治疗作用初步评价阶段。其目的是通过一系列试验，初步评价药物对目标适应证患者的治疗作用和安全性，也包括为Ⅲ期临床试验研究设计和给药剂量方案的确定提供依据。此阶段的研究设计可以根据具体的研究目的采用多种形式，包括随机盲法对照临床试验。

Ⅲ期（phase Ⅲ）临床试验：治疗作用确证阶段。其目的是通过临床试验进一步验证药物对目标适应证患者的治疗作用和安全性，评价利益与风险关系，最终为药物注册申请的审查提供充分的依据。试验一般应为具有足够样本量的随机盲法对照试验。

Ⅳ期（phase Ⅳ）临床试验：新药上市后应用研究阶段。其目的是考察在广泛使用条件下的药物疗效和不良反应，评价在普通或者特殊人群中使用的利益与风险关系以及改进给药剂量等。

Ⅰ期临床试验为新药人体试验的起始期，包括耐受性试验和药代动力学研究，一般在健康受试者（抗肿瘤药物通常为肿瘤患者）中进行。人体耐受性试验（clinical tolerance test）是基于详细的动物实验研究结果而设计的，用于观察人体对该药的耐受程度，找出人体对新药的最大耐受剂量（MTD）及其产生的不良反应，是人体的安全性试验，为确定后期临床试验的用药剂量提供科学依据。人体药代动力学研究（clinical pharmacokinetics）是通过研究药物在人体内的吸收、分布、代谢及排泄过程的规律，为Ⅱ及Ⅲ期临床试验给药方案的制订提供科学的依据。人体药代动力学观察的是药物及其代谢物在人体内的含量随时间变化的动态过程，这一过程主要通过数学模型和统计学方法进行定量描述。药代动力学的基本假设是药物的药效或毒性与其所达到的浓度（如血液中的浓度）有关。Ⅰ期临床试验一般在严格控制的条件下，经过谨慎选择，筛选出少数（20~30 例）健康志愿者（对抗肿瘤药物通常为肿瘤患者），通常要求志愿者在研究期间住院，全天候密切监护，从小剂量单次开始给药，仔细监测血液中药物的浓度、消除特点和任何有益的作用或不良反应，以评价药物在人体内的药代动力学和耐受的剂量范围。随着对新药安全性认知的增加，逐渐递增给药剂量，并可以多次剂量给药。

Ⅱ期临床试验的研究重点在于通过安全性和有效性观察以探索和确认药物治疗的适应证和适宜给药剂量，了解疾病的发生与发展过程及人口学特征对药物疗效的影响因素等，可以应用安慰剂或已上市药物作为对照药物对新药的疗效进行评价，以确定Ⅲ期临床试验的给药剂量和方案，并获得更多的药物安全性方面的资料。

Ⅲ期临床试验是新药研发过程中最为关键的，是为证明新药安全有效提供足够的、最重要的证据的试验。该期试验一般为具有足够样本量的随机对照试验（randomized controlled trial，RCT），并尽可能采用盲法观察以避免主观因素的干扰。临床试验将对试验药物与安慰剂（不含活性物质）或已上市药品的有关参数进行比较，试验结果应当具有可重复性。该阶段也是临床研究过程中目标较单一、研究资金和时间成本投入最多、研究任务最繁重的部分。

在上市前进行的前三期或三个阶段的临床试验是对范围较小、经过严格选择和控制的部分患者进行的评价,而上市后,更广泛的患者将接受该药品的治疗,所以上市后很有必要对药品在大样本人群中对其疗效和耐受性进行再评价。在上市后的Ⅳ期临床研究中,通过积累分析更多经该药品治疗的患者的数据,有可能发现在上市前的临床研究中没有被发现的罕发不良反应。这些数据能够让医生更好和更可靠地认识到该药品对"普通人群"的治疗受益-风险比。根据研究目的,药品上市后研究可以分为两类:①监管部门要求的研究:用以描述所有依据法规等提出上市后研究的要求,包括必须进行的上市后安全性研究和注册批件中要求完成的研究内容;②研究者或申办方发起的研究:除监管部门要求以外,临床研究者、申办方自行实施的试验。上市后研究通常包括以下内容:合并用药物间相互作用、长期或大样本安全性、药物经济学、对特殊人群的安全性和有效性,以及进一步支持药物用于许可的适应证的临床终点事件研究等(例如死亡率/发病率的研究等)。

此外,还有一类试验称为生物等效性试验(bioequivalence trial,BE 试验),是指用生物利用度研究的方法,以药代动力学参数为终点指标,比较同一种药物的相同剂型或者不同剂型的制剂在相似的试验条件下,其活性成分吸收速度和程度是否具有生物等效性的人体试验。

三、临床试验的一般流程

在我国,开展药物临床试验的基本流程包括试验准备、伦理审批、启动实施、完成和分析总结等若干时间阶段。新药临床试验的开展首先须获得国家药品监督管理部门的批准或认可;撰写内容齐备的研究者手册;选择具备试验条件和资质的药物临床研究机构和主要研究者;研究者及统计人员一起讨论制订科学合理的临床研究方案、病例报告表(CRF)、知情同意书和标准操作规程(简称 SOP);伦理委员会审批同意后方可启动实施试验;入选受试者和签署知情同意书;试验过程中严格按方案要求进行随访、定期进行数据监查和质量控制;在最后一例受试者既定随访结束之后,完成数据核查并锁定数据库;最后进行数据分析和完成总结报告。具体如图 1-1 所示。

四、临床试验的类别

通常我们谈论的临床试验主要指的是药品临床试验,另外还有评价医疗器械在人体应用的安全有效性的医疗器械临床试验、用于评价体外诊断试剂产品的诊断试验,以及虽然属于药品,但与治疗药品有所不同的预防性疫苗的临床试验等。这些产品的临床试验,其所遵循的基本原则和药品一样需要符合 GCP 及其相关的法规;但也因其产品特点而各有特殊性,导致其和药品的试验有一些差别。

(一)药物临床试验

药物包括化学药物、生物制品、中药、民族药等。药物临床试验的目的是评价新的药物的安全性和有效性,或探索已经上市药物的新的适应证,或者仿制药物的等效性研究等。

(二)医疗器械临床试验

医疗器械产品有着自身的特点,首先是产品的多样性,更新换代较快。不同领域的器械,几乎是完全不同的操作流程,例如口腔、眼科、骨科器械和心胸科、脑科影像设备等,试验方案设计和评估指标没有可比性;体外诊断试剂(IVD)和植入性器械的整个试验的目标群体和执行人员完全不同,或许最接近药物的是植入性器械。其次是器械产品的有效性较为依赖于医生操作。有时,由于条件限制,很难找到对照品;有时,涉及手术操作不可能双盲和随机,某些情况只能做单组设计。参见第二十四章。

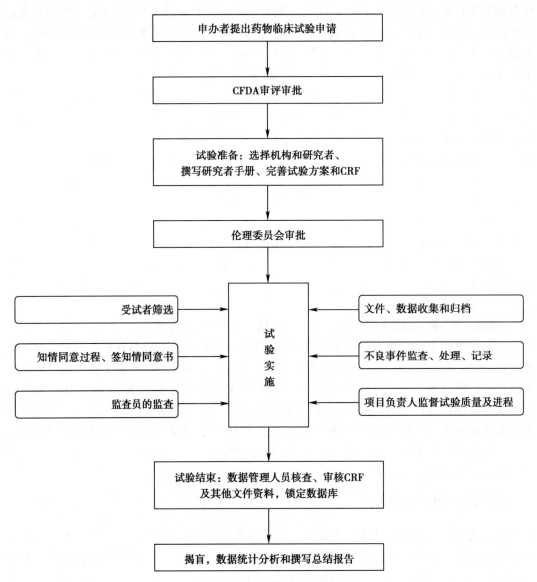

图 1-1 药物临床试验基本流程

从法规层面来讲,医疗器械的注册审评审批在我国实行分类管理,1、2 类归属于省级药品监督管理部门,3 类归属于国家食品药品监督管理总局医疗器械审评中心(CMDE、CFDA)。2003 年国家药品监督管理部门颁布了《医疗器械临床试验规定》(局令第 5 号),2014 年以来多个器械相关法规陆续出台,包括《医疗器械注册管理办法》《医疗器械说明书和标签管理规定》等,2016 年发布《医疗器械临床试验质量管理规范》。

(三)诊断和筛检试验

诊断和筛检试验是指应用实验室、仪器设备的检测手段对患者进行检查,区分为患某病的患者和非患者,以对疾病作出诊断的试验。临床诊断试验需要选择适合数量具有代表性的研究对象;与适宜的"金标准"作比较;盲法收集试验结果资料;以真实性、可靠性为试验研究的分析和主要评价指标。

"金标准"是指以当前对某种疾病公认的可靠的诊断方法作为比较的标准,一般以权威性专业学术组织或会议确定的标准为准。常用的临床金标准包括病理学检查(各种活检和尸检)、外科手术所见、特殊的影像学检查以及长期的随访患者在临床上获得的肯定结论,或者其他公认的诊断标准。如对冠心病的诊断金标准是冠状动脉造影(CAG);诊断胆结石的金标准是手术所见;诊断肿瘤的金标准是病理活检等。

真实性又称准确性,是指临床诊断试验所取得的结果与实际情况相符合的程度,主要评价指标有敏感度、特异度、假阳性率和假阴性率等。可靠性是指相同条件下同一诊断试验对相同人群重复试验获相同结果的稳定程度,评价可靠性的指标为符合率(又称一致率),表示观察值与金标准诊断结果的符合程度。

用于诊断的医疗产品又可以分类为体外诊断产品和体内诊断试剂,我国的法规目前将前者按照医疗器械管理,而将后者按照药品管理,分别应用不同的技术规范和指导原则。参见第二十三章。

(四)疫苗临床试验

疫苗也归属于药品,用于预防疾病的发生和发展,但与治疗疾病的其他药品有所不同,有着特殊性,主要表现在:①疫苗用于健康人群,且目标人群多为儿童和婴幼儿,应避免或者减少不良反应事件的发生;②疫苗多来源于活生物体,其成分复杂,易发生过敏反应,需建立特定的检测方法测定,以保证疫苗的质量和其批间质量的均一性。

由于儿童和婴幼儿对不良反应的耐受力低,疫苗的Ⅰ期临床试验通常按照成人、儿童、婴幼儿的顺序分步进行。Ⅱ、Ⅲ期选择能代表将来免疫接种的目标人群。Ⅱ期临床试验主要是进一步获得安全性数据和探索最佳免疫剂量,评价的有效指标主要是疫苗抗原的免疫应答反应,特别是特异性保护性抗体的抗体滴度和出现及持续时间。而Ⅲ期的疫苗保护效力临床试验通常是大规模的人群试验,以疾病发生率的减少百分比作为有效性终点指标。

在我国,药物临床试验一般是在临床机构即医院里开展的,而疫苗临床试验大多是以社区为基础,主要由疾病预防控制中心来承担,其对受试对象的组织和管理、实施过程的质量控制等都有其特殊性。

此外还有用于生育控制的避孕药、避孕器具的临床试验等也有自身的特点,可参阅有关专著。

第三节 临床试验的法律法规和技术规范

现代社会,药品作为一种特殊的商品在人体使用,其有效性、安全性和质量可控性是一个重要的公共卫生问题。因此,世界各国都制定了一系列的法律法规对药品的研究、生产、流通和使用加强监管,以保护和促进公众健康。临床试验具有伦理性、科学性和规制性的特点,相应的法律法规也围绕这几个方面构建,并形成了完整的法规体系。

一、临床试验的国际法规简介

国际上临床试验的法规主要是人用药品注册技术要求国际协调会(ICH)制定的一系列技术指南和规范。ICH 是最先发源于美国、日本、欧洲的监管机构和制药协会六方组成的协调会议,现已演变为讨论和研究全球性药物研发和监管政策的国际联盟组织,通过定期召开会议讨论可能的分歧问题并形成共识和发布统一的技术标准以协调不同国家和地区间监管要求的不一致。ICH 文件分为 Q、S、E 和 M 四个系列。Q 代表质量(quality),指那些与化工和医药质量保证方面相关的指导原则,包括产品的质量、质量标准、原料药开发与制造、药典、质量管理系统等。S 代表安全性(safety),指那些与实验室和动物实验、临床前研究安全性相关的指导原则,包括动物药代、致癌性、遗传毒性、慢性毒性、生殖毒性等评价。E 代表有效性(efficacy),指那些与人类临床研究有效性相关的指导原则,包括临床试验管理规范(E6)(简称为 ICH-GCP)、临床研究的一般考虑(E8)、生物统计学指导原则(E9)、对照组的选择(E10)等。M 代表多学科(multidisciplinary),指那些不可单独划入以上三个分类的交叉涉及的论题。M 又细分为 5 个小类:M1 为常用医学名词(MedDRA),M2 为药政信息传递之电子标准,M3 为与临床试验相关的临床前研究时间的安排,M4 为通用技术文件(CTD),M5 为药物词典的数据要素和标准。ICH 指南的网址为 http://www.ich. org/products/guidelines. html。

目前,ICH 制定的系列技术文件已成为全球性的临床试验操作的指导原则,不仅结合了美国、欧洲和日本的法规,也将瑞士、澳大利亚、加拿大和世界卫生组织(WHO)的规范包含在内。ICH 的文件不是一成不变的,随着人们认识的提高、监管要求的提高,以及药物研发的发展,相应的指导原则一直处于不断的补充和完善之中。

除了 ICH 的技术规范外,国际上一些先进的药品监管机构(如美国 FDA、欧盟 EMA 等)也根据本国或地区药物研发和临床试验研究的实际需求,起草制定了自己的法规和技术要求,如美国的联邦法规 21 卷的 50、56 和 312 部分(21CFRpart50、part56、part312),欧盟的 Directive2001/20/EC、Directive2001/83/EC 等,而且 FDA 和 EMA 等分别发布了一系列的指导原则和指南,可在其官网上查询。FDA 和 EMA 的网址分别为 http://www.fda. gov 和 http://www.ema. europa. eu。

这些技术规范涉及临床试验研究的各个方面,并随着实践的深入和认识的提高,定期进行更新和增补新的文件。其中发布最早、影响最为深远的当属 E6 了,即 ICH-GCP。此规范涵盖了临床试验的设计、实施、记录、评价、监查和报告的最基本的原则,对临床试验的操作提出基本的技术要求,是各国普遍遵循的试验准则。

二、我国临床试验的法规体系简介

我国药品管理的上位法律是全国人大通过的《中华人民共和国药品管理法》和国务院通过的《药品管理法实施条例》,次之则是国家药品监督管理部门颁布的相关部门规章,其中与临床试验相关的有《临床试验质量管理规范》(GCP)、《药品注册管理办法》《医疗器械注册管理办法》等。

(一)管理机构简介

1998 年前,我国临床试验的主管机构是原卫生部药政局;1998 年 8 月成立国家药品监督管理局(SDA);2003 年 2 月将食品监管的职能并入 SDA,成立国家食品药品监督管理局(SFDA);2013 年更名为国家食品药品监督管理总局(CFDA)。

CFDA 负责起草食品(含食品添加剂、保健食品,下同)安全、药品(含中药/民族药、化药、生物制品)、医疗器械、化妆品监督管理的法律法规草案、政策和发展规划,制定部门规章,推动建立落实食品安全企业主体责任、地方人民政府负总责的机制,建立食品药品重大信息直报制度,并组织实施和监督检查,着力防范区域性、系统性食品药品安全风险。负责组织制定、公布国家药典等药品和医疗器械标准、分类管理制度,并监督实施。负责制定药品和医疗器械研制、生产、经营、使用质量管理规范,并监督实施。负责药品、医疗器械注册并监督检查。建立药品不良反应、医疗器械不良事件监测体系,并开展监测和处置工作等。

2018年3月,CFDA与国家工商行政管理总局、国家质量监督检验检疫总局合并,成立国家市场监督管理总局,下辖保留和组建国家药品监督管理局。主要职责是负责药品、化妆品、医疗器械的注册并实施监督管理,将食品方面的监管职责从药监局分离出来。

(二)药品管理法简介

1985年7月1日,人大常委会颁布实施了我国首部《药品管理法》,对药品生产企业管理、药品经营企业管理、医疗机构的药剂管理、药品管理、药品包装管理、药品价格和广告管理、药品监督、法律责任等进行了原则规定。《药品管理法》对于保证药品的质量,保障人民用药安全、有效,打击制售假药、劣药发挥了重要作用。随着我国改革的不断深化,对外开放逐步扩大,加入世界贸易组织,药品监督管理工作中出现了一些新情况、新问题。1998年,国务院法制办和SDA认真地进行调查研究、总结实践经验,针对实践中出现的问题,对药品管理法进行修订。2001年人大常委会对1985年版的《药品管理法》进行了修订,修订后的《药品管理法》于2001年12月1日正式实施,成为我国现行药品管理法律体系中的效力层级最高的法律。

2015年修订的《药品管理法》分为十章共104条。十章分别为总则;药品生产企业管理;药品经营企业管理;医疗机构的药剂管理;药品管理;药品包装的管理;药品价格和广告的管理;药品监督;法律责任;附则。

2002年9月15日,国务院颁布实施了《药品管理法实施条例》,对《药品管理法》的规定进行了详细、具体的解释和补充,成为药品管理法律体系中最重要的行政法规。此外与药品相关的其他行政法规还有《药品行政保护条例》《中药品种保护条例》《医疗用毒性药品管理办法》《放射性药品管理办法》《中医药条例》《疫苗流通和预防接种管理条例》《麻醉药品和精神药品管理条例》等。

《药品管理法》第一百条规定:药品是指用于预防、治疗、诊断人的疾病,有目的地调节人的生理功能并规定有适应证或者功能主治、用法和用量的物质,包括中药材、中药饮片、中成药、化学原料药及其制剂、抗生素、生化药品、放射性药品、血清、疫苗、血液制品和诊断药品等。我国药品上市许可包括新药许可、仿制药许可、进口药许可,皆需要经过严格的审批程序。根据法律规定不同,审批程序可分为普通审批程序和特别审批程序。

按照2007年颁布的《药品注册管理办法》,我国实行药品上市许可"两审两批"制度,即药品上市前申请人首先向国家药品监督管理部门申请进行临床试验,符合规定的,发给《临床试验批件》;临床试验完成后,申请人再向注册司申请药品注册,符合规定的,国内新药发给《新药证书》和(或)"药品批准文号",仿制药发给《药品注册批件》和"药品批准文号",进口药发给《进口药品注册证》,港、澳、台药品发给《医疗产品注册证》,有效期为5年。不符合要求的,发给《审批意见通知件》。

《药品注册管理办法》分列6个附件,对药品注册分类及申报资料要求作出具体规定,其中附件4"药品补充申请注册事项及申报资料要求"对国家药监局与省、直辖市药监局的审批权限作出界定。

原CFDA同时出台了大量注册管理规定和技术指导原则与《药品注册管理办法》配套实施,其中与临床试验相关且较为重要的法规和指导原则有《化学药物临床试验报告的结构与内容技术指导原则》(2005年)、《药物临床试验的生物统计学指导原则》(2016年,是2005版《化学药物和生物制品临床试验的生物统计学技术指导原则》的更新)、《临床试验数据管理工作技术指南》(2016年)、《以药动学参数为终点评价指标的化学药物仿制药人体生物等效性研究技术指导原则》(2016年,是2005版《化学药物制剂人体生物利用度和生物等效性研究技术指导原则》的更新版)等。我国的药品上市技术审评工作由国家药品监督管理部门药品审评中心负责管理。

2015 年以来,国务院启动了药品医疗器械审评审批体制机制改革,启动了对《药品管理法》《药品注册管理办法》《临床试验质量管理规范》(GCP)等诸多法律法规的修订和变更,并出台了一系列的法规和指导原则的征求意见稿,以适应国家创新发展医药产业,推动社会经济增长的战略需要。

三、临床试验质量管理规范(GCP)简介

GCP 是英文"good clinical practice"的缩写,我国翻译为"药物临床试验质量管理规范",是为保证临床试验质量和试验数据的质量、保护受试者的安全和权益而制定的进行临床试验的准则。

我国现行 GCP 是国家食品药品监督管理部门于 2003 年颁布的,2016 年又新启动了修订更新工作。GCP 是对临床试验全过程所做的标准化、规范化管理的规定,包括方案设计、组织实施、监查、稽查、记录、分析总结和报告。目的在于保证临床试验的过程规范、结果科学可靠,同时保障受试者的权益和生命安全。尽管各个国家、地区或国际组织的 GCP 在具体细节、结构框架方面存在细微的差异,但其基本原则及主要内容都是相似的。

1. 受试者的权益保护 主要包括所有临床试验均应符合《赫尔辛基宣言》等伦理原则;试验方案与其他有关资料及其修改应经伦理委员会审查;应让受试者知晓和明了与临床试验相关的必要信息,获得受试者自愿书面确认其同意参加该项临床试验的知情同意书等。

2. 相关人员的资格和职责 包括伦理委员会、研究者、申办者、监查员的资格和职责,以及药品监督管理等部门职责的规定。尽管各方人员在临床试验中的责任和分工各有不同或侧重,但其共同职责为严格按照 GCP 的要求各司其职、各尽其责,熟知并愿意严格遵守试验方案、GCP 原则和有关法规,以保证临床试验科学、规范、可靠且符合伦理原则地设计、实施、分析和报告。

3. 对临床试验全过程提出具体的标准要求 包括试验准备、开展条件、试验方案、数据记录、数据管理、统计分析与总结报告、试验用药管理等,以保证临床试验按照 GCP 实施,从而严格控制临床试验中存在的或出现的各种影响试验结果的主、客观因素,尽可能地降低误差或偏差,确保得到真实可靠的研究资料,提高各项研究结果的评价质量。

4. 对试验资料及文件管理的要求 所有文件和资料必须及时归档和保存,无论在研究中还是研究后,都应有专人负责临床试验和资料的管理和归档,资料必须保存在安全的地方。

5. 对临床试验的质量保证体系的要求 为保证临床试验质量,必须制定临床试验实施的标准操作规程(SOP),以规范临床试验的整个过程中的各个环节、步骤和操作,保证临床试验各项行为的规范性,保证临床试验数据与结果的可追溯性。作为申办者应该委派专业的监查员对临床试验的过程进行监查,并委托其质量保证部门或第三方对药物临床试验的机构和项目进行稽查,以确保临床试验的运行及其数据的收集、记录、分析和报告遵循试验方案、SOP、GCP 及相关的法律法规。同时,药品监督管理部门对从事药物临床试验的单位应进行定期检查或视察,即对其机构、人员、设施、文件、记录和其他方面进行现场考核和评估,并监督管理从事药物临床试验的单位对 GCP 和有关法规的依从性。

第四节　统计学在临床试验中的作用和地位

统计学的思维在科学研究中独树一帜,对于推动以数据为事实的实证学科的发展,统计学的作用是难以估量的。我们从一个实例来看统计学在临床试验中的作用。

在恶性肿瘤的化疗中,大多数化疗药物会引起不同程度的恶心、呕吐、食欲减退等胃肠道反应,特别是顺铂可引起严重的恶心、呕吐反应,导致水、电解质紊乱及营养状态下降,其严重的致吐效应有时甚至可成为限制其剂量提高的因素,影响治疗计划的完成。因此,在化疗的同时,预防和控制胃肠道反应可以改善生活质量,提高化疗的耐受性和依从性,从而提高化疗的效果。理论上,盐酸托烷司琼作为高效的 5-羟色胺 3(5-HT$_3$)受体选择性阻断剂,可以预防和缓解化疗引起的恶心、呕吐反应,但需要进一步的临床试验来验证。

由此,临床试验的目的确定为验证盐酸托烷司琼注射液对化疗引起的恶心、呕吐反应是否有预防和缓解的作用。研究结论只有两种,一种是该药"有效",如果安全性也在可接受范围内,则可以批准上市并推广使用;另外一种是该药"无效",因此不批准上市。可见,临床试验的目的就是要根据试验的结果作出临床决策(clinical decision)。

研究对象确定为经病理证实的恶性肿瘤(限肺癌、乳腺癌、胃癌、食管癌)患者,年龄为18~70 岁,Karnofsky 行为状态评分(KPS)≥70 分,入选后生存期≥3 个月,拟采用含顺铂的联合化疗方案,无严重的合并症,无明显的肝、肾功能异常,试验前 24 小时内无呕吐且未应用过其他止吐药,并获得患者本人书面知情同意。从统计学上来说,这就是研究总体的定义。

所有参与试验的受试者按实际情况接受 4 种化疗方案之一。其中:

NP 方案:顺铂(DDP)30mg/m^2 静脉滴注,第 2~4 天;长春瑞滨(NVB)25mg/m^2 静脉滴注,第 1、第 5 天。

EP 方案:DDP 同 NP 方案;依托泊苷(VP-16)60mg/m^2 静脉滴注,第 1~5 天。

TP 方案:DDP 同 NP 方案;紫杉醇(TAX)150mg/m^2 静脉滴注,第 1 天。

FEP 方案:DDP 同 NP 方案;表柔比星(EPI)50~60mg/m^2 静脉注射,第 1 天;氟尿嘧啶(5-FU)375mg/m^2 静脉滴注,第 1~5 天。

所有方案以 21 天为 1 个周期,2 个周期后结束。本试验是在其基础上,观察盐酸托烷司琼预防和缓解恶心、呕吐的疗效。

若采用平行组设计(parallel design),则试验组于化疗前一天开始注射盐酸托烷司琼,5mg/次,每天 1 次,连续 6 天;而对照组注射安慰剂,用法用量同试验组。

两个有效性观察指标为恶心分级和呕吐分级。

恶心分级:0 级表示无恶心;Ⅰ级表示偶有恶心,程度较轻,对进食和日常生活无明显影响;Ⅱ级表示恶心较重且较频繁,明显影响进食及日常生活;Ⅲ级表示严重且持续的恶心,难以忍受,不能进食,需卧床。

呕吐分级:0 级表示完全控制,无呕吐;Ⅰ级表示部分控制,呕吐 1~2 次/天;Ⅱ级表示轻微控制,呕吐 3~5 次/天;Ⅲ级表示无效,呕吐>6 次/天。

药物疗效主要根据恶心分级和呕吐分级来评价,"临床有效"的评价标准为恶心分级和呕吐分级均不超过Ⅰ级,这是一个复合指标。从统计学角度讲,这里的"是否有效"是要研究的主要疗效指标(primary end point),属于二分类指标(binary end point)。因此,相应的分析均基于该指标,相应的统计分析模型也将是基于二项分布或近似分布。

由于个体存在变异,同一种药用在同一种疾病的患者身上,有人有效,有人无效,这就是不确定性,是个体变异(individual variation)导致的。因此基于有变异的个体进行的试验,结论也具有一定的不确定性,可能会将无效的药物误认为有效(假阳性),也可能将有效的药物误认为无效(假阴性)。可见,只要个体变异存在,任何推断的结论都可能存在风险。统计学的一个任务就是将此类风险(risk)控制在能够接受的标准之下。

由于没有同类产品,拟选择安慰剂作为对照,故相应的临床试验问题"盐酸托烷司琼胶囊是否有缓解化疗引起的恶心、呕吐的作用"可以提炼为统计学假设:

$$\begin{cases} H_0 : \pi_1 = \pi_0,\ \text{即试验药物无效;} \\ H_1 : \pi_1 \neq \pi_0,\ \text{即试验药物有效。} \end{cases}$$

检验水准 $\alpha = 0.05$。

其中,π_1 为盐酸托烷司琼组(试验组)的有效率;π_0 为安慰剂组(对照组)的有效率。

这里 H_0 是原假设(null hypothesis),意为试验组的有效率等于对照组的有效率,对应的专业问题是"盐酸托烷司琼胶囊没有缓解化疗引起的恶心、呕吐的作用",即试验药物无效;H_1 是备择假设(alternative hypothesis),意为试验组的有效率不等于对照组的有效率,如果试验组的有效率高于对照组的有效率,对应的专业问题是"盐酸托烷司琼胶囊有缓解化疗引起的恶心、呕吐的作用",即试验药物有效。

统计推断的任务就是在"拒绝 H_0"和"不拒绝 H_0"中作出统计决策。拒绝 H_0,则认为试验组和对照组样本有效率之间的差别不大可能是偶然的,如果差别同时具有临床意义,则可以推断为试验药物是有效的;如果不拒绝 H_0,则说明试验组和对照组样本有效率之间的差别不排除偶然性,因此不能作出结论。$\alpha = 0.05$ 为检验水准,这是用来控制假阳性风险的。也就是说,如果试验药物(盐酸托烷司琼)确实无效,经试验错误地推断为"有效"的风险不超过 2.5%。

当然,试验需要一定的样本量,否则会将个别情况误认为是普遍情况。理论上,样本量越大,研究样本的结论越接近总体。但是,太大的样本给实际工作带来了操作上的困难。这就需要正确估计一个样本量,一方面能够作出推断,另一方面又不造成浪费。研究者预期,对照组的有效率为15%(安慰剂效应),试验组的有效率为37%。如果试验组和对照组的有效率确实存在这种差别,按照两组受试者例数相等的平行设计,根据统计学原理和上述参数,可以根据两个率比较的样本量估计方法,算得各组至少需要60例。也就是说,在检验水准取5%(假阳性风险)时,有80%的把握度(power)能发现上述差别,当然最多还有20%的风险发现不了上述差别(假阴性率)。若考虑到实际试验中可能因违反方案、脱落等产生的损耗,所估计的样本量还需做适当的放大。

为了使试验组和对照组具有可比性,必须采用随机化分组(randomized allocation)的方法将受试者分为试验组和对照组,这样可以有效控制选择性偏倚(selection bias),较好地均衡试验组和对照组间影响试验结果的已知或未知的因素。由于患者的性别、疗前的 KPS 评分可能影响疗效,因此在随机化分组时对性别、疗前的 KPS 评分进行了分层区组化随机。如果研究者和受试者都不知晓具体的分组信息,即试验采用双盲(double blind)技术,则在对受试者的恶心、呕吐程度进行评分时,可以有效避免主观因素引起的评价偏倚。

本试验计划在4个中心同时进行,如此一方面是为了加快招募速度,另一方面受试者的代表性较单中心好。在中心数不多、各中心计划招募的受试者较多时,随机化分组一般要求按中心为层进行分层随机化。

由于患者的性别(gender)、疗前的 KPS 评分可能影响疗效,同时可能存在中心效应(centereffect),故对有效率进行分析时需要考虑这些因素。最终主要疗效指标的统计分析模型选定为 logistic 回归模型,其中性别、疗前的 KPS 评分、中心作为协变量。这样,统计学正确处理了不同来源的变异,校正了可能的影响因素对结果的干扰,可以准确地估计出试验药物(相对于安慰剂)的真正效应。

由此,在设计驱动下,基于采集到的真实、完整的(integrity)数据,按设计时确定的统计分析计划作出统计推断;并根据统计分析计划,系统地对药物的有效性、安全性,以及试验质量进行分析和评价,完成统计分析报告(statistical analysis report,SAR)。临床研究者根据统计分析报告并结合医学知识撰写临床试验总结报告(clinical study report,CSR),对试验药物或器械的有效性、安全性等作出科学的评价。从上例中,我们可以看到统计学在临床试验中的作用体现在(但不限于):

1. 设计 正确选择统计设计方法,可以有效控制偏倚,正确分析不同来源的变异,充分利用受试者资源。

事实上,本研究设计还有改善的空间。除了用平行组设计外,还可以使用交叉设计(crossover design)。将受试对象随机分为两组,第 1 组在第一个化疗周期使用托烷司琼(A),在第二个周期使用安慰剂(B),试验顺序为 AB;第 2 组则相反,在第一个周期使用安慰剂(B),在第二个周期使用托烷司琼(A),试验顺序为 BA。称为 2×2 交叉设计:AB/BA。药代动力学研究表明,盐酸托烷司琼在志愿者体内的分布及消除都很快,5mg 注射液的半衰期为 8.5 小时±3.2 小时。因此,间隔 2 周后,可以认为基本上洗脱了前一周期的延滞效应(carryover effect)。这种设计是平行组设计和配对设计的综合,受试对象以自身为对照,较好地控制了个体内误差,提高了设计效率。采用这种设计,平均减少了约 1/3 的样本量。因此,对于该研究,可以推荐交叉设计。为进一步检验不同周期间是否存在延滞效应,可以采用两序列多阶段重复交叉设计,例如两序列 3 阶段重复交叉设计 ABA/BAB 设计、两序列 4 阶段重复交叉设计 ABBA/BAAB 设计等。

2. 统计决策 将临床试验决策问题,通过恰当的形式,转化、提炼为统计决策问题。通过构建恰当的统计模型,应用恰当的分析方法、估计技术等估计模型参数,进行统计推断,从而为临床决策提供依据。

3. 根据临床专家提供的有关参数,在一定的风险控制下,运用统计学原理正确估计样本量,并以一定的把握度检测试验药物与对照药物之间的差别。

前面已经谈到,如果对照组的有效率是 15%、试验组的有效率是 37%,则用 Fisher 确切概率法进行检验,估计样本量各组至少需要 64 例。这说明在检验水准为 5%(假阳性风险)的条件下,有 80%的把握度发现这种差别,当然最多还有 20%的风险发现不了上述差别。这里,5%的假阳性风险和 20%的假阴性风险是临床试验中可接受的风险。如果研究者认为20%的假阴性风险太大,应该控制在 10%,此时每组所需的样本量为 90 例。可见,决策的风险是可控的。

4. 根据搜集到的数据进行统计分析,估计处理效应,并根据假设检验的结果作出统计推断,为临床决策提供参考依据。

统计推断强调以数据为基础,统计学既涉及理论科学,又涉及基于证据推理的实际性应用。这里的"证据"不仅包括确定的数据,也包括实际情况下提供的不确定信息,更重要的是在科学推理过程中知识的更新。统计学理论和方法使我们能够对随机因素的影响进行定量分析,区分是事物间的本质差异还是随机误差,并且将来自于试验样本的结论推广适用于更广泛的人群。

如今,统计学家参与临床试验工作达到了前所未有的高度和深度,从临床试验的设计到完成,甚至到后续的进一步研究中,都离不开统计学家的参与。归纳起来,统计学在临床试验各个阶段的主要工作见表1-2。

表 1-2　统计学在临床试验各个阶段的主要工作

阶段	统计学相关工作
设计阶段	参与试验方案的起草 拟订统计设计方法 估计样本量 指导 CRF 设计和(或)数据库设计 制订统计分析计划及相应的 SOP
实施阶段	随机化分组及盲法设置 指导数据的逻辑核查与清理 安全性监测、期中分析(按需) 参与试验方案的调整、样本量的再估计等(按需)
分析阶段	研究的描述与质量评估 分析数据集的定义 指导程序员编写分析程序并按计划进行统计分析 敏感性分析(按需) 撰写统计分析报告
总结阶段	参与撰写总结报告,确保所有表述符合统计学要求 为进一步的研究提出建议

统计学告诉我们,人体是有变异的,变异是普遍存在的,但是这种变异是有规律的、是可以被认识的,只有了解不同指标的变异规律,才能更深入地进行分析;抽样误差是随机的、不可避免的,但抽样误差是有规律的,其大小是可以被控制的,只要掌握这种规律性,就能据此进行统计推断;任何统计推断都是有风险的,这种风险是可以通过试验设计予以控制的。这就是统计学思维。

统计学能帮助我们正确认识客观事物,阐明事物的固有规律,将感性认识上升到理性认识;统计学能帮助我们透过个体变异的表面现象,认识总体的本质,加深对客观规律的认识;通过各种现象的数量特征,统计学能帮助我们认识质变与量变的关系;统计学能帮助我们揭示偶然性与必然性,透过随机现象的偶然揭示事物内在的必然规律。因此,我们要依靠统计学,以统计学的思维方式去认识世界。任何一个医学科学工作者都要学习并正确应用统计学思维去指导其科研和临床实践。

ICH-GCP 中指出,所有与临床有关的统计工作需由有资质且有经验的统计专家负责;在与其他临床试验专家的合作中,统计专家的作用和职责是确保新药临床试验中统计学原理的正确应用;保证试验方案及修订方案中所涉及的统计学问题均清晰、准确、专业地得到描述;临床试验的统计专家应受过良好的培训,并具有丰富的经验,正确执行统计学指导中的各项原则。

第五节　临床试验中的统计学指导原则

1998 年 ICH 专门制定了《临床试验统计学指导原则》(statistical principles for clinical trials),因该文件在 E 系列文件中排序第 9,故称 ICH-E9。本指导原则内容涵盖了临床试验从设计、实施、分析、评价等各个环节可能遇到的统计学问题,包括设计方法、总体的定义、指标的选择、比较的类型、样本量的估计、偏倚的控制、质控与监查、数据集定义、依从性评价、有效性及安全性评价、分析方法选择、结果解释与总结报告等。E9 文件充分体现了 ICH 对临床试验生物统计学应用的高度重视,也展现了生物统计学在临床试验中的重要地位的国际共识。详见附录 1。

除 ICH-E9 的指导原则外,很多组织、学会、监督管理机构等也相继出台了一些与统计学有关的技术指南。其中,最具有代表性并引领世界趋向的是美国 FDA 和欧盟 EMA。例如FDA 先后发布了生物等效性统计学评价指南(guidance for statistical approaches to establishing bioequivalence,2001)、临床试验数据监查委员会指南(establishment and operation of clinical trial data monitoring committees,2006)、诊断试验研究评价和报告的统计学指南(statistical guidance on reporting results from studies evaluating diagnostic tests,2007)、临床非劣效性试验指南(guidance for non-inferiority clinical trials,2016)、医疗器械临床试验贝叶斯统计应用指南(guidance for the use of Bayesian statistics in medical device clinical trials,2010)、适应性设计指南(adaptive design clinical trials for drugs and biologics,2010)等;EMA 在 2000 年前后发布了一系列与统计学有关的考虑(points to consider),其后不断进行修改完善,并在新更替的文件版本中以"指南(guideline)"作为新文件的名称。这些文件主要包括优效性和非劣效性之间转换的考虑(points to consider on switching between superiority and non-inferiority,2000)、临床试验中多重性问题的考虑(points to consider on multiplicity issues in clinical trials,2002)、非劣效界值选择指南(guideline on the choice of the non-inferiority margin,2006)、数据监查委员会指南(guideline on data monitoring committees,2005)、临床诊断产品评价指南(guideline on clinical evaluation of diagnostic agents,2010)、确证性临床试验缺失数据处理指南(guidelineonmissingdatainconfirmatoryclinicaltrials,2011)、临床试验中基线和协变量调整的指南(guideline on adjustment for baseline covariates in clinical trials,2015)等。

为了使得临床试验中的统计学工作质量得到保证,需要制定相应的标准操作程序(SOP)。为此,制药业统计学家协会(PSI)于 1994 年颁布了《临床试验的统计学质量管理规范(GSP):SOP 指南》(good statistical practice in clinical research:guideline standard operating procedure)。

为推动我国临床试验中正确应用生物统计学,我国药品监督管理部门于 1998 年成立起草小组,学习和研究国外先进的理念、指导原则和有关规范,1999 年讨论定稿,2002 年颁布《化学药品和生物制品临床试验的生物统计学技术指导原则(试行)》,2005 年 3 月正式执行。该指导原则的发布为生物统计学在临床试验中的应用提供了规范的技术指导,开创了我国生物统计学应用的新局面,极大地加强了生物统计学在临床试验中的应用管理,促进了临床试验质量的不断提升。2006 年,陈峰、陈启光将我国的生物统计指导原则介绍到国际上,并就我国的指导原则与 ICH-E9 的内容和要求进行了对比分析。

随着我国创新药物研发水平的发展和提高,以及临床研究者对国际多中心临床试验的广泛参与,临床试验的复杂性和科学性对生物统计学工作提出了更高的要求,我国药品监督管理部门药品审评中心于 2012 年启动了统计学指导原则的修订工作,经广泛调研和多次组织召开专家会议研讨,形成了《药物临床试验的生物统计学指导原则》,并由 CFDA 于 2016 年 6 月 1 日正式发布。新修订的指导原则涵盖了化学药物、生物制品以及中药天然药物,更加准确地体现了当前的国际公认原则和共识理念,并适当体现生物统计学近年来的发展趋势和进展(如非劣效试验、适应性设计和富集设计等)。

为指导做好我国药物临床试验数据的规范管理,强化药物临床研究的规范性,从源头上保证药物临床试验数据的真实、完整、规范,按照国际通用规范和技术要求、结合我国临床试验数据管理和统计工作实际,CFDA 于 2016 年 7 月 27 日颁布了《临床试验数据管理工作技术指南》《临床试验的电子数据采集(EDC)技术指导原则》和《药物临床试验数据管理与统计分析的计划和报告指导原则》。这些指导原则的发布,从技术层面上为指导临床试验的生物统计学规范应用建立了路径。事实上,近年来我国监管部门一直重视技术指导原则体系构建,并针对药物、医疗器械等临床试验的不同技术需求,已经发布了大量的技术指导原则,其中有些也涉及生物统计学的内容,这些都可看成是临床试验生物统计学管理体系的一部分。

这些指南不但是为了协调设计、实施、分析和报告某一个临床试验提供指导,更重要的是能让临床试验的各方在科学性、规范性方面达成共识并共同遵循。有学者提出药品研发和监管审批流程中应引入统计学质量管理规范(good statistics practice,GSP)的理念。在这一理念下,ICH-E9 和我国的《药物临床试验的生物统计学指导原则》都堪称临床试验统计学质量管理规范的典范。

第六节 科学监管与审评中的统计学职能

在新药技术审评工作中,生物统计学是一门关键学科,它为新药是否达到监管标准提供证据,为药品监管决策提供基于科学的、定量的思维方式。在新药审评中应用生物统计学,标志着药政审评从“药政事务”发展到了“监管审评科学”,是一个药监机构是否真正“以科学为基础的行政机构”的检验标准之一。

从全球角度看,美国 FDA 是世界上第一个建立统计审评团队的药监机构。谈到统计学在制药行业的发展,就必然追溯到 1962 年的 Kefauver-Harris 修正案,因为受到欧洲“反应停”事件的影响,该法案要求新药批准必须基于“确凿性证据(substantial evidence)”,即由“充分且良好对照的临床研究”组成的证据,这使得统计学评价成为新药审评过程中关键的组成部分,统计学原则(统计设计、假设检验和参数估计、随机、盲法等)首次进入了新药获益与风险的评价体系。

1962 年修正案颁布后,FDA 即对 1938~1962 年批准的药物的有效性重新进行评价,这项“药物疗效研究(DES)”活动在很大程度上促进了统计学在 FDA 的快速发展,对于日后 FDA 定义新药审评标准起到了关键性的作用。

1979 年,生物统计部门(division)组建形成了统计评价、统计应用和计算三个分支。统计评价分支负责 NDA 的审评,统计应用分支负责临床前、PK 和生物等效性研究的审评,计算分支负责生物统计部门内所有统计计算的需求。其中,统计评价分支占生物统计部门总人数的一半,由两组组成,每组负责与 3 个不同的临床审评部门对接。

1988 年,FDA 发布的《新药申请中临床与统计部分的内容与格式指导》更加明确了统计学在评价药品有效性中的重要性,同时促使制药企业招募了更多的统计学专业人员。《处方药申报者付费法案》(PDUFA,1992)促进了更加高效、及时的新药上市申请(NDA)的审评,由此 FDA 的统计学审评人员扩招了 1 倍,并且促进了计算机技术在审评中的应用。

20 世纪末,国际药物监管环境发生变化,制药企业也开始全球药物研发活动,并且希望在多个监管机构递交申请。这促使美国 FDA 制定了良好的审评实践(GRP),同时美国、日本和欧洲的制药工业界与监管机构达成"国际协调"——ICH-E9,即"临床试验统计学指导原则"于 1998 年应运而生,为临床试验设计和分析中的重要原则提供了共识。

2004 年 FDA 启动"关键路径计划",统计学在安全性、医疗效果(疗效-获益)以及工业化生产三个维度上都发挥了重要的贡献。FDA 建立了世界上最大的临床试验数据仓库,成为最宝贵的战略资源,并于同年开始推荐使用 CDISC 数据标准,这使得审评效率得以显著提高,缩短了审评时间。另外存储在数据仓库中的统一标准的数据能够被深入地综合分析利用,形成有效的决策信息。

每 5 年重新授权的 PDUFA 让 FDA 的统计学审评队伍不断扩大,美国 FDA 下有三个中心机构主要从事生物医药产品的评审工作,分别是药品评价与研究中心(Center for Drug Evaluation and Research,CDER)、医疗器械与放射品中心(Center for Devices and Radiological Health,CDRH)、生物制品评价与研究中心(Center for Biologics Evaluation and Research,CBER)。三个审评中心的生物统计学专业审评人员各自属于独立的生物统计专业部(office of biostatistics),在独立的生物统计部下设置生物统计室或分部(division or branch)。以 CDER 为例,至 2009 年已建立由 7 个处室组成的生物统计学部门,隶属于转化科学部。该 7 个处室中的 I ~ V 5 个室分别负责不同的适应证,对应着新药审评部的不同临床部门,如 I 室负责心肾、精神、神经领域的统计学审评,II 室负责麻醉/镇痛、代谢/内分泌、肺/过敏/风湿领域等,而 VI 室则支持仿制药以及非临床研究(包括药理/毒理、化学/生产等)的评价,VII 室支持评价上市前和上市后药物研发中出现的安全性问题。一般来说,对每一个申报的新药项目,项目审评小组由专科临床、统计、化学、药理/毒理、药代学以及流行病学审评员共同组成来完成这一申报的审评。项目审评小组中的生物统计、化学、药代学以及流行病学均为各专业科室或部门"派出"的专业审评员。各专业审评员与其主管一起,独立完成该专业的审评报告。换言之,各个统计专业审评组在统计专业上向统计室负责,接受审评任务时受专科临床部的调度。至 2014 年年底,FDA 的统计审评员近 300 名,其中仅 CDER 就有 170 名,而且还在增加人员,基本都具有统计学相关专业的博士学位。

2012 年 FDA 修订了统计学审评模板,在 2005 年版本的基础上增加了对数据和分析的质量及完整性的评价,并重点加强了对安全性的评价,与有效性一样,也从分析人群、终点指标、数据质量、统计方法、结果和结论等方面建立了评价要点。FDA 的生物统计学部门从 1999 年开始在内部建立了统计学政策委员会,目标是为了确保高质量的统计学审评是基于合理的统计学方法,并且促进下属的不同部门和适应证领域之间审评尺度的一致性。

生物统计学在新药监管中作为一门独立的专业学科发展,极大地促进了监管科学的发展,不仅阻止不安全和无效的药物上市,还能缩短和加速产品的研发上市过程。此后,世界上一些先进的药监管理机构也效仿 FDA,引入和成立专门的统计学审评团队参与技术审评和评价工作,如 EMA、日本厚生省的药品与医疗器械局(PMDA)等。

2010 年年底,原国家食品药品监督管理局药品审评中心(CDE)机构调整时,确定对统计学审评进行专业化发展,也成立了生物统计学审评部,主要负责各类药品的生物统计学专业审评工作,并为相关专业技术审评提供生物统计学专业技术支持。参与临床试验方案的沟通交流和审评讨论,协助临床审评部门对申报上市药物的试验数据进行数据库审查,提出生物统计学专业审评意见并形成专业审评报告。经过 6 年多的发展,学科基础基本构建,通过软硬件配置、人员配备、指导原则制定、审评要点和审评报告撰写规范的确立,已经搭建起统计学审评框架和流程;基本形成审评标准和制度,起草制定了《药物临床试验的生物统计学指导原则》《药物临床试验数据管理与统计分析的计划和报告指导原则》《临床试验数据管理工作技术指南》《临床试验的电子数据采集技术指导原则》,以及一系列内部审评规范文件,如统计学审评模板、《统计学专业审评意见规范(试行版)》及《临床试验数据质量审评要点(初稿)》等。

目前我国已启动开展创新药物和关键重要品种的统计学专业审评工作。随着我国医药产业和临床试验研究的发展,以及国务院对于药品医疗器械审评审批体制改革的推进,我国生物统计学审评人员的数量和水平将会得到迅猛的发展和进步。

(黄 钦 刘玉秀 陈 峰)

参 考 文 献

1. 全国人大常委会.《药品管理法》.2001
2. CFDA.《药品注册管理办法》.2007
3. CFDA.《药物临床试验质量管理规范》.2003
4. ICH-E6.Good Clinical Practice.1996
5. ICH-E9.Statistical Principles for Clinical Trials.1998
6. CFDA.药物临床试验的一般考虑指导原则.2017
7. CFDA.药物临床试验的生物统计学指导原则.2016
8. CFDA.药物临床试验数据管理与统计分析的计划和报告指导原则.2016
9. CFDA.临床试验数据管理工作技术指南.2016
10. CFDA.临床试验的电子数据采集技术指导原则.2016
11. 国务院.国务院关于改革药品医疗器械审评审批制度的意见.2015
12. 夏结来代表 CCTS 学组.非劣效临床试验的统计学考虑.中国卫生统计,2012,29(2):270-274
13. 王彤,易东代表 CCTS 学组.临床试验中多重性问题的统计学考虑.中国卫生统计,2012,29(3):445-450
14. 贺佳代表 CCTS 学组.临床试验统计分析计划及统计分析报告的考虑.中国卫生统计,2015,32(3):550-555
15. 陈平雁代表 CCTS 学组.临床试验中样本量确定的统计学考虑.中国卫生统计,2015,32(4):727-731,733
16. Chen F,Chen Q.Current Status of Statistical Requirements for Clinical Trials in China.ICSA Bulletin,2006,24-31
17. Chow SC.Good statistics practice in the drug development and regulatory approval process.Drug Information Journal,1997,31:1157-1166
18. Pong A,Chow SC.Statistical practical issues in clinical trials.Drug Information Journal,1997,31:1167-1174
19. PSI Professional Standards Working Party.Good Statistical Practice in clinical research:Guideline Standard Operating Procedure.Drug Information Journal,1994,28:615-627

20. 王骏,曾新,潘建红,等.我国药品监管中的生物统计学技术审评.中国新药杂志,2016,25(18):2099-2102

21. 姚晨,黄钦,杨志敏.我国临床试验生物统计学指导原则与国际ICHE9比较研究.中国卫生统计,2012,29(4):529-534

22. Gallin JI, Ognibene FP. Principles and practice of clinical research. 2nd ed. Burlington. Academic Press, 2007

23. Redmond CK, Colton T. Biostatistics in Clinical Trials. Chichester: John Wiley & Sons Ltd, 2001

第二章

对照原则与对照组的设置

英国生物统计学家 Ronald A.Fisher(1890~1962)早在 1935 年就在其具有里程碑意义的著作《The Design of Experiments》中系统阐述和提出了研究设计的基本原则,即对照、随机、重复。Fisher 既是研究设计理论的提出者,也是理论的实践者,在他所工作的 Rothamsted 农科站运用这三个基本原则开展了大量的农作物的田间试验,期间提出了假设检验,发展了方差分析理论,奠定了研究设计的基础。本章及第三章、第四章将逐一介绍这三个基本原则。

第一节 对照组的设置

有比较才有鉴别,对照是临床试验设计的重要原则之一,通过与同质的对照组进行比较,可以科学地区分出归于试验药物的有效性和安全性。

一、对照组的提出

第一次在药物比较中提到对照试验的文字记载是 1061 年我国宋·苏颂所著的《本草图经》(Atlas of Meteria Medica)草部上品之上卷第四篇《人参》中提到:"欲试上党人参者,当使二人同走,一与人参含之,一不与,度走三、五里许,其不含人参者,必大喘,含者气息自如者,其人参乃真也。"这是我国也是历史上对照试验的最早记载。

14 世纪,文艺复兴之父 Petrarch 在给友人的信中写道:我深信,如果有一百或一千个同年龄、同性格、同习惯、生活在同一环境下的男性,在同一时间患了相同的疾病,一半的人使用目前不同医生的不同处方,而另一半人不使用任何药物,完全靠自然的力量。哪一半可以摆脱病魔,这是毫无疑问的。这应该是中世纪国外最早的关于对照的记录。

另外一个使用对照的案例是在 1537 年攻打维莱纳城堡的战斗中,法国外科医生 Ambroise Paré(1510~1590)用滚烫的接骨木油(elderberry oil)浇在伤员的伤口上消毒以使伤口快速愈合,这种烧灼法虽然残忍,但在当时是标准治疗方法。有一天,油用完了,他就用另外一种助消化的药应急替代,类似于一种软膏,由蛋黄、玫瑰油和松子油制成。第二天发现,使用消化药的伤员感觉很好,伤口不红肿、疼痛较轻,一觉睡到天亮;而原来使用烧灼法治疗的伤员非常痛苦,伤口红肿、疼痛,伴有发热。从那以后,他再也没有使用过这种残忍的烧灼法。

而引用最多的,也是目前国际上公认的第一个有对照的试验是 1747 年英国海军医官

James Lind 所做的著名的柑橘水果治疗维生素 C 缺乏症的试验(见第一章)。

19 世纪的一位临床大夫和病理学家 PCA Louis 提出了"除治疗措施以外,其他条件均相同"的设置对照的观点。然而,直到 1 个世纪以后,这一想法才得以在临床试验中实现。

二、设置对照组的意义及条件

随机对照临床试验设计中对照组的选择常常是一项关键性的决定,是否正确地选择了对照组直接影响试验药的有效性和安全性评价。因此在制订药物、器械等临床试验研究方案和统计分析时,应当慎重考虑对照组的选择及其相关问题。

对照组是指对照于试验组的观察对象之组合。通过试验组与对照组的比较可以将患者因服用试验药物所导致的症状、体征或其他病情改变的结果与诸如疾病的自然进程或其他治疗等因素所导致的结果区分开来,从而能科学地区分出服用或不服用试验药会出现什么不同的结果。

临床试验中要求所设置的对照组与试验组除研究因素以外,其余的一切因素应具备对等的条件,即对照组与试验组同质、可比;否则,试验就可能引入偏倚(bias)。所谓偏倚是指临床试验设计、管理、实施、分析和结果的解释等任何一个方面出现系统性的倾向,使得对治疗作用或安全性评价的结果估计偏离真值,干扰了临床试验得出正确的结论。

为了使偏倚减少到最小,临床试验通常采用随机化和盲法两种技术(分别参见第四和第五章)。这些技术可以使试验组和对照组在研究开始时彼此相似,并且在研究的过程中除了研究因素不同外,其余都接受相似的处理。为此,通常要求试验组和对照组在临床试验的进程中始终处于相同的时间和空间中进行,也就是说试验组和对照组在试验中是同步进行的,这样能保证临床试验质量并使试验结果具有说服力。

第二节　安慰剂及安慰剂效应

在介绍对照组的基本类型前,我们先介绍安慰剂及安慰剂效应。

在临床试验中,安慰剂(placebo)是一种与试验药在外观上如剂型、大小、形状、颜色、重量、气味、口味等尽可能相同,但不含试验药物的有效成分且无药理作用的虚拟药物或模拟制剂。

安慰剂是从拉丁文(placeō)演变过来的,意思是"我会好起来"(I will please)。安慰剂一词最早出现于 5 世纪初期,源于 St Jerome 在将圣经从希伯来原文翻译成拉丁文的过程中,将第 116 篇赞美诗的一个单词误译成 placebo。到了 13 世纪,由于当时葬礼上雇佣的哭丧者经常唱诵这错译的句子,于是人们开始用 placebo 来形容用于取悦他人的虚假行为。1811年,英国大夫 Robert Hooper(1773~1835)将安慰剂定义为能够使患者感觉好一些,但是没有实质性效果的治疗(包括药物、治疗方式等)。

安慰剂效应(placebo effect,placebo response)指受试者使用了安慰剂而产生的效果。也就是说,受试者接受了安慰剂治疗,但是以为自己使用了真的有效药物,而获得"预期"或"相信"治疗有效,使受试者的症状得到舒缓的现象。

安慰剂效应屡见不鲜,不同的药物、不同的适应证其效应不一样。1955 年,哈佛医学院的 Henry Beecher(1904~1976)发表了他的经典著作《强大的安慰剂》(the powerful placebo),文中分析了 15 种安慰剂的临床试验结果,宣称 35% 的患者能从安慰剂治疗中获益,引起了公众对安慰剂效应的广泛关注。

由于安慰剂效应的存在,医务人员可以利用安慰剂以激发患者的安慰剂效应。当对某种药物坚信不疑时,安慰剂效应就可增强该药物的治疗效果,提高医疗质量。科学家在试验对象身上制造疼痛,然后使用吗啡控制这种疼痛。一天这样做几次,连续进行几天,直到试验的最后一天,用生理盐水取代吗啡溶液,不出意料,生理盐水也有效地抑制了试验对象的疼痛。意大利科学家贝内代蒂的研究表明,用生理盐水做成的安慰剂可以缓解帕金森病患者的震颤和肌肉僵直症状。在给患者注射生理盐水的同时,贝内代蒂和他的研究组对患者脑部的神经元活动进行了测量。他们发现,随着生理盐水的注入,患者下丘脑的神经核团兴奋程度有所降低,神经元的"应激兴奋"次数也有所减少,生理盐水显然产生了效果。Beecher 博士的研究(1955)有报告记录到大约 1/4 的服用安慰剂的患者,例如声称可以医治背痛的安慰剂,表示有关痛症得到舒缓。而更不可思议的是,这些痛症的舒缓不仅仅是受试者本人感觉到,而且可以用客观的方法检测到。

可见,安慰剂效应不应该仅仅归结为单纯的心理作用,其内在也有其客观的神经生物基础作为支撑。事实上,安慰剂对照临床试验中,几乎都显示安慰剂可一定程度地改善病情。研究发现,对患有精神抑郁症的患者来讲,安慰剂的有效率可高达 80%;对疼痛之类的症状,其有效率约 40%;甚至如心绞痛这样严重的器质性疾病,使用安慰剂也有 1/3 以上的患者获得症状的改善,许多镇痛剂都具有明显的安慰剂效应;而对糖尿病等患者来说,它的作用可能为零。还有一些患者在使用安慰剂时,也可出现恶心、头痛、头晕及嗜睡的药物不良反应,这也属于安慰剂效应。

当然,不同的人对安慰剂的反应不一样,容易出现安慰剂反应者往往是有一定的依赖性、易受暗示、自信心不足、喜欢交往、特别注意自身的各种生理变化和不适感、有疑病倾向和神经质等。

亦有人发现,"模拟手术"亦会出现类似于安慰剂效应的现象,所以在条件允许、有可操作性的前提下,外科手术疗效的评价也应采用"模拟手术"对照。

可见,即使试验药物无效,也有"安慰剂效应"。因此,新药的临床试验需采用安慰剂对照,因为只有通过对比,利用统计学方法扣除安慰剂效应,以排除心理因素对治疗手段或者药物的实际效果的影响,才可以获得试验药物的确切疗效的一个估计。

正因为如此,药品监管机构要求只要符合伦理,并具有可操作性,新药应采用安慰剂对照试验,以获得试验药物的确切疗效,试验结果不仅要确证试验药物有效,而且要比安慰剂更有效。

与安慰剂效应相反,另外还存在着一种反安慰剂效应(nocebo effect),即患者不相信治疗有效,可能会令病情恶化。这个现象通常是由于接受药物的受试者对于药物的效力抱有负面的态度,因而抵消了安慰剂效应,出现了反安慰剂效应。这个效应也不是由所用药物引起的,而是基于患者心理上对康复的期望。

第三节　对照组的基本类型

通常对照组采用的类型有五种:安慰剂对照、阳性对照、量效对照、无治疗对照和外部对照。其中,前四种是同期对照,第五种经常是历史对照。同期对照中对照组和试验组是由从相同的人群中选出的受试者组成的。通常受试者被随机分配到治疗中去,同时接受上述的不同类型的对照治疗。因此,平行对照中的对照组必须是为相应的临床试验所专门设置的。一个临床试验可以同时包含一个或多个不同条件的对照组。外部(或历史)对照组中的受试者来自于与本试验受试者不同的患者总体。为了保证试验中的试验组和对照组具有可比性并使偏倚减少到最小,这种外部对照组只有在特殊情况下才采用。

临床试验中有时会选用一种以上的对照组,值得注意的是,每一种对照都有特定的适用环境。

一、安慰剂对照

安慰剂对照(placebo control)试验是用安慰剂和试验药物分组治疗进行比较的试验。通过采用随机化和双盲(见第四和第五章),受试者被随机分到试验组或对照组中,从而排除试验药物的药理作用之外的所有潜在的非处理因素的影响所形成的偏倚。这里所说的非处理因素影响包括疾病的自然进程的变化、受试者或研究者的心理因素以及参与评价试验疗效和安全性的人员主观因素等的影响。

如果研究的疾病已经有了有效的治疗方法,而仍使用安慰剂对照,可能会引出伦理学、可接受性和可行性问题。当所研究的疾病可导致死亡或不可逆性的严重伤害,并且尚无有效治疗药物时,可采用安慰剂对照,以获得试验药物的确切疗效估计。在其他情况下,当不存在严重伤害时,即使可能会导致患者感到不适,但是只要是非强迫性的,而且患者对他们可能获得的治疗以及可能延迟治疗的结果完全知情,要求患者参与安慰剂对照试验是合乎伦理的。当然在使用安慰剂对照不会延误病情、延误治疗时,或者已上市药物具有一定毒性,常导致严重不良反应,患者拒绝接受治疗时,此类对照才是适合的选择。当存在一个有效治疗时,对新药的安慰剂对照试验是否被受试者和研究者所接受,应由研究者、患者和机构审查委员会和独立的伦理委员会作出判断。

由此看出,安慰剂对照试验的优点在于试验能直接测量试验药和对照药间的疗效差异,因此试验可证明疗效;同时,试验也可以区分是由于试验药还是由于潜在疾病等引起的不良事件,消除疾病自然进程的影响。结合盲法,安慰剂对照可有效减少受试者或研究者的主观期望效应和评价偏倚。

其缺点在于从伦理学角度分析,当某个特定人群中已经具有有效治疗药物,且该治疗药物已经确认会使该特定人群获益时,通常不宜接受安慰剂对照试验。尽管试验前患者签署了知情同意书,但是医生和患者常常仍然不太愿意将患者分到安慰剂治疗中去,因为他们会将无效或延误治疗归因于使用安慰剂缺乏治疗作用。如果由于伦理的或者其他实际的考虑,致使研究人群无代表性,试验结果的通用性就会有问题。

对于Ⅰ类新药的研发,为了明确试验药物的真实疗效,加之市面上通常没有有效药物,临床试验常选择安慰剂对照。例如某临床试验评估血管紧张素转换酶抑制剂卡托普利对急性心肌梗死患者早期病死率及并发症的影响,受试者口服卡托普利(12.5mg,每日3次)或相匹配的安慰剂,此试验使用安慰剂对照完全不存在伦理学问题,能最大限度地减少主观期望效应。

另外,需要指出的是,并非每一个包含一个安慰剂的试验就是安慰剂对照试验。例如阳性对照试验中,可以分别为试验药和阳性对照药制备安慰剂,这种采用双模拟的技巧有利于设盲。这时试验仍然是阳性对照试验,而不是安慰剂对照试验。

二、阳性对照

在临床试验中采用已知的有效药物或标准的药物或治疗方案作为对照,称为阳性对照(active control, positive control),又称活性对照。在一个阳性对照试验中,受试者被随机分配到试验药或阳性(活性)药对照组。

阳性对照药物必须是疗效肯定、医务界公认、药典中收载的药物,特别是最新版药典中收载的药物。如果有多种阳性对照药物可选,则应选用已知的、对所研究的适应证公认的、最为有效和安全的药物,且使用剂量和给药方案必须是该药的最优剂量和最优方案。试验药应保持与阳性对照药所规定的使用条件相一致,且不得随意改动其原有的用法和用量。阳性药物对照试验应做到随机,尽可能达到双盲。由于两种药物的外观或用法用量不同,因此临床试验常需采用双盲双模拟方法,这种方法将在第五章第三节中详述。

在阳性药对照试验中,虽然研究者和受试者不知道各组的具体处理,但都清楚所有受试者均接受了阳性治疗,这就可能更倾向于将效果处于临界状态的病例归于有效病例,而过高地估计阳性对照药物的疗效,人为地缩小两药之间的疗效差别,因而导致对结果的解释偏倚。在选择以阳性药物作为对照的临床试验中,通常有两种选择,一是显示试验组的治疗作用与某种已知的阳性对照组的治疗作用相当(等效),试验药疗效若是比阳性对照药物的疗效差,其差值也是在临床可接受的范围内(非劣效),这时阳性对照药物在所用的剂量和试验条件下必须具有确定的药物作用;二是显示试验组的治疗作用优于阳性对照组的治疗作用(优效)。阳性药物对照也可以用于以比较两种药物的有效性和安全性为主要目的的试验。

随机盲法的阳性对照试验可以较好地控制受试者和研究者的偏倚。与安慰剂平行对照试验相比较,这类试验比安慰剂对照试验考虑的伦理学和实际可行性问题要少,这是采用阳性对照试验的优点之一;另外,当试验结果显示试验药优于阳性对照药时,由于设计时所采用的阳性对照药是公认的、最为有效安全的药物,这样就更能肯定试验药的疗效和安全性。然而,当阳性对照试验被用来说明非劣效性或等效性试验的疗效时,就必须考虑检测灵敏度。因为在试验药与阳性对照药的疗效间的差别很小时,为了达到同样的试验效能就需要较大的样本量。

在仿制药的临床试验研究中,通常选择被仿制的阳性药物(原研药)作为对照,通过等效性检验证明仿制药与阳性药物的疗效一致。即使原研药已经有仿制药上市,还是建议选用原研药作为等效性试验的对照。对于具有相同的药理机制的改进药,也可选用阳性药物对照,探索其有效性和安全性。例如某临床试验对年龄<75 岁、具有不稳定型心绞痛或无 ST 段抬高型心肌梗死的急性冠脉综合征患者,评价普拉格雷+阿司匹林的长期治疗效果是否优于氯吡格雷+阿司匹林。该研究选用氯吡格雷作为阳性对照,试验药与对照药均为噻吩吡啶类血小板 P2Y12 受体抑制剂,结果显示普拉格雷并未减少主要复合终点事件的发生频率,并且两种药物引起的出血风险类似。

三、量效对照

在量效关系,亦即剂量-效应关系研究中,将试验药设计成几个剂量组,受试者被随机分配到其中一个剂量组中去,以观察不同剂量的效应,这样的临床试验研究称为量效关系平行对照或剂量-反应对照(dose-response control)或多剂量对照试验。安慰剂(即零剂量)组可有或没有。量效关系试验通常是双盲的。不同的剂量对照主要用于研究剂量和疗效、不良反应的关系,或者仅用于说明疗效。量效关系平行对照常用于探讨用药方案中的何种剂量对治疗最合适。

由于剂量-效应关系一般呈S形曲线关系,选用的剂量最好是从曲线中部的拐点处向两侧展开,因为在曲线的拐点处斜率大,表明剂量的改变会使疗效和安全性反应更加灵敏,易于获得合适的结论。

在量效关系研究中包含安慰剂组有以下一些优点:首先,可以避免由于各剂量产生相似的作用,以至于不能评价和解释研究结果是否对所有剂量都同样有效或同样无效;其次,设立安慰剂组可以估计药物作用的绝对大小;第三,因为试验药与安慰剂组间的差异通常大于各剂量组之间的差异,所以设立安慰剂组可以减少样本量。不同剂量组的样本大小不需要相同,例如比较大的样本可以用来得到有关较小剂量作用的更精确的信息,也可以用于增加研究的把握度,以显示期望成为最优剂量的明确作用。

量效关系研究可以包含一个或多个剂量的活性对照药组。

量效平行对照试验的缺点是首先,试验有可能在一个大的剂量组出现较大的毒性;其次,当量效平行对照呈现正相关,但任何两个剂量组间的差异无统计学意义时,就不能获得最优剂量及其范围;第三,当临床试验设计尚不明确有效剂量范围就要确定多个剂量对照时,有可能将有些受试者分到疗效较差或无效的剂量组中,造成潜在的伦理学问题;最后,从反映试验药的疗效看,量效平行对照的效率不及安慰剂对照。

剂量探索和选择是新药研发中的十分重要的一个步骤,其主要目的为寻找新药有效的证据,确定剂量-效应关系的存在,并确定合适的剂量,主要在临床试验的Ⅰ和Ⅱ期实施,而量效平行对照是此步骤中的关键环节。例如某临床试验评估在二甲双胍对血糖控制不佳的糖尿病患者中达格列净的有效性和安全性,主要有效率指标定义为HbA1c<7%。除安慰剂组外,根据药代动力学结果,试验组选择3种剂量,即2.5、5和10mg,结果显示5和10mg剂量组均达到了治疗反应(主要疗效指标HbA1c<7%)。

四、无治疗对照

临床试验中对照组并未给予任何处理称为无治疗平行对照或空白对照(no-treatment control,naive control)。在无治疗平行对照试验中,受试者被随机地分配到试验治疗组或无治疗组中。

这种设计与安慰剂对照试验间的主要不同在于在空白对照试验中,由于治疗分配对受试者和研究者都是公开的,因此是非盲的。这样就无法避免研究者、受试者、参与评价疗效和安全性的工作人员等心理因素形成的评价偏倚,有可能影响试验结果的正确评价,因此在临床试验中很少采用。但可用于下列情况:①由于处理手段非常特殊,安慰剂盲法试验无法执行,或者执行起来极为困难。例如试验组为放射治疗、外科手术等;②试验组的不良反应非常特殊,例如治疗很容易被认识到有毒性,以至于无法使研究者处于盲态,使用安慰剂对照就没有意义,不如采用无治疗平行对照。不过,采用这种设计时,最好要有良好的试验设计和严格的质量控制过程。

历史上的第一个随机对照试验,即1948年Geoffrey Marshall等在《英国医学学会会刊》(British Medical Journal,BMJ)上发表的应用链霉素治疗肺结核的随机对照临床试验,采用的就是空白对照。在1946年前,无真正有效治疗肺结核的方法,患上结核病就意味着被判了死刑。继1946年链霉素的发现,1947年开展了此项临床试验,试验组接受链霉素治疗并卧床休息,对照组则卧床休息(当时除了卧床休息外,别无他法)。对于当时无药可治的肺结核,鉴于特殊的历史背景,使用空白对照无可厚非。

五、外部对照

外部对照(external control)是一组接受试验药物的受试者与该试验以外的一组患者进行比较,可以由以前接受过治疗的一组患者或者在同一时间但是在另一个条件下的一组患者组成。历史对照(historical control)是将研究者本人或他人过去的研究结果与试验药物进行比较,因而属于外部对照。

外部对照试验的主要缺点是不能控制偏倚。除了试验药外,影响试验结果的因素多且范围广,使试验组和对照组的基线不具相似性。这些因素包括人口学特征、诊断标准、疾病分期或严重程度、伴随用药和观察条件。这些不相似性可能包括很重要但未被认识的而不能测量的预后因子。当采用外部对照时,不能用盲法和随机化减少偏倚,因而限制了外部对照试验的用途。只有在两组间的治疗作用差异很显著、疾病的过程可以预测、观察终点是客观而且基线和试验变量对终点的影响都相似时,外部对照才有说服力。通常当所研究的疾病严重威胁人类健康,目前还没有满意的治疗方法(如 AIDS、恶性肿瘤),且根据药物作用机制、动物实验,以及早期经验已能推荐所研究的新药时,才使用外部对照。

外部对照常用于探索性研究,例如评价试验药物对癌症患者的疗效和安全性;评价试验药物对无有效治疗方案且死亡率很高的新发疾病的有效性和安全性,如埃博拉病毒感染、人感染高致病性禽流感等。另外,一些医疗器械的研究因无法采用同期的平行对照,常选用外部对照。详见第二十五章。

除了上述几种对照外,对照原则还用于交叉设计中成为交叉对照。交叉对照是指对同一个受试者在试验的不同时期给予不同的处理,而每个时期在给予不同的处理前都经历清洗期,使受试者保持相同的状态,再根据一定数量的受试者接受处理后的试验结果比较组别间的差异。详见第九章。

第四节 对照组的灵活应用

前面介绍的是对照组的基本类型,在临床试验中研究者会根据实际情况灵活应用基本类型,例如可设立多个对照组,以分别排除不同混杂因素的干扰;在安慰剂对照试验中,如受试者可在试验开始短期采用安慰剂对照,随后在没有安慰剂对照的情况下继续进行试验,形成有限的安慰剂阶段;有时还可通过特殊的试验设计,所有的合格病例使用一段时间的试验药物后,根据药物的效果决定受试者退出试验、继续用药或是随机化分为试验组和对照组。

一、三臂试验

在阳性药平行对照试验中,当试验药与阳性对照药不能区别时,需要增加一个安慰剂对照组,这样就构成了包括试验药组、安慰剂对照组和阳性对照药组的三组试验,称为三臂试验(three-arm trial)。三臂试验除了可以比较试验药和阳性对照药外,还可以比较试验药和安慰剂。当试验药与阳性对照药比较不能检测出差别,但却能检测出试验药与安慰剂的差别时,结论就很明确;而当试验药与安慰剂对照检测不出差别时,就可能是试验药无效或者是由于试验设计的效率低以至于不足以显示两者间的差别。

由此可知,三臂试验可以同时评价试验药是否有效以及与阳性药物的疗效差别。另外,可以设定阳性药物组的样本大于安慰剂组,以改善阳性药物的比较精度。这样,因为受试者有较少的机会被随机地分到安慰剂组,试验更为患者和研究者所接受。

三臂试验常用于非劣效试验中(见第十一章)。此类设计具有较好的检验灵敏度,不需要依赖外部试验就能进行非劣效统计学推断,三臂试验可采用非等比例分组,安慰剂∶试验组∶阳性对照 $=1:n:m(n \geqslant m>1)$,既能较好地顾及伦理学风险,又能自证其说。两步法确定非劣效性界值中的 M_1 值,即阳性对照的相对疗效,可由三臂试验本身提供。

二、加载试验

在安慰剂对照试验中,如果设计方案是在所有受试者接受标准疗法的基础上试验组加用试验药物,而对照组加用模拟试验药的安慰剂,这种试验称为加载(add-on)试验或附加试验。加载试验是在已接受标准治疗的人群对新药做安慰剂对照试验。这里的标准治疗是已被证实能够降低死亡率或复发率,受试者经标准疗法治疗肯定获益,而且只能保持不宜中断的治疗。在抗肿瘤、抗癫痫和抗心力衰竭的药物研究中,一种标准疗法还不是完全有效,但已证实受试者不能脱离这种标准疗法时,就可使用加载研究。

例如在评价阿奇霉素是否能预防重症哮喘患者的急性发作和下呼吸道感染时,其对照药物为安慰剂。由于受试者是重症患者,单纯用安慰剂治疗可能存在生命危险,且已经证明糖皮质激素和长效 β_2 受体激动剂是目前治疗哮喘最为有效且科学合理的方法。因此,在阿奇霉素预防重症哮喘患者的急性发作、恶化和下呼吸道感染的研究中,糖皮质激素和长效 β_2 受体激动剂成为不可缺少的基础用药,在此基础上,试验组加用阿奇霉素,对照组加用安慰剂,形成加载试验。

虽然加载研究所表达的疗效和安全性是一种联合疗法的结果,但是当试验药物与标准疗法具有完全不同的药理机制时,加载研究是非常有效的。

三、早期脱离试验

早期脱离设计技术(early escape)常用于有限的安慰剂阶段,该设计允许受试者在一定条件下(如未达到预先设定的疗效、发生某些疾病、完成预先设定的服药周期后)终止或提前退出随机分配的处理(试验组或对照组)。这种设计常用于稀有病种或小型临床试验,但相较于传统的 RCT,更易被伦理所接受。例如某以安慰剂为对照评价某药物治疗支气管哮喘的有效性和安全性的临床试验中,试验清洗期为 $-28 \sim 0$ 天,统一采用丙酸氟替卡松吸入气雾剂(辅舒酮)进行清洗治疗;治疗时间为 $0 \sim 84$ 天。为了保护受试者的权益,试验过程中采取早期脱离机制,当受试者被研究者判定为缺乏疗效时可退出本试验。最终试验组 84.89% 完成试验,对照组 52.31% 完成试验,主要疗效指标 FEV_1(第一秒用力呼气量)的组间差异有统计学意义。

因为早期脱离的受试者并未观察到主要疗效指标,这类试验的分析通常无法通过直接比较全部随机化受试者的主要疗效指标来回答试验的有效性问题,只可对未早期脱离的受试者进行比较,具有一定的局限性。

四、随机撤药试验

随机撤药试验设计(randomized discontinuation design)是一种改进的安慰剂对照试验设

计。这种设计方法适用于处理复发性疾病的药物(例如抗抑郁药)试验,或用于抑制症状或体征的、但难以进行长期安慰剂对照的药物试验;也可以用于确定治疗要持续多长的试验设计。

这种设计在第一阶段,要求所有受试者在一个指定的时间(亦称为导入期)接受试验药物治疗。其后,进入第二阶段,如果受试者治疗有效,则继续接受试验药物治疗;如果受试者病情恶化,则停止接受试验药物治疗;如果受试者病情稳定,则用随机双盲法将他们随机分配到试验药组或安慰剂对照组。具体如图 2-1 所示。由此可见,随机撤药试验设计的目的是为了选择更为同质和可能有效的受试者进行随机对照试验。

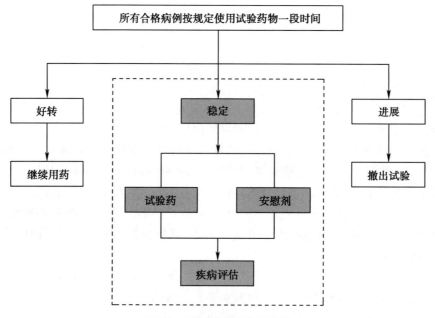

图 2-1　随机撤药试验示意图

当纯粹使用安慰剂对照存在伦理学问题时,使用随机撤药试验更容易被接受。这种设计方法已成功地应用于氨己烯酸(VGB)治疗难治性癫痫的儿童(Chiron C 等,1996);硫酸氨基葡萄糖治疗膝关节骨性关节炎(Cibere J 等,2004);甲氨蝶呤治疗类风湿关节炎(Gotzsche PC 等,1996);盐酸多奈哌齐治疗阿尔茨海默病的神经精神症状(Holmes C 等,2004);地高辛治疗轻、中度慢性充血性心力衰竭(Uretsky BF,1993)等。该设计近年在抗肿瘤药物的临床试验中也得到很好的应用。与一般的安慰剂平行对照设计相比,随机撤药试验改善了伦理学问题。

例如一项作用于肿瘤和脉管系统的口服多态激酶抑制剂索拉非尼(sorafenib)的 Ⅱ 期安慰剂对照随机撤药试验,评价了其在转移肾细胞癌患者肿瘤生长方面的效果。在导入期患者接受每日 2 次、每次口服 400mg 的索拉非尼治疗。初始治疗 12 周后,肿瘤的影像学二维测量大小与基线比较相对变化<25%的患者被随机分为索拉非尼组和安慰剂组继续观察 12 周,而肿瘤大小缩小超过 25%的患者继续接受索拉非尼开放治疗,肿瘤大小增大超过 25%的患者停止该种治疗。评价的主要终点是随机分配的患者在初始治疗后 24 周时没有进展的患者百分比。导入期治疗患者 202 例,在 12 周时,73 例患者肿瘤缩小>25%,将 65 例处于稳定的患者随机分为索拉非尼组(32 例)或安慰机组(33 例)。24 周时两组的无进展率分别为

50%和18%($P=0.0077$),索拉非尼治疗组的中位无进展生存时间(24周)明显长于安慰剂组(6周,$P=0.0087$)。研究认为索拉非尼具有明显的稳定疾病发展的作用。

值得注意的是,随机撤药试验对药物效应的估计是有偏倚的。因为在随机化分组到各个组时,对照组中的受试者在导入期时已使用过试验药,因此不排除试验药存在滞后效应,而导致其后随机撤药试验结果并不能真正估计试验药与安慰剂间相比的效应。

随机撤药试验中包含两部分人群,其中经随机化分组的人群仅是全部受试者人群中的一部分。用随机化分组的人群所估计的试验药的效应并不等于全部受试者人群中试验药的效应,因而可能高估试验药的效应。因此在使用随机撤药试验和解释结果时应谨慎。

(陈启光　黄丽红)

参 考 文 献

1. ICH-E10.Choice of Control Group and Related Issues in Clinical Trials.2000
2. CFDA.药物临床试验质量管理规范(GCP).2003
3. CFDA.药物临床试验生物统计学指导原则.2016
4. Beecher HK.The powerful placebo.JAMA,1955,159(17):1602-1606
5. 陈峰,于浩.临床试验精选案例统计学解读.北京:人民卫生出版社,2015
6. 苏炳华.新药临床试验统计分析新进展.上海:上海科学技术文献出版社,2000

第三章

重复原则与样本量估计

重复(replication)是指在相同的实验条件下进行多次研究或多次观察,以提高实验的可靠性与科学性。广义地讲,重复包括:①研究本身的重复:确保试验的重现性,即在相同的研究条件下研究结论可以重复观察到,以提高实验的可靠性。一个不可重复的研究是没有科学性的;②研究对象的重复:为避免将个别情况误认为普遍情况、将偶然或巧合的现象当作必然的规律现象,需要对一定数量的研究对象进行研究,使结果具有稳定性,使假设检验达到预定的检验效能。这里所指的"一定数量"实际上就是样本量(sample size);③观测的重复:是为了保证观察结果的精度。例如在测量血压时,一般测量 3 次,以 3 次的平均值作为最终观察值。研究本身的重复和观测的重复这两点的意义非常明确,本章重点讨论研究对象的重复,即样本量。

所谓样本量估计(sample size estimation),又称样本量确定(sample size determination),是指为满足统计的准确性和可靠性(Ⅰ类错误的控制和检验效能的保证)计算出的所需的样本量。样本量估计是临床试验设计中一个极为重要的环节,直接关系到研究结论的可靠性、可重复性,以及研究效率的高低。尽管数理统计学表明样本量越大,样本统计量就越接近相应的总体参数,然而过大的样本量会降低研究的可行性和增加质量控制的难度,而过小的样本量又难以保证估计的精度和检验的效能。因此,样本量估计是一个成本-效益和检验效能的权衡过程。ICH-E9(1998)指出,临床试验的样本量必须足够大,以可靠地回答研究假设所提出的相关问题,同时又不至于太大而造成浪费。样本量的估计方法应该在研究方案中详细阐述,包括计算样本量所依据的参数,如方差、均数、反应率、阳性事件发生率、差值等。

第一节 影响样本量的因素

在确定临床研究的目的之后,首先考虑试验设计,包括对照的选择(如安慰剂对照、阳性对照、量效对照、无治疗对照等)、比较类型(如优效性试验、非劣效性试验、等效性试验)、设计类型(如平行设计、交叉设计、析因设计、成组序贯设计等)、主要指标(定量、定性、生存时间)等;其次考虑统计分析方法,并提出效应量(effect size)的假定;然后根据试验特点定义统计特征,如统计分布、检验水准(significant level)、检验效能(power)、单双侧检验和分配比例等;再应用正确的样本量估计方法计算出样本量;最后根据协变量、试验中的脱落率、剔除率和依从性等具体情况进行适当调整。

一、研究目的与试验设计

（一）研究目的

就临床试验而言，在确证性研究中研究目的主要体现在有效性评价和安全性评价两个方面。样本量估计常用于有效性评价。

（二）比较类型及其检验假设

临床试验常用的比较类型有优效性试验（superiority trial）、等效性试验（包括生物等效性试验）（equivalence trial）、非劣效性试验（non-inferiority trial）等，参见第十和第十一章。下面以两组效应量为均数的正向指标比较为例，设定优效、等效和非劣效的界值为 Δ，说明它们的检验假设与推断结论。

优效性试验：试验的目的是验证试验组的效应是否优于对照组。如果研究不设定优效界值，其检验假设为：

$$H_0 : \mu_E = \mu_C ;$$
$$H_1 : \mu_E \neq \mu_C 。$$

若 $P \leq \alpha$，且 $\overline{X}_E > \overline{X}_C$，可推断试验组的疗效优于对照组。这里，$\mu_E$ 和 μ_C 分别代表试验组和对照组的总体均数，$\overline{X}_E$ 和 $\overline{X}_C$ 分别代表试验组和对照组的样本均数。

如果研究设定优效界值为 Δ（$\Delta > 0$，下同），即强优效，则检验假设为：

$$H_0 : \mu_E - \mu_C \leq \Delta ;$$
$$H_1 : \mu_E - \mu_C > \Delta 。$$

此时，若 $P \leq \alpha$，则可推断试验组的疗效优于对照组。一般优效性检验是想要得到统计学上的 $\mu_E - \mu_C > 0$，再根据医学实际情况，要求 $\mu_E - \mu_C$ 的点估计 $> \Delta$，Δ 是有临床意义的一个值；而强优效是想要得到统计学上的 $\mu_E - \mu_C > \Delta$。显然，强优效要求更高，实际临床试验中很少检验强优效。

等效性试验：试验的目的是验证试验组的效应是否与对照组相当。如果研究设定等效界值 Δ，其检验假设为：

$$H_0 : \mu_E - \mu_C \leq -\Delta \text{ 或 } \mu_E - \mu_C \geq \Delta ;$$
$$H_1 : -\Delta < \mu_E - \mu_C < \Delta 。$$

这是上、下限相同的情况。如果等效界值的下限 Δ_1 与上限 Δ_2 不同，则检验假设为：

$$H_0 : \mu_E - \mu_C \leq -\Delta_1 \text{ 或 } \mu_E - \mu_C \geq \Delta_2 ;$$
$$H_1 : -\Delta_1 < \mu_E - \mu_C < \Delta_2$$

此时，若 $P \leq \alpha$，则可推断试验组的疗效等效于对照组。

非劣性试验：试验的目的是验证试验组的效应是否非劣于对照组。如果研究设定非劣效界值 Δ，其检验假设为：

$$H_0 : \mu_E - \mu_C \leq -\Delta ;$$
$$H_1 : \mu_E - \mu_C > -\Delta 。$$

此时，若 $P \leq \alpha$，则可推断试验组的疗效非劣于对照组。

显然，不同的比较类型，其样本量估计方法是不同的。

（三）设计类型

临床试验的设计类型常用的有平行设计、交叉设计、析因设计、序贯设计、群随机设计、适应性设计等。有关这些设计的详细介绍可参见本书相关章节。

本章主要阐述平行组设计差异性检验的样本量估计。有关交叉设计的样本量估计见第九章;有关生物等效性试验设计的样本量估计见第十章;有关等效性、非劣效性检验的样本量估计见第十一章;有关成组序贯试验设计的样本量估计见第十九章;有关群随机试验设计的样本量估计见第二十二章;有关单组多阶段设计的样本量估计见第二十五章。

二、主要指标

临床试验的样本量通常依据主要指标(primary endpoint)进行估计。在Ⅱ、Ⅲ期临床试验中主要指标一般是有效性评价指标;上市后的Ⅳ期临床试验主要指标可以是有效性评价指标,也可以是安全性评价指标,或兼而有之。如果样本量估计需要同时兼顾主要有效性指标和主要安全性指标,在设计时应针对有效性和安全性分别提出统计假设,逐一计算样本量,最终样本量取其中最大者。主要指标应在研究方案中明确定义,通常需根据专业知识确定,应是专业领域具有共识的或认可程度较高的指标,一般源于某一标准或指南,或源于专业领域公开发表的权威论著或专家共识等。

在定义主要指标的过程中,不仅要说明指标的含义,其测量时间点、测量手段以及计算方法也都应注明。指标的类型要明确,这一点非常重要,因为样本量估计和数据分析都需要依此进行。例如某些指标可以有定量、定性(如有效和无效)、等级(如痊愈、显效、有效、无效)、生存时间等不同类型。对应于指标的不同类型,样本量估计方法亦不相同。所以,方案中对主要指标的定义要具体到指标类型上。

主要指标不宜太多,一般只有一个,参见第六章。当主要指标有多个时,或研究设计了期中分析等,则样本量估计要考虑假设检验的多重性问题,参见第十四章。

三、效应量

效应量是样本量估计所需的最重要的参数之一,根据不同的指标类型,常见的效应量有均数的组间差值或标准化差值,率的组间差值或比值(RR、HR)、OR,或相关系数、回归系数等。

效应量参数的确定主要基于下述三种途径:

1. 本项目的任何既往的研究结果　即源于同一项目的预试验、探索性试验(Ⅰ或Ⅱ期临床试验)的结果等作为确定参数的依据。由于此类研究结果属于内部证据,因此是首选途径。

2. 基于他人的研究结果　当本项目的既往研究无法提供确切的参数数据,或尚未开展研究时,参数的确定可以参照公开发表的研究结果。由于此类研究结果属外部证据,因此是次选途径。若公开发表的同类研究报道不止一个,最好是以经 meta 分析所得的合并效应量作为样本量估计的参数。

3. 基于本试验的预期结果　如果本试验没有任何之前的研究结果可以借鉴(无论是自己的还是他人的),或以往的研究数据不能得到本试验设计所需的参数(如本试验采用交叉设计,而以往的研究数据均来自于平行组设计),可以用预期的形式进行预设,通常以广义效应量表达。若对试验药物或器械有充足的信心,则预期效应量较大,此时所需的样本量较小;若对试验药物或器械的信心不足,则预期效应量较小,此时所需的样本量较大;若对试验药物或器械的信心尚可,则预期效应量为中等水平,此时所需的样本量也是中等大小。

此外,对于单臂设计,若涉及标准对照参数(目标值)的确定,其途径的优先顺序大致为国际标准、国家标准、行业标准(含指南等)、被权威机构认可的企业标准、外部证据(同类研究的综合结果,如 meta 分析结果)。参见第二十四章。

有时,研究者如果在试验设计时对所依据的参数有较大的不确定性,可以考虑进行期中分析,对样本量进行再估计。参见第二十章。

四、统计特征

样本量估计需要考虑的统计特征主要有统计分布、检验水准、检验效能、单侧或双侧检验水准和平衡与否等。

1. 统计分布 样本量估计方法的选择与主要指标的统计分布假定密切相关,基于正态分布的假定会选择参数方法,基于非正态分布的假定会选择非参数方法。同样,生存分析的样本量估计方法会因指数/Weibull 分布族的假定有所不同。

2. 检验水准 检验水准也就是 I 类错误概率,用 α 表示,以双侧 0.05 的水准最为常用。对于优效性检验设定单侧 $\alpha = 0.025$ 的情形,其本质仍然是双侧 0.05 的检验水准。但在某些情况下检验水准的设定会有所不同。例如为控制整体 I 类错误概率 α,涉及多重检验时(如定义多个主要指标),每次检验的名义检验水准 α^* 将小于或等于 α;涉及期中分析时,考虑 α 消耗,每次检验的 α^* 将小于 α。此外,对于生物等效性检验,习惯取双侧 α 为 0.1。参见第十章。

3. 检验效能 用 $1 - \beta$ 表示,β 代表 II 类错误概率。检验效能是指在设定的 α 的基础上,原假设 H_0 为假且检验结果拒绝了 H_0 的概率。检验效能越高,发现差别的可能性越大,但同时所需的样本量也越大,检验效能与样本量的关系如图 3-1 所示。临床试验中,检验效能通常不得低于 80%。在样本量估计过程中,可通过对检验效能的敏感性分析提供不同的样本量方案,供研究人员选择。

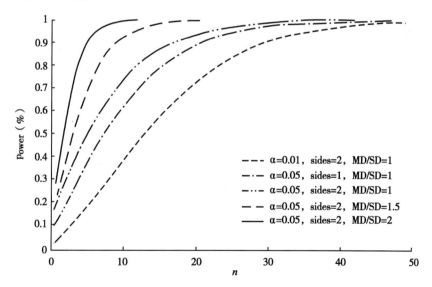

图 3-1 以两独立样本为例的检验效能与样本量、检验水准等的关系

(α:检验水准;sides:单双侧检验;MD/SD:两组均值差除以标准差)

4. 单侧和双侧检验 检验水准一定时,单侧检验的样本量会明显小于双侧检验的样本量。一般而言,医学研究领域的统计检验约定俗成地使用双侧检验,如果采用单侧检验,需要给出充足的理由。需要指出,对于一般意义的检验水准 0.05 而言,如果取单侧水准为 0.025 的话,其实质仍然是双侧 0.05 的水平。

5. 平衡或非平衡设计　所谓平衡设计,即每组的样本量相同。在其他条件不变的情况下,平衡设计效率最高,即试验所需的总样本量最小。因此,研究设计应尽可能采用平衡设计。非平衡设计是指比较组间的样本量有明显差别,习惯上这种差别呈倍数关系。例如新药Ⅲ期临床试验,因为安慰剂对照的疗效相对可以确定,出于伦理考虑,安慰剂对照组的样本量会安排得少一些,而试验组的样本量相对要大一些,比如是对照组的 2 或 3 倍。

第二节　样本量估计原理

样本量估计的方法通常是从检验统计量计算公式反推而来的。一般地,统计推断的效应量可认为是给定模型参数 θ 的函数 $f(\theta)$,用 T 表示 $f(\theta)$ 的一个无偏估计统计量,若数据来自于正态分布,或根据中心极限定理,有:

$$\frac{T - f(\theta)}{\sqrt{Var(T)}} \sim N(0,1) \tag{3-1}$$

式中,$Var(T)$ 为统计量 T 的方差。

令检验水准为 α,检验效能为 $1-\beta$,并规定采用双侧检验。在 H_0 假设下,$f(\theta)=0$,α 水平下的检验 H_0 的界值为:

$$\left| T / \sqrt{Var(T)} \right| > Z_{1-\alpha/2} \tag{3-2}$$

在 H_1 假设下,$f(\theta)=d$,这里 d 可以是两个参数之差如 $\mu_E - \mu_C$,也可以是某个比值参数 RR,或某个相关参数 ρ 等。令 $\varepsilon = \dfrac{d}{\sqrt{Var(T)}}$,有:

$$
\begin{aligned}
1-\beta &= P\{ |N(\varepsilon,1)| > Z_{1-\alpha/2} \} \approx P\{ N(\varepsilon,1) > Z_{1-\alpha/2} \} \\
&= P\{ N(0,1) > Z_{1-\alpha/2} - \varepsilon \} = \Phi(\varepsilon - Z_{1-\alpha/2})
\end{aligned}
\tag{3-3}
$$

进一步求得:

$$
\begin{aligned}
Z_{1-\beta}\sqrt{Var(T)} &= d - Z_{1-\alpha/2}\sqrt{Var(T)} \\
Var(T) &= d^2 / (Z_{1-\beta} + Z_{1-\alpha/2})^2
\end{aligned}
\tag{3-4}
$$

更为一般的,$Var(T)$ 可以表示为关于样本量的函数,据此求得样本量。现以正态分布数据两组均值的比较为例,说明上述原理的应用。

令两样本均数之差为 $T = \overline{X}_E - \overline{X}_C$(下标 E 代表试验组、C 代表对照组,下同),两总体均数之差为 $\delta = \mu_E - \mu_C$,两总体方差相同,为 σ^2,则:

$$Var(T) = \frac{\sigma^2}{n_E} + \frac{\sigma^2}{n_C} = \frac{r+1}{r} \cdot \frac{\sigma^2}{n_C} \tag{3-5}$$

式中,r 为两组样本量的比值;n_E 和 n_C 分别代表试验组和对照组的样本量,有 $n_E = r \cdot n_C$。将式(3-5)代入式(3-4),有:

$$\frac{\delta^2}{(Z_{1-\beta} + Z_{1-\alpha/2})^2} = \frac{r+1}{r} \cdot \frac{\sigma^2}{n_C}$$

$$n_C = \frac{r+1}{r} \cdot \frac{(Z_{1-\beta}+Z_{1-\alpha/2})^2 \sigma^2}{\delta^2} \tag{3-6}$$

上述推导是基于总体方差 σ^2 已知的情况。当 σ^2 未知时，即用样本方差 s^2 作为其估计值时，检验统计量服从 t 分布，则上面公式中的 $Z_{(\cdot)}$ 需要用 $t_{(\cdot)}$ 替换。

基于正态分布，有：

$$1-\beta = \Phi\left(\sqrt{\frac{rn_C\delta^2}{(r+1)s^2}} - Z_{1-\alpha/2}\right) \tag{3-7}$$

基于 t 分布，则检验统计量服从非中心 t 分布，通过迭代计算可求出样本量，即：

$$1-\beta = probt\left(t_{1-\alpha/2}, n_C(r+1)-2, \sqrt{\frac{rn_C\delta^2}{(r+1)s^2}}\right) \tag{3-8}$$

第三节　常见设计的样本量估计

这里介绍最常用的平行组设计、优效性检验的定量资料均数比较、定性资料率的比较、生存资料风险比的比较时样本量的估计。有关等效性、非劣效性检验时样本量的估计见第十一章；有关交叉设计的样本量估计见第九章；有关群随机设计的样本量估计见第二十二章；有关单组多阶段设计的样本量估计见第二十五章；有关单组目标值的样本量估计见第二十四章；有关样本量的再估计见第二十章。

一、两均数比较的样本量估计

当进行两样本均数的差异性检验时，其原假设及备择假设分别为：

$$H_0: \mu_E - \mu_C = 0;$$
$$H_1: \mu_E - \mu_C \neq 0_\circ$$

结合上节样本量估计的基本原理，可得其相应的样本量计算公式。

方差已知时，根据式（3-6）有：

$$n_E = r \cdot n_C; \quad n_C = \frac{r+1}{r} \cdot \frac{(Z_{1-\beta}+Z_{1-\alpha/2})^2 \sigma^2}{(\mu_E-\mu_C)^2} \tag{3-9}$$

方差未知时，根据式（3-8）有：

$$1-\beta = probt\left(t_{1-\alpha/2}, n_C(r+1)-2, \sqrt{\frac{rn_C(\mu_E-\mu_C)^2}{(r+1)s^2}}\right) \tag{3-10}$$

式中，s 为样本标准差。在计算样本量时，一般先设定样本量初始值，然后迭代样本量直到所得的检验效能满足条件为止。此时的样本量，即研究所需的样本量。

例 3-1　欲研究一种新药对老年妇女红细胞比容（HCT）的影响。以往关于 HCT 的研究报道中，安慰剂组的 HCT 几乎没有变化，试验组平均升高 2.5%～5%，标准差为 1.5%～2.5%。据此，本研究较保守地预期新药可将老年妇女的 HCT 升高 2.2%，对照组无变化；同时预期试验组和对照组的 HCT 标准差为 2%。若采用平衡设计，设定检验水准为 0.05，检验效能为 90%，试估计样本量。

解：由本例可知，$\mu_E = 0.022$、$\mu_C = 0$、$\sigma = 0.020$、$r = 1$、$\beta = 0.1$、$\alpha = 0.05$。代入式（3-9），得：

$$n_E = n_C \approx 2 \times \frac{(1.282+1.960)^2 0.020^2}{(0.022-0.000)^2} \approx 17.373$$

向上取整,最终确定的每组所需的样本量为 18 例。

基于式(3-10),可求得每组所需的样本量为 19 例。

一般而言,基于非中心分布的样本量估计要略大于基于正态分布的样本量估计。

二、两个率比较的样本量估计

当进行两样本率的差异性检验时,其原假设及备择假设分别为:

$$H_0 : \pi_E - \pi_C = 0;$$

$$H_1 : \pi_E - \pi_C \neq 0。$$

其中 π_E 和 π_C 分别为试验组和对照组的发生率,我们设定 $n_E = r \cdot n_C$,结合上节样本量估计的基本原理,可得其相应的样本量计算公式。

$$n_E = r \cdot n_C, n_C = \frac{(Z_{1-\beta}+Z_{1-\alpha/2})^2}{(\pi_E-\pi_C)^2}\left(\frac{\pi_E(1-\pi_E)}{r}+\pi_C(1-\pi_C)\right) \quad (3\text{-}11)$$

例 3-2 某一持续 4 周的 Ⅲ 期临床试验,欲验证一种 H_2 受体阻断药新药治疗急性风疹的临床效果,采用平行安慰剂对照、平衡设计。根据以往的研究报道,接受安慰剂治疗的患者 4 周后治愈率为 45%,预期本新药的 4 周后治愈率为 65%,如果检验效能设置为 90%,试估计每组所需的样本量。

解:由本例可知,$\pi_E = 0.65$、$\pi_C = 0.45$、$r = 1$、$\beta = 0.1$、$\alpha = 0.05$。代入式(3-11),得:

$$n_E = n_C \approx \frac{(1.282+1.960)^2}{(0.65-0.45)^2}(0.65\times0.35+0.45\times0.55) \approx 124.813$$

向上取整,最终确定的每组所需的样本量为 125 例。

三、两生存曲线比较的样本量估计

对于生存数据,应用中一般会遇到图 3-2 中的两种随访模式。第一种模式下所有个体设计随访固定长度,入组可以是从同一个时间点入组也可以在一定入组期内入组。第二种模式下所有个体统一在某个时间点截止随访,个体在一定入组期内入组。对所有个体同时入组且某时间点统一截止随访的情况,可以归为第一种模式。随机对照研究中通常采用第一种模式,观察性研究中以第二种模式较为常见。这里我们仅针对第一种模式,以基于指数分布假设的生存分析数据为例,给出两组生存曲线比较的样本量估计方法。

设第 i 组($i = E, C$)第 j 个患者的生存时间 t_{ij} 服从风险率(hazard rate)为 λ_i 的指数分布。在指数分布假设下,特定时间点 t_0 生存率可以表示为 $S_i(t_0) = e^{-\lambda_i t}$,进而得到中位生存时间 $M_i = \ln(2)/\lambda_i$,两组风险比(hazard ratio, HR)$HR = \lambda_E/\lambda_C = M_C/M_E = \ln(S_E(t_0))/\ln(S_C(t_0))$。

设所有病例的随访时间均为 T。由于入组时间对每个个体的随访时间无影响,故无须考虑入组时间。此时,每个个体的随访时间 x_{ij} 及状态 ζ_{ij} 可以表示为 $(x_{ij}, \zeta_{ij}) = (\min(t_{ij}, T), I\{t_{ij} \leq T\})$,其中 $\zeta = 1$ 表示事件发生,$\zeta = 0$ 表示删失事件。这里还定义随访 T 时刻,试验组的期望事件发生率为 π_E,对照组为 π_C;删失比例为 w。

当进行两样本风险率的差异性检验时,基于风险率差值和比值的原假设及备择假设如下:

差值:$H_0 : \lambda_E - \lambda_C = 0, H_1 : \lambda_E - \lambda_C \neq 0$

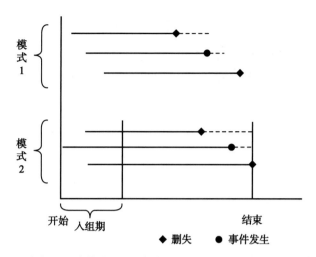

图 3-2 生存数据随访模式图（图中虚线延长末端为原计划随访结束时间）

比值：$H_0:\lambda_E/\lambda_C=1,H_1:\lambda_E/\lambda_C\neq 1$ 或

$\qquad H_0:\ln(\lambda_E)-\ln(\lambda_C)=0,H_1:\ln(\lambda_E)-\ln(\lambda_C)\neq 0$

其中 λ_E 和 λ_C 分别为试验组和对照组的风险率,令 $n_E=r\cdot n_C$,结合上节样本量估计的基本原理,我们可得其相应的样本量计算公式。

差值：
$$n_E=r\cdot n_C,n_C=\frac{(Z_{1-\beta}+Z_{1-\alpha/2})^2}{(\lambda_E-\lambda_C)^2}\left(\frac{g(\lambda_E)}{r}+g(\lambda_C)\right) \tag{3-12}$$

比值：
$$n_E=r\cdot n_C,n_C=\frac{(Z_{1-\beta}+Z_{1-\alpha/2})^2}{(\ln(\lambda_E)-\ln(\lambda_C))^2}\left(\frac{g(\ln(\lambda_E))}{r}+g(\ln(\lambda_C))\right) \tag{3-13}$$

式中,$g(\lambda)$ 是一个与 n 无关的表达式,$Var(\lambda)=\dfrac{g(\lambda)}{n}$,根据 Delta 法可得 $g(\ln(\lambda))=\dfrac{1}{\lambda^2}g(\lambda)$。因此,求上述样本量的计算公式只需进一步给出 $g(\lambda)$ 即可。

假如在理想状况下所有个体都随访到了结局事件的发生,则根据指数分布的相关理论可得 $g(\lambda)=\lambda^2$,代入式(3-12)及式(3-13),得：

差值：
$$Event_E=r\cdot Event_C,\quad Event_C=\frac{(Z_{1-\beta}+Z_{1-\alpha/2})^2}{(\lambda_E-\lambda_C)^2}\left(\frac{\lambda_E^2}{r}+\lambda_C^2\right) \tag{3-14}$$

比值：
$$Event_E=r\cdot Event_C,\quad Event_C=\frac{1+r}{r}\frac{(Z_{1-\beta}+Z_{1-\alpha/2})^2}{(\ln(\lambda_E)-\ln(\lambda_C))^2} \tag{3-15}$$

由于上式是在理想状态下,即所有个体均随访到事件发生计算所得的样本量,因此我们将 n 替换为 $Event$,也就是上式计算所得的 $Event$ 是我们随访需要观察到的最少事件数。式(3-15)当两组样本量相等时即 $r=1$ 时,所得的每组事件数计算公式即为已知 HR 的情况下我们最常见的公式：

$$Event_C=\frac{2(Z_{1-\beta}+Z_{1-\alpha/2})^2}{(\ln(HR))^2} \tag{3-16}$$

对于基于比值的样本量计算方法,上述式(3-13)计算中用到的 $g(\ln(\lambda))=\dfrac{1}{\lambda^2}g(\lambda)$ 是基于 Delta 法得到的,Freedman(1982,推导详见参考文献)给出了另外一种计算方式：

$$Event_C = (Z_{1-\beta} + Z_{1-\alpha/2})^2 \frac{(1 + r \cdot HR)^2}{r \cdot (1-HR)^2} \quad\quad (3\text{-}17)$$

式(3-17)的计算结果会略大于式(3-15)。

进一步考虑到随访 T 时刻试验组的事件期望发生率为 π_E,对照组为 π_C,则样本量的近似估计为:

$$n_E = rn_C, \quad n_C = \frac{Event_C(1+r)}{r\pi_E + \pi_C} \quad\quad (3\text{-}18)$$

此处若应用中已知 λ_i,则 $\pi_i = 1 - e^{-\lambda_i T}$;若应用中只有 HR 或者 $\lambda_E - \lambda_C$ 的信息,则需要通过其他方式获得 π_i 的估计值。

再进一步考虑删失率,则:

$$n_E = rn_C, \quad n_C = \frac{Event_C(1+r)}{(r\pi_E + \pi_C)(1-w)} \quad\quad (3\text{-}19)$$

例 3-3 某研究欲评价同种异体移植(allogeneic transplant,试验组)和自体移植(autologous transplant,对照组)治疗霍奇金病(HOD)的临床疗效。主要评价指标为发生白血病的时间(time to leukemia)。试验计划每个对象均随访 3 年,并且假定试验组和对照组的风险率分别为 1 和 2,失访率不超过 10%。试验采用平衡设计,检验水准为 0.05,试估计检验效能为 80% 所需的样本量。

解:由题意可知 $T=3$、$\lambda_E=1$、$\lambda_C=2$、$w=0.1$,并可得 $g(\lambda_E)=1$、$g(\lambda_C)=4$、$\pi_E=0.9502$、$\pi_C=0.9975$。将参数代入式(3-14)、式(3-15)及式(3-19),样本量计算公式有:

差值:
$$Event_E = Event_C \approx \frac{(0.842+1.960)^2}{(1-2)^2}(1+4) \approx 39.256$$

$$n_E = n_C = \frac{2 * Event_C}{(\pi_C + \pi_E)(1-0.1)} \approx 44.789$$

比值:
$$Event_E = Event_C \approx \frac{(0.842+1.960)^2}{(\ln 1 - \ln 2)^2}(1+1) \approx 32.683$$

$$n_E = n_C = \frac{2 * Event_C}{(\pi_C + \pi_E)(1-0.1)} \approx 37.289$$

向上取整,若基于差值进行统计推断则每组所需的样本量为 45 例,若基于比值进行统计推断则每组需要 38 例。

四、样本量调整

根据统计学方法估计出的样本量是在给定条件下满足临床试验所需的最小样本量。实际试验过程中,由于病例的脱落和剔除、病例的依从性差等原因,会导致可评价例数的减少。因此,需要在样本量估计的基础上适度扩大样本量,以保证最终的有效样本量可以满足最小样本量的要求。从分析角度讲,需保证最终的可评价样本量[即符合方案数据集(per-protocol set)的例数]应不少于经样本量估计方法求得的样本量。临床试验中的样本量调整通常会考虑不大于 20% 的脱落剔除率,具体的脱落剔除率如何确定,将视不同的研究项目而定,确定的依据主要来自于专业方面的判断,或经由以往同类研究的情况确定。临床试验过程中要严格控制脱落率,脱落率较大时,有可能破坏随机性、产生参数的有偏估计、降低检验效能,从而影响研究本身的价值。

当亚组分析的结果是主要疗效指标时,则应保证最终的亚组可评价病例达到最小样本量。参见第十五章。

临床试验结果可能受某些预后因素(协变量)的影响,如年龄、性别、病情程度等。临床试验中样本量的估计时一般不考虑预后因素,这是因为随机化分组可使各组间的协变量达到均衡。

(陈平雁)

参 考 文 献

1. CCTS 工作组,陈平雁执笔.临床试验中样本量确定的统计学考虑.中国卫生统计,2015,32(4):727-733

2. Shein-Chung Chow SC,Jun Shao J,Wang H. Sample Size Calculations in Clinical Research. 2nd ed. Boca Raton:Chapman & Hall/CRC,Taylor & Francis Group,2008

3. Ryan TP. Sample Size Determinationand Power. Hoboken:John Wiley & Sons Inc,2013

4. Julious SA. Sample Sizes for Clinical Trials. Hoboken:John Wiley & Sons Inc,2010

5. Machin D,Campbell MJ,Tan SB,et al. Sample Size Tables for Clinical Studies. 3rded. Hoboken:John Wiley & Sons Ltd,2009

6. Lee ET. Statistical Methods for Survival Data Analysis. Belmont,California:Life time Learning Publications,1980:127-128

7. 段重阳,揭著业,邱胜,等. 样本量估计及其在 nQuery 和 SAS 软件上的实现—生存分析(一). 中国卫生统计,2013,30(2):290-299

8. 段重阳,邱胜,张惠风,等. 样本量估计及其在 nQuery 和 SAS 软件上的实现—生存分析(二). 中国卫生统计,2013,30(2):458-463

9. Freedman LS. Tables of the number of patients required in clinical trials using the logrank test. Statistics in Medicine,1982,1:121-129

第四章

随机原则与随机化技术

随机原则是临床试验必须遵循的三个基本原则之一。遵循随机原则可以尽量避免受试者的选择偏倚;同时,只有合乎随机原则的数据才能正确应用数理统计的各种分析方法。随机对照是临床试验的一种"金标准"方法,随机化技术和盲法技术的结合是保证临床试验非处理因素在组间分布均衡的重要措施。

广义地讲,科学研究中随机化包含了三个方面的内容:①抽样随机(random sampling):每一个符合条件的人参加试验的机会相同,即总体中的每个个体有相同的机会被抽到试验样本中来;②分组随机(random allocation):每个实验对象分配到某处理组的机会相同;③试验顺序随机:每个受试者先后接受处理的机会相同。在临床试验中,很难或不可能做到随机抽样。因此,临床试验中关注的是分组的随机。本章所介绍的内容为随机化分组。

第一节 随机化及其意义

一、随机化的提出

随机化分组的思想最早形成于 1662 年,比利时医生 van Helmont 提出了成组随机(group randomization)的思想,即先将所有受试者分为两组,再用随机的方法确定哪一组接受试验处理,哪一组接受对照处理。Amberson 等(1931)在研究硫代硫酸金钠(sanocrysin)治疗结核病的疗效时采用了这一随机化分组方法。

1898 年,Fibiger 对该法进行了改进,提出了交替分组法(systematic assignment)进行分组。交替分组是基于受试者个体的分组,而成组随机是以组为单位的,且没有重复,相比于成组随机法显然进了一步。Diehl 等(1938)报道了他们在 Minnesota 大学学生中开展的一项预防流感的疫苗的临床试验中,采用了这种交替分组的方法。直到 2004 年国内还有采用交替分组的报道。在现在看来,交替分组法显然不是随机化方法,由于事先知道了下一个受试者的分组,因此无法避免选择性偏倚(selective bias)。

真正现代意义上的临床随机化分组的提出和应用,是在英国医学研究会领导下开展的链霉素治疗肺结核的临床试验。该试验中采用了英国流行病学家和临床试验统计学家 Hill AB(1897~1991)提出的基于受试者个体进行随机化分组的思想,以控制混杂因素,提高组间的可比性。研究结果发表在 1948 年的《British Medical Journal》(BMJ)上。这一研究对于临床试验起了科学的引领作用,从根本上改进了临床研究的质量,从此开创了临床随机对照试验的新纪元。而 Hill 对临床试验设计中的有关统计学思维,包括随机、盲法评价、病例报告表、样本量估计等,早在 1937 年他就在《Lancet》杂志上以系列论文的形式发表。

正如 Meier 指出,Fisher 应用随机化(尤其是区组随机化和拉丁方随机化)是为了使所得的数据可以应用假设检验,随机化是假设检验的前提;而 Hill 应用随机化是为了使得组间具有可比性。

1948 年以后,随机对照临床试验开始从英国、美国发展到加拿大和欧洲,尤其是 70 年代发展迅猛,并逐渐成为临床试验的标准设计。

二、随机化分组的意义

所谓随机化分组是指使参加药物临床试验中的每一个受试者都有同等的机会被分配到某处理组中,而不受研究者或受试者主观意愿的影响,保证除研究因素以外的其他可能产生混杂效应的非处理因素在组间分布均衡,从而避免试验组和对照组之间的系统差异。

随机化的意义在于:①可以使得各处理组的各种非处理因素,不论是已知或未知的、对疗效和安全性评价有影响的或没有影响的因素,在组间的分布皆趋于相似,使组间基线具有可比性;②所有统计方法都是基于随机化的理论基础之上的,所以随机化是应用假设检验对研究资料进行比较分析的前提。

可见随机化是完全必要的,它可以避免受试者的选择偏倚,同时大大减少那些试验因素之外的其他因素对试验结果的影响。

三、随机化分组方法的分类

按照随机化分组的概率在试验中是否保持一致,随机化可以分为固定随机化方法(fixed allocation procedure)和动态随机化(dynamic randomization)。

固定随机化方法是按照事先确定的概率将受试者分配至不同的处理组别,并在整个研究过程中保持分配概率不变。常见的有简单随机化、区组随机化、分层随机化、分层区组随机化。

动态随机化指在临床试验过程中受试者随机化分组的概率将根据入组的受试者情况而变化的方法,为了更有效地保证各组间的例数和某些重要的分层因素在组间的分布接近,在一些样本量较小但又不能不考虑某些重要的分层因素的情况下尤为必要。例如在抗肿瘤药物的临床试验中,疾病的分期、病理分型、年龄等因素都对治疗效果有较大的影响,由于分层因素较多而样本量有限,分层区组随机化存在一定的困难,这时可以考虑动态随机化方法,以保证各组的例数接近期望比例,同时分层因素在组间的分布相接近。动态随机化方法有偏币法(biased coin)、瓮法(urn)和最小化(minimization)法,其中以最小化法最为常用。但是该方法破坏了原有的 IID 的假设,在分析中需要采用特别的处理方法。

本章介绍简单随机化、区组随机化、分层随机化、区组分层随机化、最小随机化。其他适应性随机化方法见第二十章。

第二节 简单随机化

一、简单随机化的定义

简单随机化(simple randomization)也称完全随机化(complete randomization),指除了对

受试者的数量及组间分配比例有所要求外,对随机化序列不附加任何限制的随机化过程。

简单随机化法有抽签法、掷硬币法、排序法和随机数字表法。抽签或掷硬币法简单易行,适合于小样本的临床试验,不适用于受试对象数目较大的分组分配,而且其随机过程无法重现,故限制了其应用。随机数字表法是以"随机数字表"为工具,是统计学家根据随机算法编制的速查表,但其分组常不均匀,此法在临床试验中也很少应用。

目前,医学研究中的随机化都是采用计算机程序产生伪随机数进行的。

二、简单随机化的 SAS 实现

例 4-1 现有 240 例患者,按照 1:1 的分配比例,采用完全随机化方法分成两组。可采用 SAS 系统的 PROC PLAN 过程函数来实现。

用 PROC PLAN 过程实现 1:1 分配的随机化 SAS 程序如下:

```
/* 输出数据集 rand,其中"r"列为 1~240 的随机数序列; */
PROC PLAN SEED = 210002;
    FACTORS r = 240;
    OUTPUT OUT = rand;
RUN;

/* 根据随机数进行 1:1 比例分配 */
DATA rand;
    SET rand;
    number = _n_;
    IF r <= 120 THEN group = 'A';ELSE group = 'B';
RUN;

/* 输出随机化的分配结果 */
PROC PRINT NOOBS;
    VAR number group;
RUN;
```

为了使得随机化序列具有可重复性,PROC PLAN 语句须给定种子数 SEED(本例为210002),通过 FACTORS 产生 1~240 的随机排列的整数数列,并将结果输出至 rand 数据集中。PROC PRINT 语句输出的列表中,number 表示受试者序号,group 即为相应的组别 A 或 B。通过改动程序中的"IF…THEN…ELSE"语句可以实现非等比例或多组的随机化。

随机化分组也可以通过 SAS 系统的 UNIFORM( )函数来实现。

第三节 区组随机化

区组随机化(block randomization)也称均衡随机化或限制性随机化。与简单随机化相比,可以确保整个试验期间进入每一组的受试者数基本相等,避免分配进度存在时间上的快慢差异,将偏倚减少到最小。因而区组随机化是常用的随机化方法。

区组随机化要先确定区组中对象的数目,即区组长度(block length),然后将对象在区组内按事先确定的分配比例进行随机分配。例如,某试验欲分为两个例数相等的组,只要保证每一区组中的两组例数各占一半,则整个试验必然能保证两组例数相等。区组长度一般是所设组数(试验组+对照组)的 2~3 倍,即常常取 4~6 为好。

一、排序法

采用简单随机法中的排序法对区组中的受试者进行分配,可以不受区组大小的影响,实现可变区组。这种方法简单易行,对固定大小的区组也同样适用。

如要将 18 例受试者分配到 2 个处理组,区组分别为 4、6、4、2 和 2。在每个区组内分别按随机数字排序,顺序在前 1/2 的分到 A 组,后 1/2 的分到 B 组。结果见表 4-1。

表 4-1　排序法随机分配表

	随机区组																	
	1				2						3				4		5	
受试者编号	1	2	3	4	5	6	7	8	9	10	11	12	13	14	15	16	17	18
随机数字	59	72	40	23	63	18	50	26	9	96	92	85	3	79	25	98	43	89
区组内排序	3	4	2	1	5	2	4	3	1	6	4	3	1	2	1	2	1	2
组别	B	B	A	A	B	A	B	A	A	B	B	B	A	A	A	B	A	B

区组随机化的优点是在随机化的过程中时刻保证各组人数的平衡。如果在入组阶段招募的受试者特征发生变化,则区组随机化可以获得更好的可比性分组。

采用随机排列区组的开放性研究中,医生可猜到每一区组的最后一位受试者属于哪一组。如每一区组为四位受试者,某个区组的前三位受试者分属 B、A 和 B 组,则第四位受试者必然是 A 组。区组越小则越易预测,因而应当尽可能避免只有两位受试者的区组。这一缺点可以通过采用可变区组来弥补(表 4-1)。一般说来,设计时区组大一些可以减少可预测性,但是若中途要进行分析,则会产生由于中断一个区组而使两组例数有较大的差异。因此,以区组长度适中为宜。

二、区组随机化的 SAS 实现

例 4-2　现有 240 例患者,按照 2∶1 的分配比例,根据区组随机化方法分为两组。可采用 SAS 系统的 PROC PLAN 过程来实现。

```
/*生成随机数序列,产生 40 个区组,区组长度取 6*/
PROC PLAN SEED = 210002;
    FACTORS block = 40 length = 6;
        OUTPUT OUT = rand;
RUN;

/* 输出数据集 rand,其中"length"列为区组内随机,进行 2:1 比例分配 */
DATA rand;SET rand;number = _n_;
  IF length <= 4 THEN group = 'A';ELSE group = 'B';
RUN;

/*输出随机化的分配结果*/
```

```
PROC PRINT NOOBS;
    VAR number group;
RUN;
```

本例结果对 240 例患者进行 2 ∶ 1 比例随机化分组,每 6 例患者中有 4 例分在试验组,2 例分在对照组。

第四节　分层区组随机化

一、分层区组随机化的意义

我国的药物临床试验目前几乎都采用多中心临床试验,也就是由多个单位的研究者合作,按同一个试验方案同时进行。多中心临床试验采用的随机化方法主要是分层区组随机化法。

分层有助于保持层内的均衡性,分层因素应根据试验目的和影响试验结果的因素来确定。在多中心临床试验中,中心常常是一个分层因素。当某些因素如疾病的亚型对疗效有影响时,也应将其作为分层因素考虑。但当受试者数过少时,不宜过多分层,否则分层后各个亚组(层次)的受试者数更少,使试验难以实施。

当样本大小、分层因素及区组长度决定后,由生物统计学专业人员在计算机上使用统计软件产生随机数字表,随机数产生时间应接近于药品编码时间,药物临床试验的随机表就是用文件形式写出对受试者的处理安排,即处理(在交叉试验中为处理顺序)的序列表。随机表必须具有可重现性,即根据随机数种子、分层、区组长度等参数可以重现随机序列。

若以中心作为分层因素。当中心病例分配数相等时:在多中心临床试验中,中心病例分配数相等,其随机化所用的分层区组随机化法也是最简单、最常见的。在确定了样本大小、分层数、区组数及区组长度后可用 SAS 程序的 PROC PLAN 过程实现分层区组随机化,其中样本大小=分层数×区组数×区组长度。当中心病例分配数不等时:在实际情况中,各医院承担的例数可能不同,则先应将所有参加医院按一定顺序排列,然后采用 SAS 程序的 PROC PLAN 过程产生相应的随机数,对该随机数由小到大排序,以秩次号作为选取各医院对应的分段号的依据,然后再利用 SAS 程序的 PROC PLAN 过程对所有病例进行随机化,其样本大小=区组数×区组长度。

若增加疾病亚型作为分层因素。临床试验中有时分层的因素可能不止 1 个,例如在某抗生素的临床试验中,除了按中心进行分层外,还要求按病种分为呼吸系统感染和泌尿系统感染两层,此时出现的两种情况(多种疾病亚型各中心的分配例数相等和多种疾病亚型各中心的分配例数不等)只是在上述两种随机化方法中分别追加一个分层因素。

二、分层区组随机化中应注意的几个问题

(一)保证随机化方法的科学性

合适的随机化方法的选择是药物临床研究中实施随机化的重要环节。有一些试验采用不恰当的随机化方法,如根据入院日期或受试者的某些特征来交替确定处理组别(如给予偶数日受试者一种疗法,奇数日受试者另一种对照疗法),这些方法看似随机,但实际上并不是真正的随机化,因为实际工作中不能对其实施盲法。目前的药物临床试验普遍采用分层区组随机化,可保证试验过程中各比较组之间非处理因素分布的一致性。

（二）保证随机化的准确性

利用统计软件模拟产生的随机表对试验用药品进行编码,经过编码后的药品已达到了处理的随机分配要求,但研究者应务必保证随机数序列的顺序不被破坏,严格按照试验用药品编号的先后顺序入组,不得随意变动,否则会破坏随机化效果。

（三）保证区组长度是试验组数的整数倍以上

如果只有两个组别(试验组与对照组,两组的例数相同),则区组长度不能为 2,因为此时分组的可预测性高,应选取 4、6 或 8;若试验组与对照组的例数比为 2∶1,则区组长度不得少于 6,可选择 6 或 9。以此类推,一般区组长度选取的范围以在 4~10 为宜。

三、分层因素的选择和分级

分层因素需根据不同的疾病而定,取决于预后因素对有效性和安全性的影响,由统计和临床研究者共同决定。如乳腺癌的分层因素可以是"有无淋巴结转移"及"年龄"。年龄不仅会影响术后生存时间,而且与免疫佐剂的疗效有关,考虑到自然绝经,则以 50 岁分级为宜。每个因素要进行分级,以便于组成层次。例如塞替派治疗乳腺癌的临床试验中分成以下四个层:"年龄<50,无阳性淋巴结""年龄≥50,无阳性淋巴结""年龄<50,有阳性淋巴结""年龄≥50,有阳性淋巴结"。

分层随机化时,受试者入选时首先确定属于哪一层,然后按各层分别随机分配受试者。随机分配表应事先分层编制。表 4-2 为分层区组大小为 16 的安排。

表 4-2 塞替派治疗乳腺癌临床试验的受试者分层随机分配(A:塞替派;B:安慰剂)

年龄	阳性淋巴结			
	无		有	
	<50	≥50	<50	≥50
	A	B	A	A
	B	B	A	B
	A	A	B	B
	B	B	A	B
	B	A	B	A
	A	B	B	B
	B	A	A	B
	B	B	A	A
	A	A	B	A
	B	A	A	B
	B	A	B	A
	A	B	A	A
	A	B	B	B
	B	A	B	A
	A	B	A	A
	A	A	B	B
	…	…	…	…

第五节 动态随机化

任何一项临床试验,除了待评价的处理因素外,仍然有些混杂因素或预后因素与受试者的试验结果相关。无论是传统随机化方法,还是动态随机化方法,都可以有效地保证这些重要的预后因素在组间均衡。但是,从统计学角度来看,任一预后因素仍有 5% 的机会在试验组间的差异具有统计学意义,从而可能影响疗效评价。一项临床试验当中,通常存在多项已知或未知的预后因素,这将导致出现一个及一个以上的不均衡因素的概率大大增加。另外,即使这些重要的预后因素的组间差异不具有统计学意义,其组间差异仍有可能导致疗效评价存在偏倚。动态随机化方法则可有效地降低这种风险,其中最小随机化法最为常用。

最小随机化的概念最早由 Taves 于 1974 年提出,是用来降低预先指定的重要的预后因素在组间出现严重不均衡性的风险。Pocock 和 Simon 于 1974 年将最小随机化引入,其基本思想是将受试者以较高的概率分配至能够缩小组间差异的组别。下面通过示例简单阐述基本过程:某两臂肿瘤的 II 期临床试验,试验组(A 组)及对照组(B 组)间的样本比例为 1 : 1,考虑三个预后因素,即年龄(≤30 岁、≤40 岁、>40 岁)、肿瘤分期(III、IV)、是否远处转移(是、否),目前已经入组 16 名受试者,情况如表 4-3 所示。

表 4-3 前 16 名受试者的入组情况(最小随机化原理示意)

预后因素	分类	试验组	对照组
年龄	≤30 岁	4	4
	≤40 岁	2	3
	>40 岁	2	1
肿瘤分期	III	3	5
	IV	5	3
是否远处转移	是	4	5
	否	4	3

设第 17 名受试者的特征为年龄 35 岁,肿瘤分期 III 期,有远处转移。现等待入组。

首先定义一个均衡性指标:

$$D = \sum |f_{i1} - f_{i0}|$$

表示试验组与对照组的均衡性。其中,f_{i1} 表示当前试验组中第 i 个协变量某取值对应的病例数,f_{i0} 表示对照组第 i 个协变量的病例数。如果两组是均衡的,则 $D = 0$;D 值越大,均衡性就越差。

对于本例,待分配的受试者特征为年龄 35 岁、肿瘤分期 III 期、有远处转移。该特定协变量取值组合中,目前试验组的例数分别为 2、3 和 4,对照组的例数分别为 3、5 和 5。假设该受试者被分入试验组,则该特定协变量取值组合中,试验组的例数将变为 3、4 和 5,对照组不变。此时:

$$D_{试验组} = |3-3| + |4-5| + |5-5| = 1$$

如果该受试者被分入对照组,则该特定协变量取值组合中,对照组的例数将变为 4、6 和 6,而试验组不变。此时:

$$D_{\text{对照组}} = |2-4| + |3-6| + |4-6| = 7$$

显然,如果该受试者分入试验组的话,则均衡性比分入对照组更好。根据该结果,我们将采用不等的概率进行随机化分组,即按照 $P=0.8$ 的概率(或更大的概率)将该受试者分入试验组,而以 $1-P=0.2$ 的概率分入对照组。

最小化方法能克服小样本、基线复杂的临床试验中的缺陷,有效地获得均衡的试验分组。Pocock 和 Simon 的模拟显示相对于完全随机、分层随机,最小随机化均衡试验组的能力更强,相对于分层随机能考虑更多的分层因素,即使是在分层因素数目很大时,仍能获得较为均衡的试验分组。同时,国外的一些模拟试验已经证明最小化法分组并不会降低检验效能。

但是,统计学界对最小化使用何种统计分析方法还存在不同意见。最小化是一种非完全随机化方法,使用排列检验、随机化检验这两种以模拟为基础的非参数统计方法理论上可行。但是在实际应用中,操作复杂且并未完全证实其可靠性。Green 等认为没有必要在统计过程中使用排列检验,但需将最小化的因素作为分析时的协变量。ICH-E9 中也建议在统计分析时将分组中使用的因素作为协变量进行分析。

有学者认为在多中心临床试验中,由于有多个中心、多个预后因素及试验中要考虑到的其他因素,加之可以在最小化过程中加入随机因素,这种分组过程可以视为近似随机,且计算机模拟比较显示最小化分组后的试验数据运用两种统计分析的结果几乎没有实质性的差别。因此,现阶段较推崇将传统的统计方法作为最小随机化的分析方法。

最小化随机化分组法是许多专家推荐的小样本临床试验的分组方法,但由于其复杂性,在以前的实际中应用较少。最近,随着计算机网络技术的发展,基于网络技术的病例最小化随机化分组系统得到了快速的发展,中央随机化就是其发展的重要方向。

第六节　中央随机化

一、中央随机化的目标

在跨地域多中心的新药临床试验中,由于存在地域差异,各分中心在受试者招募、随机入组和药物消耗等方面进度会不尽相同,这样可能导致临床试验超期、药物浪费、药物损坏和药物超过保质期等问题,通过传统的人工管理方式很难对这些问题进行有效控制。随着现代信息技术在医学领域的广泛应用和物流行业的发展,一些公司将计算机和网络技术集成,成功地开发出多中心临床试验中央随机系统(system of central randomization)。

二、中央随机化系统功能结构

多中心临床试验中央随机系统主要包括以下模块:受试者筛选、随机化、药物指定、药物供应管理、紧急揭盲和其他功能模块。受试者筛选模块用于受试者注册登记和根据试验条件筛选受试者;随机化模块用于对受试者随机化分组;药物指定模块用于对受试者药物发放管理;药物供应管理模块用于在试验过程中对各分中心与仓库间的药物供应链管理;其他功能中提供了试验监查、受试者信息查询、受试者状态更改、药物信息查询、药物状态更改、用户密码更改等功能。具体见图 4-1。

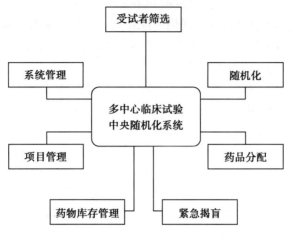

图4-1 中央随机化系统功能结构

三、中央随机化系统用例图

中央随机化系统用例图是描述参与者与系统提供的用例以及两者之间的某种联系的静态视图。用例图主要包括参与者、用例、两者之间的联系这三个概念。具体构成是参与者、用例、系统边界和箭头。其中用例是系统中的一个功能单元,即对系统提供的功能的一种描述,是参与者与系统之间的一次交互过程。参与者指可能使用这些用例的人或外部系统。箭头则用来表示联系,包括了范化、包含、扩展三种关系。

中央随机化系统一般分为研究者、申办者、管理员三类用户。三类用户所需的操作如下:①医生:负责录入受试者信息,进行筛选、随机化、药物分配、紧急揭盲,以及查询受试者信息等操作;②申办方:查看试验的入组情况及试验进度;③管理员:包括系统管理员,系统维护、系统安全检查、数据备份等系统级操作;项目管理员,临床试验项目相关的配置、用户管理、数据导出等操作;药物管理员,查看各研究中心的药物使用情况及药物预分配等操作。

三者具体的用例图如图4-2所示。

四、交互式网络响应系统

中央随机系统都是基于交互式网络响应系统(interactive web response system,IWRS)或交互式语音响应系统(interactive voice response system,IVRS)实现的。在系统中,负责随机化的统计师在后台事先设计好随机化参数,由系统生成随机分配表,药物编号信息也输入系统后台药库。研究者通过电话或网络访问服务器,输入入组受试者的信息后,由系统根据随机分配表给出相应的药物编号。研究者和受试者均只知道随机号和药物包装号,而不知道这些号码所代表的治疗方案,有效地保证了盲法的实施。

此外,在考虑将分中心作为一个分层因素的研究中,通过中央随机系统来统一控制整个试验随机方案的分配,各分中心可竞争随机入组,不仅可以有效地避免因各分中心试验进度不一导致的延期,缩短临床试验周期,同时也能保障整个试验中组间的均衡。

利用中央随机系统,可以实施各种随机化方法,包括区组随机化、分层随机、动态随

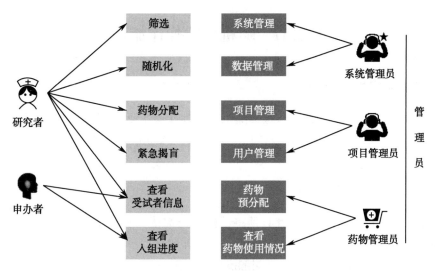

图 4-2　系统用例图

机;不同地理位置的研究者可以通过网络或语音随时进行受试者入组登记、筛选、随机、药物发放和紧急揭盲操作;物流管理中心可以实时监控各分中心的药物分发情况和库存信息,并及时进行药物补给;申办者可以实时掌握各分中心的受试者入组进度并进行调整优化(图 4-3)。

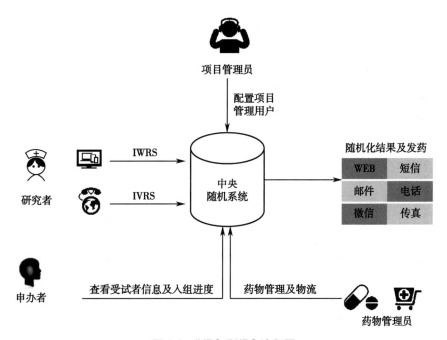

图 4-3　IVRS/IWRS 流程图

　　在临床试验中应用 IVRS/IWRS,使得烦琐的药品分配、供应工作得以简单化、精确化,通过对计算机系统的操作,时刻都可获得精确的受试者入组人数,以达到准确、及时的药品供应/再供应,避免了原先人工估计导致的药品浪费或供应短缺。它不仅方便了研究者,同时也使得试验药品管理更加科学化。

第七节 随机化的操作流程

一、随机化方案的制订

为了避免受试者入组时的偏倚,遵循随机化的标准操作流程,更为科学地进行随机化是十分必要的。随机化的标准操作流程须由三方(研究者、申办方、随机化模块承办方)共同商讨决定,一旦形成方案,必须自始至终地严格执行。

二、严格执行知情同意权

在开始招募受试者之前,研究者必须将试验的详细情况及受试者可能得到的利益和损害清楚地告诉受试者(必要时告知其法定代理人)并取得受试者(或法定代理人)签名的知情同意书,只有在取得知情同意书之后才能进行随机化。

三、检查入选和排除标准

医生须严格依据试验方案中的入选及排除标准筛选受试者。在受试者筛选阶段,要填写入选标准和排除标准表。只有符合入选标准且不符合排除标准的受试者才能参加随机化分组,不可以在随机化之后才考虑受试者是否符合入选标准和不符合排除标准的问题。

个别不符合标准的受试者被错误地入选试验,这类情况时有发生。在试验设计时要根据试验的实际情况事前明确是否从分析集中排除。

四、入组信息登记

在中央随机化系统中,须设计"入组信息录入页"记录受试者的基本信息,当采用分层随机化时,需记录其分层因素信息,以确保在试验结束或中期分析时导出的随机化信息能够准确地与后期的试验数据进行匹配。

五、随机化的时间

随机化的时间是指受试者进行随机化操作的时间,随机化后,受试者应尽快给予相应的处理或药物。即随机化的时间与受试者接受处理的时间应尽量接近,切不可相隔太久,否则在一定程度上破坏了随机性。例如某研究要先对符合入选标准的所有受试者用免疫治疗,然后再进行两种手术方案的比较,那么对两种手术方案比较的随机化应当在免疫治疗结束之后进行,而不是在免疫治疗开始之前,以免在免疫治疗后一些受试者由于某些原因被排除而影响随机化。

同样,在具有导入期的试验中,受试者应当在导入期之后进行随机化。如对轻、中度高血压受试者的试验中,先给受试者服用安慰剂2周,然后对受试者进行检查,将符合入选标准的受试者进行随机化分组。如果在一开始就进行随机化分组,则在导入期后发现有一些已经分组的受试者不能参加试验,这样就破坏了原来的随机化。

六、随机分配表的准备

只有在完成了前述的几个步骤之后才可进行随机化指定受试者所接受的处理组别,称为随机分配(random allocation)。在传统的随机化模式下,在试验开始前已准备好了随机分配表(random allocation table),然后根据随机分配表对每一位受试者依次指定其所接受的处理。例如在不设盲的情况下:

编号:	1	2	3	4	5	6	7	8	9	10	11	12	⋯
组别:	B	A	B	A	B	A	A	B	B	A	B	A	⋯

如此则第一位受试者接受处理 B,第二位受试者接受处理 A,⋯⋯,以此类推。

对于多中心试验,则应分别为各中心准备一份随机分配表,这称为分中心随机化。其目的是使每个中心中各组的病例数相同或相近,从而避免中心对两种药物疗效的比较产生影响。

在盲法情况下,受试者仅知道自己所对应的编号,而不知道其所对应的组别或处理。

七、随机分配表的编写

通过编写计算机程序产生随机表。

在盲法试验中随机分配表原则上应当由第三方统计师完成,不应该是由参加试验的统计师制作。随机分配表以及所有的随机化参数都需要记录到盲底文件中,放入密封签章的信封中保存。在揭盲之前,应当对所有参加试验者保密。

第八节　随机化系统的验证

基于交互式网络响应系统(IWRS)或交互式语音响应系统(IVRS)的中央随机系统是整个试验的关键部分,但同时也是一个高风险系统,一旦出现问题,将直接导致研究失败,这种教训并不鲜见。因此,有必要对随机化系统按照"临床试验计算机化系统验证指南"的有关要求进行系统验证,确保随机化系统的可靠性。

验证就是一个文件记录的过程,是要证明计算机系统在其整个系统生命周期中,能在受控状态下正确而始终如一地执行其设计功能。根据监管要求验证过程始于系统设计/用户要求阶段,延续至使用和维护,直至最终退役和电子记录的保存。这样做的目的是确保每个信息技术应用程序都能达到其预期的功能目的。临床研究中的计算机系统的验证是 GCP 的要求,以满足相关产品预设的质量、安全以及可追溯性的要求。在临床试验计算机化系统验证指南中,详细描述了企业如何按照验证标准操作规程(SOP)确定相关责任人,执行验证的工作。验证过程中的特定工作可以外包,但是系统验证的最终责任人始终是业务过程的所有者,即申办者。为了提供证据证明系统已经并继续处于已验证状态,必须建立详细的验证程序,并提供适当的培训以及足够的文件。验证过程的质量也需要经质量控制(QC)与质量保证(QA)加以维护。有关计算机系统验证的要求和内容请参见夏结来主编的《临床试验数据管理学》专著。

在进行临床试验时,随机化应符合下列原则:①医生和受试者不能事先知道分组结果,医生亦不可决定受试者将分配到哪一组接受治疗;②医生和受试者都不能根据已经入组的受试者信息推测下一个受试者将分配到哪一组。

但是在实际临床试验中,由于种种原因会存在一些违反随机化的做法。例如医生会认为对新药缺乏经验或可能不良反应较大而将较轻的受试者列入新药组;或者认为标准疗法对病情较重的受试者效果不太好而列入新疗法组;或者对过去用标准疗法疗效不满意的受试者会要求进入新药组,而对标准疗法有一定疗效的受试者会拒绝加入新疗法组;或者某一医院(或某一医生)专门收新药组,另一医院(或另一医生)专门收对照组;或者按受试者的意愿将受试者分到各组,不同的医生用自己所倾向的疗法等。凡此种种做法,其试验结果完全是不可比的,严重影响评价的客观性和正确性。此外,有些方法被研究者认为是随机的,但实际上往往是并不随机的。例如研究者按照受试者的来诊顺序交替指定进入试验组或对照组,由于研究者预先知道下一位受试者将被分配到哪一组,因而会产生潜在的选择偏倚。

(易　东)

参 考 文 献

1. Friedman LM,Furberg CD,DeMets DL. Fundamentals of Clinical Trials. 4th ed. New York:Springer,2010

2. 邓伟,贺佳.临床试验设计与统计分析.北京:人民卫生出版社,2012

3. 指导原则课题研究组.化学药物临床试验报告的结构与内容技术指导原则.2005

4. 国家药品审评中心.临床试验数据监查委员会的建立与工作技术指导原则.2009

5. Pocock SJ,Simon R. Sequential treatment assignment with balancing for prognostic factors in the controlled clinical trial.Biometrics,1975,31(1):103.

6. 吴春芳,许金芳,陆健,等.临床试验最小随机化的方法概况和研究前景.中国新药杂志,2010,19(10):831

7. 蔡宏伟,夏结来,徐德忠,等.基于网络的最小化随机分组系统.第四军医大学学报,2004,25(14):1278-1280

8. 蔡宏伟,徐德忠,夏结来,等.基于网络的最小化随机化分组系统的设盲方法.疾病控制杂志,2005,9(5):412-414

9. 闫世艳,姚晨,夏结来.简单随机化、中心分层区组随机化和最小化法的均衡性比较.中国循证医学杂志,2006,6(5):376-379

10. 蔡宏伟,曹晓曼,夏结来.最小随机化分组系统在多中心临床试验中的应用.中国新药杂志,2008,17(14):1264-1267

第五章

盲 法 技 术

  偏倚(bias)是临床试验在设计、执行、分析评价过程中产生的,可干扰疗效和安全性评价的系统误差。在临床试验中,偏倚包括各种类型的对研究方案的违背与偏离。偏倚可能存在于临床试验的各个阶段、来自于各个方面的人员,致使所有临床试验或多或少地均存在一定程度的偏倚,这就要求在临床试验的全过程中采取一定的措施,尽可能地降低偏倚的发生。除随机化外,盲法(blind methods)是临床试验中另一个减少偏倚的重要措施。

第一节　盲法及其意义

  当研究者知道受试者的随机化分组信息时,可能有意或无意地选择性入组受试者,其医疗行为带有倾向性;受试者若知道自己使用的研究药物时,可能改变其心理感受,从而导致对疗效与安全性的偏性评估。无论研究者或受试者,如果知道了分组的信息,均会对疗效、安全性评价产生偏性评估,甚至会误导临床试验的结论。在研究中,盲法或遮蔽(masking)技术是为了避免观察者的主观因素对结果评定的影响。

  早在400年前,Francis Bacon(1561~1626)就意识到主观因素可能对结果有影响。他指出,如果人们主观上已经认为是真的了,那么后续的行动中他们更倾向于相信并证明这是真的。

  安慰剂技术的出现使得盲法成为可能。第四章中已经介绍的1938年Diehl等在Minnesota大学学生中开展的预防流感的疫苗的临床试验中,采用了交替分组的方法(一种当时认为能避免主观影响的分组方法),一组是疫苗试验组,而另外一组是安慰剂(placebo)。这是迄今为止发现的最早的安慰剂盲法对照试验。

  1948年链霉素治疗肺结核的临床试验中,由于试验组是传统方法加链霉素治疗,而对照组是传统方法,这样医生就知道了受试者的分组。Hill在设计中提出,受试者的所有X线片由两位病理学家和一位临床大夫独立评价,并据此判断患者的严重程度以及是否好转,他们并不知道受试者的分组,以此来避免主观偏倚。这也许是首个采用独立第三方评价的试验。

  以安慰剂技术为基础的双盲临床试验,以及第三方独立评价技术,现已发展为临床试验中经常使用的避免偏性的重要技术。

  盲法是为保持临床试验的参与者不知晓"随机化分组信息"所采用的各种方法与手段,目的是保证临床试验中的各方人员在整个研究期间对随机化处理分组保持"盲态"(即不知晓)。实践证明,盲法可以有效降低因"知晓随机化分组信息"而产生的偏倚。

第二节　设盲程度

根据设盲程度的不同,临床试验分为双盲(double blind)临床试验、单盲(single blind)临床试验和非盲即开放(open label)临床试验。

我们将研究者、参与试验效应评价的研究人员、数据管理人员、统计分析人员称为观察者方或研究者方,将受试对象及其亲属或监护人称为被观察者方或受试者方。所谓双盲临床试验是指研究者方和受试者方在整个试验过程中不知道受试者接受的是何种处理;单盲临床试验是指仅受试者方处于盲态;与盲法试验相反的是非盲试验,即不设盲的试验,研究者方和受试者方都知道患者采用何种处理。

双盲是临床研究的理想设计,但受一些客观因素的影响,使得"双盲"实施难度大、可行性较差。例如比较不同医疗器械、手术治疗与药物治疗的对比性研究、药物在剂型和外观或用法上存在很大的差异等。因此,临床试验的设盲程度的选择应视具体情况而定。

一、双盲临床试验

所谓双盲临床试验是指研究者方(对受试者进行筛选的人员、终点评价人员以及对方案依从性进行评价的人员、与临床有关的申办方人员等)和受试者方(或其亲属、监护人或陪护人员等)对处理分组均应处于"盲态"。由于研究者不知道受试者接受何种治疗,其医疗行为理论上在不同治疗组间是均衡的;受试者也处于"盲态",受试者对效应的放大或低估理论上也是均衡的。当然这是建立在有行之有效的盲法措施、研究者/受试者无主观偏向的基础上的。

当观察指标是一个受主观因素影响较大的变量,例如以神经、精神类药物的临床试验采用量表评价效应(如 MMSE 量表、神经功能缺损量表、生活能力量表等)、用于缓解症状(过敏性鼻炎、疼痛等)的药物或以"受试者自我评价"等为主要指标的临床试验均应采用"双盲"。以安慰剂为对照的临床研究也必须是"双盲"的。至于客观指标(如生化指标、血压测量值等),为了控制疗效评价偏倚,也应尽可能使用双盲设计。

二、单盲临床试验

单盲临床试验中,仅受试者对处理分组处于"盲态",而研究者方知晓受试者的分组情况。显然,与双盲相比,虽然试验过程中避免了受试者的主观因素的影响,但研究者无法降低其自身对合并用药、数据收集与评价的影响,尤其当评价指标的主观性很强时更是如此。

很难说研究者非盲会对研究结果产生的偏倚有多大。有一个例子来自于两个非劣效性试验,比较新型口服凝血酶抑制剂希美加群与华法林对非瓣膜性房颤患者血栓栓塞事件的预防效果。SPORTIF Ⅲ是单盲试验,但事件的评估是双盲的;而 SPORTIF Ⅴ是双盲试验。除此之外,两个试验方案都是一样的。主要的终点变量是所有脑卒中和全身性栓塞事件。在单盲设计的 SPORTIF Ⅲ试验中观察到的风险比是 0.71(95%CI 0.48~1.07),但结论是没有达到非劣效;而双盲设计的 SPORTIF Ⅴ试验的风险比为 1.38(95%CI 0.91~2.10),结论是非劣效的。

三、开放临床试验

在开放临床试验中,所有参研人员都可能知晓处理分组信息。开放性研究在药物的准备、临床执行上比双盲临床研究要容易的多。但开放试验的主要缺点是难以避免的偏倚,受试者在报告症状和副作用时、合并或补偿治疗处方等都容易引起偏倚。另外,由于参加试验的受试者都期待试验对自己有益,而一旦他们发现治疗无效或没有达到期望的效果时,退出试验的可能性就增加了。

目前普遍能接受的开放性研究,集中在以客观指标为主要终点指标的研究,而这些终点指标的取值是由不参与临床试验的"独立的终点委员会"进行判断。例如在抗肿瘤药物的临床研究中,以影像学评估为基础的"疾病进展"作为主要指标,需要终点委员会成员在盲态下独立评估。

显然,不同的设盲程度对偏倚的控制力度是不一样的,但是我们很难说究竟有多少偏倚直接影响了效应的评价,不过有一点是可以肯定的,双盲临床研究产生的结论的可信度更大。

第三节　盲法实施的技术

一、模拟技术

"双盲"临床试验中,为保证受试者、研究者不能通过对研究药物的感观获知所使用的具体药物情况,特别制备与研究药物感观相似的但不含试验药物有效成分的模拟剂,这种技术称为"模拟技术"。模拟剂即安慰剂,是仅用于临床研究的一种特殊研究用药,其感观(剂型、形状、颜色、质地)、气味、用法用量与试验药物完全一致,但不含试验药物的活性成分(图5-1)。

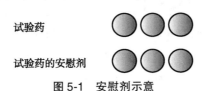

图5-1　安慰剂示意

(一) 单模拟技术

在以安慰剂为对照的临床试验中均采用单模拟技术。另外,即使研究药物与对照药物的感观相似但用法用量存在差异,如缓释剂型与常规剂型,也应采用单模拟技术以实现双盲设计。

若临床研究仅需要对一种研究用药设盲(受试者在整个研究期间只使用一种研究用药,或在标准治疗的基础上加用另一研究用药),则仅需要制备该研究用药的安慰剂。因此,顾名思义,单模拟技术是指申办方仅需制备一种与研究药物所对应的安慰剂。

在以安慰剂为对照的临床研究中不存在两组药物在用法用量上的差异,安慰剂组可以完全按照试验药的用法用量。但若药物的活性成分带有某种特殊的气味或味道,会导致模拟剂与活性药物在气味/味道、口感上的差异,容易被有经验的研究者或受试者识别,破坏"盲态"的保持。例如在某评价维生素 C 缓解感冒症状的临床研究中,采用随机、双盲、安慰剂平行对照设计,疗效评估为基于受试者对自身感冒症状的评估,参与该研究的受试者大部分为医生。由于安慰剂与维生素 C 在味道上存在差异,导致相当一部分受试者通过味道猜出所接受的是试验药或安慰剂,从而导致安慰剂组的脱落率远大于试验组。为此,研究者根据受试者是否自认为猜出所在组别进行分层分析。结果显示,自认为猜出所在组别的受试者人群,维生素 C 组的疗效明显优于安慰剂组;而那些不知道自己所在组别的受试者,两组的疗效差别无统计学意义。

安慰剂与试验药在气味/味道上的异常也常出现在中成药的临床试验中。上述案例说明在双盲临床研究中高质量的安慰剂在"双盲维持"中的重要性,换句话说,安慰剂的制备同样需要高技术含量的制剂工艺。

(二)双模拟技术

以阳性药为对照的临床研究中,阳性对照药是已上市或其他厂家的产品,其外观、用法用量与试验药很可能完全不一致,若要达到双盲的目的,则需采用双模拟(double dummy)技术,即由申办者制备一个与试验药外观相同的安慰剂,称为试验药的安慰剂;再制备一个与对照药外观相同的安慰剂,称为对照药的安慰剂。试验组的受试者服用试验药加对照药的安慰剂;对照组的受试者则服用对照药加试验药的安慰剂。因此从整个试验的用药情况来看,每个入组病例所使用的药物、每日次数、剂量等在外观上或形式上都是一样的,这就保证了双盲法的实施。

假设某试验药物和某阳性对照药物的外观不同、用量不同,如图 5-2(a)所示,则双盲双模拟的给药方案为图 5-2(b)所示。

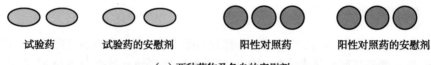

| 试验药 | 试验药的安慰剂 | 阳性对照药 | 阳性对照药的安慰剂 |

(a)两种药物及各自的安慰剂

试验组:试验药 + 阳性对照药的安慰剂　　　对照组:阳性对照药 + 试验药的安慰剂

(b)实际用药分配方案

图 5-2　双盲双模拟示意

在双盲双模拟的临床试验中,受试者的用药次数与用药量将会增加,可能导致用药依从性的降低。例如某化学药的 Ⅱ 期临床研究,总体设计为多中心、随机、双盲双模拟、两剂量、阳性药平行对照,为同时完成群体药代的研究,受试者知情同意后进入试验。

该研究的试验药有两个不同的规格:Xmg/片、Ymg/片,2 次/天;对照药 Zmg/片,2 次/天。由于两组药物在外观上存在差异,为保证双盲的实施,采用双模拟技术,分别制备三种不同的模拟剂:试验药 Xmg/片模拟剂、试验药 Ymg/片模拟剂、对照药模拟剂。所有受试者在研究期间的用药方案为一天 2 次,每次 3 片。即试验药 Xmg 组:1 片 Xmg+1 片 Ymg 模拟剂+对照药模拟剂;试验药 Ymg 组:1 片 Xmg 模拟剂+1 片 Ymg +对照药模拟剂;对照组 Zmg组:1 片 Xmg 模拟剂+1 片 Ymg 模拟剂+对照药。

在研究过程中,部分受试者将参加群体药代的研究,PK 参数的测量将导致分组信息的泄露:血药浓度会提示受试者被分入了哪个治疗组,为保持整个研究的"盲态",需对血样进行编盲,保证 PK 研究者不能根据血药浓度判断受试者的分组情况。

无论是试验药的安慰剂,还是阳性对照药物的安慰剂,均需通过药品检验部门的检定,保证相应的安慰剂与所模拟的试验药物或对照药物在剂型、外观、溶解度、气味等方面一致。

二、遮蔽技术

静脉滴注药物的临床研究中,试验药与对照药存在颜色上的差异,无法以双模拟技术制备模拟剂。此外,双模拟后,受试者将接受双倍的静脉滴注量,在知情同意入组、受试者依从性上将存在相当大的困难,也可能受到伦理委员会的质疑。这时可采用"遮蔽技术",在试验操作的过程中将静脉滴注的全套装置用深色物体遮挡,避免受试者知晓所接受药物的具体信息。

再如关节腔内注射药物的临床研究,同样需要采用"遮蔽技术"维持盲态。关节腔内注射药物多是自带注射器,这样的注射器也常为专利产品,如制备两组各自的模拟剂,难度极高。并且关节腔内注射具有创伤性,注射过程有不同程度的胀痛感,需要技术娴熟的研究者才能减少受试者在注射过程中的疼痛感,即使制成了模拟剂,一次注射双倍剂量的研究用药在伦理上也存在问题。为保持研究的"盲态",研究者隔着布帘为受试者注射,受试者只能感受到研究者在注射药物,但看不到研究者所使用的药物。

三、第三方独立评价

第三方独立评价是指由独立于研究方、被研究方和申办方的有相应临床评价资质的专业人员对临床试验的主要疗效指标和(或)安全性指标进行独立检测或评估。

如果不设盲,由于研究者或受试者对试验的信赖,或受试者对研究者的信任,在填写记录时某些受主观因素影响较大的指标值时就可能出现评价偏倚。当一个研究者知道受试者所接受的是试验药物时,可能对受试者的治疗情况倍加关心,如增加检查的频度,甚至护理人员也会格外关心该受试者,他们的这种行为很可能会影响受试者的态度,从而不知不觉地影响观察指标的真实性。而当受试者知道自己所用的是对照药物或安慰剂后,也会产生心理影响,妨碍或干扰与研究者在临床研究上的配合,造成偏倚。因此,即使在非盲试验中,研究者和参与试验效应评价的研究人员最好是独立的第三方。如果使参与评价的人员在评判过程中始终处于盲态,就能将偏倚控制到最低限度。

无论是开放或盲法的临床研究,第三方独立评价有时是必要的。例如肿瘤领域以影像学评估为基础的"疾病进展"的判断、在心血管领域对心血管事件的判断等。对于以"实验室检查指标"为主要疗效评价指标的临床试验,设置"中心实验室"也是不可缺少的(主要目的是降低测量误差)"第三方独立评价"。

某成骨材料的随机对照临床研究,由于研究者只有在知晓植入材料的前提下才能为骨折患者进行植入手术,临床操作无法做到双盲设计,而疗效指标"骨小梁形成"的判断又带有一定的主观成分,这时采用第三方读片以避免对疗效的有偏评估是必不可少的。独立于临床研究的读片人对比受试者基线、术后的影像学片子以判断骨小梁是否形成以及形成的时间点,受试者的所有影像学片子都需要进行盲态处理,隐去受试者信息(姓名、性别、随机编号)、中心信息,给片子重新编号。例如某受试者的随机号为 001 号、片子号为 S005,该受试者治疗前后的 5 张片子将按照时间顺序分别编号为 S005_1 ~ S005_5,其中 S005_1 为基线。受试者的随机编号与片子号的一一对应关系,将作为盲底保存,当所有受试者的疗效评估结束后,统一揭盲。

肿瘤研究中,若以客观缓解率为主要疗效指标,尽管要求研究者根据 RECIST 标准判断受试者完全或部分缓解,但仍然需要第三方独立评价。

四、紧急揭盲技术

在双盲临床试验中,盲态应自始至终地贯穿于整个试验:从产生随机数编制盲底、药物的随机分配、患者入组用药、研究者记录试验结果并作出疗效评价、监查员进行监查、数据管理直至锁库前的统计编程工作都必须保持盲态,揭盲前的任何非规定情况所致的盲底泄露称为破盲(breaking of blindness)。

在研究过程中,受试者若发生紧急情况(如严重不良事件或患者需要抢救),必须知道该受试者所接受的药物,若此时将密封的盲底打开,显然是不合适的,因为只能在数据库锁定后才能进行揭盲。此时若将密封的成套盲底打开,则等于双盲临床试验失败。

(一)应急信件

在双盲试验中,除盲底外,还应该为每位受试者准备"应急信件(emergency letter)"或设定特殊的流程,用于研究过程中的"紧急揭盲"。应急信件是根据药物编号设计的一种密封文件,内有药物编号的具体分组信息,应急信件与药物编号为一一对应的关系,将随编盲后的药物一同发送给研究中心,由该中心负责人保存。若接受某药物编号的受试者出现了预期或非预期的紧急状况,例如严重不良事件,研究者为了更好地进行后续处理与治疗,可以拆阅该药物编号所对应的应急信件,完成对该受试者进行"紧急揭盲"。应急信件一旦被拆阅,该药物编号的受试者将作为脱落病例处理。应急信件的模板如图 5-3 所示,其中有灰色背景的内容为密封内容。

试验结束时,所有应急信件在试验结束后随病例报告表一起收回。考虑到已破盲者可能对原设计样本的随机性产生影响,应对破盲的范围、原因、时间以及其他有倾向性的特点作出分析,这是对疗效和安全性评价的重要参考。紧急揭盲比例较高的临床试验在试验执行、统计分析时应引起高度关注。

应急信件

注意: 本应急信件只有在受试者发生了紧急情况(严重不良事件等)且该情况的进一步处理依赖于受试者使用的是何种药物时才可拆阅,采用前请与本临床研究的监查员联系,拆阅的日期,时间及原因必须详细记录。

研究题目:
申办方:方案号
研究药物:药物编号

使用药物编号为"××××"号的受试者,已经被分入"××组",使用药品为:"××××"

拆阅原因: _____
拆阅人签字:_____ 拆阅日期:_____

图 5-3 应急信件

(二)随机化系统中的紧急揭盲

采用 IWRS 系统的随机双盲临床研究,紧急揭盲可以线下完成(如采用应急信件的方式),也可以线上完成。线上的紧急揭盲是研究者登录 IWRS 系统,通过改变受试者在系统中状态的操作(例如将受试者由"随机化"状态改变为"紧急揭盲")完成紧急揭盲。理论上,研究者在紧急状态下对受试者进行紧急揭盲不受任何限制,即揭盲的权限在研究者,并且没有批准的流程。但系统必须在操作流程的设计上防止研究者的误操作或随意进行的紧急揭盲，系统不可以采用"一键式"操作模式。当研究者触发紧急揭盲的按钮时，系统应显示警示图标，提醒研究者"紧急揭盲"的严肃性、告知研究者紧急揭盲前通知相关人员(例如申办方、CRA等)、必须填写原因。紧急揭盲后，系统自动生成文档，供研究者打印存档。受试者的分组信息不宜扩散，知晓权限也仅为执行揭盲的研究者。同时系统立刻自动发送邮件，告知研究相关人员紧急揭盲的详细信息：执行紧急揭盲的研究中心、研究者、受试者编号、揭盲的原因与时间(揭盲的结果、分组信息不可以在邮件中出现)。

第四节 盲法的标准操作规范

一、方案中"盲法"的描述

无论是双盲、单盲或开放临床试验，在研究方案中应详细描述"盲法"在研究的各个环节中的执行措施，如果是双盲试验则需规定揭盲流程。

二、盲底的产生

临床研究中，药物的随机编码(或受试者的处理分组)信息常被称为"盲底"而被密封保存。除随机编码外，盲底中还应该保留产生随机编码的重要参数：种子数、区组数、区组长度、分层因素等，使盲底的产生具有可重复性。盲底应该由与研究无关的独立统计师负责产生、核对。一般情况下，盲底将被密封保存在申办方或研究机构处，也可以委托给第三方保存。

三、编盲准备

盲法的临床研究对研究用药物的要求除需采用模拟技术使试验药物与对照药物在外观(剂型、形状、颜色、质地)、气味、用法用量上一致外，两组的包装、药物标签也应该一致。

包装：在研究期限确定、受试者用药量固定的情况下，药物包装一般采用以"例"为单位的包装形式，即受试者在研究期间的全部用药为一个独立包装单位，研究期间受试者仅使用一个独立包装单位的药物。例如按照方案，受试者将使用12周的药物，每4周随访1次。则"单例"包装为4周用药为1个小包装，每3个小包装组成1个大包装，每个大包装为1例受试者的12周全部用药。"单例"包装的模式，受试者与药物号码是一一对应的关系，药物号码可以作为受试者的唯一标识。

在某些研究中，受试者的研究期限、用药量不能事先确定。例如肿瘤药物临床试验的受试者将持续使用药物直到疾病进展，用药量要求根据体表面积计算。这时不宜再以"单例"为包装单位，多以"访视"为独立包装单位。这时每个药物号对应一位受试者，而每位受试者对应多个药物号，即受试者在研究期间将使用多个药物号码的药物，只不过这些药物号码应指向同一处理分组。

标签：临床研究中，药物的所有包装，包括最小包装(例如药瓶、铝塑胶囊板等)都必须贴有标签，并明确为"临床研究用药"。标签内容应包括药物的一些基本信息：药物编号(随机号)、药物规格、包装情况、用法用量、生产批号、有效期限、贮存条件；研究信息：方案号、研究题目、申办方。根据研究的期限、访视点的设计，为方便研究者发药，标签上常有"某访视用药"的标识。所有的标签都应该明确显著地提示"临床研究用药"。如果最小包装的标签不能全部容下以上内容,应至少包括以下信息:研究题目、药物编号(随机号)。

标签上是否需要明示"药物名称",存在不同的做法。有的申办方(或伦理委员会)认为标签中应该标识所有被设盲的药物,例如×××药/安慰剂;也有持相反意见的,因为可能导致受试者猜测药物,从而有选择性地使用他所认为的"真药"。

显然,在盲法研究中,除编号外,试验组与对照组的药物标签应该完全一致。

四、编盲流程及编盲记录

为保证编盲顺利进行,药物编盲前,独立统计师应撰写编盲流程草案,并与申办方协商,以确定最终的流程。编盲流程的主要内容是编盲过程的任务安排:盲底的产生、标签的分组、编盲现场的工作步骤等。以下为编盲流程的参考。

药物的随机化编盲是绝对不允许出错的,有必要事先撰写编盲流程,使各方人员明确在编盲中的工作、责任,规定每个步骤的要求。编盲流程具有很大的个性化特征,应根据随机化方案、标签设计,以及药物包装情况而变化。

原则上,药物的编盲过程将按照"编盲流程"进行(图5-4),但也可能根据现场的具体情况进行适当的调整。编盲结束后,需要撰写编盲记录以记录实际编盲流程,尤其是与原"编盲流程"不一致的地方。编盲记录的内容包括但不限于药物信息:名称、剂型、规格、有效期、贮存、生产厂家、生产批号、药检报告;试验药与对照药的感观评价:包装、形状、颜色、气味;药物包装及其标签;编盲地点、时间;实际编盲数:分组别的例数及其总数;实际编盲流程;盲底保存单位;对揭盲与紧急揭盲的规定;文件交接记录;编盲人员及其签字(包括日期)。

×××××临床试验

编盲流程

任务安排:

1. 盲底的产生
   - 项目统计师根据方案,填写"随机码申请表",并得到申办方批准。
   - 独立统计师根据方案、随机申请表产生盲底,并得到第三方统计师确认无误。

2. 标签分组
   - 第1组与研究无关的人员,根据盲底,将分组别书写药物外包装标签药物号(若标签上已打印药物号,则直接根据盲底分组)。
   - 第2组与研究无关的人员,核对标签分组的正确性。
   - 独立统计师确认标签分组与盲底一致。

3. 将分组标签分别进行密封标记。

4. 各方人员在"标签分组质控表"上签字确认。

<u>1~4项工作由×××完成,质量控制由独立统计师总体负责</u>

编盲现场:

5. 独立统计师,随机抽查试验组与对照组药物的包装情况,确认药物在包装上的一致性,核对试验药与对照药的外观等,并记录在"编盲记录"中。

6. 申办方的质控人员,根据盲底核对所有的外包装标签,并在"标签分组质控表"表中签字确认。

7. 对"试验药"编盲:
   - 申办方人员将试验药组单例包装的药物放置到指定的地方。编码人员将经申办方质控人员核对后的外包装标签贴在药物的外包装上,共###例。

- 清场。

8. 对"对照药"编盲：

- 申办方人员将对照组单例包装的药物放置到指定的地方。编码人员将经申办方质控人员核对后的外包装标签贴在药物的外包装上,共###例。
- 清场。

9. 将试验组与对照组编盲后的单例包装顺序排号,共###例,药物号码??? ～??? 号。

10. 统计师向相关人员讲解,根据外包装标签上的药物编号,书写所有内包装标签上的药物号。

11. 编盲结束。

第5~11项工作,由申办方协助独立统计师完成

注意事项：

- 内包装标签的书写,应该逐例完成,打开一例完成一例,不可以同时打开多个药物号的包装,如果有多名包装人员,同时进行书写工作,人员之间需要有一定的安全距离,以免混淆。
- 第三方编盲人员,编盲结束后,与申办方人员交接相关文件:盲底、应急信件、编盲记录。

其他:编盲工作,需申办方完成：

- 外包装盒标签,编盲前,提前1周寄往指定的独立统计师处。
- 分组别的单例包装。

需申办方协助：

- 伦理委员会批件复印件。
- 提供药物的药检报告复印件。
- 指定人员进行标签的核对。
- 药物完成编盲后,指定人员书写内包装药物号。

图 5-4　药物临床试验编盲流程

五、揭盲与紧急揭盲

揭盲是指正式的统计分析(期中或最后)前随机分配表的释放,其基本条件是数据库锁定、分析人群以及统计分析计划定稿后。揭盲后,所有受试者的处理分组信息将被释放出来。

临床研究中,研究者出于对受试者的安全性考虑,在紧急医疗事件的情况下可以紧急揭盲,但也仅限于在处置紧急医疗事件时。研究方案应详细规定"紧急揭盲"的条件与流程。研究者不可随意打开应急信件,监查员在每次中心监查中,均需要检查所有应急信件的完整性。研究者紧急揭盲后,应立即通知申办者,必须记录紧急揭盲的原因,并签署日期。一般情况下,紧急揭盲后的受试者将停止试验,并根据具体情况进行随访。

第五节　研究期间盲法的维持

在双盲临床试验中,盲态应自始至终地贯穿于整个试验:从产生随机数编制盲底、药物的随机分配、受试者入组用药、研究者记录试验结果并作出疗效评价、监查员进行监查、数据管理直至统计分析都必须保持盲态。在这以前任何非规定情况所致的盲底泄露称为破盲(breaking of blindness)。双盲试验必须制定严格的操作规范,防止随机编码的不必要扩散。如果在临床试验执行的过程中一旦全部或大部分受试者被破盲,试验将被视作无效,需要重新实施新的试验。

一、非盲团队

为保证盲法在临床研究中的良好执行,一些临床研究需要设立非盲团队:非盲护士、非盲监查员等。例如某静脉输注药物的临床研究,通过对药物编盲以保证试验药与对照药在外包装上完全一致,药物在使用前盲态可以很好地维持。但是一旦打开包装,药物之间的差异完全可以被配药护士区分,护士实际上是处于"非盲"的状态;临床监查员在清点使用后的药物时,也是处于"非盲"的状态。非盲团队与盲态团队有独立的人员配置:配药护士只负责配药,不参与对受试者的常规观察;观察护士不负责药物的配制。同样,非盲监查员只负责药物的清点工作,不参与临床常规监查。非盲团队的项目管理中,严禁对盲态团队透露盲态信息(例如若需要向盲态团队分享项目管理报告时,必须删除盲态信息)。

二、安全性与疗效的独立评价

即使在药物包装、外观、使用均完全一致的双盲研究中,也可能因药物的药理机制产生的预期不良反应而影响盲态的保持。例如某治疗特发性肺纤维化的药物具有光敏感特性,有相当比例的受试者会发生光反应的不良事件;某减肥药几乎100%的受试者都会出现脂肪便。研究者完全可以根据这些特定的预期不良反应判断受试者的处理分组。这时,不同的研究者分别观察安全性和进行疗效评价,能较好地维持盲态,例如采用第三方独立疗效评价委员会、客观指标的第三方检测等。

三、盲态数据的管理

可以分辨受试者处理分组信息的数据称为"盲态数据"。例如双盲临床研究的群体药代研究,受试者的血药浓度、药代参数,某些实验室检查指标。

对盲态数据的管理,在数据管理计划中,需要详细描述其管理流程。一般情况下,研究期间,由非盲数据管理员对盲态数据进行独立管理,提交给团队进行核查的数据,受试者编号会被删除。除此之外,也可以对血样进行二次编盲,使盲态数据变为非盲态数据,进行常规的数据管理。总之,在临床研究中应采取切实可行的措施,尽可能地将破盲的风险降到最低。

(魏朝晖)

参 考 文 献

1. ICH-E9. Statistical principles for clinical trials. 1998
2. Friedman LM, Furberg CD, DeMets DL. Fundamentals of Clinical Trials. 4th ed. Now York: Springer, 2010
3. Halperin JL. Ximelagatran compared with warfarin for prevention of thromboembolism in patients with nonvalvular atrial fibrillation: Rationale, objectives, and design of a pair of clinical studies and baseline patient characteristics (SPORTIF Ⅲ and Ⅴ). American Heart Journal, 2003, 146(3): 431-438
4. Devereaux PJ, Manns BJ, Ghali WA, et al. Physician interpretations and textbook definitions of blinding terminology in randomized controlled trials. JAMA, 2001, 285(15): 2000-2003
5. Park J, White AR, Stevinson C, et al. Who are we blinding? A systematic review of blinded clinical trials. Perfusion, 2001, 14: 296-304
6. Karlowski TR, Chalmers TC, Frenkel LD, et al. Ascorbic acid for the common cold. A prophylactic and therapeutic trial. JAMA, 1975, 231: 1038-1042

7. Henkin RI, Schechter PJ, Friedewald WT, et al. A double blind study of the effects of zincsulfate on taste and smell dysfunction. Am J Med Sci, 1976, 272:285-299

8. Desbiens NA. Lessons learned from attempts to establish the blind in placebo-controlled trials of zinc for the common cold (Editorial). Ann Intern Med, 2000, 133:302-303

9. Sackett DL. Commentary: Measuring the success of blinding in RCTs: don't, must, can't or needn't? International Journal of Epidemiology, 2007, 36(3):664-665

第六章

评 价 指 标

临床试验的有效性和安全性是通过对受试者的测量来评价的。为了准确评估受试者对试验的反应,通常会选用能够全面反映试验有效性和安全性的一整套指标,并设计成病例报告表(case report form,CRF)或基于网络的电子数据采集系统(electronic data capture system,EDC),以便于在临床试验过程中记录所观察到的结果。每个临床试验通常有一个主要目的,通过试验来回答一个科学问题,例如人体对药物的耐受性、药物是否延长肿瘤患者的生存时间、药物是否可以控制疾病的复发等。这就需要用相应的指标来回答临床试验提出的科学问题,这种与临床试验目的相关的指标称为终点指标(endpoint)。终点指标可以是临床终点(痊愈、有效、死亡、心血管事件等)、替代指标(生物标志物、短期效应指标),或为 PK 或 PD 参数、安全性指标、某个特定的不良反应等。

第一节　指标的统计学分类

在统计学上,指标又称为变量(variable)。按统计学性质,指标被分为定量、定性、等级三种基本类型。其中,定性指标和等级均属于分类指标,前者属于无序分类,后者属于有序多分类。另外一种兼有定量和定性性质的指标是生存变量。定量指标可以转化为等级指标,等级指标可以转化为定性资料;反之则不行。

一、定量指标

定量指标又称连续性指标,其取值是定量的,表现为数值大小,一般有度量单位。例如体重、年龄、血压、血糖、血小板计数等。

二、定性指标

定性指标又称分类指标,其取值是定性的,表现为互补相容的类别与属性。有二分类指标和多分类指标。

例如抗生素类药物的临床试验中受试者的结局为"有效"与"无效";肿瘤临床试验中受试者随访 3 年时的"生存"与"死亡";某并发症的"发生"与"不发生"等。

三、等级指标

等级指标是指其取值是等级的或有序的,例如疾病的严重程度、肿瘤的临床分期等。定性资料的不同取值只有性质的不同,而无大小之分;等级指标不同于定性指标,取值间是有等级之分的;但又不同于连续性指标,等级之间只有等级之分,不可直接度量大小。又称为有序分类指标,具有"半定量"的意义。

例如美国东部肿瘤协作组(eastern cooperative oncology group,ECOG)制定的肿瘤患者活动状态评分表,简称ECOG评分:0分表示活动能力完全正常,与起病前的活动能力无任何差异;1分表示能自由走动及从事轻体力活动,包括一般家务或办公室工作,但不能从事较重的体力活动;2分表示能自由走动及生活自理,但已丧失工作能力,日间不少于一半时间可以起床活动;3分表示生活仅能部分自理,日间一半以上时间卧床或坐轮椅;4分表示卧床不起,生活不能自理;5分表示死亡。属于等级资料。

四、生存数据

在有些临床研究中,不仅需要考察治疗(药物)对疾病结局的影响,还关心对结局发生时间(或维持时间)的影响。例如恶性肿瘤患者的治疗结局为生存或死亡,这是二分类指标,而从治疗到死亡的时间是连续性指标。再如缓解偏头痛的临床研究,头痛缓解率和头痛缓解时间都是我们所关心的指标,希望药物不仅能缓解头痛,而且可以快速缓解头痛。这里,是否缓解是二分类的结局指标,而缓解的时间是连续性指标。对不能接受手术等治疗的肿瘤患者,我们希望药物能尽可能延缓患者的疾病进展从而达到延长生命的目的。某种疾病注定要"复发",药物的作用就是尽可能延缓复发,使患者长期处于无复发的生存状态。在这类研究中,我们既关心患者的治疗结局,又关心结局发生的时间。用于表示结局事件是否发生以及发生时间的指标称为生存数据或生存资料(survival data)。

生存数据是将分类指标(事件出现与否)与连续性指标(生存时间)相结合的一种数据类型。事件是可以是结局发生与不发生、对某治疗的反应与不反应、疾病的进展(复发)或死亡等;生存时间(survival time)是指从治疗开始到事件出现的时间,可以是治疗到反应的时间,治疗到缓解时间、死亡时间、复发时间等。可见,生存时间是一个广义的概念,不是普通意义上的活了多长时间,而是某一状态延续的时间。

生存数据有完整数据和不完整数据之分:完整数据为出现事件的生存时间;不完整数据为没有出现事件的生存时间。例如患者治疗1年后失去联系,未能观察到结局;或者研究结束时,患者仍然没有出现终点事件。这类数据称为截尾数据或删失数据(censored data),又称不完整数据。这类数据提供了部分信息,即受试者在随访期间没有出现终点事件,也就是说如果受试者发生终点事件的话,则至少是在截尾后,其生存时间应该大于截尾时间。

由于生存数据的特殊性,相应的分析需用生存分析方法处理。

五、指标类型的转换

连续性指标可以根据一定的标准转换为分类指标。

例如血压(收缩压和舒张压)是连续性指标,若定义:①收缩压在18.7kPa(140mmHg)或以下,舒张压12.0kPa(90mmHg)或以下,而又非低血压者为正常血压;②收缩压在18.8~21.2kPa(141~159mmHg)和舒张压在12.1~12.5kPa(91~95mmHg)之间者为临界高血压;③收缩压≥21.3kPa(160mmHg)和舒张压≥12.7kPa(95mmHg)者为确诊高血压,则将连续性指标转化为等级资料。

又如治疗缺铁性贫血的临床研究,将血红蛋白相对于基线期的升高值作为评价指标,属于连续性指标;若定义评价期平均血红蛋白较基线期提高2mg/ml的受试者比例作为主要疗效指标,该终点指标属于二分类的。在抗生素类药物的临床研究中,细菌学疗效分为清除、假定清除、未清除、假定未清除、部分清除,这是一个等级指标,若主要终点指标为清除率:清除与假定清除所占受试者总数的比例,则将等级资料转化为二分类指标。

在安全性评价方面,常将连续性指标转化为等级指标。考察药物的血液毒性,用药后需监测血常规的变化,按照CTC AE分级评估白细胞、中性粒细胞、淋巴细胞、血小板等的毒性程度。例如中性粒细胞$<LLN \sim 1.5 \times 10^9/L$ 为 Ⅰ 级、$<(1.0 \sim 1.5) \times 10^9/L$ 为 Ⅱ 级、$<(0.5 \sim 1.0) \times 10^9/L$ 为 Ⅲ 级、$<0.5 \times 10^9/L$ 为 Ⅳ 级。

连续性指标可以转换为等级指标或二分类指标,等级指标也可以转化为二分类指标;但反之不行。将连续性指标转换为等级指标或二分类指标时的关键问题是如何定义分类的界值。通常有如下方法:

采用指导原则、专家共识、业内公认的分类标准,通常这是首选的。

1. 以连续性指标的分位数作为界值。例如以中位数为界值将连续性指标一分为二;以上、下四分位数和中位数将指标分为4个等级。适用于任何分布的资料。这样分的一个好处是各等级的样本量是相等或相近的。

2. 以均数和标准差的倍数为界值。例如以均数 $\bar{X}$ 为分界点,将连续性指标一分为二;或以 $\bar{X}-SD, \bar{X}, \bar{X}+SD$ 为分界点,将连续性指标分为4个等级。适用于对称分布资料。

必须清楚,将连续性指标等级化,或将连续性指标、等级指标转化为二分类指标会损失部分信息,但等级化或二分类化有时有益于临床研究结果的解释。以分类指标为主要指标的临床试验,所需的样本量往往大于相应的连续性指标。

第二节 指标的性质

一、灵敏性与特异性

指标的灵敏性(sensitivity)是指标反映状态变化的能力,如果指标能检测到状态的细微变化,则认为指标具有良好的灵敏性。例如体温、疼痛是解热镇痛类药物发挥作用的灵敏指标。

指标的特异性(specificity)一方面是指标与药物作用机制的关联强度,另一方面是指标的变化能反映出状态变化的能力。例如某临床研究评价人源化乙肝抗体用于乙肝引发的肝硬化的肝移植患者的疗效,主要终点指标是手术后受试者恢复肠鸣音的时间。虽然恢复肠鸣音是术后的重要观察指标,但作为主要终点指标,显然没有其特异性,与所评价的药物没有关联性。由于抗体的作用是中和体内残留的病毒,主要终点指标应采用与乙肝相关的指标,如HBV-DNA、HBsAg等。

在临床研究中,我们需要首先考虑指标的特异性,即选对指标,其次考虑指标的灵敏性。临床研究当然需要特异又灵敏的指标。例如抗流感病毒药物的临床研究,选择"病毒载量"作为主要终点指标,因为体内的病毒载量直接说明病毒活动水平程度,检测用药前后受试者血液中的病毒载量,能确切评价药物的抗病毒作用。"流感样症状"的改善在一些情况下也作为主要终点指标,但其灵敏性远不及病毒载量。

二、客观性与主观性

测量的客观性(objectivity)和主观性(subjectivity)通俗一点讲,即测量是借助仪器还是人为判断。

根据指标测量的客观性程度,终点指标可分为客观指标、主观指标。客观指标借助检测工具,例如抗病毒类药物临床试验中(流感、乙肝等)的病毒载量、降血糖药临床试验中的糖化血红蛋白、抗高血压药临床试验中的血压测量,其测量和评价不受主观因素的影响,可重复性好,又称为"硬指标"。主观指标的测量是基于人的主观感受,例如疼痛程度、医生对疾病状态的总体评价等,容易受主观因素的影响,不同评估者间的差异较大,可重复性相对较差,又称为"软指标"。

临床研究中,应尽可能选择客观性强的主要终点指标。但有相当多的研究领域,例如神经、精神类药物的临床试验及缓解症状(过敏性鼻炎、疼痛等)的药物几乎没有客观指标可用,鉴于此,这些临床研究需要采用额外的措施(例如双盲设计)保证疗效评估的客观性。

需要强调的是,即使采用客观性很强的测量,也可能有主观因素在其中。例如在肿瘤研究中,以疾病无进展生存期为主要终点指标,判断疾病进展是基于影像学评价(CT、MRI等),虽然影像学是客观的测量手段,但研究者对疾病进展的判断却带有一定的主观性,这就是为什么在肿瘤研究中需要设立中心影像评估委员会或终点指标评价委员会(第三方独立评价)的重要原因。降压药中的血压测量,要求 3 次测量取均数,一方面是为了减少受试者的变异,另一方面也是减少测量误差。

三、测量的可重复性

测量的可重复性指对同一个体进行多次测量(评估)的一致性。测量的可重复性受到测量方法、使用者和被测量个体多个方面的因素的影响。因此,应该选择稳定性好、准确度和精密度高的测量方法,制定标准操作流程;对使用者统一培训,测试其评价的准确性和一致性,合格后方可进行上岗操作。

例如基于 CT 或 MRI 影像学评估,影像学资料的质量是关键,需制定获取合格影像学资料的标准,并在研究启动前对操作者进行统一培训,使之掌握影像学资料质量的判断标准,并进行现场实操考试;制定阅片标准、评价标准,对阅片者行统一培训,通过现场测试,提高评价的一致性(一般要求 Kappa 值≥75%)。

可重复性还受到被测量个体情况的影响,例如因血样在运输、保存过程中的条件限制,同一血样在不同的冻融条件下,导致两次检测结果的差异。因此采用实验室检测指标作为主要终点指标的研究,例如通风患者的"尿酸"、慢性乙肝患者的"乙肝两对半"、糖尿病患者的"糖化血红蛋白"、PK/BE 研究中的血药浓度等,都应该制定严格的血样保存、运输标准。

有些指标看似客观性强,实际可重复性极差,例如心力衰竭患者的 6 分钟步行距离,几乎不可能让心力衰竭患者在短时间内完成重复测量;再如血小板聚集率,由于指标变异大,自身的稳定性差,可重复性就差。应避免选择这样的指标作为主要终点指标。

四、量表的应用

量表是一种测量工具,用于度量抽象概念、主观指标或难以直接测量的事物的特性。这些指标如生命质量、健康状况、症状评估、幸福指数、抑郁程度等。量表是常用的疗效评价工具之一,尤其是在神经精神类、中国传统医药的临床研究中。例如 WHO 生命质量量表(WHOQOL-100)、日常生活能力(ADL)量表、Hamilton 抑郁量表等。

在临床研究中,若以量表评分为主要疗效指标,建议采用国际或领域内公认的量表。若需采用自制量表,在正式采用前必须进行信度(reliability)、效度(validity)和反应度(responsibility to change)的研究,务必使最终形成的量表其具有良好的信度、效度和反应度。

量表的信度是量表测量结果的可靠程度或可重复程度。对于信度的评价,通常采用一致性分析,包括重测信度、量表条目的内部一致性信度。用于临床研究的量表,重测信度的 Kappa 系数>0.75、内部一致性信度的 Cronbach's α 系数>0.6,被认为一致性较好。

量表的效度是指量表真实反映实际情况的程度。对于量表,需要评价其效标效度(与"金标准"比较的一致性)、内容效度(专家评估的一致性)和结构效度(因子分析的相关系数)。

量表的反应度是指对临床状态变化的检测能力。一般情况下,可通过对干预前后量表评分的比较来评价量表的反应度。

没有经过信度、效度和反应度研究,或达不到信度、效度和反应度要求的量表不能作为临床试验的终点指标,尤其是主要终点指标。

若采用国外研究的量表评分为主要疗效指标,则需首先翻译为中文,通过多轮翻译和回译,同时考虑文化的差异,对量表进行文化调适(culture adaptation)。并对翻译和调适后的量表进行等价性评价,包括概念等价性、语义等价性、技术等价性和标量等价性。

第三节　终点指标及其选择

终点指标的选择应该基于临床实际和研究目的,确切反映药物有效性或安全性。选择原则为易于量化、客观性强、重复性高、为相关研究领域公认的指标。

一、主要终点指标与次要终点指标

终点指标可分为主要终点(primary endpoint)指标和次要终点(secondary endpoint)指标。

主要终点指标又称目标变量(target variable),是与临床试验的主要目的直接相关的,是能够就试验的主要目的提供与临床最有关且可信证据的变量。因大部分确证性试验的主要目的是验证有效性,所以通常主要变量是一个有效性变量。但在有些临床试验中安全性与耐受性也可以是主要变量,而且常常是一个重要考虑的内容。有关生活质量和卫生经济的测量值也可以是进一步考虑的主要变量。主要变量的选择应考虑相关研究领域已有的公认的准则和标准,或者在以往的研究中已经报道过的、已积累有试验经验的、可靠且有效的变量。所选主要变量要有充分的证据说明其在满足入选标准和排除标准的受试人群中,能高效且可靠地反映临床疗效。

主要终点指标及其选择理由均应在设计方案中加以说明。揭盲后一般不得重新更改主要终点指标,因为由此所产生的偏倚很难判断。当主要临床疗效指标不止一种测定方法时,根据实际情况,在设计方案中应根据测量方法的临床相关性、重要性、客观性和(或)其他相关特性确定一种测量值作为主要终点指标。

试验的样本量估计是基于主要终点指标的。一般情况下,一个临床研究仅设计一个主要终点指标。如需要多个主要终点指标时,需要根据假设检验的要求,制订恰当的总 I 类错误率(FWER)的控制策略,并在样本量估计时给予充分考虑。在评价对Ⅰ类错误的影响时,主要变量间的相关程度也应加以考虑。参见第十四章。

次要终点是与次要研究目的相关的疗效指标,并且是与主要目的相关、起支持作用的指标。在设计方案中也需对次要变量进行事先定义,并对其在解释试验结果时的作用及其相对重要性加以说明。次要变量的数目应当是有限的并且应当与试验中要回答的问题相关。次要指标有时也有重要和一般之分。例如在某肿瘤临床试验中,主要终点指标是总生存率(OS),次要终点指标是至疾病进展时间(PFS)、客观缓解率(ORR)、生命质量等。其中,PFS在次要指标中是重要的,而其他是一般性的。

二、复合指标

如果根据主要研究目的,在多个指标中很难选出其中一个作为主要变量,则可用预先确定的算法来整合或组合多个值,构成一个单一的复合变量(composite variable)作为主要终点变量。事实上,主要终点变量有时以多种临床变量相结合的复合变量形式出现(如在关节病、精神障碍及其他疾病中的评分)。

在以"事件"为疗效指标的临床研究中,如果每个事件的发生水平均较低,以某事件发生作为主要指标可能缺乏检出灵敏度,这时常将多个事件组合在一起形成"复合终点","复合终点事件"的发生率属于复合指标。例如在普拉格雷与氯吡格雷治疗急性冠脉综合征的研究(2012)中,对年龄<75岁、具有不稳定型心绞痛或无ST段抬高型心肌梗死的急性冠脉综合征患者在均用阿司匹林治疗的基础上,评价普拉格雷的长期治疗效果是否优于氯吡格雷。研究中的主要疗效指标定义为受试者在随访期间发生:①因心血管原因所致的死亡;或②非致死性的心肌梗死;或③非致死性卒中。三个事件中有一个事件发生就认为终点事件发生。显然,这是一个复合变量。有的临床研究还将"接受冠状动脉血管成形术(PCI或者CABG)""因心力衰竭加重而需要使用药物或变更剂量强化伴随治疗"等作为心血管事件。

量表由若干条目(问题)组成,并根据条目的属性组成不同的维度,因此量表属于复合指标。量表的统计分析,一般情况下应对量表总分、各维度进行独立的分析,单个条目只有在其具有独立意义的情况下才会进行独立的分析。例如儿童"抽动障碍"的临床研究中,采用"耶鲁大体抽动严重程度量表(Yale global tic severity scale,YGTSS)"评价疗效,该量表从抽动的"数量、频率、强调、复合性、受干扰情况"对患者进行评分,治疗后的减分率为主要疗效指标,各维度为次要疗效指标。

将多种测量结果综合成复合变量,其计算方法应在试验方案中指定,并解释其临床意义。当复合变量被用作主要变量时,组成这个复合变量的每一个变量如果有临床意义,有时也可进行单独分析。

三、全局评价指标

全局评价变量(global assessment variable)是将客观变量和研究者对受试者的状况或者状态的改变情况结合起来的一个综合指标,用来评价某项治疗总的安全性、有效性和(或)实用性。这种变量是客观变量与调查者主观评价的有机结合,往往是一个有序的等级。例如神经精神类临床研究中,常用的"临床大体印象量表(CGI)"为一全局评价指标,分别对疾病严重程度(CGI-S)、总体进步(CGI-I)进行评估,均为7个等级。疾病严重程度:1=正常、完全无病,2=边缘性精神病,3=轻度有病,4=中度有病,5=明显有病,6=严重有病,7=疾病极严重;疾病总体进步:1=显著进步,2=进步,3=稍进步,4=无变化,5=稍恶化,6=恶化,7=严重恶化。全局评价指标带有一定的主观因素,一般仅作为次要指标,若作为主要指标,需要考虑该指标与主要研究目的的临床相关性、信度和效度、等级评价标准和单项缺失时的估计方法。

总体有效性的全局评价方法已经在一些治疗研究领域中建立,如神经科和精神科。全局评价变量一般都有一定的主观成分。使用全局评价变量作为主要或次要变量需要在试验方案中做以下说明:①全局变量与试验主要目的的相关性;②测量尺度的有效性和可靠性的根据;③如何将全局变量等级化;④有缺失数据的试验对象如何归类、如何评价。

全局评价指标是综合了疗效与危险因素后得出的,也可反映治疗医生的决策过程,医生在决定用药时必须权衡使用这些药物的利弊。尽管这类指标称为“全局……”,但也常仅针对药物的某一个方面,例如疗效或安全性。不宜采用综合“疗效和安全性”的全局评价指标,以免掩盖药物之间在疗效和安全性方面的重要差异,从而导致决策失误。例如抗菌药物的临床研究,“综合疗效”也可认为是全局评价指标,综合了临床疗效和细菌学疗效。对于病原菌培养阳性的受试者,若“临床治愈+细菌清除或假定清除”可认为“痊愈”。这种情况下,全局评价指标中的单项也常被作为主要指标或重要的次要指标进行单独分析。

四、替代指标

(一) 替代指标的定义

替代指标(surrogate)又称替代终点,是指直接终点(true endpoint)指标不可能得到或在短期内不能直接评价临床获益时,用于间接反映临床获益的观察指标。

在注册临床研究中,替代指标常选择能体现药物近期疗效的指标。例如在乳腺癌的临床试验中,用无进展生存期(PFS)代替总生存期(OS);在脊髓灰质炎灭活疫苗的临床试验中,采用血清抗体浓度替代脊髓灰质炎发生率;在预防骨质疏松的临床试验中,采用骨密度替代骨折事件发生;在预防心血管事件的临床研究中,以“血压降低值”或“血压达标率”替代“心血管事件”;在糖尿病患者的并发症研究中,用“糖化血红蛋白下降值”或“血糖达标率”为替代指标;在预防性疫苗试验中,以疫苗的“免疫原性”指标替代临床保护力,例如血清中和抗体的浓度、基于中和抗体的抗体阳转率、保护率等。

由于大部分替代终点的出现要早于直接终点,从而缩短了试验周期。针对罕见病、进展缓慢的疾病、危及生命但又无药可治的疾病、需要长期观察其临床终点的疾病的药物,其疗效的初次评价常采用替代指标。

(二) 替代指标的选择

替代指标是用于预测临床获益的(或损害),其选择应该基于流行病学、治疗学、病理生理学或其他的科学依据。一个指标能否成为临床获益的替代指标,需要考察:①指标与临床获益的关联性和生物学合理性;②在流行病学研究中该指标对临床结局的预测价值;③临床试验的证据显示药物对该指标的影响程度与药物对临床结局的影响程度一致。

除此之外,替代指标应该灵敏、易测量、可解释。

需注意,一个指标能否作为替代指标与试验药物、适应证、病理分期等是密切联系的。如果治疗方式或原理不同,某一产品的临床结果与替代变量之间的对应关系对于另一种产品并不一定成立,即使是同一适应证。最近,生物标志物越来越多地成为替代指标,生物标志物如果与疾病的病理生理存在因果关系,与临床终点有明确的相关关系,也可用于疾病的监测与评估。但由于这方面的临床研究不多、经验积累不足,应用时需慎重。

(三)替代指标的风险

虽然选择替代指标为主要指标可以缩短临床试验期限,但我们必须清楚地认识到,选择替代指标也存在一定的风险,尤其是"新"的替代指标。药物在替代指标上的优良表现并不一定代表药物对受试者具有长期的临床获益,同时不良表现也不一定表示没有临床获益。

例如罗格列酮在降低糖化血红蛋白方面的作用与同类降血糖药相似,但疗效的再评价显示,其临床终点的表现比同类药物差,并因此被建议谨慎使用。

又如由于血液中的 CD4 淋巴细胞水平与 AIDS 的病情严重程度高度相关,因此,在很多抗艾滋病的临床试验中将 CD4 淋巴细胞水平变化作为艾滋病发病率或死亡率的替代指标。然而,在一项比较齐多夫定与扎西他滨的临床试验中,扎西他滨在控制 CD4 淋巴细胞下降方面比齐多夫定好,但对 AIDS 的死亡率却没有影响。另一个更大的临床试验也显示,齐多夫定虽然在早期具有提高 CD4 淋巴细胞水平的作用,但是没有表现出任何长期获益。Fleming (1994)曾做过一个综述,他发现在 8 个临床终点阳性的试验中,有 7 个 CD4 的结果也是阳性的;而在另外 8 个临床终点是阴性的试验中,也有 6 个试验其 CD4 的结果是阳性的。可见,以 CD4 淋巴细胞水平的变化作为艾滋病临床试验的替代指标值得商榷。

另外一个例子,众所周知,心脏病患者若伴随室性心律失常,会增加猝死的风险,总死亡率亦会增加。因此,对这类患者常给予抗心律失常药物以降低心源性猝死的发生率。然而,CAST 研究(1989)表明,有效地控制室性心律失常的药物不但对减少心源性猝死无效,反而导致总死亡率增加。

在肿瘤临床试验中,以影像学评估为基础的"客观缓解率""无进展生存时间"等指标作为"总生存时间"的替代指标被广泛使用,但其与总生存时间的关联性在不同肿瘤的临床试验中程度不一,有些瘤种仅凭"无进展生存期"不足以评价药物疗效。例如针对肝癌的临床研究,总生存时间就被认为是不可替代的终点。

可见,替代指标的选择需要慎重。通常监管机构会要求某些以替代指标完成的注册临床研究,上市后必须以临床终点指标对其效应进行再评价。

第四节　终点指标评价委员会

临床终点事件评价委员会(clinical endpoint committee,CEC)又称临床事件委员会(clinical event committee,CEC)。有些临床试验中疗效和安全性的评价指标不能够从单纯的机器检测、化验单中获得客观结论,而是依靠多个方面的检验指标,包括化验单、心电图、CT 报告、导管室造影光盘和报告、手术记录、病史等,再结合本领域的临床经验综合考虑后得出试验终点的结论。这种情况下的临床试验,因各中心的研究者对方案中终点事件定义的理解不一致,经验不同,对分类标准的理解和把握不同,很容易产生较大的误差。为避免和控制这种偏倚,常设立独立的 CEC 对临床终点事件进行评价和裁定。尤其在大规模、多中心、以"临床终点事件"(如疾病进展、心血管事件等)为驱动的确证性临床研究中,在试验方案设计阶段规划并建立一个独立委员会是非常必要的。

(一)CEC 的主要职责和目标

CEC 是一个由临床专家组成的独立委员会,其职责是确保运用统一的标准对终点事件进行准确的评估和裁定,减少多中心试验中研究者对终点事件的个人评价偏差,使研究结果更加可靠。

（二）CEC 章程

CEC 章程是 CEC 小组工作的指导性文件，主要内容包括 CEC 委员的组成，方案中终点事件的定义、判定标准，评审计划和流程，评审规则，CEC 管理团队的建立等。章程应在试验开始阶段与申办方和主要研究者充分沟通规划并制定。章程应该得到所有 CEC 成员的认可并签署后实施。

（三）CEC 的组成

CEC 成员应该由相关临床研究领域有丰富经验的权威专家组成。CEC 主席由临床试验负责人推荐，申办方指派。CEC 主席负责组建 CEC。CEC 由 3~7 名成员组成，一般为奇数，根据试验的规模、事件的复杂性而定。

CEC 必须独立于研究者和申办方，不可直接参与本试验的实施，不应该拥有任何可能影响其公正性和独立决策的利益冲突；接受认命的成员应签署保密协议，并承诺自始至终地参加评价工作和有关会议等。

（四）CEC 评审程序

一般的评审流程如下：

1. 评审前 CEC 成员需接受 CEC 管理团队的培训。

2. CEC 成员需审阅所有事件，描述并核查每例事件的源文件。CEC 委员拿到的源文件必须遮盖必要的信息，确保终点事件的评价在盲态下进行。

3. 评价过程由主席主持，并负责协调成员意见。

4. 审评结果在成员达成一致意见后，经主席批准填写在标准化的评审表中。对不能达成共识的案例，需通过投票表决。投票表决也要遵循一定的规则，如少数服从多数。

5. 如果在评审过程中委员需要额外的源文件，需在会议纪要中记录，并在会后提出补充申请。

6. CEC 管理团队对评审结果需要与数据管理部门合作，完成数据的疑问提出和解答，此过程异于一般临床试验中的疑问答疑。

7. 评审结束后，出具并签署最终版本的文件。

另外，CEC 的首次会议申办方可以派出一名代表参加，以便于向 CEC 委员澄清术语解释和其他重要的信息，正式评审开始前必须离开。由于此评审会议的高度专业性和病例讨论的复杂性，其会议纪要和事件描述的撰写也是必须由具有临床医生背景的工作人员负责，这与一般的会议纪要有很大不同。评审表的设计也是非常关键的一步，需要考虑方案和电子数据采集系统（EDC）或病例报告表（CRF）设计的很多内容，因此如果在方案设计阶段参考 CEC 的意见，后期将避免很多问题。评审结果将由数据管理员录入相关的数据库中。

（五）CEC 评审结果的体现

每个试验的 CEC 评审前，需根据试验方案设计专门的审核表，该表格需要能够涵盖中心上报的事件以及最终判定的事件信息，需包括但不局限于下列内容：中心号、受试者编号、性别、年龄、事件名称、事件发生时间（发生日期与首次服药或手术日期）、与药物或器械的相关性（研究者判断）、必要的检查、事件发生后是否停用试验药物、其他治疗措施、事件转归或结局（若未随访至事件消失需解释原因）等。

（六）CEC 应用中存在的问题及注意要点

CEC 在国际上的应用已经非常普遍，为了评估其在临床试验中的重要性，一些研究者对

CEC 的评审结果和研究者评审的终点事件进行统计分析和比较,结果表明 CEC 和研究者之间对终点的判定存在一定差异。原因可能有:①不同中心以及不同研究者之间对评判标准的把握不一致,或对终点的理解不一致;②临床定义与指南或指导原则中的定义不一致;③高危险终点事件的判定比较复杂,临床经验不同,国内外的理解不同,也容易出现归类错误。

在很多中国介入医生牵头开展的心血管相关临床试验中,有一个共同的特点,那就是中国的临床试验中终点事件发生率远远低于国际上其他试验的发生率。如果采用真正的 CEC 评审,CEC 既能对研究者上报的预期终点事件进行评审,也会发现研究者漏报的事件,体现了研究规范化和严谨性。可见,设立 CEC 是非常必要的。

(魏朝晖 李 卫)

参 考 文 献

1. ICH-E9.Statistical principles for clinical trials.1998

2. FDA.Guidance for Industry:Clinical Trail Endpoints for the Approval of Cancer Drugs and Biologics.2007

3. EUnetHTA（European network for Health Technology Assessment）.Endpoints used in relative effectiveness assessment of pharmaceuticals surrogate endpoints.2013

4. 万崇华.生命质量测定与评价方法.昆明:云南大学出版社,1999

5. Lin DY,Fischl MA,Schoenfeld DA.Evaluating the role of CD-4 lymphocyte counts as surrogate endpoints in human immunodeficiency virus clinical trials.Statistics in Medicine,1993,12(9):835-842

6. Choi S,Lagakos SW,Schooley RT,et al.$CD4^+$ lymphocytes are an incomplete surrogate marker for clinical progression in persons with asymptomatic HIV infection taking zidovidine.Annals of Internal Medicine,1993,118(9):674-680

7. Fischl MA,Olson RM,Follansbee SE,et al.Zalcitabine compared with zidovudine in patients with advanced HIV-1 infection who received previous zidovudine therapy.Annals of Internal Medicine,1993,118(10):762-769

8. Fleming TR.Surrogate markers in AIDS and cancer trials.Statistics in Medicine,1994,13(13-14):1423-1435

9. The Cardiac Arrhythmia Suppression Trial（CAST）Investigators.Preliminary report:effect of encainide and flecainide on mortality in a randomized trial of arrhythmia suppression after myocardial infarction.New England Journal of Medicine,1989,321(6):406

第七章

平行组设计

平行组设计、析因设计、交叉设计是临床试验中最基本的三种设计方法。其中,平行组设计又是最常用的一种。本章介绍平行组设计,第八、第九章分别介绍析因设计和交叉设计。

第一节 设 计 简 介

平行组设计(parallel group design)又称成组设计,是指将受试对象按事先指定的概率或指定算法算得的概率随机地分配到试验各组,各组同时进行、平行推进,是最常用的临床试验设计类型。其优点有:①基于随机原则进行分组,能有效地避免选择偏倚,增加了各处理组的均衡可比性;②由于设立了对照组,且各处理组同期、平行进行,有效地控制了非处理因素的影响,有利于揭示欲比较的总体参数间存在的真实差异,可用于优效性、等效性或非劣效性检验;③平行组设计既可以用于一个试验组与多个对照组[如安慰剂和(或)阳性对照]的比较,也可以用于试验药物多个剂量组间的比较。

以一个试验组和一个对照组为例,见图7-1。先定义受试者总体,从临床角度确定纳入标准和排除标准,筛选合格的受试者,确保受试对象的同质性;然后按照事先指定的概率随机地将受试者分配到各处理组,例如按照 1∶1 的比例将受试者随机分配到试验组和对照组。

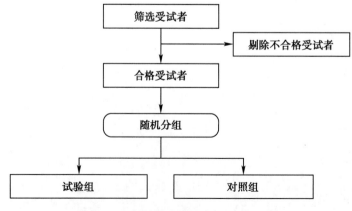

图 7-1 两个处理比较的平行组设计示意

第二节　两组比较

一个试验组与一个对照组比较是最简单且最常见的平行组设计,称为双臂试验(two-arm study)。

平行组设计的两组间比较的方法取决于分析的效应指标的具体属性。一般而言,如果效应指标为连续性变量时,组间比较首先应考虑参数检验方法如 t 检验、方差分析等,若考虑协变量的影响,可采用一般线性模型;当不满足参数检验条件时,例如方差不齐、分布偏离正态很多,则事先依据指标的特性选择非参数检验方法,例如秩和检验;对于分类结局指标,尤其是二分类指标,则常用 χ^2 检验或确切概率法,若考虑协变量的影响可采用 logistic 回归;而对于生存资料则通常采用 logrank 检验,若考虑协变量的影响可采用 Cox 比例风险模型。

平行组设计的两组优效性(差异性)检验的常用假设检验方法参见表7-1。

表7-1　二臂试验组间比较的常用假设检验方法

比较的指标	简单比较	分层分析	考虑协变量
定量资料(满足条件)	t 检验	ANOVA	一般线性模型
定量资料(不满足条件)	Wilcoxon 秩和检验	秩变换法	秩变换法
等级资料	Wilcoxon 秩和检验	秩变换法	有序结果的 logistic 回归
二分类资料	Pearson χ^2、确切概率法	CMH χ^2	logistic 回归
生存资料	logrank 检验	分层 Wilcoxon 检验	Cox 比例风险模型

第三节　多组比较

有时一个临床试验不一定只设一个对照组,可以根据实际情况设立多个对照组,如三臂试验(three-arm study)。三臂试验是指同时使用阳性药物对照和安慰剂对照组的临床试验,通过与阳性对照药物的比较可评价试验药物的相对效应(非劣、等效或优效),与安慰剂的比较可评价试验药物的绝对效应(优效检验,回答是否有效)。

与两组比较类似,平行组设计的多组间比较的方法也取决于分析的效应指标的具体属性。如果效应指标为连续性变量时,组间比较首先考虑方差分析,若考虑协变量的影响,可采用多因素方差分析或一般线性模型;当不满足参数检验条件时,例如方差不齐、分布偏离正态很多,则事先依据指标的特性选择非参数检验方法,例如秩变换法,先对观察值进行编秩,即对数据进行秩变换,然后对变换后的秩采用相应的参数方法;对于分类结局指标,尤其是二分类指标,则常用 χ^2 检验或确切概率法,若考虑协变量的影响可采用 logistic 回归;而对于生存资料则通常采用 logrank 检验,若考虑协变量的影响可采用 Cox 比例模型。

基于优效性检验的多组比较方法参见表7-2。

表 7-2　三臂试验组间比较的常用假设检验方法

比较的指标	简单比较	分层分析	考虑协变量
定量资料(满足条件)	One-way ANOVA	ANOVA	一般线性模型
定量资料(不满足条件)	K-S 秩和检验	–	基于秩变换值的一般线性模型
等级资料	K-S 秩和检验	–	有序结果的 logistic 回归
二分类资料	Pearson χ^2、确切概率法	CMH χ^2	logistic 回归
生存资料	logrank 检验	分层 logrank 检验	Cox 比例模型

第四节　多剂量组比较

在临床试验中也可以将试验药物设计成几个剂量组,受试者随机地分入各剂量组中。这种多剂量组的设计主要用于探索或确定剂量-效应关系或剂量-不良反应关系。剂量的探索和选择是新药研发中的一个十分重要的步骤。在剂量-反应关系研究中,一般有三种不同的研究目的:①寻找新药有效的证据,评估剂量与效应之间的总趋势;②确定剂量-反应关系函数;③确定最优剂量,包括识别最低有效剂量。

申办者和研发者在对新药进行更多的投资以前必须通过剂量-反应关系来确认这个药物是有效的,一旦发现存在剂量-反应关系的总趋势,接着就需要刻画描述剂量-反应关系函数,并确定最低有效剂量。总趋势的结果有统计学意义并不一定意味着所有剂量组之间的差别有统计学意义,多数情况下仅部分剂量组有临床意义。这些信息可以决定治疗窗(therapeutic window),即该剂量区域内均具有有效性和(或)安全性。针对剂量-反应关系评价的这三种目的,分别采用趋势检验(trend test)、剂量-反应关系模型以及识别最优剂量的多重比较(multiple tests)来完成。

一、趋势检验

假设有 m 个剂量组($D_1, D_2, \cdots, D_m$),下标越大剂量越高,以及一个安慰剂对照组 D_0。记安慰剂组的效应为 θ_0,各剂量组的效应分别为 θ_1、θ_2、$\cdots$、θ_m;相应的估计值分别记为 $\hat{\theta}_0$, $\hat{\theta}_2, \cdots, \hat{\theta}_m$。其检验假设如下:

$$H_0: \theta_0 = \theta_1 = \cdots = \theta_m; \quad H_0: \theta_0 \leqslant \theta_1 \leqslant \cdots \leqslant \theta_m \tag{7-1}$$

基于方差分析的 F 检验虽然可以做简单的多组间比较,但由于 F 检验没有考虑高、低剂量的顺序信息,因此它在检验剂量-反应关系时并非是最有效的。假如选择一个对比系数能够反映剂量-反应关系曲线最可能的特征,然后进行趋势检验则将大大提高 F 检验的效能,称为对比检验(contrast test)。

在对比检验中,首先定义一个对比系数 c。记 $m+1$ 个每组的对比系数分别为 c_{0m}、c_{1m}、$\cdots$、c_{mm},且所有系数之和限定为 0,即 $\sum_{i=0}^{m} c_{im} = 0$。一旦选择了各个剂量组的对比系数后,就可以计算相应的加权统计量。以均数为例,其统计量为:

$$t = \frac{\sum_{i=0}^{m} c_{im} \hat{\theta}_i}{SE\left(\sum_{i=0}^{m} c_{im} \hat{\theta}_i\right)} \tag{7-2}$$

式中,$\hat{\theta}_0$ 为安慰剂的平均效应;$\hat{\theta}_1,\hat{\theta}_2,\cdots,\hat{\theta}_m$ 为各剂量组的平均效应;t 统计量服从自由度为 $(m+1)(n-1)$ 的 t 分布;n 为等比例平行组设计中每组的例数。

可以选择不同的对比系数,常用的主要有线性对比(linear contrast)、最大化对比(maximum contrasts)和修正的线性对比(modified linear contrasts)等。

1. 线性对比 是指为每一个按剂量高低排序后的剂量组设定一个系数,并且设定所有的剂量组的系数以 0 为中心对称,即 m 为偶数时,$c_{im}=i-m/2$;m 为奇数时,$c_{im}=2i-m(i=0,1,2,\cdots,m)$。线性对比能够用于单调的、多种剂量-反应关系类型的评价,其中包括线性的关系。值得注意的是,即使线性对比的结果有统计学意义,也不意味着剂量-反应关系是线性的。

2. 最大化对比 是指在 H_1 的最极端条件下使得统计学检验效能达到最大化的系数设定方法。其系数设定为:

$$c_{im}=\sqrt{i-\frac{i^2}{m+1}}-\sqrt{i+1-\frac{(i+1)^2}{m+1}} \tag{7-3}$$

3. 修正的线性对比 与线性对比不同的地方是修正的线性对比的第一个和最后一个系数是 4 的倍数,紧邻它们的系数为 2 的倍数,其余与线性对比类似。与最大化方法相类似,两者具有相近的检验效率。

常用的 2、3 和 4 个剂量组的剂量-反应关系评价的对比系数设定如表 7-3 所示。

表 7-3 常用的剂量-反应关系评价的对比系数

剂量组	对比检验方法	对比系数				
		安慰剂	剂量 1	剂量 2	剂量 3	剂量 4
2 个剂量组	线性对比	−1	0	1	−	−
	最大化对比	−0.816	0	0.816	−	−
	修正的线性对比	−4	0	4	−	−
3 个剂量组	线性对比	−3	−1	1	3	−
	最大化对比	−0.866	−0.134	0.134	0.866	−
	修正的线性对比	−12	−2	2	12	−
4 个剂量组	线性对比	−2	−1	0	1	2
	最大化对比	−0.894	−0.201	0	0.201	0.894
	修正的线性对比	−8	−2	0	2	8

二、识别最优剂量的多重比较

治疗剂量窗口即最小有效剂量(minimum effective dose,MED)到最大耐受剂量(maximum tolerated dose,MTD)的区间。MED 剂量用于确保该剂量以及高于该剂量直到 MTD 剂量均具有有效性,而 MTD 剂量以及低于该剂量直到 MED 剂量的药物均具有安全性,即 MED 至 MTD 之间既有效又安全耐受。

假设检验通常从最高剂量组开始,逐步依次与安慰剂对照进行比较,直到先没有统计学差异为止,则前一个剂量为 MED。该分析策略通常有 2 个前提,一是所有剂量组的效应都不能劣于安慰剂对照组;二是如果某剂量组无效,则低于该剂量组的其他剂量组也无效。

在确定 MED 中需要检验 m 个检验假设,在考虑控制第 Ⅰ 类错误的问题以后,采用多重比较检验(multiple-contrast test)的方法来检验。与总趋势比较的对比检验不同的是,该方法需要检验 m 个检验假设,因此需要设定一系列的对比系数、同时进行 m 个检验,需要考虑第 Ⅰ 类错误的控制(见第十四章)。

$[c_{0m}(1),\cdots,c_{mm}(1)]$、$[c_{0m}(2),\cdots,c_{mm}(2)]$、$\cdots$、$[c_{0m}(m),\cdots,c_{mm}(m)]$ 这一系列对比系数分别用于检验 $H_{01}^M,H_{01}^M,\cdots,H_{0m}^M$ 共 m 个检验假设。其中,对于第 k 个检验假设,其统计量为:

$$t_k = \frac{\sum_{i=0}^m c_{im}(k)\hat{\theta}_i - \delta}{SE(\sum_{i=0}^m c_{im}(k)\hat{\theta}_i)} \tag{7-4}$$

其中 $\hat{\theta}_0$ 为安慰剂组的样本均数;$\hat{\theta}_1,\hat{\theta}_2,\cdots,\hat{\theta}_m$ 为各剂量组的样本均数;δ 为设定的具有临床意义的差异;t_k 服从自由度为 $(m+1)(n-1)$ 的 t 分布;n 为等比例平行组设计中每组的例数。当 δ 设为 0 时,系数可以按照任意尺度来设定;但当 $\delta>0$ 时,需谨慎设置系数。为了确保系数设定正确,通常设定 $c_{0m}(k)=0$,$c_{km}(k)$ 为正且总和为 1。一般设定系数的方法有以下四种:

1. 两两对比 最简单的多重比较方法就是考虑所有剂量组与安慰剂对照组的两两比较的所有组合。第 k 个剂量组与对照组比较的系数设定为 $c_{0m}(k)=-1$,$c_{km}(k)=1$,其余系数为 0。

2. Helmert 对比 Helmert 对比是考虑多个剂量组之间的信息,比较特殊的是,当剂量组 k 与对照组比较时,比剂量组 k 更低剂量的那些组认为是没有效应并与安慰剂组合并。其系数设定为 $c_{0m}(k)=\cdots=c_{(k-1)m}(k)=-\frac{1}{k}$,$c_{km}(k)=1$,其余系数为 0。

3. 逆 Helmert 对比 该方法假设第 k 组与更低剂量组具有相同的相应,其系数设定方法为 $c_{0m}(k)=-1$,$c_{1m}(k)=\cdots=c_{km}(k)=\frac{1}{k}$,其余系数为 0。

4. 线性对比 该方法是在设定各剂量组的系数时采用线性趋势的方法,第 k 剂量组与安慰剂组比较时,采用如下的系数设定方法:

$$c_{0m}(k)=-\frac{k}{2l},c_{1m}(k)=\frac{1}{l}\left(1-\frac{k}{2}\right),\cdots,c_{km}(k)=\frac{k}{2l} \tag{7-5}$$

式中 k 为奇数时:$l=\frac{k}{4}\left(\frac{k}{2}+1\right)$;$k$ 为偶数时:$l=\frac{1}{2}\left(\left[\frac{k}{2}\right]+1\right)^2$。$\left[\frac{k}{2}\right]$ 为 $k/2$ 的最大的整数,其余系数为 0。

不同的系数设定方法适用条件不同,因此不同的剂量-反应关系曲线宜采用恰当的系数设定方法。例如当低剂量组与安慰剂组相似时,Helmert 对比的效率并不高。逆 Helmert 对比尤其适用于剂量-反应关系很快达到高峰且较高剂量效应与最高剂量效应相接近的情况。当 MED 在研究所确定的剂量组的中间位置时,线性对照检验的效率最高。

在估计 MED 时,有两种常见的检验策略。当剂量-反应关系是单调的情况下,可采用基于"渐近检验"原则的策略,即采用由剂量高低顺序的多重比较,均与安慰剂对照组比较,将那个与安慰剂组比较有统计学意义且最低剂量组作为 MED;而在剂量-反应关系不是单调的情况下,则可以选择基于分配原则的策略。

基于"渐近检验"原则的策略通常采用如下两种逐步检验的策略:逐步向下法(step-down procedure)和固定顺序法(fixed-sequence procedure)。

1. 逐步向下法　其基本原理是从与安慰剂比较中差别最大的那个剂量开始比较,然后按照统计量由大到小逐步进行两两比较。该方法按照基于数据分析后的结果来安排初步检验的顺序。

2. 固定顺序法　该方法与逐步向下法不同的是,其逐步检验的顺序不是依赖于数据的,而是在方案中事先规定好的某种检验的顺序。按照方案中事先规定好的顺序,将最后一个拒绝检验假设的那个剂量作为最小有效剂量。

例7-1　为了评价某新研发的降血糖药的剂量-效应关系以及最优治疗剂量,某临床研究选取了糖尿病患者40名,随机分到安慰剂组、小剂量组、中剂量组以及大剂量组4组,每组10名。主要效应指标是用药12周后患者的空腹血糖(mmol/L)相对于基线的变化值,其结果见表7-4。

表 7-4　各组用药 12 周后患者的血糖相对于基线的变化值结果

组别	n	均数	标准差
大剂量组(3)	10	2.0	1.16
中剂量组(2)	10	1.6	1.14
小剂量组(1)	10	1.4	1.24
安慰剂组(0)	10	1.2	1.28

首先进行趋势检验,检验是否存在剂量-效应关系,该试验为 3 个剂量组,采用线性对比的方法,相应的对比系数为安慰剂组(-3)、小剂量组(-1)、中剂量组(1)以及大剂量组(3)。θ_0、θ_1、θ_2、θ_3 分别为安慰剂组、小剂量组、中剂量组及大剂量组的总体效应参数。其检验假设为:

$$H_1: \theta_0 = \theta_1 = \theta_2 = \theta_3; \quad H_1: \theta_0 \leq \theta_1 \leq \theta_2 \leq \theta_3$$
$$\alpha = 0.05。$$

检验统计量为:

$$t = \frac{\sum_{i=0}^{m} c_{im}\hat{\theta}_i}{SE\left(\sum_{i=0}^{m} c_{im}\hat{\theta}_i\right)} = 25.031 \ , \nu = 36 \tag{7-6}$$

此时,$P<0.001$,在 $\alpha=0.05$ 水准拒绝 H_0,接受 H_1,可以认为存在剂量-效应关系。

其次,识别最优剂量。采用两两对比的方式设定系数,δ 设为 0。结果见表7-5。

表 7-5　识别最优剂量的两两对比结果

	k	t_k	P
小剂量组 *vs* 安慰剂组	1	2.175	0.036
中剂量组 *vs* 安慰剂组	2	4.041	<0.001
大剂量组 *vs* 安慰剂组	3	7.071	<0.001

按照逐步向下法安排初步检验的顺序为大剂量组 *vs* 安慰剂组、中剂量组 *vs* 安慰剂组以及小剂量组 *vs* 安慰剂组,可以得知 MED 为小剂量组。相应的 SAS 程序如下:

```
DATA exp7_1;
INPUT group Y@@ ;
DATALINES;
    3  2.9  3  1.5
    .....
    0  1.2  0  1.9
    ;
RUN;

PROC GLM;
    CLASS group;
    MODEL Y = group;
    CONTRAST 'linear trend' group -3 -1 1 3;
    CONTRAST 'group(3) vs group(0)' group -1 0 0 1;
    CONTRAST 'group(2) vs group(0)' group -1 0 1 0;
    CONTRAST 'group(1) vs group(0)' group -1 1 0 0;
RUN;
```

第五节　生存资料的分析

生存分析(survival analysis)是一种既考虑结果,又考虑随访时间的统计方法,它能充分地利用研究结果中所得到的信息,包括不完全信息,更加准确地评价和比较含有截尾数据(censored data,也称删失数据)的随访资料。本节讨论平行组设计中生存资料的分析。

生存分析中的"生存"一词意义很广,它可以指受试者的存活(相对于死亡),也可以指患者的病情处于缓解状态(相对于复发或再次恶化),或某事件发生(相对于不发生)等。

进行生存分析,需先明确定义以下变量:

1. 生存时间(survival time)或称时间变量(time variable)　是指从开始治疗到被观察对象出现预期结果(如死亡、治愈、复发、进展等)或截尾的时间。为准确计算生存时间,必须事先明确定义"起始时间"和"结束时间"。临床试验中,大部分将起始时间定义为开始治疗的时间,也有将起始时间定义为随机化分组的时间。结束时间往往是指结果出现的时间。但是,有些临床试验中很难准确确定。例如肺癌临床试验中,将受试者疾病进展作为终点事件,而出现进展的时间就是结束时间。但是疾病进展需要进行 CT 检查,而检查的频率又不能太高,这就给确定进展时间带来了困难。因此,在制订方案时,就要明确生存时间的计算方法,这是进行生存分析的前提。

2. 观察结果(outcome)或称截尾变量(censored variate)　被观察对象出现预期结果记为 1,否则(截尾)记为 0。

生存分析的主要内容有:①生存过程的统计描述:研究生存时间的分布特点,估计生存率、中位生存时间,绘制生存率曲线等;②生存过程的统计推断:包括生存率的可信区间估计、两组或多组间的生存率比较的假设检验、或风险比的假设检验等，必要时考虑控制一些协变量对生存率、风险比的影响。

一、生存曲线估计

设 $t_1 < t_2 < \cdots < t_k$ 表示事件发生的 k 个时间点，n_j 表示时刻 t_j 前的生存人数，d_j 表示 t_j 时刻发生事件的人数，并记 $s_j = n_j - d_j$。

Kaplan-Meier 估计又称乘积-极限法（product-limit, PL），时刻 t_j 的生存分布函数（SDF）的估计为：

$$\hat{S}(t_j) = \prod_{k=1}^{j} \left(1 - \frac{d_k}{n_k} \right) \tag{7-7}$$

其标准误由 Greenwood 公式计算：

$$\hat{\sigma}(\hat{S}(t_j)) = \hat{S}(t_j) \sqrt{\sum_{k=1}^{j} \frac{d_k}{n_k s_k}} \tag{7-8}$$

由此，可以估计生存曲线。

二、生存曲线比较

设有 G 组的生存曲线比较。按 $t_1 < t_2 < \cdots < t_K$ 表示 G 组的生存时间统一由小到大排列，d_{ij} 分别表示 i 组 t_j 时刻的死亡例数，n_{ij} 表示 i 组 t_j 时刻的生存人数；$i = 1, \cdots, G; j = 1, \cdots, k$。$d_j = \sum_{i=1}^{G} d_{ij}$，$n_j = \sum_{i=1}^{G} n_{ij}$ 分别表示 G 组 t_j 时刻的总死亡例数和总生存人数。

假设检验为：

$$H_0 : \lambda_1(t) = \lambda_2(t) = \cdots = \lambda_G(t) \tag{7-9}$$

备择假设是 $\lambda_i(t)$ 不全相等。这里，$\lambda_i(t)$ 表示第 i 组时刻 t 的风险函数，$i = 1, 2, \cdots, G$。

根据 Klein 和 Moeschberger（2003）、Kalbfleisch 和 Prentice（2002）、Collett（2003），在 H_0 成立的前提下，第 i 组 t_j 时刻的理论死亡例数为：

$$e_{ij} = d_j \frac{n_{ij}}{n_j} \qquad i = 1, \cdots, G; j = 1, \cdots, k \tag{7-10}$$

各组的实际死亡人数与理论死亡人数之加权平均为：

$$u_i = \sum_{j=1}^{k} w_j (d_{ij} - e_{ij}) \qquad i = 1, \cdots, G \tag{7-11}$$

式中，w_j 为时刻 t_j 时的权重，$n_{ij} = 0$ 时，$w_i = 0$。相应的方差为：

$$v_{ig} = \sum_{j=1}^{k} w_j^2 \frac{n_{ij} d_j (n_j - d_j)}{n_j (n_j - 1)} \left(\delta_{ig} - \frac{n_{ij}}{n_j} \right) \qquad i, g = 1, \cdots, G \tag{7-12}$$

式中，如果 $i = G$，则 $\delta_{ig} = 1$；否则为 0。

定义：

$$\mathbf{u}' = (u_1, \cdots, u_G), \qquad \mathbf{V} = \{v_{ig}\}_{G \times G} \tag{7-13}$$

则检验统计量为：

$$\chi^2 = \mathbf{u}' \mathbf{V}^{-1} \mathbf{u}$$

服从自由度为 $G-1$ 的 χ^2 分布。

不同的权重取值对应于不同的检验方法，见表 7-6。$\hat{S}(t_i)$ 是不同处理组合并样本在时

刻 t_j 的 $S(t_j)$ 的 PL 估计,$\widetilde{S}(t_j)$ 接近于 $\hat{S}(t_j)$。

$$\widetilde{S}(t_i) = \prod_{j=1}^{i}\left(1 - \frac{d_j}{n_j + 1}\right) \qquad (7-14)$$

表 7-6 生存曲线比较检验方法的权重

检验方法	权重 w_j	特点
logrank	1	对远期效应敏感,生存曲线平行时可选此法
Wilcoxon	n_j	对早期效应敏感,生存曲线不平行且不交叉时可选此法
Tarone-Ware	$\sqrt{n_j}$	当生存曲线或风险函数曲线有交叉时可选用此法
Peto-Peto	$\widetilde{S}(t_j)$	对远期效应敏感,生存曲线不平行且不交叉时可选此法
Modified Peto-Peto	$\widetilde{S}(t_j)\dfrac{n_j}{n_j+1}$	对远期效应敏感,生存曲线不平行且不交叉时可选此法
Harrington-Fleming(p,q)	$[\hat{S}(t_j)]^p[1-\hat{S}(t_j)]^q, p,q \geqslant 0$	可以按照要求对权重进行调整,可以发现早、中或远期的效应差异

例 7-2 在某抗肿瘤临床试验中,观察受试者的总生存时间(月)。其中试验组 52 例,对照组 45 例。所有受试者的生存时间(OS)与截尾状态(status,1 表示死亡,0 表示截尾)见表 7-7。试估计两组的生存曲线,并进行比较。

表 7-7 97 例受试者的生存时间(OS,月)与截尾状态(status)

	试验组					对照组			
ID	OS	status	ID	OS	status	ID	OS	status	ID	OS	status
1	80	0	13	59	0	25	51	0	37	2	1
2	73	0	14	56	0	26	48	0	38	24	1
3	61	0	15	55	0	27	46	0	39	16	1
4	60	0	16	52	0	28	13	1	40	1	1
5	52	0	17	50	0	29	73	0	41	9	1
6	49	0	18	44	0	30	35	1	42	35	1
7	45	0	19	31	0	31	16	1	43	12	1
8	34	0	20	31	0	32	3	1	44	1	1
9	28	0	21	28	0	33	21	1	45	1	1
10	41	0	22	28	0	34	13	1	46	2	1
11	74	0	23	61	0	35	9	1	47	1	1
12	62	0	24	61	0	36	14	1	48	8	1

	试验组						对照组				
ID	OS	status	ID	OS	status	ID	OS	status	ID	OS	status
49	23	1	62	37	0	75	15	1	88	2	1
50	7	1	63	28	0	76	1	1	89	1	1
51	7	1	64	14	1	77	13	1	90	5	1
52	20	1	65	5	1	78	6	1	91	20	1
53	88	0	66	2	1	79	3	1	92	1	1
54	81	0	67	3	1	80	3	1	93	9	1
55	75	0	68	1	1	81	5	1	94	2	1
56	71	0	69	1	1	82	3	1	95	2	1
57	71	0	70	8	1	83	4	1	96	3	1
58	41	0	71	15	1	84	2	1	97	12	1
59	54	0	72	8	1	85	22	1			
60	67	0	73	10	1	86	2	1			
61	44	0	74	1	1	87	5	1			

根据上述资料,可以算得对照组 45 例,其中观察到死亡 34 例,截尾 11 例,截尾率为 24.44%;试验组 52 例,其中观察到死亡 24 例,截尾 28 例,截尾率为 53.85%。见表 7-8。

表 7-8 试验组和对照组的基本情况

组别	观察人数	死亡人数	截尾人数	截尾率(%)
对照组	45	34	11	24.44
试验组	52	24	28	53.85
合计	97	58	39	40.21

试验组的生存率的估计(product-limit survival estimates)见表 7-9。同理可以算得对照组的生存率的估计(product-limit survival estimates),见表 7-10。

表 7-9 对照组的生存率的估计

OS	生存率, $S(t_j)$	死亡率= 1-生存率	生存率的 标准误	至对应时间点的 死亡人数$^\Delta$	随访人数 $n_{(j-1)}$
0	1.0000	0.0000	–	0	45
1	0.8667	0.1333	0.0507	6	39
2	0.7333	0.2667	0.0659	12	33
3	0.6222	0.3778	0.0723	17	28
4	0.6000	0.4000	0.0730	18	27

OS	生存率,$S(t_j)$	死亡率=1-生存率	生存率的标准误	至对应时间点的死亡人数$^\triangle$	随访人数$n_{(j-1)}$
5	0.5111	0.4889	0.0745	22	23
6	0.4889	0.5111	0.0745	23	22
8	0.4444	0.5556	0.0741	25	20
9	0.4222	0.5778	0.0736	26	19
10	0.4000	0.6000	0.0730	27	18
12	0.3778	0.6222	0.0723	28	17
13	0.3556	0.6444	0.0714	29	16
14	0.3333	0.6667	0.0703	30	15
15	0.2889	0.7111	0.0676	32	13
20	0.2667	0.7333	0.0659	33	12
22	0.2444	0.7556	0.0641	34	11
28*	.	.	.	34(1)	10
37*	.	.	.	34(1)	9
41*	.	.	.	34(1)	8
44*	.	.	.	34(1)	7
54*	.	.	.	34(1)	6
67*	.	.	.	34(1)	5
71*	.	.	.	34(2)	3
75*	.	.	.	34(1)	2
81*	.	.	.	34(1)	1
88*	0.2444	.	.	34(1)	0

注:*表示对应时间为截尾;$^\triangle$( )内的数字为对应时间点的截尾例数

表 7-10 试验组的生存率的估计

OS	生存率,$S(t_j)$	死亡率=1-生存率	生存率的标准误	至对应时间点的死亡人数$^\triangle$	随访人数$n_{(j-1)}$
0	1.0000	0.0000	-	0	52
1	0.9231	0.0769	0.0370	4	48
2	0.8846	0.1154	0.0443	6	46
3	0.8654	0.1346	0.0473	7	45
7	0.8269	0.1731	0.0525	9	43
8	0.8077	0.1923	0.0547	10	42
9	0.7692	0.2308	0.0584	12	40
12	0.7500	0.2500	0.0600	13	39
13	0.7115	0.2885	0.0628	15	37

OS	生存率,$S(t_j)$	死亡率= 1-生存率	生存率的 标准误	至对应时间点的 死亡人数$^\Delta$	随访人数 $n_{(j-1)}$
14	0.6923	0.3077	0.064	16	36
16	0.6538	0.3462	0.066	18	34
20	0.6346	0.3654	0.0668	19	33
21	0.6154	0.3846	0.0675	20	32
23	0.5962	0.4038	0.0680	21	31
24	0.5769	0.4231	0.0685	22	30
28*	.	.	.	22(3)	27
31*	.	.	.	22(2)	25
34*	.	.	.	22(1)	24
35	0.5288	0.4712	0.0707	24	22
41*	.	.	.	24(1)	21
44*	.	.	.	24(1)	20
45*	.	.	.	24(1)	19
46*	.	.	.	24(1)	18
48*	.	.	.	24(1)	17
49*	.	.	.	24(1)	16
50*	.	.	.	24(1)	15
51*	.	.	.	24(1)	14
52*	.	.	.	24(2)	12
55*	.	.	.	24(1)	11
56*	.	.	.	24(1)	10
59*	.	.	.	24(1)	9
60*	.	.	.	24(1)	8
61*	.	.	.	24(3)	5
62*	.	.	.	24(1)	4
73*	.	.	.	24(2)	2
74*	.	.	.	24(1)	1
80*	0.5288	.	.	24(1)	0

注:* 表示对应时间为截尾;$^\Delta$( )内的数字为对应时间点的截尾例数

以时间为横轴,以生存率为纵轴,分别按对照组和试验组绘制生存率曲线图(图 7-2)。可见,试验组和对照组的生存率均随时间变化而逐渐下降,对照组下降更快一些。即同一时间点上,试验组的生存率高于对照组。

图 7-2 底部的两排数字,分别是对照组和试验组在不同时刻的随访人数。例如时间为 0 时,45 和 52 分别是对照组和试验组开始随访的人数;而时间为 20(月)时,13 和 34 分别是对照组和试验组在第 20 个月开始时的随访人数。

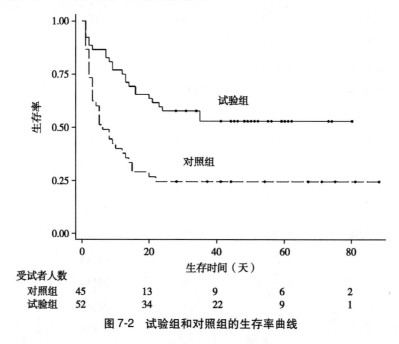

受试者人数

对照组	45	13	9	6	2
试验组	52	34	22	9	1

图 7-2　试验组和对照组的生存率曲线

为比较两组的生存率,采用 logrank 检验:$\chi^2 = 12.7264, P = 0.0004$。结果表明,试验组受试者的生存率高于对照组,试验药优于对照药。相应的 SAS 程序如下:

```
PROC FORMAT;
    VALUE trt 1 = 'Test group' 2 = 'Control group';
RUN;
DATA EX7_2;
INPUT ID Group OS Status @ @ ;
FORMAT Group trt.;
LABEL OS = 'Overall Survival Time';
    DATALINES;
    1  1  800  11  1  740  21  1  280
    2  1  730  12  1  620  22  1  280
    3  1  610  13  1  590  23  1  610
    ....;
RUN;
ODS GRAPHICS ON;
PROC LIFETEST DATA = Ex7_2 PLOTS = SURVIVAL(ATRISK = 0 TO 100 BY 20);
    TIME OS * Status(0);
    STRATA Group / TEST = LOGRANK;
RUN;
ODS GRAPHICS OFF;
```

第六节 正 确 应 用

平行设计应用广泛,其主要优势在于设计方式较为简明,研究周期相对较短,易于操作和掌握。然而只有正确使用平行组设计才能可靠地评价试验药物的效果。

1. 正确选择对照组。根据临床试验的目的,选择合适的对照组。有关对照组的选择,请参见第二章。

2. 样本量分配。各组的样本量可以相等,也可以不等;但在总样本量不变的情况下,各组样本量相等时的设计效率最高。因此建议,除非有伦理上的考虑,一般情况下,在设计时各组的样本量相同。有关样本量的估计参见第三章。

3. 维持随机性。随机是统计分析的前提条件,虽然在设计时采用了随机化分组,但是在具体实施时,也要注意维护随机性,对任何经随机化分组后的受试者不要随意剔除。在分析时,应最大限度地遵循 ITT 原则。

4. 经随机化后的各处理组,只要随机化过程是严格的,一般认为其组间具有较好的均衡性和可比性。因此,在分析时,往往只是描述性地罗列各组的有关统计量,而不进行假设检验。事实上,即使组间的某个或某些基线指标出现了统计学意义上的差别,我们依然认为这种差别源于抽样误差,而不加额外的考虑。至于那些可能影响终点指标的协变量,是否要校正、如何校正,需事先在方案中明确,而不能根据检验结果再来确定。

本章只介绍了差异性(优效性)检验,有关等效性、非劣效检验的内容参见第十一章。此外,本章介绍的检验方法属于简单比较,没有考虑中心、基线等协变量的影响,有关中心效应的分析和协变量的校正请参见第十二、第十三章。

(尹　平)

参 考 文 献

1. Durham TA, Turner JR. Introduction to Statistics in Pharmaceutical Clinical Trials. London: Pharmaceutical Press,2008

2. Friedman BL.Furberg C,DeMets D.Fundamentals of clinical trials.4thed.London:Springer Press,2010

3. KalbfleischJD,Prentice RL.The Statistical Analysis of Failure Time Data.2nd ed.New York:Wiley,2002

4. KleinJP,Moeschberger ML.Survival Analysis:Techniques for Censored and Truncated Data.2nd ed.New York:Springer,2003

5. CollettD.Modelling Survival Data in Medical Research.2nd ed.London:Chapman & Hall/CRC,2003

第八章

析因设计

在药物临床试验中经常遇到不同药物的组合使用或开发复方等问题,能较好地解决这类问题的试验设计是析因设计(factorial design)。

第一节 设计简介

所谓析因设计,就是通过将两个或多个研究因素的各个水平进行全面组合,来评价各种组合处理的效应。析因设计不仅可以检验每个因素各水平间的差异,还可检验各因素间的交互作用;通过比较各因素不同水平的平均效应和因素间不同水平组合下的平均效应,寻找最佳组合。

在析因设计中,影响试验结果的试验条件称为因素(factor),通常指药物、补充剂、疗法等。因素在试验中所处的各种状态和条件称为因素的水平(level),例如药物或补充剂的不同剂量、不同的疗法或某疗效的"用"或者"不用",或者是同类性质的不同药物等。不同因素和水平的析因设计通常用数字表达式表示,各因素可以是等水平,例如2×2、2×2×2、4×4×4等(或表示为2^2、2^3、4^3等)分别表示2因素2水平、3因素2水平、3因素4水平的析因设计;也可以是水平数不等,如2×3析因设计表示有2个因素,分别有2、3个水平,2×3×4的析因设计表示有3个因素,分别有2、3、4个水平。

最简单的析因设计为2×2形式,即2因素2水平的析因设计。如研究A药和B药的交互作用,这里涉及两个处理因素,记为A因素和B因素。每个处理因素设为"不用(或用安慰剂)"和"用药"两个水平,分别记为(A_1、A_2)和(B_1、B_2)。将两因素各水平组合后,共有4个处理组:安慰剂组(A药安慰剂+B药安慰剂)、单纯A药组(A药+B药安慰剂)、单纯B药组(B药+A药安慰剂)、A/B联合用药组(A药+B药),见表8-1。

表8-1 2×2析因设计的试验方案组合

A 因素	B 因素	
	不用 B 药(B_1)	用 B 药(B_2)
不用 A 药(A_1)	A_1B_1(安慰剂)	A_1B_2(单用 B 药)
用 A 药(A_2)	A_2B_1(单用 A 药)	A_2B_2(A、B 联用)

如果考虑A、B、C三种药物因素,每个因素设为"不用"和"用药"两个水平,将三因素各水平组合后,共有8种组合,称为2^3析因设计。试验方案组合见表8-2。

表 8-2 2×2×2 析因设计的试验方案组合

A 药	不用 B 药(B₁)		用 B 药(B₂)	
	不用 C 药(C₁)	用 C 药(C₂)	不用 C 药(C₁)	用 C 药(C₂)
不用 A 药(A₁)	A₁B₁C₁ （安慰剂）	A₁B₁C₂ （单用 C 药）	A₁B₂C₁ （单用 B 药）	A₁B₂C₂ （B、C 联用）
用 A 药(A₂)	A₂B₁C₁ （单用 A 药）	A₂B₁C₂ （A、C 联用）	A₂B₂C₁ （A、B 联用）	A₂B₂C₂ （A、B、C 三药联用）

析因设计是将每个因素的所有水平都进行组合,所以总的处理组数是各因素水平数的乘积。如 3 因素 2 水平的析因设计有 $2^3=8$ 个处理组;6 因素 2 水平的析因设计有 $2^6=64$ 个处理组;4 因素 4 水平的析因设计有 $4^4=256$ 个处理组。

析因设计中每个处理组的试验方案按照各因素的不同水平进行组合,其余实施与完全随机设计相同,每个经筛选合格的受试者将被随机分配到各处理组。以 2×2 析因设计临床试验为例,共有 4 个处理组,其设计流程如图 8-1 所示。

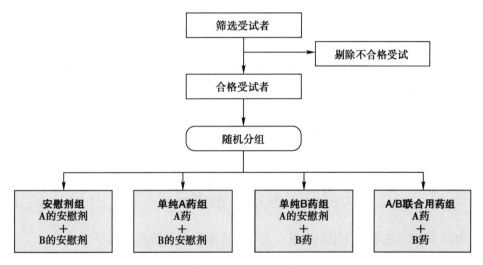

图 8-1 2×2 析因设计临床试验流程图

临床试验中采用析因设计的主要目的有两个:①评价联合用药是否优于单独用药;②评价两种或多种药物间是否具有交互作用,从而寻找最佳复方。

分析析因设计资料时,主要分析思路有三种:①同时关注主效应和交互作用。如果交互作用有意义,则需要根据研究因素进行分层分析,结论则需基于分层分析的结果;如果交互作用没有意义,则结论仅针对各因素的主效应。②不关注交互作用,则直接对研究者感兴趣的对比组进行多重比较。③首先将析因设计按照多个平行组进行整体比较,如果比较结果没有差异,则分析结束;若比较结果有差异,则再进行研究者感兴趣的组与组之间的两两比较,比较时注意控制总的 I 类错误概率。

第二节　效应的解释

在分析析因设计时,我们需要明确以下几种效应:

单独效应(simple effect):是指一个因素单独作用时的效应变化,即其他因素水平固定时,同一因素不同水平的差异。

主效应(main effect):当一个因素的水平发生变化时其效应发生的变化,即某一因素各水平间的平均差异。

交互作用(interaction):指两个或者多个处理因素间的效应(effect)互不独立,当某一因素取不同的水平时,另一个或多个因素各水平的效应相应地发生变化。这里的效应可以是绝对效应(如率差、均数之差等),抑或是相对效应(如率比、优势比、风险比等)。两因素间的交互作用称为一阶交互作用,三因素间交互作用称为二阶交互作用,以此类推。

为叙述方便,以 A、B 两种药物的 2×2 析因试验为例,将数据整理成为表 8-3 的形式。

表 8-3　2×2 析因设计的各组疗效(均数)

A 药物	B 药物	
	不用	用
不用	μ_0	μ_B
用	μ_A	μ_{AB}

(一)单独效应

A 药物的单独效应视是否用 B 药物而定。不用 B 药物时,A 药物的单独效应为 $\mu_A-\mu_0$;用 B 药物时,A 药物的单独效应为 $\mu_{AB}-\mu_B$。同理,不用 A 药物时,B 药物的单独效应为 $\mu_B-\mu_0$;用 A 药物时,B 药物的单独效应为 $\mu_{AB}-\mu_A$。可见,某因素的单独效应是在某特定(其他因素的不同水平)的条件下计算的。

(二)主效应

A 药物的主效应是用和不用 B 药物时 A 的单独效应之平均:

$$\beta_A = \frac{(\mu_A-\mu_0)+(\mu_{AB}-\mu_B)}{2}$$

同理,B 药物的主效应是用和不用 A 药物时 B 的单独效应之平均:

$$\beta_B = \frac{(\mu_B-\mu_0)+(\mu_{AB}-\mu_A)}{2}$$

可见,某因素的主效应是该因素在其他因素的不同水平条件下的单独效应之平均。

(三)交互效应

A 药物与 B 药物的交互作用定义为:

$$\beta_{AB} = (\mu_{AB}-\mu_B)-(\mu_A-\mu_0)$$

或　　　　　　　　　　$$\beta_{AB} = (\mu_{AB}-\mu_A)-(\mu_B-\mu_0)$$

可见,A 与 B 的交互作用是用 B 药物与不用 B 药物时,A 药物的单独效应之差;或者是用 A 药物与不用 A 药物时,B 药物的单独效应之差。当没有交互作用,即 $\beta_{AB}=0$ 时,无论是用 B 药物还是不用 B 药物时,A 药物的单独效应相同;或者无论是用 A 药物还是不用 A 药物时,B 药物的单独效应相同。此时,A 药物的主效应等于其单独效应,B 药物的主效应也等于其单独效应。当 $\beta_{AB}\neq0$ 时,称 A 与 B 有交互作用;当 $\beta_{AB}>0$ 时,称 A 与 B 有正交互作用,即它们是协同的(synergistic);当 $\beta_{AB}<0$ 时,称 A 与 B 有负交互作用,即它们是拮抗的(antagonistic)。

当存在交互作用时,主效应的解释往往没有实际意义。例如不用 B 药物时,A 药物的单独效应为 1;而用 B 药物时,A 药物的单独效应为 -1。此时,A 的主效应是 0,显然不能解释为 A 药物无效应。可见,当存在交互作用时,不能根据主效应的大小来判断某药物的作用。

以上单独效应、主效应和交互作用均是以均数为例叙述的,效应的评价是基于加法运算的,称为加法效应模型。如果结果变量是二分类的,效应指标是 OR 或 RR,则效应的评价是基于乘法运算的,属于乘法模型。

不用 B 药物时,A 药物的单独效应为 RR_A;用 B 药物时,A 药物的单独效应为 RR_{AB}/RR_B。同理,不用 A 药物时,B 药物的单独效应为 RR_B;用 A 药物时,B 药物的单独效应为 RR_{AB}/RR_A。具体如表 8-4 所示。

表 8-4　2×2 析因设计的各组疗效(RR)

A 药物	B 药物	
	不用	用
不用	1	RR_B
用	RR_A	RR_{AB}

A、B 药物的主效应分别为:

$$\eta_A = \sqrt{\frac{RR_A \times RR_{AB}}{RR_B}}, \quad \eta_B = \sqrt{\frac{RR_B \times RR_{AB}}{RR_A}}$$

A 与 B 的交互作用为:

$$\eta_{AB} = \frac{RR_{AB}}{RR_A RR_B}$$

当没有交互作用时,$\eta_{AB} = 1$;当 $\eta_{AB} \neq 1$ 时,称 A 与 B 有交互作用;当 $\eta_{AB} > 1$ 时,称 A 与 B 有正交互作用;当 $\eta_{AB} < 1$ 时,称 A 与 B 有负交互作用。

事实上,如果此时对效应指标取对数,则单独效应、主效应、交互作用的运算就与均数是一致的,因为对数条件下乘法运算就变成了加法运算。此时,不用 B 药物时,A 药物的单独效应为 $\log(RR_A)$;用 B 药物时,A 药物的单独效应为 $\log(RR_{AB}) - \log(RR_B)$。同理,不用 A 药物时,B 药物的单独效应为:$\log(RR_B)$;用 A 药物时,B 药物的单独效应为 $\log(RR_{AB}) - \log(RR_A)$。

A、B 药物的主效应分别为:

$$\beta_A = \frac{[\log(RR_A) - \log(1)] + [\log(RR_{AB}) - \log(RR_B)]}{2}$$

$$\beta_B = \frac{[\log(RR_B) - \log(1)] + [\log(RR_{AB}) - \log(RR_A)]}{2}$$

A 与 B 的交互作用为:

$$\beta_{AB} = \log(RR_{AB}) - \log(RR_A) - \log(RR_B)$$

当没有交互作用时,$\beta_{AB} = 0$。

因此,当用 logistic 回归、Cox 回归、Poisson 回归作为分析模型时,它们属于广义线性模型,如果直接用回归系数进行分析,则属加法模型;如果用 OR 或 RR 进行分析,则属乘法模型,结论是等价的。

第三节 析因设计的方差分析

当分析结果变量是定量资料时,如果资料满足独立性、正态性(或近似正态)、方差齐性,则可以用方差分析模型对析因设计的资料进行分析。这里以 2×2 析因设计为例,介绍效应的方差分析模型。

在进行析因分析时,一般先进行直观分析判断交互作用的类型,然后对四个组合的实验结果进行方差齐性检验,如果满足方差齐性,则采用方差分析。析因设计的方差分析思想与完全随机设计资料的方差分析相似,即 $SS_{总} = SS_{处理} + SS_{误差}$。

总变异:$SS_{总} = SS_{处理} + SS_{误差} = SS_A + SS_B + SS_{AB} + SS_{误差}$。

自由度的分解:$V_{总} = V_A + V_B + V_{AB} + V_{误差}$。

然而,析因设计的 $SS_{处理}$ 还需要进一步分解为 A 因素主效应的离均差平方和 SS_A、B 因素主效应的离均差平方和 SS_B 与 AB 交互作用的离均差平方和 SS_{AB} 三部分。设 T_1、T_2、T_3、T_4 分别为 a_1b_1、a_1b_2、a_2b_1、a_2b_2 四组小计,n 为各组的例数,其 $SS_{处理}$ 的析因分解见表 8-5。

表 8-5　2×2 析因设计 $SS_{处理}$ 的析因分解

变异来源	自由度	SS
处理组间	3	$SS_{处理} = \dfrac{1}{n}(T_1^2 + T_2^2 + T_3^2 + T_4^2) - C$
A 因素主效应	1	$SS_A = \dfrac{1}{2n}(A_1^2 + A_2^2) - C$
B 因素主效应	1	$SS_B = \dfrac{1}{2n}(B_1^2 + B_2^2) - C$
AB 交互作用	1	$SS_{AB} = SS_{处理} - SS_A - SS_B$

注:$C = (\sum X)^2 / N$

例 8-1　某临床试验为观察 A、B 两种镇痛药物联合应用在产妇分娩时的镇痛效果。A 药取 2 个剂量,即 2.5 和 5.0mg;B 药也取 2 个剂量,即 15 和 30μg。采用 2×2 析因设计,则有 4 个处理组,将 120 名产妇随机分为 4 组,记录分娩时的镇痛时间(分钟),部分数据见表 8-6。

表 8-6　A、B 两种镇痛药物联合应用的分娩镇痛时间(部分数据)

A 药 2.5mg		A 药 5.0mg	
B 药 15μg	B 药 30μg	B 药 15μg	B 药 30μg
106	112	57	134
47	62	52	84
53	156	91	96
91	45	123	152
74	52	90	104
36	94	96	123

A 药 2.5mg		A 药 5.0mg	
B 药 15μg	B 药 30μg	B 药 15μg	B 药 30μg
78	57	90	77
25	71	100	74
104	47	110	115
144	88	66	104

单独效应分析结果见表 8-7。

表 8-7　A 药、B 药的单独效应分析结果 $\bar{X}\pm s$

A 药	B 药		平均	B_2-B_1
	15μg	30μg		
2.5mg	75.63± 28.41	84.83±31.00	80.23	9.20
5mg	86.27±24.93	109.83±29.18	98.05	23.56
平均	80.95	97.33	–	16.38
A_2-A_1	10.64	25.00	17.82	–

（一）单独效应、主效应、交互作用的直观分析

通过分析表 8-7 中 4 个均数的差异,可以得到 A 药、B 药的单独效应、主效应和交互作用。当 A 药固定为 2.5mg 时,B 药的单独镇痛效应为 9.2 分钟;当 A 药固定为 5mg 时,B 药的单独镇痛效应为 23.56 分钟。同理,当 B 药固定为 15μg 时,A 药的单独镇痛效应为 10.64 分钟;当 B 药固定为 30μg 时,A 药的单独镇痛效应为 25 分钟。A 药镇痛效果的主效应为 B 药处于不同水平时 A 药单独镇痛效应的平均值,即（10.64+25）/2 = 17.82 分钟;同理,B 药的镇痛主效应为 16.38 分钟。A 药与 B 药的交互作用为 25 − 10.64 或 23.56 − 9.2 = 14.36 分钟。

（二）方差分析

本例的 2×2 析因设计方差分析结果见表 8-8。模型的整体检验结果为 $F = 7.87, P <$ 0.0001,表明模型具有统计学意义。根据方差分析结果可知:①单独用 A 药有延长孕妇镇痛效应的效果;②单独 B 药也有延长产妇镇痛效应的效果;③A 药和 B 药无交互作用。

表 8-8　析因设计方差分析结果

变异	自由度	SS（Ⅲ型估计）	MS	F	P
A 药	1	9523.01	9523.01	11.75	0.0008
B 药	1	8052.41	8052.41	9.94	0.0021
A 药×B 药	1	1548.01	1548.01	1.91	0.1696
误差	116	93 993.17	810.29		

4 种处理效应之差的两两比较结果见表 8-9,可以看出 A 药 5mg/与 B 药 30μg 的联合镇痛效果最好,优于 A、B 两药其他剂量的联合镇痛效果。

表 8-9 A×B 交互效应两两比较结果

对比组	差值(95%CI)	P 值
1 *vs* 2	−9.20(−23.76~ 5.36)	0.2132
1 *vs* 3	−10.63(−25.19~ 3.92)	0.1507
1 *vs* 4	−34.20(−48.76~ −19.64)	<0.0001
2 *vs* 3	−1.43(−15.99~13.12)	0.8457
2 *vs* 4	−25.00(−39.56~ −10.44)	<0.0001
3 *vs* 4	−23.57(−38.12~ −9.01)	<0.0001

2×2 析因设计方差分析的 SAS 程序如下：

```
PROC GLM;
    CLASS A B;
    MODEL X = A |B;
    LSMEANS A * B/CL STDERR TDIFF PDIFF;
RUN;
```

近年来,析因设计在复方制剂的研发中得到了广泛的应用,通过将复方制剂中各种药物(因素)的不同剂量(水平)全部或部分组合,探究最佳的组合方式,获得最大的临床收益,为复方制剂的研发提供了较好的方法学支持。

例 8-2 为了确定在轻、中度原发性高血压患者中评价不同剂量配比的 A 药和 B 药联合用药与两种单药不同剂量及安慰剂相比的最佳降压疗效,采用 2 因素 3 水平 3×3 的析因设计,A 药选取 2.5 和 5mg 两种剂量,B 药选取 12.5 和 25mg 两种剂量,将患者随机分成 9 组,分别接受 A 药/B 药 2.5mg/0mg、5mg/0mg、0mg/12.5mg、0mg/25mg、2.5mg/12.5mg、2.5mg/25mg、5mg/12.5mg、5mg/25mg 以及安慰剂组。该研究共纳入 450 例受试患者,每组 50 例。试验除基线外,共随访 5 次,每次测血压 3 次,取平均值。主要疗效指标为第 5 次随访时舒张压与基线的变化值。部分数据见表 8-10。

方差分析结果见表 8-11。由分析结果可见,A 药的主效应、B 药的主效应,以及 A 药与 B 药的交互作用均有统计学意义。从各处理组的血压改变均值(表 8-12)可知,A 药 5mg 联合 B 药 25mg 的组合方式对舒张压的降压效果最佳。

表 8-10 A、B 两种降压药物联合应用的舒张压末次随访与基线的变化值(部分数据)

A 药 0mg			A 药 2.5mg			A 药 5mg		
B 药 0mg	B 药 12.5mg	B 药 25mg	B 药 0mg	B 药 12.5mg	B 药 25mg	B 药 0mg	B 药 12.5mg	B 药 25mg
1.8	−3.2	−3.7	−4.3	−11.6	−16.5	−5.5	−14.5	−25.0
5.0	−3.9	−4.2	−0.7	−10.1	−15.5	−3.5	−12.6	−23.2
9.3	−1.4	−8.2	−0.4	−8.2	−17.9	−7.0	−13.5	−24.8
7.5	1.0	−3.9	−0.4	−8.9	−19.6	−2.3	−10.6	−23.5
3.3	−8.4	−3.2	−2.3	−13.5	−18.2	−3.7	−16.4	−21.9

A 药 0mg			A 药 2.5mg			A 药 5mg		
B 药 0mg	B 药 12.5mg	B 药 25mg	B 药 0mg	B 药 12.5mg	B 药 25mg	B 药 0mg	B 药 12.5mg	B 药 25mg
2.2	−0.1	−2.3	−3.1	−9.5	−12.2	−5.5	−14.9	−21.9
3.7	−4.6	−7.6	−4.7	−10.8	−17.9	−4.7	−12.6	−21.6
3.8	0.4	−7.8	1.4	−10.5	−17.0	−3.3	−12.8	−24.7
2.6	−0.4	−2.5	−2.6	−6.8	−13.8	−8.4	−13.3	−21.9
3.4	2.6	−5.2	4.2	−8.7	−16.0	−4.9	−13.3	−25.0

表 8-11 舒张压末次随访与基线的变化值方差分析结果

变异来源	SS	自由度	MS	F	P
A 药	4889.35	2	2444.68	616.23	<0.0001
B 药	21 182.62	2	10 591.31	2669.75	<0.0001
交互作用 A×B	3175.62	4	793.90	200.12	<0.0001
误差	1749.51	441	3.97		
总变异	30 997.10	449			

表 8-12 舒张压末次随访与基线的变化值情况($\bar{x}\pm s$)

		A 药		
		0mg	2.5mg	5mg
B 药	0mg	5.14±2.05	−1.87±1.87	−4.71±2.01
	12.5mg	−1.49±1.98	−9.65±2.18	−12.81±1.86
	25mg	−5.17±2.06	−16.02±1.93	−22.96±1.97

第四节 析因设计的多因素模型

仍然以 A、B 两个药物的 2×2 析因设计为例,记 X_A 表示 A 因素,X_B 表示 B 因素。

$$X_A=\begin{cases}1 & 使用 A 药\\0 & 不使用 A 药\end{cases} \qquad X_B=\begin{cases}1 & 使用 B 药\\0 & 不使用 B 药\end{cases}$$

则对于正态或近似正态分布的定量资料来说,析因设计可以采用如下的线性模型:

$$\hat{Y}=\beta_0+\beta_A X_A+\beta_B X_B+\beta_{AB}X_A X_B+\varepsilon$$

其中 β_0 表示不用 A 药也不用 B 药时的安慰剂效应;β_A 表示不用 B 药时,A 的单独效应;β_B 表示不用 A 药时,B 的单独效应。$X_A X_B$ 表示变量 X_A 与 X_B 的乘积,系数 β_{AB} 对应于 A 因素与 B 因素的交互作用。当没有交互作用时,β_A 表示 A 的主效应,β_B 表示 B 的主效应。当有交互作用时,即 β_{AB} 不等于 0,则用 B 药时,A 的单独效应为 $\beta_A+\beta_{AB}$;用 A 药时,B 的单独效应为 $\beta_B+\beta_{AB}$。模型的参数可以采用最小二乘估计。对于二分类结果变量,可以采用

logistic 回归模型进行分析,相应的析因设计 logistic 模型为:

$$\text{logit}(P) = \beta_0 + \beta_A X_A + \beta_B X_B + \beta_{AB} X_A X_B \tag{8-1}$$

其中 $\exp(\beta_A)$ 表示不用 B 药时, A 的单独效应; $\exp(\beta_B)$ 表示不用 A 药时, B 的单独效应。 $\exp(\beta_{AB})$ 为交互作用。模型的参数可以采用极大似然估计。

对于生存资料,可以采用 Cox 比例风险模型进行分析,相应的析因设计 Cox 模型为:

$$\log(\lambda) = \log(\lambda_0) + \beta_A X_A + \beta_B X_B + \beta_{AB} X_A X_B \tag{8-2}$$

同样, $\exp(\beta_A)$ 表示不用 B 药时, A 的单独效应; $\exp(\beta_B)$ 表示不用 A 药时, B 的单独效应; $\exp(\beta_{AB})$ 为交互作用。模型的参数可以采用极大似然估计。

从上述模型可以看出,析因设计的模型中既包含了各因素的单独效应,也包含了交互作用。而交互作用是通过变量的乘积项体现的。

这类模型不难推广到多因素情形。例如考虑 A、B、C 三种药物的 2×2×2 析因设计,记 X_A、X_B、X_C 分布表示三个因素,相应的模型为:

$$\hat{Y} = \beta_0 + \beta_A X_A + \beta_B X_B + \beta_C X_C + \beta_{AB} X_A X_B + \beta_{AC} X_A X_C + \beta_{BC} X_B X_C + \beta_{ABC} X_A X_B X_C \tag{8-3}$$

其中 β_A、β_B、β_C 表示不用其他药物时,该药物的单独效应; β_{AB}、β_{AC}、β_{BC} 表示两因素的一阶交互作用,而 β_{ABC} 表示三因素的二阶交互作用。

例 8-3 某临床研究采用 2×2×2 析因设计评价 3 种当时广泛使用的治疗方案:口服转换酶抑制剂(converting enzyme inhibitor,C)1 个月、口服硝酸盐(nitrate,N)1 个月、24 小时静脉注射镁剂(magnesium,M),对确诊或疑似急性心肌梗死(MI)患者 5 周病死率的影响。在这个 3 因素 2 水平的析因设计中共有 8 种组合,即 8 个处理组。各组的受试者例数及 5 周病死数见表 8-13。

表 8-13 2×2×2 析因设计各组的 5 周病死人数/受试者例数

	N+		N−	
	M+	M−	M+	M−
C+	C+M+N: 560/7270	C+N: 484/7229	C+M: 544/7250	C: 500/7279
C−	M+N: 532/7247	N: 553/7272	M: 580/7244	−: 566/7259

本例中,结果变量是二分类变量,因此采用 logistic 回归进行分析。分别拟合包含和不包含交互作用的模型:

$$\text{logit}(P) = \alpha + \beta_1 C + \beta_2 N + \beta_3 M + \gamma_{12} C \times N + \gamma_{13} C \times M + \gamma_{23} N \times M + \gamma_{123} C \times N \times M (\text{模型 A}) \tag{8-4}$$

$$\text{logit}(P) = \alpha + \beta_1 C + \beta_2 N + \beta_3 M (\text{模型 B}) \tag{8-5}$$

拟合结果见表 8-14。

根据模型 A 和 B 的拟合结果,无论是 Wald 检验还是似然比检验,均显示三种药物间无交互作用。根据模型 B 可知,口服转换酶抑制剂对确诊或疑似 MI 患者的 5 周病死率可以降低 7%(95%CI 1%~13%),而口服硝酸盐和静脉注射镁剂对降低 MI 患者的 5 周病死率无影响。

表 8-14　2×2×2 析因设计的 logistic 回归分析结果

变量	模型 A			模型 B		
	$OR(95\%CI)$	SE	P	$OR(95\%CI)$	SE	P
常数项	0.08(0.08~0.09)	0.0037	0.000	0.08(0.08~0.09)	0.0026	<0.0001
C	0.87(0.77~0.99)	0.0556	0.032	0.93(0.87~0.99)	0.0295	0.0232
N	0.97(0.86~1.10)	0.0606	0.663	0.97(0.91~1.03)	0.0307	0.3413
M	1.03(0.91~1.16)	0.0634	0.640	1.05(1.00~1.13)	0.0335	0.0681
$C×N$	1.00(0.84~1.19)	0.0907	0.997	—	—	—
CM	1.07(0.90~1.27)	0.0951	0.456	—	—	—
$M×N$	0.94(0.79~1.11)	0.0825	0.448	—	—	—
$C×M×N$	1.13(0.88~1.45)	0.1433	0.333	—	—	—

第五节　析因设计的正确应用

一、析因设计的优缺点

析因设计是一种全因素分析,具有以下优点:

1. 全面、高效性　析因设计可以均衡地对各因素的不同水平进行全面组合,分组进行试验,其全面性与均衡性都好,具有高效性。

2. 获得信息多　析因设计可以对如下三个方面进行检验:①每个因素的不同水平的主效应以及各水平之间是否有差异;②各因素之间是否有交互作用;③通过比较各种组合,可以寻求最佳组合。

运用析因设计时也有一些缺点:

1. 当两种干预对结局的作用机制相似或相近时,析因设计不是一个很好的选择。此时,可能会因为"天花板效应(ceiling effect)"的存在而出现对可加性的偏倚,产生统计学上的"交互作用"。而且,效应的"可加性"本身也是很难证实的一个先验假设。

2. 当涉及的因素越多或水平数越多时,析因试验的实施和管理要求也就越高。

3. 相对于主效应的检测,交互作用的检测对样本量的要求更高。因此,如果需要分析交互作用,尤其是多因素设计中的高阶交互作用,样本量的估计必须基于交互作用而不是主效应,以保证有足够的把握度检测交互作用。

二、复杂情况下的设计

1. 采用正交设计　当处理因素的个数较多或各因素的水平数较多时,析因试验的处理组数会很多,所需的受试者例数也就越多,分析过程(尤其是高阶交互作用的分析)会变得非常复杂。因此,在具体项目设计时,必须要评价是否需要分析高阶的交互作用。这是一个比较困难的过程,正是由于未知,我们才需要探索。当不需要考虑高阶交互作用时,可以采用正交设计(orthogonal design)以减少试验的处理组数,简化试验设计。

正交设计是借助一套规格化的正交表,从多因素多水平的全部组合中,选择一部分有代表性的水平组合作为处理组进行试验,然后对试验结果进行综合比较、统计分析,探求各因素水平的最佳组合,从而得到最优或较优的进一步试验的方案。

正交试验设计的特点是用不太多的试验组数,因而受试者的例数也相应减少。通过正交试验,可以找出试验因素的最佳水平组合,了解试验因素的重要性程度及交互作用情况,减少试验的盲目性等。正交设计与析因设计的区别在于正交设计是"非全面试验",而析因设计是"全面试验"。比如对于 A、B、C 和 D 四个因素,每个因素为两水平试验,按析因设计共有 $g = 2^4 = 16$ 个处理。

$A_0B_0C_0D_0$	$A_0B_0C_0D_1$	$A_0B_0C_1D_0$	$A_0B_0C_1D_1$
$A_0B_1C_0D_0$	$A_0B_1C_0D_1$	$A_0B_1C_1D_0$	$A_0B_1C_1D_1$
$A_1B_0C_0D_0$	$A_1B_0C_0D_1$	$A_1B_0C_1D_0$	$A_1B_0C_1D_1$
$A_1B_1C_0D_0$	$A_1B_1C_0D_1$	$A_1B_1C_1D_0$	$A_1B_1C_1D_1$

若用正交设计,可选 $\frac{1}{2}$ 实施方案,只有 $\frac{1}{2}g = 8$ 个试验。

$A_0B_0C_0D_0$	–	–	$A_0B_0C_1D_1$
–	$A_0B_1C_0D_1$	$A_0B_1C_1D_0$	–
–	$A_1B_0C_0D_1$	$A_1B_0C_1D_0$	–
$A_1B_1C_0D_0$	–	–	$A_1B_1C_1D_1$

由此可见,当试验因素较多时,采用正交设计可以成倍地减少试验组数和受试者例数。正交设计在医学研究中用途广泛,通常用在临床前研究,如寻找最佳的复方制剂、医疗器械多参数的优化组合、医疗产品的生产工艺、生物体的培养条件等。

2. 规避风险高的处理组 即使每种药物的毒性不大,但是当多组药物联合使用时,可能使联合用药的毒性增加。因此,在设计时必须要考虑这一可能性。例如一个两因素的试验,A、B 两种药物各 4 个水平:0 剂量(安慰剂)、低剂量、中剂量和高剂量,其全部组合为 16 组。作为单药,各自的高剂量均是安全的、可耐受的;但是,联合用药时,由于毒性的叠加,两种药物的高剂量可能导致受试者的不耐受。因此在试验中,A 药高剂量与 B 药高剂量这一试验组合(A_3B_3)不进行试验,设计为 15 组。显然,这种设计也是不完全设计。

A 药物	B 药物			
	0 剂量	低剂量	中剂量	高剂量
0 剂量	A_0B_0	A_0B_1	A_0B_2	A_0B_3
低剂量	A_1B_0	A_1B_1	A_1B_2	A_1B_3
中剂量	A_2B_0	A_2B_1	A_2B_2	A_2B_3
高剂量	A_3B_0	A_3B_1	A_3B_2	–

类似地,当采用安慰剂治疗不符合伦理时,也可以去掉安慰剂组(A_0B_0)。

3. 响应曲面法 响应曲面(response surface)法用于多个因素、多个剂量水平的试验,尤其适用于各因素的剂量-反应关系为非线性关系时。响应曲面法通过拟合响应曲面、绘制等高线图等,可以方便地找出相应于各因素各水平的响应值,并预测响应最优值以及相应的水平组合。详见有关专著。

(尹 平 黄丽红)

参 考 文 献

1. Pandis N,Walsh T,Polychronopoulou A,et al.Factorial designs:an overview with applications to orthodontic clinical trials.The European Journal of Orthodontics,2014,36(3):314-320

2. Friedman LM,Furberg C,DeMets DL,et al.Fundamentals of Clinical Trials.4th ed.New York:Springer,2010

3. Steven Piantadosi.临床试验——方法学探究.2 版.李国庆,高晨燕,黄钦,译.北京:中国医药科技出版社,2012

4. 刘川.药物临床试验方法学.北京:化学工业出版社,2011

5. ISIS-4:A randomised factorial trial assessing early oral captopril,oral mononitrate,and intravenous magnesium sulphate in 58 050 patients with suspected acute myocardial infarction.The Lancet,1995,345:669-685

6. Apfel CC,Korttila K,Abdalla M,et al.A Factorial Trial of Six Interventions for the Prevention of Postoperative Nausea and Vomiting.Journal of Urology,2005,173(3):2441

7. Montgomery DC.实验设计与分析.6 版.傅珏生,张健,王振羽,等译.北京:人民邮电出版社,2009

第九章

交 叉 设 计

交叉设计（cross-over design）是一种将自身对照和组间比较相结合的设计方法，每个受试者在整个试验的不同阶段均分别接受不同的处理，相比平行组设计具有更高的试验效率，适用于非自愈性慢性疾病的控制治疗效果评价，以及药物的生物利用度、生物等效性研究等。

第一节　设计简介

在平行设计中，每个受试者只接受一种固定的处理；在析因设计中，有的受试者可能接受多种处理，但是这些处理在整个试验中是不变的。而交叉设计是在试验的不同阶段，受试者分别接受不同的处理，且每名受试者接受处理的顺序是随机的。通过事先设计好的试验次序，在各个阶段对研究对象逐一实施相应处理，可以评价不同治疗方案之间的差异，是临床试验中的三种基本设计方法之一，也是生物等效性、生物利用度试验的标准设计方法（见第十章）。

一、设计要素

1. 准备阶段（run in）　是指试验对象经过一段时间不加任何处理（停药期）的观察，确认已进入自然状态，可以进行试验。

2. 不同阶段的处理　是按事先设计好的试验顺序，依次在各个试验阶段施加相应的处理，即受试对象接受相应的药物治疗，各处理在不同阶段产生的效应即处理效应（treatment effect）。

3. 洗脱期　在经过各阶段的治疗后，停药一段时间，确认前一阶段的治疗效应已经消失，试验对象又回到自然状态，以保证后一时期的治疗结果不受前一时期治疗的影响，即没有所谓的滞后效应（carry-over effect）。实际上，准备阶段也属于洗脱期（wash-out period），是为了消除入组前其他药物的可能干扰作用。

4. 滞后效应　交叉设计中，前一阶段的处理效应可能会干扰后面不同阶段的处理效应，这种前一阶段的处理在后续的阶段中仍然存在的效应称为滞后效应。滞后效应常常被认为就是指药物残留效应（drug carryover effect），实际上还包括有心理效应（psychological carryover effect）、第一阶段用药导致耐药性而产生的撤退效应（withdraw effect），以及患者的身体状况因用药而改变所导致的遗留效应（non uniform carryover

effect)等。由于随机化分组并不能平衡序列组间的这种滞后效应,因此滞后效应会增加分析的难度。在 2×2 交叉设计中,由于统计模型的限制,滞后效应无法与处理×阶段的交互作用分离,即使假设无处理×阶段的交互作用,现有的对滞后效应的检验方法也不完善,主要是检验效能较低。在采用高阶交叉设计后,虽然能部分克服统计缺陷,但由于组数或阶段数的增加,会大大增加经费及时间使得可行性大大下降。故滞后效应既是交叉设计中的关键点,也是统计分析的难点。设计不好或考虑不周会导致试验失败,这是交叉设计潜在的缺陷。最好的办法是通过良好的试验设计(例如足够长的洗脱期)来避免其干扰。

5. 阶段效应 阶段效应(period effect)也称时期效应,是指时间流逝对试验结果指标产生的影响,这种效应在没有施加处理的自然状态下也存在,交叉试验中的随机化分组可平衡组间的这种干扰效应。

6. 交互作用 在交叉设计中还有可能涉及处理×阶段的交互作用(period by treatment interaction),即处理效应的差值在不同的阶段不相同。如前所述,其在常用 2×2 交叉设计中无法与滞后效应、顺序效应分离。其他处理×个体、阶段×个体的交互作用可不考虑。

二、设计特点

以 2×2 交叉设计为例,设有 A 和 B 两种处理,将受试对象随机分为两组,第 1 组在时期 1 接受 A 处理,在时期 2 接受 B 处理,试验顺序为 AB;第 2 组则相反,试验顺序为 BA。这是 2 种处理、2 个序列、2 个阶段的交叉试验。这里,每个受试者均接受了两种处理,但是试验顺序是随机的。也可以理解为将受试者随机分入 AB 顺序组和 BA 顺序组。示意如图 9-1 所示。

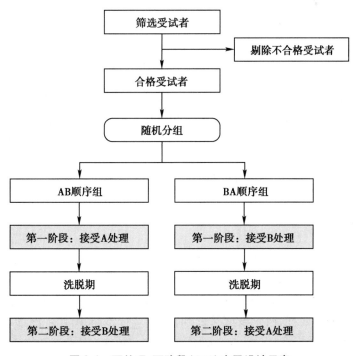

图 9-1 两处理、两阶段(2×2)交叉设计示意

又如一个两处理、三阶段的交叉设计,两种试验顺序为 ABB 和 BAA,称为 2×3 交叉设计。如图 9-2 所示。

若有 3 种处理 A、B 和 C,则有 6 个顺序组,分别为 ABC、CAB、BCA、BAC、CBA 和 ACB。将受试对象随机分到对应的 6 组之一,各组在 3 个不同阶段分别按上述顺序进行试验,称为 3×6 交叉试验,其他以此类推。

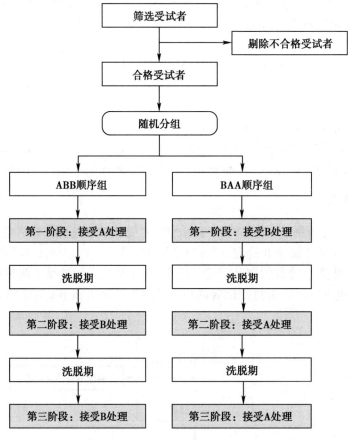

图 9-2 两处理、三阶段(ABB/BAA)2×3 交叉设计示意

第二节 两处理、两阶段交叉试验

一、设计模型

设有两种处理 A 和 B,将受试对象随机分为两组,第 1 组在第 1 时期先接受 A 处理,经过一定时间间隔的清除期或洗脱期,在第 2 时期再接受 B 处理,试验顺序为 AB;第 2 组对象在第 1 时期接受 B 处理,经一定时间的间隔后,再在第 2 时期接受 A 处理,试验顺序为 BA。这种设计为两处理、两阶段交叉设计,又称 2×2 交叉设计。因为两阶段交叉设计在全部试验过程中交叉一次,又称为一次交叉设计。记 Y_{ijk} 为第 i 个个体(subject)第 j 阶段(period)第 k 个顺序(sequence)的观察结果;trt_{ij} 为第 i 个个体第 j 阶段接受的处理;seq_i 为第 i 个个体接受处理的顺序;μ 为总平均效应;μ_{jk} 为第 j 个阶段第 k 个顺序的平均效应;E 为

处理的效应，E_T 为试验组的效应，E_R 为对照组的效应，$E_T+E_R=0$；C 为滞后效应，C_T 为试验组的滞后效应，C_R 为对照组的滞后效应，$C_T+C_R=0$；P 为阶段的效应，P_k 表示第 k 个阶段的效应，$P_1+P_2=0$；S 为序列的效应，$S_1+S_2=0$；e_{ijk} 为个体内误差。则第 i 个个体第 j 阶段第 k 个顺序的观察结果是由总平均效应、顺序的效应、阶段的效应、药物的效应，以及滞后效应组成的。

$$y_{ijk}=\mu+P_j+E_{jk}+C_{j-1,k}+S_{ik}+e_{ijk} \tag{9-1}$$

由于 $C_T+C_R=0$，这说明只要 C_T、C_R 不为 0，则处理的效应就包含了滞后效应，出现了混杂。因此，在 2×2 交叉设计中往往总是假设 $C_T=C_R=0$，即不存在滞后效应或两种滞后效应相等。当 $C_T=C_R=0$ 时，效应模型为：

$$y_{ijk}=\mu+P_j+E_{jk}+S_{ik}+e_{ijk} \tag{9-2}$$

二、计量资料 2×2 交叉设计效应评价

对于 2×2 交叉设计定量资料的分析，一般采用方差分析法。方差分析中需要考虑个体差异、顺序、阶段以及处理的效应。

设两个顺序组的受试者人数分别为 n_1 和 n_2，总受试者人数为 n_1+n_2，如果没有缺失数据，则总数据个数为 $2(n_1+n_2)$，总自由度为 $2(n_1+n_2)-1$。

由于交叉设计是成组设计（parallel design）与配对设计（paired design）的综合运用，方差分析中，总的变异分解为个体间（inter-subject）总变异和个体内（intra-subject）总变异。这里，总受试者人数为 n_1+n_2，因此个体间总变异的自由度为 n_1+n_2-1，个体内总变异的自由度为 n_1+n_2。

从个体间来看，这是成组设计，n_1+n_2 名受试者分为两个顺序组，个体间变异的总自由度为 n_1+n_2-1。其中，顺序是个体间变异中分解出来的，称顺序嵌套在个体间。2×2 交叉设计中只有两个顺序，因此顺序的自由度为 1，故个体间误差的自由度为 n_1+n_2-1。

从个体内来看，这相当于配对的部分，处理的效应、阶段的效应都是在个体内进行比较的，处理的自由度为 1、阶段的效应自由度为 1，个体内的总自由度为 n_1+n_2，因此个体内误差的自由度为 n_1+n_2-2。

例 9-1 曲马舒坦口服片剂是治疗偏头痛急性发作的有效药物，某公司现研制出经鼻腔粉剂给药的新剂型。为了评价鼻腔粉剂和口服片剂两种给药方式对偏头痛的疗效差别，采用双盲双模拟法，令 A 处理为鼻腔粉剂+口服曲马舒坦片安慰剂，B 处理为口服曲马舒坦片+鼻腔粉剂安慰剂。定义单个阶段为达到 5 次偏头痛发作或者达到 3 个月的观察期，阶段间无偏头痛发作时间视为洗脱期。按 2×2 交叉设计，将符合国际头痛疾病分类标准的 275 例偏头痛患者随机分为两组，两阶段用药顺序为一组先 A 后 B，另一组先 B 后 A。以各阶段内的各次偏头痛发作的 SPID-30 分值的均数为主要疗效指标。试验结果见表 9-1（为方便叙述，这里摘选 10 例）。

对于本例，方差分析的检验假设为：

H_0：A、B 两处理治疗后 SPID-30 均值的总体均数相等，即 $\mu_A=\mu_B$；

H_1：A、B 两处理治疗后 SPID-30 均值的总体均数不相等，即 $\mu_A\neq\mu_B$。

方差分析结果见表 9-2。

表 9-1　曲马舒坦两种给药方式交叉设计 10 名受试者的 SPID-30 均值结果

患者编号	试验次序	阶段		每人合计
		1	2	
1	AB	10	7	17
2	BA	7	11	18
3	AB	10	10	20
4	AB	10	9	19
5	AB	11	8	19
6	BA	9	11	20
7	BA	8	9	17
8	AB	12	5	17
9	BA	8	11	19
10	BA	7	10	17
阶段合计	92	91	183	
剂型合计		A = 105	B = 78	

表 9-2　2×2 交叉设计方差分析结果

变异来源		SS	df	MS	F	P
个体间		7.05	9			
	顺序	0.05	1	0.050	0.06	0.8171
	误差=个体(顺序)	7.00	8	0.875	0.41	0.8845
个体内						
	处理	36.45	1	36.450	17.15	0.0032
	阶段	0.05	1	0.050	0.02	0.8819
	误差	17.00	8	2.125		
总变异		60.55	19			

这里,顺序是嵌套在个体间的,因此顺序的检验采用了个体间误差(个体扣除顺序后的误差)项,即:

$$F_{顺序} = \frac{MS_{顺序}}{MS_{个体(顺序)}} = \frac{0.05}{0.875} = 0.06, \quad \nu_1 = 1, \nu_2 = 8$$

而处理、阶段的检验都是基于个体内误差的:

$$F_{处理} = \frac{MS_{处理}}{MS_{个体内误差}} = \frac{36.45}{2.125} = 17.15, \quad \nu_1 = 1, \nu_2 = 8$$

$$F_{阶段} = \frac{MS_{阶段}}{MS_{个体内误差}} = \frac{0.05}{2.125} = 0.02, \quad \nu_1 = 1, \ \nu_2 = 8$$

这是交叉设计方差分析需要注意的地方。

　　根据最小二乘估计,处理 A 的 SPID-30 均值的均数为 10.5(95%CI 9.44~11.56);处理 B 的 SPID-30 均值的均数为 7.8(95%CI 6.74~8.86);两组之差为 2.7(95%CI 1.20~4.20);综合可知处理 A 优于处理 B。同时,不同顺序间效应的差异无统计学意义($F = 0.06, P = 0.8171$),说明两序列之间无明显差异;不同阶段的效应差别亦无统计学意义($F = 0.08, P = 0.8819$),说明不同阶段对测量指标无明显影响。

　　相应的 2×2 交叉设计方差分析的 SAS 程序如下:

```
DATA Ex9_1;
INPUT sequence $ Y1 Y2;
subject =_N_;
DATALINES;
AB   10   7
BA   7   11
AB   10   10
AB   10   9
AB   11   8
BA   9   11
BA   8   9
AB   12   5
BA   8   11
BA   7   10
;
RUN;

DATA Ex9_1;
SET Ex9_1;
period =1;Y=Y1;trt =SUBSTR(sequence,period,1);OUTPUT;
period =2;Y=Y2;trt =SUBSTR(sequence,period,1);OUTPUT;
RUN;

PROC GLM;
CLASS subject sequence trt period;
MODEL Y =sequence subject(sequence) period trt;
TEST   H =sequence E =subject(sequence);
ESTIMATE "treatment A vs B" trt 1 -1;
LSMEANS trt ⁄CL PDIFF;
QUIT;
```

如果不分析顺序间差异,即不将顺序从个体间总变异中分离出来,将个体间总变异视为一个因素,则不影响处理、阶段的分析结果。此时:

$$y_{ij} = \mu + P_j + E_j + e_{ij} \tag{9-3}$$

```
PROC GLM;
CLASS subject trt period;
MODEL Y = subject period trt;
ESTIMATE "treatment A vs B"trt 1 -1;
LSMEANS trt /CL PDIFF;
QUIT;
```

当受试者例数很多时,将受试者变量(subject)作为固定效应就不是很合适,此时可以采用随机效应模型。特别是在存在缺失数据时,随机效应模型更合适。

```
PROC MIXED;
CLASS subject sequence trt period;
MODEL Y = period trt;
random subject;
ESTIMATE "treatment A vs B"trt1 -1;
QUIT;
```

三、二分类资料 2×2 交叉设计效应评价

对于二分类 2×2 交叉设计,若观察结果定义为阳性及阴性,可将试验数据整理为表 9-3 的形式,其中 F_i 为对应分类结果的频数。

表 9-3 二分类资料 2×2 交叉设计配对频数表

分组顺序			时期 2	
			+	−
AB	时期 1	+	F_1	F_2
		−	F_3	F_4
BA	时期 1	+	F_5	F_6
		−	F_7	F_8

二分类 2×2 交叉试验资料常用随机效应的 logistic 回归来分析。此模型是在常规固定效应的 logistic 回归的基础上加入患者个体的随机效应项,随机效应符合均值为 0 的正态分布,其模型结构尚不复杂但拟合参数需要使用数值计算方法。logistic 回归可以推广至多分类、多处理效应、多阶段的复杂交叉试验的统计分析。

二分类 2×2 交叉试验的随机效应 logistic 模型如下:

$$Y_{ij} \sim Binomial(1, \pi_{ij}),$$
$$Y_{ij} = \pi_{ij} + e_{ij}, \text{logit } \pi_{ij} = \beta_{0ij} + \beta_1 trt_{ij} + \beta_2 period_{ij}, \beta_{0ij} = \beta_0 + u_j \tag{9-4}$$

式中,β_0、β_1 和 β_2 是固定效应参数;u_j、e_{ij} 分别是个体水平和测量水平(每个受试者有两个阶段的测量数据)上相互独立的随机效应,并假设 $u_j \sim N(0, \sigma_u^2)$,且 $\sigma_{e_{ij}}^2 = \pi_{ij}(1 - \pi_{ij})$。

例 9-2 评价盐酸托烷司琼(A)用于化疗引起的恶心、止吐的有效性。采用安慰剂(B)对照的 2×2 交叉设计。受试者于化疗前使用盐酸托烷司琼或等量安慰剂,化疗 1 个疗程后休息 3 周,这个时间恰好作为药物洗脱的时间。110 名接受化疗的肿瘤患者随机分配入 AB 顺序和 BA 顺序。观察结果为有效和无效,资料总结见表 9-4。

表 9-4   盐酸托烷司琼预防恶心、呕吐的 2×2 交叉设计配比列联表

分组顺序			时期 2	
			有效	无效
AB	时期 1	有效	16	15
		无效	3	21
BA	时期 1	有效	11	3
		无效	18	23

拟合随机效应 logistic 回归模型,结果见表 9-5。

表 9-5   盐酸托烷司琼预防恶心、呕吐的 2×2 交叉试验 logistic 回归估计

参数	estimate	SE	df	t	P	lower	upper
常数	−1.6314	0.6746	109	−2.42	0.0172	−2.9684	−0.2944
处理	1.6506	0.4296	109	3.84	0.0002	0.7991	2.5021
时期	0.1894	0.3624	109	0.52	0.6024	−0.5289	0.9076
s_u^2	3.4789	1.7124	109	2.03	0.0446	0.08490	6.8728

根据模型估计结果,可以估计 $OR = e^{1.6506} = 5.21$,95%CI 为 2.22~12.21。

说明评价盐酸托烷司琼用于预防化疗引起的恶心、止吐是有效的。相应的 SAS 程序如下:

```
DATA Ex9_2;
DO   sequence = 1 to 2;
IF   sequence = 1 THEN seq = "AB";
ELSE seq = "BA";
DO   i = 1   TO   0   BY −1;
DO   j = 1   TO   0   BY −1;
INPUT f @@ ;
OUTPUT;
END;
END;
END;
CARDS;
16   15
3    21
11   3
18   23
;

DATA ex9_2;
```

```
SET ex9_2;
DO  m=1  TO  f;
OUTPUT;
ID0 =_N;
END;
RUN;

DATA ex9_2;
SET ex9_2;
ID =_N_;
period = 1;trt =(substr(seq,period,1)= "A");y =i;output;
period = 2;trt =(substr(seq,period,1)= "A");y =j;output;
RUN;

PROC NLMIXED DATA =ex9_2;
PARMS beta0 =0 beta1 =0.01 beta2 =0.01 s2u =1;
BOUNDS s2u>0;
pred = beta0 + beta1 * trt + beta2 * period +u;
p =exp(pred) /(1+exp(pred));
MODEL  y ~binomial(1,p);
RANDOM  u ~normal(0,s2u) subject =ID;
RUN;
```

第三节　两处理、多阶段重复交叉试验

一、设计模型

$2×2$ 交叉设计(即 AB/BA 交叉设计)虽是生物等效性研究中的标准设计,但是它需要服从一定的前提假设:滞后效应等于 0 或者在两用药顺序组中相等。很显然,在有些研究中这个假设并不都能符合。此外,它还存在其他一些缺点:

1. 由于受试者间的差异往往要大于受试者内的差异,因此 $2×2$ 交叉设计在受试者间的基础上检验滞后效应或者处理 $2×2$ 阶段的交互作用的效能很低。

2. 在 $2×2$ 交叉设计中,由于总自由度的限制,滞后效应、处理 $2×2$ 阶段的交互作用和用药顺序效应存在混叠现象,难以通过统计学方法来区分。

3. 虽然 $2×2$ 交叉设计为 ABE 分析提供足够的信息,但是由于不能提供个体内变异和个体与药物的交互作用,故不能用于 PBE 和 IBE 的分析(见第十章)。

两处理、多阶段重复交叉设计是指部分或所有处理因素在多个阶段重复进行。多阶段交叉设计通过分解与检验有关的受试者内的自由度,可以提供分析处理效应、延滞效应、处理×阶段的交互作用以及用药顺序×阶段的交互作用的分析等,从而可以很好地处理 $2×2$ 交叉设计的不足。

这里介绍几种常见的两处理、多阶段重复交叉设计。其中 T 表示试验组,R 表示参照组。

1. Balaam 设计　Balaam 设计(Balaam's design)是 2 个处理、4 个序列、2 个阶段的设计。

序列	阶段	
	I	II
1	T	T
2	R	R
3	R	T
4	T	R

2. 2 序列 3 阶段重复设计　是指 2 个处理、2 个序列、3 个阶段的重复设计。

序列	阶段		
	I	II	III
1	T	R	R
2	R	T	T

3. 2 序列 4 阶段重复设计　是指 2 个处理、2 个序列、4 个阶段的重复设计。

序列	阶段			
	I	II	III	IV
1	T	R	R	T
2	R	T	T	R

4. 4 序列 4 阶段重复设计　是指 2 个处理、4 个序列、4 个阶段的重复设计。

序列	阶段			
	I	II	III	IV
1	T	T	R	R
2	R	R	T	T
3	T	R	R	T
4	R	T	T	R

二、效应评价

两处理、多阶段重复交叉设计的统计学模型与 2×2 交叉设计是类似的。

例 9-3　某试验为了比较 2 种降血糖药(A、B)降低糖尿病患者血糖的作用,将 180 名患者随机分配到 ABB 顺序组和 BAA 顺序组。其中,ABB 顺序组以先 A 后 B 再 B 的顺序治疗,而 BAA 顺序组以先 B 后 A 再 A 的顺序治疗,主要效应指标是空腹血糖水平(mmol/L)。结果如表 9-6 所示(为叙述方便,摘选 30 例)。

首先检查是否有延滞效应。结果显示,对延滞效应的检验 $F = 0.55$、$P = 0.4604$,可以认为不存在延滞效应。因此在进一步的分析中,模型里不再考虑延滞效应。

表 9-6 2 种降血糖药的 3 阶段重复交叉设计资料

次序及患者编号	时期		
	I	II	III
ABB 顺序			
1	7.0	6.4	5.8
2	6.2	3.6	4.8
4	4.4	2.2	5.2
6	4.4	5.0	4.8
8	5.6	4.0	5.6
9	4.4	6.4	6.6
10	6.8	5.6	4.4
13	1.6	2.8	2.0
16	4.8	3.4	6.8
17	4.6	4.4	3.4
20	1.9	2.6	3.0
21	4.6	2.6	2.8
23	0.6	4.8	3.6
26	3.4	5.2	4.8
29	2.8	5.0	4.4
BAA 顺序			
3	4.2	6.4	2
5	1.8	3.8	5.8
7	3.0	5.2	4.0
11	5.6	3.2	4.4
12	3.2	4.6	3.2
14	0.2	3.2	2.8
15	2.4	4.4	5.4
18	3.2	2.8	1.6
19	4.6	3.0	4.4
22	4.8	5.2	7.6
24	6.2	6.4	2.0
25	6.0	3.4	5.2
27	5.6	6.2	4.0
28	6.2	4.2	5.6
30	3.8	5.4	5.6

最终方差分析结果见表 9-7。结果显示，ABB、BAA 两种治疗方案对糖尿病的疗效无统计学意义上的差别。服用 A 药后空腹血糖的最小二乘均数为 4.33（95%CI 3.91～4.74）；服用 B 药的最小二乘均数为 4.27（95%CI 3.86～4.48）；A 药与 B 药的效应差值为 0.06（95%CI −0.54～0.66）。

表 9-7　两处理、三阶段重复交叉设计方差分析结果

变异来源		SS	df	MS	F	P
个体间		105. 6566	29			
	顺序	0. 1742	1	0. 1742	0. 10	0. 7582
	个体(顺序)	105. 5356	28	3. 7691	2. 07	0. 0101
个体内						
	阶段	1. 2842	2	0. 6421	0. 35	0. 7044
	处理	0. 0720	1	0. 0720	0. 04	0. 8431
	个体内误差	103. 7971	57	1. 8210		
总变异		210. 8099	89			

用 MIXED 过程可以估计各处理的方差：$\sigma^2_{WA} = 2.1027$，$\sigma^2_{WB} = 1.4815$。

三阶段交叉设计方差分析的 SAS 程序如下：

```
DATA Ex9_3;
Do sequence = 'ABB','BAA';
DO i = 1  TO  15;
INPUT patient @ @ ;
    DO period = 1 to 3;
    INPUT Y @ @ ;
    trt = substr(sequence,period,1);
        IF period = 1 THEN carryover = "N";
        ELSE carryover = SUBSTR(sequence,period-1,1);
    OUTPUT;
END;
END;
END;
DATALINES;
1  7.0  6.4  5.8
2  6.2  3.6  4.8
............
30  3.8  5.4  5.6
;
RUN;

PROC GLM;
    CLASS sequence patient period trt carryover;
    MODEL y = patient(sequence) sequence period trt carryover;
    RANDOM  patient(sequence);
    TEST  H = sequence  E = patient(sequence);
    ESTIMATE "treatment A vs B"      trt 1 -1;
```

```
        LSMEANS trt /cl pdiff=control('B');
    QUIT;
    PROC MIXED;
        CLASS  sequence patient period trt carryover;
        MODEL  Y = sequence period trt /DDFM=SATTERTH;
        RANDOM  trt /TYPE=CS SUB=patient G;
        REPEATED /GRP=trtSUB=patient;;
        ESTIMATE  'T vs.B' TRT 1 -1 /CLALPHA=0.05;
    QUIT;
```

对于两处理、两序列、四阶段(ABAB/BABA)的设计,可以用于个体生物等效性评价,是检验个体内变异和个体×剂型交互作用的有效方法。如为比较阿莫西林(amoxicillin)和克拉维酸(clavulanic acid)复合制剂(250mg/125mg)与奥格门汀[augmentin,一种阿莫西林和克拉维酸钾(clavulanate potassium)复合制剂]的生物等效性(见第十章),研究者采用两处理、两序列、四阶段重复交叉设计(RTRT/TRTR)。24 名男性健康志愿者被随机分配到 2 个序列,分别在 4 个阶段接受相应的处理。由于阿莫西林和克拉维酸口服制剂的半衰期在 1~1.5 小时,所以本试验规定各阶段间的洗脱期为 7 天。最终分析结果显示存在平均生物等效性,但经过个体生物等效性评价后,未在个体内发现生物等效性。

第四节 多处理交叉试验

多处理交叉设计是指一个试验中同时评价多种处理,受试者在多个不同时期分别接受不同处理,而接受处理的顺序是随机的。例如 3 种处理 A、B 和 C,受试者在 3 个不同时期分别接受不同处理,3 个组的顺序是随机的,这样就有 6 个顺序组 ABC、BCA、CAB、ACB、CBA 和 BAC,受试者随机分入 6 个顺序组之一。这就是 3 阶段 3 处理的交叉设计。

对于 k 个处理的交叉设计,一共有多少种顺序组呢,用排列的方法不难算出。第一个阶段有 k 种选择,第二个阶段有 $k-1$ 种选择,依次类推,故 k 个处理的交叉设计一共有 $k!$ 种研究顺序。因此,3 种处理的交叉设计共有 6 种顺序,4 种处理共有 24 种顺序,5 种处理共有 120,6 种处理共有 720 种顺序。随着处理组数的增多,顺序也就大幅增加,试验实施的管理难度也随之增加。实际工作中,6 种及 6 种以上处理的交叉设计是很少见的。

例 9-4 在一个多中心交叉设计临床试验中,比较福莫特罗(12μg)、沙丁胺醇(100μg)以及安慰剂对运动性哮喘患者的第一秒用力呼气量(FEV₁)。受试者随机分入 6 个顺序组,每个受试者分别在 3 天按照相应的顺序进行试验,每天每个受试者在运动 2 小时后测试其 FEV₁。表 9-8 列出了其中一个中心 30 名受试者的数据。

表 9-8 30 名受试者 3 阶段交叉试验的 FEV₁(ml)

No.	顺序	阶段 I	阶段 II	阶段 III	No.	顺序	阶段 I	阶段 II	阶段 III
1	FSP	3500	3200	2900	4	SPF	2200	1100	2600
2	FPS	3100	1800	2400	5	PSF	900	1900	2900
3	SFP	2100	3200	1000	6	PFS	2200	2500	2400

续表

No.	顺序	阶段			No.	顺序	阶段		
		Ⅰ	Ⅱ	Ⅲ			Ⅰ	Ⅱ	Ⅲ
7	PSF	1500	2600	2000	19	FPS	2300	1500	2200
8	SPF	2800	2000	2800	20	PFS	950	1320	1480
9	PFS	2200	3200	3300	21	FSP	2300	1300	1400
10	FSP	3400	2800	2200	22	PSF	2400	2600	3800
11	FPS	2800	1600	2200	23	FSP	3000	2400	1800
12	SFP	1600	2300	1600	24	SFP	3100	3200	1000
13	PFS	800	1400	1000	25	FPS	3000	1700	2600
14	FPS	3100	1600	1400	26	PFS	1700	2600	2400
15	PSF	1200	2200	2700	27	SFP	2800	3100	2000
16	SPF	2400	1700	3400	28	FPS	3100	2100	2800
17	FSP	2300	2200	1700	29	PSF	1900	2700	2800
18	SFP	1600	1400	800	30	PFS	1400	2500	2200

不考虑滞后效应的方差分析的 SAS 程序如下：

```
DATA Ex9_4;
  subject = _N_;
  INPUT sequence $ Y1 Y2 Y3;
  DATALINES;
FSP  3500  3200  2900
FPS  3100  1800  2400
............
PFS  1400  2500  2200
;
RUN;

DATA Ex9_4;
  SET Ex9_4;
  period = 1;Y = Y1;trt = SUBSTR(sequence,period,1);OUTPUT;
  period = 2;Y = Y2;trt = SUBSTR(sequence,period,1);OUTPUT;
  period = 3;Y = Y3;trt = SUBSTR(sequence,period,1);OUTPUT;
RUN;

PROC GLM data = Ex9_4;
  CLASS subject sequence trt period;
  MODEL  Y = sequence subject(sequence) period trt period * trt;
  TEST  H = sequence E = subject(sequence);
```

```
ESTIMATE "treatment F vs S"  trt  1   0  -1;
ESTIMATE "treatment F vs P"  trt  1  -1   0;
ESTIMATE "treatment S vs P"  trt  0  -1   1;
LSMEANS  trt /CLPDIFFTDIFF;
```
QUIT;

由方差分析结果(表9-9)可知,顺序效应、阶段效应、处理与阶段的交互作用无统计学意义,而不同处理的效应差异有统计学意义。进一步的各处理均数估计不考虑时期与处理的交互作用,结果(表9-10)显示,福莫特罗(12μg)组为2734.71(95%CI 2609.03~2860.39);沙丁胺醇(100μg)组为2312.09(95%CI 2186.27~2437.91),而安慰剂组为1631.25(95%CI 1505.85~1756.65)。福莫特罗(12μg)组与安慰剂相比,FEV_1平均高出1103.46(95%CI 927.54~1279.39)ml;沙丁胺醇与安慰剂相比,FEV_1平均高出680.84(95%CI 504.62~857.07)ml,差异均有统计学意义;且福莫特罗组与沙丁胺醇相比,FEV_1平均高出422.62(95%CI 245.81~599.44)ml,差异亦有统计学意义。

表9-9　方差分析结果

变异来源	SS	df	MS	F	P
个体间					
顺序	942 252.59	5	188 450.52	0.24	0.9410
个体差异(顺序)	18 888 361.11	24	787 015.05	6.48	<0.0001
个体内					
阶段	188 062.44	2	94 031.22	0.77	0.4664
处理	18 446 773.08	2	9 223 386.54	75.92	<0.0001
处理×阶段	132 113.05	4	33 028.26	0.27	0.8948
个体内误差	6 317 490.34	52	121 490.20		
总变异	46 340 605.56	89			

表9-10　均数的最小二乘估计

	均数(95%CI)	与安慰剂组比较	
		t	P
F:福莫特罗	2734.71(2609.03~2860.39)		
S:舒喘灵	2312.09(2186.27~2437.91)		
P:安慰剂	1631.25(1505.85~1756.65)		
F vs P:福莫特罗—安慰剂	1103.46(927.54~1279.39)	12.56	<0.0001
S vs P:舒喘灵—安慰剂	680.84(504.62~857.07)	7.73	<0.0001
F vs S:福莫特罗—舒喘灵	422.62(245.81~599.44)		

第五节　William 设计

在交叉设计中,如果涉及两个以上的处理因素,此时的设计显得复杂。尤其是要设计出一个理想的完全平衡设计,在实际情况下有时甚至不可能,这是因为:①高阶情况下的滞后效应使得处理因素或者安全性的评价变得几乎不可能;②试验将会需要更长的研究周期;③如果访视次数过多的话,受试者很有可能会脱落。

Williams(1949)提出一种平衡设计。在这里仅讨论阶段数等于处理数的情况。例如为了比较 3 种处理因素,理论上有 3 种不同的两两比较:处理 1 和处理 2 比、处理 1 和处理 3 比、处理 2 和处理 3 比。在对处理因素的任意两个组之间比较时,期望检验都具有相同的自由度和相同的方差。基于这种原则的设计称为方差平衡设计(variance-balanced design)。然而,不同设计类型的方差是不同的。因此,最理想的设计是方差最小,这样在处理因素的组间比较时具有相同且可能最优的精度。

为了到达这个目的,必须要设计一个平衡的设计(balanced design)。所谓的平衡设计是指:①每种处理在每一个个体上仅出现一次;②每种处理在每一个阶段中出现的次数相同;③每种处理在另外一种处理之前的次数应当等于另外一种处理在其之前的次数。

如果限定阶段数等于处理数,为了获得平衡设计,可以采用正交的拉丁方设计(orthogonal Latin squares)。例如对于处理因素为奇数的设计,如 3 因素设计,仅用一个 3×3 的拉丁方不是一个均衡的设计,此时在进行处理因素效应的估计时会受到滞后效应的影响而有偏。为了保持均衡,还需要再增加一个 3×3 的拉丁方,才能得到均衡的设计。两个 3×3 拉丁方共构成了六种用药顺序组,使得整个试验设计呈现出均衡安排。但是,如果处理数越多,序列数和受试者人数也就会越多,此时拉丁方设计的实际操作则更为困难。

根据 Williams 提出的平衡设计,表 9-11 列了三种 3 因素、4 因素和 5 因素的 Williams 设计。该设计无论对于处理效应还是滞后效应均具有均衡性的特点,同时具有较少的顺序和阶段数,实际可操作性强。对于 4 因素设计,Williams 设计需要 4 个用药顺序组;对于 5 因素设计,Williams 设计需要 10 个用药顺序组。因此,与拉丁方设计相比,Williams 设计能够大大减少样本量。

表 9-11　几种多因素的 Williams 设计

3 因素的 Williams 设计	4 因素的 Williams 设计	5 因素的 Williams 设计
ACB	ADBC	ABECD
BAC	BACD	BCADE
CBA	CBDA	CDBEA
BCA	DCAB	DECAB
CAB		EADBC
ABC		DCEBA
		EDACB
		AEBDC
		BACED
		CBDAE

　　William 设计来源于拉丁方设计,每种处理都将出现在各个阶段(拉丁方的列)、各个顺序(拉丁方的行),并且在行和列都是均衡的。例如如果处理是偶数时(表 9-11 中的 4 因素的 Williams 设计),各种处理在各阶段均出现一次;如果处理是奇数时(表 9-11 中的 3 因素和 5 因素的 Williams 设计),各种处理在各阶段均出现两次。因此,在交叉设计的分析中,为了在设计阶段控制阶段、顺序等冗余因素的影响,仅考虑一阶滞后效应时,采用 Williams 设计能够减少或消除它们对处理因素效应评价的影响。

　　可见,在 3 个因素数时,William 设计需要全部 6 种顺序,没有显示出设计上的优势。而在 4 因素和 5 因素设计时,只分别需要 4 和 10 个顺序,这个实际操作提供了极大的方便。目前临床试验中,凡涉及 4 因素和 5 因素的交叉设计,大都采用 William 设计。

第六节　多处理平衡不完全交叉设计

当处理组数较多时,交叉设计的试验往往存在如下问题:

1. 当所比较的处理组较多时,多阶段的设计耗时较多,因为每个阶段都需要洗脱期。

2. 在有些试验中,多阶段意味着需要更多的采样(例如采血),是不符合伦理的。

3. 由于试验时间长、采样次数多,受试者的依从性可能受影响,容易造成受试者失访。

　　因此,在多处理比较的试验中,可使受试者尽可能少地接受其中的几种处理,而不是全部处理。此时,可采用平衡不完全区组(拉丁方)设计(balanced incomplete block design,BIB)。

　　例如对 4 种处理(A、B、C、D)的交叉试验,可以采用三阶段($p=3$)不完全设计。如果用 William 设计,则有 4 种顺序 ABCD、BCDA、CDAB 和 DABC,从拉丁方中去掉其中一列就是 BIB 设计。

顺序	完全设计				BIB 设计			
	I	II	III	IV	I	II	III	IV
1	A	B	C	D	A	B	C	–
2	B	C	D	A	B	C	D	–
3	C	D	A	B	C	D	A	–
4	D	A	B	C	D	A	B	–

　　这样,从试验周期来看,试验一共 3 个周期,比标准设计减少了 1 个周期,周期数少于处理数;从个体来看,每个受试者均接受 3 种处理,而不是 4 种,因此称为不完全的;从处理来看,每个阶段 4 种处理均被试验,因此是平衡的。故这类设计称为平衡的不完全的设计。

　　对 4 种处理(A、B、C、D)的交叉试验可以采用三阶段($p=3$)不完全设计,也可以采用两阶段($p=2$)不完全设计。在两阶段($p=2$)不完全设计中,每个受试者接受 2 种处理,但需要共 12 种顺序;而在三阶段($p=3$)不完全设计中,每个受试者接受 3 种处理,共 4 种顺序。两种设计如下:

顺序	4处理2阶段设计		4处理3阶段设计		
	I	II	I	II	III
1	D	A	A	B	C
2	A	B	B	C	D
3	B	C	C	D	A
4	C	D	D	A	B
5	D	B			
6	A	C			
7	C	A			
8	B	D			
9	D	C			
10	C	B			
11	B	A			
12	A	D			

再如 5 种处理(A、B、C、D、E)的交叉试验,可以采用 2、3 和 4 阶段三种不完全设计。其中,在两阶段($p=2$)不完全设计中,每个受试者接受 2 种处理,共 10 种顺序;在三阶段($p=3$)不完全设计中,每个受试者接受 3 种处理,共 10 种顺序;而在四阶段($p=4$)不完全设计中,每个受试者接受 4 种处理,共 4 种顺序。

顺序	5处理2阶段设计		5处理3阶段设计			5处理4阶段设计			
	I	II	I	II	III	I	II	III	IV
1	E	A	B	C	D	A	B	C	D
2	A	B	C	D	E	B	C	D	E
3	B	C	D	E	A	C	E	E	A
4	C	D	E	A	B	D	E	A	B
5	D	E	A	B	C	E	A	B	C
6	E	B	A	C	D				
7	B	D	C	E	A				
8	D	A	E	B	C				
9	A	C	B	D	E				
10	C	E	D	A	B				

一般地,如果处理数 t 是偶数,对两阶段设计来说,需要 $t(t-1)$ 个顺序;如果处理数 t 是奇数,对两阶段设计来说,需要 $t(t-1)/2$ 个顺序。例如对于 3 个处理,2 个阶段设计的 3 个顺序是 AB、BC 和 CA。

处理数 $t>5$ 的设计实际上很少用到,有兴趣的读者可以参考 Cochran & Cox(1957)的著作。

第七节　延滞效应

延滞效应(carryover effect)是指交叉试验中,上一阶段药物的效应影响后一阶段的效应。这主要是清洗期不够长,药物的影响持续时间较长所致。因此在设计时,前、后两个阶段的清洗期要足够长,以确保没有延滞效应。

1. 2×2 交叉设计的效应可以表示为

序列	阶段	
	I	II
1(TR)	$\mu_{11}=\mu+S_1+P_1+E_T$	$\mu_{21}=\mu+S_1+P_2+E_R+C_T$
2(RT)	$\mu_{12}=\mu+S_2+P_1+E_R$	$\mu_{22}=\mu+S_2+P_2+E_T+C_R$

有:

$$E_T-E_R=\left[(\mu_{11}+\mu_{22})-(\mu_{12}+\mu_{21})-(C_T-C_R)\right]/2 \tag{9-5}$$

显然,只要 C_T-C_R 不等于 0,就无法求出 E_T-E_R 的无偏估计。因此,对于只有两个顺序、两个阶段的交叉试验,一定要从设计上(足够长的洗脱期)消除延滞效应。

2. Balaam 设计 2×2 交叉设计的效应可以表示为

序列	阶段	
	I	II
1(TT)	$\mu_{11}=\mu+S_1+P_1+E_T$	$\mu_{21}=\mu+S_1+P_2+E_T+C_T$
2(RR)	$\mu_{12}=\mu+S_2+P_1+E_R$	$\mu_{22}=\mu+S_2+P_2+E_R+C_R$
3(RT)	$\mu_{13}=\mu+S_3+P_1+E_R$	$\mu_{23}=\mu+S_3+P_2+E_T+C_R$
4(TR)	$\mu_{14}=\mu+S_4+P_1+E_T$	$\mu_{24}=\mu+S_4+P_2+E_R+C_T$

有:

$$E_T-E_R=\left[(\mu_{23}-\mu_{13})-(\mu_{24}-\mu_{14})\right]+(\mu_{22}-\mu_{12})-(\mu_{21}-\mu_{11})]/2$$
$$C_T-C_R=(\mu_{21}-\mu_{11})-(\mu_{22}-\mu_{12})=(\mu_{24}-\mu_{14})-(\mu_{23}-\mu_{13}) \tag{9-6}$$

3. 3 个阶段重复设计的效应可以表示为

序列	阶段		
	I	II	III
1(TRR)	$\mu_{11}=\mu+S_1+P_1+E_T$	$\mu_{21}=\mu+S_1+P_2+E_R+C_T$	$\mu_{31}=\mu+S_1+P_3+E_R+C_R$
2(RTT)	$\mu_{12}=\mu+S_2+P_1+E_R$	$\mu_{22}=\mu+S_2+P_2+E_T+C_R$	$\mu_{32}=\mu+S_2+P_3+E_T+C_T$

有:

$$E_T-E_R=\left[(2\mu_{11}-\mu_{21}-\mu_{31})-(2\mu_{12}-\mu_{22}-\mu_{32})\right]/4$$
$$C_T-C_R=\left[(\mu_{21}-\mu_{31})-(\mu_{22}-\mu_{32})\right]/2 \tag{9-7}$$

4. 2 个序列 4 个阶段重复设计的效应可以表示为

序列	阶段			
	I	II	III	IV
1(TRRT)	$\mu_{11}=\mu+S_1+P+E_T$	$\mu_{21}=\mu+S_1+P_2+E_R+C_T$	$\mu_{31}=\mu+S_1+P_3+E_R+C_R$	$\mu_{41}=\mu+S_1+P_4+E_T+C_R$
2(RTTR)	$\mu_{12}=\mu+S_2+P_1+E_R$	$\mu_{22}=\mu+S_2+P_2+E_T+C_R$	$\mu_{32}=\mu+S_2+P_3+E_T+C_T$	$\mu_{42}=\mu+S_2+P_4+E_R+C_T$

有:

$$E_T - E_R = [(6\mu_{11} - 3\mu_{21} - 7\mu_{31} + 4\mu_{41}) - (6\mu_{12} - 3\mu_{22} - 7\mu_{32} + 4\mu_{42})]/20$$
$$C_T - C_R = [(\mu_{11} + 2\mu_{21} - 2\mu_{31} - \mu_{41}) - (\mu_{12} + 2\mu_{22} - 2\mu_{32} - \mu_{42})]/5 \tag{9-8}$$

5. 4 个序列、4 个阶段重复设计的效应可以表示为

序列	阶段			
	Ⅰ	Ⅱ	Ⅲ	Ⅳ
1(TTRR)	$\mu_{11} = \mu + S_1 + P_1 + E_T$	$\mu_{21} = \mu + S_1 + P_2 + E_T + C_T$	$\mu_{31} = \mu + S_1 + P_3 + E_R + C_T$	$\mu_{41} = \mu + S_1 + P_4 + E_R + C_R$
2(RRTT)	$\mu_{12} = \mu + S_2 + P_1 + E_R$	$\mu_{22} = \mu + S_2 + P_2 + E_R + C_R$	$\mu_{32} = \mu + S_2 + P_3 + E_T + C_R$	$\mu_{42} = \mu + S_2 + P_4 + E_T + C_T$
3(TRRT)	$\mu_{13} = \mu + S_3 + P_1 + E_T$	$\mu_{23} = \mu + S_3 + P_2 + E_R + C_T$	$\mu_{33} = \mu + S_3 + P_3 + E_R + C_R$	$\mu_{43} = \mu + S_3 + P_4 + E_T + C_R$
4(RTTR)	$\mu_{14} = \mu + S_4 + P_1 + E_R$	$\mu_{24} = \mu + S_4 + P_2 + E_T + C_R$	$\mu_{34} = \mu + S_4 + P_3 + E_T + C_T$	$\mu_{44} = \mu + S_4 + P_4 + E_R + C_T$

有:

$$E_T - E_R = [(\mu_{11} + \mu_{21} - \mu_{31} - \mu_{41}) - (\mu_{12} + \mu_{22} - \mu_{32} - \mu_{42}) + (\mu_{13} - \mu_{23} - \mu_{33} + \mu_{43}) - (\mu_{14} - \mu_{24} - \mu_{34} + \mu_{44})]/8 \tag{9-9}$$

但在实际运用过程中,多阶段交叉设计的设计和分析过程复杂,实际运用并不太广泛。FDA 指导原则推荐的有两处理、两序列、三阶段(ABA/BAB)或四阶段(ABAB/BABA)的设计。

因此,在可能存在延滞效应的研究中,通常会采用高阶的交叉设计。通过有重复的交叉设计,也就是使同一处理在同一顺序内重复,增加受试者内的自由度,可以在受试者内的基础上获得滞后效应,甚至是处理×阶段的交互作用的估计,并且某些高阶设计不会出现混叠现象(表 9-12)。

表 9-12　不同交叉设计方差分析中的各种效应及其自由度

自由度	AB/BA	AA/BB/AB/BA	ABB/BAA	ABAB/BABA	AABB/BBAA/ABBA/BAAB
总	3	7	5	7	15
受试者内	2	4	4	6	12
处理	1	1	1	1	1
阶段	1	1	2	3	3
一阶滞后效应	混叠	1	1	1	2
二阶滞后效应	无	无	假设不存在(没有足够自由度)	1	1
处理×阶段	混叠	假设不存在(否则与滞后效应混叠)	假设不存在(否则与滞后效应混叠)	假设不存在(否则与滞后效应混叠)	3
处理×一阶滞后效应	无	1	假设不存在(没有足够自由度)	假设不存在(否则与滞后效应混叠)	2
受试者间					
顺序	1	3	1	1	3

第八节　正确应用

一、交叉设计的优缺点

运用交叉设计有一个基本前提,就是每个阶段试验开始前,受试者的状态是一样的。该前提限制了交叉设计在很多临床试验中的运用,使得交叉设计在疾病疗效研究中多适用于慢性病。对于具有自愈趋势,或有治愈可能,或在短期内可好转或恶化的急性病,交叉设计不再适用。另外,交叉设计在生物等效性试验、生物利用度研究中被推荐为标准方法之一。除了临床医学和药学的研究外,交叉设计还广泛用于其他领域中的问题,例如动物医学中的喂养试验、食品的口味鉴定、心理学中的怯场和职业性压力研究等。

交叉设计主要具有以下一些优点:

1. 与成组设计相比,交叉设计的主要优势是研究效能更高、所需的样本量减少而降低成本。以 2×2 交叉设计为例,效能的提高主要表现为以下两点:首先,每一个受试者均接受两种处理,是在个体内比较处理效应的差别,个体间差异(intersubject effect)将会从误差项中分离出来,而平行组设计是在个体间比较处理效应,因此在相同的精度要求下,交叉设计较平行组设计能明显降低样本量;其次,由于受试者本身对两种处理的反应通常呈正相关,因此常常可进一步降低样本量,这也减少了处理效应差异估算值的变异,从而进一步增加了效能。可以通过以下理想条件下的估算来理解。在不考虑滞后效应和阶段效应的情况下,对于总样本量为 n 的 AB/BA 交叉设计,每名患者的不同处理效应的估算方差相同为 σ^2,A、B 处理效应的均值不同分别为 $\bar{Y}_A$、$\bar{Y}_B$,两者的差值为 $\hat{\Delta}_{AB}$,那么其方差为:

$$\mathrm{var}(\hat{\Delta}_{AB}) = \frac{\sigma^2}{n} + \frac{\sigma^2}{n} - 2\mathrm{cov}(\bar{Y}_A, \bar{Y}_B)$$

$$= 2\frac{\sigma^2}{n}(1 - \rho_{AB})$$

$$(9\text{-}10)$$

假设所有受试者的同质性较高,则 ρ_{AB} 即为受试者本身两种处理效应的相关性,且大多数在实际情况下为正相关。此公式在类推至平行组研究时,σ^2 为个体间差异,其值常常大于交叉设计使用的个体内变异,而 ρ_{AB} 为 0,由此可以推出在平行组的样本量为 $2n$ 而交叉设计的样本量为 n 时,交叉设计的处理效应差值的变异明显小于平行组。

2. 减少病例入组难度。由于所有病例都会依次采用所有的治疗方法,避免了平行组设计中受试者仅接受一种处理的方式,尤其在采用安慰剂对照的研究中,交叉设计中病例的入组更容易些。

交叉设计也具有以下一些缺点:

1. 交叉设计的统计分析相对于平行组设计更为复杂,需要一些前提假设。处理效应可能受到阶段效应、滞后效应以及阶段×处理效应的交互作用的潜在干扰。

2. 交叉设计仅适用于治疗只是暂时缓解某种症状而不能治愈的情况,不能用于处理病情能永久改变或者能够治愈的疾病。

3. 样本量虽然减少,但由于受试者必须接受至少两个阶段的试验,所以研究期限一般比平行组设计长,而且保证脱落与试验质量控制的难度将会增加。

4. 研究者需要了解一定的患者各处理效应间的相关性特征。如前论述,交叉设计中的

ρ_{AB} 常常为正相关,但如果为负相关并达到一定程度,则会出现 $\text{var}(\hat{\Delta}_{AB})$ 较平行组明显增大的情况,此时交叉设计效能会反而劣于平行组设计。

二、多处理交叉试验

虽然 2×2 交叉设计的应用已经十分广泛,但在特定的问题背景下,比如药物剂量的确定、两种治疗方法的交互作用大小、多于两种治疗的效果比较、反应曲面设计、等效性试验等,研究者需要考虑使用三种以上处理的交叉设计。多阶段交叉设计会延长研究时间,故增加患者脱落的风险,因此阶段数越多,可行性也就会下降。多处理交叉设计的类型较为繁杂,相对较常用的一类为方差平衡设计,包括正交拉丁方设计、Williams 设计、平衡不完全区组设计、最小化设计、局部平衡设计等。

三、应用注意事项

1. 关于交叉设计的应用条件 ①从受试者的角度,交叉设计适用于病情长期稳定的慢性病,而不宜用于具有自愈倾向或病程较短或病情变化快的疾病研究。②从试验因素的角度,交叉设计适用于处理效果出现快,而持续时间短暂、蓄积作用少的处理因素。③从统计分析的角度,前一阶段的试验对后续阶段的试验应该没有影响,即试验没有滞后效应,因此各阶段之间必须安排有足够长的洗脱期,以消除前一阶段对后续阶段的影响。④从试验目的的角度,如果试验是为了说明一个处理优于另外一个处理,则可以采用不重复的交叉设计;如果是为了说明一个处理的效应与另外一个是等效的,特别是生物等效性研究,建议采用多阶段重复的交叉设计。

2. 关于交叉试验资料的分析 ①数据集的定义。由于交叉设计的随机化分组不在处理间而在序列组间,在常用交叉设计的类型中,每个受试者均接受了所有处理,故数据集选择问题不明显,可适用于 ITT;②缺失数据的处理。交叉试验中缺失值的处理尚无统一标准,有学者认为若有个体出现某一处理下数据的完全缺失,则此个体在固定效应模型中对处理效应的差值估计无任何贡献,可考虑直接排除。考虑到随机效应模型对存在缺失时,仍然可以充分应用未缺失数据,因此交叉设计的资料建议用随机效应模型来分析。若接受处理期间需要多次测量结果而个体有部分测量值缺失,可以基于保守的原则选择合适的填补等方法,具体内容本文不再展开,请参阅有关文献;③关于 Grizzle 的两步分析法。由 Grizzle 于 1965 年提出的两步分析法曾作为 2×2 交叉设计的标准方法被使用多年,其步骤为先检验滞后效应,若无滞后效应则使用 t 检验;若有滞后效应,则放弃第二阶段的数据,对第一阶段的两组按平行组设计分析。但后经 Freeman 等学者深入研究后指出两步法的结果并不可靠,故目前推荐的分析方案不再将检测滞后效应置于首位,并强调滞后效应主要靠良好设计消除而不是依赖统计学处理;④对固定效应模型和随机效应模型的选择。如前所述,当受试者例数很多且希望获得更有普遍意义的结论时,将受试者变量(subject)作为随机效应建立模型更合适。另外在存在缺失数据时,也更适用随机效应模型。

(尹 平)

参 考 文 献

1. Senn SJ.Cross-Over Trials in Clinical Research.2nd ed.Chichester:John Wiley & SonsLtd,2002

2. Jones B,Kenward MG. Design and Analysis of Cross-over Trials. 3rd ed. Boca Raton,FL:Chapman and Hall/

CRC,2015

3. Machin D,Fayers PM.Randomized Clinical Trials Design,Practice and Reporting.Chichester:John Wiley & Sons Ltd,2010

4. Piantadosi S.Clinical Trials:A Methodologic Perspective.2nd ed.Chichester:John Wiley & Sons,2012

5. Jones B.The cross-over trial:a subtle knife.Significance,2008,5(3):135-137

6. Tepper SJ, Cady RK, SilbersteinS, et al. Avp-825 breath-powered intranasal delivery system containing 22mg sumatriptan powder vs 100mg oral sumatriptan in the acute treatment of migraines (the compass study):a comparative randomized clinical trial across multiple attacks.Headache the Journal of Head & Face Pain,2015,55 (5):621-635

7. Idkaidek NM, Alghazawi A, Najib NM.Bioequivalence evaluation of two brands of amoxicillin/clavulanic acid 250/125 mg combination tablets in healthy human volunteers:use of replicate design approach.Biopharmaceutics & Drug Disposition,2004,25(9):367

8. 苏炳华.新药临床试验统计分析新进展.上海:上海科学技术文献出版社,2000:91-125

第十章

生物利用度和生物等效性试验

20 世纪 60 年代以来,很多药品研制企业对已过专利期的原创药物研制与其相似的仿制药物,或者在原创药物的剂型的基础上研制新剂型。人们的疑问是,以人体为对象,给予化学等值(chemical equivalent)的药物,其血液与组织中的药物浓度就会相似,即所谓的"生物等效"(biological equivalent)吗;它们的治疗效果也会相同,即"治疗等效"(therapeutic equivalent)吗? 事实并非完全如此,人们发现化学等值的药物因生物利用度不同常常导致生物不等效和治疗不等效。例如不同药厂生产的地高辛片,虽化学等值,但血药浓度可相差 4~7 倍之多,甚至同一药厂不同批号的地高辛片剂也有此种现象。即或是赋形剂的改变(如苯妥英钠中的硫酸钙改为乳糖)也可造成生物利用度的改变。如何评价仿制药物与原创药物间或者同一药物的不同剂型间是否等效呢? 这就需要寻找方法学的路径,建立评价的准则,由此就产生了生物利用度(bioavailability,BA)和生物等效性(bioequivalence,BE)研究的概念和方法。

关于 BA/BE 研究,美国 FDA 在 1992 年颁布过生物等效性研究中有关统计学方法的指南,2001 年又颁布了确立生物等效性统计学方法的指南,取代 1992 年的文件。我国原国家药品监督管理局 2002 年颁布的《药品注册管理办法》(试行)(2007 年正式颁布)文件中,对多个注册分类药物都要求做人体药代动力学研究和生物等效性试验,2005 年颁布《化学药物制剂人体生物利用度和生物等效性研究技术指导原则》。2016 年 3 月,国家食品药品监督管理总局为规范仿制药质量和疗效一致性评价工作,发布《以药动学参数为终点评价指标的化学药物仿制药人体生物等效性研究技术指导原则》。这些都为开展 BA/BE 研究提供了技术指导和遵循准则。

第一节 生物利用度与生物等效性研究概述

一、生物利用度研究和生物等效性研究的概念

药物制剂要产生最佳疗效,其药物活性成分应当在预期的时间段内释放、吸收并被转运到作用部位达到预期的有效浓度。大多数药物是进入血液循环后产生全身治疗效果的,作用部位的药物浓度和血液中的药物浓度存在一定的比例关系,因此可以通过测定血液循环中的药物浓度来获得反映药物体内吸收程度和速度的主要药代动力学参数,间接预测药物

制剂的临床治疗效果,以评价制剂的质量。允许这种预测的前提是制剂中的活性成分进入体内的行为是一致并且可重现的。

(一) 生物利用度研究的概念

生物利用度是指药物活性成分从制剂释放吸收进入体内(全身血液循环)的程度和速度。通常,它的吸收程度用血浆药物浓度-时间曲线下面积(area under curve,AUC)表示,不管曲线的形状如何,曲线下面积越大,表示吸收越完全。而吸收速度是以用药后所能达到的最高血药浓度(峰浓度,C_{max})及达到最高血药浓度的时间(达峰时间,t_{max})来表示的。除了血药浓度外,生物利用度也可用尿中的药物浓度-时间曲线来确定。由生物利用度的定义可知,AUC、C_{max} 和 t_{max} 三个动力学参数构成了生物利用度、生物等效性评价中最重要的指标(控、缓释制剂另有一些重要参数)。有时为了进一步评价制剂的吸收速率,还可通过计算 C_{max}/t_{max}、$C_{max}/AUC_{0 \to t_{max}}$ 及由剩余法算得吸收相之斜率来加以比较。

一般,生物利用度(F)可分为绝对生物利用度(F_a)和相对生物利用度(F_r)。绝对生物利用度是以静脉制剂(通常认为静脉制剂的生物利用度为100%)为参比制剂获得的药物活性成分吸收进入体内循环的相对量;相对生物利用度则是以其他非静脉途径给药的制剂(如片剂和口服溶液)为参比制剂获得的药物活性成分吸收进入体循环的相对量。

(二) 生物等效性研究的概念

生物等效性研究是指用生物利用度研究的方法,以药代动力学参数为终点指标,比较同一种药物的相同剂型或者不同剂型的制剂在相似的试验条件下,其活性成分的吸收速度和程度是否具有生物等效性的人体试验。生物等效性的定义是在相似的试验条件下单次或多次给予相同剂量的试验药物后,受试制剂中药物的吸收速度和程度与参比制剂的差异在可接受范围内。

对某些药物,当用药代动力学方法确实不可行时,也可以考虑以药效学指标、临床疗效指标或体外试验指标等进行等效性研究,但需充分证实所采用的方法具有科学性和可行性。

二、生物利用度和生物等效性研究在药物研发不同阶段的作用

BA 和 BE 均是评价制剂质量的重要指标。BA 强调反映药物活性成分到达体内循环的相对量和速度,是新药研究过程中选择合适给药途径和确定用药方案(如给药剂量和给药间隔)的重要依据之一。BE 的侧重点在于以预先确定的等效标准和限度进行的比较,是保证含同一药物活性成分的不同制剂的体内行为一致性的依据,是判断后研发产品是否可替换已上市药品使用的依据。BA 和 BE 研究在药品研发的不同阶段有不同作用。

在新药研究阶段,为了确定新药处方、工艺的合理性,通常需要比较改变上述因素后制剂是否能达到预期的生物利用度;开发了新剂型,要对拟上市剂型进行 BA 研究以确定剂型的合理性,通过与原剂型比较的 BA 研究来确定新剂型的给药剂量,也可通过 BE 研究来证实新剂型与原剂型是否等效;在临床试验过程中,可通过 BE 研究来验证同一药物的不同时期产品的前后一致性等。

在仿制生产已有国家标准的药品时,可通过 BE 研究来证明仿制产品与原创药是否具有生物等效性、是否可与原创药替换使用。

药品批准上市后,如处方组成成分、比例以及工艺等出现一定程度的变更时,研究者需要根据产品变化的程度来确定是否进行 BE 研究,以考察变更后和变更前产品是否具有生物

等效性。以提高生物利用度为目的研发的新制剂需要进行 BA 研究,了解变更前后生物利用度的变化。

三、生物利用度和生物等效性研究方法

BE 研究是在试验制剂和参比制剂生物利用度比较的基础上建立等效性,BA 研究多数也是比较性研究,两者的研究方法与步骤基本一致,只是研究目的不同,导致在某些设计和评价上有一些区别。这里主要阐述 BE 研究方法,该方法同样适合于 BA 研究,建议研究者根据产品研究目的来进行适当调整。

目前推荐的生物等效性研究方法包括体内和体外的方法。按照研究方法评价效力,其优先顺序为药代动力学研究、药效动力学研究、临床研究和体外研究。具体如下:

(一)药代动力学研究

对于大多数药物而言,生物等效性研究着重考察药物自制剂释放进入体循环的过程,通常将受试制剂在机体内的暴露情况与参比制剂进行比较。在此定义的基础上,以药动学参数为终点评价指标的生物等效性研究又可表述为通过测定可获得的生物基质(如血液、血浆、血清)中的药物浓度,取得药代动力学参数作为终点指标,以此反映药物释放并被吸收进入循环系统的速度和程度。通常采用药代动力学终点指标 C_{max} 和 AUC 进行评价。如果血液、血浆、血清等生物基质中的目标物质难以测定,也可通过测定尿液中的药物浓度进行生物等效性研究。

(二)药效动力学研究

在药动学研究方法不适用的情况下,可采用经过验证的药效动力学研究方法进行生物等效性研究。

(三)临床研究

当无适宜的药物浓度检测方法,也缺乏明确的药效学指标时,可采用以参比制剂为对照,以患者的临床疗效为终点评价指标的临床研究方法验证等效性。

(四)体外研究

体外研究仅适用于特殊情况,例如在肠道内结合胆汁酸的药物等。对于进入循环系统起效的药物,不推荐采用体外研究的方法评价等效性。

四、生物等效性评价的三种统计学方法

生物等效性的评价方法在过去的二十多年中历经多个演变过程,直到 2001 年 FDA 颁布有关确立生物等效性的统计方法作为制药工业的指南,提出了生物等效性的评价有以下三种方法。

(一)平均生物等效性

平均生物等效性(average bioequivalence,ABE)是以试验制剂与参比制剂的生物利用度参数的平均值作为考察指标的一种生物等效性评价方法,是指当两种制剂具有生物等效性时,它们相应的概率分布函数的平均数(或中位数)是相同的。FDA 颁布的指南规定,如果试验制剂与参比制剂的生物利用度参数(如 AUC)在把握度为 90% 时的均数比值在 80%～125%,则可认为试验制剂与参比制剂具有生物等效性。

平均生物等效性是生物等效性研究应用最广的方法。但从 20 世纪 90 年代起,有的学者就指出用平均生物等效性方法评价生物等效性是有缺点的。其缺点表现在平均生物等效

性没有考虑所研究的生物利用度参数的分布类型；也没有考虑试验制剂与参比制剂的生物利用度参数在个体测量中的变异，而只考虑生物利用度参数在群体测量中的平均值；另外，也不能保证个体间的生物利用度相近，而且对低变异和高变异药物设置的生物等效性标准一样。因此，提出了群体生物等效性和个体生物等效性的概念。

（二）人群生物等效性

人群生物等效性（population bioequivalence，PBE）是指试验制剂与参比制剂有关的概率分布函数是相同的。在正态分布假设时，试验制剂与参比制剂相应的分布特征相同是指它们相应的均数和方差相等。PBE 评价的目的是为了获得某仿制药应用于人群的效果，不但要对被比较制剂均值的差别进行检验，还要比较被比较制剂的群体变异。

从临床意义来说，如果试验制剂与参比制剂具有人群生物等效性，医生在为患者第一次开处方时，就可以用试验药，这称为可开处方性（prescribability）。也就是说，当试验制剂与参比制剂具有人群生物等效性时，医生给患者开试验药处方，对于该类患者群体而言，试验制剂具有参比制剂同样的安全性和有效性。

（三）个体生物等效性

个体生物等效性（individual bioequivalence，IBE）是指如果试验制剂与参比制剂的生物利用度在大多数个体中都十分相近，那么这两种药物具有个体生物等效性。IBE 评价除了比较均值的差别外，还要比较个体内变异、个体和制剂间的交互作用。

从临床意义来说，如果试验制剂与参比制剂具有个体生物等效性，这就为医生在为患者用药时提供了可转换性（switchability）或称为可替换性。也就是说，当试验药与参比药具有个体生物等效性时，医生给患者在已经使用参比药后，如要转换为使用试验药时，也能保证试验药在患者身上具有相同的安全性和有效性。

（四）三种生物等效性间的关系

生物等效性评价的三种方法在程度上 IBE 强于 PBE，PBE 强于 ABE。若两种制剂具有 IBE，则也具有 PBE 和 ABE；若两种制剂具有 PBE，则也具有 ABE。反之则不一定。

三种生物等效性评价的设计和检验方法不同，是否需要 PBE、IBE 评价应根据研究目的和临床需要具体确定。因为目前对 PBE 和 IBE 的评价方法和经验有限，而且目前大多数药物运用 ABE 评价方法可以满足法规要求，因此我国的 BE 研究暂未对 IBE 和 PBE 提出要求。建议结合申报品种考虑，参照相关文献选择适宜的评价方法。

第二节　生物样品分析方法的建立和确证

生物样品定量分析结果将直接影响有关参数的准确、可靠，这不仅关系到药物的开发，最终也影响药物临床应用的安全性和有效性。所以，分析方法的建立和确证应当予以充分的重视。随着有关法规的完善及研制水平的提高，对生物样品分析的确证将更加趋于严格。用于 BA/BE 研究的生物样品分析方法在选择性、灵敏度、精密度、准确度、重现性等方面应符合要求，具体要求可参见相关的技术指导原则。

一、生物样品分析常用方法

目前生物样品分析常用的几种分析方法有：①色谱法：包括气相色谱法（GC）、高效液相色谱法（HPLC）、色谱-质谱联用法（LC-MS、LC-MS-MS、GC-MS、GC-MS-MS）等，可用于大多数药物的检测;②免疫学方法:包括放射免疫分析法、酶免疫分析法、荧光免疫分析法等,多用于蛋白质多肽类物质的检测;③微生物学方法:可用于抗生素药物的测定。

生物样本分析方法的选择宜尽量选择可行的灵敏度高的方法。

二、生物样品分析方法确证

建立可靠的和可重现的定量分析方法是进行生物等效性研究的关键之一。为了保证分析方法可靠,必须进行充分的方法确证(method validation)。无论是新建立的,或移植文献方法,或文献方法的修改,都应按要求进行,一般应考查以下几个方面的事项。

(一) 特异性

特异性(specificity)是指样品中存在干扰成分的情况下,分析方法能够准确、专一地测定分析物的能力。必须提供证明所测定的物质是受试药品的原形药物或特定的活性代谢物,生物样品中所含的内源性物质和相应的代谢物、降解产物不得干扰对样品的测定,如果有几个分析物,应保证每一个分析物都不被干扰,应确定保证分析方法特异性的最佳检测条件。对于色谱法至少要考察 6 个来自于不同个体的空白生物样品色谱图、空白生物样品外加对照物质色谱图(注明浓度)及用药后的生物样品色谱图反映分析方法的特异性。对于以软电离质谱为基础的检测法(LC-MS、LC-MS-MS)应注意考察分析过程中的介质效应,如离子抑制等。

(二) 标准曲线和定量范围

标准曲线(calibration curve)反映了所测定物质的浓度与仪器响应值之间的关系,一般用回归分析方法(如用加权最小二乘法)所得的回归方程来评价。应提供标准曲线的线性方程和相关系数,说明其线性相关程度。标准曲线的高、低浓度范围为定量范围,在定量范围内浓度测定结果应达到试验要求的精密度和准确度。

配制标准样品应使用与待测样品相同的生物介质,不同的生物样品应制备各自的标准曲线,用于建立标准曲线的标准浓度个数取决于分析物可能的浓度范围和分析物-响应值关系的性质。必须至少用 6 个浓度建立标准曲线,对于非线性相关可能需要更多的浓度点。定量范围要能覆盖全部待测的生物样品浓度范围,不得用定量范围外推的方法求算未知样品的浓度,但也无必要过宽。建立标准曲线时应随行空白生物样品,但计算时不包括该点,仅用于评价干扰。标准曲线各浓度点的实测值与标示值之间的偏差(为实测值与标示值之差除以标示值的百分比)在可接受范围之内时,可判定标准曲线合格。可接受范围一般规定为最低浓度点的偏差在 ±20% 以内,其余浓度点的偏差在 ±15% 以内。只有合格的标准曲线才能对临床待测样品进行定量计算。当线性范围较宽时,推荐采用加权的方法对标准曲线进行计算,以使低浓度点的计算比较准确。

(三) 定量下限

定量下限(lower limit of quantitation,LLOQ)是标准曲线上的最低浓度点,表示测定样品中符合准确度和精密度要求的最低药物浓度。LLOQ 应能满足测定 3~5 个消除半衰期时样品中的药物浓度或能检测出 C_{max} 的 1/20~1/10 时的药物浓度。其准确度应在真实浓度的 80%~120% 范围内,相对标准差(RSD,实际上是变异系数)应小于 20%,应至少由 5 个标准样品的测试结果证明。

(四) 精密度与准确度

精密度(precision)是指在确定的分析条件下,相同介质中相同浓度样品的一系列测量值的分散程度。通常用质控样品的批内和批间 *RSD* 来考察方法的精确度。一般 *RSD* 应小于 15%，在 LLOQ 附近 *RSD* 应小于 20%。

准确度（accuracy）是指在确定的分析条件下，测得的生物样品浓度与真实浓度的接近程度（即质控样品的实测浓度与真实浓度的偏差），重复测定已知浓度的分析物样品可获得准确度。一般应在 85%~115% 范围内，在 LLOQ 附近应在 80%~120% 范围内。

一般要求选择高、中、低 3 个浓度的质控样品同时进行方法的精密度和准确度考查。低浓度选择在 LLOQ 的 3 倍以内，高浓度接近于标准曲线的上限，中间选一个浓度。在测定批内精密度时，每一浓度至少制备并测定 5 个样品。为获得批间精密度应至少在不同天连续制备并测定 3 个合格的分析批（analytical run/analytical batch），至少 45 个样品。

（五）样品稳定性

根据具体情况，对含药的生物样品在室温、冷冻或冻融条件下以及不同存放时间进行稳定性（stability）考查，以确定生物样品的存放条件和时间。还应注意考查储备液的稳定性以及样品处理后的溶液中分析物的稳定性，以保证检测结果的准确性和重现性。同一样品需多次分析时，还应考查反复冷冻-融化后的稳定性（至少考察 2 个周期）。有时还需考查加入稳定剂后药物的稳定性，以及考查样品提取物的稳定性等。

（六）提取回收率

从生物样本基质中回收得到分析物质的响应值除以纯标准品产生的响应值即为分析物的提取回收率，也可以说是将供试生物样品中的分析物提取出来供分析的比例。应考查高、中、低 3 个浓度的提取回收率，其结果应当精密和可重现。

（七）微生物学和免疫学方法确证

上述分析方法确证主要针对色谱法，很多参数和原则也适用于微生物学或免疫学分析，但在方法确证中应考虑到它们的一些特殊之处。微生物学或免疫学分析的标准曲线本质上是非线性的，所以应尽可能采用比化学分析更多的浓度点来建立标准曲线。结果的准确度是关键因素，如果重复测定能够改善准确度，则应在方法确证和未知样品测定中采用同样的步骤。

三、生物样品分析方法学质控

只有在生物样本分析方法确证完成之后才能开始测定未知样品。在测定生物样品中的药物浓度时应进行质量控制（quality control，QC），以保证所建立的方法在实际应用中的可靠性。推荐由独立的人员配制不同浓度的质控样品对分析方法进行考核。

每个未知样品一般测定 1 次，必要时可进行复测。生物等效性试验中，来自于同一个体的生物样品最好在同一批中测定。每个分析批生物样品测定时应建立新的标准曲线，并随行测定高、中、低 3 个浓度的质控样品。每个浓度至少双样本，并应均匀分布在未知样品测试顺序中。当一个分析批中的未知样品数目较多时，应增加各浓度的质控样品数，使质控样品数大于未知样品总数的 5%。质控样品测定结果的偏差一般应小于 15%，低浓度点的偏差一般应小于 20%，最多允许 1/3 的质控样品结果超过上述限度，但不能出现在同一浓度的质控样品中。如质控样品的测定结果不符合上述要求，则该分析批样品的测试结果作废。

浓度高于定量上限的样品，应采用相应的空白介质稀释后重新测定。对于浓度低于定量下限的样品，在进行药代动力学分析时，在达到 C_{max} 以前取样的样品应以零值计算，在达到 C_{max} 以后取样的样品应以无法定量（not detectable，ND）计算，以减小零值对 *AUC* 计算的影响。

四、分析数据的记录与保存

分析方法的有效性应通过实验证明。在临床报告中,应提供完成这些实验工作的相关的详细资料。建立一般性和特殊性标准操作规程、保存完整的实验记录是分析方法有效性的基本要素。生物分析方法建立中产生的数据和质控样品测试结果应全部记录并妥善保存,并提供足够的可供评价的方法学建立和样品分析的数据。所提供的数据至少应当包括:

(一)方法建立的数据

分析方法的详细描述;仪器设备、分析条件;该方法所用对照品(被测药物、代谢物、内标物)的纯度和来源;描述测定特异性、准确度、精密度、回收率、定量限、标准曲线的实验并给出获得的主要数据列表;列出批内批间精密度和准确度的详细结果;描述稳定性考察及相关数据;根据具体情况提供代表性的色谱图或质谱图并加以说明。

(二)样品分析的数据

样品处理和保存的情况;分析样品时的标准曲线列表;用于计算结果的回归方程;各分析批质控样品的测定结果综合列表并计算批内和批间精密度、准确度;各分析批包括的未知样品浓度计算结果。提供20%的受试者样品测试的色谱图复印件,包括相应分析批的标准曲线和质控样品的色谱图复印件。注明缺失样品的原因、重复测试的结果。对舍弃任何分析数据和选择所报告的数据说明理由。

(三)其他相关信息

项目编号、分析方法编号、分析方法类型、分析方法确证进行简化的理由,以及相应的项目计划编号、标题等。

第三节 试验设计及操作

正式试验开始之前,可在少数志愿者中进行预试验,用以验证分析方法、评估变异程度、优化采样时间,以及获得其他相关信息。预试验的数据不能纳入最终的统计分析。

一、试验设计类型

根据药物特点,可选用三种设计类型:①两制剂、单次给药、交叉试验设计;②两制剂、单次给药、平行试验设计;③重复试验设计。

对于一般药物,推荐选用第 1 种试验设计,纳入健康志愿者参与研究,每位受试者依照随机顺序接受受试制剂和参比制剂。对于半衰期较长的药物,可选择第 2 种试验设计,即每个制剂分别在具有相似人口学特征的两组受试者中进行试验。第 3 种试验设计(重复试验设计)是前两种的备选方案,是指将同一制剂重复给予同一受试者,可设计为部分重复(单制剂重复,即三周期)或完全重复(两制剂均重复,即四周期)。重复试验设计适用于部分高变异药物(个体内变异≥30%),优势在于可以入选较少数量的受试者进行试验。

对于高变异药物,可根据参比制剂的个体内变异,将等效性评价标准作适当比例的调整,但调整应有充分的依据。

例 10-1 氯雷他定是新一代的非镇静性抗组胺药,最先由国外公司开发,主要用于过敏性鼻炎、季节性皮炎、皮肤过敏性荨麻疹以及过敏性哮喘等的治疗。该药已在中国生产和销售,因其疗效好、副作用轻微的特点受到患者欢迎。国内某制药公司研制了氯雷他定片剂和胶囊剂,欲作为新药报批,进行了两种剂型与参比制剂对照的生物等效性研究。试验采用三交叉设计,通过对 18 名健康男性受试者交叉口服试验制剂和参比制剂进行人体生物利用度试验,评价两种试验制剂和参比制剂在主要药动学参数上是否存在生物等效性。由于 3 种制剂共组合有 6 种给药方案,故对 18 名受试者按体重进行编号,并随机分成 6 组,每组 3 人。各组受试者的具体用药情况见表 10-1。

表 10-1　氯雷他定生物等效性试验三交叉设计各受试者的给药方案

给药方案(受试者编号)	周期		
	1	2	3
1(7、12、18)	试验片	试验胶囊	参比制剂
2(5、6、13)	试验片	参比制剂	试验胶囊
3(1、4、9)	试验胶囊	参比制剂	试验片
4(2、11、15)	试验胶囊	试验片	参比制剂
5(8、10、17)	参比制剂	试验片	试验胶囊
6(3、14、16)	参比制剂	试验胶囊	试验片

二、受试者选择

受试者的选择一般应符合以下要求:①年龄在 18 周岁以上(含 18 周岁);②应涵盖一般人群的特征,包括年龄、性别等;③如果研究药物拟用于两种性别的人群,一般情况下,研究入选的受试者应有适当的性别比例;④如果研究药物主要拟用于老年人群,应尽可能多地入选 60 岁以上的受试者;⑤入选受试者的例数应使生物等效性评价具有足够的统计学效力。

筛选受试者时的排除标准应主要基于安全性方面的考虑。当入选健康受试者参与试验可能面临安全性方面的风险时,则建议入选试验药物拟适用的患者人群,并且在试验期间应保证患者病情稳定。

三、受试制剂和参比制剂

仿制药的生物等效性试验应尽可能选择原研产品作为参比制剂,以保证仿制药的质量与原研产品一致。国家食品药品监督管理总局 2016 年发布了《普通口服固体制剂参比制剂选择和确定指导原则》,可作为选择参比制剂的依据。应说明受试制剂和参比制剂的批号、参比制剂的有效期等信息。试验机构应对试验制剂及参比制剂按相关要求留样。试验药物应留样保存至药品获准上市后 2 年。

四、给药剂量

给药剂量一般应与临床单次用药剂量一致,不得超过临床推荐的单次最大剂量或已经证明的安全剂量。通常最高规格的制剂可以一个单位(单片或单粒)服用,如生物样品分析方法的灵敏度不足,则可在安全性允许的条件下,在说明书单次服药剂量范围内同时服用多片/粒最高规格的制剂。受试制剂和参比制剂一般应使用相等剂量,需要使用不相等剂量时,应说明理由并提供所用剂量范围内的线性药代动力学特征依据,结果可以剂量校正方式计算生物利用度。建议受试制剂与参比制剂药物含量的差值<5%。

一般情况下普通制剂仅进行单剂量给药研究即可,但在某些情况下可能需要考虑进行多次给药研究,例如:①受试药单次服用后原形药或活性代谢物的浓度很低,难以用相应的分析方法精密测定血药浓度时;②受试药的生物利用度有较大的个体差异;③药物的吸收程度相差不大,但吸收速度有较大的差异;④缓控释制剂。进行多次给药研究应按临床推荐的给药方案给药,至少连续 3 次测定谷浓度确定血药浓度达稳态后选择一个给药间隔取样进行测定,并据此计算生物利用度。

五、样品采集及取样点设计

通常建议采集血液样品,多数情况下检测血浆或血清中的药物或其代谢产物浓度,有时分析全血样品。

建议恰当地设定样品采集时间,使其包含吸收、分布、消除相。一般建议每位受试者每个试验周期采集 12~18 个样品,其中包括给药前的样品。采样时间不短于 3 个末端消除半衰期。根据药物和制剂的特性确定样品采集的具体时间,要求应能准确估计药物的峰浓度(C_{max})和消除速率常数(λ_z)。末端消除相应至少采集 3~4 个样品以确保准确估算末端消除相的斜率。除可用 $AUC_{0\to72h}$ 来代替 $AUC_{0\to t}$ 或 $AUC_{0\to\infty}$ 的长半衰期的药物外,$AUC_{0\to t}$ 至少应覆盖 $AUC_{0\to\infty}$ 的 80%。实际给药和采样时间与计划时间可能有偏差,建议采用实际时间进行药动学参数计算。

六、药代动力学参数计算

一般用非房室数学模型分析方法来估算药代动力学参数。用房室模型方法估算药代参数时,采用不同的方法或软件其值可能有较大的差异。研究者可根据具体情况选择使用,但所用的软件必须经确证并应在研究报告中注明所用的软件。在生物等效性研究中,其主要测量参数 C_{max} 和 t_{max} 均以实测值表示。$AUC_{0\to t}$ 以梯形法计算,故受数据处理程序的影响不大。

七、研究过程标准化

整个研究过程应当标准化,以使得除制剂因素外,其他各种因素导致的体内药物释放吸收差异减少到最小,包括受试者的饮食、活动都应控制。试验工作应在Ⅰ期临床试验病房进行,受试者应得到医护人员的监护。受试期间发生的任何不良反应均应及时处理和记录,必要时停止试验。

(一) 空腹试验

试验前夜至少空腹 10 小时。一般情况下,在空腹状态下用 240ml 水送服受试制剂和参比制剂。口腔崩解片等特殊剂型应参考说明书的规定服药。

(二) 餐后试验

试验前夜至少空腹 10 小时。受试者试验当日给药前 30 分钟时开始进食标准餐,并在 30 分钟内用餐完毕,在开始进餐后 30 分钟时准时服用试验药,用 240ml 水送服。餐后生物等效性研究的标准餐组成,建议采用对胃肠道生理功能和药物生物利用度影响大的餐饮,如高脂(提供食物中约 50% 的热量)、高热(800~1000kcal)饮食。其中蛋白质约提供 150kcal 的热量,碳水化合物约提供 250kcal 的热量,脂肪提供 500~600kcal 的热量。报告中应提供试验标准餐的热量组成说明。

（三）禁水及禁食要求

服药前 1 小时至服药后 1 小时内禁止饮水，其他时间可自由饮水。服药后 4 小时内禁食。每个试验周期受试者应在相同的预定时间点用标准餐。

（四）清洗期间隔

试验给药之间应有足够长的清洗期，一般为待测物的 7 倍的半衰期以上。

（五）其他要求

受试者服药后应避免剧烈活动，不得卧位（特殊情况除外，如眩晕等）。

第四节　数据处理及统计分析和结果报告要求

一、数据处理要求

（一）数据结果表达

建议在试验报告中提交的药代动力学相关信息包括：①受试者编号、给药周期、给药顺序、制剂种类；②血药浓度和采血的时间点；③单次给药：$AUC_{0 \to t}$、$AUC_{0 \to \infty}$、C_{max}，以及 t_{max}、λ_z 和 $t_{1/2}$；④稳态研究：$AUC_{0 \to \tau}$、$C_{max,ss}$、$C_{min,ss}$、$C_{av,ss}$、$t_{max,ss}$，以及波动系数 $[(C_{max,ss} - C_{min,ss})/C_{av,ss}]$ 和波动幅度 $[(C_{max,ss} - C_{min,ss})/C_{min,ss}]$；⑤药动学参数的个体间、个体内和（或）总的变异（如果有）。

对于给药前血药浓度不为 0 的情况，如果给药前的血药浓度<C_{max} 的 5%，则该受试者的数据可以不经校正而直接参与药动学参数计算和统计分析；如果给药前的血药浓度>C_{max} 的 5%，则该受试者的数据不应纳入等效性评价。

不能随意剔除任何数据，脱落者的数据一般不可用其他数据替代，但有时会因出现呕吐而出现需要剔除数据的情况。如果受试者服用常释制剂后，在 t_{max} 中位数值 2 倍的时间以内发生呕吐，则该受试者的数据不应纳入等效性评价。对于服用调释制剂的受试者，如果在服药后短于说明书规定的服药间隔时间内发生呕吐，则该受试者的数据不应纳入等效性评价。

（二）药代动力学参数

1. 吸收速度　推荐采用实测药物峰浓度 C_{max} 评价吸收速度。药物浓度达峰时间 t_{max} 也是评价吸收速度的重要参考信息。

2. 吸收程度/总暴露量　对于单次给药的 BA 和 BE 研究，建议采用如下两个参数评价吸收程度：①从 0 时到最后一个浓度可准确测定的样品采集时间 t 的药物浓度-时间曲线下面积（$AUC_{0 \to t}$），$AUC_{0 \to t}$ 以梯形法计算；②从 0 时到无限时间（∞）的药物浓度-时间曲线下面积（$AUC_{0 \to \infty}$），计算公式用：

$$AUC_{0 \to \infty} = AUC_{0 \to t} + C_t / \lambda_z \qquad (10\text{-}1)$$

式中，C_t 为最后一个可准确测定的药物浓度；λ_z 系用适当方法计算所得的末端消除速率常数，可用对数浓度-时间曲线末端直线部分的斜率求得；$t_{1/2}$ 用公式 $t_{1/2} = 0.693/\lambda_z$ 计算。

以各个受试者受试制剂（T）和参比制剂（R）的 $AUC_{0 \to t}$ 按下式分别计算其相对生物利用度（F）值。

当受试制剂和参比制剂的剂量相同时：

$$F = \frac{AUC_T}{AUC_R} \times 100\% \qquad (10\text{-}2)$$

受试制剂和参比制剂的剂量不同时,若受试药物具备线性药代动力学特征,可按下式以剂量予以校正:

$$F=\frac{AUC_T \times D_R}{AUC_R \times D_T} \times 100\% \tag{10-3}$$

式中,AUC_T、AUC_R 分别为 T 和 R 的 AUC;D_R、D_T 分别为 T 和 R 的剂量。

对于多次给药研究,建议采用达稳态后给药间隔期(τ)内的药物浓度-时间曲线下面积 $AUC_{0 \rightarrow \tau}$ 评价吸收程度。

二、统计分析要求

(一) 对数转换

评价 BE 的药代动力学参数 $AUC_{0 \rightarrow t}$ 和 C_{max} 在进行等效性检验前必须做对数转换(log-transformation),当数据偏态时经对数转换可校正其对称性。此外,统计中数据对比宜用比值法而不用差值法,通过对数转换,可实现将均值之比置信区间转换为对数形式的均值之差的计算。

(二) 等效判断标准

当前普遍采用主要药代参数经对数转换后以多因素方差分析(ANOVA)进行假设检验,然后用双单侧 t 检验和计算 90% 置信区间的统计分析方法来评价和判断药物间的生物等效性。

方差分析方法是一种假设检验,其设定的零假设是两药无差异,检验方式为是与否,在 $P<0.05$ 时认为两者的差异有统计学意义,但不一定不等效;$P>0.05$ 时认为两药的差异无统计学意义,但绝不能认为两者相等或相近。在生物利用度试验中,采用多因素方差分析进行统计分析,以判断药物制剂间、个体间、周期间和服药顺序间的差异。方差分析本身不能胜任等效性判定,但其运算结果如误差值(MSE)为生物等效性试验进行双单侧 t 检验提供了基础。

双单侧 t 检验(two one-sided t tests,TOST)及 $100(1-2\alpha)\%$ 置信区间法是目前生物等效检验的最常用且公认的方法。双单侧 t 检验是等效性检验,设定的零假设是两药不等效,受试制剂在参比制剂的一定范围之外,若取 $\alpha=0.05$,则当 $P<0.05$ 时说明受试制剂没有超过规定的参比制剂的高限和低限,拒绝零假设,可认为两药等效。$100(1-2\alpha)\%$ 置信区间是双单侧 t 检验的另一种表达方式,其基本原理是在高、低 2 个方向对受试制剂的参数均值与高低界值之间的差异分别做单侧 t 检验,若受试制剂的均数在高方向没有大于等于参比制剂均数的 125%($P<0.05$),且在低方向也没有小于等于参比制剂均数的 80%($P<0.05$),即在两个方向的单侧 t 检验都能以 95% 的置信区间确认没有超出规定范围,则可认为受试制剂与参比制剂生物等效。不失一般性,可以说生物等效性评价过程也是统计推断的过程,可从假设检验上基于双单侧检验的结果进行推断,也可从参数估计上依据 $100(1-2\alpha)\%$ 置信区间进行推断。

关于等效的判断标准,我国 2005 年颁布的《化学药物制剂人体生物利用度和生物等效性研究技术指导原则》指出"一般规定,经对数转换后的受试制剂的 $AUC_{0 \rightarrow t}$ 在参比制剂的 80%~125% 范围,受试制剂的 C_{max} 在参比制剂的 70%~143% 范围"。基于当时的历史情况,对 C_{max} 的要求偏低,《中国药典》2010 年版附录中《药物制剂人体生物利用度和生物等效性试验指导原则》将 C_{max} 的等效判定标准提高到 75%~133%。秉持提高仿制药质量要求的目标,国家食品药品监督管理总局2016年发布的《以药动学参数为终点评价指标的化学药物仿制药人体生物等效性研究技术指导原则》建议提供 $AUC_{0\to t}$、$AUC_{0\to\infty}$、$C_{\max}$(稳态研究提供 $AUC_{0\to\tau}$、$C_{\max,ss}$)的几何均值、算术均值、几何均值比值及其90%置信区间(CI)等。要求生物等效的接受标准是一般情况下,这些参数几何均值比值的90%置信区间数值应不低于80.00%,且不超过125.00%。对于窄治疗窗药物,应根据药物的特性适当缩小90%置信区间范围。

三、临床报告内容要求

为了满足评价的需求,一份生物等效性研究临床报告内容至少应包括以下内容:①实验目的;②生物样本分析方法的建立和考察的数据,提供必要的图谱;③详细的试验设计和操作方法,包括全部受试者的资料、样本例数、参比制剂、给药剂量、服药方法和采样时间安排;④原始测定未知样品浓度的全部数据,每个受试者的药代参数和药物浓度-时间曲线;⑤采用的数据处理程序和统计分析方法以及详细的统计过程和结果;⑥服药后的临床不良反应观察结果,受试者中途退出和脱落的记录及原因;⑦生物利用度或生物等效性结果分析以及讨论;⑧参考文献。正文前应有简短的摘要;正文末应注明实验单位、研究负责人、参加实验人员,并签名盖章,以示对研究结果负责。具体要求可参见第三十三章。

第五节　统计学分析方法

在 BA/BE 研究中,受试制剂与参比制剂的试验设计与分析是基于以下假设的:两种制剂的吸收程度和吸收速度相同即认为生物等效,它们的治疗效果也应是相同的。吸收程度和吸收速度是通过测量药代动力学参数如 AUC、$C_{\max}$ 等而得到的,要评价两者的生物利用度是否等效,需要将这些测量值作为总体参数在两种制剂中的样本进行统计推断。

一、生物等效性评价的假设检验法

对于标准的 2×2 交叉设计试验的生物等效性评价,目前公认的方法是在方差分析的基础之上进行双单侧 t 检验。与传统的统计假设检验不同的是,双向单侧检验的无效假设是从专业上规定一个等效范围和统计学上的差异显著性两个方面考虑的。亦即既要考虑试验制剂的平均药效应当在参比制剂药效的某一个范围内,又要考虑在统计学上有意义。因此,双单侧检验的检验假设是一个区间假设,所确定的区间下限是要使试验制剂从有效性的角度而言,相对于参比药,所评价的参数数值不能太低,一般应大于参比制剂的80%;而确定的区间上限是要使试验制剂从安全性的角度而言,相对于参比制剂,所评价的试验制剂的参数数值不能过高,一般不超过参比制剂的参数数值的120%。为此,要从两个方向做统计假设检验,如果两次检验结果都能以95%置信度确信没有超出这个区间,则可确认试验药与参比药具有平均生物等效性。

(一)方差分析模型及离均差平方和分解

交叉设计的统计分析方法较多,一般使用的是考虑周期、处理和个体间变异无交互作用的三因素的方差分析模型。

$$Y_{ijtk}=\mu+\gamma_i+S_{k(i)}+\pi_j+\sigma_t+e_{ijtk} \tag{10-4}$$

式中,Y_{ijtk} 为第 k 个受试者、第 i 种顺序,在第 j 个周期、第 t 种制剂所观测的实验效应;μ 为总的平均效应；γ_i 为顺序 i 的固定效应；$S_{k(i)}$ 为第 k 个受试对象在第 i 个顺序中的随机效应；π_j 为第 j 个周期的固定效应；σ_t 为第 t 种制剂的固定效应；e_{ijtk} 为 Y_{ijtk} 的残差，为随机误差。

进行方差分析时，可将总离均差平方和 SS_{Total} 分解为受试对象间 SS_B 与受试对象内 SS_W 两部分。SS_B 可分解为顺序效应 $SS_{sequence}$ 和受试对象间的剩余效应 $SS_{between}$，也就是受试对象嵌套于顺序内的效应 $SS_{subject(sequence)}$。SS_W 可分解为制剂的处理效应 SS_{treat}、周期效应 SS_{period} 和受试对象内的剩余效应 $SS_{internal}$。考虑到自由度，由此可获得各种效应的均方，进而获得相应的 F 值及 P 值，可进行常规意义下的推断。但因其系零假设，无法推断等效性的结论。对 2×2 交叉设计的生物利用度等效性试验，双单侧 t 检验、置信区间方法的提出，实质性地解决了等效性推断问题，得到普遍使用，乃至成为标准。这些方法均利用了上述方差分析模型下误差项的均方（MS_e），以此计算所需的标准误，进而借助双单侧 t 检验或计算置信区间完成等效性的推断。用 SAS 可很容易实现交叉设计不同分解的方差分析。

（二）未经对数变换数据的双向单侧检验

双单侧检验法的假设检验为：

$$H_0: \mu_T - \mu_R \leq \theta_1 \text{ 或 } \mu_T - \mu_R \geq \theta_2$$
$$H_1: \theta_1 < \mu_T - \mu_R < \theta_2$$

其中 θ_1 和 θ_2 的值根据有关的指导原则确定，一般试验制剂的相对生物利用度 F 值差异在 ±20% 时可被接受，所以取 $\theta_1 = -0.2\mu_R$、$\theta_2 = 0.2\mu_R$。

两次单侧检验的统计量分别为：

$$t_1 = \frac{(\bar{X}_T - \bar{X}_R) - \theta_1}{S\sqrt{2/n}} \tag{10-5}$$

$$t_2 = \frac{\theta_2 - (\bar{X}_T - \bar{X}_R)}{S\sqrt{2/n}} \tag{10-6}$$

式中，$\bar{X}_T$ 和 $\bar{X}_R$ 分别为试验制剂和参比制剂的生物利用度参数均值；S 为样本误差均方 MS 的平方根；ν 为误差的自由度（$\nu = n-2$），来自于方差分析；n 为试验个体数。由于 t_1 和 t_2 均服从自由度为 ν 的 t 分布，因此上述检验假设为通常的 2 个单侧 t 检验。若 $t_1 \geq t_{1-\alpha,\nu}$、$t_2 \geq t_{1-\alpha,\nu}$ 同时成立，则拒绝 H_0，接受平均生物等效的假设；否之，不可认为具有平均生物等效性。

（三）经对数变换数据的双向单侧检验

上述的假设检验方法，其基本的假设和应用前提是 AUC、C_{max} 等数据服从或近似服从正态分布。当数据不服从正态分布时，应视数据的偏倚程度，先作对数变换，再作方差分析，或采用非参数方法（数据严重偏倚时）取代方差分析。研究表明，生物利用度数据更接近对数正态分布，经对数变换可校正其对称性。因此，目前我国及国际上颁布的指导原则或指南均要求对 AUC、C_{max} 数据的统计分析模型宜采用乘法模型，并根据两种制剂参数几何均数的比值 μ_T/μ_R 作双向单侧检验。

用于对数变换数据的双单侧检验法的检验假设为：

$$H_0: \eta_T - \eta_R \leq \ln r_1 \text{ 或 } \eta_T - \eta_R \geq \ln r_2$$
$$H_1: \ln r_1 < \eta_T - \eta_R < \ln r_2$$

其中 η_T 和 η_R 分别为试验制剂和参比制剂经对数变换后的数据参数均值；r_1 和 r_2 分别取 0.8 和 1.25。

两次单侧检验的统计量分别为：

$$T_1 = \frac{(\bar{L}_T - \bar{L}_R) - \ln r_1}{S\sqrt{2/n}} \tag{10-7}$$

$$T_2 = \frac{\ln r_2 - (\bar{L}_T - \bar{L}_R)}{S\sqrt{2/n}} \tag{10-8}$$

式中，$\bar{L}_T$ 和 $\bar{L}_R$ 分别为试验制剂和参比制剂原数据取自然对数后的算术均数；S 为原数据自然对数转换后经方差分析得出的样本误差均方的平方根，均来自于方差分析；T_1 和 T_2 服从自由度为 ν 的 t 分布。当 $T_1 \geq t_{1-\alpha,\nu}$、$T_2 \geq t_{1-\alpha,\nu}$ 同时成立时，则拒绝 H_0，接受生物等效性假设 H_1。

二、生物等效性评价的置信区间法

利用方差分析可以得到两种制剂的生物利用度参数的均数和方差，如果将参比制剂的均数当作常数，可以很容易计算试验制剂均数与参比制剂均数比较的多种形式的置信区间。

（一）未经对数变换数据的置信区间法

因为上述的双单侧检验均系在 α 水准下进行的，这里则需要计算 $100(1-2\alpha)\%$ 置信区间。根据方差分析的结果，两种制剂总体均数差值的 $100(1-2\alpha)\%$ 置信区间的下限值(L)及上限值(U)的计算公式分别为：

$$L = (\bar{X}_T - \bar{X}_R) - t_{1-\alpha,\nu}S\sqrt{2/n} \tag{10-9}$$

$$U = (\bar{X}_T - \bar{X}_R) + t_{1-\alpha,\nu}S\sqrt{2/n} \tag{10-10}$$

式中，自由度 $\nu = n-2$；$t_{1-\alpha,\nu}$ 是单侧检验水准为 α，自由度为 ν 时的 t 分布界值；S 为误差项均方的平方根。若上述区间位于 $-0.2\bar{X}_R$ 和 $0.2\bar{X}_R$ 范围内，则有 $100(1-2\alpha)\%$ 的置信度推断 μ_T 与 μ_R 具有平均生物等效性。

也可在 $100(1-2\alpha)\%$ 置信度下计算出两个界值，计算公式分别为：

$$L = 0.8\bar{X}_T + t_{1-\alpha,\nu}S\sqrt{2/n} \tag{10-11}$$

$$U = 1.2\bar{X}_R - t_{1-\alpha,\nu}S\sqrt{2/n} \tag{10-12}$$

若 $\bar{X}_T$ 落在上式所表达的区间内，即有 $100(1-2\alpha)\%$ 的置信度推断 μ_T 与 μ_R 生物等效。

（二）经对数变换数据的置信区间法

根据对数转换后方差分析的结果，在 $100(1-2\alpha)\%$ 置信度下计算出两个限值，其计算公式分别为：

$$L = \ln r_1 + \bar{L}_T + t_{1-\alpha,\nu}S\sqrt{2/n} \tag{10-13}$$

$$U = \ln r_2 + \bar{L}_R - t_{1-\alpha,\nu}S\sqrt{2/n} \tag{10-14}$$

式中，S 是经对数变换的数据方差分析的误差项均方的平方根；自由度 $\nu = n-2$；$t_{1-\alpha,\nu}$ 是检验水准为 α，自由度为 ν 时的 t 分布界值。如果 $\bar{L}_T$ 落在上述的区间内，则有 $100(1-2\alpha)\%$ 的置信度推断试验制剂 μ_T 与 μ_R 具有平均生物等效性。

也可以用指数变换方法求出试验制剂的 AUC（或 C_{max}）是否在参比制剂的等效范围内（80%~125%），先计算两种制剂转换后数据算术均数差值的 $100(1-2\alpha)\%$ 置信区间，其下限和上限的计算公式分别为：

$$L = (\bar{L}_T - \bar{L}_R) - t_{1-\alpha,\nu}S\sqrt{2/n} \tag{10-15}$$

$$U=(\bar{L}_\mathrm{T}-\bar{L}_\mathrm{R})+t_{1-\alpha,\nu}S\sqrt{2/n} \tag{10-16}$$

进行指数变化得出两个限值,分别为:

$$L'=(\exp L-1)\times100\% \tag{10-17}$$

$$U'=(\exp U-1)\times100\% \tag{10-18}$$

如果 $L'>-20\%$ 和 $U'<25\%$ 同时满足,则可在 $100(1-2\alpha)\%$ 的置信度下认为试验制剂的几何均数在参比制剂的几何均数的 $80\%\sim125\%$ 范围内,可推断两种制剂具有平均生物等效性。

三、2×2 交叉试验设计生物等效性评价示例

例 10-2 用一种国外上市并已进口的抗菌药片剂作为参比药(R),我国药厂现研究的同类药作为受试药(T),用 2×2 交叉试验设计对 20 名受试者分别测定两种药物的 AUC 值,见表 10-2,试评价两药是否具有平均生物等效性。

表 10-2 进口抗菌药片(R)与国产同类药片(T)的 AUC 测定值

序列(seq)	受试者编号(subj)	进口抗菌药片(R)	试验药片(T)
1(RT)	1	838	1225
	2	749	757
	3	953	826
	4	637	532
	5	867	793
	6	960	1027
	7	455	1112
	8	819	840
	9	669	806
	10	489	481
2(TR)	11	783	560
	12	960	734
	13	947	1227
	14	780	198
	15	932	1071
	16	929	900
	17	889	772
	18	846	897
	19	695	707
	20	746	1293

(一)多因素方差分析

本例的 AUC 数据经对数转化(用 y 表示)后采用方差分析模型,引入序列(seq)、受试者个体(序列)[subj(seq),个体与序列呈嵌套关系]、周期(period)、制剂(drug)。研究者主要

对制剂因素感兴趣。利用 SAS 软件进行方差分析,SAS 代码列举如下:

```
DATA ex10_2;
INPUT subj $ period $ drug $ seq $  auc@@ ;
y=LOG(auc);
CARDS;
1    1    R    RT    838
1    2    T    RT    1225
..............
20    2    R    TR    746
20    1    T    TR    1293
;
RUN;


PROC GLM DATA=ex10_3;
CLASS seq subj period drug;
MODEL y=seq subj(seq) per drug;
RANDOM subj(seq);
ESTIMATE 'T vs.R' drug 1 -1;
TESTH=seq E=subj(seq);
RUN;
PROC MEANS;
CLASS drug;
VAR auc y;
RUN;
```

SAS 软件的主要输出结果列于表 10-3 中。

表 10-3　2×2 交叉设计的 *AUC* 结果方差分析表

变异来源		SS	df	MS	F	P
个体间		2.498 304 17	19			
	顺序	0.020 227 54	1	0.020 227 54	0.15	0.7060
	误差=个体(顺序)	2.478 076 63	18	0.137 670 92	1.52	0.1924
个体内						
	处理	0.000 002 69	1	0.000 002 69	0.00	0.9957
	阶段	0.127 455 58	1	0.127 455 58	1.40	0.2514
	误差	1.633 306 30	18	0.090 739 24		
总变异		4.259 068 74	39			

从表 10-3 的方差分析结果可见,周期因素(period)的 $F=1.40$、$P=0.2514$,制剂因素(drug)的 $F=0.00$、$P=0.9957$,差异均无统计学意义。注意,由于受试者(subj)是按照序列(seq)随机化分组的,所以 subj 与 seq 呈嵌套关系 subj(seq),而且 seq 的检验应该以 subj

（seq）作为误差进行，即序列因素（seq）的 $F = 0.020\,227\,54/0.137\,670\,92 = 0.15$、$P = 0.7060$，差异也无统计学意义。基于方差分析的结果尚不能作出两种制剂生物等效性的结论。

而且，以上的分析是在假定无处理剩余效应的条件下进行的，亦即受试者先用 T 再用 R 与先用 R 再用 T 两种不同的序列并不影响处理的效应。事实上，有时序列的影响客观存在。当然，在实际问题中，对单剂量研究的 2×2 交叉设计，只要两个周期间有适当的清洗期、受试者符合要求、药物不属内源性物质、试验设计符合统计学要求，则可以不考虑序列影响的存在而进行下述的生物等效性分析。

（二）双单侧检验评价生物等效性

从本例的 SAS 软件输出结果可得 $\overline{L}_{\text{T}} = 6.661\,918\,1$、$\overline{L}_{\text{R}} = 6.661\,399\,8$；由表 10-3 的误差均方结果计算得 $S = \sqrt{0.090\,739\,24} = 0.301\,229\,547$。再将 $r_1 = 0.80$、$r_2 = 1.25$ 等有关量代入公式，求得 $T_1 = 2.347\,98$、$T_2 = 2.337\,10$。因 $n = 20$，$t_{0.95,18} = 1.734\,06$，则 $T_1 > t_{0.95,18}$ 和 $T_2 > t_{0.95,18}$ 同时成立，均满足 $P < 0.05$，可推断两种制剂具有平均生物等效性。

（三）置信区间法评价生物等效性

在 90% 的置信度下计算出两个限值：

$$L = \ln r_1 + \overline{L}_{\text{T}} + t_{1-\alpha,\nu} S\sqrt{2/n} = 6.603$$

$$U = \ln r_2 + \overline{L}_{\text{R}} - t_{1-\alpha,\nu} S\sqrt{2/n} = 6.719$$

现 $\overline{L}_T = 6.6\,619\,181$，落在该区间内，故在 90% 的置信度下可认为两药具有平均生物等效性。

按指数变换方法计算：

$$L = (\overline{L}_{\text{T}} - \overline{L}_{\text{R}}) - t_{1-\alpha,\nu} S\sqrt{2/n} = -0.164\,663\,38$$

$$U = (\overline{L}_{\text{T}} - \overline{L}_{\text{R}}) + t_{1-\alpha,\nu} S\sqrt{2/n} = 0.165\,699\,827$$

进一步计算可得出 $L' = (\exp L - 1) \times 100\% = -15.18\%$、$U' = (\exp U - 1) \times 100\% = 18.02\%$，可见下限不小于 -20%、上限不超过 25%，则可以在 90% 的置信度下推断试验制剂的几何平均数在参比制剂的 80%～125% 等效范围内，认为试验制剂与参比制剂具有平均生物等效性。

四、多交叉设计的生物等效性评价方法

生物利用度研究中有时遇到采用多交叉例如三交叉甚至四交叉设计的情形。为了判定试验制剂与参比制剂之间的等效性，研究者仍套用双交叉设计中使用的双单侧 t 检验或置信区间法有所不妥。这里主要介绍多交叉设计生物等效性评价的置信区间法，并考虑到不进行对数转换和进行对数转换的不同情形。

（一）三交叉设计生物等效性评价的置信区间法

假定有 k 种处理，各处理效应以 T_i 表示（$i = 1, 2, \cdots, k$）。按照前面介绍的方差分析模型及离均差平方和（SS）分解方法进行方差分析，获得误差项的均方（MS_e）。为了进行组间比较，需计算对比组间的标准误，Scheffe（1953）提出的公式为：

$$S_{\text{C}} = \sqrt{MS_e \sum (c_i^2/n_i)} \tag{10-19}$$

式中，MS_e 为方差分析的误差均方；c_i 为对比系数；n_i 为对比组的例数。注意，c_i 应满足以下假定：

$$C = c_1 T_1 + c_2 T_2 + \cdots + c_k T_k = 0 \tag{10-20}$$

例如,若系对 T_1 和 T_2 之间的比较,推断 $T_1 = T_2$ 是否成立,则 $c_1 = 1$、$c_2 = -1$;若系对 $T_1 - T_2$ 和 $T_3 - T_4$ 之间的比较,推断 $T_1 - T_2 = T_3 - T_4$ 是否成立,则 $c_1 = 1$、$c_2 = -1$、$c_3 = 1$、$c_4 = -1$;其他情况类推。称 C 为一个对比(contrast)。

则对比组的 $100(1-2\alpha)\%$ 置信区间的计算公式为:

$$C \pm S_C \sqrt{(k-1) F_{\alpha; k-1, v_e}} \tag{10-21}$$

式中,F 是自由度为 $(k-1, v_e)$ 的 F 分布的 α 分位数;v_e 为方差分析中误差的自由度;k 为处理组数;若取 90% 置信区间,则 $\alpha = 0.05$。

判断生物等效性的标准是看试验制剂的 90% 置信区间是否落在根据参比制剂制定的等效范围内。最为直观的方法是看试验制剂与参比制剂均数比值的 90% 置信区间是否落在规定的等效范围内。对 AUC、C_{max} 数据而言,需进行对数转换,进行等效性评价时以几何均数为依据,目前的等效范围定为参比制剂几何均数的 80%～125%。计算出试验制剂几何均数的 90% 置信区间后与等效范围比较,若完全落在该范围内,则推断等效;若任何一端越出等效范围,则不能下等效的结论。表 10-4 列举了基于对数转换数据的几种均数可等价应用于等效性评价的不同置信区间方法。

表 10-4　试验制剂与参比制剂比较的几种置信区间的不同表达和计算公式(对数转换)

置信区间指标	公式	等效区间范围	备注
试验制剂的几何均数	$\exp(\bar{L}_T \pm S_C \sqrt{(k-1) F_{\alpha; k-1, \nu_e}})$	$0.8 \sim 1.25 G_R$	$G_R = \exp(\bar{L}_R)$
两种制剂的几何均数比值	$\exp(\Delta \pm S_C \sqrt{(k-1) F_{\alpha; k-1, \nu_e}})$	$0.8 \sim 1.25$	$\Delta = \bar{L}_T - \bar{L}_R$
两种制剂对数转换后的算术均数差值	$\Delta \pm S_C \sqrt{(k-1) F_{\alpha; k-1, \nu_e}}$	$\ln 0.8 \sim \ln 1.25$	$\Delta = \bar{L}_T - \bar{L}_R$

注:$\bar{L}_T$、$\bar{L}_R$ 分别为试验制剂和参比制剂数据经对数转换后的算术均数;G_T、G_R 分别为其几何均数

对于不需进行对数转换的参数,如 $t_{1/2}$、t_{max} 等,可采用表 10-5 所示的几种均可等价应用于等效性评价的不同置信区间方法。

表 10-5　试验制剂与参比制剂比较的几种置信区间的不同表达和计算公式(不进行对数转换)

置信区间指标	公式	等效区间范围	备注
试验制剂算术均数	$\bar{X}_T \pm S_C \sqrt{(k-1) F_{\alpha; k-1, \nu_e}}$	$0.8 \sim 1.2 \bar{X}_R$	
两种制剂的算术均数差值	$\Delta \pm S_C \sqrt{(k-1) F_{\alpha; k-1, \nu_e}}$	$-0.2 \sim 0.2 \bar{X}_R$	$\Delta = \bar{X}_T - \bar{X}_R$
两种制剂的算术均数比值	$(\Delta \pm S_C \sqrt{(k-1) F_{\alpha; k-1, \nu_e}}) / \bar{X}_R + 1$	$0.8 \sim 1.2$	$\Delta = \bar{X}_T - \bar{X}_R$

注:$\bar{X}_T$、$\bar{X}_R$ 分别为试验制剂和参比制剂的算术均数

例 10-3　续例 10-1。试验采用三交叉设计,通过对 18 名健康男性受试者交叉口服氯雷他定片剂、胶囊剂和参比制剂进行人体生物等效性试验,获得各制剂的 AUC、t_{max} 和 C_{max} 等参数。这里以 C_{max} 参数为例说明评价两种试验制剂和参比制剂的生物等效性分析方法。表 10-6 列举了各受试者的 C_{max} 结果。

表 10-6　氯雷他定三交叉试验 18 名受试者使用不同制剂的 C_{max} 结果

用药方案	受试者号	试验片	试验胶囊	参比制剂
ABR	7	99.75	71.73	91.89
ABR	12	68.48	86.04	81.39
ABR	18	54.63	36.86	54.84
ARB	5	38.47	55.18	26.30
ARB	6	54.70	55.58	35.11
ARB	13	31.13	26.04	57.05
BRA	1	47.73	37.43	42.85
BRA	4	49.42	28.56	61.49
BRA	9	45.56	46.13	53.41
BAR	2	59.75	28.90	54.04
BAR	11	24.61	32.11	22.69
BAR	15	16.43	18.08	21.42
RAB	8	49.30	45.17	44.60
RAB	10	73.75	66.78	85.71
RAB	17	46.86	27.96	20.26
RBA	3	82.15	75.52	81.54
RBA	14	52.58	50.05	54.46
RBA	16	38.64	53.35	55.68

本例的 C_{max} 数据经对数转化（用 $\ln C_{max}$ 表示）后采用方差分析模型，引入序列（sequence）、受试者个体（序列）[subject(sequence)，个体与序列呈嵌套关系]、周期（period）、制剂（treat），利用 SAS 软件进行方差分析。SAS 代码列举如下：

```
DATA ex10_3;
INPUT sequence $ subject a s1 b s2 r s3;
CARDS;
ABR  7  99.75  1  71.73  2  91.89  3
ABR  12  68.48  1  86.04  2  81.39  3
…………；.
RBA  16  38.64  3  53.35  2  55.68  1
;

DATA lncmax;
SET ex10_3;
treat=1;cmax=a;lncmax=LOG(a);period=s1;OUTPUT;
treat=2;cmax=b;lncmax=LOG(b);period=s2;OUTPUT;
treat=3;cmax=r;lncmax=LOG(r);period=s3;OUTPUT;
RUN;
PROC GLM DATA=lncmax;
```

```
CLASS treat sequence period subject;
MODEL lncmax = sequence subject(sequence) period treat/SS3;
RANDOM subject(sequence);
TEST H = sequence E = subject(sequence);
LSMEANS treat;
RUN;
```

SAS 软件的主要输出结果列于表 10-7 中。

表 10-7 氯雷他定三交叉试验的 C_{max} 结果方差分析表

变异来源		SS	df	MS	F	P
个体间		8.069 180 14	17			
	顺序	4.385 121 81	5	0.877 024 36	2.86	0.0633
误差=个体(顺序)		3.684 058 33	12	0.307 004 86	4.90	0.0002
个体内						
	处理	0.130 500 15	2	0.065 250 08	1.04	0.3645
	阶段	0.057 875 96	2	0.028 937 98	0.46	0.6341
	误差	2.004 096 97	32	0.062 628 03		
总变异		10.261 653 23	53			

根据 SAS 软件输出结果,三种制剂的 C_{max} 对数转换后的最小平方估计均数(LSMEAN)分别为 3.870 445 72(氯雷他定片)、3.761 865 03(氯雷他定胶囊)和 3.861 240 70(氯雷他定参比剂),将有关的量代入相应的公式中,计算生物等效性评价的 90% 置信区间。以试验片与参比制剂为例,可得出:

$$S_C = \sqrt{MS_e \sum(c_i^2/n_i)} = \sqrt{0.062\ 628\ 03 \times 2/18} = 0.083\ 418\ 64$$

$$\Delta = \bar{L}_T - \bar{L}_R = 3.870\ 445\ 72 - 3.861\ 240\ 70 = 0.009\ 205\ 02$$

$$\Delta \pm S_C\sqrt{(k-1)F_{\alpha;k-1,\nu_e}} = 0.009\ 205\ 02 \pm 0.083\ 418\ 64 \times \sqrt{(3-1)\times 3.29\ 454}$$
$$= (-0.204\ 924, 0.223\ 334)$$

$$\exp(\Delta \pm S_C\sqrt{(k-1)F_{\alpha;k-1,\nu_e}}) = \exp(-0.204\ 924, 0.223\ 334) = (0.814\ 709, 1.250\ 238)$$

氯雷他定三交叉试验 C_{max} 等效性评价的有关结果见表 10-8,可见如果按照 80%~125% 的等效性标准,两种新制剂和参比制剂均未达到生物等效性。如果考虑到本药物的剂型不同,适当放宽标准,按 70%~143% 作为等效性标准,则可获得两种新制剂和参比制剂均具有平均生物等效性的结论。

表 10-8 氯雷他定三交叉试验 C_{max} 等效性评价的有关结果(对数转换)

对比	试验制剂几何均数	参比制剂几何均数	两种制剂几何均数比值的 90% 置信区间范围
试验片 vs 参比制剂	47.96	47.52	81.47%~125.02%
试验胶囊 vs 参比制剂	43.03	47.52	73.09%~112.16%

多交叉设计的生物利用度等效性试验不可套用双单侧 t 检验和利用 t 界值计算的置信区间法。本例如果套用双交叉设计置信区间基于 t 界值的计算公式，即以三交叉方差分析得出的误差均方计算标准误，以三交叉方差分析的误差自由度求得 t 界值，则有 $S_C =$ 0.083 418 64、单侧 $t_{0.95,32} = 1.693 89$，代入公式可算得试验片与参比制剂比值的 90% 置信区间为 87.62% ~ 116.24%，试验胶囊与参比制剂比值的 90% 置信区间为 78.61% ~ 104.28%。如果将上述三交叉设计的试验拆分为按照 2 个独立的双交叉设计处理，即试验片与参比制剂算一次双交叉，其方差分析的 $MS_e = 0.055 780 55$，两种制剂几何均数比值的 90% 置信区间为 88.33% ~ 115.32%；试验胶囊与参比制剂算做另一次双交叉，其方差分析的 $MS_e =$ 0.076 688 61，两种制剂几何均数比值的 90% 置信区间为 77.44% ~ 105.86%。可见其置信区间范围明显变窄，更容易获得等效性的结论，增加了犯 I 类错误的概率。

（二）四交叉设计生物等效性评价的置信区间法

这里进行的四交叉设计生物等效性评价的原理和方法与上面的三交叉设计类同。

例 10-4 这是一单中心随机双盲交叉口服给药的 4 阶段试验，为 4×4 交叉试验设计。所有受试者随机分为 4 组，每组 6 名受试者，每名受试者参加 4 个阶段服药，每阶段至少间隔 7 天，每一受试者随机分 4 阶段服用以下任一种试验用药，每一服药阶段观察 24 小时以获得血药浓度-时间曲线。4 种药物（treat）分别为 A 进口药 4mg 片剂、B 国产药 4mg 片剂、C 进口药 2mg 片剂和 D 国产药 2mg 片剂，根据随机号码表分派给每位受试者如下 4 种服药次序（sequence）之中的一种：ADBC、BACD、CBDA 和 DCAB。24 名患者（id）在 4 个时期（period）接受 4 种药物后测得的 AUC 值见表 10-9。本研究的目的主要有：①国产药 4mg 片剂与进口药 4mg 片剂是否相同；②国产药 2mg 片剂与进口药 2mg 片剂是否相同；③国产药 4mg 和 2mg 之差是否与进口药 4mg 和 2mg 之差相同。

表 10-9　4×4 交叉试验生物等效评价的 AUC 结果

试验顺序	个体编号	时期			
		1	2	3	4
ADBC	3	1738.12	901.70	1889.72	870.93
ADBC	6	2102.11	946.33	2005.84	934.45
ADBC	11	2031.55	975.70	1893.99	788.06
ADBC	13	2013.54	1005.49	2322.68	946.92
ADBC	20	2178.77	1273.04	2074.44	1009.09
ADBC	21	2529.23	1365.57	1868.99	1064.39
BACD	4	2000.29	2350.58	952.86	955.46
BACD	8	2139.72	2012.09	1134.23	924.12
BACD	10	1785.35	1934.66	892.89	826.27
BACD	12	1524.61	2525.23	952.05	940.57
BACD	18	1782.62	1917.01	1048.27	882.46
BACD	23	1579.55	1756.96	949.38	951.75
CBDA	2	919.50	2201.98	855.89	1939.36

试验顺序	个体编号	时期			
		1	2	3	4
CBDA	5	823. 39	1864. 97	710. 06	1372. 77
CBDA	15	839. 94	1956. 45	611. 43	1707. 48
CBDA	16	1159. 85	2760. 90	1007. 45	2477. 37
CBDA	19	852. 84	2256. 02	982. 67	1924. 09
CBDA	22	989. 89	1936. 16	904. 53	2029. 20
DCAB	1	884. 27	905. 09	2330. 77	1936. 98
DCAB	7	907. 86	991. 65	2139. 65	2408. 84
DCAB	9	787. 80	905. 52	1966. 42	1640. 15
DCAB	14	990. 04	1118. 63	2300. 18	2197. 79
DCAB	17	1032. 22	1039. 21	2440. 50	1860. 15
DCAB	24	889. 20	757. 79	1813. 93	1523. 54

利用 SAS 软件进行分析。SAS 代码列举如下：

```
DATA ex10_4;
INPUT sequence $ id x1 x2 x3 x4;
CARDS;
ADBC    3      1738.12      901.70      1889.72      870.93
ADBC    6      2102.11      946.33      2005.84      934.45
..............
DCAB    24     889.20       757.79      1813.93      1523.54
;
RUN;

DATA bbb;
SET ex10_4;
period=1;x=LOG(x1);treat=SUBSTR(sequence,period,1);OUTPUT;
period=2;x=LOG(x2);treat=SUBSTR(sequence,period,1);OUTPUT;
period=3;x=LOG(x3);treat=SUBSTR(sequence,period,1);OUTPUT;
period=4;x=LOG(x4);treat=SUBSTR(sequence,period,1);OUTPUT;
RUN;

PROC MEANS MAXDEC=3;
CLASS treat;
VAR x;

PROC MEANS MAXDEC=3;
CLASS sequence;
```

```
VAR x;

PROC MEANS MAXDEC = 3;
CLASS period;
VAR x;
RUN;

PROC GLM;
CLASS treat sequence period id;
MODEL x = sequence id( sequence) period treat /SS3;
RANDOM id( sequence);
TEST H = sequence E = id( sequence);
LSMEANS treat;
RUN;
```

对 AUC 值取对数变换后，计算各因素不同各水平下的均数、标准差，SAS 输出结果见表 10-10。

表 10-10　4×4 交叉试验生物等效评价各因素各水平的均数±标准差

4 种处理	4 个时期	4 种顺序
A：7.622±0.145	1：7.194±0.400	ADBC：7.263±0.389
B：7.578±0.144	2：7.281±0.405	BACD：7.208±0.380
C：6.853±0.112	3：7.224±0.445	CBDA：7.190±0.455
D：6.831±0.160	4：7.186±0.391	DCAB：7.224±0.419

按一般方差分析对 SAS 输出的主要结果进行处理，结果见表 10-11。

表 10-11　4×4 交叉设计生物等效性试验的方差分析表

变异来源		SS	df	MS	F	P
个体间		1.030 346 09	23			
	顺序	0.069 271 66	3	0.023 090 55	0.48	0.6995
	误差＝个体(顺序)	0.961 074 43	20	0.048 053 72	4.71	<0.0001
个体内						
	处理	13.833 968 24	3	4.611 322 75	452.05	<0.0001
	阶段	0.135 196 35	3	0.045 065 45	4.42	0.0068
	误差	0.673 264 70	66	0.010 200 98		
总变异		15.672 775 38	95			

根据本研究之目的，等效性检验的步骤如下：

（1）确定临床等效界值：根据临床经验，如果两种药物的 AUC 之对数值相差不到 20%，则认为是等效的。如 A 与 B 比较，则以进口药 A 为参考值，其等效区间为：

$$-\Delta \sim \Delta = -7.622 \times 0.2 \sim 7.622 \times 0.2 = -1.5244 \sim 1.5244$$

如 C 与 D 比较,则以进口药 C 为参考值,其等效区间为:

$$-\Delta \sim \Delta = -6.853 \times 0.2 \sim 6.853 \times 0.2 = -1.3706 \sim 1.3706$$

(2)置信区间估计:本例有 4 种处理效应,不妨就以 T_A、T_B、T_C 和 T_D 表示,则上述 3 个检验可以统一表达为如下式所示的检验:

$$C = c_1 T_A + c_2 T_B + c_3 T_C + c_4 T_D = 0$$

称 C 为一个对比(contrast)。则本研究的第一个目的等价于 $T_A = T_B$,即 $c_1 = 1$、$c_2 = -1$;第二个目的等价于 $T_C = T_D$,即 $c_3 = 1$、$c_4 = -1$;第三个目的等价于 $T_C - T_A = T_D - T_B$,即 $c_1 = -1$、$c_2 = -1$、$c_3 = 1$、$c_4 = 1$。

将本例的 $MS_e = 0.010\ 20$、$n_i = 24$ 代入 Scheffe 标准误计算公式,计算各对比的标准误,进而获得各对比的 $100(1-2\alpha)\%$ 置信区间。

针对第一个目的,计算可得:

$C_1 = T_B - T_A = -0.044$,$S_{C_1} = \sqrt{0.010\ 20(1+1)/24} = 0.029\ 15$,其 95% CI 为 $-0.044 \pm 0.029\ 15 \times \sqrt{(4-1) \times 2.7437} = -0.1276 \sim 0.0396$。

因该区间完全被等效区间($-1.5244, 1.5244$)包含,则认为国产 4mg 片剂与进口 4mg 片剂的 AUC 具有等效性。

针对第二个目的,同理可得:

$C_2 = T_D - T_C = -0.022$,$S_{C_1} = S_{C_2}$,95% CI 为 $-0.1056 \sim 0.0616$,被等效区间($-1.3706, 1.3706$)包含,则认为国产 2mg 片剂与进口 2mg 片剂的 AUC 具有等效性。

针对第三个目的,计算可得:

$C_3 = (T_D - T_B) - (T_C - T_A) = -0.022$,$S_{C_3} = \sqrt{0.010\ 20(1+1+1+1)/24} = 0.041\ 23$,$C_3$ 的 95% CI 为 $-0.1403 \sim 0.0923$。按照等效区间:

$$-\Delta \sim \Delta = -0.2 \times (T_C - T_A) \sim 0.2 \times (T_C - T_A) = -0.1538 \sim 0.1538$$

故可以认为国产药 4mg 和 2mg 之差与进口药 4mg 和 2mg 之差具有等效性。

第六节　生物等效性研究的把握度及样本量计算

按照我国现行的《化学药物制剂人体生物利用度和生物等效性研究技术指导原则》选择 18~24 例的样本量(sample size)可满足大多数药物 BA/BE 研究的要求。不同国家颁布的 BA/BE 研究指南中,对样本量的要求不尽相同,例如美国为 12~36 例、欧盟需要不少于 12 例、日本为 20~30 例。具体选择多大的样本量,最好还是结合统计学的方法来确定。

一、影响样本量估计的基本因素

从统计学意义上讲,样本量估计是由四个基本因素决定的:①检验水准:也称显著性水平,即 α 值的大小,通常取 0.05 或 5%,其意义是估计犯Ⅰ类错误(假阳性错误)的概率,即将不等效误判为等效的概率,所以可以认为是消费者的风险;②把握度:又称检验效能,即 $1-\beta$ 值的大小,一般定为不小于 80%,其中 β 是犯第Ⅱ类错误(假阴性错误)的概率,也就是将等效误判为不等效的概率,被认为是生产商的风险;③变异性:药代参数指标(AUC、C_{max} 等)的个体变异,一般以参数指标的标准差、方差或变异系数(CV)来测量;④差值/比值及界值:指试验制剂和参比制剂待评价药代参数指标的总体差值/比值(θ)及事先设定的等效限值

（Δ），一般来说，差值越大（比值越远离 1），样本量要求越大；等效范围越窄，样本量要求越大。当然，在试验前一般并不知道 θ 和 CV，只能根据已有的参比制剂的上述参数来估算或进行预试验。另外，当一个生物利用度试验完成后，还可根据实际数据再行样本量估计，并与试验所选择的例数进行对比，以验证试验所采用的例数是否合适。

二、以算术均数差值判定生物等效性的样本量估计

记 μ_T、μ_R 分别为 T、R 的生物利用度参数的算术均数。令：

$$\theta = \frac{\mu_T - \mu_R}{\mu_R} \times 100\% \tag{10-22}$$

$$CV = \frac{\sqrt{MS}}{\mu_R} \times 100\% \tag{10-23}$$

式中，MS 为标准 2×2 交叉设计试验的方差分析中的受试者间的误差均方（mean square）；CV 为受试者间的变异系数，以参比制剂参数值的百分率表示。

由于双单侧检验对 θ 的正、负取值具有对称性，统一设定 $\theta \geq 0$。假设在事先确定的生物等效性界值 $\Delta(\Delta \geq 0)$ 下，按单侧 α 检验水准，计算达到双侧 $1-\beta$ 把握度所需的样本量。样本量用 n 表示。

由本章第五节中生物等效性评价的假设检验原理可知，双单侧检验对应的两个无效假设均被拒绝方可推断生物等效。为了考虑样本量和把握度问题，这里仍保持在假设检验的框架下。对于 θ 为 0 的情形，两次检验的 α 相同，β 也相同；而当 θ 不为 0 时，两次检验的 α 虽然不变，但其 β 却失去对称性。就整个等效性检验而言，可理解为将总的 β 分解为下单侧检验的 II 类错误概率（β_L）和上单侧检验的 II 类错误概率（β_U）两个部分，$\beta = \beta_L + \beta_U$。基于双单侧检验的统计量分布，检验的总把握度（$1-\beta$）的理论表达式为：

$$power = 1 - \beta = \Phi\left[\sqrt{\frac{(\mu_T - \mu_R - \theta_2)^2 n}{2\sigma^2}} - z_{1-\alpha}\right] + \Phi\left[\sqrt{\frac{(\mu_T - \mu_R - \theta_1)^2 n}{2\sigma^2}} - z_{1-\alpha}\right] - 1 \tag{10-24}$$

式中，$\Phi(\cdot)$ 为标准正态分布 $N(0,1)$ 的分布函数；$z_{1-\alpha}$ 为标准正态分布离差；σ^2 为方差，这里相当于 MS；取 $\Delta = 0.2$，则 $\theta_1 = -0.2\mu_R$，$\theta_2 = 0.2\mu_R$。通常总体方差 σ^2 是未知的，需要用样本方差 S^2 来替代，式（10-24）应替换为：

$$power = \Phi\left[\sqrt{\frac{(\mu_T - \mu_R - \theta_2)^2 n}{2S^2}} - t_{1-\alpha, n-2}\right] + \Phi\left[\sqrt{\frac{(\mu_T - \mu_R - \theta_1)^2 n}{2S^2}} - t_{1-\alpha, n-2}\right] - 1 \tag{10-25}$$

事实上，根据假设检验和统计分布理论，欲获得把握度，需要考虑双单侧检验中两侧基于备择假设的检验统计量的联合分布，该联合分布是一种双变量非中心 t 分布（bivariate noncentral t-distribution）。进一步基于非中心 t 分布来表达把握度与相关参数之间的关系式为：

$$power = \text{probt}(-t_{1-\alpha, n-2}, n-2, nc_2) - \text{probt}(t_{1-\alpha, n-2}, n-2, nc_1) \tag{10-26}$$

其中，$\text{probt}(\cdot)$ 为非中心 t 分布的分布函数。所对应的非中心 t 分布参数分别为：

$$nc_1 = \frac{\mu_T - \mu_R - \theta_1}{S\sqrt{2/n}} = \frac{\theta + \Delta}{CV\sqrt{2/n}} \tag{10-27}$$

$$nc_2 = \frac{\mu_T - \mu_R - \theta_2}{S\sqrt{2/n}} = \frac{\theta - \Delta}{CV\sqrt{2/n}} \tag{10-28}$$

不难看出，在设定的 α 下，给出期望达到的 $power$，给定 θ、Δ 和 CV 后，样本量是其中唯一的

未知数。由式(10-26)难以直接求算出样本量,需要进行迭代运算。通常,迭代时先选定一个初始值 n_0(取整数),每次按步长 1 逐次迭代,直至求算的把握度大于并最接近于事先给定的把握度水平,此步对应的样本量即为满足把握度要求的样本量。迭代初始值可采用下面的计算公式:

$$n_0 = \frac{2\sigma^2(z_{1-\alpha}+z_{1-\beta})^2}{d^2} = 2\left[\frac{(z_{1-\alpha}+z_{1-\beta})CV}{\Delta}\right]^2 \qquad (10\text{-}29)$$

上述在非中心 t 分布下给出的样本量计算方法系基于严格的假设检验原理和统计分布理论而建立的,有学者将用此种方法计算的样本量称为确切样本量(exact sample size)。根据以上的算法,我们编制了实现样本量计算的 SAS 程序代码。

```
DATA ss_for_BE;
KEEP alpha beta cv delta theta power n;
INPUT alpha beta cv delta theta;
       z_alpha=probit(1-alpha);
       z_beta=probit(1-beta);
       n0=ceil(2*cv**2*(z_alpha+z_beta)**2/(delta)**2);
DO UNTIL (power>=(1-beta));
       t1=TINV(1-alpha,n0-2);
       t2=-t1;
       nct1=(theta+delta)/(cv*sqrt(2/n0));
    IF nct1>20 THEN nct1=20;
    ELSE IF nct1<-20 THEN nct1=-20;
       nct2=(theta-delta)/(cv*sqrt(2/n0));
    IF nct2>20 THEN nct2=20;
    ELSE IF nct2<-20 THEN nct2=-20;
       beta1=probt(t1,n0-2,nct1);
       beta2=probt(t2,n0-2,nct2);
       power=beta2-beta1;
       n0=n0+1;
END;
       n=n0-1;
OUTPUT;
CARDS;
0.05   0.20   0.20   0.2   0
0.05   0.20   0.20   0.2   0.05
0.05   0.20   0.20   0.2   0.1
0.05   0.20   0.20   0.2   0.15
0.05   0.10   0.20   0.2   0
0.05   0.10   0.20   0.2   0.05
0.05   0.10   0.20   0.2   0.1
0.05   0.10   0.20   0.2   0.15
;
RUN;
```

为简略计算,表 10-12 给出了样本量的速查表。考虑到保持交叉设计不同序列例数的平衡性,凡计算结果为奇数的均进位为偶数。

表 10-12　生物等效性评价双单侧 t 检验的样本量估计

（未取对数,$\alpha = 0.05$,等效范围为−20%~20%）

CV(%)	$1-\beta = 0.80$				$1-\beta = 0.90$			
	$\theta(\%) = 0$	5	10	15	0	5	10	15
10	8	8	14	52	8	10	20	70
12	8	10	20	74	10	14	28	102
14	12	14	26	100	14	18	36	136
16	14	16	34	128	16	22	46	178
18	16	20	42	162	20	28	58	224
20	20	24	52	200	24	32	70	276
22	24	30	62	242	28	40	86	334
24	28	34	74	288	34	46	102	396
26	32	40	86	336	40	54	118	466
28	36	46	100	390	44	62	136	540
30	40	52	114	448	52	72	156	618
32	46	60	128	508	58	80	178	704
34	52	66	146	574	66	90	200	794
36	58	74	162	644	72	102	224	890
38	64	84	180	716	80	112	250	992
40	70	92	200	794	88	124	276	1098

为了简化计算过程,也可采用下面介绍的公式法进行样本量的近似求算。

1. 当 $\theta = 0$ 时,n 的计算公式为:

$$n = 2\left[\frac{(t_{1-\alpha,n-2}+t_{1-\beta/2,n-2})CV}{\Delta}\right]^2 \tag{10-30}$$

式中,$t_{1-\alpha,n-2}$ 和 $t_{1-\beta/2,n-2}$ 为 t 分布的单侧界值,可查 t 分布界值表而得。

2. 当 $\theta > 0$ 时,n 的计算公式为:

$$n = 2\left[\frac{(t_{1-\alpha,n-2}+t_{1-\beta,n-2})CV}{\Delta-\theta}\right]^2 \tag{10-31}$$

式中,$t_{1-\alpha,n-2}$ 和 $t_{1-\beta,n-2}$ 为 t 分布的单侧界值,可查表得。

由于 n 未知,可采用迭代法求算。按照设定的样本数(例如先取 $n = 20$)得出自由度($n-2$),进而得到 t 分布的单侧界值 $t_{1-\alpha,n-2}$ 和 $t_{1-\beta,n-2}$,所得的 n 若和设定的不一致,用算得的 n 当作新设定值重新计算,直至两者很接近,向上取整为最接近的整数偶数,即为所求的总样本量。不难看到,上述近似法中,当 θ 取 0 和 >0 时,样本量计算公式的分子和分母均不同,其分子中的 t 值分别为 $t_{1-\beta/2,n-2}$ 和 $t_{1-\beta,n-2}$,对于 θ 特别接近 0 的情形例如 θ 为 0.5% 或 1%,显然具有不合理性。而确切样本量方法则不会存在该问题。

例 10-5　进行某制剂的生物等效性研究,预试验结果提示 $CV = 15.66\%$、$\theta = 5\%$,如果设定生物等效限值 $\Delta = 20\%$,试求在 $\alpha = 0.05$ 的水平下,期望有 80% 的把握度($\beta = 0.20$)获得生物等效结论所需的样本量。

先设定 $n = 20$，则单侧 $t_{0.95,18} = 1.734$、单侧 $t_{0.80,18} = 0.862$，代入式（10-31）得：

$$n = 2\left[\frac{(1.734 + 0.862) \times 15.66}{20 - 5}\right]^2 = 14.69 \approx 16$$

将 $n = 16$ 时，$t_{0.95,14} = 1.761$、$t_{0.80,14} = 0.868$ 再代入上式得 $n = 15.07 \approx 16$，两次所得的 n 相同，可认为当 $\Delta = 20\%$、$\alpha = 0.05$ 时，要达到 80% 的把握度所需的受试者总例数为 16 例。采用上述的 SAS 程序代码经运算所得的样本量也为 16，实际的把握度可达到 82%。

三、以几何均数比值判定生物等效性的样本量估计

记 μ_T、μ_R 分别为 T、R 的生物利用度参数自然对数尺度下的算术均数。若令 θ 为两种制剂几何均数的比值（geometric mean ratio，GMR），则：

$$\theta = \frac{\exp(\mu_T)}{\exp(\mu_R)} = \exp(\mu_T - \mu_R)$$

$$\ln\theta = \ln(GMR) = \mu_T - \mu_R$$

定义两种制剂按 GMR 评价生物等效性的生物等效区间 (θ_1, θ_2) 为 $(0.8, 1.25)$。这里针对标准的 2×2 交叉试验设计，按照 α 水准计算达到 $1-\beta$ 把握度所需的样本量。

与前述的方法类似，不同的是这里需要在对数转换的数据基础上考虑，基于非中心 t 分布来表达把握度与相关参数之间的关系式和式（10-26）相同，即：

$$power = probt(-t_{1-\alpha,n-2}, n-2, nc_2) - probt(t_{1-\alpha,n-2}, n-2, nc_1)$$

其中 $probt(\cdot)$ 为非中心 t 分布的分布函数。所对应的非中心 t 分布参数分别为：

$$nc_1 = \frac{(\ln GMR - \ln\theta_1)}{S\sqrt{2/n}} \tag{10-32}$$

$$nc_2 = \frac{(\ln GMR - \ln\theta_2)}{S\sqrt{2/n}} \tag{10-33}$$

在实际的 BE 研究中，经常用变异系数 CV 表示。变异系数和标准差之间存在如下的互换关系式：

$$CV = \sqrt{\exp(S^2) - 1}, \quad S = \sqrt{\ln(CV^2 + 1)} \tag{10-34}$$

同理，在设定的 α 下，给出期望达到的 power，给定 GMR、等效界值和 CV 后，即可采用迭代运算求出确切的样本量结果。这里，迭代初始值 n_0 可采用下列计算公式：

$$n_0 = 2\left[\frac{S(z_{1-\alpha} + z_{1-\beta})}{\ln\theta_2}\right]^2 \tag{10-35}$$

根据以上的算法，我们编制了实现样本量计算的 SAS 程序代码。

```
DATA ss_for_BE_log;
KEEP alpha beta cv c1 c2 gmr power n;
INPUT alpha beta cv c1 c2 gmr;
        z_alpha=probit(1-alpha);
        z_beta=probit(1-beta);
        s=sqrt(log(cv**2+1));
/*CV is defined on the original (not logarithmic) scale.  */
/* For log-normal data,the following relationship exists:*/
```

```
/* CV = SQRT(Exp(S*S)-1),S=SQRT(Log(CV*CV+1))            */
     deno=(gmr<1)*(log(gmr)-log(c1))+
     (gmr=1)*(log(c2))+(gmr>1)*(log(gmr)-log(c2));
     n0=ceil((2*s**2*(z_alpha+z_beta)**2/deno**2));
DO UNTIL (power>=(1-beta));
     t1=tinv(1-alpha,n0-2);
     t2=-t1;
     nc1=sqrt(n0)*(log(gmr)-log(c1))/sqrt(2*s**2);
   IF nc1>20 THEN nc1=20;
    ELSE IF nc1<-20 THEN nc1=-20;nc2=sqrt(n0)*(log(gmr)-log
(c2))/sqrt(2*s**2);
    IF nc2>20 THEN nc2=20;
    ELSE IF nc2<-20 THEN nc2=-20;
     beta1=probt(t1,n0-2,nc1);
     beta2=probt(t2,n0-2,nc2);
     power=beta2-beta1;
     n0=n0+1;
END;
     n=n0-1;
OUTPUT;
CARDS;
0.05  0.20  0.10  0.8  1.25  0.85
0.05  0.20  0.10  0.8  1.25  0.9
0.05  0.20  0.10  0.8  1.25  0.95
0.05  0.20  0.10  0.8  1.25  1
0.05  0.20  0.10  0.8  1.25  1.05
0.05  0.20  0.10  0.8  1.25  1.1
0.05  0.20  0.10  0.8  1.25  1.15
0.05  0.20  0.10  0.8  1.25  1.2
;
RUN;
```

表 10-13 给出了等效范围取 $0.8 \sim 1.25$，$\theta = 0.85 \sim 1.20$，CV 从 $5.0\% \sim 30.0\%$，$\alpha = 0.05$，把握度分别为 80% 和 90% 的确切样本量估计。考虑到保持交叉设计不同序列例数的平衡性，凡计算结果为奇数的均舍入为偶数。

表 10-13　生物等效性评价双单侧 t 检验的样本量估计

（取对数，$\alpha = 0.05$，等效范围为 $0.8 \sim 1.25$）

把握度	$CV(\%)$	$\theta = \mu_T/\mu_R$							
		0.85	0.90	0.95	1.00	1.05	1.10	1.15	1.20
80%	5.0	12	6	4	4	4	6	8	22
	7.5	22	8	6	6	6	8	12	44

把握度	$CV(\%)$	$\theta=\mu_T/\mu_R$							
		0.85	0.90	0.95	1.00	1.05	1.10	1.15	1.20
	10.0	36	12	8	6	8	10	20	76
	12.5	54	16	10	8	10	14	30	118
	15.0	78	22	12	10	12	20	42	168
	17.5	104	30	16	14	16	26	56	226
	20.0	134	38	20	16	18	32	72	294
	22.5	168	46	24	20	24	40	90	368
	25.0	206	56	28	24	28	48	110	452
	27.5	248	68	34	28	34	58	132	544
	30.0	292	80	40	32	38	68	156	642
90%	5.0	14	6	4	4	4	6	8	28
	7.5	28	10	6	6	6	8	16	60
	10.0	48	14	8	8	8	14	26	104
	12.5	74	22	12	10	12	18	40	162
	15.0	106	30	16	12	16	26	58	232
	17.5	142	40	20	16	20	34	76	312
	20.0	186	50	26	20	24	44	100	406
	22.5	232	64	32	24	30	54	124	510
	25.0	284	78	38	28	36	66	152	626
	27.5	342	92	44	34	44	78	182	752
	30.0	404	108	52	40	52	92	214	888

因为 θ 和 $1/\theta$ 为 1 两侧比值的对称点,理论上其样本量是完全相同的。故在同样 CV 和判断标准的情况下,$\theta=1.1$ 和 $\theta=0.9$ 尽管在 1 的两侧差值对称,但比值并不对称,因此其样本量估计是不同的;而 $\theta=0.9$ 与 $\theta=1.11$ 在 1 两侧具有比值对称性,其样本量估计结果必然相同。

为了简化计算过程,也可采用下面介绍的公式法进行样本量的近似求算。

1. 当 $\theta=1$ 时:

$$n=2\left[\frac{(t_{1-\alpha,n-2}+t_{1-\beta/2,n-2})\,CV}{\ln1.25}\right]^2 \tag{10-36}$$

2. 当 $1<\theta<1.25$ 时:

$$n=2\left[\frac{(t_{1-\alpha,n-2}+t_{1-\beta,n-2})\,CV}{\ln1.25-\ln\theta}\right]^2 \tag{10-37}$$

3. 当 $0.8<\theta<1$ 时:

$$n = 2\left[\frac{\left(t_{1-\alpha,n-2}+t_{1-\beta,n-2}\right)CV}{\ln\theta-\ln0.8}\right]^2 \tag{10-38}$$

式中,$t_{1-\alpha,n-2}$、$t_{1-\beta/2,n-2}$ 和 $t_{1-\beta,n-2}$ 为 t 分布的单侧界值,可查表得。

本近似法和前面未进行对数转换数据的等效性分析样本量估计的近似法存在同样的不合理性,当 θ 特别接近 1 时所计算的样本量偏差较大。当然,该方法估计的样本量结果总是大于或等于确切法,因此在实际应用中并不保守。

四、高变异药物生物等效评价的样本量估计

高变异药物生物等效的评价困扰制药工业界多年。高变异药物(highly variable drug, HVD)是指有一个或多个生物等效性评价指标(AUC 或 $C_{\max}$)的个体内变异(within-subject coefficient of variation,CV)大于 30% 的药物制剂。由于研究药物的高度变异性,即便是药物之间没有明显的差别,若采用通常的 2×2 交叉设计,要通过生物等效性研究(bioequivalence study,BE study)揭示仿制药与相应的高变异参比药的生物等效也需要纳入大样本量的受试者。出于减少高变异药物 BE 研究样本量的目的之一,美国 FDA 和欧盟 EMA 相继提出重复交叉设计下的生物等效性评价方法。

(一)高变异药物 BE 研究的重复交叉设计模式

对于高变异药物的 BE 研究,在 FDA 和 EMA 的相关指南中均采用了参比制剂校正的平均生物等效性(reference-scaled average bioequivalence,RSABE)评价方法。该方法利用参比制剂的个体内变异对生物等效的限值作出调整,其前提是对参比药进行重复测量设计。可采用部分重复三周期三序列交叉设计(TRR、RTR、RRT)和完全重复四周期两序列交叉设计(TRTR、RTRT),其设计模式分别见表 10-14 和表 10-15。

表 10-14 部分重复三周期三序列交叉设计模式(T:试验药;R:参比药)

	period 1	period 2	period 3
sequence 1	T	R	R
sequence 2	R	T	R
sequence 3	R	R	T

表 10-15 完全重复四周期两序列交叉设计模式(T:试验药;R:参比药)

	period 1	period 2	period 3	period 4
sequence 1	T	R	T	R
sequence 2	R	T	R	T

(二)高变异药物 BE 研究的 RSABE 评价方法

FDA 指南中,RSABE 方法对 AUC 和 $C_{\max}$ 的等效性评价用下式:

$$\frac{(\mu_T-\mu_R)^2}{\sigma^2_{WR}} \le \theta_S,\ \theta_S = \frac{(\ln1.25)^2}{\sigma^2_{W0}} \tag{10-39}$$

式中,σ^2_{WR} 为参比药的个体内方差;σ_{W0} 为监管部门事先设定的常数,FDA 规定 $\sigma_{W0}=0.25$。进一步转换成如下评价式:

$$\ln(0.8)\frac{\sigma_{WR}}{\sigma_{W0}}\leq\mu_T-\mu_R\leq\ln(1.25)\frac{\sigma_{WR}}{\sigma_{W0}} \tag{10-40}$$

如果按两种制剂的总体 GMR 评价为生物等效,则应满足下式:

$$\exp\left[\ln(0.8)\frac{\sigma_{WR}}{\sigma_{W0}}\right]\leq GMR\leq\exp\left[\ln(1.25)\frac{\sigma_{WR}}{\sigma_{W0}}\right] \tag{10-41}$$

FDA 还进一步说明了,当参比药的个体内标准差 σ_{WR} 大于或等于 0.294(即 $CV=30\%$)时可采用 RSABE 评价方法。同时还要求 BE 研究的 C_{max} 和 AUC 的 GMR 点估计必须在 0.8~1.25 内。式(10-41)表明了等效性评价的界值和参比药的个体内标准差具有一定的函数关系,进一步换算后的等效性评价的界值为:

$$[U,L]=e^{\pm0.893\sigma_{WR}} \tag{10-42}$$

这里的 U 指等效界值上限,对应于前面介绍的 θ_2;L 指等效界值下限,对应于 θ_1。需要注意的是,当 $\sigma_{WR}=0.294$(对应于 $CV=30\%$)时,所计算的界值范围为(77.0%,129.9%),与(80%,125%)并不重叠。

相比之下,EMA 指南尽管也采用了 RSABE 评价方法,但其等效性评价的标准与 FDA 有明显的区别。当参比药的个体内 CV 大于或等于 30%($S_{WR}=0.294$)时,用下式进行生物等效性评价。

$$-\frac{0.223}{\sigma_{W0}}\leq\frac{\mu_T-\mu_R}{S_{WR}}\leq+\frac{0.223}{\sigma_{W0}} \tag{10-43}$$

式中,S_{WR} 为参比药的个体内标准差(相当于 FDA 指南中的 σ_{WR});EMA 规定 $\sigma_{W0}=0.294$。该式如果加以变换,则和 FDA 公式的形式几乎相同,只是 σ_{W0} 在数值上不同。

$$\exp\left[\ln(0.8)\frac{S_{WR}}{\sigma_{W0}}\right]\leq GMR\leq\exp\left[\ln(1.25)\frac{S_{WR}}{\sigma_{W0}}\right] \tag{10-44}$$

如果 $S_{WR}=0.294$(对应于 $CV=30\%$),所计算的界值范围恰为(80%,125%),和非高变异药物 BE 研究的界值保持了连续性。进一步换算后的等效性评价的界值为:

$$[U,L]=e^{\pm0.760S_{WR}} \tag{10-45}$$

特别说明的是,EMA 采用 RSABE 方法调整的等效范围最宽为 69.84%~143.19%,对应的 CV 为 50%,即当 CV 超过 50%以后,无论变异系数如何变化,等效的限值不再放宽,统一使用(69.84%,143.19%)。FDA 无此规定。图 10-1 给出 FDA 和 EMA 的生物等效限随个体内 CV 变化的表现。

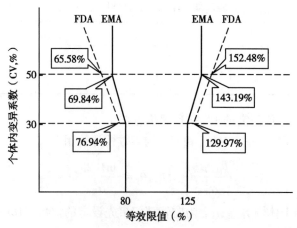

图 10-1　FDA 和 EMA 的生物等效限值随个体内 CV 变化的关系

（三）高变异药物 BE 研究基于 RSABE 方法的确切样本量估计及 SAS 实现

基于 RSABE 方法，无论是 FDA 还是 EMA，对于某一具体的高变异药物的 BE 研究，一旦个体内变异系数或标准差（根据需要两者可随意互换）确定后，则可以求算出调整后的生物等效性限值，在一定的 α 水平下可轻而易举地获得不同把握度下 2×2 交叉设计的确切样本量。把握度和样本量间关系的理论表达式和前面的式（10-26）相同，即：

$$power = \mathrm{probt}(-t_{1-\alpha,n-2},n-2,nc_2)-\mathrm{probt}(t_{1-\alpha,n-2},n-2,nc_1)$$

其中，$\mathrm{probt}(\cdot)$ 为非中心 t 分布的分布函数。所对应的非中心 t 分布参数分别为：

$$nc_1 = \frac{\ln GMR-\ln L}{\sigma_W\sqrt{2/n}} \tag{10-46}$$

$$nc_2 = \frac{\ln GMR-\ln U}{\sigma_W\sqrt{2/n}} \tag{10-47}$$

式中，σ_W 为对数转换尺度下参比药的个体内标准差（在 FDA 指南中为 σ_{WR}，EMA 指南中为 S_{WR}），该量与变异系数 CV 之间的关系为 $\sigma_W=\sqrt{\ln(CV^2+1)}$（$CV=\sqrt{\exp(\sigma_W^2)-1}$）。采用迭代方法计算获得相应参数下的确切样本量，在该样本量的基础上推算高变异药物 BE 研究所需要的样本量。若采用部分重复的三周期交叉设计，取该样本量的 3/4；若采用完全重复的四周期交叉设计，则取其 1/2。

借助 SAS 系统可编程实现高变异药物 BE 研究确切样本量的计算。在 DATA 数据步中用 INPUT 语句输入样本量估计的参数：alpha（Ⅰ类错误概率水平 α）、beta（Ⅱ类错误概率水平 β，1-β 为把握度）、CV（参比药的个体内变异系数）、L（等效下限值）、U（等效上限值）、GMR（两药的几何均数比值）。先计算 RSABE 方法调整的等效限值，继而计算样本量估计的初始值，然后采用 DO UNTIL 语句进行迭代运算直到 $power$ 满足预先设定的水平。注意，对 EMA 指南要求，还需要采用 IF 语句控制 $CV>50\%$ 后的等效限值固定不变。下面给出根据 FDA 指南要求计算确切样本量的 SAS 程序代码，可实现在不同的参数设定下算得相应的 $power$ 及部分重复的三周期交叉设计和完全重复的四周期交叉设计的确切样本量。

```
DATA ss_for_BE_HVD;
KEEP alpha beta cv gmr power n_fda n_fda_3 n_fda_4;
INPUT alpha beta cv l u gmr;
        z_alpha =probit(1-alpha);
        z_beta =probit(1-beta);
        sw=sqrt(log(cv**2+1));

* CV is defined on the original (not logarithmic) scale.;
* For log-normal data,the following relationship exists;
* CV = SQRT(Exp(SW*SW)-1),SW=SQRT(Log(CV*CV+1))            ;
*-----------------------------------------------------------;
* FDA highly variale drugs;
*-----------------------------------------------------------;
        sw0_fda=0.25;
        lvfda=log(l)*sw/sw0_fda;
        uvfda=log(u)*sw/sw0_fda;
```

```
        l_fda=exp(lvfda);
        u_fda=exp(uvfda);
        n0=ceil(2*((z_alpha+z_beta)*sw)**2/(log(gmr)-log(u_
fda))**2);
    DO UNTIL (power>=(1-beta));
        t1=sqrt(n0)*(log(gmr)-log(l_fda))/sqrt(2*sw**2);
    IF t1>20 THEN t1=20;
    ELSE IF t1<-20 THEN t1=-20;
        t2=sqrt(n0)*(log(gmr)-log(u_fda))/sqrt(2*sw**2);
    IF t2>20THEN t2=20;
    ELSE IF t2<-20 THEN t2=-20;
        beta1=probt(-tinv(1-alpha,n0-2),n0-2,t2);
        beta2=probt(tinv(1-alpha,n0-2),n0-2,t1);
        power=beta1-beta2;
        n0=n0+1;
    END;

        n_FDA=n0-1;
        n_FDA_3=ceil(n_FDA*3/4);
        n_FDA_4=ceil(n_FDA/2);
OUTPUT;
CARDS;
0.05  0.20  0.30  0.8  1.25  0.85
0.05  0.20  0.30  0.8  1.25  0.9
0.05  0.20  0.30  0.8  1.25  0.95
0.05  0.20  0.30  0.8  1.25  1
0.05  0.20  0.30  0.8  1.25  1.05
0.05  0.20  0.30  0.8  1.25  1.1
0.05  0.20  0.30  0.8  1.25  1.15
0.05  0.20  0.30  0.8  1.25  1.2
;
RUN;
```

用本 SAS 程序代码,我们分别计算了两种制剂不同重复类型的交叉设计时,在不同的参数设定下,基于 FDA 指南和 EMA 指南要求的确切样本量,结果分别见表 10-16 ~ 表 10-19。

表 10-16　两种制剂按部分重复的 3 周期交叉设计基于 FDA 要求的样本量

($\alpha=0.05, power=80\%$)

%CV_W	GMR							
	0.85	0.9	0.95	1	1.05	1.1	1.15	1.2
0.3	82	34	21	18	21	30	55	128
0.35	56	29	20	18	20	27	42	75

续表

%CV_W	GMR							
	0.85	0.9	0.95	1	1.05	1.1	1.15	1.2
0.4	44	26	19	18	19	24	35	54
0.45	37	24	19	18	19	23	30	44
0.5	33	23	19	18	19	22	28	38
0.55	30	22	19	18	18	21	26	34
0.6	27	21	18	18	18	21	24	31
0.65	26	21	18	18	18	20	24	29
0.7	25	21	18	18	18	20	23	27
0.75	24	20	18	18	18	20	22	26
0.8	24	20	18	18	18	20	21	25
0.85	23	20	18	18	18	19	21	24
0.9	22	20	18	18	18	19	21	24
0.95	22	19	18	18	18	19	21	23
1	21	19	18	18	18	19	21	23
1.05	21	19	18	18	18	19	21	22
1.1	21	19	18	18	18	19	20	22

表 10-17 两种制剂按重复的 4 周期交叉设计基于 FDA 要求的样本量

($\alpha = 0.05, power = 80\%$)

%CV_W	GMR							
	0.85	0.9	0.95	1	1.05	1.1	1.15	1.2
0.3	55	23	14	12	14	20	37	85
0.35	37	19	13	12	13	18	28	50
0.4	29	17	13	12	13	16	23	36
0.45	25	16	13	12	13	15	20	29
0.5	22	15	13	12	13	15	19	25
0.55	20	15	13	12	12	14	17	23
0.6	18	14	12	12	12	14	16	21
0.65	17	14	12	12	12	13	16	19
0.7	17	14	12	12	12	13	15	18
0.75	16	13	12	12	12	13	15	17
0.8	16	13	12	12	12	13	14	17
0.85	15	13	12	12	12	13	14	16
0.9	15	13	12	12	12	13	14	16
0.95	15	13	12	12	12	13	14	15
1	14	13	12	12	12	13	14	15
1.05	14	13	12	12	12	13	14	15
1.1	14	13	12	12	12	13	13	15

表 10-18 两种制剂按重复的 3 周期交叉设计基于 EMA 要求的样本量

($\alpha = 0.05, power = 80\%$)

%CV_W	GMR							
	0.85	0.9	0.95	1	1.05	1.1	1.15	1.2
0.3	222	60	30	24	29	51	117	489
0.35	120	48	28	24	27	42	78	189
0.4	84	41	27	24	27	37	61	115
0.45	66	37	27	24	26	34	51	84
0.5	55	34	26	24	26	32	45	68
0.55	66	40	30	28	30	37	53	81
0.6	75	46	35	33	35	43	61	93
0.65	87	53	40	37	39	49	70	106
0.7	98	60	45	42	45	56	78	120
0.75	109	66	50	46	50	62	88	135
0.8	120	73	55	51	55	69	97	149
0.85	132	81	60	56	60	75	107	163
0.9	144	88	66	61	66	82	117	178
0.95	156	95	72	66	71	89	126	193
1	168	102	77	71	76	96	135	207
1.05	180	109	82	76	81	102	145	222
1.1	192	117	87	81	87	108	155	237

表 10-19 两种制剂按重复的 4 周期交叉设计基于 EMA 要求的样本量

($\alpha = 0.05, power = 80\%$)

%CV_W	GMR							
	0.85	0.9	0.95	1	1.05	1.1	1.15	1.2
0.3	148	40	20	16	19	34	78	326
0.35	80	32	19	16	18	28	52	126
0.4	56	27	18	16	18	25	41	77
0.45	44	25	18	16	17	23	34	56
0.5	37	23	17	16	17	21	30	45
0.55	44	27	20	19	20	25	35	54
0.6	50	31	23	22	23	29	41	62
0.65	58	35	27	25	26	33	47	71
0.7	65	40	30	28	30	37	52	80
0.75	73	44	33	31	33	41	59	90
0.8	80	49	37	34	37	46	65	99

%CV_W	GMR							
	0.85	0.9	0.95	1	1.05	1.1	1.15	1.2
0.85	88	54	40	37	40	50	71	109
0.9	96	59	44	41	44	55	78	119
0.95	104	63	48	44	47	59	84	129
1	112	68	51	47	51	64	90	138
1.05	120	73	55	51	54	68	97	148
1.1	128	78	58	54	58	72	103	158

针对 FDA 和 EMA 对高变异药物 BE 研究的监管要求,这里给出三周期和四周期重复交叉设计的确切样本量估计方法及有关结果。总的来看,在相同的样本量估计参数设置下,四周期交叉设计所需的样本量低于三周期交叉设计,FDA 指南要求的样本量低于 EMA 要求。此外,FDA 指南下的样本量,无论是三周期重复交叉设计还是四周期重复交叉设计,当 $GMR = 1$ 时,样本量在 CV 为 30% ~ 115% 范围内保持最小且稳定不变(分别为 18 和 12);而对 GMR 不为 1 的情形,呈现随 CV 增大样本量由大到小的变化趋势。而 EMA 指南下样本量在 CV 为 30% ~ 50% 范围内与 FDA 指南呈现出相似的特征,即当 $GMR = 1$ 时,样本量保持最小且稳定不变(分别为 24 和 16),GMR 不为 1 时的样本量随 CV 增大而由大到小变化。但是,当 CV 超过 50% 时,所有 GMR 下的样本量均随 CV 增大而由小到大变化,只是 $GMR = 1$ 时的样本量仍保持最小。EMA 指南下样本量的拐点出现在 CV 为 50% 处。由此可见,高变异药物 BE 研究的 EMA 指南对样本量的要求更高。

有学者曾利用公式近似法,基于 FDA 和 EMA 高变异药物 BE 研究的指南要求,给出了不同参数设置下的样本量列表(Someswara Rao. K,2015)。将这里的确切样本量估计方法与公式近似法计算的结果进行比较,可明显看到,当 $GMR = 1$ 时,确切法的样本量均大于近似法,而对于 GMR 不为 1 的情形,确切法普遍小于或等于近似法。图 10-2 展示了在 $\alpha = 0.05$、$CV = 60\%$、$power = 80\%$ 的设置下,GMR 取不同值,采用两种不同的重复交叉设计,根据 FDA 和 EMA 指南要求,不同样本量结果间的比较(由于文献中没有提供近似法 $GMR = 1.2$ 的样本量,故图 10-2 中未对该值下的结果进行比较)。

五、生物等效评价样本量估计的注意事项

明确了生物等效性试验的方法学要求和相应的统计推断原理,进行样本量的统计学估计并不是难事。在实际应用中,完全还可以借助专门的样本量估计软件进行求算。例如 PASS 软件、nQuery 软件等均设置了标准 2×2 交叉设计等效性评价的样本量估计功能,可实现以算术均数差值和几何均数比值评价等效性的样本量估计。对于高变异药物,可先根据高变异药物的有关参数进行有关的换算,然后算得标准设计下的样本量,最后再求出重复交叉设计下的样本量。

对于样本量的求算,这里给出的几段 SAS 程序代码均可通过 CARDS 语句后的数值行随意改变样本量估计的不同参数,具有很好的灵活性。对于在某些情形下需要求算不同的样本量所能达到的把握度的情形,通过简单修改其中的语句也可容易地实现。

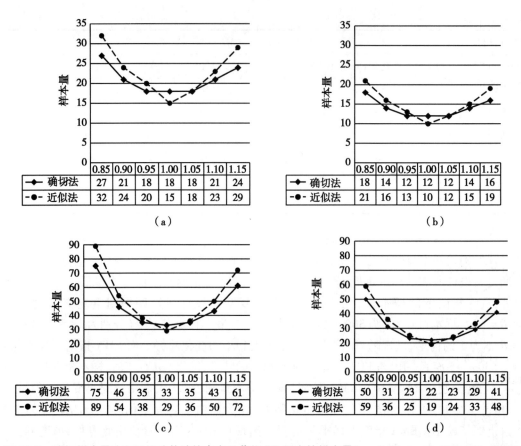

图 10-2　确切样本量法和近似法估计的高变异药物 BE 研究的样本量($\alpha = 0.05, power = 80\%, CV = 60\%$)
(a) FDA 三周期交叉试验；(b) FDA 四周期交叉试验；(c) EMA 三周期交叉试验；(d) EMA 四周期交叉试验

　　当然,任何研究的样本量估计绝不是从统计学上给出一个数字而已,有经验的统计专业人员往往会为临床研究者提供带有不同参数变化情景下的一组样本量数据,这样才更有利于临床专业人员结合这些敏感性分析的结果,进而作出样本量的抉择。高变异药物 BE 研究的样本量确定更是如此,不能完全依赖于统计学上计算的结果,还要对其他的一些因素如临床研究机构资源等进行综合考虑。

第七节　仿制药质量一致性评价中的生物等效性试验

　　作为仿制药大国,我国批准的化学药品中绝大部分属于仿制药,而这部分仿制药品的质量参差不齐,部分与国际先进水平相差甚远。为推动仿制药质量的提升,2012 年以来我国的药监主管部门开展了一系列仿制药一致性评价工作,使仿制药一致性评价成了近年来关注的热点,而生物等效性试验是仿制药一致性评价的重要内容,必须在生物统计方法学上正确应用才能确保一致性评价的质量。

　　2013 年 2 月,我国药品监督管理部门发布《关于开展仿制药质量一致性评价工作的通知》,并同时下发了《仿制药质量一致性评价工作方案》。其目的在于通过评判仿制药是否与参比制剂在内在物质和临床疗效上具有一致性,逐步完善仿制药的质量评价体系,淘汰内在质量和临床疗效达不到要求的品种,促进我国仿制药整体水平的提升,使其达到或接近国际先进水平。相应成立的仿制药质量一致性评价工作办公室负责仿制药质量一致性评价工作的具体实施,制定仿制药质量一致性评价年度工作计划,确定每年度拟开展质量一致性评价的品种和负责评价方法研究的机构;组织专家,根据药物性质和剂型特点,确定各品种的体外评价方法及是否需要生物等效性试验;组织专家,按照参比制剂确定的程序和要求,确定拟评价品种的参比制剂。通知还要求,作为开展仿制药质量一致性评价主体的药品生产企业应按照公布的评价方法、标准及有关技术指导原则,以参比制剂为对照药品,全面深入开展与参比制剂的对比研究,解决影响仿制药内在质量的关键问题,实现与参比制剂在内在物质和临床疗效方面的一致。

2016 年 3 月,国务院办公厅发布《关于开展仿制药质量和疗效一致性评价的意见》,重申开展仿制药质量和疗效一致性评价工作对提升我国制药行业整体水平,保障药品安全性和有效性,促进医药产业升级和结构调整,增强国际竞争能力都具有十分重要的意义。该意见明确了评价对象和时限,指出化学药品新注册分类实施前批准上市的仿制药,凡未按照与原研药品质量和疗效一致原则审批的,均须开展一致性评价。国家基本药物目录(2012 年版)中 2007 年 10 月 1 日前批准上市的化学药品仿制药口服固体制剂,应在 2018 年年底前完成一致性评价,其中需开展临床有效性试验和存在特殊情形的品种,应在 2021 年年底前完成一致性评价;逾期未完成的,不予再注册。确定了参比制剂遴选原则,指出参比制剂原则上首选原研药品,也可以选用国际公认的同种药品。药品生产企业可自行选择参比制剂,报我国药品监督管理部门备案;我国药品监督管理部门在规定期限内未提出异议的,药品生产企业即可开展相关研究工作。行业协会可组织同品种药品的生产企业提出参比制剂选择意见,报我国药品监督管理部门审核确定。对参比制剂存有争议的,由我国药品监督管理部门组织专家公开论证后确定。食品药品监督管理总局负责及时公布参比制剂信息,药品生产企业原则上应选择公布的参比制剂开展一致性评价工作。意见还对合理选用评价方法进行了明确,指出药品生产企业原则上应采用体内生物等效性试验的方法进行一致性评价。符合豁免生物等效性试验原则的品种,允许药品生产企业采取体外溶出度试验的方法进行一致性评价,具体品种名单由我国药品监督管理部门另行公布。开展体内生物等效性试验时,药品生产企业应根据仿制药生物等效性试验的有关规定组织实施。无参比制剂的,由药品生产企业进行临床有效性试验。

无疑,仿制药质量和疗效一致性评价成为当前对制药企业的一大考验,而其中必然涉及诸多的生物统计学内容,大家应给予足够的重视。

(刘玉秀)

参 考 文 献

1. FDA. Guidance for Industry Bioavailability and Bioequivalence Studies for Orally Administered Drug Products—General Considerations. 2002. Available online

2. FDA. Guidance for Industry Statistical Approaches to Establishing Bioequivalence. 2001

3. Schuirmann DJ. A Comparison of the Two One-Sided Tests Procedure and the Power Approach for Assessing the Equivalence of Average Bioavailability. J Pharmacokin Biopharm, 1987, 15(6):657-680

4. Chow SC, Liu JP. Design and analysis of bioavailability and bioequivalence studies. 3rd ed. Boca Raton: Chapman & Hall/CRC, Taylor & Francis Group, 2009:151-168

5. Julious SA. Sample Size for Clinical Trials. New York: CRC Press, 2010:83-94

6. Scott Patterson, Byron Jones. Bioequivalence and statistics in clinical pharmacology. Boca Raton: Chapman &

Hall/CRC,Taylor & Francis Group,2006

7. Dieter Hauschke,Volker Steinijans,Iris Pigeot.Bioequivalence Studies in Drug Development - Methods and Applications.Chichester:John Wiley & Sons Ltd,2007

8. US Department of Health and Human Services Food and Drug Administration Center for Drug Evaluation and Research.Guidance for Industry,Bioavailability and Bioequivalence Studies Submitted in NDAs or INDs - General Considerations(Draft guidance).2014

9. Committee for Medicinal Products for Human Use(CHMP).European Medicines Agency(EMA)Guideline on the investigation of bioequivalence.2010

10. Karalis V,Sylmillides M,Macheras P.Bioequivalence of highly variable drugs:a comparison of the newly-proposed regulatory approaches by FDA and EMA.Pharm Res,2012,29:1066-1077

11. Davit BM,Chen ML,Conner DP,et al.Implementation of a Reference-Scaled Average Bioequivalence Approach for Highly Variable Generic Drug Products by the US Food and Drug Administration.AAPS J,2012,DOI:10.1208/s12248-012-9406-x

12. Phani BRB,Someswara RK*,Sanketh KC,et al.Sample size estimation for highly variable drugs using reference scaled average bioequivalence criteria.International Journal of Recent Scientific Research,2015,6(7):5040-5045(*Corresponding author)

13. Tothfalusi L,Endrenyi L.Sample Sizes for Designing Bioequivalence Studies for Highly Variable Drugs.J Pharm Pharmaceut Sci,2012,15(1):73-84

14. 国家食品药品监督管理总局.化学药物制剂人体生物利用度和生物等效性研究技术指导原则.2005

15. 李金恒,张学中,刘玉秀.第十九章:生物利用度比较试验及其等效性评价//刘玉秀,洪立基.新药临床研究设计与统计分析.南京:南京大学出版社,1999:316-344

16. 姚晨,陈峰,张高魁,等.交叉试验设计资料的等效性检验.中国临床药理学杂志,2001,17(4):294-297

17. 刘玉秀,姚晨,陈峰,等.多交叉设计生物利用度试验的等效性分析.中国临床药理学杂志,2002,18(3):219-223

18. 国家食品药品监督管理总局.关于开展仿制药质量一致性评价工作的通知.2013

19. 国务院办公厅.关于开展仿制药质量和疗效一致性评价的意见.2016

20. 国家食品药品监督管理总局.总局关于发布普通口服固体制剂参比制剂选择和确定等3个技术指导原则的通告(2016年第61号).2016

21. 何春远,孙华,谢海棠.高变异药物生物等效性试验及量化评价.中国临床药理学与治疗学,2016,21(7):721-730

22. 刘昌孝.药品安全战略与仿制药一致性评价策略.中国临床药理学与治疗学,2016,21(10):1081-1087

23. 黄钦,魏春敏.浅谈高变异药物的生物等效性研究.中国临床药理学与治疗学,2007,12(8):841-844

24. 刘东阳,李丽,江骥,等.高变异药物的生物等效性研究进展.中国临床药理学杂志,2008,24(4):339-343

25. 刘曼,张丹,王晓琳,等.高变异药品及其参比制剂校正的平均生物等效性试验的探讨.中国新药杂志,2014,23(3):257-260

26. 黄彦,陈静.高变异药物生物等效性试验的样本含量估计及PASS软件实现.中国中医急症,2014,23(6):1066-1068

27. 张煊,闫冬,高静,等.高变异药物生物等效性评价中多组试验的设计及统计分析.中国临床药理学与治疗学,2015,20(10):1115-1121

28. 刘甜甜,陆梦洁,周憧憧,等.高度变异药物生物等效性.评价确切样本量计算.中国临床药理学,2017,33(12):1152-1157.

第十一章

临床等效性/非劣效试验

　　根据研究目的,临床试验中比较的类型分为优效性试验(superiority trial)、等效性试验(equivalence trial)和非劣效试验(non-inferiority trial)。其中,优效性试验的目的是显示试验药(test drug,T)的治疗效果优于对照药(control,C),包括试验药是否优于安慰剂(placebo,P),试验药是否优于阳性对照药,或剂量间效应的比较;等效性试验的目的是确证两种或多种治疗的效果差别大小在临床上并无实际意义,即试验药与阳性对照药在疗效上相当;而非劣效试验的目的是确证试验药的治疗效果如果在临床上低于阳性对照药,但其差异也是在临床可接受范围内。本章将围绕等效性/非劣效试验,在阐明其基本原理的基础上,重点介绍试验设计和统计分析的相关事宜。

第一节　临床等效性/非劣效试验的基本原理

　　在药物研发中,随着愈来愈多可供应用的有效药物的出现,指望新药在临床疗效上再有大的突破变得愈来愈困难,因而新药研发的定位发生了改变,认为即使新药在疗效上没有提高,但如果在其他方面具有明显的优势可以弥补,开发这类新药也是有价值的。这里所指的其他方面的优势可以是更好的耐受性和安全性、使用更方便、价格更便宜等。针对该类以"疗效不减、优势明显"定位的新药,进行临床试验的目的将不再是确认"优效性"而是去确认等效性或非劣效性。

　　等效性试验所要阐明的是试验药和阳性对照药在疗效上"相当"。"相当"不是"相等",是对疗效差别的一种临床可接受的允许范围的概念。因为强调的是"等效",故意味着即使试验药可以比阳性对照药好一些,但不能太好,这种"好"必须在临床上是微不足道的(trivially better than);当然试验药也可以比阳性对照药差一些,但不能太差,这种"差"必须在临床上是可以容忍的(tolerably worse)。显然,此处所谓的"好得微不足道"或"差得可以容忍"都是有限度的,在临床实践中即表现为两组药物疗效差值的最大允许值,这两个方向上的临床最大允许值则被称为等效性界值(equivalence margins)。可见,等效性界值有两个,一个是上界值,另一个是下界值。等效性界值在试验设计阶段就要确定下来,并连同样本量估计等相关内容一起详细说明在临床试验方案中。有了等效性界值,等效性的统计学推断问题也就容易理解了,即在"好"和"差"两个不同的方向上分别进行两次统计推断,若"不好于"和"不差于"能同时满足,则可获得等效的结论。

　　非劣效试验与等效性试验的原理相似,只是非劣效试验的目的是阐明试验药不差于(no

worse than)或者说是非劣于(not inferior to)对照药,而无须考虑试验药好于对照药的情形。非劣效的声称将意味着试验药的疗效即使比对照药差但在临床上是可以容忍的。这里涉及的"差得可以容忍"的临床最大允许值称为非劣效界值(non-inferiority margin)。非劣效界值只有一个,同等效性界值一样,需要事先确定。非劣效试验的统计推断只需进行一次即可。

第二节　临床等效性/非劣效试验设计

一、试验设计要点

众所周知,临床试验设计有三项原则,即对照、随机和重复原则;同时又包括了三个要素,即处理因素、受试对象和试验效应。具体到等效性/非劣效试验,其设计要点突出表现在阳性对照选择、等效性/非劣效界值确定、样本量估计、受试对象界定以及效应指标定义等方面。这些关键事项直接决定了等效性/非劣效试验的成败。因此,在试验设计阶段除了对临床试验通用的基本事项加以考虑外,还需要对这些关键事项给予特别关注。

二、阳性对照选择

阳性对照选择需要慎重考虑(见第二章)。所选的阳性对照药需是已广泛应用的、对相应适应证的疗效和用量已被证实,使用它可以有把握地期望在目前的试验中表现出相似的效果;阳性对照药原有的用法与用量不得任意改动。阳性药物选择时应考虑以下两个方面:

(一)阳性对照有效性的既有证据

阳性对照效应来源于文献报道的、精心设计并有良好质控的试验结果,这些历史试验已明确显示本次等效性/非劣效试验中所采用的阳性对照优于安慰剂,且随时间迁移,阳性对照的疗效基本维持稳定,这就是所谓的阳性对照有效性的既有证据(historical evidence of sensitivity to drug effects,HESDE)。根据这些试验结果可以可靠地估计出阳性对照的效应大小。

对于缓解症状和(或)以主观疗效指标为主要评价终点的药物(如治疗抑郁、过敏性鼻炎、咽炎、疼痛的药物等),因疗效评价受试验质量、测量方法、受试人群的影响较大,难以确定在当次试验中阳性对照是否仍然能保持原有的效应,即难以得到阳性对照有效性的既有证据。虽然阳性对照有缓解症状的效果,但即使是设计良好的试验,往往也难以重现该药物在缓解特定症状方面优于安慰剂的结论。由于本次等效性/非劣效试验中难以确定阳性药物是否有效,基于此试验得出的等效性/非劣效结论就不能确证试验药物的有效性。这正是缓解症状的药物往往不能采用等效性/非劣效试验的主要原因。

(二)阳性对照药物效应的稳定性

设计等效性/非劣效试验进行阳性对照的选择时,除了要有证据支持阳性对照的有效性之外,还要有证据表明当前试验中所采用的阳性对照能保持原来的疗效。如果当前的试验环境和历史研究保持一致,这时的阳性对照药物效应应该和历史研究的药物效应一致,这就是阳性对照药物效应的稳定性假设(constancy assumption,CA)。阳性对照效应受到很多因素诸如受试人群、合并用药、疗效指标的定义与判定、随访、阳性对照的剂量、耐药性乃至统计分析方法等的影响。采用等效性/非劣效试验设计时要尽可能地确保当前试验在以上提及的诸多因素方面与历史研究匹配。只有这样,根据历史研究结果估计的阳性对照药物效应大小才能可靠地用以确定等效性/非劣效界值。该界值是等效性/非劣效试验的关键设计参数，既不能用历史研究中最好的疗效作为其效应大小估计，也不能仅用 meta 分析的点估计作为效应大小估计，要充分考虑历史研究间的变异，具体的界值确定方法后面还将介绍。若当前的试验环境不能与历史研究保持一致，则阳性对照药物效应就难以保持稳定，稳定性假设可能就会被打破，将会给等效性/非劣效的评价带来困难。

然而，与历史研究的可比性只有等到试验结束后才能得到充分评价，如果证实了本次试验与历史试验间存有明显的异质性，则应在揭盲前对阳性对照效应的估计值进行适当、保守的调整。如果随着年代的迁移，所治疗的疾病的定义、诊断标准及其治疗方法已经发生变化，则不宜在等效性/非劣效试验设计中选择这样的阳性对照。

三、等效性/非劣效界值确定

界值的确定对等效性/非劣效试验而言至关重要，但并不是一件容易的事情。界值的确定主要由临床医学专家确定，而不是依赖于统计学专家（虽然统计学专家有时能提供很好的建议），有时甚至还需要行政管理机构的介入。特别要强调的是，等效性/非劣效界值必须事先确定，也就是说在试验设计阶段就要明确下来，否则就无法进行样本量估计。

（一）非劣效界值的确定

关于药物临床试验非劣效界值的确定，有些指南中给出了建议。一般认为，非劣效界值应不超过临床上能接受的最大差别范围，并且必须小于历史研究中阳性对照药与安慰剂的优效性试验中所观察到的疗效差异。通常根据阳性对照药物与安慰剂相比较的效应的既有证据来确定，采用 meta 分析方法估计出效应值的置信区间（CI）。如果历史试验间同质性较好，置信区间估计可采用固定效应模型，否则宜采用随机效应模型，以考虑试验间的变异对阳性对照效应估计的影响。一般构建双侧 95%CI。

对于高优指标，获得 $C-P$ 的 95%CI 后，取区间下限作为阳性对照的效应估计，记为 M（如此可以认为本次非劣效试验中的阳性对照的疗效有 97.5% 以上的可能大于 M）。

若取 $M_1<M$，令 $\Delta=M_1$，如果 $C-T<\Delta$ 成立，则有 $T-P>C-P-\Delta>0$，因此可间接推论出试验药的疗效优于安慰剂（对于率比或风险比，相当于对数变换后做差值运算，推论过程是一样的）。

若取 $M_2=(1-f)M_1$，$0<f<1$，令 $\Delta=M_2$，如果 $C-T<\Delta$ 成立，则有 $T-P>C-P-(1-f)M_1$，进而有 $T-P>f(C-P)$，则可推论出试验药非劣效于阳性对照，且至少保持了阳性对照疗效 M 的 f 倍，譬如取 $f=0.5$，则试验药的效应至少保持了阳性对照效应的 50%。因此，当 M_2 临床可接受时，可以被认为就是非劣效界值。

对于低优指标，获得 $C-P$ 的 95%CI 后，仍取区间下限作为阳性对照的疗效估计，记为 M。若取 $M_1<M$，令 $\Delta=M_1$，如果 $T-C<\Delta$ 成立，则有 $P-T>P-C-\Delta>0$，可间接推论出试验药的疗效优于安慰剂。若取 $M_2=(1-f)M_1$，$0<f<1$，令 $\Delta=M_2$，如果 $T-C<\Delta$ 成立，则有 $P-T>P-C-(1-f)M_1$，进而有 $P-T>f(P-C)$，则可推论出试验药非劣效于阳性对照，且至少保持了阳性对照疗效 M 的 f 倍，例如 f 取 0.5，则试验药的效应至少保持了阳性对照效应的 50%。

以上非劣效界值的确定方法称为两步法，有 $M_2<M_1<M$。如果历史试验数据较少，例如仅有一项可借鉴的历史试验，或历史试验设计有缺陷、质量较差，取 $M_1<<M$（相当于取更大的效应折扣）以确保试验的鉴定灵敏度。M_1 是阳性对照扣去了安慰剂效应的绝对疗效的保守估计，一般借助 meta 分析法并考虑历史试验间的变异后确定；M_2 是非劣效界值，在考

保留阳性对照效应的适当比例 f 并进行综合考虑后确定。临床试验中一般取 $0.5 \leqslant f \leqslant 0.8$，例如在心血管病药物的非劣效试验中常取 $f = 0.5$。在抗菌药物的临床试验中，如果没有进行 meta 分析的历史资料可供借鉴，但阳性对照药的疗效公认且较高，非劣效试验设计以率作为主要指标时 M_2 一般可取阳性对照药疗效的 $10\% \sim 15\%$。这里所确定的两个界值 M_1 和 M_2，在实际临床试验时往往只关注 M_2（这就是等效性/非劣效界值 Δ），而忽视对 M_1 的应用。固然，其分析逻辑是只要满足 M_2 一定就满足 M_1，但对于不满足 M_2 的情形，如果能加强对 M_1 的应用，则对于一项等效性/非劣效试验回答试验药是否具有鉴定灵敏度（即是否优于安慰剂效应）是大有帮助的。

例 11-1　在某非劣效试验中，仿制药与阳性对照药的有效率比较，需要确定非劣效界值。检索该阳性对照药与安慰剂对比的历史临床试验报告，获得每一试验两组的例数、有效例数、有效率及两组有效率差值的点估计和 95%CI 估计，经 meta 分析后（见第二十八章），阳性对照药较安慰剂的有效率增加30%，其95%CI 为（23%，42%），其下限为23%。试确定非劣效界值。

本例可考虑取 $M_1 = 22\%$，若考虑 f 取 0.5，则：
$$M_2 = M_1(1 - 0.5) = 11\%$$
则非劣效界值可以确定为11%。

例 11-2　在某非劣效试验中，仿制药与阳性对照药的病死率进行比较，需要确定非劣效界值。病死率为低优指标，组间比较用 RR 表示。现获得阳性对照较安慰剂的死亡风险减少25%（$RR = 0.75$），相当于安慰剂较试验药的死亡风险增加33%（$1/0.75 = 1.33$）。试据此确定非劣效界值。

根据临床专家意见酌取 $M_1 = 1.25 < 1.33$，若取 $f = 0.5$，则：
$$M_2 = \exp[(1 - f)\ln(M_1)] = \exp[0.5\ln(M_1)] = \sqrt{M_1} = 1.12$$
则非劣效界值可以确定为1.12。

采用 95%CI 的上、下限是非常保守的阳性药物效应的估计方法，这是非劣效试验借用历史试验数据必须付出的代价。如果阳性对照有公认的稳定疗效，或者存在生物标志物，或者有较明显的毒性，疗效估计时可以宽松一些。但是在一般情况下不推荐使用点估计作为阳性药物效应的估计值。因为即使在历史试验中的估计是准确的，平均来说，我们会在一半以上的试验中得到一个比历史点估计值小的观测值。

另外，研究者也可以根据试验的具体情况选用其他方法确定非劣效界值，无论采用何种方法，都必须在方案中充分论证确定此界值的依据。有关界值的确定，没有适用于各种情况的统一规则，纵然某些指导原则、指南等可作为一般的遵循，但还是要结合特定的实际情况综合判定。例如当新产品在某些方面的优势特别明显时，可以考虑适当放宽非劣效界值，注意不能宽到让人对新产品优于安慰剂产生怀疑。

（二）等效性界值的确定

有了非劣效界值的确定原理和方法，等效性界值的确定则不难理解，可考虑先借助非劣效界值的确定方法获得一侧的界值，然后再参考该界值大小确定另一侧的界值。理论上，等效性界值的下界和上界两个界值是可以不等距的，但实际中一般取等距数值，只是代数符相反而已。

有系统综述研究表明，在已经发表的等效性/非劣效试验中只有42.7%和45.7%的研究分别提供了等效性/非劣效界值的理由，这中间只有16%~19%的研究是根据先前的阳性对照与安慰剂比较试验结果计算出界值的,约有一半的研究声称基于临床判断确定界值但没有详细说明。

近年来,关于等效性/非劣效界值的学术研究和应用都很活跃。然而,在医药产品研发的临床试验实践中,需要对等效性/非劣效界值的确定持相对保守和极其慎重的态度,为此监管部门在制定相关领域临床试验的技术指导原则时,已对涉及界值确定的情形尽量提出明确要求。显然,对于已经在技术指导原则中有明确要求的、在学术界形成共识的、在实践中达到公认的情形,都应作为制定临床试验计划和确定临床等效性/非劣效界值的基本依据。

第三节 临床等效性/非劣效的统计推断

一、检验假设构建

通常的假设检验其零假设为两个总体参数相等,其统计推断往往仅限于两者的差别是否有统计学意义。若 $P>\alpha$,意味着统计上"不能拒绝零假设",但并非说明零假设成立,更没有理由说两组相等;如 $P\leq\alpha$,虽然可"拒绝零假设",但也只能推断两者在统计上有差别,而不能评价差别的大小。为能对等效性/非劣效性进行推断,需要建立有别于传统的检验假设,并据此进行统计推断。

无效假设和备选假设分别用 H_0 和 H_1 表示,以 α 作为检验水准。设 T 为试验组的参数,C 为阳性对照组的参数,表 11-1 列举了等效性/非劣效试验不同效应量指标情形下的检验假设。

表 11-1 等效性/非劣效试验不同效应量指标下的检验假设

试验类型	差值(率差、均数差)		比值(RR、HR、OR)		检验水准
	无效假设	备选假设	无效假设	备选假设	
非劣效试验	$H_0:C-T\geq\Delta$	$H_1:C-T<\Delta$	$H_0:C/T\geq\Delta$	$H_1:C/T<\Delta$	α
等效性试验	$H_{01}:C-T\geq\Delta$	$H_{11}:C-T<\Delta$	$H_{01}:C/T\geq\Delta$	$H_{11}:C/T<\Delta$	α
	$H_{02}:C-T\leq-\Delta$	$H_{12}:C-T>-\Delta$	$H_{02}:C/T\leq1/\Delta$	$H_{12}:C/T>1/\Delta$	α

注:假定评价指标为高优指标,且 $\Delta>0$;RR 为相对风险,HR 为危险比,OR 为优势比

二、假设检验方法

由上述的检验假设可见,非劣效试验只需进行一次单侧检验(one-sided test)即可作出推断结论。若 $P\leq\alpha$,则拒绝 H_0,可推论 T 非劣效于 C;若 $P>\alpha$,则还不能下非劣效的结论。这里 α 的含义是当 T 比 C 的疗效差,其效应差值实际上超过 Δ 时,错误地下 T 非劣效于 C 的结论的概率。

而对于等效性试验的统计推断,则需要在两个方向上同时进行两次单侧检验,即双单侧检验(two one-sided tests,TOST)。这属于典型的交-并检验(intersection-union test,IUT),其中的无效假设为"并",而备择假设为"交"。欲下等效性结论,两个零假设均需要在总的检验水准 α 上被拒绝,即只有 $P_1\leq\alpha$ 和 $P_2\leq\alpha$ 同时成立(注意每次检验的水准均是 α),前者推论

T 不差于 C,后者推论 T 不好于 C,方可综合推断 T 和 C 具有等效性;若 P_1 和 P_2 中的任何一个大于 α,则不可下等效性结论。这里 α 的含义是当 T 与 C 的疗效差值实际超过 Δ(包括比 $-\Delta$ 还小和比 Δ 还大两种情况)时,错误地下 T 和 C 等效的结论的概率。

(一)非劣效试验统计推断的检验统计量

1. 均数的比较　均数的非劣效性检验用单侧 t 检验,统计量计算公式为:

$$t=\frac{\Delta-(\overline{X}_C-\overline{X}_T)}{s_{\overline{x}_C-\overline{x}_T}},自由度\ \nu=n_C+n_T-2 \tag{11-1}$$

式中,$s_{\overline{x}_C-\overline{x}_T}$ 为两组均数差值的标准误,由下式计算。

$$s_{\overline{X}_C-\overline{X}_T}=\sqrt{\frac{s_C^2(n_C-1)+s_T^2(n_T-1)}{n_C+n_T-2}\left(\frac{1}{n_C}+\frac{1}{n_T}\right)} \tag{11-2}$$

式中,n_C、n_T 分别为对照组和试验组的样本量。

2. 率的比较　率的非劣效性检验用单侧 z 检验,统计量 z 服从标准正态分布,计算公式为:

$$z=\frac{\Delta-(p_C-p_T)}{s_{p_C-p_T}} \tag{11-3}$$

式中,$s_{p_C-p_T}$ 为两组率差值的标准误,常见的有两种计算方法,一种是两组率合并(平均)法(pooled),计算公式为:

$$s_{p_C-p_T}=\sqrt{p(1-p)\left(\frac{1}{n_C}+\frac{1}{n_T}\right)} \tag{11-4}$$

式中,$p=\dfrac{n_C p_C+n_T p_T}{n_C+n_T}$ 是两组的加权合并率。该公式用于两组总体率差 δ 假设为 0 的情形。另外一种是对两组率不进行合并的计算方法(unpooled),用于两组总体率差 δ 假设不为 0 的情形,其计算公式为:

$$s_{p_C-p_T}=\sqrt{\frac{p_C(1-p_C)}{n_C}+\frac{p_T(1-p_T)}{n_T}} \tag{11-5}$$

两种算法对应于非劣效的检验又分别称其为两组率合并计算标准误的 z 检验[z-test(pooled)]和两组率不合并计算标准误的 z 检验[z-test(unpooled)]。

(二)等效性试验统计推断的检验统计量

1. 均数的比较　均数的等效性检验需进行双单侧 t 检验,一次是对劣方向上的检验,另一次是对优方向上的检验,其统计量计算式分别为:

$$t_1=\frac{\Delta-(\overline{X}_C-\overline{X}_T)}{s_{\overline{x}_C-\overline{x}_T}},自由度\ \nu=n_C+n_T-2 \tag{11-6}$$

$$t_2=\frac{\Delta+(\overline{X}_C-\overline{X}_T)}{s_{\overline{x}_C-\overline{x}_T}},自由度\ \nu=n_C+n_T-2 \tag{11-7}$$

每次检验的水准均为 α。

2. 率的比较　率的等效性检验用两次单侧 z 检验,统计量计算公式分别为:

$$z_1=\frac{\Delta-(p_C-p_T)}{s_{p_C-p_T}} \tag{11-8}$$

$$z_2 = \frac{\Delta + (p_C - p_T)}{s_{p_C - p_T}}$$

(11-9)

每次检验的水准均为 α。

三、置信区间方法

置信区间方法亦可用于等效性/非劣效性的判定,该方法通过构建效应量参数置信区间与界值进行比较作为评价的决策准则。假定置信度取 $100(1-2\alpha)\%$,以 C_L 表示置信区间的下限,以 C_U 表示置信区间的上限。以高优指标非劣效性推断为例,图 11-1 显示了 C-T 的双侧 95% 置信区间的 4 种不同评价情形。其非劣效判断结果及解释为情形 1 的结果显示试验药物非劣于阳性对照(区间上限<M_2);情形 2、3 的结果均可间接推断试验药物优于安慰剂(区间上限<M_1),但不能确证试验药物非劣于阳性对照(区间上限>M_2);情形 4 的结果显示试验药的疗效不优于安慰剂(区间上限>M_1)。

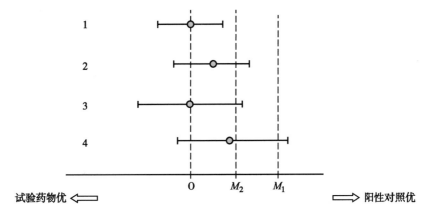

图 11-1　阳性对照与试验药物的疗效差 C-T（高优指标）
95% 置信区间判定非劣效的 4 种情形

（一）非劣效试验

按单侧 $100(1-\alpha)\%$ 置信度,计算出 C-T 置信区间的上限 C_U,若 $C_U<\Delta$,可下非劣效性的结论。

1. 均数的比较　计算两组均数差值置信区间上限的公式为:

$$C_U = (\overline{X}_C - \overline{X}_T) + t_{1-\alpha, \nu} s_{\overline{x}_C - \overline{x}_T}$$

(11-10)

式中,$t_{1-\alpha, \nu}$ 为自由度为 ν、检验水准为 α 时的单侧 t 分布界值(右侧累积概率为 α 时的 t 分布分位数),自由度 $\nu = n_C + n_T - 2$。

事实上,对于均数的非劣效性比较,按假设检验和按置信区间方法得到的结果是等价的。

2. 率的比较　计算两组率差值置信区间上限的公式为:

$$C_U = (p_C - p_T) + z_{1-\alpha} s_{p_C - p_T}$$

(11-11)

式中,$z_{1-\alpha}$ 为检验水准为 α 时的单侧标准正态分布界值;$s_{p_C - p_T}$ 采用两组率不进行合并的计算方法获得,即计算公式用式(11-5)。注意,这里是按两组总体率不同而计算两组率差的标准误,其计算与式(11-4)不同,式(11-4)假设两组总体率是相同的,故用合并率计算标准误。

需要注意的是,对于率的非劣效推断,无论采用假设检验还是置信区间方法,只要计算率差标准误使用的公式相同,则得到的结果是完全等价的。尽管这两种标准误计算公式的计算结果差别不大,但这里必须给予强调,在一次临床试验中的假设检验、置信区间估计以及样本量估计无论采用哪一种方法计算标准误,均应该保证使用同样的方法。

(二)等效性试验

按双侧 $100(1-2\alpha)\%$ 置信度,计算出 $C-T$ 置信区间的下限 C_L 和上限 C_U,若 $[C_L,C_U]$ 完全在 $(-\Delta,\Delta)$ 的范围内,或者 $-\Delta<C_L<C_U<\Delta$,可下等效性的结论。

1. 均数的比较 计算两组均数差值双侧 $100(1-2\alpha)\%$ 置信区间下限和上限的公式分别为:

$$C_L = (\overline{X}_C - \overline{X}_T) - t_{1-\alpha,v}s_{\overline{X}_C - \overline{X}_T} \tag{11-12}$$

$$C_U = (\overline{X}_C - \overline{X}_T) + t_{1-\alpha,v}s_{\overline{X}_C - \overline{X}_T} \tag{11-13}$$

$t_{1-\alpha,v}$ 的意义同上。同理,对于均数的等效性比较,按假设检验和按置信区间方法得到的结论是等价的。

2. 率的比较 计算两组率差值双侧 $100(1-2\alpha)\%$ 置信区间下限和上限的公式分别为:

$$C_L = (p_C - p_T) - z_{1-\alpha}s_{p_C - p_T} \tag{11-14}$$

$$C_U = (p_C - p_T) + z_{1-\alpha}s_{p_C - p_T} \tag{11-15}$$

$z_{1-\alpha}$ 的意义同上。

例 11-3 在 A II 受体拮抗剂与 ACE 抑制剂治疗轻、中度原发性高血压的非劣效性试验中,A II 受体拮抗剂组(T 组)治疗 60 例,ACE 抑制剂组(C 组)治疗 62 例,两组的主要指标 SDBP 与基线相比的血压值平均下降分别为 1.86kPa 和 1.60kPa。假定非劣效界值 $\Delta=0.40$kPa,两组的合并标准差 $S=1.06$kPa,取单侧 $\alpha=0.025$。试推断 A II 受体拮抗剂与 ACE 抑制剂相比是否具有非劣效性。

建立检验假设:$H_0:C-T \geq 0.40$kPa,$H_1:C-T<0.40$kPa。取 $\alpha=0.025$(单侧),先计算两组均数差值的标准误:

$$s_{\overline{X}_C - \overline{X}_T} = \sqrt{1.06^2 \times \left(\frac{1}{62} + \frac{1}{60}\right)} = 0.1920$$

计算统计量 t:

$$t = \frac{0.40 - (1.60 - 1.86)}{0.1920} = 3.4375$$

按自由度为 120,获得单侧 $P=0.000405<0.001$,拒绝 H_0,可推断 AII 非劣效于 ACE。

本例也可用置信区间法获得两组的血压平均下降值差值 $C-T$ 的 97.5% 单侧置信区间上限:

$$C_U = (1.60 - 1.86) + 1.960 \times 0.1920 = 0.11632\text{kPa}<0.40\text{kPa}$$

两种方法均显示,在抗高血压的效果方面新药 A II 受体拮抗剂与标准药 ACE 抑制剂相比具有非劣效性。

例 11-4 为评价新的第二代三唑类药物伏立康唑和两性霉素 B 脂质体抗真菌的疗效和安全性,在一次国际化的多中心随机临床试验中,415 例分配至伏立康唑组(T 组),422 例分配至两性霉素 B 脂质体组(C 组),治疗后的成功例数分别为 108 和 129 例,成功率分别为 26.0% 和 30.6%。疗效相等被预先定义为伏立康唑和两性霉素 B 脂质体治疗成功率的差异不超过 10%($\Delta=10\%$)。假定检验水平为 $\alpha=0.05$,试进行等效性分析。

建立检验假设：

$$H_{01}: \pi_C - \pi_T \geqslant 10\%, H_{11}: \pi_C - \pi_T < 10\%, \alpha = 0.05 (单侧)$$
$$H_{02}: \pi_C - \pi_T \leqslant -10\%, H_{12}: \pi_C - \pi_T > -10\%, \alpha = 0.05 (单侧)$$

计算两组率差值的标准误：

$$s_{p_C - p_T} = \sqrt{\frac{0.306 \times (1-0.306)}{422} + \frac{0.260 \times (1-0.260)}{415}} = 0.031\ 094\ 16$$

计算两个单侧检验统计量：

$$z_1 = \frac{0.10 - (0.306 - 0.260)}{0.031\ 094\ 16} = 1.7367, 单侧\ P_1 = 0.0412 < 0.05, 拒绝\ H_{01}$$

$$z_2 = \frac{0.10 + (0.306 - 0.260)}{0.031\ 094\ 16} = 4.6954, 单侧\ P_2 = 0.000\ 001 < 0.01, 拒绝\ H_{02}$$

因此，可推论伏立康唑和两性霉素 B 脂质体的治疗成功率具有等效性。

也可采用置信区间法，计算两组成功率差值的 90% 置信区间下限和上限：

下限：　　　　$C_L = (0.306 - 0.260) - 1.645 \times 0.031\ 094\ 16 = -0.005\ 150$

上限：　　　　$C_U = (0.306 - 0.260) + 1.645 \times 0.031\ 094\ 16 = 0.097\ 150$

该区间完全位于等效界值 $(-0.10, 0.10)$ 范围内，可推断两药具有等效性。

（三）两组率差置信区间估计的 Newcombe-Wilson 法

临床试验中有时会遇到较为极端的结果，例如两组的事件发生率均接近甚至等于 100% 或 0% 的情形。这时如果用前面介绍的方法估计两组率差的置信区间则偏差较大或计算结果明显不合理。目前，较为认可的方法是 Newcombe-Wilson 法。

首先用 Wilson 计分区间法（score interval method）计算各单组双侧 $100(1-\alpha)\%$ 的置信区间。计算公式为：

$$\frac{2np + z_{1-\alpha/2}^2 \mp z_{1-\alpha/2}\sqrt{z_{1-\alpha/2}^2 + 4np(1-p)}}{2(n + z_{1-\alpha/2}^2)} \tag{11-16}$$

式中，n 为样本例数；p 为样本率。该法在覆盖率上表现出较好的统计性能，在 n 较小或较大时都可以应用，被美国 FDA 及有关组织的有关指南中予以推荐（第二十四章中也有介绍）。出于更为保守一些的考虑，有学者建议对公式进行连续性校正（continuity-corrected），此时置信区间下限和上限的计算公式分别为：

$$\frac{2np + z_{1-\alpha/2}^2 - \left(1 + z_{1-\alpha/2}\sqrt{z_{1-\alpha/2}^2 + 4p[n(1-p)+1] - 2 - \frac{1}{n}}\right)}{2(n + z_{1-\alpha/2}^2)} \tag{11-17}$$

$$\frac{2np + z_{1-\alpha/2}^2 + \left(1 + z_{1-\alpha/2}\sqrt{z_{1-\alpha/2}^2 + 4p[n(1-p)+1] + 2 - \frac{1}{n}}\right)}{2(n + z_{1-\alpha/2}^2)} \tag{11-18}$$

然后用 Newcombe-Wilson 法估计两组率差的置信区间。若用 L_C 和 U_C 分别代表对照组率的置信区间下限和上限，用 L_T 和 U_T 分别代表试验组率的置信区间下限和上限，则两单组率差 $(p_C - p_T)$ 置信区间的下限和上限分别为：

$$C_L = (p_C - p_T) - \sqrt{(p_C - L_C)^2 + (U_T - p_T)^2} \tag{11-19}$$

$$C_U = (p_C - p_T) + \sqrt{(U_C - p_C)^2 + (p_T - L_T)^2} \tag{11-20}$$

可见,上述两组率差置信区间的估计系两种方法的结合,故此法又称为 Newcombe-Wilson 法。而当单组率置信区间估计用连续性校正的 Wilson 计分法时,则可称为校正 Newcombe-Wilson 法。

例 11-5 某一国内研发的超声刀临床试验,以某进口产品为阳性对照评价产品的非劣效性,主要评价指标为操作优良率,非劣效界值为 10%。经两组均为 56 例的随机对照试验,全部为优良,即两组的优良率皆为 100%。如何评价研发产品的非劣效性?

解:采用两组率差置信区间估计的 Newcombe-Wilson 法。先计算单组率的双侧 95% CI,两组的优良率均为 100%,其 95% CI 相同,按照式(11-16)算得的 95% CI 为(93.6%,100%)。然后分别按式(11-19)和式(11-20)计算获得两组的优良率差值(对照组减试验组)的双侧 95% CI 为(-6.4%,6.4%)。由于其上限为 6.4%(相当于置信度为 97.5% 的单侧置信区间上限),在 10% 的非劣效界值以内,因此可推断研发产品的操作优良率非劣于进口产品。

以上只是介绍了两个平行组设计下效应量为差值(率差、均数差)的临床等效性/非劣效统计推断方法,对于其他类型的设计如配对设计、交叉设计、成组序贯设计,效应量为比值(RR、HR、OR)的情形,同样也存在等效性/非劣效检验问题,尽管其在概念和原理上类似,但具体方法相对较为复杂,需要时请参见有关文献。

第四节　临床等效性/非劣效试验的样本量估计

根据第三章介绍的样本量估计的基本原理,这里扩展给出临床等效性/非劣效试验的样本量估计方法。设定进行样本量估计的主要指标为高优指标,记试验组与对照组的样本量分别为 n_T 和 n_C,两组例数之比为 r,即 $n_T = rn_C$。拟在检验水准 α 下估计达到给定把握度($power = 1-\beta$)时所需要的样本量。

一、两组均数比较临床等效性/非劣效试验的样本量估计

(一)非劣效试验

以均数差值作为效应量的非劣效假设检验,其原假设及备择假设分别为 $H_0: \mu_C - \mu_T \geq \Delta$,$H_1: \mu_C - \mu_T < \Delta$,这是一种在检验水准 α 下进行的单侧检验。当已知对照组与试验组的总体差值为 $\delta(\delta = \mu_C - \mu_T)$,两组的合并方差为 σ^2 时,在检验水准 α 下,按照非劣效界值 Δ,欲达到 $(1-\beta)$ 的把握度,则对照组所需要的样本量为:

$$n_C = \frac{(r+1)(z_{1-\beta}+z_{1-\alpha})^2\sigma^2}{r(\Delta-\delta)^2} \tag{11-21}$$

试验组所需的样本量为 $n_T = rn_C$。

当总体方差 σ^2 未知时,需要用样本方差 S^2 替代。数理统计理论研究表明,式(11-21)估计的样本量存在偏差,应该在非中心 t 分布下考虑把握度和样本量之间的关系。

$$power = 1-\beta = 1-\text{probt}(t_{1-\alpha,n_C(r+1)-2}, n_C(r+1)-2, \tau) \tag{11-22}$$

其中,$\text{probt}(\cdot)$ 为非中心 t 分布的分布函数,非中心参数由下式计算:

$$\tau = \frac{(\Delta-\delta)\sqrt{rn_\mathrm{C}}}{S\sqrt{r+1}} \tag{11-23}$$

从该公式难以直接计算得到样本量,需要通过迭代运算求得。可用总体方差已知条件下的公式计算出的结果作为迭代的初始值。由于该方法系在统计分布理论下的严密推导结果,因此又称为样本量估计的确切法,根据该方法所求出的样本量又可称为确切样本量(exact sample size)。下面给出实现效应量为均数差值的非劣效试验确切样本量估计的 SAS 程序。

```
DATA ss_for_NI;
KEEP alpha beta sd r delta margin power n;
INPUT alpha beta sd r delta margin;
    z_alpha=probit(1-alpha);
    z_beta=probit(1-beta);
    n0=ceil((1+1/r)*sd**2*(z_alpha+z_beta)**2/(margin-
delta)**2);
DO UNTIL (power>=(1-beta));
    t=tinv(1-alpha,n0*(r+1)-2);
    tao=(margin-delta)*sqrt(r*n0)/(sd*sqrt(r+1));
    if tao>20 then tao=20;else if tao<-20 then tao=-20;
    power=1-probt(t,n0*(r+1)-2,tao);
    n0=n0+1;
END;
    n=n0-1;
    OUTPUT;
CARDS;
0.025  0.10  6  1  0     1.5
0.025  0.10  6  1  -0.5  1.5
0.025  0.10  6  1  0.5   1.5
;
RUN;
```

根据以上的样本量估计原理和方法,表 11-2 给出了一组不同参数设定下的样本量列表。该表基于两组等比例分配的平行设计($r=1$),以标准化非劣效界值(standardised non-inferiority limits,Δ/σ)、真实差值与非劣效界值比值(δ/Δ)为不同的参数设定,给出单侧检验水准 α 为 0.025,把握度为 90% 时的样本量估计结果。为了能全面反映各参数变化对样本量的影响规律,表 11-2 中给出了真实差值 δ 为负值的情形。实际中,非劣效试验设计时由于一般不能假设试验组优于阳性对照组,因此很少考虑 δ 为负值的情形,特此说明。

表 11-2 等比例分配平行设计不同参数设置下非劣效试验的单组样本量($\alpha=0.025$,$power=90\%$)

Δ/σ	δ/Δ										
	-0.25	-0.2	-0.15	-0.1	-0.05	0	0.05	0.1	0.15	0.2	0.25
0.05	5381	5839	6358	6949	7626	8407	9316	10 379	11 636	13 136	14 945
0.10	1346	1461	1590	1738	1908	2103	2330	2596	2910	3285	3737

Δ/σ	δ/Δ										
	-0.25	-0.2	-0.15	-0.1	-0.05	0	0.05	0.1	0.15	0.2	0.25
0.15	599	650	708	773	849	935	1036	1155	1294	1461	1662
0.20	338	366	399	436	478	527	584	650	729	822	935
0.25	217	235	256	279	306	338	374	417	467	527	599
0.30	151	164	178	194	213	235	260	290	325	366	417
0.35	111	121	131	143	157	173	192	213	239	270	306
0.40	86	93	101	110	121	133	147	164	183	207	235
0.45	68	74	80	87	96	105	116	130	145	164	186
0.50	55	60	65	71	78	86	95	105	118	133	151
0.55	46	50	54	59	64	71	78	87	98	110	125
0.60	39	42	46	50	54	60	66	74	82	93	105
0.65	33	36	39	43	47	51	57	63	70	79	90
0.70	29	31	34	37	40	44	49	54	61	68	78
0.75	25	27	30	32	35	39	43	48	53	60	68
0.80	23	24	26	29	31	34	38	42	47	53	60
0.85	20	22	23	26	28	31	34	37	42	47	53
0.90	18	20	21	23	25	27	30	34	37	42	48
0.95	16	18	19	21	23	25	27	30	34	38	43
1.00	15	16	17	19	21	23	25	27	31	34	39

例 11-6　某临床试验欲验证一种降血压的仿制药不劣于其原研药。据以往的研究数据,原研药在为期 4 周的治疗后平均降低舒张压 12mmHg,相应标准差为 6mmHg。临床认可的非劣界值为 1.5mmHg。若预期试验药的降压效果与原研药一样为 12mmHg,采用平衡设计,单侧检验水准为 0.025,试估计把握度能达到 90% 的样本量。

解:根据例子中提供的信息可知 $\sigma=6$、$r=1$、$\Delta=1.5$、$\delta=0$、$\beta=0.1$、$\alpha=0.025$。代入总体方差已知时样本量计算的公式得:

$$n_C = \frac{(r+1)(z_{1-\beta}+z_{1-\alpha})^2\sigma^2}{r(\Delta-\delta)^2} = \frac{2(1.282+1.960)^2 6^2}{(1.5-0)^2} \approx 336.338$$

向上取整,最终确定的每组所需的样本量为 337 例。按照确切样本量方法,利用前述的 SAS 程序可算得每组所需的样本量为 338 例(与表 11-2 中的结果一致)。SAS 程序中还同时给出其他参数不变、δ 为 -0.5 和 0.5 的情形,所算得的确切样本量分别为 191 和 758 例。

(二)等效性试验

对于以均数差值作为效应量的等效性假设检验,需要进行两次单侧检验,其原假设及备择假设分别为 $H_{01}:\mu_C-\mu_T \geq \Delta$,$H_{11}:\mu_C-\mu_T < \Delta$ 和 $H_{02}:\mu_C-\mu_T \leq -\Delta$,$H_{12}:\mu_C-\mu_T > -\Delta$,前者推论试验组不比对照组好,后者推论试验组不比对照组差,因此综合的推断是试验组和对照组具有等效性。两次检验均在单侧检验水准 α 下进行,因此又称为双单侧检验(two one-sided tests,TOST)。当已知对照组与试验组的总体差值为 $\delta(\delta=\mu_C-\mu_T)$,两组的合并方差为 σ^2 时,在检验水准 α 下,按照等效性界值 Δ,在一定的样本量下,双单侧检验的把握度可从总的 II 类错误概率算得($power=1-\beta$),而总的 II 类错误概率 β 可分解为下单侧检验的 II 类错误概率(β_L)及上单侧检验的 II 类错误概率(β_U)两部分[$power=1-(\beta_L+\beta_U)$],如图 11-2 所示。

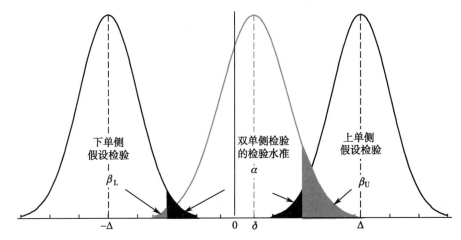

图 11-2　等效性试验双单侧检验的 II 类错误概率 β 分解示意图

经理论推导,可获得把握度和样本量之间的函数关系式为:

$$power=1-\Phi\left(\sqrt{\frac{(-\delta-\Delta)^2 rn_C}{(r+1)\sigma^2}}+z_{1-\alpha}\right)-\Phi\left(\sqrt{\frac{(\delta-\Delta)^2 rn_C}{(r+1)\sigma^2}}+z_{1-\alpha}\right) \quad (11-24)$$

式中,$\Phi(\cdot)$ 为标准正态分布 $N(0,1)$ 的分布函数。通常总体方差 σ^2 是未知的,实际中需要用样本方差 S^2 来替代。数理统计理论研究表明,这时应基于非中心 t 分布来考虑把握度与样本量之间的函数关系式:

$$power=1-probt(t_{1-\alpha,n_C(r+1)-2},n_C(r+1)-2,\tau_1)-probt(t_{1-\alpha,n_C(r+1)-2},n_C(r+1)-2,\tau_2) \quad (11-25)$$

式中,probt($\cdot$)为非中心 t 分布的分布函数;τ_1 和 τ_2 为非中心 t 分布的参数,定义如下:

$$\tau_1=\frac{(\Delta-\delta)\sqrt{rn_C}}{S\sqrt{r+1}} \quad (11-26)$$

$$\tau_2=\frac{(\Delta+\delta)\sqrt{rn_C}}{S\sqrt{r+1}} \quad (11-27)$$

由上述公式可见,在给定把握度与相关参数后只有样本量 n_C 是未知数,但由这些公式无法直接计算得到样本量,需要通过迭代运算求得。迭代时可用下面的公式计算结果取整后作为初始值,迭代步长按 1 逐步增加,直至求算的把握度大于并最接近于事先给定的把握度水平,此步对应的样本量即为满足把握度要求的样本量(确切样本量)。迭代初始值计算公式可用:

$$n_0=\frac{(r+1)(z_{1-\beta}+z_{1-\alpha})^2 S^2}{r(\Delta-\delta)^2} \quad (11-28)$$

得到对照组的样本量 n_C 后,则不难获得试验组所需的样本量($n_T=rn_C$)。对于等效性试验而言,在 0 两侧对称的两个 δ 值对应的样本量是相同的。

下面给出实现效应量为均数差值的等效性试验确切样本量估计的 SAS 程序。

```
DATA ss_for_EQ;
KEEP alpha beta sd r delta margin power n;
INPUT alpha beta sd r delta margin;
    z_alpha=probit(1-alpha);
    z_beta=probit(1-beta);
    n0=ceil((1+1/r)*sd**2*(z_alpha+z_beta)**2/(margin-
delta)**2);
DO UNTIL (power>=(1-beta));
    t=tinv(1-alpha,n0*(r+1)-2);
    tao1=(margin-delta)*sqrt(r*n0)/(sd*sqrt(r+1));
    if tao1>20 then tao1=20;else if tao1<-20 then tao1=-20;
    tao2=(margin+delta)*sqrt(r*n0)/(sd*sqrt(r+1));
    if tao2>20 then tao2=20;else if tao2<-20 then tao2=-20;
    beta1=probt(t,n0*(r+1)-2,tao1);
    beta2=probt(t,n0*(r+1)-2,tao2);
    power=1-beta1-beta2;
    n0=n0+1;
END;
    n=n0-1;
    OUTPUT;
CARDS;
0.025  0.10  6  1  0    1.5
0.025  0.10  6  1  -0.5 1.5
0.025  0.10  6  1  0.5  1.5
;
RUN;
```

根据以上等效性试验样本量估计的原理和方法,表 11-3 给出了一组不同参数设定下的样本量列表。该表基于两组等比例分配的平行设计($r = 1$),以标准化等效性界值(standardised equivalence limits,Δ/σ)、真实差值与等效性界值比值(δ/Δ)为不同的参数设定,给出检验水准 α 为 0. 025、把握度为 90% 时的样本量估计结果。

表 11-3 等比例分配平行设计不同参数设置下非劣效试验的单组样本量($\alpha = 0. 025, power = 90\%$)

Δ/σ	δ/Δ				
	0	0. 1	0. 15	0. 2	0. 25
0. 05	10 397	11 042	11 915	13 218	14 960
0. 10	2600	2762	2980	3306	3741
0. 15	1157	1228	1325	1470	1664
0. 20	651	691	746	827	936
0. 25	417	443	478	530	600
0. 30	290	308	332	369	417
0. 35	214	227	245	271	307

Δ/σ	δ/Δ				
	0	0.1	0.15	0.2	0.25
0.40	164	174	188	208	235
0.45	130	138	149	165	186
0.50	105	112	121	134	151
0.55	87	93	100	111	125
0.60	74	78	84	93	105
0.65	63	67	72	80	90
0.70	55	58	62	69	78
0.75	48	51	54	60	68
0.80	42	45	48	53	60
0.85	37	40	43	47	53
0.90	34	36	38	42	48
0.95	30	32	34	38	43
1.00	27	29	31	35	39

例 11-7 以例 11-6 为背景,假设采用等效性试验,并假定临床认可的等效性界值范围的上、下侧均为 1.5mmHg,其他参数设置不变,试估计样本量。

解:根据例 11-6 中提供的信息:$\sigma = 6$、$r = 1$、$\Delta = 1.5$、$\delta = 0$、$\beta = 0.1$、$\alpha = 0.025$,估计等效性试验所需的样本量。按照确切样本量方法,利用前述的 SAS 程序可算得每组所需的样本量为 417 例(与表 11-3 中的结果一致)。SAS 程序中还同时给出其他参数不变、δ 为 -0.5 和 0.5 的情形,所算得的确切样本量同为 758 例。

二、两组率比较临床等效性/非劣效试验的样本量估计

(一)非劣效试验

以率差值作为效应量的非劣效假设检验,其原假设及备择假设分别为 $H_0: \pi_C - \pi_T \geq \Delta$,$H_1: \pi_C - \pi_T < \Delta$,这是一种在检验水准 α 下进行的单侧检验。当已知对照组与试验组的总体差值为 δ($\delta = \pi_C - \pi_T$),在检验水准 α 下,按照非劣效界值 Δ,欲达到 $(1-\beta)$ 的把握度,则对照组所需要的样本量为:

$$n_C = \frac{(z_{1-\beta} + z_{1-\alpha})^2}{(\Delta - \delta)^2} \left[\pi_C (1 - \pi_C) + \frac{\pi_T (1 - \pi_T)}{r} \right] \tag{11-29}$$

例 11-8 某临床试验欲对一款新研发的人工髋关节进行临床试验。试验拟采用非劣效设计,以目前临床应用最多的一款人工髋关节为对照。据以往的研究报道,使用现有的人工髋关节进行髋关节置换,两年成功率在 90%~95% 不等。假定两年成功率的非劣效界值为 5%(对照组-试验组),并预期试验组的两年成功率与对照组相等均为 92%。如果采用平衡设计,设定单侧检验水准为 0.025,试计算能达到 80% 的把握度的样本量。

解:基于本例的设计信息可知 $\pi_T = 0.92$、$\pi_C = 0.92$、$\delta = 0$、$\Delta = 0.05$、$r = 1$、$\beta = 0.2$、$\alpha = 0.025$。代入上述计算率指标非劣效试验样本量的公式得对照组的样本量为:

$$n_C = \frac{(0.842 + 1.960)^2}{(0.05 - 0)^2} \left[0.92 \times (1 - 0.92) + \frac{0.92 \times (1 - 0.92)}{1} \right] \approx 462.279$$

向上取整,得到进行非劣效试验时每组所需的样本量为 463 例。

(二) 等效性试验

以率差值作为效应量的等效性假设检验,需要进行两次单侧检验,其原假设及备择假设分别为 $H_{01}:\pi_C-\pi_T \geq \Delta$, $H_{11}:\pi_C-\pi_T<\Delta$ 和 $H_{02}:\pi_C-\pi_T \leq -\Delta$, $H_{12}:\pi_C-\pi_T>-\Delta$。两次检验均在单侧检验水准 α 下进行。当已知对照组与试验组的总体差值为 $\delta(\delta=\pi_C-\pi_T)$,在检验水准 α 下,按照等效性界值 Δ,欲达到 $(1-\beta)$ 的把握度,则对照组所需要的样本量为:

$$n_C = \frac{(z_{1-\beta/2}+z_{1-\alpha})^2}{(\Delta-|\delta|)^2}\left[\pi_C(1-\pi_C)+\frac{\pi_T(1-\pi_T)}{r}\right] \tag{11-30}$$

例 11-9 以例 11-8 为背景,假设采用等效性试验设计,并假定两年成功率的等效性界值为 5%,其他参数设置不变,试计算样本量。

解:将有关参数代入上述计算率指标等效性试验样本量的公式得对照组的样本量为:

$$n_C = \frac{(1.282+1.960)^2}{(0.05-0)^2}\left[0.92\times(1-0.92)+\frac{0.92\times(1-0.92)}{1}\right] \approx 618.862$$

向上取整,得到进行等效性试验时每组所需的样本量为 619 例。

事实上,以两组率差作为效应量的等效性试验样本量估计,和以两组均数差作为效应量的原理一样,在一定的样本量下,总的检验把握度可从总的 II 类错误概率 β 算得,而总的 II 类错误概率可分解为下单侧检验的 II 类错误概率 (β_L) 及上单侧检验的 II 类错误概率 (β_U) 两部分 $[power=1-(\beta_L+\beta_U)]$。对于 δ 为 0 的情形,两次概率相同;而对于 δ 不为 0 的情形,两次概率肯定不同。因此,从更精准的意义上应该对此加以考虑。下面的公式给出了两组率不合并计算标准误的方法下,总的把握度和样本量之间的函数关系式:

$$power = 1-\beta = \Phi\left(\sqrt{\frac{rn_C(\Delta-\delta)^2}{r\pi_C(1-\pi_C)+\pi_T(1-\pi_T)}}-z_{1-\alpha}\right) + \Phi\left(\sqrt{\frac{rn_C(\Delta+\delta)^2}{r\pi_C(1-\pi_C)+\pi_T(1-\pi_T)}}-z_{1-\alpha}\right)-1 \tag{11-31}$$

显然,该公式难以直接算得样本量,需借助迭代算法方可求得一定把握度下等效性试验两组所需的样本量。下面给出实现效应量为两组率差值的等效性试验样本量估计的 SAS 程序。

```
DATA ss_for_EQ_rate;
KEEP alpha beta r rc rt delta margin n_1 n_1of2 power n;
INPUT alpha beta r rc rt margin;
    z_alpha=probit(1-alpha);
    z_beta=probit(1-beta);
    delta=rc-rt;
    * Following n_1 is calculated from z_beta;
n_1=ceil((rc*(1-rc)+r*rt*(1-rt))*(z_alpha+z_beta)**2/(mar-
gin-abs(delta))**2);
    * Following n_1of2 is calculated from z_beta/2;
n_1of2=ceil((rc*(1-rc)+r*rt*(1-rt))*(z_alpha+probit(1-beta/2))*
*2/(margin-abs(delta))**2);
    * Following n0 provides an initial value for the iterations;
n0=ceil((rc*(1-rc)+r*rt*(1-rt))*(z_alpha+z_beta)**2/
(margin-abs(delta))**2);
```

```
DO UNTIL (power>=(1-beta));
  prob1=PROBNORM(sqrt(r*n0*(margin-delta)**2/(r*rc*(1-rc)+
rt*(1-rt)))-z_alpha);
  prob2=PROBNORM(sqrt(r*n0*(margin+delta)**2/(r*rc*(1-rc)+
rt*(1-rt)))-z_alpha);
    power=prob1+prob2-1;
    n0=n0+1;
END;
n=n0-1;
OUTPUT;
CARDS;
0.025  0.20  1  0.90  0.86  0.05
0.025  0.20  1  0.90  0.87  0.05
0.025  0.20  1  0.90  0.88  0.05
0.025  0.20  1  0.90  0.89  0.05
0.025  0.20  1  0.90  0.90  0.05
0.025  0.20  1  0.90  0.91  0.05
0.025  0.20  1  0.90  0.92  0.05
0.025  0.20  1  0.90  0.93  0.05
0.025  0.20  1  0.90  0.94  0.05
;
RUN;
```

由式(11-30)可见,计算以率差值作为效应量的等效性试验样本量时,对于 $100(1-\beta)\%$ 的把握度,分子用 $z_{1-\beta/2}$ 代入(简称为 beta 减半法)。研究表明,结果在 δ 为 0 时与分解 β 方法得到的结果理论上是相同的;然而对于 δ 不为 0 的情形,由该公式计算的样本量明显偏大。因此,有学者指出,当 δ 为 0 时用式(11-30);而当 δ 不为 0 时,该公式的分子用 $z_{1-\beta}$ 代入(简称该方法为 beta 原值法)。从某种意义上说,这种区分 δ 是否为 0 选择不同公式的计算方法,确实大大改进了估计结果。遗憾的是,毕竟因为 $z_{1-\beta/2}$ 和 $z_{1-\beta}$ 不是连续值,导致当 δ 特别接近 0 时估计的样本量偏差较大。无疑,分解 β 的方法(简称为 beta 分解法)是一种理想的方法。仍以例 11-8 为据,假定对照组的成功率为 90%,我们分析了 δ 为 0、0.01、0.02、0.03、0.04 和 0.05 的情形下三种方法计算的样本量,见表 11-4。基于该结果,图 11-3 给出了三种样本量估计结果的更为直观的比较。

表 11-4 两组率比较等效性试验样本量估计不同方法的结果比较

$(\pi_C = 0.90 \,\Delta = 0.05 \,r = 1 \,\beta = 0.2 \,\alpha = 0.025)$

δ	beta 减半法	beta 分解法	beta 原值法
0.04	22 108	16 515	16 515
0.03	5336	3986	3986
0.02	2284	1706	1706
0.01	1234	948	922
0	757	757	566
−0.01	1129	867	844

续表

δ	beta 减半法	beta 分解法	beta 原值法
-0.02	1911	1427	1427
-0.03	4075	3044	3044
-0.04	15 383	11 491	11 491

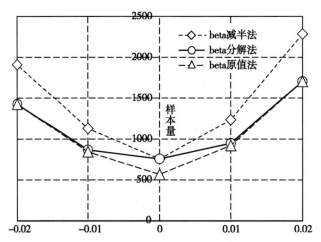

图 11-3　两组率比较等效性试验样本量估计不同方法的结果比较(横轴为 δ、纵轴为样本量)
($\pi_C = 0.90$、$\Delta = 0.05$、$r = 1$、$\beta = 0.2$、$\alpha = 0.025$)

以上介绍了两个平行组设计下效应量为差值(率差、均数差)的临床等效性/非劣效试验样本量估计的方法,对于其他类型的设计如配对设计、交叉设计、成组序贯设计,效应量为比值(均数比值、率的比值 RR、优势比 OR 等)的情形,同样也存在等效性/非劣效样本量估计的问题,尽管其在概念和原理上类似,但具体方法相对较为复杂,需要时请参见有关文献。

三、两组生存曲线比较临床等效性/非劣效试验的样本量估计

(一)非劣效试验

一般进行非劣效检验的原假设及备择假设分别为 $H_0:\lambda_C - \lambda_T \geq \Delta$,$H_1:\lambda_C - \lambda_T < \Delta$,这是一种在检验水准 α 下进行的单侧检验。当已知对照组与试验组的总体差值为 $\delta(\delta = \lambda_C - \lambda_T)$,在检验水准 α 下,按照非劣效界值 Δ,欲达到($1-\beta$)的把握度,则对照组所需要的样本量为:

$$n_C = \frac{(z_{1-\beta} + z_{1-\alpha})^2}{(\Delta - \delta)^2}\left[\frac{Var(\lambda_T)}{r} + Var(\lambda_C)\right] \tag{11-32}$$

例 11-10　某研究欲评价同种异体移植(allogeneic transplant,试验组)和自体移植(autologous transplant,对照组)治疗霍奇金病(HOD)的临床疗效。主要评价指标为发生白血病的时间(time to leukemia)。试验计划持续 3 年,1 年的入组期,两组均假设均匀入组,并且假定试验组和对照组的风险率分别为 1 和 2。试验采用非劣效试验平衡设计,假设检验水准为 0.05,非劣效界值为 0.2,试估计需多大的样本量可以获得 80% 以上的把握度。

解:该例的基本信息取自于第三章,相关的符号和意义同前。总试验时间(total time)用 TT 表示,招募时间(accrual time)用 AT 表示,风险率(hazard rate)用 λ 表示。由题意可知,

$TT=3$、$AT=1$、$\gamma=0$、$\eta=0$、$\lambda_T=1$、$\lambda_C=2$。将有关参数代入方差计算公式,即:

$$Var(\lambda_i,0,0)=\lambda_i^2\left[1+\frac{e^{-\lambda_i TT}-e^{-\lambda_i(TT-AT)}}{\lambda_i AT}\right]^{-1},i=T,C$$

得到 $Var(\lambda_T)=1.094$,$Var(\lambda_C)=4.032$,连同其他的有关参数值代入样本量计算公式得:

$$n_C=\frac{(0.842+1.645)^2}{(0.2-1)^2}[1.094+4.032]\approx49.539$$

向上取整,得到每组所需的样本量为 50 例。

(二)等效性试验

对于等效性试验的假设检验,其原假设及备择假设分别为 $H_{01}:\lambda_C-\lambda_T\geqslant\Delta$,$H_{11}:\lambda_C-\lambda_T<\Delta$ 和 $H_{02}:\lambda_C-\lambda_T\leqslant-\Delta$,$H_{12}:\lambda_C-\lambda_T>-\Delta$。两次检验均在单侧检验水准 α 下进行。当已知对照组与试验组的总体差值为 $\delta(\delta=\lambda_C-\lambda_T)$,在检验水准 α 下,按照等效性界值 Δ,欲达到 $(1-\beta)$ 的把握度,则对照组所需要的样本量为:

$$n_C=\frac{(z_{1-\beta/2}+z_{1-\alpha})^2}{(\Delta-\delta)^2}\left[\frac{Var(\lambda_T)}{r}+Var(\lambda_C)\right] \tag{11-33}$$

例 11-11 以例 11-10 的背景为例,若按等效性试验进行设计,假设试验组和对照组的风险率均为 1,并假定等效界值为 0.5,其他参数设置不变,试估计相应的样本量。

解:将各参数代入等效性试验样本量计算公式得:

$$n_C=\frac{(1.282+1.645)^2}{(0.5-0)^2}[1.094+1.094]\approx74.981$$

向上取整,得到每组所需的样本量为 75 例。

上面假设生存时间服从风险率为 λ 的指数分布,对于不服从指数分布假设的情况或出现更为复杂的情况时,可采用 Lee(1980)提出的模拟方法,参见有关参考文献。当然,对于以生存时间为主要指标的临床试验,通常关心的往往是优效性试验或非劣效试验,很少会要求进行等效性试验。

除了上面用风险率作为样本量估计的参数外,常用的参数还有中位生存时间、生存率等,尤其是中位生存时间因临床上更容易理解,备受欢迎。事实上,无论采用哪种参数,因其相互之间具有固定的函数转换关系,具有数学上的同质性,故只需选择一种即可。

第五节 临床等效性/非劣效/优效性之间的转换

一、等效性/非劣效的转换

严格统计学意义上的"临床等效性"理应和生物利用度的等效性在概念上相同。然而,从临床意义上理解,则完全可以忽略对试验药"不优于"阳性对照药的要求,只需保留对试验药"不差于"阳性对照药的要求,这就很自然地在概念上完成了"等效性"向"非劣效"的转换。事实上,近些年来,在试验设计和统计推断过程中,对 I 类错误水平 α 的要求,按等效性试验设计设定的 α 和按非劣效试验设计设定的 α(如 0.025)应该是一样的,这样可以确保无论是采用等效性设计还是非劣效设计,都不致影响结论推断在同一侧上的一致性。或许从置信区间的角度上更容易理解两者间的关系,因为等效性试验求算的是双侧 $100(1-2\alpha)\%$ 置信区间,而非劣效试验是单侧 $100(1-\alpha)\%$ 置信区间,两个置信区间的限值无论是从理论上还是从计算公式上本来就是同一个数值。可见,无论采用哪一种称谓,只有与临床问题的本质相匹配,才能得到更好的理解和认同。在临床意义上考虑,所谓的等效性和非劣效本来就有异曲同工之处,具有相同的出发点。这也是为什么"临床等效性试验"的概念逐渐淡出,而临床"非劣效试验"日趋公认的缘由。

注意到这种概念上的转换,建议在以阳性药为对照、目的在于声称试验药的疗效并不差于或者相当于对照药疗效的临床试验中,均统一按非劣效试验设计和实施。

二、非劣效/优效性的转换

非劣效和优效是两种不同的试验目的,必须在试验设计阶段确定。然而,实际工作中有些情况完全确定下来并不容易,例如对于新产品的研发定位如果在疗效上有足够的信心认为试验药优于阳性对照药,则可直接采用优效性试验;如果新产品的疗效与阳性对照比较并无明显优势,但有足够的信心认为疗效相差处于临床可接受范围,关键是有其他方面的明显优势,这时可选择非劣效试验。难以进行设计决策的是对试验药疗效的优势把握不大,不敢贸然设计为优效性试验。这时,可考虑先设计成非劣效试验,然后如果试验结果能显示出优效性,则可以按优效性下结论。这就是非劣效向优效性的转换。显然,这些都需要预先在临床研究方案和统计分析计划中作出规定,即当非劣效性试验的无效假设被拒绝,或者某高优指标 $C-T$(低优指标 $T-C$)双侧95%置信区间的上限<Δ,则可以推断试验药比阳性对照药具非劣效性;然后再进一步看该置信区间的上限是否小于0,若小于0,可得出试验药优于阳性对照药的结论。否则不可下优效性结论,维持非劣效的判断。这里即使进行两次统计推断,也无须进行α校正。这一设计转换机制通常适用于仅有一个主要疗效指标,且受试药为单剂量的情况。

必须指出的是,按照非劣效试验设计通常要比优效性试验设计需要更大的样本量,这是按照该转换机制进行试验设计需要增加的付出,当然这样也就增加了试验的成功系数。自然地,这就需要决策者在进行风险分析和综合权衡后对采用何种设计方式作出合理的选择。

例 11-12 2010 年发表的 AMBITION 研究是一项托珠单抗(tocilizumab)对甲氨蝶呤(methotrexate)治疗中、重度类风湿关节炎的双盲随机临床试验。在这项试验中,研究者就把它设计成先评估非劣效进而评估优效的临床试验。试验的主要终点指标是 24 周时美国风湿病学院(American College of Rheumatology, ACR)标准达到 20 的患者比例(简记为 ACR20率),所选择的非劣效界值是 12%。基于非劣效设计,估计的样本量为每组 275 例可保证具有 90%的把握度。在其统计学方法说明中,指出其主要分析采用 PP 人群(注:符合方案集),对托珠单抗和甲氨蝶呤进行非劣效比较。如果满足非劣效,则将采用 ITT 人群(注:全分析集)进行托珠单抗的优效性检验。

具体的做法是计算托珠单抗和甲氨蝶呤治疗 24 周 ACR20 率差值的 95%置信区间,看其下限是否大于−12%,如果满足,则推断非劣效成立;然后再看该置信区间下限是否大于 0,如果大于 0,则证实优效。

试验结果表明,基于 PP 人群的两药的 24 周 ACR20 率分别为 70.6%和 52.1%,加权差值为 21%,95%CI = 13%~29%,显然其下限远远大于−12%,可推断非劣效成立;再计算基于 ITT 人群的两药的 24 周 ACR20 率加权差值为 19%,95%CI = 11%~27%,该区间的下限也明显大于 0,因此最后可以按托珠单抗的疗效优于甲氨蝶呤推断结论。

三、优效性/非劣效的转换

就目前的药物临床试验管理要求和相关指导原则而言,如果按照优效性试验设计,而没有获得优效性的结论,则通常不可再考虑进行非劣效推断,毕竟在优效性试验设计时一般不会考虑非劣效界值的问题,如果事后确定非劣效界值将会引入偏倚。如此一来,采用优效性试验设计将有可能陷入既得不出优效性结论,又不允许进行非劣效推断的尴尬境地,因此当试验药的疗效优势把握度不大时,建议宁可采用增加样本量的非劣效试验设计。

无容置疑,如果优效性试验未能检测出优效性,关注非劣效性也不是没有一点道理,甚至也可以为了避免事后确定非劣效界值的困难,事先就确定好非劣效界值。但很明显,限制由优效性向非劣效的转换,原因并不在于统计学本身的考虑,更多的也许是这样做会大大增加引入人为偏倚的可能性。临床试验尤其是确证性临床试验应该遵循更高的标准,宁可保守不可激进。实际中,可见到比较多的从非劣效到优效的转换,但罕见从优效到非劣效的转换。因此,应用中不能鼓励从优效到非劣效的转换,甚至以禁用作为刚性要求。

第六节 正确应用的关键注意事项

至今,有关"等效性"和"非劣效"之间在概念上仍有混淆,有的认为只要试验药不比阳性对照药差都可以笼统称为"等效性"。但事实上,该词语具有一定的误导性,因为学术概念上的"等效性"和"非劣效"是有严格界定的,正如生物等效性一样,新药的生物利用度比参照药不能低太多,也不能高太多,低了达不到参照药的效果,高了可能有更多的毒性。显然,生物等效性评价"下保底、上封顶"的思想是非常合理的。然而,临床疗效的等效性如果也追求这种"等效性"似无实际意义,因为人们对于阳性对照临床试验通常只会关注试验药的疗效是否"不差于"对照药,而往往不会关心试验药是否"不好于"对照药。当然,如果确实要关注试验药是否"好于"对照药,则可以按优效性试验进行设计和分析,这就另当别论了。

需要注意的是,在仿制药(generic drugs)的生物等效性研究中,当无适宜的药物浓度检测方法,也缺乏明确的药效学指标时,可采用以参比制剂为对照,以患者的临床疗效为终点评价指标的临床研究方法验证等效性;在生物类似药(biosimilar products)的研发中,当进行临床有效性比对试验研究时,也要求以参照药为对照,通常采用等效性设计。总之,以阳性药作为对照的临床试验,可视情况选择优效性试验或等效性/非劣效试验,无论选择哪一种比较类型,都要在设计试验时准确声明,避免概念上的混淆。

还需要注意的是,在进行等效性/非劣效试验的统计推断时,应分析不同数据集对结果的影响,考虑全分析集(full analysis set,FAS)和符合方案集(per-protocol set,PPS)的不同作用。无论是试验组还是对照组,由于受试者退出或脱落多倾向于疗效不佳,因此在优效性试验中,FAS分析容易使两组结果趋于接近,偏于保守,而PPS分析则更能反映出两组的差异。然而,在等效性/非劣效试验中,FAS一般并不保守。因此,对于优效性试验,FAS分析应该是主要分析,PPS分析则是支持性分析;而对于等效性/非劣效试验,FAS分析和PPS分析同等重要。只有两种数据集的分析结果都一致时,才能对试验进行结论性的推断。其实,数据集的确定是和试验质量直接相关的,试验质量的降低主要表现在偏离入选标准、不依从治疗计划、违反操作程序等影响数据集构成的行为上,这些行为可能是非随机的,降低了试验的灵敏度,使两组更容易获得等效性/非劣效推断的结论。因此,这里特别强调等效性/非劣效试验质量对统计分析的影响。

进行样本量估计时,注意选择的检验方法要与最后进行统计推断的检验方法保持一致,尤其是在以率作为主要指标的样本量估计时,效应量的选择不同(例如率差、率比)、标准误的计算方法不同、是否进行了连续性校正等都会导致样本量估计结果的不同。

此外，关于等效性试验的检验水准问题，Schuirmann（1987年）提出双单侧检验时，明确指出若假设检验的水准是 α，每次单侧检验的水准也是 α（无须校正），然而对应的可信区间的置信度是 $100(1-2\alpha)\%$ 而不是 $100(1-\alpha)\%$。这一点必须引起大家的注意并加以统一。

（刘玉秀　陈平雁）

参 考 文 献

1. ICH-E9. Statistical principles for clinical trials. 1998
2. ICH-E10. Choice of control group and related issues in clinical trials. 2000
3. EMA CPMP. Points to consider on switching between superiority and non-inferiority. 2000
4. EMA CPMP. Guideline on the choice of the non-inferiority margin. 2005
5. FDA. Guidance for industry non-inferiority clinical trials（DRAFT GUIDANCE）. 2010
6. Redmond CK，Colton T. Biostatistics in Clinical Trials. Chichester：John Wiley & Sons Ltd，2001：179-183，403-405
7. Schuirmann DJ. A Comparison of the two one-sided tests procedure and the power approach for assessing the equivalence of average bioavailability. J Pharmacokin Biopharm，1987，15（6）：657-680
8. Ahn S，Park SH，Lee KH. How to demonstrate similarity by using non-inferiority and equivalence statistical testing in radiology research. Radiology，2013，267（2）：328-338
9. Julious SA. Sample Size for Clinical Trials. New York：CRC Press，2010
10. Newcombe RG. Interval estimation for the difference between independent proportions：comparison of eleven methods. Statistics in Medicine，1998，17：873-890
11. CFDA.药物临床试验的生物统计学指导原则.2016
12. 刘玉秀，姚晨，陈峰，等.临床非劣效性/等效性评价的统计学方法.中国临床药理学与治疗学，2000，5（4）：344-348
13. 刘玉秀，姚晨，陈峰，等.非劣性/等效性试验的样本含量估计及统计推断.中国新药杂志，2003，12（5）：371-376
14. CCTS 工作组，夏结来执笔.非劣效临床试验的统计学考虑.中国卫生统计，2012，29（2）：270-274
15. CCTS 工作组，陈平雁执笔.临床试验中样本量确定的统计学考虑.中国卫生统计，2015，32（4）：727-733
16. 文世梅，陈云飞，刘华.计量资料非劣效临床试验样本量及把握度的计算与 SAS 程序实现.中国临床药理学与治疗学，2013，18（1）：51-54
17. 周诗国，柳伟伟，陶丽新，等.对基于均差做推断的成组设计非劣效性试验功效分析及样本量估计公式正确性的探讨.中国卫生统计，2011，28（2）：203-206
18. 于莉莉，夏结来.模拟验证等效性检验中 β 的单、双侧取值.中国卫生统计，2006，23（5）：407-409，412
19. 陆梦洁，钟伟华，刘玉秀，等.基于 β 分解的等效性试验样本含量估计.中国临床药理学与治疗学，2015，20（6）：647-651
20. 黄耀华，唐欣然，段重阳，等.两组率同为 100% 或 0% 时率差置信区间估计的 SAS 实现.中国卫生统计，2017，34（1）：11-14
21. CFDA.生物类似物研发与评价技术指导原则（试行）.2015

第十二章

中心效应

多中心（multiple center）临床试验是由一个主要研究者总负责，多个单位的研究者合作，按同一个临床试验方案，在不同中心同时进行的临床试验。国际多中心临床试验是由一个主要研究者总负责，多个研究者合作，按同一个临床试验方案，在多个国家的不同中心同时进行的临床试验，目的是在多个国家同期上市。本章专门讨论多中心临床试验的中心效应的分析。有关国际多中心临床试验的讨论见第二十一章。

新药的Ⅱ、Ⅲ期临床试验往往是多中心的。多中心临床试验具有如下特点：①可以在较短的时间内招募到足够多的病例数；②病例招募范围广，较单中心病例更具有代表性，因而结论的应用面更广泛。

ICH-E9中明确指出，要使多中心试验的结论具有可解释性和外推性，研究方案的实施方式必须清晰，在各中心必须一致，并且样本量与检验效能的计算均假设各中心处理间的效应是相同的、无偏的。制订一个统一的试验方案，并以此指导整个试验，这一点在多中心试验中十分重要。试验方法应尽可能完全标准化，试验前通过召开研究者会议，对研究人员进行统一培训，试验过程中加强监查，可减少评定标准与方案的不一致。完善的设计应使各中心的各处理组受试者分布均匀，并有相应的管理措施保障这一设计目标。如后期发现各中心的处理效应存在异质性，需要进行检验时，应避免各中心的样本数相差悬殊以及个别中心的样本数太少，因为不同的权重会低估处理效应（这一点不适用于所有中心样本数均很少的临床试验）。若事先忽视这一点，同时又无法确定中心间效应的一致性，就会降低多中心临床试验的价值，甚至会使申办者的结论缺乏信服力。

多中心临床试验中，临床试验的结果可能受到多种因素的影响，一个因素不同水平所对应的总体疗效差异可以称为该因素的效应。例如干预因素的试验药和对照药所对应的总体疗效差异称为干预效应。

第一节　中心效应的定义

由于各中心的试验条件不完全相同，不同中心在受试者的基线特征、临床实践等方面可能存在差异，导致不同中心间对应的总体疗效差异称为中心效应（center effect）。因此，在疗效评价时，必须考虑疗效在中心间的差异，即中心效应。当中心效应较大时，直接合并所有中心资料可能会对总的结论有一定影响。ICH-E9中也明确指出，分析干预效应时模型应考虑中心间的差异。

为简单起见,假设某试验中只包含一个试验组和一个对照组,在 q 个中心同期开展临床试验。试验组的总体疗效记为 μ_1,对照组的总体疗效记为 μ_0;则干预效应为试验组与对照组的总体疗效之差记为:

$$\mu_d = \mu_1 - \mu_0$$

第 j 个中心试验组的总体疗效记为 μ_{1j},对照组的总体疗效记为 μ_{0j},第 j 个中心的干预效应为 $\mu_{dj} = \mu_{1j} - \mu_{0j}, j = 1、\cdots、q$。

试验组的中心效应为各中心试验组与试验组总疗效之差:

$$\delta_{1i} = \mu_{1j} - \mu_1, i = 1、\cdots、q$$

对照组的中心效应为各中心对照组与对照组总疗效之差:

$$\delta_{0j} = \mu_{0j} - \mu_0, i = 1、\cdots、q$$

常见三种情况:

1. 无中心效应,即所有 $\delta_{1j} = \delta_{0j} = 0 (j = 1、\cdots、q)$。此时,所有中心试验组的疗效相同,各中心对照组的疗效亦相同。即:

$$\mu_{1j} = \mu_1, \mu_{0j} = \mu_0; j = 1、\cdots、q$$

这种情况是比较理想的,称各中心的疗效完全一致。

2. 有中心效应,但不同中心之间的干预效应相同,即不同中心试验组与对照组疗效之差相同。

$$\mu_{dj} = \mu_{1j} - \mu_{0j} = \mu_d; j = 1、\cdots、q$$

称干预效应在各中心同质(或齐性的),但试验组(对照组)在各中心之间疗效不尽相同。

3. 有中心效应,但至少存在两个中心之间的干预效应不同,即各中心试验组与对照组效应之差是异质的,中心与处理间存在交互作用。中心与组间的交互作用又分为两种:一是定量的交互作用(quantitative interactions),是指至少存在两个中心的干预效应 μ_{di} 和 μ_{dj} 的取值是不同的,但 μ_{di} 和 μ_{dj} 的符号相同($\mu_{di} \times \mu_{dj} > 0$);二是定性的交互作用(qualitative interactions),是指至少在两个中心的干预效应处理组间差异 μ_{dj} 表现为质的不同(不同的方向)。

图 12-1 示意了中心效应、中心与处理的交互作用,不难将效应之差的情况推广到效应之比的情况。

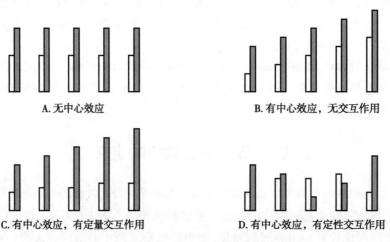

A. 无中心效应

B. 有中心效应,无交互作用

C. 有中心效应,有定量交互作用

D. 有中心效应,有定性交互作用

图 12-1 中心效应、中心与处理的交互作用示意

从图 12-1 可见,只有 A、B 两种情况下,才可能估计出试验组与对照组的疗效之差,即处理的主效应;而 C、D 两种情况下,试验组与对照组的疗效之差在各中心表现不一致,"处理的主效应"是无法估计的。

对于中心效应有两个统计学问题值得关注:一是中心效应是否存在,尤其是交互作用是否存在;二是如何扣除中心效应对疗效评价的影响。

第二节　两分类结果变量的中心效应分析

不失一般性,这里以有效率为例讨论中心效应的评价和处理。

假设有 q 个中心,第 j 个中心试验组和对照组的有效人数、无效人数的分布以及相应的变量符号如表 12-1 所示。

表 12-1　第 j 个中心有效人数的分布

中心	组别	有效	无效	合计
j (1、…、q)	试验组	a_j	b_j	n_{1j}
	对照组	c_j	d_j	n_{0j}
	合计	m_{1j}	m_{0j}	N_j
合计	试验组	a	b	n_1
	对照组	c	d	n_0
	合计	m_1	m_0	N

一、效应指标

对二分类资料,常用的效应指标有:

1. 率差(risk difference)

$$\hat{\delta}=p_1-p_0=\frac{a}{n_1}-\frac{c}{n_0} \tag{12-1}$$

2. 率比(风险比或相对危险度 relative risk, RR)

$$RR=\frac{p_1}{p_0}=\frac{a/n_1}{c/n_0} \tag{12-2}$$

3. 优势比(odds ratio, OR)

$$OR=\frac{ad}{bc} \tag{12-3}$$

选择不同的效应指标,相应的分析方法也就不同。

二、中心效应一致性的检验

设 A_j 表示第 j 层的某种效应指标,s_j^2 是 A_j 的估计方差,$w_j=1/s_j^2$,则定义总卡方为:

$$\chi_T^2=\sum_{j=1}^q w_j A_j^2 \tag{12-4}$$

可将其分解为用于中心间效应一致性检验(齐性检验)的 χ_H^2 和用于关联性检验(或处理组间

的差异性)的 χ_A^2:

$$\chi_T^2 = \chi_H^2 + \chi_A^2 \tag{12-5}$$

其中:

$$\chi_H^2 = \sum_{j=1}^{q} w_j (A_j - \hat{A})^2 \sim \chi_{(q-1)}^2 \tag{12-6}$$

$$\chi_A^2 = \left(\sum_{j=1}^{q} w_j \right)^{-1} \left(\sum_{j=1}^{q} w_j A_j \right)^2 \sim \chi_1^2 \tag{12-7}$$

$\hat{A}$ 是各层的加权平均:

$$\hat{A} = \frac{\sum_{j=1}^{q} w_j A_j}{\sum_{j=1}^{q} w_j} \tag{12-8}$$

是效应指标的一个最小方差估计。相应的估计误差可以表示为:

$$se(\hat{A}) = \left(\sum_{j=1}^{q} w_j \right)^{-1/2} \tag{12-9}$$

效应指标 A 的可信区间可用近似正态分布法估计:

$$\hat{A} \pm z_{1-\alpha/2} se(\hat{A}) \tag{12-10}$$

通常效应的中心—致性检验用检验水准 $\alpha = 0.10$(甚至 $\alpha = 0.20$)。定义不同的效应指标 A,对应于不同的检验。

(一) 基于率差的分析

取 A 为标准化率差:

$$A_j = \frac{p_{1j} - p_{0j}}{\bar{p}_j (1 - \bar{p}_j)}, \qquad \bar{p}_j = \frac{a_j + c_j}{N_j} \tag{12-11}$$

$$w_j = \bar{p}_j (1 - \bar{p}_j) \frac{n_{1j} n_{0j}}{n_{1j} + n_{0j}} \tag{12-12}$$

则 χ_H^2 对应于 Cochran(1954)法、χ_A^2 对应于 Mantal-Haenszel(1959)法,统称为 CHM 法。

(二) 基于 logRR 的 Logit 校正法

取 $A_j = \log RR_j$, $w_j = \left[\left(\frac{1}{a_j} - \frac{1}{n_{1j}} \right) + \left(\frac{1}{c_j} - \frac{1}{n_{0j}} \right) \right]^{-1}$,得到:

$$\log(RR_L) = \left(\sum_{j=1}^{q} w_j \right)^{-1} \sum_{j=1}^{q} w_j \log(RR)_j \tag{12-13}$$

$\ln(RR_{MH})$ 的标准误对应于 Greenland-Robins 的估计(1985)。

(三) 基于 logOR 的 Logit 校正法

取 $A_j = \log OR_j$, $w_j = \left(\frac{1}{a_j} + \frac{1}{b_j} + \frac{1}{c_j} + \frac{1}{d_j} \right)^{-1}$,得到:

$$\log(OR_L) = \left(\sum_{j=1}^{q} w_j \right)^{-1} \sum_{j=1}^{m} w_j \log(OR)_j \tag{12-14}$$

此时,相应的 OR_L 估计对应于 Woolf 法(1995)。当某个层例数较少时,只要 a_j、b_j、c_j 和 d_j 中有一个为 0,w_j 就无法求出,此时可以事先每个数加 1/2,再进行分析。事实上,该法不适合于分层较多且每个层例数较少的情况,因为此时 OR_L 估计会产生较大的偏差,因此临床试验中不推荐该方法。

（四）基于 RR 的分析

取 A 为相对危险度：

$$A_j = RR_j, \quad w_j = \frac{c_j n_{1j}}{N_j} \tag{12-15}$$

得到：

$$RR_{\mathrm{MH}} = \sum_{j=1}^{m} w_j RR_j \Big/ \sum_{j=1}^{m} w_j \tag{12-16}$$

对应于 RR 的 Mantal-Haenszel（1959）估计。该法即使在分层较多且每个层例数较少的情况也能得到很好的估计，且不受 0 格子数的影响，因此临床试验中推荐使用。但是，这里的 w_j 不是 A_j 的方差的倒数，因此 RR_{MH} 的估计不是最小方差的估计。

（五）基于 OR 的分析

取 A 为优势比：

$$A_j = OR_j, \quad w_j = \frac{c_j b_j}{N_j}, \tag{12-17}$$

得到：

$$OR_{\mathrm{MH}} = \sum_{j=1}^{q} w_j OR_j \Big/ \sum_{j=1}^{q} w_j \tag{12-18}$$

对应于 OR 的 Mantal-Haenszel（1959）估计。该法即使在分层较多且每个层例数较少的情况也能得到很好的估计，且不受 0 格子数的影响，因此临床试验中推荐使用。同样，这里的 w_j 也不是 A_j 的方差的倒数，因此 RR_{MH} 的估计不是最小方差的估计。

（六）基于 $a-\hat{e}$ 的检验

取 $A_j = a_j - \hat{e}$，即每层 a 的实际频数与对应的理论频数之差，$w_j = 1/s_j^2$，得到：

$$\chi_{\mathrm{BD}}^2 = \sum_{j=1}^{q} \frac{(a_j - \hat{e}_j)^2}{s_j^2} \tag{12-19}$$

式中，$\hat{e}_j = E(a_j | OR)$ 和 $s_j^2 = VAR(a_j | OR)$ 分别表示 OR 为条件的 a_j 的条件期望值和条件方差。

$$\hat{e}_j = \frac{OR(n_{1j}+m_{1j})+(n_{0j}-m_{1j}) \pm \{[OR(n_{1j}+m_{1j})+(n_{0j}-m_{1j})]^2 - [4(OR-1)ORn_{1j}m_{1j}]\}^{1/2}}{2(OR-1)}$$

$$s_j^2 = \left[\frac{1}{\hat{e}_j} + \frac{1}{n_{1j}-\hat{e}_j} + \frac{1}{m_{1j}-\hat{e}_j} + \frac{1}{n_{0j}-m_{1j}+\hat{e}_j}\right]^{-1}$$

式中，OR 可以用 OR_{MH}，也可以用 OR_{L} 代替。

该检验对应于 Breslow-Day 检验（Breslow & Day 1980）。事实上 χ_{BD}^2 对应于 χ_{T}^2。Breslow-Day 检验的 Tarone's 校正是基于 Fisher's 的信息统计量的。

$$\begin{aligned}\chi_{\mathrm{BDT}}^2 &= \sum_{j=1}^{q} s_j^2 \left(\frac{a_j - \hat{e}_j}{s_j^2} - \frac{\sum_{j=1}^{q}(a_j - \hat{e}_j)}{\sum_{j=1}^{q} s_j^2}\right)^2 \\ &= \sum_{j=1}^{q} \frac{(a_j - \hat{e}_j)^2}{s_j^2} - \frac{\left(\sum a_j - \sum \hat{e}_j\right)^2}{\sum s_j^2}\end{aligned} \tag{12-20}$$

可见，χ_{BDT}^2 对应于 χ_{H}^2。而

$$\chi^2_{BD} - \chi^2_{BDT} = \frac{\left(\sum_{j=1}^{q} a_j - \sum_{j=1}^{q} \hat{e}_j\right)^2}{\sum_{j=1}^{q} s_j^2} \tag{12-21}$$

对应于 CMH 的 χ^2_{CMH}。

以上针对 6 种效应指标,介绍了中心间一致性检验,以及合并效应指标检验的问题。实际应用时,首先选择效应指标,再检验中心间一致性以及处理与中心的交互作用。若无中心交互作用,则可进一步估计效应指标的加权平均作为合并效应指标。

例 12-1 在一项 5 个中心的Ⅱ期随机对照临床试验中,每个中心观察了 48 例,试验组和安慰剂对照组各 24 例,试验结果见表 12-2(ITT 集)。试评价各中心间是否存在差异,并对该资料进行分析。

表 12-2 5 个中心有效率的比较

中心	组别	有效	无效	合计	有效率(%)
1	试验组	19	5	24	79.17
	对照组	3	21	24	12.50
2	试验组	18	6	24	75.00
	对照组	4	20	24	16.67
3	试验组	18	6	24	75.00
	对照组	3	21	24	12.50
4	试验组	17	7	24	70.83
	对照组	2	22	24	8.33
5	试验组	16	8	24	66.67
	对照组	5	19	24	20.83
合计	试验组	88	32	120	73.33
	对照组	17	103	120	14.17

表 12-3 不同方法的检验结果

方法	中心一致性检验 $\chi^2_H(P)$	疗效比较 $\chi^2_A(P)$	统计量 A 估计值 $\hat{A}$	95%CI
CHM 法	1.2905 ($P=0.8630$)	85.531 ($P<0.0001$)		
基于 logRR 的 Logit 校正法	2.0354 ($P=0.7293$)	47.0928 ($P<0.0001$)	$RR=0.2051$	0.1304~0.3224
基于 logOR 的 Logit 校正法	2.1475 ($P=0.7087$)	68.0434 ($P<0.0001$)	$OR=0.0616$	0.0318~0.1195
基于 RR 的 MH 法	−	−	$RR=0.1932$	0.1227~0.3042
基于 OR 的 MH 法	−	−	$OR=0.0612$	0.0318~0.1178
Breslow-Day 法	2.1743 ($P=0.7037$)	−	−	−
Breslow-Day-Tarone 法	2.1657 ($P=0.7053$)	−	−	−

从表 12-3 来看,中心间一致性检验表明各中心间效应的差异无统计学意义,即无中心效应;疗效比较结果显示,扣除中心效应后,试验组和对照组的有效率差别有统计学意义,无论是 OR 还是 RR 都显示试验组的有效率高于安慰剂对照组。

三、基于 logistic 模型的评价

传统的方法首先评价是否存在中心效应,若有中心效应,再进一步进行扣除中心效应,进行组间比较。采用模型方法可以非常方便地完成。

对于二分类的定性指标(例如有效率、治愈率、缓解率等),采用 logistic 回归模型。

以 y 作为因变量($y=1$ 为有效,$y=0$ 为无效)、Trt 作为分组变量($Trt=1$ 为试验组,$Trt=0$ 为对照组,这里仅考虑两个处理组)、$center$ 作为中心变量(Cnt_j 为哑变量,假设中心数不多的情况)。分别建立不包含和包含中心效应及交互作用的 logistic 回归模型:

$$\text{logit}(y) = 常数项 + Trt \tag{12-22}$$

$$\text{logit}(y) = 常数项 + Trt + Cnt \tag{12-23}$$

$$\text{logit}(y) = 常数项 + Trt + Cnt + Trt \times Cnt \tag{12-24}$$

式中的中心变量 Cnt 在中心数较少时需哑变量化后纳入模型,模型为固定效应模型;在中心数较多时可按随机效应进入模型,模型为随机效应模型。$Trt \times Cnt$ 为中心与处理的交互作用项。

首先通过比较包含和不包含中心与处理的交互作用的模型[(12-24)与(12-23)]的对数似然比检验来评价处理与中心的交互作用。对于固定效应模型,由于 q 个中心有 $q-1$ 个哑变量,因此,交互作用的似然比卡方检验的自由度为 $q-1$;对于随机效应模型,中心作为随机效应,自由度为 1。

如果没有交互作用,则通过比较包含和不包含中心项的模型[(12-23)与(12-22)]的对数似然比检验来评价中心间的一致性。似然比卡方检验的自由度仍然为 $q-1$。如果有交互作用,则需要进一步分析产生交互作用的原因。

在没有交互作用的情况下,无论有没有中心效应,式(12-23)对分组变量系数的估计总是适用的,因此该式已经考虑了中心效应的影响。

例 12-2 续例 12-1。对该资料用 logistic 模型检验中心效应,以及校正中心效应后药物疗效的比较。

这里中心数为 5,用固定效应模型。中心以哑变量形式进入模型。分别建立包含和不包含中心效应、交互作用的 logistic 回归,通过似然比检验来评价中心一致性。

用 4 个变量 $Cnt_1 \sim Cnt_4$ 表示 5 个中心,建立不包含和包含中心效应、包含和不包含交互作用的 logistic 回归方程。

模型 A:$\text{logit } P = \alpha + \beta Trt$

模型 B:$\text{logit } P = \alpha + \beta Trt + \beta_1 Cnt_1 + \beta_2 Cnt_2 + \beta_3 Cnt_3 + \beta_4 Cnt_4$

模型 C:$\text{logit } P = \alpha + \beta\ Trt + \beta_1 Cnt_1 + \beta_2 Cnt_2 + \beta_3 Cnt_3 + \beta_4 Cnt_4 +$
$$+ \gamma_1 Cnt_1 \times Trt + \gamma_2 Cnt_2 \times Trt + \gamma_3 Cnt_3 \times Trt + \gamma_4 Cnt_4 \times Trt$$

模型估计结果见表 12-4。

表 12-4 有效率比较的 logistic 回归

系数	模型 A				模型 B				模型 C			
	系数	SE	χ^2	P	系数	SE	χ^2	P	系数	SE	χ^2	P
参数项	0.3950	0.1667	5.6139	0.0178	0.3962	0.1670	5.6314	0.0176	0.4121	0.1716	5.7654	0.0163
Trt	1.4066	0.1667	71.2003	<0.0001	1.4126	0.1675	71.1290	<0.0001	1.4347	0.1716	69.8623	<0.0001
Cnt_1					−0.1318	0.3252	0.1643	0.6852	−0.1067	0.3528	0.0914	0.7624
Cnt_2					−0.1318	0.3252	0.1643	0.6852	−0.1567	0.3283	0.2279	0.6331
Cnt_3					0.0001	0.3247	0.0000	0.9997	0.0115	0.3463	0.0011	0.9735
Cnt_4					0.2633	0.3253	0.6555	0.4181	0.3431	0.3762	0.8319	0.3617
$Cnt_1 \times Trt$									0.2058	0.3528	0.3401	0.5598
$Cnt_2 \times Trt$									−0.0807	0.3283	0.0603	0.8059
$Cnt_3 \times Trt$									0.0876	0.3463	0.0640	0.8004
$Cnt_4 \times Trt$									0.2079	0.3762	0.3054	0.5805
$-2\ln LL$	237.094				236.305				234.203			
似然比检验					中心效应检验(B vs A) $\chi^2 = 0.789; P = 0.9399$				交互作用检验(C vs B) $\chi^2 = 2.102; P = 0.7170$			

结果表明:①比较模型 C 与模型 B,对中心-处理的交互作用检验,得 $\chi^2 = 2.102$、$\nu = 4$、$P = 0.7170$,可见无中心-处理的交互作用;②通过对比包含(模型 B)与不包含(模型 A)中心参数的模型的对数似然值,得 $\chi^2 = 0.789$、$\nu = 4$、$P = 0.9399$,故可以认为中心间差异无统计学意义;③根据模型 B,在校正了中心间差异后,两个组有效率之间的差异有统计学意义(Wald $\chi^2 = 71.1290, P < 0.0001$)。

这里的 4 个中心 $Cnt_1 \sim Cnt_4$ 参数的假设检验结果,表示第 1~4 中心分别与第 5 中心相比较。事实上,模型中我们并不关心哪个中心更好,对中心效应的检验是通过对 4 个参数的同时检验进行的。

分层分析仅能控制 1 个非连续性的混杂因素。多重 logistic 回归模型的优势是可以控制多个不同类型的混杂因素。此外,logistic 回归模型的另一个优势是可以考察变量间的交互作用。

尽管将 logistic 回归用于有效率的比较在临床试验中应用比较广泛,但需要注意的是,logistic 回归系数对应的估计值是 OR,与一般我们分析用的有效率之比 RR 是不一样的。虽然总体 $OR = 1$ 与总体 $RR = 1$ 是一致的,即有效性假设检验是一致的,但两者的估计值相互不对应,并且交互作用检验也是不对应的,应用时需注意。

第三节 连续型因变量的中心效应分析

因为中心是分类变量,对于因变量为连续型的资料,常用一般线性模型来评价中心效应。建立:①只包含处理组变量 Trt;②包含处理组变量 Trt 与中心哑变量 $center_j$;③包含处理组变量 Trt、中心哑变量 $center_j$ 及其乘积项 $Trt \times center_j$ 三个模型。

$$y = \alpha + \beta_0 Trt + \varepsilon \quad \varepsilon \sim N(0, \sigma^2) \tag{12-25}$$

$$y = \alpha + \beta_0 Trt + \sum_{j=1}^{q-1} \beta_j Cnt_j + \varepsilon \quad \varepsilon \sim N(0, \sigma^2) \tag{12-26}$$

$$y = \alpha + \beta_0 Trt + \sum_{j=1}^{q-1} \beta_j Center_j + \sum_{j=1}^{q-1} \gamma_j Cnt_j \times Trt + \varepsilon \quad \varepsilon \sim N(0, \sigma^2) \tag{12-27}$$

例 12-3 比较某试验药物与安慰剂治疗重度抑郁症患者的效果,主要疗效指标是治疗 9 周时 Hamilton-17 抑郁量表的评分较基线的改变值(Y)。在 5 个中心观察了 100 个受试者,结果见表 12-5。其中,Cnt 表示中心;Trt 是分组变量,$Trt = D$ 和 P 分别表示试验药物组和安慰剂对照组。试评价其中心效应。

表 12-5 100 名受试者治疗 9 周时 Hamilton-17 抑郁评分较基线的改变值

No.	Cnt	Trt	Y	No.	Cnt	Trt	Y	No.	Cnt	Trt	Y	No.	Cnt	Trt	Y
1	100	D	23	26	102	D	24	51	100	P	18	76	102	P	12
2	100	D	18	27	102	D	18	52	100	P	14	77	102	P	11
3	100	D	18	28	102	D	26	53	100	P	10	78	102	P	10
4	100	D	22	29	102	D	16	54	100	P	17	79	102	P	19
5	100	D	28	30	102	D	17	55	100	P	13	80	102	P	13
6	100	D	21	31	102	D	7	56	100	P	12	81	102	P	13
7	100	D	11	32	102	D	19	57	100	P	11	82	102	P	6
8	100	D	25	33	102	D	23	58	100	P	6	83	102	P	11
9	100	D	29	34	102	D	12	59	100	P	7	84	102	P	16
10	100	D	18	35	103	D	11	60	100	P	10	85	103	P	16
11	100	D	14	36	103	D	25	61	100	P	12	86	103	P	11
12	101	D	12	37	103	D	28	62	100	P	12	87	103	P	8
13	101	D	17	38	103	D	22	63	100	P	10	88	103	P	15
14	101	D	14	39	103	D	23	64	101	P	18	89	103	P	16
15	101	D	7	40	103	D	18	65	101	P	15	90	103	P	17
16	101	D	11	41	103	D	15	66	101	P	17	91	103	P	11
17	101	D	9	42	103	D	28	67	101	P	13	92	103	P	−2
18	101	D	11	43	103	D	17	68	101	P	18	93	103	P	19
19	102	D	20	44	104	D	13	69	101	P	19	94	103	P	21
20	102	D	18	45	104	D	19	70	101	P	12	95	104	P	12
21	102	D	23	46	104	D	23	71	102	P	18	96	104	P	6
22	102	D	19	47	104	D	21	72	102	P	15	97	104	P	11
23	102	D	22	48	104	D	25	73	102	P	12	98	104	P	20
24	102	D	22	49	104	D	25	74	102	P	18	99	104	P	9
25	102	D	18	50	104	D	19	75	102	P	14	100	104	P	4

资料来源:Dmitrienko A, et al. Analysis of Clinical Trials Using SAS:A Practical Guide. SAS Institute Inc,2005

计算各中心试验组和对照组治疗 9 周时主要指标（Hamilton-17 抑郁量表的评分较基线的改变值）的均数、标准差，以及试验组与对照组效应之差值。结果见表 12-6。

表 12-6　各中心试验组与对照组的效应

| 中心编号 | 试验组 | | 安慰剂对照组 | | 效应之差 |
	n	均数±标准差	n	均数±标准差	（试验组－对照组）
100	11	20.6±5.6	13	11.7±3.4	8.94
101	7	11.6±3.3	7	16.0±2.7	−4.43
102	16	19.0±4.7	14	13.4±3.6	5.57
103	9	20.8±5.9	10	13.2±6.6	7.58
104	7	20.7±4.2	6	10.3±5.6	10.38

采用一般线性模型，建立模型（12-27），分析药物、中心、处理-中心交互作用。方差分析结果见表 12-7。

表 12-7　药物、中心、药物-中心交互作用的方差分析（SS_3）结果

方差来源	df	typeⅢ SS	mean square	F	P
处理组	1	709.819 551 9	709.819 551 9	32.03	<0.0001
中心	4	91.458 006 3	22.864 501 6	1.03	0.3953
药物×中心	4	507.445 753 9	126.861 438 5	5.72	0.0004

结果说明，药物与中心存在交互作用，其中第 101 个中心试验组的效应小于对照组，与其他中心的结果相反，即这种交互作用是定性的交互作用。因此，需要进一步查明该中心可能存在的问题。

第四节　生存资料的中心效应分析

对于生存资料，当只考虑中心效应而没有其他协变量时，可采用 Mantel-Haenszel 法、分层 logrank 检验等；当需同时考虑中心效应、交互作用、基线等协变量时，需要采用 Cox 比例风险模型。

一、Mantel-Haenszel 法

仍以两个组（一个对照组和一个试验组）为例。假设有 q 个中心，记 n_{0j}，n_{1j} 表示第 j 个中心对照组和试验组的总随访人数；y_{0j}，y_{1j} 表示第 j 个中心对照组和试验组的总随访人时数；d_{0j}，d_{1j} 表示第 j 个中心对照组和试验组的事件数；$y_j = y_{0j} + y_{1j}$ 表示第 j 层的总随访人时数；$d_j = d_{0j} + d_{1j}$ 表示第 j 个中心的总事件数。$j = 1, \cdots, q$。

第 j 个中心对照组和试验组的理论事件数：

$$t_{0j} = \frac{d_j y_{0j}}{y_j}, \qquad t_{1j} = \frac{d_j y_{1j}}{y_j} \tag{12-28}$$

第 j 个中心的实际事件数与理论事件数之差用 u_j 表示：

$$u_j = d_{1j} - t_{1j} \tag{12-29}$$

相应的方差为:

$$v_j = d_j \frac{y_{1j}}{y_j}\left(1 - \frac{y_{1j}}{y_j}\right) \tag{12-30}$$

则中心间一致性检验的统计量为:

$$\chi_H^2 = \frac{\sum_{j=1}^{q}\left[(Q_jR - R_jQ)^2/v_j\right]}{QR} \tag{12-31}$$

服从自由度为 1 的 χ^2 分布。这里 $Q_j = d_{1j}\dfrac{y_{0j}}{y_j}$, $R_j = d_{0j}\dfrac{y_{1j}}{y_j}$, $Q = \sum\limits_{j=1}^{q} Q_j$, $R = \sum\limits_{j=1}^{q} R_j$, $V = \sum\limits_{j=1}^{q} v_j$。

若无中心间差异,则用 Mantel-Haenszel 法估计合并的 RR:

$$RR_{MH} = \frac{\sum\limits_{j=1}^{q} d_{1j}y_{0j}/y_j}{\sum\limits_{j=1}^{q} d_{0j}y_{1j}/y_j} \tag{12-32}$$

其 95% 可信限为:

$$RR_{MH} \times \exp\left(\pm 1.96\sqrt{V/QR}\right) \tag{12-33}$$

并可用 χ^2 检验合并的 RR_{MH} 是否为 1:

$$\chi_{MH}^2 = \frac{\left(\sum\limits_{j=1}^{q} u_j\right)^2}{\sum\limits_{j=1}^{q} v_j} \tag{12-34}$$

例 12-4　在一个 6 个中心参与的晚期胃癌的随机对照 II 期临床试验中,试验组与安慰剂对照组采用 2:1 设计,主要终点指标为总生存期(OS)。试验组和对照组分别入组 176 和 91 名受试者,中位生存时间分别为 18.2 和 9.47 个月;观察期内分别死亡 42 和 34 人,其余截尾。试分析中心效应。

各中心试验组和对照组的入组人数、随访人时以及实际死亡人数见表 12-8。

表 12-8　按中心分层的 Mantel-Haenszel 检验

中心 (j)	试验组(i=1)				对照组(i=0)				方差	相对风险	
	入组人数 n_{1j}	随访人时 y_{1j}	实际死亡数 d_{1j}	理论死亡数 t_{1j}	入组人数 n_{0j}	随访人时 y_{0j}	实际死亡数 d_{0j}	理论死亡数 t_{0j}	v_j	RR_j	95%CI
1	30	243.86	11	11.76	15	67.13	4	3.24	2.5390	0.76	0.24~2.38
2	29	168.36	5	9.17	14	70.34	8	3.83	2.7020	0.26	0.09~0.80
3	36	273.82	7	9.48	18	101.62	6	3.52	2.5663	0.43	0.15~1.29
4	31	209.12	10	11.16	14	90.78	6	4.84	3.3772	0.72	0.26~1.99

续表

中心(j)	试验组(i=1)				对照组(i=0)					相对风险	
	入组人数	随访人时	实际死亡数	理论死亡数	入组人数	随访人时	实际死亡数	理论死亡数	方差	RR_j	95%CI
	n_{1j}	y_{1j}	d_{1j}	t_{1j}	n_{0j}	y_{0j}	d_{0j}	t_{0j}	v_j		
5	20	154.8	5	7.15	12	40.11	4	1.85	1.4710	0.32	0.09~1.21
6	30	201.14	4	6.29	18	118.56	6	3.71	2.3332	0.39	0.09~1.21
合计	176	1251.1	42	55.01	91	488.54	34	20.71	20.99	0.464	0.294~0.735

首先计算各中心试验组和对照组的理论死亡人数,并计算各中心的实际死亡人数与理论死亡人数之差及其方差 v_j,则中心间的一致性检验为:

$$\chi_H^2 = \frac{\sum_{j=1}^{q}[(Q_jR - R_jQ)^2/v_j]}{QR} = 2.887, P = 0.7174$$

可见未发现中心间异质性。进一步估计合并 RR 为:

$$RR_{MH} = \frac{\sum_{j=1}^{q} d_{1j}y_{0j}/y_j}{\sum_{j=1}^{q} d_{0j}y_{1j}/y_j} = 0.464$$

RR_{MH} 是否为 1 的假设检验为:

$$\chi_{MH}^2 = \left(\sum_{j=1}^{q} u_j\right)^2 / \sum_{j=1}^{q} v_j = 11.29, \quad P = 0.0008$$

可以认为试验组优于对照组。$\ln RR_{MH}$ 的标准误为:

$$\sqrt{V/QR} = 0.2339$$

RR_{MH} 及其 95%可信区间为:0.464(0.294~0.735)。未调整中心和调整中心后的 Kaplan-Meier 生存曲线如图 12-2 所示。

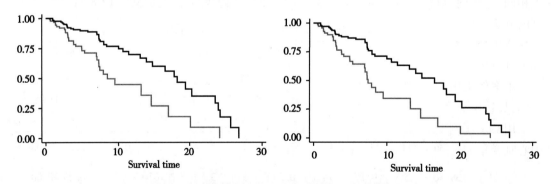

图 12-2 未调整和调整中心效应后的生存曲线比较

二、其他分层分析方法

当无中心效应时,可以用 Mantel-Haenszel 法合并 RR。合并后的 RR 的检验有不同的方法。设有 q 个中心，u_j 表示 j 层的统计量，V_j 表示 u_j 的协方差矩阵，参见第七章。则分层分析的检验统计量为：

$$\chi^2 = \Big(\sum_{j=1}^{q} u_j \Big) \Big/ \Big(\sum_{j=1}^{q} V_j \Big)^{-1} \Big(\sum_{j=1}^{q} u_j \Big) \tag{12-35}$$

该统计量服从 χ^2 分布，其自由度与每一层的自由度相同，即组数−1。

4 种分层分析方法的检验结果见表 12-9。

表 12-9　4 种分层分析方法的检验结果

检验方法	χ^2	P
logrank 检验	14.05	0.0002
Wilcoxon(Breslow)检验	11.76	0.0006
Tarone-Ware 检验	13.74	0.0002
Peto-Peto 检验	14.56	0.0001

三、Cox 比例风险模型

Cox 比例风险模型是一种半参数模型，不对基线风险做任何限制。应用 Cox 比例风险模型的前提假设是保持风险比不变。检验变量是否满足"等比例风险"假设的方法可以大致通过 K-M 曲线判定，K-M 曲线不相交则认为基本满足"等比例风险"假设，相交很大则不满足"等比例风险"假设。

如果不满足这一假设，就不能直接使用 Cox 比例风险模型。此时可选择分层 Cox 模型（stratified Cox model），可以对不满足等比例风险假设的变量进行分层，而那些满足等比例风险假设的变量则可以纳入模型中。

不同的条件所对应的分层 Cox 回归不同，包括以下两种情况：

1. 若因变量与分层因素间无交互作用，则每一层只是基线风险函数不同，而回归系数都相同，这样使得每一层的风险比相同。

2. 若因变量与分层因素间有交互作用，则每一层除基线风险函数不同外，回归系数也不相同，这样使得每一层的风险比不同。具体估计每层回归系数的方法与 Cox 比例风险模型的方法类似。

应用分层 Cox 模型应注意每一层的样本量较少时估计基线风险函数的方差增加，即层数不宜过多。

本案例采用的分层 Cox 回归是上述第二种情况，每一层除基线风险函数不同外，系数也不同，故每层分别建立 Cox 模型，方法与一般 Cox 回归一致。

用 Cox 比例风险模型来评价。建立：①只包含处理组变量 Trt；②包含处理组变量 Trt 与中心哑变量 Cnt_j；③包含处理组变量 Trt、中心哑变量 Cnt_j 及其乘积项 $Trt×Cnt_j$ 三个 Cox 模型。

$$\ln(\lambda) = \ln(\lambda_0) + Trt \tag{12-36}$$
$$\ln(\lambda) = \ln(\lambda_0) + Trt + Cnt \tag{12-37}$$
$$\ln(\lambda) = \ln(\lambda_0) + Trt + Cnt + Cnt×Trt \tag{12-38}$$

模型中的 $\ln(\lambda_0)$ 为基线风险，Cox 模型中的基线风险是无法估计的，因此 Cox 模型称为半参数模型。模型中其他参数的意义同式（12-22）~式（12-24）。用似然比检验，分别比较模型（12-37）与（12-36），以检验是否有交互作用；在没有交互作用的情况下，比较模型

（12-36）与（12-35），以检验是否有中心效应。

例 12-5 续例 12-4。用 Cox 模型分析中心间的一致性，并校正事先确定的协变量（受试者年龄 age，以及 ECOG 评分），估计试验药物的 *RR*。

3 种 Cox 比例风险模型的拟合结果及比较见表 12-10。

表 12-10　3 种 Cox 比例风险模型的拟合结果及比较

模型	$-2\ln LL$	模型比较的似然比检验		
		Chi-square	*df*	*P*
模型 A：*Trt*	644.343	–		
模型 B：*Trt+center*	640.263	4.080	5	0.5380
模型 C：*Trt+center+Trt×center*	637.066	3.197	5	0.6696

模型 C 与模型 B 比较，交互作用的似然比检验 $P = 0.6696$，说明该资料无中心效应。模型 B 与模型 A 比较，似然比检验 $P = 0.5380$，说明该资料无中心效应。因此，在后续的分析中，模型中不包含处理-中心交互作用项。

根据事先确定的协变量，进一步拟合包含处理（*Trt*）、中心哑变量，以及协变量（age、ECOG 评分）的 Cox 模型，估计试验组与对照组的 $RR = 0.436, 95\% \text{CI } 0.268 \sim 0.710; P = 0.0009$。可见，该试验药物可以延长晚期胃癌患者的生存时间。

第五节　有关中心效应的统计学考虑

关于中心效应的分析，ICH-E9 中有这样的建议：

1. 分析主效应时模型中应考虑中心效应。

2. 中心与处理组的交互作用的分析通常用于对中心效应异质性的评价，但主效应模型中不建议包含中心与处理的交互项，因为中心间处理效应一致时在模型中包含该项将降低主效应的检验效能。一般临床试验是为验证主效应而设计的，因此对交互作用项的检验把握度是偏低的。如果各中心均有足够数量的样本，且处理效应有统计学意义时，为说明结论的可推广性，一般需检验中心与处理的交互作用，以对中心间处理效应的一致性进行探索。

3. 若存在交互作用，解释时须非常谨慎，应努力从试验的管理、受试者的基线特征、临床实践等方面寻找原因。当存在定量的交互作用时，则需要采用合适的统计学方法来估计处理效应，以保证结果的稳健性；当存在定性的交互作用时，如找不到合理的解释，则需进一步的临床试验，直到处理效应的估计可靠为止。

4. 当中心数较多或每个中心样本数均较少时，一般无须考虑中心效应对主要变量及次要变量的影响，因为此时中心效应不会影响临床效果。

5. 采用何种策略分析中心效应需事先在试验方案或统计分析计划中阐明。

6. 对多中心临床试验资料，首先评价中心一致性（中心效应、中心与处理组的交互作用），当不存在交互作用时，再进行后续的分析。主效应、中心效应、处理与中心的交互作用间是独立的。只有当处理与中心无交互作用的情况下，才有必要去估计处理的主效应。在评价中心一致性时，可先不考虑其他协变量的影响。

7. 当结果变量是有序多分类变量（等级变量）时，中心效应的评价往往采用有序结果的

logistic 回归；当结果变量是单位时间内的事件发生数时，采用 Poisson 回归模型。其基本思路与二分类结果变量类似。

8. 当中心数较多时（例如大于 10），上述方法可能不再适用。此时，各中心的样本量较低，单元格频数很稀疏，Breslow-Day 检验或 logistic 回归均不稳健。此外，将中心变量哑变量化后纳入回归模型，因中心数较多，回归模型需要消耗较多的自由度，这不利于组间效应的假设检验。研究中心往往被看成是从试验区域随机选择的样本，本身也存在一定的随机性。更为重要的是，临床试验中关注的重点是扣除中心效应后组间效应的大小，并不关心中心效应。鉴于上述考虑，最好考虑随机效应模型（random effect model）用以处理中心数非常多且各中心的例数也不少时的中心效应（Brown & Prescott, 2006）。

（陈　峰　赵耐青）

参 考 文 献

1. ICH-E9. Statistical principles for clinical trials. 1998

2. FleissJL. Statistical Methods for Rates and Proportions. 2nd ed. New York: Wiley, 1981.

3. Landis JR, Heyman ER, Koch GG, et al. Average partial association in three-way contingency tables: a review and discussion of alternative tests. International Statistical Review, 1978, 46: 237-254

4. MantelN. , Haenszel W. Statistical aspects of the analysis of data from retrospective studies of disease. Journal of the National Cancer Institute, 1959, 22: 719-748

5. Greenland S, Robins JM. Estimation of a common effect parameter from sparse follow-up data. Biometrics, 1985, 41(1): 55

6. 于浩, 陈峰. 临床试验中心效应的评价及处理方法. 中国临床药理学与治疗学, 2004, (9): 1073-1076

7. Dmitrienko A, Molenberghs G, Chuang-Stein C, et al. Analysis of Clinical Trials Using SAS: A Practical Guide. Cary: SAS Institute Inc, 2005

8. Brown H, Prescott R. Applied Mixed Models in Medicine. Chichester: John Wiley & Sons Ltd, 2006

第十三章

基线和协变量

　　基线(baseline)和协变量(covariate)是临床试验设计和分析时必须要考虑的问题之一。本章介绍在临床试验资料分析中,如何考虑基线和协变量的处理。

第一节　基　线

　　基线是临床试验开始前受试者观察指标的测量值。基线可分为广义的基线和狭义的基线两类。广义的基线是指受试者临床试验开始前各观察指标的测量值,包括人口学指标、基本生理指标、疾病的亚型、严重程度、并发症等,全面反映受试者疗前的基本状态;狭义的基线是特指某观察指标在临床试验开始前的测定值。狭义的基线是主要评价指标,在临床试验治疗前的测量值。例如在降压药的临床试验中,受试者的年龄、性别、包括收缩压和舒张压在疗前的观测值即为广义的基线,而收缩压和舒张压在疗前的观测值即为狭义的基线。

一、基线的比较

　　本节所述的基线是指广义的基线。基线在处理组间的均衡性是非常重要的。要使基线在各处理组间达到均衡,唯一的办法是使用随机化分组。

　　在随机对照临床试验中,由于试验组和对照组来自于同一总体,因此只要正确应用了随机化分组,其基线的分布理论上应该是均衡的,即基线的取值的概率分布应该是相同的。此时个别指标相差较大,可以认为是随机的(by chance)。因此,没有必要对基线进行统计学检验。ICH-E9 中也没有相应的要求。

　　此外,目前文献或有些试验中对于基线的检验往往采用差异性检验。从统计学角度讲,其原假设(null hypothesis)是试验组与对照组的基线相同。事实上,不拒绝原假设不等于就能说明它们来自于同一总体。研究设计时也没有考虑基线检验的把握度(power of testing)。

　　从另外一个角度来讲,在非随机对照临床试验中,试验组和对照组往往来自于不同的总体,即使两组所考虑的基线无统计学差异,也不能说明两组是均衡的,因为试验中没有考虑的或没有测量的特征指标是否均衡不得而知,其结论具有一定的不确定性。

　　即使假设(实际上不可能)所有指标都均衡一致(指差异性检验 $P > \alpha$),某些特征指标些微的差别,也可能影响疗效。例如在一个溶栓治疗研究中,基线时试验组和对照组受试者颅内出血病史 1% 的差异显然无统计学意义,但仍能影响出血性脑卒中的发生率(主要疗效指标),因此这里 1% 的差异是有临床意义的。

二、基线的调整

本节所述的基线是指狭义的基线。在评价主要终点指标时,如果其基线值是连续性变量,往往要考虑基线值的大小对预后的影响。常用的方法是计算观察指标相对于基线的变化值(change from baseline),即治疗后观测值与基线的差值,包括绝对差值或相对差值。

不妨用 y_0 表示观察指标的基线,y_1 表示治疗后观察指标的测量值,y_{min} 表示观察指标理论上的最小取值,y_{max} 表示观察指标理论上的最大取值。

(一)绝对差值

当观测值越小越好时:

$$y = y_0 - y_1$$

表示相对于基线,治疗后减少了多少。

当观测值越大越好时:

$$y = y_1 - y_0$$

表示相对于基线,治疗后增加了多少。

绝对差值常用于线性变化的变量。但是,很多观察指标的变化不是线性的,此时需要用相对差值。

(二)相对差值

不妨记 y_{min} 为某观察指标的理论最小值,而 y_{max} 为某观察指标的理论最大值。

当观测值越小越好时:

$$y = \frac{y_0 - y_1}{y_0} \text{ 或 } y = \frac{y_0 - y_1}{y_0 - y_{min}}$$

表示相对于基线,治疗后减少的比例。其中,$y_0 - y_{min}$ 表示治疗后最多能减少多少。

当观测值越大越好时:

$$y = \frac{y_1 - y_0}{y_0} \text{ 或 } y = \frac{y_1 - y_0}{y_{max} - y_0}$$

表示相对于基线,治疗后增加的倍数。其中,$y_{max} - y_0$ 表示治疗后最多能增加多少。

当分母为 0 时($y = y_{min}$ 或 $y = y_{max}$),相对差值无法计算。这在研究设计时,需要通过限定入组标准加以考虑。

第二节　协变量的控制

协变量(covariate)是指受试者在服用试验用药物之前,预计会对主要变量分析产生重要影响的因素,这类变量可以是定性的也可以是定量的,抑或是等级的;可以是人口统计学指标如年龄、体重、种族/民族等;也可以是病程或病情严重程度;还可以是一些疾病预后因素如通常认可的病理生理基础;当然还有一些其他因素如中心或研究者等。可见,广义的基线数据就是协变量。

ICH-E9 中明确提出,临床试验中需考虑协变量对结果的影响。尤其是对结果有重要影响的协变量,必须在设计时考虑其组间的均衡性,并采用合适的统计分析方法进行校正,以提高估计精度。EMA 颁布了专门的技术指南,详细论述了协变量控制的意义、校正方法,以及正确应用。

协变量在组间的不均衡可能导致分析结果的偏倚。使协变量在组间达到均衡有如下几种方法：

1. 随机化分组　理论上,在样本量足够大时,通过完全随机化分组,各种因素(已知的和未知的)在各处理组间的分布发生不均衡的概率很小。

2. 按协变量取值进行分层随机化　在样本量不是很大时,即使通过简单随机化分组,也不能确保每个因素在各处理组间的分布达到期望的均衡状态。此时,可以按照协变量重要的基线变量进行分层,采用分层随机化(见第四章),这样可以保证一些重要的协变量在各组的分布是均衡的。

3. 在纳入标准中限定个体协变量的取值范围,使得所有受试者具有相同或相近的协变量值。该法由于限制了受试者的条件,特别是当限制的取值范围太小时,所得结果无法外推,因此其应用范围有限。

当然,即使在组间均衡,当个体协变量的变异较大时,也可能对试验结果产生影响。因此,临床试验资料分析中需要对协变量进行控制和调整。常用的调整协变量方法有协方差分析、多重回归分析、分层分析等。

需要注意,在第一节中所考虑的基线尽管在计算疗效指标时已经考虑并使用了,但是作为一个特殊的协变量,基线还是要在模型中做进一步的校正,尤其是对预后有重要影响的指标,因为第一节中的校正不是完全的。

第三节　协变量的校正

根据协变量的性质和需考虑的协变量数目的不同,需采用不同的方法对协变量进行校正。当主要结果变量和协变量都是连续性指标时,可采用协方差分析(analysis of covariance,ANCOVA)方法;当主要结果变量和协变量是分类指标时,可采用分层分析(stratified analysis)方法;当有多个协变量需要考虑时,常采用相应的统计学模型进行校正。

一、协方差分析法

当主要结果变量是连续性指标,协变量是连续性指标或分类指标时,对协变量的校正可采用协方差分析或一般线性模型。此时,如果协变量是连续的,要求协变量与结果变量间的关系是线性的,且在试验组与在对照组的关系相同。

例 13-1　某降脂药物采用多中心、随机双盲、安慰剂平行对照试验设计,将 100 例受试者随机分配到试验组和对照组,分别服用试验药物和安慰剂,疗程均为 8 周。疗效指标为疗后的低密度脂蛋白与疗前的差值。有 2 例随机化后没有参加试验,实际受试者为 98 例,其中试验组 50 例、对照组 48 例。该研究中,由于有 20 个中心参与了试验,因此每个中心的受试者例数不多,故无须进行中心效应分析。但受试者的体重对疗效可能有影响,因此需要作为协变量校正。资料见表 13-1,group 是处理分组(1=试验组,0=对照组),sex 是性别(1=男,0=女),LDL0 和 LDL8 分别是疗前、疗后的低密度脂蛋白含量,weight 是受试者疗前的体重。

这里,结果变量为治疗前后 LDL 的变化值($d=LDL8-LDL0$),属于连续性变量,而体重也是连续性变量,两者有线性关系,见表 13-2 和图 13-1,故采用协方差分析模型。

从原始数据看,试验组的体重均数为 65.34,标准差为 11.73;对照组的体重为 65.46,标准差为 11.84。两组比较 $t=0.0522$、$P=0.9585$,可以认为两组受试者的疗前体重分布是均衡的。

表 13-1　98 例受试者治疗前后的 LDL 及有关资料

ID	group	age	weight	sex	LDL0	LDL8	ID	group	age	weight	sex	LDL0	LDL8
1	0	52	70	0	3.93	3.70	50	1	46	60	0	3.97	3.63
2	1	65	87	1	3.73	3.22	51	0	52	68	1	4.32	4.08
3	1	43	64.5	0	4.06	4.12	52	1	51	79	1	3.95	3.14
4	0	51	58	0	3.55	3.22	53	0	62	80	1	3.76	3.89
5	1	49	61	0	3.94	3.30	54	1	48	64.5	0	4.29	3.80
6	0	30	64	1	3.91	3.98	55	0	45	82.5	1	3.74	3.25
7	0	60	58	0	3.51	4.19	56	1	46	58	0	3.87	2.54
8	1	61	59	0	3.63	3.38	57	1	46	71.5	1	3.40	3.53
9	1	50	85	1	4.12	5.38	58	0	59	62	0	4.48	3.98
10	0	51	56.5	0	3.43	3.31	59	1	50	83	0	3.90	3.54
11	1	42	74.3	0	4.35	3.92	60	0	46	61	0	3.87	4.20
12	1	33	47	0	4.80	2.73	61	0	62	75	0	3.85	3.75
13	0	59	52	0	4.39	4.92	62	1	54	100	0	3.98	4.17
14	1	58	50	0	3.77	3.27	63	0	60	58.5	0	3.86	4.03
15	0	50	63	1	3.64	3.27	64	1	54	72	0	4.82	4.35
16	1	58	62	0	3.69	2.87	65	0	57	71.5	0	3.51	3.70
17	0	51	54	0	4.41	3.76	66	1	36	73.5	1	3.97	3.58
18	1	52	72.5	1	3.56	3.26	67	0	37	83.1	1	4.00	4.34
19	1	64	64	0	4.68	4.15	68	0	59	65.4	0	4.15	4.25
20	0	26	111	1	3.54	4.06	69	1	56	62.4	0	3.64	4.80
21	0	40	74	1	3.36	3.04	70	1	62	66.5	0	3.76	3.55
22	1	53	72	0	3.56	3.23	71	0	57	64.5	0	3.64	2.60
23	1	58	62	0	4.33	4.15	72	1	60	58.5	0	4.25	3.65
24	0	50	76	1	3.53	3.68	73	0	50	58	0	3.68	3.18
25	0	53	49	0	3.76	4.21	74	0	59	63	0	3.68	3.46
26	1	55	62.5	0	4.49	4.12	75	1	62	56	0	4.32	3.30
27	0	65	65	0	3.87	3.46	76	1	60	75.5	1	3.36	3.36
28	1	52	75	0	4.08	3.60	77	0	50	58.7	0	3.58	4.18
29	1	57	82	1	3.41	3.05	78	1	34	59	0	4.64	4.07
30	0	51	65	0	4.05	3.56	79	0	57	82	1	3.91	3.76
31	0	57	62	0	3.93	3.48	80	1	62	55.3	0	4.57	3.67
32	1	54	69.5	0	3.78	3.29	81	0	65	58.3	0	4.04	3.95
33	1	39	83.5	0	4.36	3.67	82	0	46	70	0	3.71	4.12
34	0	48	70	1	3.71	4.04	83	1	59	50	0	4.61	4.50
35	0	61	80	1	3.49	3.94	84	0	68	51.1	0	4.38	3.98
36	1	59	64.3	0	4.09	3.36	85	1	53	72.8	0	3.82	4.00
37	0	31	83.1	1	3.78	3.65	86	0	33	62.5	1	3.40	3.33
38	0	66	62	0	4.46	3.36	87	1	52	55	0	4.28	3.19
39	1	60	57.5	0	4.03	3.06	88	1	56	48.5	1	3.38	2.71
40	0	64	58	0	3.88	3.58	89	0	42	69	1	3.79	3.58
41	1	62	50	0	3.68	3.00	90	1	67	53	0	4.04	3.68
42	1	55	67	1	3.87	4.08	91	0	65	55	0	3.81	3.54
43	1	60	56	1	4.55	3.34	92	1	53	80.5	1	3.83	3.65
44	0	54	56	0	4.02	4.39	93	0	47	56	0	3.46	3.51
45	0	61	49	0	4.79	3.79	94	1	56	67	0	4.14	4.23
46	1	65	44.9	0	3.89	3.06	95	1	58	62	0	3.75	3.70
47	1	68	67.7	1	3.42	3.33	96	0	65	49.7	0	3.68	3.97
48	0	61	52.6	0	4.35	4.65	97	0	67	75.3	0	3.85	4.09
49	0	48	68	1	4.17	3.97	98	1	57	49.5	0	3.69	3.19

表 13-2 两组 LDL 的变化值比较的协方差分析

变异来源	SS	df	MS	F	P
组别(group)	2.7912	1	2.7912	12.89	0.0005
协变量(weight)	2.4094	1	2.4094	11.13	0.0012
剩余变异	20.5707	95	0.2165		
总变异	25.7437	97	0.2654		

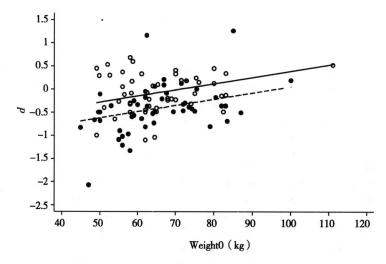

图 13-1 两组 LDL 的变化值比较的协方差分析

可见,在校正了协变量(weight0)的影响后,试验组与对照组比较,LDL 的变化差异有统计学意义,采用一般线性回归,可知试验组比对照组平均降低 0.34(95%CI 0.15~0.52)。

二、分层分析法

当主要结果变量和协变量是分类指标时,对协变量的校正可采用分层分析方法。当结果变量为二分类而协变量是分类指标时,可用 Mantel-Haenszel 检验进行分层分析。Mantel-Haenszel 检验也可以看作一种特殊的协方差分析。

关于分层分析的方法可以参考第十二章中对中心效应分析的方法。事实上,中心就是一个分类的协变量。

分层分析的结果常用森林图(forest plot)表示,不同层之间的差别一目了然(见第二十八章)。例如对例 12-4 的资料,按中心为层,不同中心试验组与对照组的相对风险 RR(95% CI)以及合计 RR 的 M-H 估计结果如图 13-2 所示。图中横坐标是 RR,纵轴上安排不同的中心和合计。从森林图上,可以清楚地、直观地看到不同层(中心)RR 的大小(黑方块所在的中心位置)、置信区间宽度(线段的长度)、权重(黑方块的大小),以及是否与其他中心一致等。

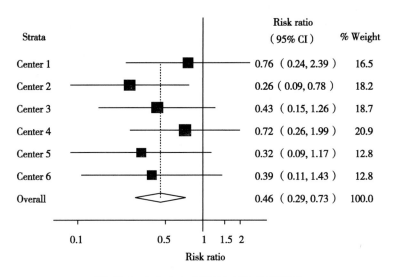

图 13-2　6 个中心 *RR*（95%CI）的森林图

一般来讲,分层分析一次只能考虑一个分层因素。当有多个协变量要校正时,就需要考虑用多因素模型。事实上,多中心临床试验中往往需要考虑多个协变量。

三、模型法

当有多个协变量需要考虑时,常采用相应的统计学模型进行校正。一般当结果变量为连续性指标时,采用一般线性模型;当结果变量为二分类时,采用 logistic 回归;当结果为有序分类变量时,采用有序结果的累积比数 logistic 回归;当结果变量是生存变量时,采用 Cox 比例风险模型;当结果变量是事件发生数时,用 Poisson 回归模型等。

此时,若协变量为二分类变量,则以 0~1 的形式纳入模型进行分析;若协变量为多分类变量时,需用哑变量(dummy variables)的形式纳入模型;当协变量为连续性变量时,可以直接纳入模型(如果是线性关系),或二分类、等级分类后纳入模型。

例 13-2　续例 12-4。影响胃癌患者生存时间的因素有年龄(age)和疗前的 ECOG 评分等。临床试验方案中明确了在最终分析中,以患者的 age 和 ECOG 评分作为协变量,同时校正中心效应,建立主要结果的 Cox 比例风险模型,以正确估计试验组与对照组的风险比。

这里,年龄为连续性变量,而 ECOG 评分为 0 和 1(纳入标准中限定 ECOG 评分<2),两者均可直接纳入模型。

$$\ln(\lambda) = \ln(\lambda_0) + \beta Trt + \sum_{j=1}^{q-1} \beta_j Center_j \qquad (模型 A)$$

$$\ln(\lambda) = \ln(\lambda_0) + \beta Trt + \sum_{j=1}^{q-1} \beta_j Center_j + \gamma_1 Age + \gamma_2 ECOG \qquad (模型 B)$$

结果见表 13-3。该研究中,年龄未显示有统计学意义;而 ECOG 评分对试验结果有影响,疗前 ECOG 评分为 1 的受试者较评分为 0 的受试者风险几乎大 1 倍($RR=1.95$,95%CI 1.066~3.569)。校正中心效应和协变量后,试验组的风险均小于对照组($RR=0.384$,95%CI 0.237~0.620)。校正和不校正中心效应及协变量的结论一致。

表 13-3　胃癌患者生存资料 Cox 比例风险模型的拟合结果

变量	模型 A				模型 B			
	RR	95%CI	χ^2	P	RR	95%CI	χ^2	P
Trt	0.384	0.237~0.620	15.3120	<0.0001	0.436	0.268~0.710	11.1224	0.0009
Cnt_1	1.624	0.707~3.731	1.3077	0.2528	1.684	0.732~3.875	1.5012	0.2205
Cnt_2	2.062	0.899~4.732	2.9193	0.0875	1.873	0.814~4.313	2.1762	0.1402
Cnt_3	1.209	0.524~2.786	0.1978	0.6565	1.228	0.532~2.836	0.2322	0.6299
Cnt_4	1.476	0.653~3.339	0.8755	0.3494	1.535	0.674~3.493	1.0415	0.3075
Cnt_5	1.866	0.744~4.681	1.7685	0.1836	2.076	0.822~5.240	2.3907	0.1221
Age	–	–	–	–	1.003	0.976~1.032	0.0511	0.8212
$ECOG$	–	–	–	–	1.950	1.066~3.569	4.6938	0.0303
$-2\ln LL$		640.263				635.048		
模型比较的似然比检验				$\chi^2 = 5.215; P = 0.0737$				

第四节　有关基线和协变量的统计学考虑

1. 分层随机化分组可以用于确保各处理组间协变量(分层因素)的均衡,所有分层因素通常被作为协变量纳入主要分析模型中。多中心试验中,如果按中心分层进行随机,主要分析模型中亦需考虑中心作为协变量,一方面考虑中心效应,另一方面校正中心效应。出于管理方面的原因,往往采用区组随机,但区组因素一般不作为协变量,这与 Fisher 提出的区组设计中的区组有所不同。

2. 在对协变量进行校正的分析中,目的不是关注协变量在我们的研究中是否有统计学意义,也不能像流行病学观察性研究那样,将没有统计学意义的变量剔除后再分析。如果某协变量在临床上已经确认与所研究的主要结局有密切关联,则该变量应视为主要分析中的协变量,无论它在该研究中有没有统计学意义,尤其是在确证性临床试验中。

3. 随机化后发现的基线间的不均衡不能作为主要分析中的协变量。但作为敏感性分析,将其作为协变量纳入主要分析中,可以检验结果的稳健性(robustness),尤其是当有多个基线不均衡时。

4. 随机化后测量的变量由于可能受到处理因素的影响,不得作为协变量考虑。

5. 当主要变量的基线是连续性变量或由连续性变量计算而来,无论主要变量的形式是原始观察值,还是相对于基线的变化值(绝对的或相对的),抑或由此计算得到的分类变量(例如有效或无效),模型中均需包含其基线作为协变量。

6. 在没有充分的理由或先验的前提下,协变量一般以简单的线性形式或二分类后放入模型,必要时对协变量进行变量变换。选择复杂形式或对协变量进行变量变换后放入模型,需要有充分的理由。

7. 建议分析报告中同时给出校正和不校正协变量的结果,以评价结果的稳健性。如果协变量是分类变量,则给出不同类对应的亚组分析的结果。当协变量是连续性变量时,也可以先对其基线分类化,再给出亚组结果。

8. 主要分析中一般不考虑协变量与处理的交互作用。如果由于专业上的知识和经验,确需考虑交互作用,则在设计时需要考虑交互作用的检验效能,以及按协变量分层后亚组分析的把握度。

9. 在基线数据缺失的情况下,对基线数据的估计方法需要事先确定。详见第十六章。

10. 包含在主要分析模型中的协变量(包括相应的变量变换和理由),应在试验方案和统计分析计划中事先明确。协变量不宜太多。在方案中明确定义、正确分析、合理解释,将有助于读者和审评人员对结果的判断。由于可能存在有许多其他的有效分析,只有预先指定的分析方法其结果最为可信。

11. 当评估分析结果时必须检查模型假设的有效性。对于广义线性模型和非线性模型尤其重要,一旦误用会造成对治疗效应的错误估计。即使在一般线性模型下,也需关注极端离群值对结果的可能影响。

12. 当校正分析和未校正分析得到不同的结果时,需要小心和合理地解释。因此,选择合适的协变量和预先规定好主要统计模型就至关重要。

(赵耐青　陈　峰)

参考文献

1. EMA. Guideline on adjustment for baseline covariates in clinical trials. 2015

2. Altman D, Dore C. Randomization and baseline comparisons in clinical trials. The Lancet, 1990, 335(8682): 149-153

3. Beach ML, Meier P. Choosing covariates in the analysis of clinical trials. Controlled Clinical Trials, 1989, 10(4): 161-175

4. Begg CB. Significance tests of covariate imbalance in clinical trials. Controlled Clinical Trial, 1990, 11: 223-225

5. Burgess DC, Gebski VJ, Keech AC. Baseline data in clinical trials. Medical Journal of Australia, 2003, 179(2): 105-107

6. Canner PL. Covariate adjustment of treatment effects in clinical trials. Controlled Clinical Trials, 1991, 12(3): 359-366

7. Chastang C, Byar D, Piantadosi S. A quantitative study of the bias in estimating the treatment effect caused by omitting a balanced covariate in survival models. Statistics in Medicine, 1988, 7: 1243-1255

8. Christensen E, Neuberger J, Crowe J, et al. Beneficial effect of azathioprine and prediction of prognosis in primary biliary cirrhosis: final results of an international trial. Gastroenterology, 1985, 89: 1084-1091

9. Greenberg ER, Baron JA, Colton T. Reporting the results of a clinical trial//Shapiro SH, Louis TA. Clinical Trials: Issues and Approaches. New York: Marcel Dekker, 1983: 191-204

10. Grizzle JE. A note on stratifying versus complete random assignment in clinical trials. Controlled Clinical Trials, 1982, 3: 365-368

11. Radhakrishna S, Sutherland I. The Chance Occurrence of Substantial Initial Differences Between Groups in Studies Based on Random Allocation. Journal of the Royal Statistical Society, 1962, 11(1): 47-54

12. Senn SJ. Covariate imbalance and random allocation in clinical trials. Statistics in Medicine, 1989, 8(4): 467

13. Senn S. Covariate imbalance and random allocation in clinical trials. Statistics in Medicine, 1989, 8(4): 67-75

14. Senn S. Baseline comparisons in randomized clinical trials. Statistics in Medicine, 1991, 10(7): 1157-1159

15. Senn SJ. Base Logic: Tests of Baseline Balance in Randomized Clinical Trials. Clinical Research & Regulatory Affairs, 2008, 12(3): 171-182

16. Tukey JW. Use of Many Covariates in Clinical Trials. International Statistical Review, 1991, 59(2): 123-137

第十四章

多重性问题

同一个研究中需对多个检验假设分别进行统计推断,这类问题称为多重性(multiplicity)问题,又称多重比较问题(multiple comparisons/testing problem)。例如多个主要疗效指标的多重检验、多组间多重比较、多个时间点的期中分析(interim analysis)等情况下,便会涉及多重性问题。无须考虑多重性问题的临床试验一般限于下列情况:单臂或双臂设计、使用单个主要指标、事先只指定了一个关于主要指标的原假设,且在一个时间点上进行统计推断。除此以外的其他情况,理论上都应考虑多重性问题。

20 世纪 50 年代,Tukey 和 Scheffé 最早考虑这类问题,Marcus 等(1976)年提出了闭合检验,1979 年 Holm 等提出 Holm-Bonferroni 法,1995 年 Benjamini 与 Hochberg 提出 FDR(false discovery rate)的概念。1996 年,首个多重性问题专题国际会议在以色列召开,之后每 2 年召开 1 次,极大地推动了这一领域的发展。

多次应用假设检验进行统计推断,有可能导致 I 类错误的增大,致使错误地批准一个无效或劣效药物上市的机会增大。为避免发生此类问题,应该从设计角度予以考虑。例如在一项确证性临床试验中,设定了 4 项主要疗效指标,它们彼此独立,如果从这 4 个指标的统计分析结果中选择 P 值最小者来判断疗效,若每次单侧假设检验均为 0.025 的检验水准,那么 4 次检验至少出现 1 次假阳性结论的概率最高可接近 10%(即 $1-0.975^4$),不再是研究者设定的 2.5% 的假阳性率,最终有可能致使假阳性率膨胀 4 倍。像这样在确证性研究中试图从多个检验结果中仅选择部分有利的结果,将大大增加发生假阳性错误的机会。因此,对确证性临床试验进行评价时,将 I 类错误控制在可接受的水平上是一个重要的原则。

但多重性问题并不等于多重性校正。应根据研究目的,妥善考虑多重性问题,并在方案设计时制订出有效的控制策略和方法,诸如事先决定是否采用及如何采用恰当的统计方法来进行多重性校正,使得 I 类错误控制在指定的水平下;或最大化检验效能而使 II 类错误最小;以及与之相应的样本量估计问题。

本章专门讨论多重性问题的定义、统计推断的原则,控制 I 类错误的方法,以及常见的多重性问题处理策略。

第一节　多重性问题中的基本概念

一、I 类错误

在一个假设检验中,错误地拒绝原假设称为 I 类错误(type I error),I 类错误概率通

常用 α 表示。同一项研究中存在多次假设检验时,用 $H_1,\ldots,H_m$ 分别表示 $m(m \geqslant 1)$ 个原假设,假设检验结果如表 14-1 所示。

表 14-1　多重比较过程中的 I 类错误

原假设	不拒绝	拒绝	合计
真	U	V	m_0
伪	T	S	$m-m_0$
合计	W	R	m

其中 V 表示犯 I 类错误的次数,R 表示被拒绝的假设数量,R 是可观察到的随机变量,m 和 m_0 是固定数值,但 m_0 大小未知。多重比较过程中基于表 14-1 的常用的 I 类错误率的定义如下。

(一) PCER(per-comparison error rate)

$$PCER = \frac{E(V)}{m}$$

PCER 是指 m 个原假设中 I 类错误的期望比例,如果 m 个原假设都在检验水准 α 下检验,则

$$PCER = \frac{E(V)}{m} = \frac{\alpha m_0}{m} \leqslant \alpha_\circ$$

(二) FWER(familywise error rate)

$$FWER = P(V>0)$$

FWER 表示 m 次检验中至少发生一次 I 类错误的概率。

(三) gFWER(generalized familywise error rate)

$$gFWER = P(V > k)$$

gFWER 表示 m 次检验中至少发生 k 次 I 类错误的概率,k 为预先设定的常数。如果总的假设数 m 比较大,发生 $k(k$ 比较小)次 I 类错误认为可以接受。控制 gFWER 没有控制 FWER 严格,控制了 gFWER 仍允许发生小于 k 次的 I 类错误。

(四) FDR(false discovery rate)

FDR 是拒绝的假设中错误拒绝的假设的期望比例。表 14-1 中如果 $R>0$,则 $Q = V/R$;否则 $Q=0$。于是,FDR 可如下表示:

$$FDR = E(Q) = E\left(\frac{V}{R} \mid R>0\right) P(R>0) + 0 * P(R=0) = E\left(\frac{V}{R} \mid R>0\right) P(R>0)$$

对于一个多重比较过程,$PCER \leqslant FDR \leqslant FWER$。因此,控制了 FWER 就控制了 FDR 和 PCER,反之则不然。

二、强控制和弱控制

如果假设所有的原假设 $H_1,\ldots,H_m$ 都是真的,那么在全局原假设 $H = \bigcap\limits_{i \in M} H_i$ 的条件下控制 I 类错误,称为弱控制(weak control)。在弱控制的条件下,$m_0 = m$,$V = R$,则控制了 FDR 就控制了 FWER,$FDR = E(1 \mid R>0) P(R>0) = P(R>0) = FWER$。实际上,所有的原假设都为真的情况不太可能,所以在原假设有真有假的条件下控制 I 类错误,称为强控制(strong control)。在强控制的条件下,$FWER = \max\limits_{I \subseteq M} P(V>0 \mid \bigcap\limits_{i \in I} H_i) \leqslant \alpha$,其中 I 表示 M 中假设为真的

子集。

在确证性临床试验中所指的"控制Ⅰ类错误"的发生率是强控制总Ⅰ类错误率 $FWER$，即在同一问题的多个假设检验中，应控制至少一个真的原假设被拒绝的概率在通常可接受的 α 水平即 α_{FWER} 上，而不论多次检验中的哪个或哪些原假设为真。强控制 $FWER$ 常常意味着事先对 α_{FWER} 进行分配，不同的原假设须在其分配所得到的校正后的检验水平上进行检验。采用何种分配 α_{FWER} 的算法视具体问题而定，不同的选择可能会得出不同的结论，因此必须在试验设计时事先指定校正方法，包括是否需要进行多重性校正的考虑，并详细介绍具体校正步骤。如果出现非预见的多重性问题，就必须使用保守的方法，例如 Bonferroni 法，当然此时会降低把握度。

三、Ⅱ类错误

检验效能是指正确拒绝错误的原假设的概率。一个好的统计检验方法常常要求在给定的Ⅰ类错误下最大化检验效能，即最小化Ⅱ类错误率，因此在研究设计中检验效能是不可或缺的部分。

（一）分离效能（disjunctive power）

$\pi^{dis} = P(S \geq 1)$，从表 14-1 中可见其表示拒绝至少一个错误假设的概率。分离效能常用于涉及多个处理与一个对照的比较或者有多个结局变量的研究，可以说明治疗组的治疗至少对一个结局变量有影响。

（二）结合效能（conjunctive power）

$\pi^{con} = P(S = m_1)$，从表 14-1 中可见其表示拒绝所有错误假设的概率。结合效能可用于合并用药的研究或治疗的效果必须有两个或两个以上联合结局变量的研究。

第二节　Ⅰ类错误控制的一般原则

Ⅰ类错误的控制一般基于以下两个原则，根据这些原则结合实际问题，可以用来构建恰当的多重检验方法。

一、并-交检验与交-并检验

并-交检验（union-intersection test, UIT）意为若对应于 m 次检验的基本原假设为 H_1，$H_2, \cdots, H_m$；相应的备择假设表示为 $K_1, K_2, \cdots, K_m$。并-交检验是将上述各基本假设的交集 H_I 作为全局的原假设，而将上述各备择假设的并集 K_U 作为全局的备择假设，即检验：

$$H_I = \bigcap_{i=1}^{m} H_i \quad vs \quad K_U = \bigcup_{i=1}^{m} K_i$$

并-交检验中，只要有一次检验有统计学意义即可拒绝全局 H_I，故需要调整每次检验的水准以控制总Ⅰ类错误。如果对某种疾病疗效的评价涉及多个方面的问题，根据其中一个或多个（但不是全部）方面的问题上的有利证据即可判定为药物开发成功，这样就可能带来从多重分析中选择有利结果的机会，需采用并-交检验考虑控制 $FWER$ 的方法。

而交-并检验（intersection-union test, IUT）所定义的全局原假设 H_U 是各基本原假设的并集，全局备择假设 K_I 定义为各备择假设的交集，即检验：

$$H_U = \bigcup_{i=1}^{m} H_i \quad vs \quad K_I = \bigcap_{i=1}^{m} K_i$$

交-并检验中当每个假设 H_i 均被拒绝时，才可拒绝全局原假设 H_U。如果一项临床试验中所有的多个主要指标同时都需要有统计学意义才可认为疗效有临床意义，则需采用交-并检验。例如预防宫颈癌有针对 HPV（人乳头状瘤病毒）16、18、6 和 11 型的四价疫苗，其疗效评价指标是针对上述四种分型来评价其各自的免疫原性的抗体滴度。无论哪一个分型的免疫原性没有统计学意义，原假设 H_U 就不被拒绝（疫苗的有效性就不被认可），或者说只有四个指标均有统计学意义时才可拒绝原假设，此时由于没有机会选择四项指标中最有利的单次假设检验结果，因此无须进行多重性校正。

实际工作中的多重检验往往是并-交检验、交-并检验或其组合。图 14-1 和图 14-2 分别为两者的示意图，其拒绝全局原假设的条件非常类似于物理学上的并联和串联电路。

$$\text{原假设}\ \left.\begin{matrix} H_1 \\ H_2 \\ H_3 \\ H_4 \\ \cdots \\ H_m \end{matrix}\right\}\ \text{拒绝任意一个或多个}\rightarrow\text{备择假设}$$

图 14-1 并-交检验

$$\text{原假设}\ \underbrace{H_1\quad H_2\quad H_3\quad H_4\quad \cdots\quad H_m}_{\text{全部拒绝}}\ \rightarrow\text{备择假设}$$

图 14-2 交-并检验

二、闭合原理与分割原理

如何确定前述的并-交检验拒绝 H_I 时哪个（些）基本原假设不成立，可采用闭合原理（closure principle）构建逐步法来进行分析。1976 年 Marcus 等人提出的这种多重检验构造方法，能灵活地将各种研究目的之间的关系和重要性综合反映到一个恰当的多重检验步骤中，基于此原理构造出的多重比较方法称为闭合检验（closed test procedures）。很多常见的多重比较方法实际上都可视为某种闭合检验，如 Holm、Shaffer、固定顺序检验法等。闭合原理的缺点是难以构造相应参数的联合可信区间。

例如以下的最简单的情形：两个主要指标在两组间比较，设 $\theta_i=\mu_{iT}-\mu_{iC}$ 为感兴趣的参数，$i=1,2$ 分别表示两个指标，μ_T、μ_C 分别表示处理组与对照组的总体均数。这里的基本原假设为 $H_i:\theta_i\leqslant 0, i=1,2$。如果采用 Bonferroni 检验，为了将总Ⅰ类错误率控制在 α 水平，可对每个基本原假设 H_i 在 $\alpha/2$ 水平进行检验。但运用闭合原理即可以得到把握度高于 Bonferroni 的检验。形式上可以将 H_i 看作要进行推断的参数空间的子集。令 $\theta=R^2$ 表示具有参数 $\theta=(\theta_1,\theta_2)\in\theta$ 的参数空间。图 14-3 显示原假设 $H_i=\{\theta\in R^2:\theta_i\leqslant 0\}, i=1,2$ 是实平面（参数空间）的子集。显然，两个基本原假设 H_1 和 H_2 相交，两者的交集为 $H_{12}=H_1\cap H_2=\{\theta\in R^2:\theta_1\leqslant 0,\theta_2\leqslant 0\}$，就是图 14-3 中的第 3 象限。检验交集 H_{12} 需要多重性调整。假如考虑采用 Bonferroni 检验来调整，这个方法实际上是在 $\alpha/2$ 水平检验整个并集 $H_1\cup H_2$，而不仅仅是检验交集 H_{12}。图 14-3 也表明剩下的第 2 和第 4 象限部分均能在 α 水平进行检验，不需要进行进一步的多重性调整。由此得到如下自然的检验策略：首先采用适当的并-交检验以

检验交集 H_{12}，如果 H_{12} 在第一步没有被拒绝，则无须对 H_1 或 H_2 做进一步检验即可认为 H_1 和 H_2 均不能被拒绝；如果 H_{12} 有意义，那么继续在全局 α 水平检验 H_1 和 H_2，当且仅当 H_1 和 H_{12} 均在（局部）α 水平被拒绝时才认为 H_1 可被拒绝，对 H_2 亦然。

对于更一般的情况，闭合检验也同样首先对基本假设 H_i 的所有交集采用适当的校正检验水平进行并-交检验，当且仅当包含基本假设 H_i 的所有交集有统计学意义时再逐级向上直至最后对基本假设 H_i 采用全局 α 做检验，若包含基本假设 H_i 的交集在校正的检验水平上无统计学意义，则无须对含有 H_i 的假设做进一步检验。

闭合检验的步骤：

1. 定义基本假设的集合 $H=\{H_1,\ldots,H_m\}$。

2. 构建闭合的假设集合 $\overline{H}=\{H_I=\bigcap_{i\in I}H_i:I\subseteq\{1,..,m\},H_I\neq\varnothing\}$。

3. 利用合适的局部 α 水平对每个交集 $H_I\in\overline{H}$ 做检验。

4. 若包含基本假设 H_i 的交集在校正的局部水平 α 上都被拒绝，则可以拒绝 H_i。

分割原理（partitioning principle）最先由 Finner 和 Strassburger（2002）正式提出，基本想法是将感兴趣的参数所对应的基本假设 H_i 的并集分割成不相交的若干个参数空间的子集，由于这些子集互不相交，所以其中最多只有一个子集对应的假设为真，这样对每个子集的检验只需在 α 水平上进行即可控制 $FWER$。其优点是可构造出比闭合检验把握度更高的方法且便于得到相应参数的联合可信区间。

仍以两指标两组比较为例，令 $\theta_i=\mu_{iT}-\mu_{iC}$，$i=1,2$ 为感兴趣的参数，再令 $\theta=R^2$ 表示具有参数 $\theta=(\theta_1,\theta_2)\in\theta$ 的参数空间。基本原假设为 $H_i=\{\theta\in R^2:\theta_i\leq0\}$，$i=1,2$，$K_i$ 表示相应的备择假设。图 14-3 显示基本原假设 H_1 和 H_2 是实平面（参数空间）的子集。现在将参数空间 θ 分解为如下集合：$\theta_1=H_1$，$\theta_2=H_2\cap K_1$，$\theta_3=K_1\cap K_2$，见图 14-4。因为 θ_i，$i=1,2,3$ 不相交，且 $\theta_1\cup\theta_2\cup\theta_3=\theta$，因此它们构成参数空间 θ 的一个分割。这样，真实的参数向量 θ 在且仅在互不相交的子集 θ_i 中的某一个集合里。因此，对这些子集采用（局部）α 水平检验就是一个多重检验，这个检验将总Ⅰ类错误严格控制在 α 水平。另外，参数向量 θ 的可信集就是被拒绝的假设的补集之交集。

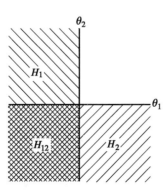

图 14-3 参数空间 R^2 中的两个假设 H_1 和 H_2 及其交集 H_{12}

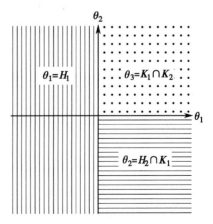

图 14-4 两个原假设 H_1 和 H_2 的分割原理

对于更一般的情况,假设要检验 m 个假设 $H_1, \ldots, H_m$,分割原则的步骤如下:

(1)对于给定的参数空间 θ_L,选择一个合适的分割 $\{\theta_l : l \in L\}$。

(2)以检验水准 α 对每个 θ_l 做检验。

(3)如果与 H_i 有交集的所有的 θ_l 都被拒绝了,则可以认为 H_i 也被拒绝。

(4)所有没有被拒绝的 θ_l 的并集组成了参数 θ 的 $1-\alpha$ 可信集。

第三节 常见多重比较方法

根据对检验顺序是否有要求,多重性校正方法可分为单步法和逐步法。单步法对每个检验是否拒绝原假设的结论均不依赖于其他各次检验,也就是说各个检验的顺序并不重要,可同时进行所有检验,例如 Bonferroni 和 Dunnett 检验。而逐步法是按照一定顺序依次对相应的原假设进行检验的,这些顺序上的安排使得其中一些原假设被隐含在其他假设中,从而有可能进行一次检验就能对多个假设下结论。

逐步法又分为向上法(upward)和向下法(downward)。向上法是从 P 值最大的假设开始检验,若结果无统计学意义,则对 P 值次大的假设进行检验;若结果有统计学意义,则宣布该假设及之后的所有假设均具有统计学意义,如 Hochberg 方法。向下法的检验顺序则相反,它首先从 P 值最小的假设开始检验,若结果有统计学意义,则对 P 值次小的假设进行检验;若结果无统计学意义,则宣布该假设及之后的所有假设均无统计学意义,如 Holm 法。一般而言,单步法的把握度会低于相应的逐步法,但前者的优点是其联合可信区间的构造相对简单。

根据对分布假设的要求,多重性校正方法可分为 3 类:①基于 P 值的方法或非参数方法。这类方法不指定检验统计量的联合分布,只依据单变量的 P 值来进行检验,如 Bonferroni 和 Holm 方法。在检验次数很多或检验统计量之间有很强的相关时这类方法把握度较低,结论偏保守;②参数方法,如指定了统计量服从多元正态分布或多元 t 分布时的 Dunnett 检验等;③是基于再抽样的方法,通常是通过 bootstrap 再抽样法或 permutation 检验来近似统计量的联合分布。后两种方法在进行多重性校正时考虑了多个检验间的相关性。多个指标相互独立时,FWER 膨胀最严重,相关性越高,FWER 膨胀程度越少。

为节省篇幅,将一些常见的多重比较方法列于表 14-2 中,有兴趣的读者可参阅相关文献。

表 14-2 常见的一些多重比较方法

类别	名称	特点
基于 P 值的方法或非参数方法	Bonferroni 方法	常用,结果保守
	Holm 方法	基于 Bonferroni 方法,把握度稍高
	Shaffer 方法	多用于多个原假设之间有逻辑关系的成对比较
	固定顺序的检验方法(fixed-sequential procedure)	不需进行多重性校正
	Simes 全局检验(Simes global test)	把握度高于 Bonferroni,不能对单个假设下结论

续表

类别	名称	特点
	Hommel 检验	基于 Simes 检验,把握度高于基于 Bonferroni 方法的 Holm 检验
	Hochberg 检验	基于 Simes 检验,把握度高于 Holm 检验但低于 Hommel 检验
参数方法	Dunnett 及其逐步法	对数据分布要有求,把握度高
基于再抽样的方法	Bootstrap 再抽样法 Permutation 检验	不强调数据的正态分布等要求,且利用了数据中存在的相关结构等特征,但计算量较大,很多时候只是近似结果

为了更直观地对各种检验过程进行说明,以下将结合一个实例数据进行介绍。

例 14-1 为研究某药物对血脂异常的治疗效果,设计了 4 个剂量治疗组(d1~d4)和一个对照组(d0),以 12 周后 HDL 的平均增量来评价疗效,每组病例数 77 人,以 $\alpha = 0.025$ 为检验水准进行单侧检验,结果见表 14-3。

表 14-3 某药物对血脂异常疗效的结果

	均值	标准误	t 值	原始 P 值
d1−d0	2.90	1.44	2.01	0.0228
d2−d0	3.14	1.44	2.17	0.0152
d3−d0	3.56	1.44	2.46	0.0071
d4−d0	3.81	1.44	2.64	0.0043

一、基于 P 值的多重检验方法

(一) Bonferroni 检验

Bonferroni 检验是最常见的多重性校正的方法,该方法属于单步法。如果要检验的假设很多,或统计量高度相关时,Bonferroni 检验与其他检验相比其结果相对保守。假设要检验 m 个假设 $H_1, \dots, H_m$,Bonferroni 检验是通过比较未调整的 p 值 $p_1, \dots, p_m$ 与校正的检验水准 α/m 来得出结论的,即如果 $p_i \leq \alpha/m$ 则 Bonferroni 检验拒绝 H_i。换言之,如果校正后的 p 值定义为 $q_i = \min\{mp_i, 1\}$,若 q_i 满足条件 $q_i \leq \alpha$,则拒绝原假设 $H_i, i \in M$。强控制的总的 I 类错误 FWER 可以由 Bonferroni 不等式直接得到:

$$P(V>0) = P(\bigcup_{i \in M_0} \{q_i \leq \alpha\}) \leq \sum_{i \in M_0} P(q_i \leq \alpha) \leq m_0\alpha/m \leq \alpha$$

M_0 是正确的假设的集合,m_0 是正确的假设的数目。

在例 14-1 中,原假设为 $H_i: \mu_i - \mu_0 > 0, i = 1, 2, 3, 4$,单侧检验水准 $\alpha = 0.025$,未校正的原始 p 值为 $p_1 = 0.0228, p_2 = 0.0152, p_3 = 0.0071, p_4 = 0.0043$,利用 Bonferroni 检验对 p_1, p_2, p_3, p_4 与 $\alpha/4 = 0.006\ 25$ 做比较,$p_4 < \alpha/4$,所以只有原假设 H_4 被拒绝,即只有 d4 与对照组的差异有统计学意义。

(二) Holm 检验

Holm 检验(1979)是对 Bonferroni 检验法的改进,属于向下逐步法。假设 $p_{(1)} \leq \cdots \leq p_{(m)}$

代表一组对应于原假设 $H_{(1)},\ldots,H_{(m)}$ 的有序的未校正的 p 值，如果 $p(j) \leqslant \alpha/(m-j+1)$，$j=1,\ldots,i$，则可以认为 $H_{(i)}$ 被拒绝。也就是说，$p(i) \leqslant \alpha/(m-i+1)$ 且 $H_{(i)}$ 之前的所有假设都被拒绝，则 $H_{(i)}$ 就被拒绝。Holm 检验过程的校正的 p 值为 $q_{(i)} = \min\{1, \max[(m-i+1)p_{(i)}, q_{(i-1)}]\}$。

Holm 检验的过程如下：

（1）首先检验最小的 p 值 $p_{(1)}$ 对应的假设 $H_{(1)}$，如果 $p_{(1)} > \alpha/m$，则检验过程结束，所有的假设都不被拒绝；否则，拒绝 $H_{(1)}$。以检验水准 $\alpha/(m-1)$ 继续检验 $H_{(2)}$。

（2）对假设 $H_{(i)}$，如果 $p_i \leqslant \alpha/(m-i+1)$，拒绝 $H_{(i)}$；否则保留 $H_{(i)},\ldots,H_{(m)}$，结束该过程。

（3）重复该过程，直到第一个不被拒绝的假设出现或者所有的假设 $H_{(1)},\ldots,H_{(m)}$ 都被拒绝。

对例 14-1 的数据进行 Holm 检验，步骤如下：

（1）排序 $p_{(1)} = p_4 = 0.0043$，$p_{(2)} = p_3 = 0.0071$，$p_{(3)} = p_2 = 0.0152$，$p_{(4)} = p_1 = 0.0228$。

（2）$p_{(1)} = 0.0043 < \alpha/4 = 0.00625$，拒绝 $H_{(1)} = H_4$，继续该检验过程。

（3）$p_{(2)} = 0.0071 < \alpha/3 = 0.00833$，拒绝 $H_{(2)} = H_3$，继续该检验过程。

（4）$p_{(3)} = 0.0152 > \alpha/2 = 0.0125$，结束该过程，则 d1 和 d2 与对照组的差异有统计学意义。由此可见，逐步法的 Holm 检验比单步法的 Bonferroni 检验有更好的检验效能。

此外，从闭合原则的角度来讲，Holm 检验等同于 Bonferroni 检验应用闭合原则。以两个指标两组间的比较为例，$H_{12} = H_1 \cap H_2$，首先以检验水准 $\alpha/2$ 对交集 H_{12} 做检验，如果 $\min(p_1, p_2) \leqslant \alpha/2$，则拒绝 H_{12}，此时 p 值小的假设直接就可以被拒绝，而只需要对另外一个以检验水准 α 进行检验即可。

（三）Shaffer 检验

Shaffer 于 1986 年扩展了 Holm 检验，利用逻辑上的限制来提高多重比较检验的检验效能。逻辑关系是指原假设中的某些假设为真，可能隐含着的其他假设也是真的。Shaffer 检验多用于多个原假设之间有逻辑关系的成对比较。比如在例 14-1 中，μ_i，$i=0,1,2,3,4$ 表示各剂量组的 HDL 平均增量，则各组比较的原假设为 $H_{ij}: \mu_i = \mu_j$，如果 H_{12} 和 H_{13} 都是真的，则从逻辑上来考虑 H_{23} 也是真的。因此 Shaffer 提出当检验假设有逻辑上的关系时，用除数 k_i 代替 Holm 检验中的除数 $(m-i+1)$，k_i 表示在 $H_{(1)},\ldots,H_{(i-1)}$ 都为假的条件下，$H_{(i)},\ldots,H_{(m)}$ 中同时为真的最大数目。如果 $p_{(j)} \leqslant \alpha/k_j$，$j=1,\ldots,i$，则 Shaffer 检验拒绝 $H_{(i)}$。

例 14-1 中，第一步有 10 对比较组，所以 $k_1 = 10$，如果 $p_{(1)} \leqslant \alpha/10$，则 Shaffer 检验拒绝 $H_{(1)}$；第二步 $k_2 = 6$，而在 Holm 检验中 $(10-2+1) = 9$，这表明 Shaffer 检验在 Holm 检验的基础上有了实质性的提高。注意，当假设之间没有逻辑关系时，Shaffer 检验退化为 Holm 检验。

Shaffer 检验的另一种应用也被称作"截断"的闭合检验，该方法对排好序的 p 值对应的原假设 $H_{(1)},H_{(2)},\ldots$ 执行闭合检验，当出现第一个没有意义的假设时就停止该程序。"截断"可以保证该过程是单调的，即在 $j > i$ 的条件下，如果 $H_{(i)}$ 没被拒绝，则 $H_{(j)}$ 也不会被拒绝。尽管 Shaffer 检验也是基于保守的 Bonferroni 检验，但是在限制组合的条件下，Shaffer 检验有更高的检验效能。

（四）固定顺序检验法

固定顺序检验法也经常被应用在临床试验中，因为该方法的形式简单直接。固定顺序检验法认为要检验的假设 $H_1,\ldots,H_m$ 的顺序是预先设定的，比如根据临床上的重要性对假设排序。从排序后的 H_1 开始对每个假设 H_i 都以检验水准 α 进行检验，不需要进行多重性校正,只要该序列中前面所有的检验都有意义,则继续以检验水准 α 进行检验。固定顺序检验法控制了 FWER,因为每个假设都是以拒绝了前面所有的检验为前提条件的。

例 14-1 中应用固定顺序检验法可以从剂量高的 d4 到剂量低的 d1 排序进行检验,因为高剂量组更可能产生有意义的结果。首先对 d4-d0 剂量组以单侧检验水准 0.025 进行检验,$p_4 = 0.0043 < 0.025$,d4-d0 剂量组有意义;接着对 d3-d0 进行检验,$p_3 = 0.0071 < 0.025$;对 d2-d0 进行检验,$p_2 = 0.0152 < 0.025$;对 d1-d0 进行检验,$p_1 = 0.0228 < 0.025$。所以,四个剂量组与对照组的差异都有统计学意义。

(五) Simes 检验

Simes 于 1986 年提出该法,可用于检验基本假设交集的全局原假设 $H_I = \bigcap_{i \in M} H_i$。假设 $p_{(1)} \leq \ldots \leq p_{(m)}$ 代表一组对应于原假设 $H_{(1)}, \ldots, H_{(m)}$ 的有序的未校正的 p 值,如果存在一个整数 $i \in M\{1, \ldots, m\}$ 使得 $p(i) \leq i\alpha/m$,则可以拒绝全局原假设 H_I,但是对基本原假设 H_i 做检验时没有控制 FWER,故而不对基本原假设进行检验。Simes 检验比 Bonferroni 检验的检验效能更高,但提高的检验效能是以假设的独立性为条件的,只有在 $p_1, \ldots, p_m$ 相互独立的条件下才可以进行 Simes 检验。

(六) Hochberg 检验

Hochberg 在 1988 年提出了 Simes 检验的一种扩展方法,该检验是一种向上逐步法,可以对基础原假设作出推断,被看作是 Holm 检验的逆过程。假设 $p_{(1)} \leq \ldots \leq p_{(m)}$ 代表一组对应于原假设 $H_{(1)}, \ldots, H_{(m)}$ 的有序的未校正的 p 值,如果 $p_{(j)} \leq \alpha/(m-j+1), j = i, \ldots, m$,则拒绝 $H_{(i)}$。Hochberg 检验中校正的 p 值为 $q_{(i)} = \min\{1, \min[(m-i+1)p_{(i)}, q_{(i+1)}]\}$。由于 Hochberg 检验的计算过程简单,所以在临床试验中应用较多。

Hochberg 检验首先检验最大的 p 值 $p_{(m)}$ 对应的假设 $H_{(m)}$,如果 $p_{(m)} \leq \alpha$,则检验过程结束,所有的假设都被拒绝;否则,不拒绝 $H_{(m)}$,以检验水准 $\alpha/2$ 继续检验 $H_{(m-1)}$。如果 $p_{(m-1)} \leq \alpha/2$,则检验过程结束,$H_{(1)}, \ldots, H_{(m-1)}$ 都被拒绝。重复该过程,直到第一个被拒绝的假设出现或者所有的假设 $H_{(1)}, \ldots, H_{(m)}$ 都没有被拒绝。从检验过程的构造上可以看出,Hochberg 检验的检验效能比 Holm 检验高。

对例 14-1 进行 Hochberg 检验,步骤如下:

1. $p_{(1)} = p_4 = 0.0043, p_{(2)} = p_3 = 0.0071, p_{(3)} = p_2 = 0.0152, p_{(4)} = p_1 = 0.0228$。
2. $p_{(4)} = 0.0228 > \alpha = 0.01$,不拒绝 $H_{(4)} = H_1$,继续该检验过程。
3. $p_{(3)} = 0.0152 > \alpha/2 = 0.005$,不拒绝 $H_{(3)} = H_2$,继续该检验过程。
4. $p_{(2)} = 0.0071 > \alpha/3 = 0.0033$,不拒绝 $H_{(2)} = H_3$继续该检验过程。
5. $p_{(1)} = 0.0043 > \alpha/4 = 0.0025$,不拒绝 $H_{(1)} = H_4$,所有的检验都没有意义。

(七) Hommel 检验

Hommel 在 1988 年基于闭合原则对 Simes 检验作了改进,其检验效能比 Hochberg 检验要高。

Hommel 检验的检验步骤如下:

(1)假设 $p_{(1)} \leq \ldots \leq p_{(m)}$ 代表一组对应于原假设 $H_{(1)}, \ldots, H_{(m)}$ 的有序的未校正的 p 值,如果 $p_{(m)} > \alpha$,不拒绝 $H_{(m)}$,继续下一步;否则拒绝所有的假设,结束该过程。

(2)对于检验 $H_{(m-j+1)}$,如果 $p_{(m-j+1)} > (i-j+1)\alpha/i, j = 1, \ldots, m$,则不拒绝该检验,继续下一步;否则拒绝所有剩余的假设,结束该过程。

对例 14-1 进行 Hommel 检验,步骤如下:

(1)$p_{(1)}=p_4=0.0043$,$p_{(2)}=p_3=0.0071$,$p_{(3)}=p_2=0.0152$,$p_{(4)}=p_1=0.0228$。

(2)$p_{(4)}=0.0228>\alpha=0.01$,不拒绝 $H_{(4)}=H_1$,继续该检验过程。

(3)$p_{(3)}=0.0152>\alpha/2=0.005$,且 $p_{(4)}=0.0228>2\alpha/2=0.01$,不拒绝 $H_{(3)}=H_2$,继续该检验过程。

(4)$p_{(2)}=0.0071>\alpha/3=0.0033$,$p_{(3)}=0.0152>2\alpha/3=0.0066$,$p_{(4)}=0.0228>3\alpha/3=0.01$,不拒绝 $H_{(2)}=H_3$,继续该检验过程。

(5)$p_{(1)}=0.0043>\alpha/4=0.0025$,不拒绝 $H_{(1)}=H_4$,所有的检验都没有统计学意义。

二、基于参数方法的多重检验

在某些已知变量分布的情况下,例如所研究的结局变量服从正态分布,可以利用检验统计量联合分布的参数假定来提高检验效能。基于参数假设的多重比较方法被称为参数化多重检验法。

在剂量-反应临床试验中,比较 m 个剂量组与一个对照组的差异,假设:

$$y_{ij}=\mu_i+\varepsilon_{ij},\varepsilon_{ij}\sim N(0,\sigma^2)$$

y_{ij} 代表第 i 组第 j 个患者的反应变量值;$i=0,\ldots,m,j=1,\ldots,n_i$;$n_i$ 表示第 i 组的样本量。

建立假设检验的原假设以及备择假设为:

$$H_i:\mu_0=\mu_i,i=1,\ldots,m \quad vs \quad K_i:\mu_i>\mu_0,i=1,\ldots,m$$

检验统计量为:

$$t_i=\frac{\overline{y_i}-\overline{y_0}}{s\sqrt{\dfrac{1}{n_i}+\dfrac{1}{n_0}}},i=1,\ldots,m$$

$\overline{y_i}=\sum\limits_{j=1}^{n_i}y_{ij}/n_i$ 表示第 i 组的均数;$s^2=\sum\limits_{i=0}^{m}\sum\limits_{j=1}^{n_i}(y_{ij}-\overline{y_i})^2/\nu$ 表示合并方差的估计值;$\nu=\sum\limits_{i=0}^{m}n_i-(m+1)$ 表示自由度。每个统计量 t_i 服从单变量 t 分布,而 $t=(t_1,\ldots,t_m)$ 服从 m 维的多元 t 分布。其相关矩阵 $R=(\rho_{ij})_{ij}$,当 $i\neq j$ 时,

$$\rho_{ij}=\sqrt{\frac{n_i}{n_i+n_0}}\sqrt{\frac{n_j}{n_j+n_0}},i,j=1,\ldots,m$$

(一)Dunnett 检验

最常用的参数化多重检验法就是 Dunnett 检验,该检验是用于比较多个处理组与一个对照组比较的情形,属于单步法。与基于 P 值的多重比较不同,Dunnett 检验是基于检验统计量的联合分布,即考虑了各个检验统计量之间的相关性。对任何检验统计量近似服从多元正态分布的多重比较问题,都可以应用 Dunnett 检验。

在原假设 H_i 成立的条件下,t_i 服从单变量 t 分布,那么 t_i 的 $(1-\alpha)\%$ 临界值为 $t_\alpha(\nu)$,Dunnett 检验对 $t_1,\ldots,t_m$ 校正后所得的临界值为 $u_\alpha(m,\nu)$,$\nu=(m+1)(n-1)$,$u_\alpha(m,\nu)=F^{-1}(1-\alpha|m,\nu)$,$F(x|m,\nu)$ 是单侧 Dunnett 分布的累积分布函数,$F(x|m,\nu)=P\{\max(t_1,\ldots,t_m)\leqslant x\}$。如果 $t_i\geqslant u_\alpha(m,\nu),i=1,\ldots,m$,Dunnett 检验拒绝 H_i。Dunnett 检验校正的临界值比 Bonferroni 检验校正的临界值小,所以 Dunnett 检验有更高的检验效能。

在例 14-1 中，Dunnett 检验校正后所得的临界值为 $u_\alpha(m,\nu)$，$\alpha = 0.025$，$m = 4$，$\nu = (m+1)$ $(n-1) = 380$，$u_\alpha(m,\nu) = 2.45$，$t_3 = 2.46$，$t_4 = 2.64$ 大于 $u_\alpha(m,\nu)$，所以 d3 和 d4 剂量组与对照组的差异有统计学意义。

（二）向下的 Dunnett 检验

向下的 Dunnett 检验过程可以看作是 Holm 检验的参数化扩展，该检验比单步 Dunnett 检验有更高的检验效能。原假设 $H_{(1)},\ldots,H_{(m)}$ 是根据检验统计量 $t_{(1)} > \ldots > t_{(m)}$ 排序，如果 $t_{(i)}$ $\geq c_i$，$c_i = u_\alpha(m-i+1,\nu)$，则可以认为 $H_{(i)}$ 被拒绝。$u_\alpha(i,\nu)$，$i = 1,\ldots,m$，$\nu = (m+1)(n-1)$ 表示多元 t 分布的 $(1-\alpha)\%$ 临界值。

向下的 Dunnett 检验的过程如下：

（1）首先检验最大统计量对应的假设 $H_{(1)}$，如果 $t_{(1)} \geq c_1$，$c_1 = u_\alpha(m,\nu)$，拒绝 $H_{(1)}$，继续检验 $H_{(2)}$；否则检验过程结束，所有的假设都不被拒绝。

（2）对假设 $H_{(i)}$，如果 $t_{(i)} \geq c_i$，$c_i = u_\alpha(m-i+1,\nu)$，拒绝 $H_{(i)}$；否则保留剩下的假设 $H_{(i)},\ldots,H_{(m)}$，结束该过程。

（3）重复该过程，直到第一个不被拒绝的假设出现或者所有的假设 $H_{(1)},\ldots,H_{(m)}$ 都被拒绝。

向下的 Dunnett 检验中 $c_1 > c_2 > \ldots > c_m$，而单步法中 $c = u_\alpha(m,\nu)$ 是不变的，所以向下的 Dunnett 检验可以拒绝更多的假设，其检验效能相对较大。

在例 14-1 中，对统计量 t 值排序，$t_{(1)} = t_4 = 2.64$、$t_{(2)} = t_3 = 2.46$、$t_{(3)} = t_2 = 2.17$、$t_{(4)} = t_1 = 2.01$，向下的 Dunnett 检验的每一步的临界值分别为 $c_1 = 2.45$、$c_2 = 2.36$、$c_3 = 2.22$、$c_4 = 1.97$，$t_1 > c_1$，$t_2 > c_2$，所以 d3 和 d4 剂量组与对照组的差异有统计学意义。

（三）向上的 Dunnett 检验

向上的 Dunnett 检验过程是 Hochberg 检验的参数化扩展。原假设 $H_{(1)},\ldots,H_{(m)}$ 根据检验统计量 $t_{(1)} > \ldots > t_{(m)}$ 排序，该检验从统计量最小的开始进行检验。$u_\alpha(i,\nu)$，$i = 1,\ldots,m$，$\nu = (m+1)(n-1)$ 表示多元 t 分布的 $(1-\alpha)\%$ 临界值。该检验比 Dunnett 检验有更高的检验效能。

向上的 Dunnett 检验的过程如下：

（1）首先检验最小统计量对应的假设 $H_{(m)}$，如果 $t_{(m)} < c_1$，$c_1 = u_\alpha(m,\nu)$，不拒绝 $H_{(1)}$，继续检验 $H_{(2)}$；否则检验过程结束，拒绝所有的假设。

（2）对假设 $H_{(i)}$，如果 $t_{(m-i+1)} < c_i$，$c_i = u_\alpha(m-i+1,\nu)$，保留 $H_{(m-i+1)}$；否则拒绝剩下的所有假设 $H_{(i)},\ldots,H_{(m)}$，结束该过程。

（3）重复该过程，直到第一个被拒绝的假设出现或者所有的假设 $H_{(1)},\ldots,H_{(m)}$ 都不被拒绝。

在例 14-1 中，对统计量 t 值排序，$t_{(1)} = t_4 = 2.64$，$t_{(2)} = t_3 = 2.46$，$t_{(3)} = t_2 = 2.17$，$t_{(4)} = t_1 = 2.01$，向上的 Dunnett 检验的每一步的临界值分别为 $c_1 = 1.96$，$c_2 = 2.22$，$c_3 = 2.36$，$c_4 = 2.45$，$t_{(4)} > c_1$，拒绝所有的假设，所以 d1 ~ d4 剂量组与对照组的差异都有统计学意义。

第四节　常见的多重性问题处理策略

以下主要针对临床试验中经常遇到的一些情况介绍具体的多重性处理策略，包括多个主要疗效指标、多组间比较、期中分析、复合指标等情况。

一、多个主要指标

需要指出,当事先指定了一个主要指标和多个次要指标,且声明所有次要指标属于支持性证据的情况下,由于结果的判断主要取决于单个主要指标,故不存在从多次比较中选择有利结果的机会,不需要考虑多重性校正。

1. 所有的多个主要指标同样都需要有统计学意义才可下推断结论时,属于交-并检验。此时由于没有意图或机会选择最有利的某次假设检验结果,因此可设定每次检验的 I 类错误水平等于 α_{FWER},无须进行多重性校正。但应注意此时会增大 II 类错误(错误地不拒绝至少一个原假设),在估算试验的样本量时应设定较高的把握度。把握度的损失除了与指标多少有关外,还受到指标间相关性的影响。若相互独立,其把握度为单个指标把握度的乘积,若完全相关且标准化的效应值相同(实际上很难发生),则不增大 II 类错误。

2. 假设有 $m \geq 2$ 个主要指标,至少有一个达到有统计学意义即可认为药物有效的情况下,由于存在从多次比较中选择有利结果的机会,故需要考虑多重性校正来构建并-交检验。如前述基于 Bonferroni 类和 Simes 类的各种方法。

3. 同一个试验中多个疗效指标可能具有不同的重要性,其中一个指标最为重要,而其他指标如果出现令人信服的结果也将明显提升试验品的价值。此时原假设可以按照分级的策略进行检验。分级的次序可以是自然的次序(例如假设按时间或指标的重要程度排序),也可以根据研究者具体的关注点。检验原假设的等级次序应当在方案中事先说明。如果多个主要指标存在上述层次结构从而决定了其假设检验的顺序,只有在位次靠前的检验有统计学意义时才可进行下一个检验,此时不需要校正 I 类错误,每次检验的水准均等于 α_{FWER}。这是由于每次检验的拒绝域总是落在上一次大小已设定为 α_{FWER} 的拒绝域之内,故而这种固定顺序的序贯检验的 I 类错误不会超过第一次检验所设定的 α_{FWER},但是对应较低等级指标的假设检验的 II 类错误将增大。需要注意的是,一旦依次进行的某个原假设没有被拒绝,该序贯检验终止,本次及之后的所有检验均认定为无统计学意义。例如 E1、E2 和 E3 三个指标依次被检验,指标 E2 没有统计学意义,那么 E2 和 E3 所指向的临床价值就不能被肯定(无论指标 E3 是否有统计学意义)。这一策略典型地体现于主要指标和次要指标共存时的假设检验,亦即当主要指标没有统计学意义时就不能根据次要指标的检验结果推断药物疗效。

4. 设有三个主要指标 E1、E2 和 E3,当 E1 单独有统计学意义或者 E2 和 E3 同时有统计学意义即可认为药物有效。全局原假设可写为 $H_{E1} \cap \{H_{E2} \cup H_{E3}\}$。这种情况下的原假设实际上是另外两个原假设的交集,其一是 E1 无效,其二是 E2 和 E3 至少有一个无效。对这两个原假设的交集可采用 Bonferroni 类方法来控制 *FWER*,即首先在小一点的 α_1 水平检验 E1,之后再用剩余的 $\alpha - \alpha_1$ 水平检验 E2 和 E3 中的每一个。

5. 设有三个主要指标 E1、E2 和 E3,当 E1 和 E2 同时有统计学意义或者 E1 和 E3 同时有统计学意义即可认为药物有效。全局原假设可写为 $\{H_{E1} \cup H_{E2}\} \cap \{H_{E1} \cup H_{E3}\}$。这种情况相当于 (E1, E2) 和 (E1, E3) 的交集作为临床决策依据。此时 E1 是临床收益方面最有关的指标,但仅这一个指标尚不能足以说明临床疗效,还需要 E2 或 E3 中至少一个也有统计学意义。这样 E1 和 E2、E3 的交集就存在一种分级次序:如果 E1 没有被拒绝就无须检验 E2 和 E3。故而可以首先对 E1 在整个 α 水平上做检验,如果被拒绝,接着再对 E2 和 E3 采用在 α

水平上控制 *FWER* 的方法做并-交检验。

二、多组比较

1. 多剂量组与对照组相比　若剂量组间无效应大小顺序限制时,可采用 Dunnett 及其逐步法;如剂量组间的效应已确认有大小顺序限制(如随着剂量增加效应值单调上升),可采用固定顺序的检验方法,此时无须调整Ⅰ类错误。

2. 多个剂量组相比,无安慰剂和阳性对照　通常是由于伦理方面的考虑不设安慰剂且没有合适的阳性药物。高剂量组的耐受性和低剂量组的疗效可能会不满足要求,而某个较高的剂量组可能安全有效。可在全局性假设检验的基础上进行有Ⅰ类错误控制的多重比较,如进行所有两两比较所采用的 Shaffer 方法等。

3. 试验药、阳性对照和安慰剂比较　当符合伦理要求时常常建议采用如下三个组的设计来证明新药的疗效和安全性:试验药、阳性对照和安慰剂。通常这种研究的目的有多个:①验证试验药与安慰剂相比的优效性(确证疗效);②验证阳性对照药与安慰剂相比的优效性(证明试验的灵敏度);③验证试验药非劣于阳性对照药(说明非劣效性)。如果这三个目的要同时达到,即要求所有这三个假设检验都必须在所需的检验水平显示有统计学意义,可进行交-并检验而不需要校正Ⅰ类错误。此时,如果未能显示试验药优于安慰剂,就可解释为试验药无效(当阳性对照药优于安慰剂时),或试验缺乏灵敏度(当试验药和阳性对照药未显示优于安慰剂)。

4. 如果仅仅是建立剂量-反应的函数关系,或只进行一次趋势型检验,则无须考虑多重性校正。

三、期中分析

有关期中分析时的多重性校正问题见第十九章的详细介绍。

四、复合指标

将临床上有既往经验证据与治疗效果有关的多个指标构造成一个单独的复合指标可避免多重性问题。复合指标的类型有两种:①等级评定量表,它是由多个反映不同侧面的治疗效果的临床指标综合而产生的,这种类型的复合指标在某些适应证(例如精神或神经系统疾病)中有长期的使用经验;②复合指标,是在生存分析的背景下产生的,可通过综合定义几个较为重要的临床事件作为构成指标,如果患者出现事先指定的构成指标(例如死亡或心肌梗死或致残性卒中)列表中的一个或多个事件,则认为患者有这种临床结果。至结果出现的时间以患者随机化至首次出现列表中的事件的时间计算。通常,各构成指标代表相对罕见的事件,并且单独研究每个构成指标需要非常大的样本量。此时,使用复合指标旨在增加达到预期的事件数,从而可以提高研究的把握度。除主要指标外建议还要分别分析单个构成指标以提供支持性信息。当主要指标有统计学意义时,则对单个构成指标的检验无须进行多重性校正。如果宣称的疗效是基于复合指标中的某些成分时,则需事先定义这些成分并纳入包括多重性考虑的确证性分析策略。

定义复合指标时,建议各构成成分仅采用以同样的方式受到预期治疗影响的指标。所有构成成分都应该能够反映好的治疗效果,或者临床意义上更为重要的成分至少不能出现负面的疗效。增加一个可以预见的对治疗作用不敏感的构成指标会导致变异性增大,其直接后果将是降低试验检定的灵敏度。非劣效性或等效性研究中也应避免指标的变异性增大。对于目的是为了确证优效性的研究,首选较为一般性的构成指标作为主要指标,因为这是最保守的分析。由于同样的原因,对于非劣效/等效性试验,首选直接反映疾病预后的构成指标(例如疾病相关的病死率)作为主要指标。

(王　彤)

参 考 文 献

1. Committee for Proprietary Medicinal Products (CPMP). Points to Consider on Multiplicity issues in clinical trials. 2002

2. ICH-E9. Notes for Guidance on Statistical Principles for Clinical Trials. International Conference on Harmonization, 1998

3. Dmitrienko A, Tamhane AC, Bretz F. Multiple testing problems in pharmaceutical statistics. Florida: Chapman & Hall, CRC Press, 2010

4. Frank Bretz, Torsten Hothorn, Peter Westfall. Multiple comparisons using R. Florida: Chapman & Hall, CRC Press, 2010

5. Finner H, Strassburger K. The partitioning principle: a powerful tool in multiple decision theory. Annals of Statistics, 2002, 30(4): 1194-1213

6. Lehmann EL, Romano JP. Generalizations of the Family wise Error Rate. Annals of Statistics, 2005, 33(3): 1138-1154

7. Senn S, Bretz F. Power and sample size when multiple endpoints are considered. Pharmaceutical Statistics, 2007, 6(3): 161-170

8. StefanssonG, KimWC, Hsu JC. On confidence sets in multiple comparisons//GuptaSS, BergerJO. Statistical Decision Theory and Related Topics IV. New York: Academic Press, 1988: 89-104

9. Maurer W, Hothorn LA, Lehmacher W. Multiple comparisons in drug clinical trials and preclinical assays: a priori ordered hypotheses//Vollman J. Biometrie in der Chemisch-in-PharmazeutischenIndustrie. 6. Stuttgart: Fischer-Verlag, 1995: 3-18

10. CCTS 工作组;王彤,易东执笔. 临床试验中多重性问题的统计学考虑. 中国卫生统计, 2012, 29(3): 445-450

第十五章

亚 组 分 析

第一节 概 述

药物临床试验的主要目的是评估和论证药物对目标适应证的有效性与安全性。为满足统计推断的样本量要求与评估试验结果内部一致性的需要,新药临床试验通常需要纳入尽可能多的受试者。大量受试者的纳入导致他们在很多方面具有不同的特征,包括与疾病相关的方面(如疾病的基线情况、肝脏/肾脏损害、吸收或代谢差异、治疗史、合并用药、肿瘤是否转移等)以及与疾病不直接相关的方面(如年龄、职业、性别、种族、地区等固有的特征)。研究者除将所有受试者作为一个整体人群进行统计学分析外,有时会尝试对其中的部分人群进行分析,临床试验中获得的大量数据也为对部分人群的分析提供了条件。

一、亚组分析的概念

亚组(subgroup 或 sub-population)是指临床试验中所有受试者的一个子集(subset)。临床试验中的亚组分析(subgroup analysis)一般是对受试者某基线特征定义的亚组进行的统计分析,例如不同种族、不同年龄组、不同性别、是否抽烟、是否有某种并发症的亚组等。

二、亚组分析的种类

亚组分析包括两种情况:预先计划的分析(prespecified analysis)和事后进行的分析(post-hoc analysis)。

(一)预先计划的亚组分析

预先计划的亚组分析往往是对整个亚组的疗效进行确证性统计推断,其分析结果有可能成为药物申请注册上市的依据。这类亚组分析需在研究目的中预先声明,并在研究方案中明确定义亚组人群,指定相应的原假设和统计分析策略。

(二)事后进行的亚组分析

事后进行的亚组分析属于探索性分析,无预先计划,其主要目的通常包括但不限于评估整个临床试验结论的敏感性(sensitivity)或稳健性(robustness)、试验内部的一致性(consistency),探索影响疗效或预后的影响因素,以期寻找疗效更好的适应人群。这类分析往往是在某种非预期分析结果的提示下进行的,没有事先在试验方案中明确,其结果也不能作为药物申请注册上市的依据。

按照预先计划(临床试验方案)执行的确证性亚组分析才是对某个亚组的疗效进行确定

的统计推断,其分析结论才可能作为药物申请注册上市的依据。

Wang R 等 2007 年在《新英格兰医学杂志》上撰文,探讨临床试验中的亚组分析。他们分析了《新英格兰医学杂志》2005 年 7 月~2006 年 6 月 1 年内发表的 97 篇临床试验的文章,其中有 59 篇(61%)有亚组分析的报道。而其中只有 19 篇(32%)是明确有计划的亚组分析,其余 40 篇(68%)均没有明确是否有预先计划。可见,亚组分析在临床试验中是经常用到的。

三、亚组分析的作用

亚组分析可以充分挖掘临床试验资料的信息,也是考察研究因素中混杂因素的统计分析方法之一。当某药物临床试验在全体受试人群中分析得到的总体疗效无统计学意义的结果时,运用亚组分析探索某部分人群的疗效是否会好一些甚至有统计学意义,为进一步的研究提供线索和依据;或在全体受试人群中分析得到总体疗效有统计学意义的结果时,运用亚组分析考察各部分人群的疗效是否一致,以及证实某些特定人群的疗效是否更好。

下面通过一个案例来说明亚组分析在药物临床试验和研发注册过程中的运用。

例 15-1 吉非替尼(gefitinib)是表皮生长因子(EGF)酪氨酸激酶受体抑制剂,其通过选择性阻断表皮生长因子受体(EGFR)信号传导以抑制肿瘤生长、转移和血管生成。

一项Ⅱ期、单臂探索性临床试验结果显示,该药物在铂类及多西他赛均耐受的受试者中,客观肿瘤缓解率达到 10.8% 的临床意义。2003 年 5 月,FDA 根据 Subpart H 加速批准法规有条件批准其在美国上市,用于二线治疗适应证为"单药治疗用于既往接受基于铂剂的化学治疗和多西他赛化疗两种治疗均无效的局部晚期或转移性非小细胞肺癌"。但同时要求继续开展进一步的大型临床研究以确证用吉非替尼对于二线治疗的生存优势(即后来进行的 ISEL 研究和 INTEREST 研究)。

该试验的进一步亚组分析提示,对于女性、非白种人、不吸烟或很少吸烟的几个亚组人群,吉非替尼显示出更优越的客观肿瘤缓解率(女性 *vs* 男性 = 25.0% *vs* 5.3%,非白种人 *vs* 白种人 = 40.0% *vs* 11.5%,非吸烟者 *vs* 吸烟者 = 38.1% *vs* 2.2%)。同时考虑到,对亚裔非小细胞肺癌患者和欧美种族患者进一步的基础研究显示,亚洲人种的 EGFR 突变率为 30%~50%,高于欧美人种的约 10%。在探索性亚组分析结果的线索提示下,一项关于吉非替尼治疗非小细胞肺癌的多中心随机双盲安慰剂平行对照Ⅲ期临床试验 ISEL(Iressa Survival Evaluation in Lung Cancer)在欧洲、亚洲、拉丁美洲和加拿大等 28 个国家的 210 个临床试验中心进行。ISEL 研究设计中针对一个亚组(即亚裔人群)进行了考虑,确定并制订了具体方案。

ISEL 试验共入组 1692 例复发难治的非小细胞肺癌患者,结果显示在全部研究人群中吉非替尼的生存优势无统计学意义,但在 342 例亚裔人群亚组分析显示试验组与对照组的中位生存时间分别为 9.5 个月与 5.5 个月($HR=0.66$,95%CI 为 0.48~0.91,$P=0.01$),而其他人种中吉非替尼与安慰剂在生存期方面则差异没有统计学意义($P=0.294$)。对 375 例非吸烟者亚组分析显示试验组与对照组的中位生存时间分别为 8.9 与 6.1 个月($HR=0.67$,95% CI 为 0.49~0.92,$P=0.01$)。对全部研究人群中吉非替尼的生存优势无统计学意义,可能是由于本试验中亚洲人种仅为 20% 左右,而白种人占到了 75%。因此推测,人群的构成(实际上是 EGFR 突变率)是在全部研究人群中没有体现生存优势的原因之一。

鉴于吉非替尼在亚裔人群中显示出生存优势,最终根据亚组分析结果使得吉非替尼在亚洲国家上市。美国 FDA 不曾质疑过 ISEL 的统计分析,但于 2005 年 6 月 17 日限制了吉非替尼在美国人群中的使用以及欧洲的撤市,而同意之前的使用者如果有疗效可继续使用吉非替尼,但不再给新患者处方。

为了进一步深入探讨在亚洲人群中的作用,又开展了另一项只在亚洲进行的 IPASS 研究。IPASS 研究是针对一线治疗的随机、开放、阳性药物平行对照Ⅲ期临床试验,比较口服吉非替尼 250mg 每日 1 次单药治疗与紫杉醇/卡铂二联化疗的疗效,包括男性和女性、从未吸烟和既往轻度吸烟,以及腺癌受试者。该研究结果进一步验证了吉非替尼在亚裔、不吸烟和腺癌人群中的肿瘤无进展生存期(PFS)更长($HR = 0.74$, 95% CI 为 $0.65 \sim 0.85$, $P <0.0001$),也证明了吉非替尼在这部分人群中一线治疗的临床意义。另外,为更全面、深入地认识疾病和药物的效应机制,按照研究设计进行了生物标志物亚组分析。结果显示,吉非替尼使 EGFR 突变阳性受试者的 PFS 更长($HR=0.48$, 95%CI 为 $0.36\sim0.64$, $P<0.0001$),突变阴性受试者的 PFS 反而短于二联化疗($HR=2.85$, 95%CI 为 $2.05\sim3.98$, $P<0.0001$)。

据此,原 CFDA 将吉非替尼在我国应用的适应证在原来的"既往接受过化学治疗的局部晚期或转移性非小细胞肺癌"的基础上更改为"用于表皮生长因子酪氨酸激酶基因具有敏感突变的局部晚期或转移性非小细胞肺癌的一线治疗"。

从吉非替尼在美国上市、撤市,以及在中国上市、更改批准适应证的过程中可见,亚组分析在药物临床试验和研发注册过程中有着极为重要的作用。这里不是评价药物本身的疗效,而是提示其研发策略值得借鉴。运用亚组分析,可以评估试验内部的一致性,有助于发现药物研发的新线索,有助于发现具有最佳效益-风险比的用药患者人群,有助于更加全面、深入地认识疾病和药物的效应机制,帮助完善药品使用说明书的信息(如患者人群、用药剂量的选择等)。

第二节　亚组分析的统计学考虑

一般来说,对药物的评价都是基于整个研究人群的,不同特征人群的治疗效果可能不同,这就是所谓的治疗效果的异质性(heterogeneity)。根据不同的特征将研究人群划分成不同的亚组,对亚组进行统计分析,可提炼更为丰富的信息。进行亚组分析,从统计学角度需要考虑如下几个共性问题。

一、研究目的

首先明确亚组分析是确证性的还是探索性的。对于确证性研究,如果亚组分析是临床试验中的研究目的之一,尤其是作为药物申请注册上市的依据,则需要事先定义亚组,指定亚组的分析方法。对于探索性研究,目的可能是评估整个临床试验结论的敏感性、稳健性、内部的一致性等,或探索影响药物疗效的有关因素,这类分析可以不在试验方案中明确。如果是事后分析,更不可能在试验方案中明确。

二、随机性

对于亚组的分析,要维持亚组中受试者分配的随机性,最好的办法是在设计时将亚组作为一个分层因素进行分层随机,以确保亚组的随机性,尤其是在确证性亚组分析时。从这个角度来讲,亚组不宜太多,否则实际操作有一定难度。

三、样本量估计

通常样本量估计都是基于整个受试者人群的,但如果计划要进行亚组分析,且是确证性亚组分析,此时要保证亚组分析有足够的把握度,需要针对亚组进行样本量估计。为此需正确估计整个受试者人群中亚组人群的比例,并按比例放大,从而得到较为合理的样本量估计值。

四、多重性校正

事实上,多做几个亚组分析就会发现,总有几个亚组是有统计学意义的,但是这种探索性分析所得结果的假阳性可能性比较大。

在确证性亚组分析中,要事先考虑多重性校正问题,以控制 I 类错误概率的膨胀。详见第十四章。

五、亚组分组因素的确定

亚组是根据受试者的某基线特征定义的,基线特征如果是离散型分类变量,则分组很简单,用该变量的类别作为亚组即可;如果基线特征是连续型数值变量,则分组时存在分组界值(cut off point)的确定问题。

需要注意,亚组的划分必须是根据受试者在基线时的测量结果或状态,而不是治疗后的测量结果或状态。如果根据治疗后的测量特征来定义亚组,则亚组之间就混杂了干预因素本身,也就无法解释干预的效果。

例 15-2　在一项包括了 1200 名重症患者的随机临床试验中,胰岛素强化治疗与常规疗法相比,并没有降低全因医院病死率(37.3% vs 40.0%,$P = 0.33$)。研究者根据在重症监护病房(ICU)治疗的时间进行分层分析。在 ICU 至少 3 天的 767 名患者中,使用胰岛素强化治疗的患者有较低的全因医院病死率(43.0% vs 52.5%,$P = 0.009$);在 ICU 未满 3 天的 433 名患者中,胰岛素强化治疗似乎增加了全因医院病死率(26.5% vs 18.9%,$P = 0.05$)。

本研究中因为亚组的划分是与结果有关的分层因素,显然这里亚组的划分(在 ICU 治疗的时间)不是建立在基线特征测量基础上的,而是取决于治疗后的状态,因此亚组分析的结果是无法解释的。因为疗效不好的患者在 3 天内可能已经病逝,两个亚组的样本已经没有代表性,随机性也未能维持。

六、亚组分析的指标与方法选择

根据受试者的某基线特征定义亚组后,将亚组人群的某基线特征与全部受试者人群、除亚组外其他受试者人群的某基线特征进行比较分析,从亚组人群某基线的特殊性可能找到导致结果不一致的原因。

对于单个亚组某指标的分析,往往采用与整个受试者人群对应指标相同的分析方法。对于多个亚组间某相同指标的对比分析,实际上是异质性分析。

在选择分析指标时应结合临床实际,且应正确合理。当基线的某指标值相差较大时,要用相对的而非绝对的测量指标来检验亚组效应。如在用他汀类药物降低血脂的临床试验中有低危组与高危组两个亚组,低危组的未来 10 年心血管死亡危险率≤2%、高危组≥30%,两组未来 10 年用他汀类药物进行治疗,根据一项他汀类药物治疗效果的 Meta 分析结论,低危组的死亡危险率可望从 2% 降到 1.4%,高危组的死亡危险率可望从 30% 降到 21%。若选用绝对死亡危险降低率(absolute risk reduction,ARR)作为指标进行亚组分析,可得出他汀类药物在高危与低危亚组间治疗效应存在差异的结论;若选用相对死亡危险降低率(relative risk reduction,RRR)作为指标进行亚组分析,可得出他汀类药物在高危与低危亚组间治疗效应相近的结论。显然选用后者作为亚组分析指标比较合理。

七、异质性分析与交互作用

异质性分析实际上是分析同一特征变量不同水平特征(例如不同的年龄组)亚组间结论的一致性,这可以用带有交互作用项的模型进行分析。例如欲检验抗肿瘤药物的疗效在初发和复发患者中是否有差异,生存分析用 Cox 比例风险回归模型,则模型中包含组别($Trt = 1$ 试验组,$Trt = 0$ 对照组)、是否复发($Rec = 1$ 复发,$Rec = 0$ 初发)及两者的交互作用($Trt \times Rec$),根据交互作用的参数估计值和置信区间可以判断在初发和复发两个亚组中药物的疗效是否有差异。

例 15-3　PLATO 是一项验证新型抗血小板替格瑞洛(ticagrelor)+阿司匹林在急性冠脉综合征(acute coronary syndromes,ACS)患者中能否优于传统的氯吡格雷(clopidogrel)+阿司匹林方案的国际多中心、随机、双盲双模拟、阳性药物平行对照Ⅲ期临床试验(the study of platelet inhibition and patient outcomes,PLATO)。该研究始于 2006 年 10 月,结束于 2009 年 3 月。试验在 43 个国家的 862 个中心进行,共纳入 18 624 例 ST 段抬高型或非抬高型 ACS 患者,经随机化分组后替格瑞洛组 9333 例、氯吡格雷组 9291 例。按照人群的基线特征划分亚组,包括 5 个预先计划的亚组分析及 8 个事后进行的亚组分析。

Cox 比例风险回归模型显示,两组的主要终点事件发生率分别为 9.8% 与 11.7%($HR = 0.84,P < 0.001$),见图 15-1。替格瑞洛组的主要终点事件发生率较低,相对风险降低 16%。进一步分析显示,1~30 天替格瑞洛与氯吡格雷两组的主要终点事件发生率分别为 4.8% 与 5.4%($HR = 0.88,P = 0.045$)。除按体重(交互作用的 $P = 0.04$)、是否服用降脂药物(交互作用的 $P = 0.04$)、地区(交互作用的 $P = 0.045$)划分亚组估计结果存在异质性外,其余的异质性均无统计学意义。

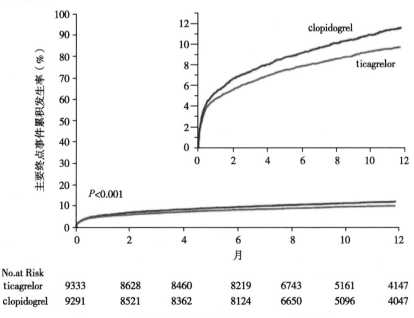

No.at Risk

ticagrelor	9333	8628	8460	8219	6743	5161	4147
clopidogrel	9291	8521	8362	8124	6650	5096	4047

图 15-1　主要终点事件发生率(Kaplan-Meier)估计

　　由于本品需要在美国上市,因此需要对美国的资料进行单独分析,并分析疗效在地区间差异的原因。将数据分为美国及非美国两个亚组,结果发现美国主要终点事件的 *HR* 为 1.27,非美国主要终点事件的 *HR* 为 0.81,而根据所有国家估计的 *HR* 为 0.84,地区与组别的交互作用($P = 0.045$)有统计学意义,见表 15-1。美国估计的风险比与非美国及所有国家估计的结果相反。

表 15-1　美国与非美国的主要终点指标估计值

地区	N	ticagrelor(n/N)	clopidogrel(n/N)	*HR*	95%CI
美国	1413	12.6%(84/707)	10.1%(67/706)	1.27	0.92~1.75
美国以外的地区	17 211	9.6%(780/8626)	11.8%(947/8585)	0.81	0.74~0.90
合计(PLATO)	18 624	9.8%(864/9333)	11.7%(1014/9291)	0.84	0.77~0.93

　　显然,这个结果直接递交到美国 FDA 是不可能获得批准的。事实上,欧洲批准替格瑞洛上市后,FDA 并没有马上批准在美国上市,而是要求申办方进一步分析原因。

　　进一步探索地区差异的原因,首先从入组时的基线特征入手,采用 Cox 比例风险回归模型,先固定协变量,包括组别(替格瑞洛 *vs* 氯吡格雷)、地区(美国 *vs* 非美国)及组别×地区交互作用项,见模型(15-1)。

$$\lambda(t) = \lambda_0(t)\exp(\beta_1 \text{group} + \beta_2 \text{region} + \beta_3 \text{group} \times \text{region}) \tag{15-1}$$

$$\lambda(t) = \lambda_0(t)\exp(\beta_1 \text{group} + \beta_2 \text{region} + \beta_3 \text{group} \times \text{region} + \beta_4 X + \beta_5 X \times \text{group}) \tag{15-2}$$

　　依次考虑了 37 个协变量及其与组别的交互作用项,逐一将它们放入上述模型,观察比较两个模型中组别与地区的交互作用项系数。如果加入这个协变量后,组别与地区的交互作用项系数[模型(15-2)中的 β_3]变化较大,甚至没有统计学意义了,则此协变量可能是引起组别与地区交互作用的原因,需要对这个协变量进行深入分析。显然这一个分析属于探索性分析。

　　结果显示,将受试者服用阿司匹林中位剂量作为协变量纳入模型中,组别×地区交互作用项的系数 β_3 改变最多,提高了 80%~100%,提示阿司匹林可能是引起组别与地区交互作用的主要原因。如果将 4 天高剂量阿司匹林作为协变量纳入模型中,组别与地区交互作用项的系数 β_3 改变也最多,提高接近 40%。说明阿司匹林可能是引起地区差异的主要原因。

　　进一步分析美国及其他国家受试者应用阿司匹林的情况,美国受试者应用阿司匹林的平均剂量(220mg)高于其他国家受试者的平均剂量(100mg),近一半的美国受试者阿司匹林的伴随用药量达到 325mg、少数低于 81mg,而其他国家受试者绝大部分阿司匹林的伴随用药量低于 100mg、少数高于 300mg。

　　按阿司匹林用量分层,分为 ≤100mg、100~300mg 和 >300mg 三个层,结果见表 15-2。亚组分析结果显示,阿司匹林剂量 ≤100mg 组,美国的 *HR* 估计值为 0.73(0.40~1.33),其他国家的 *HR* 估计值为 0.78(0.69~0.87);而阿司匹林剂量 ≥300mg 组,美国的 *HR* 估计值为 1.62(0.99~2.64),非美国的 *HR* 估计值为 1.23(0.71~1.42)。说明无论是在美国还是在其他国家,只要阿司匹林的剂量 ≥300mg,估计的风险比都大于 1;只要阿司匹林的剂量 ≤100mg,估计的风险比都小于 1。由于美国受试者应用大剂量阿司匹林的人数比例较高,故其总的风险比 >1,从而找到了美国的结果区别于其他国家的结果的主要原因。

表 15-2 替格瑞洛与氯吡格雷的主要终点事件比较(分层分析)

地区	阿司匹林剂量（mg）	替格瑞洛		氯吡格雷		HR(95%CI)
		总人群	事件数	总人群	事件数	
美国	≥300	324	40	352	27	1.62(0.99,2.64)
	100~300	22	2	16	2	Ref
	≤100	284	19	263	24	0.73(0.40,1.33)
非美国	≥300	140	28	140	23	1.23(0.71,1.42)
	100~300	503	62	511	63	1.00(0.71,1.42)
	≤100	7449	546	7443	699	0.78(0.69,0.87)

该药物最终在美国上市,但是说明书中增加了黑框提示:替格瑞洛与100mg/d剂量以上的阿司匹林同时使用会减低治疗效果。由于是基于探索性亚组分析的结果,替格瑞洛在美国上市有运气的成分,难以效仿。

八、密切相关结局间的亚组效应的一致性

如果亚组效应是真实的,那么它或许会通过所有密切相关的结局事件显现出来。例如在例15-1中比较了吉非替尼和安慰剂对生存的影响。初步的分析显示,与安慰剂相比,吉非替尼具有延长生存期的趋势($HR=0.89$,95%CI $0.77\sim1.02$,$P=0.087$)。对一项预先计划的亚组分析的假设检验结果显示,非吸烟者($HR=0.67$,95%CI $0.49\sim0.92$)与吸烟者($HR=0.92$,95%CI $0.79\sim1.06$)的生存效应是不同的。进一步对治疗失败时间的分析结果表明,非吸烟者($HR=0.55$,95%CI $0.42\sim0.72$)与吸烟者($HR=0.89$,95%CI $0.78\sim1.01$)生存效应的差别同样存在。密切相关不同结局事件的亚组效应的一致性增加了对亚组分析结果的可信度。

九、亚组分析结果的表达

如果亚组比较多,列出不同亚组试验效应的估计值及置信区间将便于分析和比较,从中找出共性和特殊性。用森林图(forest plot)将这些结果表达出来,就更加综合与直观了。

例15-4 临床上通常根据患者的血红蛋白水平来决定是否进行输血,为确定宽松的输血指征(血红蛋白<9g/dl 即可输血)与严格的输血指征(血红蛋白<7.5g/dl 方可输血)哪种指征对患者术后的存活情况与医疗费用更为有利,英国开展了一项多中心平行对照临床试验 TITRe2,研究对象为年龄>16 岁、进行了非紧急心脏手术且血红蛋白低于 9g/dl 的患者,研究的主要指标为患者随机化入组后 3 个月内患永久性脑卒中、心肌梗死等缺血性事件以及严重感染的综合发生率。该研究事先针对主要指标定义了亚组分析。该研究最终纳入2003 名患者,严格输血指征组和宽松输血指征组的输血率分别为 53.4% 和 92.2%,两组的主要指标值分别为 35.1% 和 33.0%。亚组分析显示主要指标在各亚组间无异质性,其森林图见图 15-2。

图 15-2 中浅色的垂直线表示全部受试者主要指标的总效应估计值(实线)及 95% 置信区间(虚线),各圆形面积大小表示各个亚组的权重。

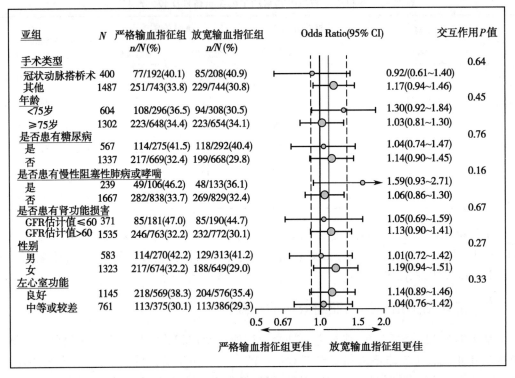

图 15-2 亚组分析的森林图

第三节 亚组分析结果的报告

Wang 和 Lagakos 等在 2007 年提出了如何规范报告亚组分析结果的建议。

（一）在摘要部分

只报道预先计划的、作为主要研究目的的亚组分析结果，并对所有计划的亚组分析结果进行总体性解释。

（二）在方法的描述部分

说明事先定义特别感兴趣的亚组分析。评价不同亚组分析结果的一致性，并说明评价亚组间异质性的指标与统计分析方法。说明对多少个亚组进行了事后分析，报道了多少。评价不同亚组分析结果的一致性，并说明评价亚组间异质性的指标与统计分析方法。详细的表述可以放在文章的附件中。需要明确说明由于多次进行亚组分析导致的 I 类错误（假阳性）概率膨胀，并详细描述控制 I 类错误概率膨胀的方法。选择性报告亚组分析结果可能导致报道偏倚。

（三）在结果部分

如果可能，亚组间药物效应的异质性用交互作用来表示，并给出药物效应相应的参数估计值及置信区间。森林图可以较好地表达这类分析的结果。

（四）在结论部分

避免过度解释或高估亚组间的差异，正确评价亚组结论的可靠性、局限性，说明这些结论与其他研究结论（如果有的话）之间的异同。

第四节 对亚组分析结果的解读

评估不同亚组人群间治疗效应的一致性通常是药品监管部门最关心的一个问题,也是亚组分析最常见的一类应用。引起异质性的因素包括年龄、性别、种族、地区、疾病的不同亚型、基因突变、伴发疾病、合并用药等基线情况,关注药物在不同人群中的疗效有助于对药物的全面了解,并指导临床用药。

一、事先计划的亚组分析结果

预先计划的亚组分析可用于药物申请注册上市,需满足的要求包括事先明确定义、设计亚组;考虑亚组的样本量、亚组分析的检验效能;根据亚组进行分层随机化;按需考虑多重比较的 I 类错误概率校正,常用方法如 Bonferroni 校正等;制订恰当的统计分析计划。

二、事后进行的亚组分析结果

事后进行的亚组分析可能存在如下问题:

1. 样本量不够,把握度较低 由于事先没有考虑到亚组分析,研究设计时样本量的估计是基于整个受试者人群的。此时,选择不同的亚组进行统计分析,样本量显然是不够的,当然把握度也不高。

2. 亚组人群可能缺乏随机性 非事先计划的亚组分析,亚组人群不能维持随机性,从而使统计推断缺乏理论基础。如果事先已经计划进行亚组分析,则在随机化分组时,考虑分层随机化分组。

3. 假阳性率高,结论不可靠 由于是探索性分析,分析的亚组定义、数量没有事先考虑,比较随意,也几乎不对多重性问题进行校正。因此,面对众多的潜在的亚组人群的定义和分析,总能找到一些阳性结果,而报道时又往往报喜不报忧,选择阳性结果报道,导致报告的假阳性增加。即使控制了 I 类错误概率,但小样本时得到的结论仍然不能排除偶然性,导致结果不可靠。

例 15-5 在 β 受体阻断药美托洛尔缓释片(metoprolol CR/XL)用于治疗充血性心力衰竭的随机双盲安慰剂平行对照临床试验 MERIT-HF 中,2 个主要疗效指标分别是总死亡率、总死亡加全因住院率,第 1 个次要疗效指标是总死亡加心力衰竭致住院率。结果显示,相对于安慰剂组,试验组 2 个主要指标的 HR 分别为 0.66($P=0.0062$)与 0.81($P=0.000\,12$),第 1 个次要指标的 HR 为 0.69($P<0.000\,01$)。所有事先定义的众多因素的亚组人群(包括 14 个国家亚组)及几个事后分析的亚组人群的上述 3 个指标结果均有很好的一致性。进一步分析美国人群发现,第 2 个主要指标及第 1 个次要指标具有很好的一致性,但第 1 个主要指标在 NYH II 级亚组人群的 HR 为 2.24,在 NYHA III/IV 级亚组人群的 HR 为 0.80,美国 NYH II 级亚组人群效应显示出与总体效应的不一致性。对受试者的各基线因素及治疗背景因素进行分析,结果未发现任何不均衡因素可以解释该亚组与全部研究人群不一致的原因。最后,MERIT-HF 试验中美国 NYHA II 级亚组人群与全部研究人群效应不一致的结果被认为是偶然性所致。

例 15-6 在阿莫地平用于治疗充血性心力衰竭的 PRAISE-I 临床试验中,事后将受试人群分为缺血性和非缺血性心力衰竭进行亚组分析。结果显示,阿莫地平用于非缺血性心力衰竭患者亚组人群时具有很好的疗效,且有统计学意义($P<0.001$),而对缺血性心力衰竭亚组人群的心力衰竭症状无改善作用。于是,研究者另外设计了一个临床试验 PRAISE-Ⅱ,只纳入非缺血性心力衰竭患者,专门用于验证 PRAISE-Ⅰ 中亚组分析的结果。但是,最后的结果显示阿莫地平用于非缺血性心力衰竭患者人群时,其疗效与安慰剂相似,否定了 PRAISE-Ⅰ 中亚组分析的结果。

　　由此可见,对临床试验资料的深入探索性分析固然重要,但由于亚组分析可能不能维持随机性、样本量不够、把握度不高、假阳性率增加等原因,在亚组分析中发现的阳性结论往往具有偶然性,需要审慎解读,一般作为进一步临床试验的参考依据,而不能作为临床应用的证据。

(张罗漫　钱　维)

参 考 文 献

1. Friedman LM, Furberg CD, Demets DL. Fundamentals of Clinical Trials. 4th ed. NewYork:Springer,2010:40,371-376

2. 陈峰,于浩.临床试验精选案例统计学解读.北京:人民卫生出版社,2015:320-332

3. 王玉珠,王骏,黄钦.亚组分析在药物临床试验中的运用.中国临床药理学杂志,2012,28(6):477-480

4. 阿斯利康制药有限公司.大型临床试验 ISEL 研究统计分析解读.循证医学,2007,7(2):105-106

5. Wang R,Lagakos SW,Ware JH,et al. Reporting of Subgroup Analyses in Clinical Trials. NEJM,2007,357:2189-2194

6. Cook DI,Gebski VJ,Keech AC. Subgroup analysis in clinical trials. Med J,2004,180(6):289-291

7. Murphy GJ,Pike K,Rogers CA,et al. Liberal or Restrictive Transfusion after Cardiac Surgery. NEJM,2015,372(11):997-1008

第十六章

数据缺失问题

数据缺失是反映随机对照临床试验质量的一个重要方面。ICH-E9中指出,临床试验几乎总是存在缺失数据。大量研究也发现,数据缺失可能破坏随机对照临床试验的组间可比性,从而导致各组在疗效比较和评价时产生偏倚。由于新药临床试验是一个复杂的过程,涉及多方单位(如申办方、组长单位、监查员、数据管理方和统计方等)的合作,因此要预防数据缺失问题,仅凭统计理论和方法是远远不够的,必须得到所有合作单位的重视和配合。

数据缺失问题在临床试验设计和实施过程中常被忽视。如何预防数据缺失、如何正确处理缺失数据,这些问题目前尚未形成统一的认识和规范。有的研究者盲目乐观地认为,数据缺失只是由于临床试验中的粗心大意造成的,只要更加小心就可以收集到完整的数据;还有的研究者以为,只要在临床试验方案中注明"对主要指标的缺失值,采用最接近的前一次观察数据进行结转(last observation carried forward,LOCF)",就可以一劳永逸地解决数据缺失的问题。实际上,这些对数据缺失的片面认识和处理,可能比数据缺失问题本身所造成的危害更为严重。因此,本章拟通过介绍缺失数据的有关问题,加深临床试验参与者对数据缺失问题的认识和重视程度。

第一节　数据缺失问题的背景

一、数据缺失的概念和原因

数据缺失是指临床试验方案和病例报告表(case report form,CRF)中规定收集的数据没有被收集到。这些数据可以是受试者的基本信息、基线指标、治疗或用药情况、疗效指标、安全性指标、合并用药、不良事件,或其他可以具体测量或观察到的指标,也包括一些辅助信息,例如检查的时间、签字等。

在随机对照临床试验过程中,造成数据缺失的原因是多个方面的,主要有:

1. 由于不良事件或疗效原因导致的受试对象退出　在新药临床试验中,受试对象由于出现不良事件或者认为治疗措施缺乏疗效而决定退出试验的情况比较普遍。当然,与之相反的是,在少数情况下,受试对象也可能由于症状的缓解、病情的恢复或者痊愈而退出试验。

2. 临床试验方案中规定的结局变量不适用于某些受试对象　有些临床试验方案由于设计上的疏忽,导致受试对象的某些变量是不适用的。这里所谓的"不适用"是指对于该受试对象而言,该变量值是不存在的,例如受试者为绝经后妇女,而变量是妊娠期疾病。另一种情况是对于受试对象可能出现的治疗结局缺乏充分的预计,导致无法定义该受试对象的治疗结局。如由于受试对象的身体状况等原因,某些指标(如6分钟行走测试)无法被测量;又如对受试者的肾脏代谢功能的测量,可能由于受试者正在接受肾移植手术而无法完成。

3. 临床试验的持续时间过长　一般而言,临床试验的持续时间越长,受试对象退出试验的可能性就越大。这种情况下,常见的脱落原因包括受试对象的家庭住址或者联系方式变更。

4. 数据收集过程中的失误　如在填写CRF的过程中,可能由于医生忘记填写或者对数据理解错误而造成数据的遗漏;也可能由于数据采集设备的故障、存储介质的故障、传输媒体的故障或一些人为原因导致数据的丢失。

5. 获取信息的代价太高　有些临床试验为了确定患者的真实临床结局,需要采用具有创伤性或者费用较高的金标准,如空肠活检诊断儿童肠病、肺血管造影诊断肺栓塞等。考虑到获得诊断结果的代价太高,实践中通常不会采用金标准证实所有患者的临床结局,其中一部分患者的临床结局很可能只是通过其他一些替代诊断方法进行确认。

需要特别强调的是,虽然通常病例报告表中对受试对象退出试验的原因都有一定的记录(如"是否因为不良事件退出试验"),但是仅仅了解这些信息是不够的,研究者还必须尽可能判断受试者退出试验的原因是否与疾病的健康状态改变有关,因为这对于认识数据的缺失机制和选择恰当的缺失数据处理方法是非常重要的。实际情况中,有的退出原因与疾病状态改变的关系容易判断(如不良事件或疗效原因导致的受试对象退出);但有的情况却比较复杂,需要做进一步的调查。例如对于受试对象搬迁这个原因,就需要结合具体情况来具体分析,如果受试对象是由于升学或者工作调动等原因搬到其他地方居住,而不方便继续参与临床试验,那么这种情况与受试对象的健康状况改变无关;但是,如果受试者是因为病情恶化而需要搬到亲人家里以得到更好的照料的话,那么这种情况导致的数据缺失就与受试者的健康状况改变有关。

二、数据缺失的危害

对于统计分析结果而言,数据缺失问题的危害主要表现在对准确性和检验效能的影响。具体表现如下:

(一) 对准确性的影响

随机对照临床试验的最大优点是采用随机化的方式使大量难以控制的非处理因素在试验组和对照组间保持基线可比性(baseline comparability);同时随机化也是统计推断的基础。但是,一旦出现数据缺失,就可能破坏随机化,从而导致各组的基线可比性被打破;另外,如果数据缺失与治疗措施的分配以及治疗结局有关的话,还将造成治疗效应的估计偏倚,最终损害统计推断结果的准确性。

(二) 对检验效能的影响

由于数据缺失而导致的样本量减少将会降低检验效能。虽然一般的临床试验设计都会针对受试对象可能退出试验的情况予以考虑,即对通过样本量估计公式获得的样本数 n 进行校正[校正样本数 $n_c = n/(1-R)$, R 为预计的受试对象退出比例]。但该方法为了达到预期的检验效能,必须满足两个条件:①受试者退出试验与治疗效应无关;②受试者的退出属于完全随机缺失(具体见本章第三节)。

在实际情况中,疗效和安全性是受试者决定是否退出试验的主要原因,因此大部分受试者的退出都与治疗效应或不良事件等有一定关联。因此,全部受试对象的退出都属于完全随机缺失的假定太过乐观。

需要说明的是,数据缺失带给随机对照临床试验的最严重的问题不是检验效能的降低,而是治疗效应的估计偏倚。当然,检验效能的降低也是需要解决的问题。在首要解决偏倚问题的情况下,一种处理检验效能问题的简单方法是:首先在原有预期治疗效应的基础上校正无应答(non-response)产生的偏倚,然后再通过校正后的治疗效应估计检验效能。另外,虽然有专门处理数据缺失的统计方法,但在临床试验的设计和实施阶段尽量采取措施以避免数据缺失显然是最佳的策略。

三、针对数据缺失的相关管理规范

目前,国内外药物临床试验监管部门及相关研究机构的管理规范和共识中已针对数据缺失问题提出了一些指导原则和处理办法,这些文件主要包括 ICH-E9;FDA 颁布的 *Draft Guidance on Important Considerations for When Participation of Human Subjects in Research is Discontinued*(2008)和 *Guidance for Sponsors, Clinical Investigators, and IRBs: Data Retention When Subjects Withdraw from FDA-Regulated Clinical Trials*(2008);EMA 颁布的 *Guideline on Missing Data in Confirmatory Clinical Trials*(2010);原 CFDA 颁布的《药物临床试验数据管理与统计分析的计划和报告指导原则》(2016)等。这些文件针对数据缺失问题的处理原则基本类似,主要有:

(1)在临床试验设计阶段,需对数据缺失的比例和缺失机制进行预测。缜密的计划将有助于在临床试验方案中明确地提出处理数据缺失问题的合理方案。

(2)在符合伦理和相关法规的前提下,需尽可能收集接受随机化入组的受试对象的信息,尤其是退出临床试验的受试对象的退出原因和临床结局。

(3)在报告数据缺失问题时需遵循《临床试验结果报告规范》(consolidated standards of reporting trials,CONSORT)(见第三十三章)。

(4)考虑到临床试验数据缺失问题是一个普遍现象,因此只要能够在设计和实施阶段严格控制数据缺失,并且在分析阶段对缺失数据进行合理的处理,那么临床试验得到的结果仍然是可信的。

(5)由于针对数据缺失问题没有一个普遍适用的处理方法,因此当数据的缺失比例较大时,临床试验的统计分析必须针对不同数据缺失机制下的处理方法进行敏感性分析。

可见,对数据缺失问题的预防和处理贯穿于临床试验的整个流程,包括设计、实施和分析阶段。图 16-1 展示了在临床试验的不同阶段中缺失数据处理的框架和基本思路。

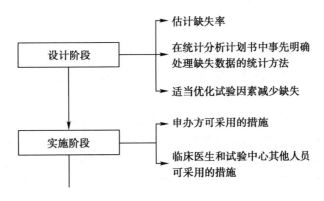

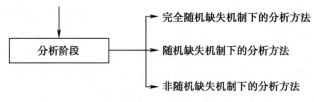

图 16-1　缺失数据处理的框架和基本思路

第二节　数据缺失的预防和处理

一、试验设计对数据缺失的预防

在设计临床试验之前,需要首先对试验的缺失数据所占比例的可能范围进行估计。例如在开展Ⅲ期临床试验之前,Ⅱ期临床试验以及其他适应证相同的临床试验的数据和经验有助于估计缺失数据的预期发生比例。对数据缺失程度的预测不仅能够引起研究者的重视,促进相关合作单位在试验过程中积极采取预防数据缺失的措施,而且还有利于设定针对缺失数据的统计分析方法和敏感性分析,以减少数据缺失问题对试验结果造成的影响。

在试验设计阶段,可以通过适当优化试验因素来考虑和制订应对数据缺失问题的策略,具体包括以下几个方面:

1. 通过选择研究中心、研究者、受试对象、结局指标、研究持续时间、随访频率等控制缺失数据。

2. 采用富集(enrichment)设计或导入(run-in)设计　富集设计是指前瞻性地利用患者特征(包括人口学、病理生理学、病史、遗传学或蛋白组学、临床以及心理学等)来确定试验的入组人群,从而使目标药物的有效性相对于未选择人群在该特定人群中更容易显现。富集也可特指在广泛人群入组的试验中,用于主要分析的亚组。富集设计可以避免由于治疗退出所导致的相关问题,并且由于该设计收集了最有可能从试验组措施获益的亚组人群的患者特征,因此研究者还可以通过判断某个潜在受试对象的特征是否与其相似,来确定该受试对象是否属于干预措施的"受益人群"。导入设计的原理与富集设计类似,该设计在临床试验开始前专门安排了一定时期,用以根据患者的依从性或安慰剂效应的预期值来最终确定纳入临床试验的受试对象。富集设计和导入设计最大的区别在于是否在筛选受试对象的阶段采用了试验组的治疗措施;而两者的共同点在于通过预测受试对象的依从性,从中选择预测依从性良好的受试对象参与临床试验。当然,在选择这类设计之前需要特别认真地考虑,以避免对临床试验的外部真实性造成影响。

3. 采用灵活剂量研究　该类研究允许根据不同受试对象的药物耐受性程度,对同一个处理组的受试对象可采用不同剂量的处理措施,从而降低由于药物耐受性所导致的受试对象退出。当然,对用药剂量的调整方法和条件需在方案中明确规定,否则会被认为是对研究方案的违背。

4. 缩短随访周期　这是一种折中方案,虽然它能够降低数据缺失的可能性,但是对于那些病情改变缓慢的受试对象来说,缩短随访周期意味着可能观察不到他们最终的治疗结局,从而造成删失。因此,缩短随访周期能多大程度地降低数据缺失的可能性是需要认真考虑的问题,研究者需要在缩短研究周期和尽可能多地观察到研究结局之间进行权衡。

5. 每次随访时避免收集冗余的信息 如没有必要在每次随访时都询问受试者的病历和联系方式等信息。

6. 确保病例报告表中的问题和答案简明、确切,同时内容尽量避免涉及患者隐私,也不要给患者造成理解和判断上的困难。

7. 如果不是必须采用面对面的方式的话,那么还可以通过其他方式(如电话、短信、微信、电子邮件等)向受试对象收集信息。

8. 确保每次随访的访视时间窗口尽可能长。

二、试验过程对数据缺失的预防和处理

为了尽可能降低数据缺失的程度,除了在设计阶段需要制订周密的计划外,更重要的是在实施阶段落实预防数据缺失的各项措施。

(一)试验设计和管理方可采取的措施

1. 可选择在招募和随访受试对象方面有良好声誉和丰富经验的医生,并在试验开始前对医生和参与试验的其他人员进行专门培训。

2. 可通过减轻受试对象负担的方式来预防数据缺失,主要的策略包括尽量减轻受试者参与临床试验的负担,如为受试者随访提供交通和餐食方面的便利和补偿;在符合医学伦理和临床试验方案的前提下,对试验过程中表现优秀的研究者和受试者采取一定的激励措施。

3. 可承诺在试验结束后向患者提供继续的治疗,从而激励患者完成临床试验。

4. 可考虑通过何种方式向各试验点支付劳务费才能提高其预防数据缺失的积极性。值得注意的是,应当避免单纯根据试验点招募的受试对象人数向医生支付酬劳的做法,因为这实际上只强调了受试对象的入组,而没有强调随访工作的重要性;医生的酬劳中应该包括随访的工作(如根据每次随访发放酬劳)。另外,如果试验点招募的受试对象全部完成了临床试验,可以考虑追加发放酬劳。但需要注意,采取这种做法之前需要谨慎考虑,因为如果受试对象继续留在临床试验中将面临安全风险的话,那么通过物质奖励的方式鼓励医生或试验点的其他人员劝说受试对象继续临床试验,就可能会损害受试对象的权益。

5. 在遵循相关法律法规和临床试验伦理的前提下,试验管理方可通过共享临床试验数据,鼓励医生利用临床试验数据发表著作及论文等方式提高医生的科研热情,并且从学术严谨性层面提出规范化的预防和处理数据缺失的方法。

6. 在整个临床试验过程中,试验设计和管理方可追踪和监控数据的收集情况,并随时要求医生向其提供数据收集报告。关于数据收集的情况可以定期通过会议或者网络的形式发布,从而监督和激励试验点人员在数据收集过程中确保数据质量,并尽可能预防数据缺失的发生。

7. 对退出试验的受试对象继续随访,这样做有以下几点好处:首先,有助于预测该受试对象假如未退出试验的治疗结局;其次,有助于分析该受试者退出试验前接受的处理措施是否会影响其今后治疗方案的有效性(例如是否会提高该患者对同类药物的耐受程度);再次,有助于评价处理措施的副作用,以及其他在治疗过程中未及时发现的与治疗措施有关的风险因素。

(二)医生和试验中心的其他人员可采取的措施

在临床试验过程中,医生和试验中心的其他人员可以采取以下方式预防数据缺失的发生:

1. 在患者签署知情同意书的同时,向患者及其家属宣传和强调完成临床试验对于科学研究的重要性。

2. 可通过信息收集等方式预测每个受试对象退出试验的可能性;对于退出试验可能性较大的患者,可以进一步调查原因,并针对可能影响患者退出临床试验的因素提前做好准备,通常这些因素包括随访的次数和持续时间;需要交通或者照料小孩方面的帮助;每次随访需要提醒;医患关系;有晕血症、晕针症或其他类似情况;药物副作用;对干预有效性的人体感知(如感觉病情在恢复、好转)。

3. 定期提醒受试对象按时参加随访。

4. 可通过经常性的以口头或书面等方式向患者表示感谢,鼓励患者完成临床试验。

5. 可通过自身管理和服务质量的改善提高受试对象完成临床试验的积极性,包括在试验点营造轻松、友好的气氛;聘用服务态度好的医护人员;在安排随访时,尽量考虑受试对象的时间和日程安排等。

6. 应确保受试对象的联系方式实时更新。

7. 遇到受试对象想要退出试验的情况,医生和试验点的其他人员要向受试对象确认其退出的原因,并且确保受试对象完全理解完成试验的重要性。如果受试对象由于药物耐受性而采用其他的治疗措施,应当记录受试对象的用药情况的改变,因为这些信息有助于对临床试验结果的分析和总结。

三、数据缺失的报告

由于临床试验设计不能准确预计到实际试验研究中遇到的各种问题,因此允许在盲态审核阶段或之前阶段,根据实际情况变更统计分析计划中的数据缺失处理策略。

临床试验报告应包括对预先指定的统计分析方法、统计分析方案修订以及修订理由的阐述。就缺失数据而言,具体包含以下几个方面(EMA,2010):

1. 实际缺失数据的数量与预期估计的差别的文件记录,以及预先指定的统计分析计划是否依然合理的讨论,其中包括适当的敏感性分析。

2. 应详细列出修订后的统计分析方案与原始方案的差异,解释修订的原因,并且对统计分析方法进行修订和补充的时间也应当做详细说明。

3. 对发生数据缺失的数量、时间,以及其可能对有效性和安全性评价造成的影响应进行严格而详细的讨论。应当列出受试者脱落模式示意图(例如 Kaplan-Meier 图),以清晰显示不同治疗组间的脱落模式是否存在差异。

4. 对缺失数据类型的具体阐述　通过数据探索和解释,调查缺失数据在所有相关指标中是否存在非平衡性,以及有缺失数据和无缺失数据的患者在基线水平上是否具有不同特征。另外,对于支持试验药物有效性的数据,应当具体落实每个患者对统计分析所做的贡献。例如,若采用单一填补法处理缺失数据,则应当详细地列出每个缺失数据的填补值。对数据缺失类型的阐述有助于确定统计分析中可能存在的偏倚方向,因此它和缺失数据处理方法的选择一样重要。

5. 对患者脱落原因的报告　通过全面记录所有脱落患者退出试验的原因,有助于发现导致患者脱落的最重要的原因,并且还将影响在分析缺失数据时对这些受试者资料采取的处理措施。

6. 如果试验结果中出现了超出预期的缺失数据类型,则有必要在预先制订的统计分析计划中加入一些事后敏感性分析（post-hoc sensitivity analyses）。事后分析的目的并不是为了弥补试验设计阶段的缺陷甚至错误，而仅仅是为了说明当出现预料之外的数据缺失类型时该试验的结果是否依然有价值。

四、数据缺失的统计处理原则

EMA（2010）认为："数据缺失的定义由缺失数据的存在性和解释数据缺失原因的机制两部分共同构成。"该定义强调了由数据缺失所导致的统计分析结果偏离真实情况的程度与数据缺失机制及其影响因素的关系，这其中包括数据缺失、治疗分组和疗效指标之间的相互关系，临床疗效指标的测量方法，以及疗效指标随时间的变化等因素。可见，在选择数据缺失的统计处理方法之前充分考察数据的缺失机制是十分必要的。

还需注意的是，如果数据缺失的处理方法选择不当，那么其本身也会成为分析结果偏倚的来源。更重要的是，正如著名统计学家 George E. P. Box 所说："所有的模型都是错误的，但有一些是有用的。"类似的道理也适用于临床试验中对数据缺失的统计处理。因为真实的完整数据集和数据缺失机制是不可能知道的，在这种情况下，数据缺失处理方法的合理性主要取决于针对缺失机制所建立的假设在特定的临床试验场景中是否合理。从这个角度考虑，为避免研究者根据研究结束后的具体数据来选择统计方法所导致的主观性，在临床试验开始之前通过一定的经验和事实依据来确定数据缺失的统计处理方法是十分必要的。

第三节　处理数据缺失的统计方法

数据缺失问题在临床试验中非常普遍，但针对该问题的处理却没有统一的策略，研究者应结合数据缺失的原因、模式和机制等具体情况做具体分析。例如在一项评价某新型针灸治疗仪治疗腰椎病疗效的临床试验中（帅平，2010）共纳入了 237 例患者，将患者随机分配到治疗组（采用该新型针灸治疗仪治疗）和对照组（采用某种按摩仪治疗）。治疗组和对照组每周治疗 1 次，共持续 8 周。试验的基线特征指标包括年龄、性别、脊源性颈臂痛病史等。在治疗开始前和治疗全部结束后分别测量患者的腰段屈曲度和腰部疼痛评分。屈曲度用弯腰时手中指离地的距离表示，屈曲度测量值越大，说明腰部弯曲困难；屈曲度测量值越接近于 0，则表明腰部活动灵活。疼痛评分分为 0~10 分，由患者根据自己的痛觉判断并画在相应的数字上。研究者根据疼痛评分又将患者的疼痛情况分为 4 个等级。在该临床试验数据中，完整观测到的病例数为 188 例，占整个样本量的 79.32%。出现数据缺失的变量有治疗前的疼痛评分及评分等级、治疗前的屈曲度测量值、脊源性颈臂痛病史、治疗后的疼痛评分及评分等级和治疗后的屈曲度测量值。为简化说明过程，这里仅以治疗前后屈曲度测量的差值为主要疗效指标介绍数据缺失问题的一般处理原则和方法。

一、处理数据缺失的理论框架和注意事项

（一）数据缺失的模式

缺失模式描述了整个数据集中哪些数据被观测到、哪些数据缺失。了解缺失模式有利于认识不同变量间的关系，为寻找合适的处理方法提供线索。常见的缺失模式有两种：

1. 单调缺失模式　单调缺失模式（monotone missingness pattern）主要适用于只有一个变量含有缺失数据的情况，即变量单调缺失模式（图 16-2A）。例如，在重复测量设计的临床试

验中,如果受试对象在第 k 次的观测值缺失,那么在单调缺失模式下,其以后各次的观测值也是缺失的。当然,单调缺失模式也可以推广到多个变量含有缺失数据的情况。特别地,多变量单调缺失模式是指假设样本由 N 个受试对象的 P 个变量组成,对样本进行适当的调整和变换后,如果第 n 个($n<N$)受试对象的第 p 个变量($p<P$)的观测值是缺失的,那么排在第 n 个受试对象之后的所有患者的第 m 个变量($p<m \leqslant P$)的观测值也是缺失的(图 16-2B)。对于单调缺失模式来说,缺失数据的处理相对比较简单。但在大多数复杂的研究中,这种模式是少见的。

2. **任意缺失模式** 对于不满足单调缺失模式的数据缺失情况,称之为**任意缺失模式**(arbitrary missingness pattern),见图 16-2C。该模式是最常见的缺失模式,其处理方法也较为复杂。

	Y_1	Y_2	Y_3	Y_4	Y_5
1	○	○	○	○	○
2	○	○	○	○	○
3	○	○	○	○	×
4	○	○	○	○	×
…	…	…	…	…	…
n	○	○	○	○	×

A. (单变量)单调缺失模式

	Y_1	Y_2	Y_3	Y_4	Y_5
1	○	○	○	○	○
2	○	○	○	○	×
3	○	○	○	×	×
4	○	○	×	×	×
…	…	…	…	…	…
n	○	○	×	×	×

B. (多变量)单调缺失模式

	Y_1	Y_2	Y_3	Y_4	Y_5
1	×	○	○	○	○
2	○	○	×	○	×
3	○	×	○	×	○
4	○	○	○	×	×
…	…	…	…	…	…
n	×	○	×	×	○

C. 任意缺失模式

○表示已观察到数据,×代表缺失数据

图 16-2 数据缺失模式示意图

在上述针灸的临床试验中,各变量的缺失情况如表 16-1 所示。

表 16-1 中的○表示观察到,×表示缺失。图的最右侧一列表示左侧情况的总例数,最下面一行表示每种变量缺失的个数。如第一排的所有变量均观察到,这种情况共有 188 例;第二排仅颈臂痛病史变量缺失的情况有 20 例;第三排为治疗后疼痛评分和评分等级缺失,其他变量全部观察到的情况有 1 例。从每个变量来看,年龄、性别和组别三个变量无缺失,治疗前的疼痛评分和评分等级有 3 个缺失值,它们的缺失率为 1%;治疗前的屈曲度测量值有 6 个缺失,缺失率为 3%;颈臂痛病史有 23 个缺失值,缺失率为 10%;治疗后的屈曲度测量值有 28 个缺失,缺失率为 11.8%;治疗后的疼痛评分和评分等级各有 29 个缺失值,缺失率均为 12.2%。从表 16-1 中还可以看出数据为任意缺失模式。

表 16-1 某针灸临床试验的各变量缺失情况

组别	性别	年龄	治疗期疼痛评分	治疗前疼痛评分等级	治疗前屈曲度	颈臂痛病史	治疗后屈曲度	治疗后疼痛评分	治疗后疼痛评分等级	总和
○	○	○	○	○	○	○	○	○	○	188
○	○	○	○	○	○	×	○	○	○	20
○	○	○	○	○	○	○	○	×	×	1
○	○	○	○	○	○	○	×	×	×	20
○	○	○	○	○	○	×	×	×	×	2
○	○	○	○	○	×	○	×	×	×	3
○	○	○	×	×	×	○	×	×	×	2
○	○	○	×	×	×	×	×	×	×	1
0	0	0	3	3	6	23	28	29	29	

（二）数据缺失的机制

缺失机制是缺失数据处理中的一个重要问题,它通过描述含缺失数据的变量和其他已观测变量的关系,试图说明导致数据缺失的原因,以及这些原因与治疗(或干预)结局的关系。由于几乎所有的缺失数据的处理方法都建立在缺失机制的假设上,因此在选择具体的统计分析方法之前对数据的缺失机制进行充分而合理的论证是非常必要的。数据的缺失机制分为三类,即完全随机缺失(missing completely at random,MCAR)、随机缺失(missing at random,MAR)和非随机缺失(missing not at random,MNAR)。

1. 完全随机缺失　在完全随机缺失假设下,观察值出现缺失的概率既不依赖于已观测到的数据,也不依赖于未观测到的数据,即数据缺失完全是由于随机因素造成的。例如患者因为非健康方面的原因(如工作或结婚)移居到另一个城市,从而导致患者退出试验。针对完全随机缺失的情况,采用通常的统计方法进行估计是无偏的,但是不同方法的估计效率有差别。另外,MCAR的假定性很强,在现实中这种情况并不常见。

2. 随机缺失　随机缺失的机制是指观察值出现缺失的概率依赖于已经观测到的数据,但与未观测到的数据无关。这提示退出试验的患者的治疗情况可以通过已观测到的数据进行预测,进而能够无偏地估计出相应的终点指标。例如,如果在随访过程的前期一系列较差的疗效结果提示药物没有疗效,从而导致受试者退出临床试验,则可以对该病例按照较差的疗效结果进行填补或统计建模(EMA,2010)。

3. 非随机缺失　非随机缺失的机制意味着观察值出现缺失的概率依赖于未观测到的数据。在这种情形下,缺失数据和分析中无法获取的信息(如患者的治疗结局)有关,从而导致研究者无法通过模型对缺失数据进行准确的预测。例如,某受试者的一系列随访指标都显示其治疗效果良好,但实际情况却是由于治疗手段缺乏疗效而导致该患者从试验中脱落。此时,基于这种数据建立起的分析模型虽然预测出了良好的治疗效果,但患者的实际情况却很难真正得到改善。

（三）如何选择数据缺失的处理方法

在临床研究方案的统计分析部分以及统计分析计划书中,需事先阐明拟采用的针对缺失数据的处理措施。具体内容包括:①阐述方法选择的理由及合理性;②对所选择的缺失数据处理方法的详细描述;③说明它是否能够对治疗效果进行客观评价等。目前缺失数据统计处理方法很多,包括完整数据集分析、逆概率加权法、似然函数法、单一填补法和多重填补法等。虽然这些方法本身已经是成熟的统计分析技术,其中大部分方法对应的估计量也具有良好的统计性质,但在临床试验中,在选择处理缺失数据的方法时不能只考虑方法的统计性质,还应考虑方法本身的假设条件是否符合临床试验的实际情况。为了强调这一点,美国科学院(national research council)专门指出,为了便于医生和统计学家评估缺失数据处理方法的合理性,建议将这些方法所蕴含的假设条件与医学专家清晰地进行沟通,以便于他们可以评估方法的准确性。

在关于缺失数据处理方法的假设条件中,最重要也是最难以验证的就是数据缺失机制。一方面,数据缺失机制是考虑缺失数据处理方法的基础和出发点。但另外一方面,在实际研究中,研究者通常既无法确定缺失数据是否与未观测的结局变量有关,也难以断定缺失数据是否能够完全通过已观测到的数据进行预测。在这种情况下,缺失数据处理方法的选择往往依赖于研究者的知识、经验甚至个人偏好,相应的统计分析结果自然也可能受到研究者本身的主观因素的影响。为了尽量降低这种影响,研究者在试验过程中应尽量收集与数据缺失原因和疗效指标有关的辅助信息,并利用这些信息对数据缺失机制进行判断,从而建立合理的分析模型。需要注意的是,在选择缺失数据处理方法时,包括 EMA 和美国 FDA 等在内的多家机构一致推荐"根据具体的临床试验情况采用保守的缺失数据处理方法"。所谓的保守方法,是指它并不会因为点估计的偏倚或者对变异的估计不足而导致其作出有利于试验组措施有效的统计推断。

二、常用数据缺失统计学处理方法的原理概述

美国科学院"数据缺失问题研究组"的调查显示,学术界针对数据缺失问题的统计处理方法研究已经持续了近 30 余年,其中关于统计建模和推断的方法不胜枚举。从数据缺失机制的角度考虑,可将这些方法主要分为三个方面,即完全随机缺失机制下数据缺失的处理方法、随机缺失机制下数据缺失的处理方法和非随机缺失机制下数据缺失的处理方法。

完整数据集分析(complete case analysis)是一种建立在完全随机缺失机制下的数据缺失处理方法。它是将含缺失数据的受试者资料直接删除,只将数据齐全的个体信息纳入统计分析。当缺失数据较多时,采用该方法会损失相当多的信息。另外,完整数据集分析违背了意向性分析原则(intention-to-treat,ITT)。更重要的一点是,除非数据缺失符合完全随机缺失机制,否则将不可避免地带来偏倚。因此,不推荐采用该法作为验证性试验中主要的数据缺失处理方法。尽管如此,完整数据集分析可以应用于以下情况:①探索性研究,尤其是药物研发的早期阶段;②在验证性临床试验研究中作为敏感性分析来论证结论的稳健性。

针对非随机缺失机制,目前国内外临床试验中针对缺失数据普遍采用的是末次访视结转(last observation carried forward,LOCF)方法,该方法采用受试者在时间上最接近的一次观察数据代替缺失数据。但是,在临床试验中对于 LOCF 的一种错误认识是既然 LOCF 方法对缺失机制的随机性并没有要求,因此它们倾向于得到"保守"的结论,但是实际情况并非如此。例如,在药物治疗阿尔茨海默病(Alzheimer disease)的临床试验中,主要目的是延缓疾病进程,阻止患者的认知能力或日常生活能力等量表的评分随时间下降。如果药物本身与安慰剂相比差异并无统计学意义,但试验组患者却因药物引起的不良事件而在试验早期退出,那么使用 LOCF 方法就不能真实地反映出试验组患者的终点指标随时间变化而不断下降的趋势,反而有可能得出试验药物优于安慰剂的结论。通过这个例子可以看出,如果临床试验中有很多患者由于试验药物本身的有效性或耐受性等原因而退出,那么 LOCF 方法将很有可能得出试验药物好于安慰剂的错误结论。这个例子再一次说明了完整而谨慎地收集和分析受试者退出临床试验的具体原因的重要性。除了 LOCF 方法外,基线访视结转法(baseline observation carried forward,BOCF)和最差结果填补法(worst observation carried forward,WOCF)也是临床试验中可供选择的非随机缺失数据处理方法。进一步地,近年来有学者提出采用选择模型(raghunathan,2004)和模式混合模型(molenberghs,1998)等方法在非随机缺失模式下考察完整数据及数据缺失状况关于协变量的联合条件分布。但由于此类方法目前尚在研究阶段,故此处从略。

与上述两种缺失机制相比,由于随机缺失的假设较为符合大多数临床试验中数据缺失的实际情况,因此目前国内外对数据缺失的统计处理方法研究主要针对于随机缺失的假设,而且近年来随机缺失机制下缺失数据的处理方法逐渐运用于越来越多的临床试验中。基于这种情况,本节将主要介绍随机缺失机制下的几种缺失数据处理方法以及这些方法在 SAS 软件的实现。

(一)逆概率加权法

在数据随机缺失的情况下,对于完整数据集分析的一种改进策略是采用逆概率加权法(inverse probability weighting method,IPW method)。该方法的实质是估计已观测样本的目标值的加权平均数。其中,每个个体的权重为该个体的目标值被观测到的概率的倒数。例如,假设目标变量为 Y,X 是与 Y 有关的协变量。为了简化说明过程,只考虑 Y 是单变量的情况,同时还假定只有 Y 发生了数据缺失。在这种情况下,用变量 M 来指示数据缺失的情况:对于个体 i($i=1,2,\cdots,N$),$M_i=1$ 表示 Y_i 缺失,$M_i=0$ 表示 Y_i 没有缺失。与此对应,变量 $R=1-M$ 可用来表示相应的个体的目标值是否被观测到。在很多文献中,R 称为响应变量(response variable)。基于观测数据 $\{X_i,Y_i,R_i\}$($i=1,2,\cdots,N$),可通过逆概率加权法估计感兴趣的目标参数。这里以采用估计目标变量 Y 的均值 $\hat{\mu}$ 为例,采用逆概率加权法包括如下三个步骤:

首先,在已知协变量 X 的情况下,采用如下的参数模型对响应变量 R 的取值进行拟合:

$$\pi(R\,|\,X;\theta) = P(R=1\,|\,X;\theta) \tag{16-1}$$

该模型称为响应模型(response model)。考虑到 R 为二分类变量,因此通常选择 logistic 回归模型作为响应模型。

其次,采用如下加权回归的方式估计 $\hat{\mu}$:

$$\hat{\mu} = \frac{1}{N}\sum_{i=1}^{N}\frac{R_i Y_i}{\pi(X_i;\hat{\theta})} \tag{16-2}$$

最后,对于标准误进行估计,可采用数值计算的方法(如 delta 方法)(Oehlert,1992)或 bootstrap 方法。

逆概率加权法的优点是在样本量很大的情况下,能够很好地降低由于数据缺失而带来的偏差。事实上,根据弱大数定律,可以证明上述逆概率加权估计量 $\hat{\mu}$ 依概率收敛到 $E\left[\dfrac{RY}{\pi(X;\hat{\theta})}\right]$,进一步求 $\dfrac{RY}{\pi(X;\hat{\theta})}$ 关于 R 和 Y 的期望,可得到:

$$
\begin{aligned}
E\left\{E\left[\frac{RY}{\pi(X;\hat{\theta})}\right]_R\right\}_Y &= E\left\{\frac{Y}{\pi(X;\hat{\theta})}E(R)\right\}_Y \\
&= E\left\{\frac{Y}{\pi(X;\hat{\theta})}\pi(X;\hat{\theta})\right\}_Y \\
&= E(Y) \\
&= \mu
\end{aligned}
$$

由此可见,逆概率加权估计量具有无偏性。但仔细观察估计量的结构不难发现,一旦某个个体 i 所对应的响应概率 $\pi(X_i;\hat{\theta})$ 很小的话,那么其对应的倒数将会变得非常大,从而导致估计量的变异程度急剧增加,对估计结果的有效性造成严重影响。

为了解决传统的逆概率加权估计量的有效性问题,Robins 等(1999)提出了一种改进的逆概率加权估计量,称为扩展的逆概率加权估计量(augmented IPW estimator)。该估计量在保留原有估计量的结构形式的同时,新增加了一个校正项。仍然以目标变量总体均数的估计为例,扩展的逆概率加权估计量的形式如下:

$$\hat{\mu} = \frac{1}{N} \sum_{i=1}^{N} \frac{R_i Y_i}{\pi(X_i ; \hat{\theta})} + \frac{1}{N} \sum_{i=1}^{N} \left\{ \frac{R_i}{\pi(X_i ; \hat{\theta})} - 1 \right\} g(Y_i | X_i ; \delta) \qquad (16\text{-}3)$$

式中,$g(Y|X;\delta)$ 是反映目标变量 Y 和协变量 X 之间的关系的模型,称为目标模型(outcome model)。

从式(16-3)可以看出,一方面由于 $E(R_i) = \pi(X_i ; \hat{\theta})$,所以校正项的期望等于0,这说明新增加的校正项并不影响估计量的无偏性;另一方面可证明校正项的增加降低了估计量 $\hat{\mu}$ 的方差,从而改善估计结果的变异程度。当然,估计量方差具体的降低程度与目标模型 $g(\cdot)$ 的结构形式有关。有研究证实(Tsiatis,2006),使估计量方差降低程度最大的目标模型的形式为 $g(Y|X;\delta) = E(Y|X)$,称为目标模型的最佳形式。虽然 $E(Y|X)$ 的具体函数形式仍然是未知的,但可采用多项式回归等方式估计它的近似表达式。

(二) 似然函数法

似然函数法是一种建立在参数模型基础上的推断完整数据统计分布的分析方法。其中,参数模型的类别和形式与数据缺失机制有关。在数据随机缺失的情况下,只需要考虑目标模型 $g(Y|X;\delta)$;在数据非随机缺失的情况下,除了目标模型外,似然函数中还应纳入响应模型 $\pi(R|Y,X;\theta)$ 的相关信息。为了使说明过程更加简明,这里只考虑数据随机缺失的情况,由于数据非随机缺失的情况也可以进行类似的推导,故不赘述。

针对数据缺失的处理而言,似然函数法的目的是通过建立起目标模型 $g(Y|X;\delta)$,从而采用协变量信息 X(假设关于协变量的所有记录均是已经观测到的)预测目标变量的缺失值。由于 $g(Y|X;\delta)$ 的函数形式是已知的,因此建立目标模型的过程实际上是对模型的回归系数 δ 进行统计推断。在推断过程中,为了更好地展示似然函数法对缺失数据的处理,分别用 Y_{mis} 和 Y_{obs} 表示"缺失的目标变量"和"已观测的目标变量"。需要说明的是,Y_{mis} 和 Y_{obs} 实际上代表同一个目标变量 Y,这里只是为了方便区别和说明,分别用下标"obs"和"mis"表示该变量对应的实际值是否被观测到。显然,在推断模型回归系数 δ 的过程中,已知的信息包括 $\{Y_{\text{obs}}, X, R\}$,因此模型回归系数 δ 关于已知信息的似然函数可以写成:

$$L(\delta | Y_{\text{obs}}, X, R) = \int p(y_{\text{obs}}, y_{\text{mis}} | x ; \delta) \, p(r | y_{\text{obs}}, y_{\text{mis}}, x ; \theta) \, \mathrm{d}y_{\text{mis}} \qquad (16\text{-}4)$$

式中,$p(y_{\text{obs}}, y_{\text{mis}} | x ; \delta)$ 和 $p(r | y_{\text{obs}}, y_{\text{mis}}, x ; \theta)$ 是分别基于目标模型 $g(Y|X;\delta)$ 和响应模型 $\pi(R|Y,X;\theta)$ 计算出来的概率密度函数。由于此处只考虑数据随机缺失的情况,因此数据是否缺失与未观测到的目标变量取值无关,从而式(16-4)可简化为:

$$L(\delta | Y_{\text{obs}}, X, R) = p(r | y_{\text{obs}}, x ; \theta) \int p(y_{\text{obs}}, y_{\text{mis}} | x ; \delta) \, \mathrm{d}y_{\text{mis}} \qquad (16\text{-}5)$$

进一步地,Schafer(1997)提出了参数 δ 和 θ "不同性"(distinctness)的概念。所谓"不同性"是指参数 δ 不能表示成 θ 的函数形式(反之亦然)。在不同性成立的条件下,可得到:

$$L(\delta | Y_{\text{obs}}, X, R) \propto \int p(y_{\text{obs}}, y_{\text{mis}} | x ; \delta) \, \mathrm{d}y_{\text{mis}} = p(y_{\text{obs}} | x ; \delta) \qquad (16\text{-}6)$$

由此可知,在数据随机缺失的条件下,只要根据已观测数据建立目标模型,那么在该模型的基础上就可以估计参数 δ,进而对目标变量的缺失数据进行预测。

在实际应用中,根据模型的复杂程度以及数据的缺失模式不同,似然函数的具体计算方法也有所差异。例如,对于单调缺失模式,Anderson(1957)提出采用因子化似然函数法。该方法的基本思想是"化整为零",即通过因子分解的方法将似然函数分解成不同的分量,然后通过求解各个分量的极大似然估计值进而估计总体的极大似然估计值。而对于任意缺失模式且分布比较复杂的情况,可以采用迭代的方法,如最大期望(expectation maximization,EM)算法(Dempster 等,1977)来求解其极大似然值。

(三)填补法(imputation)

填补法是指采用适当的估计方法补全缺失的数据,使得标准完全数据分析方法可在填补后的数据集中展开。当数据缺失率较小(例如 10%~15%),且含缺失数据的变量对所研究的问题具有重要意义时,应将填补法作为数据缺失的主要分析策略。

但填补法也有其缺点,一方面填补过程可能很困难,特别是在多维复杂结构下,算法不易实现;另一方面一些简单的填补可能歪曲数据的分布和变量间的真实关系。因此,在进行数据填补之前,首先需要判断数据的缺失模式和机制,尤其需要注意根据不同的缺失机制采用不同的方法;在进行数据填补时需遵循保守原则,并对不同填补方式所得出的结论进行敏感性分析,以证实填补结果的可靠性。

填补法分为单一填补(single imputation)和多重填补(multiple imputation,MI)两类。对缺失数据产生一个填补值的方法称为单一填补法;反之,产生多个填补值的方法称为多重填补法。

1. MAR 机制下的单一填补法　MAR 机制下的单一填补法是指采用一定方式,对每个缺失数据只构造一个合理的替代值,将其填补到原缺失数据的位置上,从而对填补后的完整数据集进行相应的统计分析的方法。在数据随机缺失的假设条件下,临床试验中常用的单一填补方法包括热卡填补法(hot deck imputation)、均数填补法(mean imputation)和回归填补法(regression imputation)等。

(1)热卡填补法:热卡填补法又称热平台填补法、热层填补法或匹配插补法。对于数据缺失的个体,该方法首先从具有完整观测数据的样本中寻找与其相似的个体组成新的集合,称为"近邻"数据集;然后从"近邻"数据集中随机选择一个个体,并用该个体相应的观测值填补缺失数据。该法可保持变量本身的数据类型,易实现多重估算,适用于分类变量和等级变量。

(2)均值填补法:包括非条件均值填补法和条件均值填补法。非条件均值填补法采用所研究变量的均值来代替该变量中的每一个缺失数据。但由于样本均值是唯一的,因此非条件均值填补法的本质是用同一个预测值替代所有的缺失数据,这显然会低估变量的变异程度,同时还会忽略缺失变量与其他变量的关联程度。条件均值填补法也称为冷卡填补法,是根据预测变量(如性别、年龄、病情严重程度等)将总体交叉分层,用该个体所在层的完整数据的均数来代替缺失数据。与非条件均值填补法相比,条件均值法改善了对变量不确定性的估计程度,并且能够保持该变量与其他预测变量之间的关系。

(3)回归填补法:回归填补法是利用已观察到的数据建立含缺失数据的变量(通常是结局变量)关于协变量的回归模型,并通过该模型产生的预测值估计缺失数据的方法。根据模型预测值产生方式的不同,回归填补法还可进一步分为单一回归填补和随机回归填补。前者直接采用模型的预测值作为缺失数据的填补值,后者在前者计算结果的基础上还增加了残差的抽样值以反映随机误差对结果的影响。利用回归填补法可以充分反映缺失变量与协变量之间的关系,但是在建立模型的过程中应充分考虑模型的合理程度,避免由于模型选择的主观性以及协变量之间的复共线性等原因对填补结果造成的影响。

对于所有的单一填补法而言,它们共同的不足之处在于只对缺失数据进行了一次填补,因而忽略了填补数据的不确定性,造成对数据变异性的估计偏低,使得估计的置信区间可能过窄,由此可能导致假阳性率的升高以及样本分布的改变等一系列问题。

2. 多重填补法　多重填补法是指通过选用合适的模型,将缺失数据用随机生成值替换得到多个衍生数据集,针对衍生数据集进行统计分析后,综合多个数据集得到的参数估计值,进而求得不确定性数据的点估计和标准误。

该方法适用于缺失机制为 MAR 的数据缺失,且要求数据服从多元正态分布。与单一填补法相比,多重填补法具有以下优点:①可以产生多个填补值,通过分析其变异可获知填补数据的不确定性;②通过模拟缺失数据的分布,可较好地保持变量间的相关性;③可给出衡量统计结果不确定性的大量信息。常见的多重填补法包括数据扩张、多重回归填补法和倾向得分法。

(1)数据扩张(data augmentation,DA):数据扩张是一种模拟参数 θ 和缺失数据的联合后验分布的迭代方法,它分为填补步(imputation,I 步)和后验步(posterior,P 步)。由于该方法在填补步中将对每个缺失数据产生 S 个填补值($S>1$),因此填补完成后将得到 S 个不同的完整数据集。进一步地,研究者可根据统计分析计划对每个完整的数据集进行分析,分别得到 S 个对于疗效及其标准误的估计值。在此基础之上,采用 Rubin 法则(Schafer,1997)对这 S 个结果进行合并,从而得到最终的分析结果。数据扩张方法的最大优点是通过对缺失数据产生多个填补值,不仅可以得到疗效指标的估计值,还可以考察该指标的抽样误差大小,从而为进一步的统计推断提供信息。另外,与单一填补方法相比,数据扩张方法仅相当于多进行了 $S-1$ 次填补,由于 S 的取值通常为 5~10 个,因此这对于程序运算速度的影响是很小的。

(2)多重回归填补法(multiple regression imputation):在多重填补中,回归模型用于处理单调缺失模式的连续性变量数据,其基本思想是在拟合回归模型的基础上,通过一个从后验预测参数拟合的新的回归模型对每一个缺失值进行填补。具体做法是首先建立有缺失数据的连续性变量 Y_{mis} 关于协变量 $X_1,X_2,\cdots X_k$(如中心、组别等)的回归模型:

$$Y_{mis}=\beta_0+\beta_1 X_1+\beta_2 X_2+\cdots+\beta_k X_k.$$

然后将观测值代入回归方程估算缺失值,同时从残差项分布中随机抽取数据。最后将两者相加作为缺失数据的填补值,以反映填补值的不确定性。

(3)倾向得分(propensity score,PS):倾向得分法也是用于处理单调缺失的连续性变量数据的填补方法。所谓倾向得分是指对观察到的协变量向量进行特殊处理后得到的条件概率。在倾向得分法中,针对有缺失数据的变量,倾向得分对每条记录都产生一个倾向得分,用来估计该条记录缺失的概率。然后根据倾向得分将观察值分组,并对每组用近似 Bayes-Bootstrap 法对缺失数据进行填补。

倾向得分法最初用于对反应变量为重复测量资料的随机试验中,目的是为了填补变量中的缺失值。该方法只用到了与被填补变量值是否缺失相关的协变量信息,而没有考虑变量间的相关。对于单一变量的缺失数据填补,倾向得分法很有效,这是其优势所在。但是当依赖于预测变量的数据缺失时,倾向得分法给出的关于系数的估计值将导致严重的偏倚。

多重填补法对随机缺失机制假设的依赖:多重填补结果的准确性与随机缺失的假设是否成立密切相关。Sterne 等(2009)指出,一旦数据随机缺失的假设不成立,那么即使在填补模型中纳入再多的协变量也无济于事。在这种情况下,多重填补产生的偏倚程度可能和完整数据集分析一样大,甚至还有可能高于后者。但是,由于实际情况偏离 MAR 假设的程度究竟有多大无法通过观测数据集来确定,因此统计人员应该考虑数据缺失的所有可能原因,特别是数据非随机缺失的可能性。

三、常用数据缺失统计学处理方法的软件实现

为了帮助研究者更好地运用上述针对数据缺失问题的统计方法,这里介绍相应的 SAS 程序。

(一)多重填补法

在 SAS 软件中,多重填补法的实现包括 MI 和 MIANALYZE 两个过程。其中,MI 过程用于对含有 p 个变量的不完全数据集产生 m 个填补数据集,而 MIANALYZE 过程用于合并 m 个填补数据集的分析结果并最终作出统计推断。

1. MI 过程　MI 过程提供三种对缺失值进行填补的方法。对于单调缺失模式,可使用多元正态性假设的参数回归方法或倾向得分的非参数方法;而对于任意缺失模式,可使用基于多元正态性假设的 MCMC(Markov chain Monte Carlo)方法。MI 过程的具体调用命令如下:

  PROC MI<选择项>;

    BY 变量名或变量名列表;

    CLASS 变量名或变量名列表;

    FREQ 变量名;

    MCMC <选择项>;

    MONOTONE <选择项>;

    TRANSFORM 变换方法(变量列表</选择项>)<…变换方法(变量列表</选择项>);

    VAR 变量名或变量列表;

  RUN;

其中,MCMC 语句指明对于任意缺失模式的数据集,基于数据服从多元正态性假设,采用 MCMC 方法进行填补;MONOTONE 语句用于对单调缺失模式数据集中的连续性变量或 CLASS 语句中指明的分类变量进行填补,既可以使用参数的回归方法,也可以用基于倾向得分的非参数方法。MCMC 语句和 MONOTONE 语句不能同时使用。

2. MIANALYZE 过程　MIANALYZE 过程的具体调用命令如下:

  PROC MIANALYZE<选择项>;

    BY 变量名或变量名列表;

    CLASS 变量名或变量名列表;

    MODEL EFFECTS 效应变量或效应变量列表;

    <标签:> TEST 公式 1 < ,…,<公式 k>>< /选择项>;

    STDERR 变量名或变量列表;

  RUN;

其中,MODEL EFFECTS 语句是 MIANALYZE 过程的必选项,它指定了待分析的效应。STDERR 语句列出了 MODEL EFFECTS 语句中的效应变量的标准误,这时参数估计值和标准误同时被作为变量保存在“DATA=数据集”选择项所指明的数据集中。TEST 语句提供了对模型参数 β 的线性假设检验。在同一个 TEST 语句中,用户可通过一个 F 检验对一个或多个原假设($H_0: L\beta = c$)进行检验。

(二)利用 SAS 软件的 MI 过程实现其他缺失数据处理方法

在 SAS 的 MI 过程中,可选择 EM 语句利用似然函数法处理缺失数据。该语句是在假设数据集服从多元正态分布的基础上,根据 EM 法则计算含有缺失值数据集的极大似然估计。另外,SAS 13.1 在 MI 过程中新增了 MNAR 语句,从而可以通过 MI 过程实现非随机缺失机

制下的缺失数据处理方法。

例 16-1　在针灸临床试验的分析过程中,研究者结合临床经验及试验情况,同时考虑到缺失值产生的原因未明显显示与未观测到的变量有关,因此假设缺失值仅依赖于已观测到的变量,即假定数据缺失机制为 MAR。在此基础上,研究者采用了 MAR 机制下数据缺失的处理方法:似然函数法(ML)、多重填补法(MI)和加权估计方程(weighted estimating equations,WEE)。另外,为了对不同数据缺失机制假设下的分析结果进行比较,进而说明考察数据缺失机制的重要性,该临床试验还采用了两种传统的缺失数据处理方法:完整数据集分析法(CC)和均值填补法(mean replacement,MR)。具体的分析结果如表 16-2 所示。

表 16-2　完整数据集分析和均值填补法处理针灸试验数据的结果

效应	方法	β	标准误	t	P 值	95%CI
截距	CC	−26.432	9.395	−2.813	0.005	−44.841,−8.013
	MR	−19.737	7.929	−2.489	0.014	−35.273,−4.191
	ML	−23.790	8.085	−2.944	0.005	−39.646,−7.951
	MI*	−23.938	8.730	−	0.006	−41.102,−6.774
	WEE	−27.705	9.544	−2.903	0.004	−46.412,−8.998
组别	CC	8.495	1.601	5.307	<0.001	5.358,11.633
	MR	7.536	1.359	5.547	<0.001	4.873,10.198
	ML	8.582	1.384	6.203	<0.001	5.870,11.294
	MI	8.561	1.496	−	<0.001	5.619,11.502
	WEE	8.580	1.631	5.261	<0.001	5.384,11.777
性别	CC	0.159	2.148	0.074	0.941	−4.051,4.368
	MR	0.325	1.817	0.179	0.858	−3.237,3.886
	ML	−0.110	1.851	−0.060	0.806	−3.738,3.518
	MI	−0.157	1.927	−	0.935	−3.938,3.624
	WEE	0.231	2.187	0.106	0.916	−4.055,4.517
年龄	CC	0.127	0.145	0.880	0.380	−0.156,0.410
	MR	0.059	0.121	0.488	0.626	−0.177,0.295
	ML	0.104	0.123	0.850	0.421	−0.136,0.345
	MI	0.109	0.134	−	0.418	−0.155,0.372
	WEE	0.138	0.146	0.940	0.349	−0.149,0.425
治疗前的疼痛评分	CC	0.894	0.375	2.382	0.018	0.158,1.629
	MR	0.603	0.318	1.898	0.059	−0.020,1.226
	ML	0.750	0.323	2.321	0.027	0.117,1.383
	MI	0.722	0.337	−	0.032	0.062,1.383
	WEE	0.973	0.377	2.577	0.011	0.233,1.712

效应	方法	β	标准误	t	P 值	95%CI
颈臂痛病史(年)	CC	0.062	0.129	0.480	0.632	−0.191, 0.315
	MR	0.037	0.118	0.317	0.752	−0.194, 0.269
	ML	0.041	0.115	0.359	0.707	−0.185, 0.267
	MI	0.053	0.117	−	0.654	−0.177, 0.282
	WEE	0.061	0.132	0.460	0.646	−0.198, 0.320

注:* MI 中采用的是数据扩张的多重填补方法,未给出 t 值

从上述分析结果中可以看出,采用不同的数据缺失处理方法对治疗前疼痛评分变量的参数估计存在差异,均值填补法的分析结果显示该变量没有统计学意义($P>0.05$),但其他 4 种方法的分析结果却显示该变量有统计学意义($P<0.05$)。另外,多重填补法和似然函数法的估计结果很接近,但对回归系数和标准误的估计都小于完整数据集分析法,95%置信区间也比完整数据集分析法窄;而加权估计方程的标准误与完整数据集分析法相当或略大,95%置信区间与完整数据集分析法相似或略宽。这提示可能似然函数法和多重填补法两种方法比完整数据集分析法好,而加权估计方程则不如完整数据集分析法。

但是,需要注意的是,上述缺失数据的处理方法都依赖于对数据缺失机制的假设。虽然在原文献中采用了统计模拟的手段对上述几种数据缺失处理方法进行了比较,但是在实际研究中,由于不可能获得完整的数据集,也无法知道真实的数据缺失机制,因此有必要论证统计分析结果相对于假设条件的稳健性,即进行敏感性分析。

第四节　敏感性分析

敏感性分析是从定量分析角度研究有关因素发生变化对结局指标影响程度的分析方法,这里具体指用不同于主要分析手段的其他策略处理缺失数据,并显示不同的数据缺失假设如何影响分析结果。

当数据缺失数量较多时,敏感性分析应为主要统计方法提供支持。如果分析结果与主要统计分析结果相一致,同时对处理效应的估计也较接近时,那么可以保证所丢失的信息以及处理缺失数据的方法对整体研究结果不产生重要影响;相反,对于具有统计学意义的主要统计分析,如果敏感性分析与主要分析结果不一致,则应讨论它们对试验结论的影响。

需要注意的是,研究方案以及统计分析计划应列出敏感性分析内容,研究过程中所做的改动应在研究报告中注明并证明其合理性。敏感性分析的一般策略包括:

(1)比较基于全分析集(FAS)的分析结果与完整数据集分析结果。

(2)综合考虑基于不同的缺失机制假设的方法得到的结果。

(3)比较不同模型设置对分析结果的影响:例如,分别用多重填补法和重复测量混合效应模型处理符合随机缺失机制假设的数据,列出并解释不同模型分析结果间的差异。

(4)将所有缺失数据视作治疗失败,然后进行主要统计分析。

(5)最差个例分析:将对照组缺失数据用最好的可能结果做结转,试验组缺失数据用最差的可能结果做结转。如果分析结论一致,那么可认为缺失数据处理方法所得的结果具有

较好的稳健性。

（6）采用非随机缺失机制下的选择模型或模式混合模型。

在这些策略中，模式混合模型在敏感性分析中的运用比较普遍。如前所述，模式混合模型将反应变量的分布分解成为有观测值的反应变量分布和观测值缺失的反应变量分布两部分。其中，缺失的观测值被假定为非随机缺失，并在合理的场景下进行填补。如果以这种方式得到的结果与在随机缺失机制下得到的结果相背离，则说明随机缺失机制假设可能存在问题。

敏感性分析中常见的模式混合模型具体有两种形式：一是基于对照组信息推断反应变量缺失值；二是针对选定的受试者，通过转移（shift）和放缩（scale）等方式调整其填补值。

一、基于对照组信息推断反应变量缺失值

优效性试验中，针对反应变量缺失的受试者，该方法采用对照组的信息推断其缺失值，而无论受试者本身是来自于试验组或者对照组。Ratitch 和 O'Kelly（2011）认为，在大多数临床试验中，试验组的患者一旦终止临床试验，就不会再接受试验组措施，因此有理由假设中途退出的试验组患者未来的疾病进程可能与对照组患者相近（因为对照组患者也没有接受试验组措施）。当然，至于中途退出的对照组患者，就更有理由认为他们将来的疾病进程与没有退出的对照组患者相似。依据上述理由，Ratitch 和 O'Kelly（2011）及其他学者提出了基于对照组信息推断反应变量缺失值的敏感性分析方法。下面以一个例子具体展示该方法的实现过程。

假设验证某新药有效性的临床试验将纳入的患者分为试验组和安慰剂对照组，其中试验组患者服用该新药，对照组患者服用安慰剂。Trt 表示患者的组别，$Trt = 1$ 表示试验组，而 $Trt = 0$ 表示安慰剂对照组。Y_1 是患者最后一次随访的疗效指标，Y_0 表示患者该指标的基线值。为了简化说明过程，假设 Y_1 可以通过 Trt 和 Y_0 所构成的线性回归模型表示：

$$Y_1 = b_0 + b_1 \times Trt + b_2 \times Y_0$$

其中，Trt 和 Y_0 有完整的观测值，而 Y_1 在试验组和安慰剂对照组中都有缺失值。在 SAS/STAT（V13.1）中，采用以下程序执行基于对照组信息推断反应变量缺失值的操作：

```
PROC MI data=输入数据集名称 nimpute=填补个数 out=输出数据集名称；
    CLASS Trt；
    MONOTONE reg(Y1)；
    MNAR model(Y1/modelobs=(Trt='0'))；
    VAR Y0 Y1；
RUN；
```

根据该方法的基本思想，在 MNAR 语句中只使用 $Trt = 0$（即安慰剂对照组）的信息推断反应变量的缺失值，因此在 VAR 语句中只列出了 Y_0 和 Y_1 两个变量，而没有再列出 Trt。

通过 MI 过程得到填补数据集以后，就可以按照临床试验的统计分析计划对每个填补后的数据集进行分析，最终采用 MIANALYZE 过程合并分析结果并作出统计推断。

二、调整部分患者的填补值

在随机缺失机制假设下，缺失数据的填补值不能再做调整；而在非随机缺失机制假设下，可以在不同的场景下对缺失数据的填补值做多种形式的调整。例如，当采用回归模型或

预测均值匹配法(predictive mean matching methods)填补连续型的缺失变量时,可直接在填补值的基础上进行调整;当采用 logistic 回归模型填补分类变量时,可通过改变不同的各分类水平的对数优势比($\log OR$)来调整分类水平的预测概率,从而达到调整分类变量填补值的目的。

与基于对照组信息推断反应变量缺失值的方法一样,调整部分患者填补值的方法也可以通过 SAS 软件的 MNAR 语句实现。

三、敏感性分析的决策

美国和欧盟药物质量监督管理部门(FDA,2008;EMA,2010;ICH,1998)明确规定,对于数据缺失机制相关假设的敏感性分析必须成为临床试验总结报告的一部分。

目前虽然有很多种方法对缺失数据进行敏感性分析,但是尚没有一种方法(或共识)能将所有这些方法的结果进行合并。因此,关于敏感性分析的结论只能针对每个具体的临床试验进行具体分析。在根据敏感性分析形成最终结论的过程中,可采用以下做法:

1. 将通过不同敏感性分析得到的治疗效应结果组成一个区间,其中区间的下限和上限分别表示在所有敏感性分析中得到的最坏结果和最好结果。

实际上,这些分析结果形成的区间可以用来替代点估计值以反映治疗效应。根据这些结果,可以得到95%置信区间。区间的长度反映了随机抽样和模型自身的不确定性(如模型中敏感性参数的不确定性)而带来的变异。

2. 在随机缺失机制下进行统计推断,并且找出所有导致敏感性分析结果违背现有分析结果的敏感性参数的集合。

在得到了以上敏感性参数的集合后,由研究者对集合中参数的取值做进一步的分析。如果发现这些参数的取值没有实际意义(即这些参数对应的情况不可能在实际中发生),那么敏感性分析的结果说明现有的分析结果是稳健的;反之,如果发现这些参数的取值有实际意义(即这些参数对应的情况在实际中是有可能发生的),那么敏感性分析的结果说明现有的分析结果是不稳定的。

3. 将所有敏感性分析结果通过某种方式进行综合,以综合后得到的结果作为敏感性分析的结果。

例如,可根据不同敏感性分析的重要程度及其现实意义,分别对它们设置不同的权重系数,采用加权平均的方法得到综合的敏感性分析结果。当然,所选择的敏感性分析方法以及对应的权重系数必须在试验开始之前就已经设定好。

多个敏感性分析结果一致时,可增加结论的可靠性。

(李晓松　张　韬)

参考文献

1. Anderson TW. Maximum likelihood estimates for a multivariate normal distribution when some observations are missing. Journal of the American Statistical Association,1957,52(278):200-203

2. Dempster AP,Laird NM,Rubin DB. Maximum likelihood from incomplete data via the EM algorithm. Journal of the royal statistical society. Series B (methodological),1977:1-38

3. EMA. Guideline on Missing Data in Confirmatory Clinical Trials. 2010

4. Fairclough DL,Peterson HF,Chang V. Why are missing quality of life data a problem in clinical trials of cancer

therapy. Statistics in medicine, 1998, 17(5-7): 667-677

5. FDA. Draft Guidance on Important Considerations for When Participation of Human Subjects in Research is Discontinued. 2008

6. FDA. Guidance for Sponsors, Clinical Investigators, and IRBs: Data Retention When Subjects Withdraw from FDA-Regulated Clinical Trials. 2008

7. CFDA. 药物临床试验数据管理与统计分析的计划和报告指导原则. 2016

8. ICH-E9. Statistical Principles for Clinical Trials. 1998

9. Little RJA. Modeling the drop-out mechanism in repeated-measures studies. Journal of the American Statistical Association, 1995, 90(431): 1112-1121

10. Molenberghs G, Michiels B, Kenward MG, et al. Monotone missing data and pattern-mixture models. Statistica Neerlandica, 1998, 52(2): 153-161

11. National Research Council. The Prevention and Treatment of Missing Data in Clinical Trials. Panel on Handling Missing Data in Clinical Trials. Committee on National Statistics, Division of Behavioral and Social Sciences and Education. Washington DC: The National Academies Press, 2010

12. Oehlert GW. A note on the delta method. The American Statistician, 1992, 46(1): 27-29

13. Raghunathan TE. What do we do with missing data? Some options for analysis of incomplete data. Annu Rev Public Health, 2004, 25: 99-117

14. Ratitch B, O'KellyM. Implementation of Pattern-Mixture Models Using Standard SAS/STAT Procedures. SP04, Nashville, 2011

15. Robins JM. Robust estimation in sequentially ignorable missing data and causal inference models//Proceedings of the American Statistical Association. 1999: 6-10

16. Schafer JL. Analysis of incomplete multivariate data. New York: CRC Press, 1997

17. Shih WJ. Problems in dealing with missing data and informative censoring in clinical trials. Trials, 2002, 3(1): 4

18. 帅平. 中医临床试验设计与统计问题分析及缺失数据处理方法的比较研究. 成都: 四川大学, 2010

19. Sterne JAC, White IR, Carlin JB, et al. Multiple imputation for missing data in epidemiological and clinical research: potential and pitfalls. BMJ, 2009, 338: b2393

20. Tsiatis AA. Semiparametric Theory and Missing Data. New York: Springer, 2006

21. Wood AM, White IR, Thompson SG. Are missing outcome data adequately handled? A review of published randomized controlled trials in major medical journals. Clinical Trials, 2004, 1(4): 368-376

第十七章

安全性评价

安全性评价是药物或医疗器械上市前临床研究的核心问题之一,也是药物或医疗器械上市后安全广泛应用的最重要的保障。有一些药物导致的不良反应是众所周知的,如妇女妊娠早期应用沙利度胺可使胎儿发生严重的先天畸形;某些 COX-2 抑制剂如罗非昔布(rofe-coxib),由于用药患者心脏病发作和脑卒中的风险增加而从市场撤出;某些抗抑郁药导致自杀风险增加等。然而大量的药物不良反应尚不清楚,或没有引起足够的重视,有的甚至被刻意隐瞒。

安全性评估是药物研发全过程(从动物实验,到临床试验,再到上市后监测)中始终需要关注的重要问题。在对临床试验资料进行分析时,应特别重视安全性的评价。审评一个药物能否上市,药物的安全性总是放在第一位的。

在临床试验领域,安全性评估主要是从暴露情况(强度、时间)、临床不良事件(疾病、体征、症状)、实验室检查数据(包括生化学和血液学指标等)、生命体征四个方面对与产品安全性相关的信息进行描述与评价。本章介绍安全性评价相关的概念,并重点阐述临床试验中的安全性评价、分析及可视化等。有关药物上市后的安全性评价见第二十七章。

第一节　不良事件与不良反应

一、定义

ICH-E6 对不良事件等名词给出了明确的定义。下面所述的“药物”包括治疗、预防、诊断疾病或改善生理功能的药物、试剂、新用法等,还适用于医疗器械。

1. 不良事件(adverse event,AE)　是指临床试验的受试者在使用试验药物后发生的任何不适医学事件,这些事件不一定与治疗有因果关系。即一个不良事件是与使用药物在时间上相关的任何无益或不期望的征兆(包括异常的实验室检查结果)、症状或疾病,而不管其是否与该药物有关。

2. 药物不良反应(adverse drug reaction,ADR)　对处于上市前临床试验阶段的药物,尤其是治疗剂量尚未确定前,药物不良反应是指与药物任何剂量有关或可能有关的所有不良事件。该术语用于药物是指在药物与不良反应之间的因果关系至少有一个合理的可能性,即不能排除这种关系。对已上市药物,ADR 是指在正常剂量下人对用于预防、诊断或治疗疾病或改善生理功能等药物发生的有害或不期望的反应。

3. 严重不良事件(serious adverse event,SAE)　特指发生在任何剂量的比较严重的不良事件,包括如下任何一种:①导致死亡;②危及生命;③需要住院治疗或延长住院时间;④导致永久或严重的残疾/能力丧失;或⑤先天性异常/出生缺陷。

4. 严重药物不良反应(serious adverse drug reaction)　是指严重不良事件中与用药有因果关系(包括不能肯定与用药有因果关系)的事件。

5. 药物群体不良事件　是指同一药物在使用过程中,在相对集中的时间、区域内,对一定数量人群的身体健康或者生命安全造成损害或者威胁,需要予以紧急处置的事件。

6. 重要不良事件(important adverse events)　指的是除严重不良事件外,发生的任何导致采用针对性医疗措施(如停药、降低剂量和对症处理)的不良事件和血液学或其他实验室检查明显异常。

二、不良事件的发现

每个临床试验应该收集自第一次研究相关的程序开始直至方案规定的安全性监督时期结束期间的所有 AE。根据我国 GCP 的规范要求,不良事件的观察报告采集周期是从受试者签署知情同意开始,直至不良事件消退、恢复伴有后遗症、稳定或死亡为止。

不良事件的发现一般通过以下几种途径:①受试者自愿报告;②定期的临床访视,包括体检或实验室检查;③受试者提供的诊断书,或特殊检查异常值报告。

为了准确反映药物的安全性,研究者在试验开始前,应向每一位受试者或其监护人说明不良事件监测和报告的意义,要求受试者如实反映用药后的病情变化和其他任何不适;在观察疗效的同时,密切注意观察不良事件或未预料到的副作用(包括症状、体征、实验室检查),分析原因,作出判断,并追踪观察和记录;随访过程中,医生的提问要标准化,尽可能避免诱导性提问,以避免虚高的不良事件发生率。

对研究中发生的所有 AE 应及时描述、评估和记录,并进行随访至 AE 消退恢复伴有后遗症、稳定或死亡。记录每起 AE 的发生日期、严重性、持续时间、治疗措施和结局。

在受试者登记参与研究之前已计划的外科手术不算是 AE,如果这种情况在参与研究前是已知的,但需在受试者病史中报告。当然,实际临床试验中应该尽量避免这类情况。

间断性不良事件不应报告为多发性不良事件,应该报告为××。间断性不良事件的定义为"严重度、频率和因果关系一致的事件复发"。

三、不良事件的评估

对研究中发生的所有 AE,研究者需要评估其严重程度,并判断其与药物的相关性。

(一)分级判断

按照 2010 年美国卫生及公共服务部(HHS)、美国国立卫生研究院(NIH)、美国国立癌症研究所(NCI)联合发布的最新不良事件评价标准(Common Terminology Criteria for Adverse Events 4.0.3,CTCAE),不良事件的严重程度分为 5 个等级:

1 级,轻度:无症状或轻度症状;仅临床或诊断发现;无须处理。

2 级,中度:最小的,局部的或非侵入性治疗指征;年龄相关的日常生活受限(如做饭、购买杂货或衣服、使用电话、理财等)。

3级,重度:有重要的医学意义,但不会立即危及生命;住院治疗或延长住院时间;致残;自理性日常生活受限(如洗澡、穿衣和脱衣、进食、如厕、服用药物,但不是卧床不起)。

4级,危及生命,需紧急治疗。

5级,死亡。

这里的分级是概念性的,CTCAE给出了具体到每一种不良事件严重程度的分级,对临床试验方案的设计和实施具有指导意义。

(二)相关性判断

不良事件与试验药物的关系参照以下5级分类标准评定。

无关(not related):不良事件与药物的使用无相关性。

可能无关(unlikely):不良事件的发生更可能与另外一种因素,如合并用药或伴随疾病有关,或事件发生的时间提示其不太可能与药物的使用有因果关系。

可能有关(possible):不良事件的发生可能由药物引起。不能确定不良事件是否可能由其他因素,如合并用药或伴随疾病引起。不良事件的发生与药物使用的时间上有逻辑关系,因此不能排除事件和药物使用的因果关系。

很可能有关(probable):事件的发生可能由药物的使用导致。事件发生的时间具有提示意义(如经撤药后得到证实)。不太可能有另外的解释,如合并用药或伴随疾病。

肯定有关(certain):不良事件的类型已被认为是药物可能出现的副作用且不能用其他理由,如合并用药和伴随疾病解释。事件发生的时间强烈提示因果关系(如撤药及再次给药后的反应)。

不良事件与药物的相关性的判断往往是非常困难的,有时需要通过适当的补充检查以进一步确认或排除。例如对于氨基转移酶升高的患者,进行胆红素检查;对于氨基转移酶升高或严重肝损伤患者,进行病毒性肝炎血清学检查等。

除了各中心的研究者或试验总负责人对不良事件进行评价和判断外,实际研究中还常常借助独立的临床事件委员会(CEC)进行评价和裁定(见第六章),尤其是对严重不良事件的评估。

四、不良事件的 MedDRA 编码

临床试验中为了实现安全性的充分评价,对不良事件的深入细致分析是一个极其重要的方面。然而,我们在临床试验实践中,所获取的不良事件信息常常因受试者的地域、语言、民族、文化等不同在表达上有所不同,给不良事件资料的汇总归类、数据管理和统计分析带来困难。如何统一不良事件的分类和表达,达到术语上的标准化,为数据管理和统计分析奠定基础,则需要专门进行标准化编码工作,以确保不良事件原意表达的本质归属。另外,标准化术语的应用,为数据共享、信息交流、系统评价(systematic review)和 Meta 分析提供了可能。

MedDRA 词典是由 ICH 开发的国际医学标准术语词典(medical dictionary for regulatory activities),被广泛用于不良事件的监测与报告,也用于对其他临床数据(疾病名称、手术操作等)进行编码。MedDRA 词典可为临床试验不良事件报告标准化提供有力支持,目前得到广泛应用,参见第二十九章。

五、严重不良事件的报告

(一) 报告时限

一旦不良事件经研究者判断为严重不良事件后,应当迅速向主要研究者、申办者和药品监督管理部门报告。按照 ICH-GCP 的要求,在致命的或威胁生命的药物不良反应发生后,申办者应在首次获悉应报告的病例后尽快向药品监督管理部门报告(可通过电话、传真或书面材料),最迟不能超过 7 个工作日,然后在其后的 8 个工作日内作出尽可能完整的报告。除致命和威胁生命的其他严重不良反应应当在 15 日内提交书面报告。

我国 GCP 要求,临床试验过程中发生严重不良事件的,研究者应当在 24 小时内报告有关省、自治区、直辖市药品监督管理部门和国家药品监督管理部门,通知申办者、主要研究者,并及时向伦理委员会报告。

(二) 报告内容

各国和地区监管机构对严重不良事件书面报告的格式和内容大同小异。ICH 要求严重不良事件的报告应包括下列内容:

1. 患者信息　姓名缩写;其他鉴别信息(如试验编号);性别;年龄或出生日期;身高;体重。

2. 药物信息　药物名称(商品名、通用名);批号;在处方或试验方案中的适应证;剂型和规格;每日剂量和给药方案(注明单位如 mg、ml 或 mg/kg);给药途径;开始用药日期及每日服药时间;停止用药日期和时间或疗程。

3. 其他处理　伴随用药(包括 OTC 药物)和其他非药物治疗;要提供与药物同样的资料。

4. 不良反应详情　对反应的完整描述,包括身体部位、严重程度以及判断为严重不良反应的标准,除了描述所报告的体征和症状外,如可能应对反应作出特定的诊断;反应开始发生的日期和时间;反应停止的日期和时间或持续的时间;反复发生的频率;发生的场所(如医院、门诊、家中、疗养所等);结果:恢复或任何后遗症的资料;经何种特定检查和(或)治疗及其结果;对于死亡的情况,应提供死亡的原因及其与所怀疑的反应之间的可能关系的解释,如可能,应提供尸检或其他死后发现(包括尸检报告);其他可供评价的资料,包括任何有助于该病例评价的相关信息,如病史、过敏史、药物或酒精滥用史、家族史、特殊研究的发现等。

5. 事件报告人信息　姓名;地址;电话;职业(专业)。

6. 管理和申办者信息　报告来源:自发报告、临床研究、文献(提供复印件)、其他;申办者首次接到事件报告的日期;申办者的名称和地址;怀疑药物的临床试验批文编号;申办者鉴别病例的编号(应与病例报告表的编号一致)。

美国 FDA 对严重不良事件报告的内容要求包括试验名称、中心、患者编号、年龄、性别、发生不良事件时的剂量(mg)、在发生不良事件时的暴露时间或暴露周期、不良事件的身体系统分类(应用 COSTART 或其他词汇表)、不良事件的优先术语、研究者和(或)患者报告的不良事件、不良事件是否导致终止治疗的指征、严重不良事件的类型(如致命、危及生命等)、其他治疗药物、不良事件的严重性(轻、中和重度)、采取的措施(如无、减少剂量、中止治疗)、结果、经研究者评估的因果关系(肯定有关、很可能有关、可能有关、不太可能有关);并且还应考虑包括以下补充变量:种族、体重、身高,以及以 mg/kg、mg/mm^2 或甚至以血浆浓度为表示用药剂量等信息。

我国对严重不良事件的报告有严格的规定,并专门设计了严重不良事件报告表(表 17-1)。

表 17-1　严重不良事件报告表（SAE）

新药临床研究批准文号：　　　　　　　　　　　　　　　　编号：

报告类型	□首次报告　□随访报告　□总结报告	报告时间： 　年　月　日
医疗机构及专业名称		电话
申报单位名称		电话
试验用药品名称	中文名称： 英文名称：	

药品类别	□中药　　　□化学药　　□新生物制品 □放射性药　□进口药　　□其他	第　　类
临床研究分期	□Ⅰ期　　　□Ⅱ期　　　□Ⅲ期　　　□Ⅳ期 □生物等效性试验　　□临床验证	剂型：

受试者情况	姓名：　　　　性别：　　　出生年月日：　　　　　　民族： 疾病诊断：
SAE 情况	□导致住院　□延长住院时间　□伤残　□功能障碍　□导致先天畸形　□危及生命或死亡　□其他
SAE 发生时间： 　　年　月　日	SAE 反应严重程度： □轻度　□中度　□重度
对试验用药采取的措施	□继续用药　　□减小剂量　　□药物暂停后又恢复　　□停用药物
SAE 转归	□症状消失(后遗症　□有　□无)　□症状持续 □死亡(死亡时间：　　年　月　日)
SAE 与试验药的关系	□肯定有关　□可能有关　□可能无关 □无关　　　□无法判定
破盲情况	□未破盲　□已破盲(破盲时间：　　年　月　日)
SAE 报道情况	国内:□有　□无　□不详 国外:□有　□无　□不详
SAE 发生及处理的详细情况：	

报告单位名称：　　　　　　报告人职务/职称：　　　　　　报告人签名：

六、不良事件随访

　　发现不良事件/严重不良事件时,研究者可根据病情决定是否中止试验,对因不良事件而停药的病例应进行追踪观察,详细记录处理经过及结果。随访时间应根据不良事件程度轻重不同而定。对轻度不良事件,要随访到不良事件消失;对程度比较重的不良事件,除观察到不良事件消失时,还要继续观察随访,随访时间应根据具体情况而定;严重不良事件则应进行较长时间的随访。随访方式可以是门诊、家访、电话、通讯等多种形式。

第二节　安全性分析的统计学考虑

在所有的临床试验中,安全性分析是非常重要的一方面,应与有效性一样给予高度重视。在药物审评中,安全性往往是首先要考虑的。

一、安全性数据的收集

药物的安全性包括药物对生命体征、心肺功能、肝肾功能、胃肠功能、精神神经系统、血液系统、免疫系统、致癌性、人类受孕和生殖,以及儿童生长发育的影响等。在临床试验设计时要考虑周全,尤其注意在前期临床试验或临床前动物研究中曾经出现的毒性反应。

比起有效性研究,安全性研究更为复杂。虽然对任何药物而言,均可以预期特定的药物不良反应,且对其进行监测,但可能发生的不良反应范围很广,新的不可预期的不良反应总是有可能发生的。因此,从受试者中收集的安全性变量应尽可能全面,包括受试者出现的所有不良事件的类型、药物剂量、发生时间、严重程度、持续时间、处理措施、转归,以及合并用药或伴随治疗等。另外,对于特定的亚组人群,如女性、老年人、重症患者或接受合并用药治疗的人,可能需要增加一些针对上述特定人群的安全性评价。因此,这些信息在设计时需要考虑,并要求填写在 CRF 中。

实验室安全性数据需要在临床试验开始前进行检测,获得基线数据,以便于对比,并在用药后定期复查,获得随访数据,以便于观察机体系统在临床试验过程中的变化。

二、分析集的确定

用于安全性评价的数据集通常包括至少接受过一个剂量的研究药物的受试者,称为安全性分析集(safety set)。数据集的定义应该在试验方案中或统计分析计划中明确。

如果临床试验中发生了治疗分组的交叉(受试者没有按照随机化分组结果接受治疗,而是接受了与随机化分组结果相反的治疗),则按实际接受的处理组为计算依据;如果受试者使用了多个处理组的药物,则相应的处理组均需考虑,但需考虑必要的统计学校正。对于交叉设计中的不良反应,主要以当前阶段接受的处理为计算依据,当然,有必要考虑前一阶段对当前阶段的滞后效应。

三、不良事件的分析

一般药物安全性评价的策略和方法在很大程度上与有效性评价不同。安全性分析的主要内容包括暴露情况(强度、时间)、临床不良事件(疾病、体征、症状)、实验室检查数据(包括生化学和血液学指标等)、生命体征等。

(一)暴露情况

药物的剂量大小和使用时间长短对于安全性评价均有重要意义。暴露的强度越大、时间越长,则发生不良事件的机会越大。对于某些不良反应,可能会显示出累积剂量与该反应发生率之间的相关性。如甲氨蝶呤引起的肝纤维化和肝硬化、多柔比星引起的心脏毒性、两性霉素 B 引起的肾功能毒性等。对于长期应用的药物,应考察累积剂量可能预示毒性的概率,并在报告中进行讨论。

（二）不良事件分析

不良事件分析包括不良事件（疾病、体征和症状）、不良反应、严重不良事件、严重不良反应。在分析时除了考虑不良事件的发生率、发生频率、严重分级等外，还需特别关注不良事件与人口学特征、使用剂量、使用时间的关系，以及试验药物与并发疾病、合并用药、特殊饮食之间的相互作用；特别关心治疗前正常但治疗后异常，或者治疗前异常但治疗后加重的案例。违背方案后所发生的不良事件，如使用了方案中禁用的药物，可能会导致安全性评价偏倚，这给统计学评价带来了一定的困难，所以即便是在确证性试验中，也往往很难在安全性评价上获得确定的结论。

1. **不良事件发生粗率**　描述不良事件发生的最简单的度量是根据发生事件的患者数除以接受研究治疗的患者总数而得到的粗率。即：

$$某不良事件发生粗率 = \frac{发生该不良事件的人数}{接受处理的总人数} \times 100(\%) \tag{17-1}$$

因其简单，粗率是不良事件发生情况的最通用的度量，也是产品说明书中最常用的一种指标，简称为发生率。

通常将发生率>1%的不良事件称为常见事件，发生率在1‰~1%的事件称为不常见事件，而<1‰的事件称为罕见事件。

ICH-E3中要求列举所有的不良事件，区分不良事件是否与研究治疗有关。统计表中应列举到每种不良事件、各组对应的例数和发生率。大部分不良事件发生的比例比较低，因此通常会按照系统器官分类（system organ class，SOC）来统计。采用MedDRA编码的临床试验中除了要求按SOC分类统计外，还要求按首选语（preferred term，PT）进行分类统计。此外，将所有不良事件合在一起可以得到总的不良事件发生粗率。发生率不能直观地反映事件的严重程度，因此常常还需要按照严重程度分别统计。表17-2是某临床试验不良事件报告的示例。

表 17-2　某临床试验两组不良事件的发生情况

系统器官分类 首选术语	A 组（N=66）				B 组（N=66）			
	grade3	grade4	grade5	grade3~5	grade3	grade4	grade5	grade3~5
	No（%）	No（%）	No（%）	No（%）	No（%）	No（%）	No（%）	No（%）
血液和淋巴系统疾病	8 （12%）	10 （15%）	0 （0.0%）	18 （27%）	6 （9.1%）	9 （14%）	0 （0.0%）	15 （23%）
贫血	2 （3.0%）	0 （0.0%）	0 （0.0%）	2 （3.0%）	3 （4.5%）	0 （0.0%）	0 （0.0%）	3 （4.5%）
骨髓功能衰竭	1 （1.5%）	0 （0.0%）	0 （0.0%）	1 （1.5%）	0 （0.0%）	0 （0.0%）	0 （0.0%）	0 （0.0%）
发热性中性粒细胞减少症	1 （1.5%）	0 （0.0%）	0 （0.0%）	1 （1.5%）	0 （0.0%）	2 （3.0%）	0 （0.0%）	2 （3.0%）
粒细胞减少症	0 （0.0%）	1 （1.5%）	0 （0.0%）	1 （1.5%）	0 （0.0%）	1 （1.5%）	0 （0.0%）	1 （1.5%）
白细胞减少症	8 （12%）	0 （0.0%）	0 （0.0%）	8 （12%）	7 （11%）	1 （1.5%）	0 （0.0%）	8 （12%）

续表

系统器官分类 首选术语	A 组 ($N=66$)				B 组 ($N=66$)			
	grade3	grade4	grade5	grade3~5	grade3	grade4	grade5	grade3~5
	No (%)	No (%)	No (%)	No (%)	No (%)	No (%)	No (%)	No (%)
中性粒细胞减少症	4 (6.1%)	9 (14%)	0 (0.0%)	13 (20%)	6 (9.1%)	7 (11%)	0 (0.0%)	13 (20%)
血小板减少症	1 (1.5%)	0 (0.0%)	0 (0.0%)	1 (1.5%)	0 (0.0%)	0 (0.0%)	0 (0.0%)	0 (0.0%)
心脏疾病	0 (0.0%)	1 (1.5%)	0 (0.0%)	1 (1.5%)	0 (0.0%)	0 (0.0%)	0 (0.0%)	0 (0.0%)
心律失常	0 (0.0%)	1 (1.5%)	0 (0.0%)	1 (1.5%)	0 (0.0%)	0 (0.0%)	0 (0.0%)	0 (0.0%)
心力衰竭	0 (0.0%)	1 (1.5%)	0 (0.0%)	1 (1.5%)	0 (0.0%)	0 (0.0%)	0 (0.0%)	0 (0.0%)
胃肠疾病	0 (0.0%)	0 (0.0%)	0 (0.0%)	0 (0.0%)	1 (1.5%)	0 (0.0%)	0 (0.0%)	1 (1.5%)
...								
合计	16 (24%)	10 (15%)	0 (0.0%)	26 (39%)	14 (21%)	11 (17%)	0 (0.0%)	25 (38%)

需要注意的是,粗率不能反映发生不良事件的细节和特点,例如同一不良事件可能多次发生,但统计粗率时仅作 1 例计算。因此,汇总不良事件时除报告发生例数外,还需要报告发生例次。不同的受试者其暴露时间或总暴露量可能不同,但统计粗率时认为是相等的。可见,粗率实际上是一个构成比。

2. 单位时间不良事件发生率 考虑暴露时间(暴露累积剂量)的事件发生率,可以正确反映不良事件发生的强度,定义为发生某不良事件的例数与接受处理的总暴露人-时数之比。即:

$$某不良事件发生率/单位时间 = \frac{发生该不良事件的人数}{接受处理的人群总暴露人-时数} \times 100(\%)/单位时间$$

(17-2)

当治疗期较长、预期的退出治疗或死亡比例较大时,需考虑采用生存分析,如用 Kaplan-Meier 曲线、生命表法等描述累积不良事件发生率,以避免低估风险。

无论采用哪种发生率的定义,均需在试验方案中写明。

3. 相对风险 相对风险(relative risk,RR)又称相对危险度、风险比(harzard ratio/risk ratio)。定义为:

$$RR = \frac{试验组某不良事件发生率}{对照组某不良事件发生率}$$

(17-3)

可以采用生存分析法(如 Cox 模型等)来估计 RR 及其置信区间。

当不良事件的发生风险不恒定时,常用事件首次出现的时间估计一个风险函数,来描述可变风险。考虑不同时间的危险性时,风险函数有助于解答"不良事件发展的速度有多快以及数量有多少"。具体地说,风险函数能帮助医生判定"如果患者治疗了 X 个月末出现不良事件,我们能放松警惕吗,我们必须保持多长时间的警惕性"。ICH-E3 中也指出,在这些情况下,寿命表方法或类似的方法可能比报告不良事件粗率能获得更多的信息。如果治疗是有周期性的,例如癌症化疗,按每一周期分开进行分析更有帮助。

4. 影响发生率的因素分析　不良反应的发生与否以及严重程度与诸多因素有关,除与用药量、用药时间有关外,还可能与其他因素有关,常考虑的危险因素有人口学因素、基线(如疾病分期、并发症)、遗传和环境因素,以及伴随用药或治疗等。而找出不良反应与哪些因素有关,可以指导临床用药。当然这些分析是在发生率不太低、样本量足够的前提下进行的。

在单因素情况下,可用简单的亚组分析确认重要的危险因素;在多因素情况下,常建立适当的模型(如 logistic 回归、Poisson 回归、负二项回归、Cox 回归等),以筛选危险因素。

四、实验室检查数据的分析

实验室检查数据的分析包括血常规、血生化、尿常规、心电图、影像学资料等。实验室检查数据大部分为定量资料,也有定性和等级资料。对定量的实验室检查数据既要做定量分析,如估计均数、标准差等,又要做定性分析,如计算高于或低于某一阈值的病例数。有时,定性分析更重要。

(一) 平均数与变异

比较各治疗组之间相对于基线变化的平均值或中位数,同时应报告对所有这些测量数据的分析结果:均数、标准差、最小最大值,或中位数、四分位数等。一般将平均数与变异水平以表格的形式进行报告。

需要注意两点。第一,不仅仅要分析不同随访时间的原始测量值,更重要的是分析相对于基线的变化值,从而分析出药物的某些潜在的重要作用。第二,由于不良反应的发生率往往较低,个别受试者的检测值(相对于基线)出现较大波动,在求平均数时可能被掩盖了。因此,分析时需特别注意相对于基线的差值的最大/最小值,以及那些离群值。有关相对于基线的变化值参见第十三章。

此外,对于多中心临床试验,需要统一样品采集、处理和测定方法与标准操作程序,以减少中心间差异。但是,即使这样,各中心的参考值范围也可能不同。因此,在实验室检测指标的汇总分析过程中,如何将不同中心的数据汇总分析,需要事先制订分析方法。一种处理方法是按照参考范围对实验室数值进行内插标准化,用标准化的数值实现对不同实验室的结果的合并,然后再选择参考值范围的逆转换方法表达最后的综合统计量。有时也采用虚拟实验室方法,试验前将标准物质发放至各中心实验室测量,根据测量结果计算各实验室的系数,对测量的结果用该系数进行调整,然后对转换后的结果进行统计分析。或直接采用中心实验室检测,即所有标本都送到一个实验室进行检测。

(二) 异常率

对异常率的分析重点关注实验室检测值与参考范围偏离较大的患者,包括这些异常值的数据和检测方法。重点关注治疗前正常但治疗后异常的病例,或者治疗前异常但治疗后加重的案例。根据实验室检查数据定义"正常"和"异常"时,需要在试验方案或统计分析计划中事先定义界值(cut point)。

此外,在正常值范围内发生较大变化的受试者、一个以上的检测指标同时符合异常值标准(如氨基转移酶和胆红素)的受试者、因实验室检查出现异常而减少用药量或中止治疗的受试者也是特别需要关注的。

将受试者定义为"异常",可作为不良事件,并采用上一节中的方法进行分析。

用来判断患者的病情轻重和危急程度的指征主要有心率、脉搏、血压、呼吸、瞳孔和角膜反射的改变等,其中呼吸、体温、脉搏、血压称为四大体征。它们是维持机体正常活动的支柱,缺一不可,不论哪项异常也会导致严重或致命的疾病,同时某些疾病也可导致这四大体征的变化或恶化。由此,医生可依据"危急值"报告判断病情的严重程度。

在分析和评价中需重视所有的安全性指标,所用的主要分析方法需在研究方案中指明。所有不良事件均需报告,无论是否与治疗相关,尤其是严重不良事件和由于不良事件导致的治疗终止。应尽可能采用所有可用的研究人群资料进行安全性评价。需认真制订实验室检查指标的度量单位及参考值范围,如在同一试验中出现不同的度量单位和参考值范围(如多个实验室参与研究),则应该对测量值进行恰当的标准化,以便于进行统一评价。

对安全性资料的分析应该以描述性分析为主。一般来讲,变化程度比假设检验的 P 值更重要。当样本量较大、发生率不是太低时,可辅以假设检验或置信区间,为分析结果提供一定程度的证据。如果采用假设检验的方法比较组间的安全性,则需意识到在进行多重比较时,Ⅰ类错误会膨胀,但是在安全性评价中一般不考虑对Ⅰ类错误的调整,相反应重点关注由于较低的发生率带来的相应的Ⅱ类错误。

五、基于临床试验对药物安全性分析的局限性

基于临床试验对药物的安全性进行分析可能是片面的,不能完全反映药物上市后在人群中可能出现的不良反应。

1. 参与临床试验的患者都是经过筛选的志愿者,通常比一般的患者情况会要典型一些,或预后会好一些。由于临床试验往往选择更能体现药物有效性的受试者,为安全起见,常不包含一些特殊人群:孕妇或哺乳期妇女、儿童、老年患者、有某些并发症的患者等,同时,试验中限制了其他药物的使用。因此,临床试验中的安全性问题比上市后出现的问题更乐观些,这也是为什么要加强上市后监测的原因。

2. 新药的Ⅱ/Ⅲ期临床试验大多是为了探索或确证有效性,因此在设计这些试验时,需预先指定关键性疗效终点,估算的样本量应该能够充分评估药物的有效性。所以一般进行的Ⅱ/Ⅲ期试验既不是为了检验安全性有关的特定假说,也不是为了检测或确定具有任何预定灵敏度的不良反应。例如发生率为 1/1000 的不良事件,需要 3000 名受试者才有 95% 的可能出现至少 1 例事件,而出现 3 例事件至少需要观察 6500 名受试者。显然,一般临床试验要达到这么大的规模是不太现实的。即使是针对安全性的研究而进行的设计,其所提出的假说也往往只针对某个安全性问题,并不能涵盖所有的安全性问题,根据这样的数据进行安全性评价,往往没有足够的检验效能。因此,安全性评价的策略和方法多以描述性分析为主,包括数量描述和图形描述。在不良事件发生率较高、样本量足够大的情况下,辅以统计学推断。

3. 临床试验的观察周期往往比较短,对于长期使用才出现的或迟发性的不良反应我们往往观察不到,而这些反应往往是严重的,例如肿瘤或代谢性疾病等。

4. 临床试验设计时会重点关注和观察前期研究中已经出现的不良事件,或相关的不良事件,例如方案中会提及,并给出明确定义,要求专门记录等。而对于前期没有发现,或同类研究也没有发现的事件,可能就不那么关注,既没有明确定义,记录也是开放性的。这方面

的偏倚是难以避免的。

Venning 等对几种药物的 18 个不良反应进行了分析,而其中真正通过临床试验发现的只有 3 种。即使临床试验中发现了某种不良反应,由于发生率低,均为个别现象,因此容易被忽略。例如降血糖药苯乙双胍(phenformin)于 1969 年获准上市,其实在 1959 年时就已经发现乳酸性酸中毒(lactic acidosis)的信号,而直到 1980 年才撤出市场。可见,基于临床试验对药物安全性进行评价是有其局限性的,只有加强上市后监测才能发现。有关上市后监测参见第二十七章。

第三节　安全性数据的可视化

除常规统计表格描述和统计分析外,对安全性数据还可采用图表可视化(visualization)的方法进行评价。可视化是"将不可见的、不能表达的或抽象的一些东西,转变为可以看到的或者大脑可以想象的图形图像"。将可视化应用到药物安全性评价中,可以将多个方面的信息整合到一起,相对于表格既简洁又高效,可以给读者留下深刻的印象。

临床试验中安全数据的可视化表达具有很多优点。第一,减少了漏失信号的可能性,提高了尽早发现的可能性;第二,从人的生理角度来讲,图形通过激发人眼的各种潜能——快速、高频的识别与处理,对相关内容的认知与关联,瞬时不费力地达到处理信息的目的,一个图形在呈现时无须太多的解释和推理过程,就能直接进入人的心理空间;第三,设计良好的图形可以提高统计师与临床项目团队中的其他同事、医生的沟通能力;第四,统计图形不仅可以更快、更有效地传递信息,对于非统计学人员来说,图形所传递的信息更容易被接受。统计结果可视化可以提升临床试验过程中的合作质量,缩短时间和决策,尤其是当研究问题比较复杂时。

可视化应当注意以下关键要素:

1)能直观地比较试验组和对照组的结果。

2)将同类指标整合到一幅图中以便于进行指标间的相互比较。

3)将必要的统计量、假设检验结果、置信区间等整合到图形中以便于判断。

4)展示安全性指标的时间变化趋势。

5)必要时按机体系统对不良事件分类。

6)在图形中加入适当的辅助线以便于比较和判断,比如正常值范围的界限、假设检验的统计量的界值、总体参数($HR=1$ 等)的参考线等。

一、不良事件的可视化表达

为叙述方便,这里以不良事件的可视化为例,介绍不同的图示方法。对于不良反应的图示方法是一样的。

描述不良事件发生情况的最简单的度量发生数、发生率,以及试验组和对照组的相对风险,即试验组发生率与对照组发生率之比 HR。

例 17-1　一项尼卡地平治疗蛛网膜下腔出血患者的双盲随机对照研究(Haley, et al, 1993; Haley, et al, 1994)共入组受试者 906 例,其中尼卡地平组(NIC, 15)449 例、安慰剂组(placebo)457 例。两组患者持续服药 14 天,每天 0.15mg/(kg·h),随访 120 天观察结果。

根据这个实例,我们介绍下列几种不良事件/不良反应的可视化方法(这里的图 17-1~

图 17-5 及图 17-8 均用 JMP Clinical 3.0 绘制）。

（一）火山图

火山图用来快速识别大型数据集中同类型数据的组间差异。在安全性评价中，可以直观地表现不良事件在治疗组和对照组的差别以及假设检验的结果。

图 17-1 中，横轴表示所发生的不良事件在试验组与对照组间的风险（$\log_2 RR$），当两组的不良事件发生率相同时，RR 为 1，$\log_2 RR$ 为 0；$\log_2 RR > 0$ 的点表示该不良事件试验组的发生率多于对照组（$RR > 1$），而 $\log_2 RR < 0$ 的点表示该不良事件试验组的发生率小于对照组（$RR < 1$），偏离 0 点越远表明两组的发生率相差越大。纵轴表示对不良事件的 RR 的假设检验结果（$-\log_{10} P$），当应用 FDR 多重性校正方法时 $-\log_{10} P = 2.86$，即图中虚线所在的位置，虚线以上的点代表该不良事件发生率的组间差异有统计学意义，虚线以下表示不良事件发生率的组间差异无统计学意义。点的颜色表示风险程度，其标记意义如图 17-1 中的图例所示。

（二）相对风险图

相对风险图用于表示两组不良事件的发生率和相对风险（relative risk，RR）。该图分为左、右块：左侧表示各种不良事件的发生率，横轴是发生率，纵轴是不良反应名称，其顺序按照 RR 的点估计从大到小、由上至下排列，试验组和对照组的发生率用不同得符号区别表示；右侧表示不良事件的相对风险，即森林图，横轴是相对风险 RR，不良事件对应的位置标出相应的 RR 的点估计及其 95% 置信区间，横轴刻度 0.0 的位置标记了一条参考辅助线（$RR = 1$），便于识别不良事件的 RR 置信区间是否包含 1。当不良事件较多时，这个图可能很长，此时可以截取前几位 RR 较大的就可以了。如图 17-2 所示，选取了 RR 前 30 位的不良事件。

相对风险图具有一定的视觉效果，既可以让读者快捷地找到目标不良事件，也可以对不良事件的发生情况有直观而全面的了解。根据作图的目的，该图可以进行一系列的适当变化。例如可视化的重点是找出发频率最高的不良事件，RR 是次要考虑因素，此时纵轴不良事件的顺序按照试验组不良事件发生率的大小排列。对于两组以上的数据，可以将感兴趣的处理组配对组合为一幅图。在药物剂量研究中，可以用 logistic 回归模型的 OR 值代替 RR 值。

（三）树图

笼统地分析安全性数据，或者单个地分析实验室参数或不良事件的常规做法不容易获得安全性的全貌，有学者提出对安全性数据按机体系统（body system）进行汇总分析。

树图是基于层次的可视化的代表性技术，其基本思想是将 n 维数据空间划分为若干子空间，对这些子空间仍以层次结构的方式组织并以图形表示出来。

图 17-3 按照所发生的不良事件的具体名称分类描述，图中的每一个方块代表一种不良事件。同一系统的不良事件排列在一起，并以半透明的方式标记其系统归类名称。方块面积大小与此类不良事件的发生数（率）成正比。方块的颜色为红色表示该不良事件试验组的发生数（率）目多于对照组，绿色表示该不良事件试验组的发生数（率）目小于对照组。方块颜色深浅与该不良事件发生率的组间差异 P 值相关，P 值越小，颜色越深。

这种图形表达方式可以给读者以强烈的视觉冲击，读者可以直接看到颜色最深的、面积最大的方块。读者可以看到哪些不良事件试验组相对较多、哪些不良事件对照组较多、哪些不良事件发生总数较多，以及哪个系统的不良事件发生最多。这些信息的获取更简单、更直观。

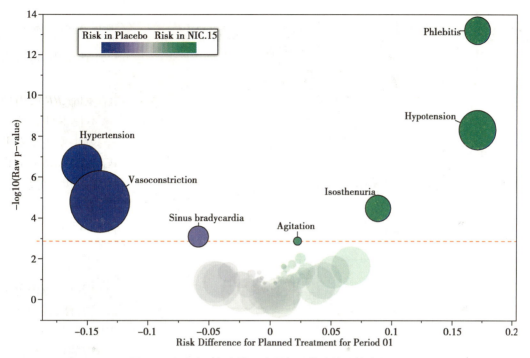

图 17-1　反映不良事件风险及假设检验结果的火山图

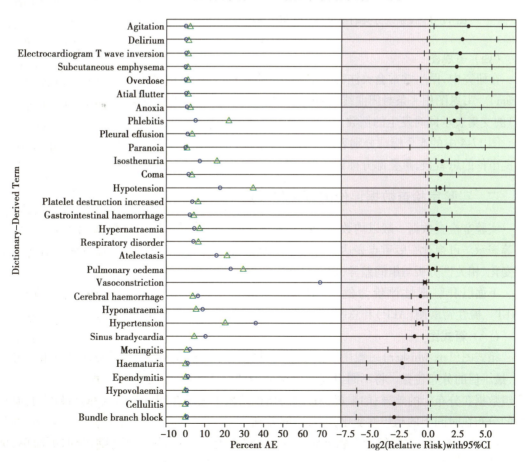

图 17-2　按 *RR* 排序的相对风险图

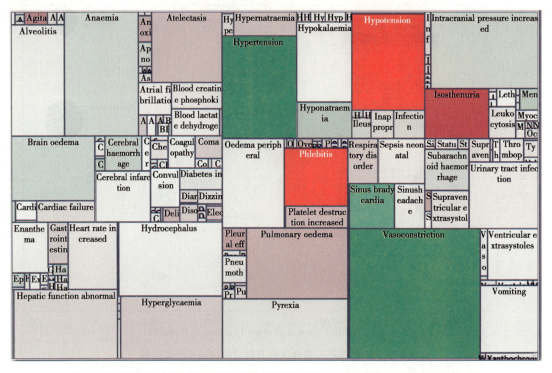

图 17-3 按系统分类的不良事件分布树图（方块大小代表计数，颜色代表 $-\log_{10}P$）

（四）韦恩图

在研究中，医生常常会关注哪些不良事件会伴随发生，这时就可以使用韦恩图（Venn diagram）。韦恩图用一条封闭曲线（例如一个椭圆）表示一种不良反应，与其他封闭曲线（椭圆）的交集表示同时发生的例数。

图 17-4 中的 5 个椭圆分别表示 5 种不良事件，未重叠部分标记的数字表示单独发生此不良事件的患者数，重叠部分标记的数字表示合并发生这些不良事件的病例数，一目了然。

二、实验室检查数据评价的可视化表达

实验室检查数据一般以均数、标准差、置信区间，或中位数、四分位数、最小最大值、离群值等表示。可视化一般重点表达检查结果的趋势性分析与组间差别，实验室指标治疗前后的变化、相关性分析与组间差异，以及时间趋势等。

下面以肝脏毒性评价为例，针对天冬氨酸氨基转移酶（AST）、丙氨酸氨基转移酶（ALT）、碱性磷酸酶（ALP）和总胆红素（TBIL）4 个指标进行可视化评价。

（一）箱式图

箱式图（box-whisker）一般用于描述某定量资料的分布，并显示中位数、四分位数及最大值、最小值的分布位置。将不同组别的数据分别用箱式图表示，绘制在一张图上，可以表示两组数据在分布上的差异；如果再将每次的访视结果也表示在同一张图上，则可以表达某指标的分布在时间上的趋势性变化，以及组间差别。

图 17-5 表示了试验组和安慰剂对照组的 AST 指标在基线，试验第 1、2、8 周以及试验结束随访时的分布。

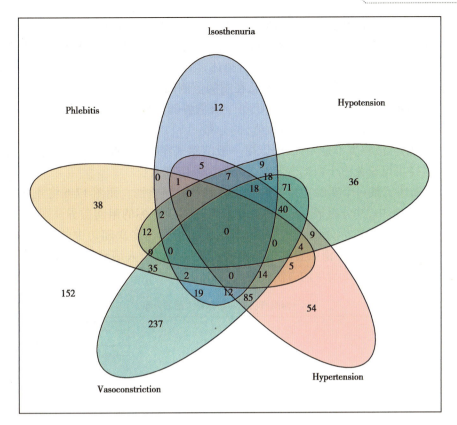

图 17-4　韦恩图

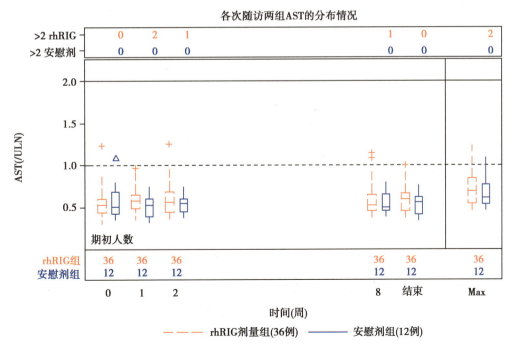

图 17-5　两组实验室检查指标各次随访的箱式图

图 17-5 中的横轴表示各次随访时间,纵轴表示 AST 检查值,单位为 ULN(upper limit of normal)。横轴的 1 倍 ULN 位置处用辅助线标记,以突出显示那些异常的病例。AST 在 2 倍 ULN 以内的病例在图中以箱式图的形式进行描述,箱体以外的极端值用"+""△"表示;对于超过 2 倍 ULN 的病例,为了控制纵向版面,在图的上侧以计数形式表示,图的下方数字表示每组各随访期的病例数。右侧版图是两组每个病例各随访期中的最大值(取每位受试者各次随访中的最大值作为该受试者的最大值)的分布。

如果数据的离散程度不是太大,可以用一般的箱式图表示;如果变异很大,可用对数尺度来表示,这样可以避免由于数据变异太大导致纵轴跨度太长。

图 17-5 描述了某一个实验室指标的时间趋势及组间差别。而图 17-6 将 4 项检查指标并列在同一个图形中,并分组表示,旨在观察肝毒性多项指标的组间差异。图 17-6 中的横轴表示各项指标,各项指标分组表示;纵轴表示各项指标在多次随访中的最大值(单位为 ULN),在纵轴上关注的临界值位置处做辅助线。极端值以个人编号作为标记,若极端值过多难以分辨,可以用极端值清单的方法代替编号标记。

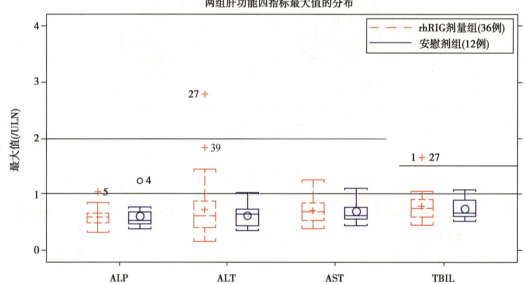

图 17-6　两组肝功能各项指标最大值的箱式图

图 17-5 和图 17-6 相结合,从平均水平、时间趋势、个体水平多个角度很好地展示了实验室检查数据的特点。

(二)矩阵散点图

散点图(scatterplot)一般用于趋势性和相关性分析。将一个指标在多个时间的重复测量结果用多个散点图表示,并绘制在一张图上,称为矩阵散点图,以便于从个体水平上观察用药前后的变化,也特别有利于发现离群值(outlier)。当然,可以将多个有关联的指标的散点图绘制在一张图上。

图 17-7 中的横轴表示受试者基线时各指标的实际测量值(/ULN),纵轴表示受试者用

药后不同访视时间各指标的实际测量值(/ULN),每一个点代表一例受试者,不同组别的受试者用不同的符号表示。

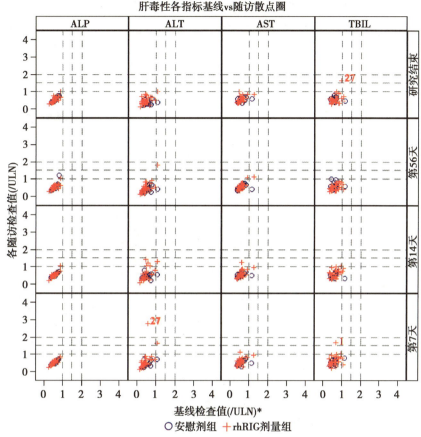

*对ALT.AST and AIP.CCL是2倍ULN:
*对TBIL.CCL是1.5倍ULN:
ULN:the Upper Level of Mormal,CCL:the Clinica Concern Level

图 17-7　肝毒性四项指标基线 vs 随访散点图

如果受试者的实验室检查数据前后一致,那么点应当密集分布在 45°的位置上;分布在 45°左上方的点表示该受试者的 LFT 用药后高于基线水平;分布在 45°右下方的点表示该受试者的 LFT 用药后低于基线水平。图 17-7 中的标记辅助线有助于判断数据的位置。根据辅助线,落在左上方(大致是第 2 象限)内的点即表示该患者治疗前正常而治疗后异常,如图 17-7 中的 27 号病例治疗前正常,而在第 7 天时 ALT 异常,研究结束时 TBIL 异常。对于这样的病例应重点关注,追溯其异常是否与治疗措施有关。为了便于查找,可以同时将这些点相应的受试者的随机号标出。

（三）动态泡泡图

将实验室检查指标绘制成动态泡泡图,以动态的形式将实验室检查的各种指标例如肝毒性在不同组别随时间(以天或周为单位)推移而产生的变化表示出来。图 17-8 是丙氨酸氨基转移酶和胆红素随时间变化的泡泡图,横轴为 ALT,纵轴为 BILI,图中用一个泡泡代表一例受试者,以颜色区分组别。点击运行按钮,图中的泡泡就会随着时间推移而变动,从而可以观察到哪些受试者从正常转为异常,可以直接在感兴趣的"泡泡"上面点击,系统会自动生成该受试者的实验室检查值变化轨迹并且可以调出受试者的个人档案。例如图 17-8 中第 40 天时,有 2 个泡泡明显异常,点击该泡泡显示其编号及变化轨迹。

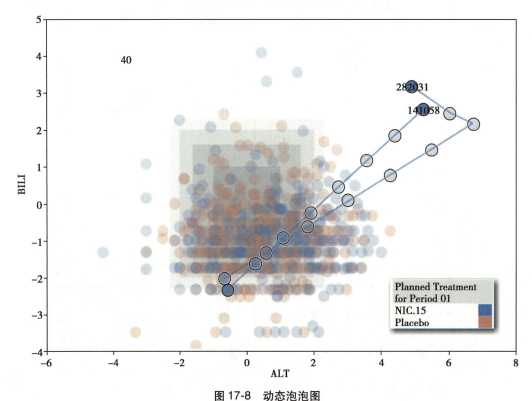

图 17-8　动态泡泡图

（感谢 SAS 公司包文俊博士提供的制图帮助）

（李 卫　王 杨　姚 晨）

参 考 文 献

1. FDA. Regulatory Statistical Perspectives on Safety Issues in Drug Development. 2005

2. FDA. Statistical Guidance on Reporting Results from Studies Evaluating Diagnostic Tests. 2007

3. Antman EM,Bennett JS,Daugherty A,et al. Use of nonsteroidalantiinflammatory drugs:an update for clinicians:a scientific statement from the American Heart Association. Circulation,2007,115(12):1634-1642

4. Kearney PM,Baigent C,Godwin J,et al. Do selective cyclo-oxygenase-2 inhibitors and traditional non-steroidal anti-inflammatory drugs increase the risk of atherothrombosis? Meta-analysis of randomised trials. BMJ,2006,332(7553):1302-1308

5. CFDA. 药物临床试验的生物统计学技术指导原则. 2016

6. ICH-E2A. Clinical Safety Data Management:Definitions and Standards for Expedited Reporting

7. ICH. MedDRA TERM SELECTION:POINTS TO CONSIDER. ICH-Endorsed Guide for MedDRA Users,Release 4. 9 Based on MedDRA Version 18. 0. 2015

8. ICH. MedDRA DATA RETRIEVAL AND PRESENTATION:POINTS TO CONSIDER. ICH-Endorsed Guide for MedDRA Userson Data Output,Release 3. 9 Based on MedDRA Version 18. 0. 2015

9. ICH-E3. Structure and content of clinical study reports,1995

10. 李禅娟.新药临床研究中安全性评价的统计方法.西安:第四军医大学,2005

11. Venning GR. Identification of adverse reactions to new drugs. Ⅱ:How were 18 important adverse reactions discovered and with what delays? BMJ,1983,286:289-292,365-368

12. Common Terminology Criteria for Adverse Events V4. 03 2009

13. Haley EC,Kassell NF,Torner JC. A randomized controlled trial of high-dose intravenous nicardipine in aneurysmal subarachnoid hemorrhage. Journal of Neurosurgery,1993,78:537-547

14. Haley EC Jr,Kassell NF,Torner JC,et al. A randomized trial of two doses of nicardipine in aneurysmal subarachnoid hemorrhage. A report of the Cooperative Aneurysm Study. J Neurosurg,1994,80(5):788-796

第十八章

早期临床试验设计与统计分析

第一节 概 述

Ⅰ期临床试验主要是研究人体对新药的耐受性,提出初步的、安全有效的给药方案,用以指导下一阶段的临床试验研究。Ⅰ期临床试验是新开发药物首次进入人体的试验,主要是观察人体对于新药的耐受程度和药代动力学,以此来探索药物的最大耐受剂量(maximum tolerated dose,MTD),并确定Ⅱ期临床研究的给药方案和指导Ⅲ期临床研究。其中 MTD 指在不同的剂量水平下,对患者建议的既安全又有效的剂量。Ⅰ期临床试验一般在健康志愿者中进行,但在抗肿瘤等具有显著潜在毒性药物的情形下,通常选择常规治疗失败的重症患者作为研究对象,此时的统计方法需要具有较强的安全性保障,并符合伦理学要求,即希望受试者最大可能地可以分配到最有效的剂量下进行试验。Ⅰ期临床试验的另一个显著特点是样本量较小(一般为 10~30 例),因此,如何在小样本的情况下得到 MTD 的准确估计并能保障受试者的安全,则要求有相应可靠的统计方法和手段来确保其实施。

传统以独立、大样本理论为基础的频率学统计方法在Ⅰ期临床试验场合下较难得到令各方满意的统计结论。由于临床试验的特殊性,希望在试验过程中所采用的统计方法具有一定的自适应性和序贯决策的特征,例如前期的试验结果可提供信息给当前的统计决策。传统的频率学统计方法缺乏一定的灵活性,而 Bayes 统计学可以利用 Bayes 公式基于前期试验信息(先验分布)和当前信息(抽样分布)得到待估参数的后验分布,对此后验分布进行随机抽样,从而可能得到具有较高精度的统计推断结果,且不依赖于大样本渐进理论。由于 Bayes 理论框架中可融入先前信息,因此能够方便地构建期中分析方案来对每一次试验的结果进行序贯评估,可确保试验过程中的受试者权益、满足伦理学要求并可使估计结果更可靠。可以说,Bayes 方法提供了使生物统计学家在早期临床试验领域中灵活设计并满足伦理学要求的临床试验设计方法的舞台。

Ⅰ期临床试验一般固定 J 个递增的剂量水平,假定随着剂量的增加,药物的毒性概率是非减的,MTD 被定义为毒性概率不超过毒性靶水平的最高剂量水平。其试验过程为试验每次对一组受试者进行试验,连续招募受试者,根据每次试验的结果估计剂量毒性,将下一组受试者分配到最恰当的剂量进行试验,直到确定最佳的 MTD 估计。Ⅰ期临床试验中,若估计的 MTD 低于真实 MTD,则可能造成后期试验的药物有效性过低;若高估 MTD,则将使过多的受试者暴露于过高的毒性剂量;两者皆可最终导致新药无法通过有效性或安全性检验而批准上市。因此,Ⅰ期临床试验研究是新药研发中的重要环节,可能决定整个药物研发最终的成败。

当前,早期临床试验(Ⅰ和Ⅱ期)中最常用的统计方法大都基于 Bayes 统计理论,Bayes 临床试验设计也是当前生物统计研究领域的热点和重点。在医药工业界,也开始大量应用 Bayes 方法于实践中。例如在Ⅲ期临床试验,美国 FDA 于 2006 年出台了医疗器械研发中 Bayes 统计方法的应用技术指南,旨在鼓励医疗器械研发中使用 Bayes 统计方法。

我国对药物Ⅰ期临床试验已非常重视,2011 年年初国家药品监督管理部门出台了《药物Ⅰ期临床试验管理指导原则(试行)》,其中开篇即写到:"为加强药物Ⅰ期临床试验的管理,提供临床试验生物样本分析实验室的分析质量,有效地保障受试者的权益与安全,确保所产生的数据和结果的可靠性、完整性和科学性,……,CFDA 组织起草了《药物Ⅰ期临床试验管理指导原则》""……我国于 2003 年颁布实施了《药物临床试验质量管理规范》,但在Ⅰ期临床试验方面尚无相应的指南性文件,新药Ⅰ期临床试验的总体能力与国际先进国家相比有一定差距"。可见,我国已认识到Ⅰ期临床试验的重要性,并希望通过努力缩小与发达国家的差距。

本章主要介绍四种有代表性的Ⅰ期临床试验设计方法:3+3 设计、CRM 设计、mTPI 设计和 BOIN 设计。3+3 设计是传统的基于规则(rule-based)的Ⅰ期临床试验设计的代表,它没有采用统计方法技术和模型,也不具有自适应性,但由于操作简单,易于为医生和临床试验工作者掌握,所以仍是我国当前被广泛使用的Ⅰ期设计方法。需要指出的是,所有提出的最新的Ⅰ期设计方法都以能在实践中替代 3+3 设计为其目标。CRM 设计、mTPI 设计和 BOIN 设计都是基于 Bayes 方法的自适应性设计,其中 CRM 是最早提出的 Bayes Ⅰ期临床试验设计方法(O'Quigley 等,1990),与 3+3 设计比较,其估计 MTD 的精度高,将患者分配到最优剂量下进行试验的比例高;mTPI 和 BOIN 设计都是最近(Ji 等,2007,2010;Liu&Yuan,2015;Yuan 等,2016)提出的Ⅰ期 Bayes 试验设计方法,由于效果优于 3+3 设计,且临床实际中操作的复杂度远低于 CRM,此类方法都已开始被重视和应用于临床实践。

第二节　Ⅰ期临床试验常用设计方法

一、基本思路

首先介绍Ⅰ期临床试验探索 MTD 的基本思路。设 $(d_1,\cdots,d_J)$ 为 J 个待研究的递增剂量水平,即 $d_1<\cdots<d_J$,p_d 为剂量 d 时的毒性概率,在抗肿瘤药物中,通常可以认为治疗效果是毒性概率的不减函数,即若 $d_{i1}<d_{i2}$,则 $p_{d_{i1}}\leqslant p_{d_{i2}}$。设 p_T 为 MTD 靶水平,即受试者中出现剂量极限毒性(dose limit toxicity,DLT)事件的概率最大为 p_T。Ⅰ期临床试验的任务是探索出使得毒性概率最接近 p_T 的剂量 i^*,并且在试验过程中,试验设计方法至少应做到分配于剂量 i^* 下进行试验的受试者比例大(以保证其有效性),在高于剂量 i^* 下进行试验的受试者比较应很小(以保证其安全性)。

Ⅰ期临床试验的一般做法为分配一组受试者于某个剂量 d_j 下进行试验,根据当前试验结果决定下一组受试者应分配到剂量 d_{j-1}、d_{j+1} 还是仍在 d_j 下进行试验。比如若在剂量 d_j 下出现过高的毒性反应,则下一组受试者应该被分配到低一级的 d_{j-1} 剂量下进行试验。Ⅰ期临床试验中组的大小的选择一般为 2 或 3 人,每组的受试者越多,Ⅰ期临床试验的进程就越快。

二、传统 3+3 设计

3+3 设计不针对毒性-剂量曲线进行建模,而是基于规则临床试验设计方法的代表,有许多拓展和变形。3+3 设计的算法如下(每组为 3 例受试者):

步骤 1:在最低剂量水平下纳入一组受试者进行试验,观察毒性反应结果。

若 0/3 DLT(即 3 人中没有人出现 DLT),则在高一级的剂量水平下纳入一组受试者进行试验;若 1/3 DLT,则在此剂量水平下再纳入一组受试者进行试验;若 1/3+0/3 DLT,则在高一级的剂量水平下纳入一组受试者进行试验;若 1/3+1/3 DLT,则此剂量即为所估计的MTD;若 1/3+2/3 或 3/3 DLT,则此剂量超过 MTD。

步骤 2:重复步骤 1,直到找到 MTD。在已有 6 名或更多受试者的试验下,如果所试验剂量的最高水平已超过 MTD,则定义前低一级的剂量为 MTD;否则,纳入更多人在前一剂量水平下进行试验。

步骤 3:MTD 被定义为 ≤2/6 DLT,即毒性概率<33%。

3+3 设计的优势是其方法本身简单,临床研究者在无须生物统计学家帮助的情况下即可自行进行 MTD 的探索研究。但 3+3 设计由于方法本身的粗糙而存在 MTD 估计不正确、过多的受试者分配在低剂量下进行试验、不能灵活地设定 MTD 靶水平(如上述设计,MTD 靶水平只能是 33%,否则剂量水平将需设定过多)等不足。虽然存在诸多比 3+3 设计有效的统计设计方案,但 3+3 设计仍在 I 期临床试验实践中被大量采用,例如 2006 年 4~5 月间,MD 安德森癌症中心的药物评审委员会(IRB)批准通过的 I 期临床试验 22 项中有 20 项采用的是 3+3 设计。以上现象提示我们,一个"好"的 I 期临床试验设计方法至少应具备两个要素,一是可灵活设定 MTD 靶水平满足伦理学要求,并能够提供可靠的估计;二是统计方法要直观且易被临床实际工作者实施。

三、CRM 设计

CRM 设计是基于模型的试验设计方法,也是第一个应用 Bayes 统计理论并受到广泛关注和应用的临床试验设计方法。CRM 设计首先需假定毒性-剂量模型,常用的模型有:

双曲正切模型:$p_d = [(\tanh(d)+1)/2]^\alpha = \left[\dfrac{\exp(d)}{\exp(d)+\exp(-d)}\right]^\alpha$

logistic 模型:$p_d = \dfrac{\exp(-3+\alpha d)}{1+\exp(-3+\alpha d)}$

幂模型:$p_d = p_{d0}^{\exp(\alpha)}$,其中 p_{d0} 为该剂量毒性概率的初始估计。

然后对参数 α 设定先验密度,在试验过程中,利用每次观察到的受试者的毒性反应信息,借助 Bayes 理论方法逐步更新参数 α 来估计毒性-剂量曲线,并根据相应准则确定下一组受试者应最优分配于哪个剂量水平下进行试验。CRM 设计涉及较复杂的计算。设 $(d_1, \cdots, d_J)$ 为 J 个待研究的剂量水平,试验开始前需对 J 个剂量水平的毒性概率进行拟设定,记为 $(p_1, \cdots, p_J)$,这些概率被称作骨架概率(skeleton),其中 $p_1 < \cdots < p_J$,MTD 靶水平为 p_T。以指数模型为例,具体的 CRM 算法如下:

步骤 1:给参数 α 选择先验分布 $f(\alpha)$,一般选正态分布 $N(0, \sigma^2)$。即:

$$f(\alpha) = \frac{1}{\sqrt{2\pi}\sigma}\exp\left(-\frac{\alpha^2}{2\sigma^2}\right)$$

步骤2:第一组的 n_1 个受试者分配于最低剂量水平 d_1 下进行试验;设在第 j 剂量水平下分配 n_j 个受试者试验,其中有 y_j 个受试者出现 DLT 反应,记 D 为观测到的数据,即 $D=\{(n_j,y_j),j=1,\cdots,J\}$,则相应的似然函数为 $L(D|\alpha)=\prod_{j=1}^{J}\{p_j^{\exp(\alpha)}\}^{y_j}\{1-p_j^{\exp(\alpha)}\}^{n_j-y_j}$。

步骤3:利用步骤2的信息,应用 Bayes 公式,可求得更新后的各个剂量下的毒性概率 p_j 的估计 $\hat{\pi}_j$。即:

$$\hat{\pi}_j=\int p_j^{\exp(\alpha)}\frac{L(D|\alpha)f(\alpha)}{L(D|\alpha)f(\alpha)\mathrm{d}\alpha}\mathrm{d}\alpha,\quad j=1,\cdots,J$$

步骤4:分配下一组受试者于剂量 j^* 下进行试验,其中 $j^*=\underset{j\in(1,\cdots,J)}{\mathrm{argmin}}|\hat{\pi}_j-p_\mathrm{T}|$。

步骤5:重复步骤1~4直至达到所设定的最大样本量。使 $\underset{j\in(1,\cdots,J)}{\mathrm{argmin}}|\hat{\pi}_j-p_\mathrm{T}|$ 达到最小的 $\hat{\pi}_j$ 为所估计的 MTD。

CRM 设计的估计精度高,也具有大样本下可收敛于毒性概率靶水平 p_T 的渐进性质,其计算涉及数值积分或 Markov chain Monte Carlo(MCMC)方法。研究表明,应用 CRM 设计的结论不会受所选用的模型(双曲正切、逻辑、指数)的影响。因为指数模型较简单、待估参数少,实践中大多数学者推荐一般采用此模型。应用 CRM 设计的最主要的问题是在试验开始前如何预估计骨架概率,估计不正确,则会使最终结果不可靠,文献中已提出了两类解决方案,一是 Lee & Cheung 提出的猜测骨架概率方法,另一类是采用 Bayes 模型平均法的 BMA-CRM 方法。但对于实际临床试验者,甚至一些生物统计工作者,CRM 牵涉较复杂的数学计算和统计分析过程,其应用仍未被广泛推广。但无论如何,CRM 设计开辟了运用 Bayes 模型进行临床试验设计的先河,之后的基于模型的临床试验设计方法的发展多受其影响。CRM 设计已有可操作的软件可获得,例如 MD 安德森生物统计系的软件下载主页 https://biostatistics.mdanderson.org/softwaredownload/ 和 R 软件的 dfcrm 包中都有免费的软件可供下载使用。

四、mTPI 设计

mTPI 设计是 TPI 设计的改进,此方法属于基于区间模型(interval-based)的 Bayes 试验设计方法,也有学者将 mTPI 推广至频率学统计框架下,应用 mTPI 于实际临床试验的报道可参考有关文献。与 CRM 的区别在于,CRM 需假定毒性-剂量曲线,而 mTPI 无须进行曲线建模。由于 CRM 要对模型进行设定,从而带来如确定骨架概率等困难,mTPI 不存在上述问题,并能够保证 MTD 估计的精确度并具有较高的安全性。mTPI 设计的具体算法如下:

步骤1:首先定义等效区间 $\mathrm{EI}[p_\mathrm{T}-\varepsilon_1,p_\mathrm{T}+\varepsilon_2]$,$\varepsilon_1,\varepsilon_2\geqslant 0$,此时 $(0,1)$ 即被分割为三个子区间:$(0,p_\mathrm{T}-\varepsilon_1)$,$[p_\mathrm{T}-\varepsilon_1,p_\mathrm{T}+\varepsilon_2]$,$(p_\mathrm{T}+\varepsilon_2,1)$,它们分别对应低于、等价和高于 MTD 靶水平即 p_T 的区间。

步骤2:第一组的 n_1 个受试者分配于最低剂量水平 d_1 下进行试验;设在第 j 剂量水平下分配 n_j 受试者试验,其中 y_j 受试者出现 DLT 反应,记 D 为观测到的数据,即 $D=\{(n_j,y_j),j=1,\cdots,J\}$,则相应的似然函数为 $L(D|p_j)=\prod_{j=1}^{J}\{p_j\}^{y_j}\{1-p_j\}^{n_j-y_j}$,$p_j$ 的先验分布设为 $\mathrm{beta}(\alpha,\beta)$,即 $f(p_j)=\frac{\Gamma(\alpha+\beta)}{\Gamma(\alpha)\Gamma(\beta)}p_j^{\alpha-1}(1-p_j)^{\beta-1}$,此时 p_j 的后验分布为 $\mathrm{beta}(\alpha+y_j,\beta+n_j-y_j)$。

步骤3:基于步骤2的累积信息 D,首先计算以下后验概率确保试验的安全性。对于第

一组受试者,若 $\Pr(p_1>p_\mathrm{T}|D)>\xi$(比如取 $\xi=0.95$),则说明最低剂量水平毒性过高,此时停止整个临床试验;若 $\Pr(p_{j+1}>p_\mathrm{T}|D)>\xi$(比如取 $\xi=0.95$),则包括 $j+1$ 在内的更高剂量水平将不再参与此临床试验研究。

步骤 4:在步骤 3 安全性保障的基础上,计算 p_j 落于以下区间 $\{(0,p_\mathrm{T}-\varepsilon_1),[p_\mathrm{T}-\varepsilon_1,p_\mathrm{T}+\varepsilon_2],(p_\mathrm{T}+\varepsilon_2,1)\}$ 的后验单位密度概率(UPM)。即:

$$UPM_{\mathrm{D}j}=\frac{\Pr(p_j-p_\mathrm{T}>\varepsilon_2|D)}{1-p_\mathrm{T}-\varepsilon_2}$$

$$UPM_{\mathrm{S}j}=\frac{\Pr(-\varepsilon_1\leqslant p_j-p_\mathrm{T}\leqslant\varepsilon_2|D)}{\varepsilon_2+\varepsilon_1}$$

$$UPM_{\mathrm{E}j}=\frac{\Pr(p_j-p_\mathrm{T}<-\varepsilon_1|D)}{p_\mathrm{T}-\varepsilon_1}$$

当 $UMP_{\mathrm{D}j}$ 为最大时,分配下一组受试者于低一级剂量水平 $j-1$ 上进行试验;当 $UMP_{\mathrm{S}j}$ 为最大时,下一组受试者仍在当前剂量 j 上进行试验;$UMP_{\mathrm{E}j}$ 为最大时,下一组受试者分配到高一级剂量 $j+1$ 上进行试验。

步骤 5:重复步骤 1~4,直至到达所规定的最大样本量。MTD 的估计为在满足条件 $\Pr(p_j>p_\mathrm{T}|D)\leqslant\xi$ 的剂量下,使 $\min_j|\hat{p}_j-p_\mathrm{T}|$ 达到最小的 $\hat{p}_j$。

mTPI 在设计理论上基于统计决策理论,具有收敛于真实 MTD 值的大样本理论的性质。与 CRM 设计相比,试验前 mTPI 需进行的相关设定工作少,例如 CRM 需对毒性-剂量模型和骨架概率进行试验前设定,而 mTPI 只需进行等效区间 EI 的设定,且 EI 的设定容易被试验研究者理解,很容易沟通。mTPI 设计的软件可通过网页 http://www.compgenome.org/NGDF/获得。

下面我们以图 18-1 的 Excel 宏软件计算的结果简单介绍 mTPI 在实际中的操作和应用。在安装好 Excel 宏软件之后,临床试验者只需提供 I 期临床试验的最大样本量、等效区间 EI [默认区间为 $(p_\mathrm{T}-0.05,p_\mathrm{T}+0.05)$] 和 MTD 靶水平 p_T。例如若样本量为 30,$p_\mathrm{T}=0.25$,则可得到图 18-1 的结果。图 18-1 表中纵行的 0~30 个数为试验进行过程中观察到的患者中出现 DLT 的数,横行中的 0~30 个数为累计纳入患者的数,表中的字母表示各种试验结果情形下试验研究者所需采取的相应决策。例如以累计到第 7 个患者时为例,若此时有 1 名患者出现 DLT,则根据图 18-1,决策为 E,即下一组患者应分配到高一级的剂量下进行试验;若有 2 或 3 名患者出现 DLT,根据图 18-1,决策为 S,即下一批患者仍应在此剂量下进行试验;若有 4 名患者出现 DLT,根据图 18-1,决策为 D,即下一组患者应分配到低一级的剂量下进行试验;若有多于 4 名患者出现 DLT,根据图 18-1,决策为 DU,即下一批患者应分配到低一级的剂量下进行试验,并且当前剂量和更高的剂量都将因为毒性过大而不再参与试验研究。通过这个演示,可以看到 mTPI 在实际中应用是非常方便的,而 CRM 则操作较为困难。

五、BOIN 设计

BOIN(Bayesian optimal interval design)设计为基于 Bayes 方法的区间设计,是 Liu 和 Yuan 在 2015 年提出的自适应临床试验设计方法。BOIN 设计的理念非常直观,如前所述,I 期临床试验可以被看成是一系列序贯的对受试者实施剂量水平分配的决定步骤,对当前进行中的剂量水平下做升(escalate)、降(deescalate)或是继续(remain)的决定。与 mTPI 的

Number of patients treated at current dose

Number of toxicities	1	2	3	4	5	6	7	8	9	10	11	12	13	14	15	16	17	18	19	20	21	22	23	24	25	26	27	28	29	30
0	E	E	E	E	E	E	E	E	E	E	E	E	E	E	E	E	E	E	E	E	E	E	E	E	E	E	E	E	E	E
1	D	D	S	S	S	S	E	E	E	E	E	E	E	E	E	E	E	E	E	E	E	E	E	E	E	E	E	E	E	E
2		DU	D	D	D	S	S	S	S	S	S	S	S	E	E	E	E	E	E	E	E	E	E	E	E	E	E	E	E	E
3			DU	DU	DU	DU	D	D	D	S	S	S	S	S	S	S	S	S	S	S	E	E	E	E	E	E	E	E	E	E
4				DU	DU	DU	DU	DU	D	D	D	D	S	S	S	S	S	S	S	S	S	S	S	S	S	S	E	E	E	E
5					DU	DU	DU	DU	DU	DU	D	D	D	D	D	S	S	S	S	S	S	S	S	S	S	S	S	S	S	S
6						DU	DU	DU	DU	DU	DU	DU	D	D	D	D	D	D	S	S	S	S	S	S	S	S	S	S	S	S
7							DU	DU	DU	DU	DU	DU	DU	DU	D	D	D	D	D	D	D	S	S	S	S	S	S	S	S	S
8								DU	DU	DU	DU	DU	DU	DU	DU	DU	D	D	D	D	D	D	D	D	S	S	S	S	S	S
9									DU	DU	DU	DU	DU	DU	DU	DU	DU	DU	D	D	D	D	D	D	D	D	D	S	S	S
10										DU	DU	DU	DU	DU	DU	DU	DU	DU	DU	DU	D	D	D	D	D	D	D	D	D	D
11											DU	DU	DU	DU	DU	DU	DU	DU	DU	DU	DU	DU	DU	DU	DU	DU	DU	DU	DU	DU
12												DU	DU	DU	DU	DU	DU	DU	DU	DU	DU	DU	DU	DU	DU	DU	DU	DU	DU	DU
13													DU	DU	DU	DU	DU	DU	DU	DU	DU	DU	DU	DU	DU	DU	DU	DU	DU	DU
14														DU	DU	DU	DU	DU	DU	DU	DU	DU	DU	DU	DU	DU	DU	DU	DU	DU
15															DU	DU	DU	DU	DU	DU	DU	DU	DU	DU	DU	DU	DU	DU	DU	DU
16																DU	DU	DU	DU	DU	DU	DU	DU	DU	DU	DU	DU	DU	DU	DU
17																	DU	DU	DU	DU	DU	DU	DU	DU	DU	DU	DU	DU	DU	DU
18																		DU	DU	DU	DU	DU	DU	DU	DU	DU	DU	DU	DU	DU
19																			DU	DU	DU	DU	DU	DU	DU	DU	DU	DU	DU	DU
20																				DU	DU	DU	DU	DU	DU	DU	DU	DU	DU	DU
21																					DU	DU	DU	DU	DU	DU	DU	DU	DU	DU
22																						DU	DU	DU	DU	DU	DU	DU	DU	DU
23																							DU	DU	DU	DU	DU	DU	DU	DU
24																								DU	DU	DU	DU	DU	DU	DU
25																									DU	DU	DU	DU	DU	DU
26																										DU	DU	DU	DU	DU
27																											DU	DU	DU	DU
28																												DU	DU	DU
29																													DU	DU
30																														DU

E=Escalate to the next higher dose
S=Stay at the current dosw
D=De-escalate to the next lower dose
U=The current dose is unacceptably toxic
MTD=25%

图 18-1 mTPI Excel 宏软件结果演示(其中,最大样本量为 30,MTD 为 0.25)

机制类似,给定疗效随毒性概率单调递增这一假设,理想的试验设计应该是在当前剂量水平低于 MTD 的情况下应增加剂量;在当前剂量水平高于 MTD 时应减小剂量;在当前剂量水平等于或接近 MTD 时应继续当前剂量。不同于 mTPI 设计之处在于,mTPI 通过每次计算 UPM 来确定对下一批受试者应采用的剂量水平,而 BOIN 采用最优准则为最小化每一位受试者被分配到不恰当剂量上的概率来决定每批进入临床试验的受试者所应采用的剂量水平,因为这个准则针对的是每一位受试者,因此 BOIN 设计体现了个性化治疗的理念,且研究表明此方法可以确保试验的有效性,并最大可能地减少高毒性剂量水平下的受试人数。因此一经推出,立即受到此领域学者和广大制药企业的关注。

与 mTPI 设计一样,BOIN 设计因其易被临床实际工作者所实施,并有美国得克萨斯大学 MD 安德森癌症中心计算中心支持和 R 与 Stata 语言软件包 BOIN 可以免费使用,极大地增强了其可操作性。MD 安德森癌症中心计算中心的网址为 https://biostatistics. mdanderson. org/softwaredownload/SingleSoftware. aspx? Software_Id=91。

BOIN 设计的具体算法如下:

步骤 1:第一个(或第一组)受试者分配到最低剂量水平 d_1 下进行试验。

步骤 2:在当前剂量水平 j 下,假设 n_j 名受试者中有 m_j 个出现毒性反应,令 $\hat{p}_j = m_j/n_j$ 表示剂量水平 j 下的观测毒性比例,λ_e 和 λ_d 分别表示预先设定的剂量上升门限值(escalation)和剂量下降门限值(de-escalation),其中 $\leq \lambda_e < \lambda_d \leq 1$。

如果 $\hat{p}_j \leq \lambda_e$,则分配下一受试者在剂量 $j+1$ 上进行试验;如果 $\hat{p}_j \geq \lambda_d$,则分配下一受试者

在剂量 $j+1$ 上进行试验;否则,下一受试者仍在当前剂量 j 上进行试验。

步骤3:重复步骤2,直至到达所规定的最大样本量 N。基于单调回归方法,得到所有剂量的毒性估计,然后选择毒性估计最接近 p_T 的剂量为 MTD。

从上述步骤可以看出,BOIN 设计从实际临床研究操作的简单性上类同于传统 3+3 设计。如在传统 3+3 设计中,决策一般是将 $\hat{p}_j$ 同 0/3、1/3、2/3、0/6、1/6 和 2/6 进行比较,而 BOIN 中实际只需同两个门限值 λ_e 和 λ_d 进行比较即可作出相应决策,因此实用起来比传统 3+3 设计还要简洁,易被临床实际工作者所实施。为了确定门限值 λ_e 和 λ_d,用户只需前事先设定最低可容忍毒性概率 ϕ_1 和最高可容忍毒性概率 ϕ_2。Liu 和 Yuan(2015)推荐使用 $\phi_1 = 0.6p_T$ 和 $\phi_2 = 1.4p_T$,并且提供了最优门限值 λ_e 和 λ_d 的显示解:

$$\lambda_e = \frac{\log\left(\frac{1-\phi_1}{1-p_T}\right)}{\log\left(\frac{p_T(1-\phi_1)}{\phi_1(1-p_T)}\right)}, \lambda_d = \frac{\log\left(\frac{1-p_T}{1-\phi_2}\right)}{\log\left(\frac{\phi_2(1-p_T)}{p_T(1-\phi_2)}\right)}。$$

具体推导可参看 Liu 和 Yuan(2015)的文章。表 18-1 显示了常见的 MTD 靶水平的门限值 λ_e 和 λ_d。

表 18-1　BOIN 设计剂量升降的门限值 λ_e 和 λ_d

门限值	MTD 靶水平						
	0.1	0.15	0.2	0.25	0.3	0.35	0.4
λ_e	0.078	0.118	0.157	0.197	0.236	0.276	0.316
λ_d	0.119	0.179	0.238	0.298	0.358	0.419	0.479

我们可以清楚地看到 BOIN 设计和 mTPI 设计采用了不同的统计机制来决定剂量的爬坡。前者是基于每次实际计算的毒性概率同从理论中得出的优化边界 λ_e 和 λ_d 进行比较来决定下一步药物剂量的升、降或是不动;而后者是通过比较计算得出的三个 UPM 值来决定下一步药物剂量的升降。不同的统计机制造成了这两种设计在以下的模拟研究中表现出明显不同的性质。研究表明,和 mTPI 相比,BOIN 设计在安全性方面,即将患者分配到毒性大的剂量的概率有显著的提高,同时能更准确地找到 MTD。

下面通过 R 软件包给出 BOIN 设计的具体演示步骤。

BOIN 包中共有 3 个函数:get. boundary、get. oc 和 select. mtd。其中 get. boundary 函数给出具体的试验剂量选择流程和临床试验决策,get. oc 函数给出相应的参数设置下的模拟试验研究结果,select. mtd 函数将基于所有试验结果给出最终 MTD 剂量选择的推荐。调入 BOIN 包,输入参数;下面的例子为当前试验的目标 MTD 水平为 0.3、每组 3 名受试者、样本量共计 30 的情形下的真实临床试验决策过程,运行程序即有如下运算结果:

```
> library(BOIN)
> ###### Trial Design #####
>get.boundary(target=0.3,ncohort=10,cohortsize=3)
Escalate dose if the observed toxicity rate at the current dose
<=  0.2364907
Deescalate dose if the observed toxicity rate at the current
dose >=  0.3585195
```

This is equivalent to the following decision boundaries

运算结果的第一张数据表

Number of patients treated 3 6 9 12 15 18 21 24 27 30

Escalate if # of DLT <=   0 1 2 2   3   4   4   5   6   7

Deescalate if # of DLT >= 2 3 4 5   6   7   8   9 10 11

Eliminate if # of DLT >=   3 4 5 7   8   9 10 11 12 14

A more completed version of the decision boundaries is given by

运算结果的第二张数据表

Number of patients treated 1   2 3 4 5 6 7 8 9 10 11 12 13 14 15 16 17 18 19 20 21 22 23 24

Escalate if # of DLT <=   0   0 0 0 1 1 1 1 2 2 2 2 3 3 3 3 4 4 4 4 4 5 5 5

Deescalate if # of DLT >=   1   1 2 2 2 3 3 3 4 4 4 5 5 6 6 6 7 7 7 8 8 8 9 9

Eliminate if # of DLT >=   NA NA 3 3 4 4 5 5 5 6 6 7 7 8 8 8 9 9 9 10 10 11 11 11

Number of patients treated 25 26 27 28 29 30

Escalate if # of DLT <=   5   6   6   6   6   7

Deescalate if # of DLT >= 9   10 10 11 11 11

Eliminate if # of DLT >=   12 12 12 13 13 14

Default stopping rule: stop the trial if the lowest dose is eliminated.

运行的结果告诉我们,两个边界值分别计算为 $\lambda_{1j}=0.2364907$ 和 $\lambda_{2j}=0.35851$,接下来的两张表则由简到繁地告诉临床研究者如何在真实情形下进行决策。例如运算结果中第一张数据表为简表,若当前已治疗了 6 例受试者,若其中有 1 例或者低于 1 例受试者出现毒性反应(DLT),则下一批受试者则应分配到高于(escalate)当前的剂量下进行试验;若其中有大于等于 3 例或者小于 4 受试者出现毒性反应,则下一批受试者则应分配到低于(deescalate)当前的剂量下进行试验;若其中有大于等于 5 例受试者出现毒性反应,则终止当前试验。运算结果中第二张数据表为详细临床试验决策表,给出了全部 30 例受试者出现各种结果的情形下临床研究者所应采取的相应决策。例如当前若已经治疗了 9 例受试者,若累积出现毒性反应的例数≤2,则下一例受试者在低于当前的剂量下进行试验;若累积出现毒性反应的例数≥4,则下一例受试者在高于当前的剂量下进行试验;若累积出现毒性反应的例数≥5,则由于试验药物毒性过大,终止此试验。

运行以下命令将得到相应的试验模拟结果。

```
> ###### Obtain operating characteristics #####
> get.oc(target=0.3,p.true=c(0.05, 0.15, 0.3, 0.45, 0.6),ncohort
=10,cohortsize=3,ntrial=1000)
selection percentage at each dose level (%):
1.1  23.4  54.2  20.2  1.1
number of patients treated at each dose level:
4.2  9.3  11.0  4.9  0.7
```

```
number of toxicity observed at each dose level:
0.2  1.4  3.3  2.2  0.4
average number of toxicities:7.4
average number of patients:30.0
percentage of early stopping due to toxicity:0.0 %
risk of poor allocation:17.9 %
risk of high toxicity:8.0 %
```

上面模拟的场景情形为 MTD 水平为 0.3,共有 5 个待研究的剂量水平,假设真实的剂量水平为 0.05、0.15、0.3、0.45 和 0.6,即第 3 剂量为 MTD 对应的剂量水平,每组受试者 3 名,样本量最大为 30,模拟 1000 次试验。可以看到,BOIN 设计以 54.2% 的概率选择第 3 剂量为 MTD 对应的剂量,在第 3 剂量下共有平均 11.0 个受试者接受试验,错误分配风险概率(risk of poor allocation)为 17.9% 等。需要指出的是,BOIN 设计中首次提出了错误分配风险概率的概念,此概念的定义为 $\Pr(n_{MTD}<n/J)$,其中 n_{MTD} 为分配到 MTD 剂量(本例为第 3 剂量)下的受试者人数(本例为 11 人),n 为试验的样本量(本例为 30 个),J 为待试验的剂量个数(本例为 5 个)。可以看出,n/J 即表示在没有采用自适应或序贯设计的方法时 MTD 剂量下分配到的受试者例数。因此,一个优良的设计方案至少应该表现出分配在 MTD 剂量下的受试者例数多于 n/J 以保障受试者尽可能地分配到最有效的剂量下进行试验,体现在研究方希望此概率 $\Pr(n_{MTD}<n/J)$ 越小越优;这个概念是之前所有的 I 期临床试验设计都所没有考虑的。以上模拟结果一般出现在 I 期临床试验的申请书中,向出资方和药物审评方表明采用此临床设计方案的有效性和安全性。

第三个函数 select.mtd 将推荐最终的 MTD 剂量。

```
> ##### Select the MTD when the trial is completed #####
> n<-c(3,3,15,9,0)
> y<-c(0,0,4,4,0)
>select.mtd(target=0.3,ntox=y,npts=n)
The MTD is dose level  3
```

Dose Level	Posterior DLT Estimate	95% Credible Interval	Pr(toxicity>0.3 |data)
1	0.02	(0.00, 0.20)	0.01
2	0.02	(0.00, 0.20)	0.01
3	0.27	(0.09, 0.51)	0.36
4	0.45	(0.16, 0.75)	0.66
5	----	(------------)	----

上述是假设一个刚进行完的 I 期临床试验,共有 5 个待研究的剂量,在 5 个剂量下分别已经接受了 3、3、15、9 和 0 个受试者,即共有 30 例受试者,其中分别出现了 0、0、4、4 和 0 例毒性反应,最终估计第 3 剂量的 Bayes 后验概率为 0.27,若试验之前的 MTD 目标剂量为 0.3,则根据此试验结果,我们将选取第 3 剂量为 MTD 目标剂量对应的剂量水平。

第三节　BOIN 设计案例

下面以 BOIN 设计为例进行实例演示,mTPI 设计的操作步骤类似。

设有 5 个待研究的剂量水平,MTD 靶水平为 30%,最大样本量为 30 例,每组 3 名受试者,共 10 组受试者;试验从最低剂量水平开始进行。采用 R 软件中的 BOIN 包,输入命令行:get. boundary(target = 0. 3,ncohort = 10,cohortsize = 3),即可产生表 18-2 中的结果。

表 18-2　BOIN 设计决策表(N = 30,MTD = 30%,每组 3 名受试者,5 个剂量水平)

	当前剂量上的受试者例数									
	3	6	9	12	15	18	21	24	27	30
升剂量,如果出现的毒性例数≤	0	1	2	2	3	4	4	5	6	7
降剂量,如果出现的毒性例数≥	2	3	4	5	6	7	8	9	10	11
毒性过大,如果出现的毒性例数≥	3	4	5	7	8	9	10	11	12	14

由表 18-2 可以得到一个仿真的 I 期临床试验流程如下:试验从最低剂量即剂量水平 1 上开始进行,纳入第一组 3 名受试者,结果观察到出现毒性反应(DLT)的例数为 0,根据决策表(剂量水平 1 下的受试者例数为 3 例),这时剂量水平将提升,也即是说第二组 3 名受试者将在剂量水平 2 上进行试验,此时 3 名受试者中仍是 0 人出现毒性反应,根据决策表(剂量水平 2 下的受试者例数为 3 例),剂量水平仍将提升,因此第三组 3 名受试者将在剂量水平 3 上进行试验,此时 3 名受试者中有 2 人出现毒性反应,根据决策表(剂量水平 3 下的受试者例数为 3 例),剂量水平将下降,因此第四组受试者将在剂量水平 2 上进行试验,此时有 1 人出现毒性反应,根据决策表(剂量水平 2 上的受试者例数为 6 例),剂量水平将提升,因此第五组受试者在剂量 3 上进行试验,没有人出现毒性反应,根据决策表(此时剂量水平 3 上的受试者人数为 6 例,共有 2 例毒性例数),第 6 组受试者仍在剂量水平 3 上进行试验。

图 18-2 展示了 10 组共 30 例受试者的 I 期临床试验设计的完整流程。

试验结束后,5 个剂量水平下进行试验的受试者例数和出现毒性反应的例数分别为 $n = c$

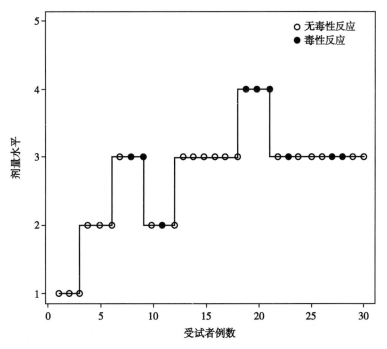

图 18-2　10 组共 30 例受试者的 I 期临床试验设计

$(3,6,18,3,0)$ 和 $y=c(0,1,5,3,0)$。输入命令:select. mtd(target=0.3,ntox=y,npts=n),即可得到最终推荐的 MTD 剂量水平为第 3 剂量水平,DLT 的估计值为 28%,95%置信区间为 0.10~0.50。

第四节　小　　结

Ⅰ期临床试验是新药首次进入人体进行的试验,其主要任务是探索 MTD。MTD 的估计是否准确,将影响随后的Ⅱ和Ⅲ期临床试验。近年来,在美国,Ⅲ期临床试验失败率高的一个主要原因即为药物剂量选定出现偏差。因此,Ⅰ期临床试验在整个新药研发的临床研究中处于非常关键的环节。Ⅰ期临床试验的显著特点是样本量小,并且由于任务是探索毒性水平,存在较高的安全性方面的要求,需要采用序贯的方法进行临床试验,因此对相应的统计方法提出了挑战。Bayes 统计方法由于可将前期试验的结果用于当前的统计决策,具有天然的序贯决策的性质,可使开发和探索更加有效,并且符合伦理要求,这为Ⅰ期临床试验设计提供了方法学。当前,最常用的 Bayes Ⅰ期临床试验设计方法是 CRM、mTPI 和 BOIN 设计,这些方法都已有软件可使用。研究表明 Bayes 设计方法均比 3+3 方法更有效,也更加保护受试者的安全;CRM、mTPI 和 BOIN 设计在正确选择 MTD 靶水平和分配受试者在 MTD 剂量水平百分比等指标方面效果相近,但 mTPI 设计和 BOIN 设计都是基于区间的设计方法,不存在采用 CRM 时需确定如何选择骨架概率等问题,它们的操作和临床实施都远方便于 CRM 设计,且在保护受试者安全性方面都要优于 CRM 设计,而 BOIN 设计在安全性方面即将患者分配到毒性过大的剂量的概率优于 mTPI 设计。

我国目前的Ⅰ期临床试验主要是采用 3+3 类的传统设计方法,至今还未看到具有自适应性的设计方法用于我国的Ⅰ期临床实践的报道。正如《药物Ⅰ期临床试验管理指导原则(试行)》所指出的那样:"……我国创新药物的研发想要走向世界,药物临床试验必须与国际接轨。我国 GCP 实施以来,药物临床试验的总体能力和监管水平有了很大提升,但由于Ⅰ期临床试验的特殊性和复杂性,对Ⅰ期临床试验的管理与国际规范相比还有一定差距,亟待提高。"这里介绍的方法为广大Ⅰ期临床试验科学家提供科学、可靠、灵活的统计试验设计方法的选择,以提升我们的Ⅰ期临床试验设计水平,并与国际接轨。

（夏结来　潘海涛　蒋志伟）

参 考 文 献

1. Biswas S, Liu DD, Lee JJ, et al. Bayesian clinical trials at the University of Texas M. D. Anderson Cancer Center, 2009,6(3):205-216

2. FDA. Draft FDA Guidance on the Use of Bayesian Statistics for Medical Devices Trials. 2006

3. CFDA. 药物Ⅰ期临床试验管理指导原则(征求意见稿). 2011

4. Ji Y, Li Y, Nebiyou BB. Dose-finding in phase I clinical trials based on toxicity probability intervals. Clinical Trials, 2007,4(3):235

5. Ji Y, Liu P, Li Y, et al. A modified toxicity probability interval method for dose-finding trials. Clinical Trials, 2010,7(6):653

6. Yuan Y, Hess KR, Hilsenbeck SG, et al. Bayesian Optimal Interval Design: A Simple and Well-performing Design for Phase I Oncology Trials. Clinical Cancer Research, 2016,22:4291-4301

7. Garrett-Mayer E. The continual reassessment method for dose-finding studies: a tutorial. Clinical Trials, 2006,3(1):57

8. Cheung YK. Dose Finding by the Continual Reassessment Method. Chapman&Hall: Boca Raton, 2011

第十九章

期中分析与成组序贯设计

传统的试验设计方法如平行组设计、交叉设计和析因设计等,需要完成试验所需的所有样本量后再对药物的有效性和安全性进行评价。但临床研究者、申办者有时则希望在试验进行过程中即对药物的有效性和安全性进行监测和评价,期中分析(interim analysis)的概念应运而生。它允许在试验过程中,根据已累积的试验信息对药物的有效性和安全性进行中期评价。在期中分析的基础上,成组序贯设计(group sequential design,GSD)、适应性设计(adaptive design)等临床试验设计方法也相应地被提出和应用于实际临床试验中。本章主要介绍期中分析的相关概念和成组序贯设计方法。

第一节 期 中 分 析

期中分析在临床试验过程中的实施大大增强了试验的灵活性,特别是能够根据期中分析时的有效性和(或)安全性信息来决定是否继续试验。若因药物有效而提前结束试验,可以缩短试验时间,节约资金,提高试验效率,惠及患者;若因药物无效或安全性问题提前终止试验,使更少的受试者暴露于无效或有害的治疗之下,更符合伦理学的需求。因此,包含期中分析的成组序贯设计和适应性设计方法受到青睐而越来越多地应用于临床试验中。但期中分析的实施也同样会带来一些问题,如期中分析多次检验所带来的 I 类错误膨胀、期中分析中试验的管理、盲法的实施等。

一、期中分析的概念

期中分析是指在正式完成临床试验前,按照事先制订的分析计划,根据试验已累积的数据进行中期评价,比较处理组间的有效性、安全性,评估各中心的试验状况、试验数据质量等。期中分析最常用于早期发现试验药物较大的处理效应以提前结束试验,达到缩短试验时间、节约资源的目的。因此,期中分析也常被称为"早期终止试验分析"或"数据驱动的终止试验分析"(data-dependent stopping analysis)。

此外,期中分析中还可能由于以下状况提前结束试验:

1)因期中分析发现试验药物无效。

2)发现不可接受的不良反应或药物毒性等安全性原因。

3)试验入组速度过慢以致试验难以继续。

4)医学的最新进展足以说明当前的临床试验没有必要继续或不伦理。

5）由于试验执行状况很糟糕已导致无法达到试验的预期目的。

6）试验中出现了灾难性的错误执行行为。

其中,可因有效或无效而提前结束试验的期中分析是以假设检验为基础的,适用于以有效性评价终点或安全性评价终点做主要假设检验的临床试验。

考虑因拒绝原假设而提前结束试验的期中分析,会造成试验总Ⅰ类错误膨胀的问题,所以需采用 α 消耗函数等方法进行统计学设计,控制试验的总Ⅰ类错误;而考虑因接受原假设而提前结束试验的期中分析,虽然不会增大试验的总Ⅰ类错误,但是会造成试验总Ⅱ类错误的膨胀,降低试验的检验效能,因此需要采用 β 消耗函数、条件检验效能(conditional power,CP)等方法进行统计学设计;同时考虑因有效或无效而提前结束试验的期中分析,则需要同时考虑它对试验总Ⅰ类错误和总Ⅱ类错误的影响。

二、日历时间和信息时间

临床试验中期中分析时间点的描述可采用日历时间(calendar time)和信息时间(information time)两种方式。日历时间就是通常意义上的时间,指根据试验计划完成需要的时间,选择在一定的日历日期进行期中分析;而信息时间的概念则不同,它主要关心试验过程中所积累的信息占计划总信息的百分比。例如信息时间可以是试验所累积完成的受试者例数占试验需完成的总样本量的百分比;在以事件驱动的生存数据临床试验中,信息时间可以定义为试验中累积发生的事件数占预计发生的总事件数的比例。

在实际临床试验中,到底是采用日历时间还是采用信息时间作为期中分析的时间点,需依据实际情况来确定。从临床试验的实际情况看,如果试验未能够按照预计的速度入组受试者,在采用日历时间的情况下,试验就无法在预定的期中分析日期累积足够的试验信息。在这种情况下进行期中分析则是没有实际意义的,也会影响期中分析统计检验检定的灵敏度。因此,在成组序贯试验中经常采用信息时间定义期中分析时间点,特别是对于生存数据的临床试验。

三、名义检验水准与总Ⅰ类错误

假定某试验计划进行 $K-1$ 次期中分析,当第 $k(k=1,2,\cdots,K-1)$ 次期中分析的 P 值满足 $p_k \leq \alpha_k$ 时,可拒绝原假设而提前结束试验。其中, α_k 被称作此次期中分析的名义检验水准(nominal significance level);而第 k 次期中分析所消耗的Ⅰ类错误记为 α_k^S,试验在 $K-1$ 次期中分析和第 K 次终末分析中累积消耗的Ⅰ类错误为试验的总Ⅰ类错误(family wise type Ⅰ error),即 $\alpha = \sum_{k=1}^{K} \alpha_k^S$。在这里需要注意的是,在第一次期中分析中, α_1 与 α_1^S 相等;但当 $k \geq 2$ 时,两者并不相等,且 $\sum_{k=1}^{K} \alpha_k \geq \alpha$。由于期中分析的多次检验会造成试验总Ⅰ类错误的膨胀,因此我们需要采用 α 消耗函数等方法计算期中分析的名义检验水准以控制试验的总Ⅰ类错误。

四、期中分析与序贯设计、成组序贯设计、适应性设计

随着期中分析概念的引入,包含期中分析的新的试验设计方法也相应地被提出和应用。首先,Bross(1952)和 Armitage(1975)从制造业和产品监测等领域将序贯设计(sequential design)的思想引入医学研究中来。序贯设计思想是在每1个(或每1对)患者被分配至试验组和对照组,且完成试验得到试验结果之后即进行一次统计分析,试验者必须等待前一个患者作出反应后才能决定是否进行下一个患者的试验。序贯设计与传统的试验设计方法相比,可以在试验组与对照组相比确实存在疗效差异的情况下提前结束临床试验,节约试验的样本量。但是,由于序贯设计的思想需要在每1个(或每1对)受试者完成试验后进行一次评价,而且为了控制试验的总Ⅰ类错误,每次评价的名义检验水准也需要进行调整,在实际临床试验中没有较强的可操作性,而且每新增一名病例进行一次分析也往往是没有必要的。因此,序贯设计方法并未能在实际临床试验中得到广泛的应用。

成组序贯设计方法则在序贯设计的思想上进行了一定的改进,它是在每间隔一定的时间段或完成一定比例的样本量之后对累积已完成试验的所有受试者进行期中分析,以判定试验是否可以提前得到有效或无效结论而提前结束试验。成组序贯设计方法继承了序贯设计的优点,其优势主要体现在三个方面:①当试验药物明显优于对照药物时,成组序贯设计可以在期中分析时提前得到有效结论,缩短试验周期,节约资金;同样,如果试验药物明显劣于对照药物时,成组序贯设计也可以在期中分析时提前发现,以尽早结束,避免不必要的资金浪费;②更加符合伦理学的要求。一方面,通过缩短试验周期,成组序贯设计可以使有效药物尽早上市,满足患者的需求;另一方面,无效药物可以在成组序贯试验中尽早淘汰,避免更多的受试者仍然暴露于无效治疗之中;③从试验管理和质量控制的角度来讲,成组序贯试验中的定期监测有利于研究者和监查单位提前发现试验过程中所存在的问题,以便于在下一步的试验中采取有效的措施加以改正,从而提高试验的整体质量。

成组序贯设计不同于序贯设计每增加一对受试者即进行分析的策略,而是在完成一定的样本比例或时间间隔后进行中期评价,在实际临床试验中具有更强的可操作性,因而在临床试验中得到了广泛的应用。但是,若成组序贯试验未能在期中分析时提前结束试验,其整个试验所需要的样本量往往大于传统设计的临床试验。

适应性设计是近些年在成组序贯设计的基础上提出来的新的试验设计方法。与成组序贯设计相比,适应性设计具有更强的灵活性,它不仅允许试验在期中分析时因有效/无效而提前结束试验,而且可以在不损害其正确性和完整性的前提下,根据期中分析的结果按计划对试验进行适应性调整,如样本量再估计、样本分配比例的调整、疗效指标的调整、劣效组的舍去和优效组的加入等。适应性设计虽然在试验的灵活性上体现了极大的优势,但它同样也给试验的完整性和科学性,以及实际临床试验中的操作性等问题上提出了更大的挑战。详见第二十章。

第二节 成组序贯设计的常见方法

如何处理多次期中分析假设检验所带来的Ⅰ类错误膨胀问题是成组序贯设计中的关键问题之一。Pocock 在 1977 年提出成组序贯设计的思想时即对该问题进行了探讨,众多生物统计学家在此后的几十年中先后提出了多种成组序贯设计方法来解决试验中Ⅰ类错误膨胀的问题。本节将对其中常见的方法进行介绍。

一、Pocock 设计和 O'Brien-Fleming 设计

Pocock 在等时间间隔进行期中分析的前提下,提出采用固定的名义检验水准判定期中

分析结果,在每次期中分析和终末分析中采用相等的名义检验水准和界值。O'Brien 和 Fleming 则在 1979 年提出了在期中分析时采用一种变化的名义检验水准。表 19-1 中列出了当总检验水准 $\alpha = 0.05$ 的情况下,不同期中分析次数 K 下采用 Pocock 设计和 O'Brien-Fleming 设计的名义检验水准 α_k 和界值 c_k。

表 19-1　不同期中分析次数的名义检验水准及其界值(双侧 $\alpha = 0.05$)

K	k	Pocock 设计		O'Brien-Fleming 设计	
		α_k	c_k	α_k	c_k
2	1	0.029	2.780	0.005	2.797
	2	0.029	2.780	0.048	1.977
3	1	0.022	2.289	0.0005	3.471
	2	0.022	2.289	0.0145	2.454
	3	0.022	2.289	0.0450	2.004
4	1	0.018	2.361	0.0001	4.409
	2	0.018	2.361	0.0040	2.863
	3	0.018	2.361	0.0190	2.338
	4	0.018	2.361	0.0430	2.024
5	1	0.016	2.413	0.0001	4.562
	2	0.016	2.413	0.0013	3.226
	3	0.016	2.413	0.0080	2.634
	4	0.016	2.413	0.0230	2.281
	5	0.016	2.413	0.0410	2.040

　　与 O'Brien-Fleming 设计相比,Pocock 设计由于它在期中分析时间时采用相同的界值和检验水准,因此,相对较为容易在期中分析时可拒绝原假设而提前结束试验;而 O'Brien-Fleming 设计相对显得较为保守,由于其界值随着受试者信息的增加成比例地减小,在试验期中分析中所设定的名义检验水准较为严格。因此,在 O'Brien-Fleming 设计的成组序贯试验中,只有当试验组的疗效非常明显地优于对照组时,试验才有可能在期中分析中拒绝零假设而提前结束试验。然而,虽然 Pocock 设计与 O'Brien-Fleming 设计相比,在前期期中分析中更容易得到阳性结论而提前结束试验,但是若它未能在期中分析提前结束试验时,所需要的最大样本量往往要大于 O'Brien-Fleming 设计。这里需要注意的是,Pocock 设计和 O'Brien-Fleming 设计均是在已确定期中分析的次数且在等时间间隔进行期中分析的条件下计算的名义检验水准,在实际应用中的灵活性受到了限制。

二、α 消耗函数方法

　　为了克服 Pocock 设计和 O'Brien-Fleming 设计方法必须事先确定期中分析次数和等时间间隔进行的问题,Lan 和 DeMets 于 1983 年提出了一种更为灵活的成组序贯设计方法——α 消耗函数方法(α spending function approach)。它通过建立一个连续的函数形式,即 α 消耗

函数 $\alpha(t)$，来计算离散的期中分析时间点的界值和名义检验水准。α 消耗函数方法将整个成组序贯试验看作试验的总 Ⅰ 类错误不断被消耗的过程，并以一定的函数形式 $\alpha(t)$ 来描述。在成组序贯试验中，试验的总 Ⅰ 类错误消耗形式即 $\alpha(t)$ 必须在试验前事先确定，且 $\alpha(t)$ 为一个单调递增函数，需满足条件：

$$\begin{cases} \alpha(0)=0 \\ \alpha(1)=\alpha \end{cases} \tag{19-1}$$

式中，α 为试验的总检验水准。在给定 α 消耗函数后，不同期中分析时间点的界值 C_k 在满足

$$P(Z_1 \leqslant C_1, Z_2 \leqslant C_2, \ldots, Z_{k-1} \leqslant C_{k-1}, Z_k > C_k) = \alpha(T_k) - \alpha(T_{k-1}) \tag{19-2}$$

的条件下进行估计。而当 $k=1$ 时，其界值为：

$$C_1 = \Phi^{-1}[1-\alpha(t_1)]。 \tag{19-3}$$

利用式(19-2)，当 $k \geqslant 2$ 时，期中分析时间点的界值 C_k 同样可采用 Armitage 数值积分的方法进行估计，其相应时间点的名义检验水准通过 $\alpha_k = 1-\Phi(C_k)$ 计算而来。该思想也可用于构建 β 消耗函数，对试验的总 Ⅱ 类错误进行控制。

Lan、DeMets 和 Kim 等相继提出了多种 α 消耗函数形式，表 19-2 中列出了几种常见的 α 消耗函数。Pocock 消耗函数所计算的期中分析界值和名义检验水准近似于 Pocock 设计，O'Brien-Fleming 消耗函数则近似于 O'Brien-Fleming 设计，因此在实际应用中常用它们替代 Pocock 和 O'Brien-Fleming 设计。此外，Gamma 族消耗函数也可在 $\gamma=1$ 时近似替代 Pocock 设计，在 $\gamma=-4$ 或 $\gamma=-5$ 时近似替代 O'Brien-Fleming 设计。

表 19-2　常见的 α 消耗函数形式

函数名称	函数形式
Pocock 消耗函数	$\alpha(t) = \alpha[\log(1+(e-1)t)]$
O'Brien-Fleming 消耗函数	$\alpha(t) = 2-2\Phi\left(\dfrac{Z_{\alpha/2}}{\sqrt{t}}\right)$
指数族消耗函数	$\alpha(t) = \alpha t^{\rho} \quad (\rho>0)$
Gamma 族消耗函数	$\alpha(t) = \begin{cases} \dfrac{\alpha(1-e^{\gamma t})}{1-e^{\gamma}} & (\gamma \neq 0) \\ \alpha t & (\gamma=0) \end{cases}$

α 消耗函数方法的提出可以说是成组序贯设计方法发展历史中的里程碑，它不仅使成组序贯设计方法更加灵活，不受期中分析次数和时间点的限制，而且将经典的 Pocock 设计和 O'Brien-Fleming 设计融入其中，目前大量应用于成组序贯试验。特别是 O'Brien-Fleming 消耗函数的设计方法，已经成为成组序贯试验中最常用的试验设计方法之一。Selwyn 和 Fish 在对 α 消耗函数中的 Pocock 消耗函数、O'Brien-Fleming 消耗函数、指数族 α 消耗函数中的线性消耗函数、二次方消耗函数和三次方消耗函数的模拟比较中发现，O'Brien-Fleming 设计虽然最为保守，但是在相同的样本量下较传统平行组设计方法损失的检验效能最少，Pocock 设计和线性消耗函数虽然在试验的前期期中分析中有较大的可能性拒绝零假设而提前结束试验，但也损失了较大的检验效能；而二次方消耗函数一方面不及 O'Brien-Fleming 消耗函数方法保守，而且与其相比，损失的检验效能也较少。因此，二次方消耗函数被推荐

也可在成组序贯试验中广泛使用。

实际临床试验中，α 消耗函数的确定需结合疾病特征、试验药物的特性以及试验的目的，由统计学和临床专家共同讨论确定。

除上述常见的 α 消耗函数形式外，Li 和 Geller 建议在一定情况下可采用分段凹函数（piecewise convex function）来描述成组序贯试验总 I 类错误的消耗形式；Keaven 给出了更为灵活的多参数族 α 消耗函数；我国学者将 α 消耗函数方法和条件检验效能的概念相结合，建立了基于条件检验效能的 CP 消耗函数。在期中分析考虑因接受原假设而提前结束试验的情况下，Stallard 和 Facey 将 α 消耗函数方法进行了拓展，他们建议在成组序贯试验中分别建立两个单调递增的函数 $\alpha_U(t)$ 和 $\alpha_L(t)$，分别满足条件 $\begin{cases} \alpha_U(0)=0 \\ \alpha_U(1)=\alpha \end{cases}$ 和 $\begin{cases} \alpha_L(t)=0 \\ \alpha_L(1)=1-\alpha \end{cases}$，第 k 次期中分析的有效界值 u_k 和无效界值 l_k 则可通过满足 $P(拒绝 H_0, t \leq t_k | H_0) = \alpha_U(t_k)$ 和 $P(接受 H_0, t \leq t_k | H_0) = \alpha_L(t_k)$ 进行估计。

三、随机缩减方法

与 α 消耗函数方法的重复检验的思想不同，随机缩减方法（stochastic curtailment method）的思想是在试验进行过程中，如果试验累积信息已可保证在整个试验完成时得到拒绝原假设的结论，那么试验即可在此时结束并下拒绝原假设的结论。随机缩减方法同样也来自于工业界对产品质量的监测。例如，如果在某批次的 n 个产品中若发现 c 个产品不合格，则认为该批次产品不合格；那么，在产品的检测过程中，如果已累积发现 c 个产品不合格，则可以立即结束对整批次产品的监测，认为该批次产品不合格，或已累积发现 $n-c+1$ 个产品合格时，可认为该批次产品合格而结束检测。同样，在成组序贯试验中，如果在期中分析时，试验累积信息已能够说明试验在完成时有 $(1-\beta)$ 的把握度拒绝原假设，则可提前结束试验得出有效结论；反之，若累积试验信息显示即使在完成计划样本量的情况下亦不可能拒绝原假设，则试验也可提前结束以避免不必要的浪费，这就是随机缩减方法的基本思想。在成组序贯试验中，随机缩减方法的应用需要借助于条件检验效能、预测检验效能等指标进行衡量，其中以条件检验效能最为常用。

条件检验效能（conditional power，CP）又称条件把握度，是指依据在期中分析时间点 t 已累积的试验数据，假定试验组与对照组的疗效差异为 θ 的情况下，若试验完成所有计划样本量时拒绝零假设的条件概率。即：

$$CP(t,\theta) = P(拒绝 H_0 | \theta, 期中数据) \tag{19-4}$$

由其定义可知，条件检验效能的大小不仅与试验实施期中分析的时间点有关，而且还依赖于所假定的试验组与对照组的疗效差异 θ。针对条件检验效能，Lan、Simon 和 Halperin 建议在期中分析时间点 t 时：

1. 若

$$CP(t,\theta_0) > \rho_0, \quad 0 < \rho_0 < 1 \tag{19-5}$$

则可拒绝原假设提前结束试验。其中，ρ_0 为所设定的在该时间点的 CP 有效界值，保守起见，θ_0 一般取假定两组的可能最小差异。

2. 若

$$CP(t,\theta_1) < 1-\rho_1, \quad 0 < \rho_1 < 1 \tag{19-6}$$

则不拒绝原假设提前结束试验。其中，ρ_1 为所设定的在该时间点的 CP 无效界值，θ_1 为两组的可能最大差异。

Lan 等证明在成组序贯试验中采用上述方法进行随机缩减时,试验所犯的总Ⅰ类错误 $\leq \alpha/\rho_0$,总Ⅱ类错误 $\leq \beta/\rho_1$。其中,α 和 β 分别为整个试验所容许犯的最大Ⅰ类和Ⅱ类错误大小。

条件检验效能的估算以布朗运动理论为基础。在期中分析时间点 t,给定统计量 $B(t)$ 的情况下,试验在时间点 t 时的条件检验效能为:

$$CP(t,\theta) = 1 - \Phi\left\{\frac{Z_\alpha - B(t) - \theta(1-t)}{(1-t)^{1/2}}\right\} \tag{19-7}$$

式中,$B(t) = \sqrt{t}\,Z(t)$;$Z(t)$ 为在时间点 t 的 Z 统计量。

与 α 消耗函数方法相比,条件检验效能法最大的优点在于它更容易从临床的角度予以解释,便于生物统计人员与临床医学专家的交流,以讨论选择最佳的成组序贯方案。但是,基于条件检验效能的随机缩减方法也存在自身的缺点:

(1)条件检验效能的估计依赖于试验组与对照组疗效之差的假定值 θ:一般情况下,θ 可取试验设计时所预期的两组疗效之差或期中分析时累积数据估计的两组疗效之差 $\hat{\theta}$;Pepe 和 Anderson 认为在多数情况下,取 $\theta = \hat{\theta}$ 是较为保守的,他们建议取期中分析估计值 $\hat{\theta}$ 的单侧84%可信区间界值;Strömberg 则建议取期中分析估计值 $\hat{\theta}$ 的单侧75%或90%可信区间界值。但从保守的角度考虑,当以条件检验效能作为期中分析的无效界值时,仍取 $\theta = \theta_1$;以条件检验效能作为期中分析的有效界值时,取 $\theta = 0$。此时,条件检验效能的估计公式可简化为:

$$CP(t,\theta) = 1 - \Phi\left\{\frac{Z_\alpha - B(t)}{(1-t)^{1/2}}\right\} \tag{19-8}$$

(2)虽然基于条件检验效能的随机缩减方法可将试验所犯的总Ⅰ类错误和Ⅱ类错误大小控制在 α/ρ_0 和 β/ρ_1 以内,但并未提出一个在实际临床试验中切实有效的控制试验Ⅰ类错误和Ⅱ类错误的方法。特别是当试验具有较大的概率提前结束时,试验的总Ⅰ类错误和Ⅱ类错误会有较大幅的膨胀。Jennison 和 Turbull 建议在试验设计时取试验的总检验水准和把握度为 $\alpha\rho_0$ 和 $1 - \beta\rho_1$ 以期将试验的总Ⅰ类错误和Ⅱ类错误控制为 α 和 β 以内,但该方法在实际临床试验中又过于保守而并未得以应用。因此,在既往研究中,条件检验效能一般仅作为期中分析判定药物是否无效的工具,而很少作为判定药物是否有效的指标。在实际临床试验中,生物统计学家更青睐于采用将 α 消耗函数和基于条件检验效能的随机缩减相结合进行成组序贯试验,即使用 α 消耗函数所确定的名义检验水准在期中分析时判定药物是否有效而提前结束试验,但在判定药物是否可提前接受零假设时则采用条件检验效能的随机缩减方法。

同时,条件检验效能和 α 消耗函数之间也存在紧密的关系。由于条件检验效能和 α 消耗函数均是建立在成组序贯试验的布朗运动的理论基础之上,因此两者之间可以在一定情况下进行相互转换。例如基于条件检验效能的 α 消耗函数——CP 消耗函数即可在期中分析给定 CP 的有效界值 ρ_0 时,通过函数

$$\alpha(t) = 1 - \Phi\left\{\frac{Z_\alpha - Z_{\rho_0}\sqrt{1-t} - \theta(1-t)}{\sqrt{t}}\right\} \tag{19-9}$$

将 ρ_0 转换为期中分析的名义检验水准进行成组序贯检验。其中,ρ_0 的给定需满足条件:

$$\rho_0 > 1 - \Phi\left\{\frac{1-\sqrt{t}}{\sqrt{1-t}}Z_\alpha - \theta\sqrt{1-t}\right\} \tag{19-10}$$

需要注意的是，CP 消耗函数只可应用于仅考虑因拒绝原假设而提前结束试验的成组序贯设计。

针对条件检验效能依赖于组间疗效差异 θ 的假定值这一问题，一些学者在随机缩减方法中又提出了预测检验效能（predictive power，PP）这一概念。它是指在期中分析时间点 t，对不同组间疗效差异 θ 假定值下的条件检验效能 $CP(t,\theta)$ 的加权平均。即：

$$PP(t) = \int CP(t,\theta)p(\theta|\text{期中数据})\mathrm{d}\theta \tag{19-11}$$

因此，预测检验效能法克服了条件检验效能法的缺点，不依赖于试验中两组差异的点估计值，更为稳健。但预测检验效能的概念同时也融入了 Bayes 统计的思想，式（19-11）中

$$p(\theta|\text{期中数据}) = \frac{p(\text{期中数据} \mid \theta)p(\theta)}{\int p(\text{期中数据} \mid \theta)p(\theta)\mathrm{d}\theta} \tag{19-12}$$

也就是说，$p(\theta|\text{期中数据})$ 是指在给定 θ 的先验概率 $p(\theta)$ 的条件下，根据试验期中分析时已累积的数据而计算得到的后验概率。因此，预测检验效能的计算同样也受到 Bayes 统计中一般问题的限制，如 θ 的先验分布和先验概率 $p(\theta)$ 的设定问题。一般情况下，θ 的先验值取在试验设计时临床医学专家对两组疗效差异的最初预期。Jennison 和 Turbull 建议在期中分析中，预测检验效能可采用与条件检验效能相同的方法判定是否拒绝或接受原假设而结束试验；Spiegelhalter、Freedman 和 Blackburn 认为虽可使用预测检验效能作为成组序贯试验数据监测的工具，但并不建议将其作为期中分析时判定是否拒绝原假设的正式标准。预测检验效能的方法目前常被用于适应性设计中的 Ⅱ/Ⅲ 期临床试验的无缝设计。Dallow 和 Fina 也指出在应用条件检验效能和预测检验效能，特别是预测检验效能，必须注意其与一般传统检验效能的区别，以避免误用。

此外，Jennison、Xiong 和 Tan 等还提出了一种逆随机缩减方法（reverse stochastic curtailment approach）。它与条件检验效能和预测检验效能不同，不需要事先给定试验中两组疗效之差 θ，因此它也属于自由参数方法（parametric free approach）。逆随机缩减方法是在假定整个试验可拒绝原假设时，计算第 k 次期中分析时的统计量 Z_k 大于等于试验若结束时的统计量 Z_k 的可能性，据此判定可否提前得到阳性结论而结束试验。

四、其他成组序贯设计方法

（一）边界值方法

边界值方法也是基于成组序贯设计的布朗运动理论发展起来的。假定在成组序贯试验中可连续观察到各时间点的统计量 $Z(t)$，从而绘制统计量 $Z(t)$ 与时间点 t 之间的连续性路径图。同时，各时间点判定是否有效/无效的边界值也可表示为与时间点 t 之间的连续性关系。因此，将试验中观察到的统计量 $Z(t)$ 的连续性路径图与连续性边界值相比较，当路径图在某一时间点越过此刻的边界值时，则可提前得到有效结论而提前结束试验。Wald 的序贯概率比检验（sequential probability ratio test，SPRT）是最早提出的采用边界值方法思想的设计。但 Wald 的 SPRT 检验方法最大的缺陷在于它是一种开放性的设计，对试验的样本量无法进行可靠的估计，因此并未在实际临床试验中得以应用。许多学者针对 SPRT 检验方法的这一问题进行了改进。其中，目前临床试验中最为常用的是由 Anderson 最先提出，而后被

Whitehead 加以完善的三角形检验(triangular test)。在实际临床试验中,研究者往往只是在几个离散的期中分析时间点对试验数据进行期中评价,而不可能对数据进行连续性的监测,因此 Whitehead 建议采用"圣诞树校正"(Christmas tree correction)的方法对界值类方法中统计量 $Z(t)$ 的连续性路径进行校正,以适应临床试验的实际需求。

(二) Bayes 方法

Bayes 方法一般在试验开始前根据前期临床试验结果和研究者、申办方对试验药物的预期建立对试验药物疗效的先验概率;在试验进行过程中,每次期中分析时已累积数据的信息结合对试验药物疗效的先验概率计算其后验概率,当药物疗效的后验概率具有足够的说服力确证药物有效时,即可结束试验而提前得到阳性结果。目前,Bayes 方法较常见于 I、II 期临床试验的探索性研究和采用适应性设计方法的 II/III 期临床试验的无缝链接设计。Bayes 方法在成组序贯试验中应用的优势在于:首先,它不受期中分析次数和时间点的限制;其次,可以结合其他相关临床试验和(或)流行病学研究的信息;最后,它不同于传统频率学派假设检验的思想,可以更为直观地给出试验药物是否有效的概率大小,更易于理解。但它在临床试验应用中也存在一定的问题,一是试验药物疗效的先验概率如何确定,二是它不考虑试验的 I 类错误大小,这是不能被很多国家监管部门所接受的,因此如何在频率学派的理论框架中应用 Bayes 方法成为了它在临床试验中应用的一大挑战,许多生物统计学家也围绕该问题进行了广泛的探讨。前述的随机缩减方法中所提及的预测检验效能的方法即融入了 Bayes 统计的思想,Dmitrienko 和 Wang 提出采用预测概率(predictive probability,PP)的方法对期中分析数据进行监测,Berry、Berger 和 Carlin 等则建议采用稳健 Bayes 方法(robust Bayesian approach),Lewis 等通过建立期中分析时的 Bayes 损失函数(Bayesian loss function)判定是否拒绝原假设。

(三) 预测区间法

成组序贯设计中常见的 α 消耗函数方法、基于条件检验效能的随机缩减方法等均是在期中分析时定性地判定试验药物是否有效或无效,而忽视了对试验药物疗效的定量评价,因此也无法对药物疗效的临床意义进行中期评价。针对这一问题,Evans、Li 和 Wei 在 2007 年提出采用预测区间(predicted intervals,PI)这一工具对成组序贯试验数据进行定量的监测,即在期中分析时根据目前已累积观察到的试验数据,且据此假定未来的试验数据可以延续目前的疗效趋势,或未来数据仍符合备择假设,或未来数据符合原假设等一系列情况,建立试验药物疗效在试验结束时的一系列预测区间。与其他定性评价的成组序贯设计方法相比,预测区间方法的优点在于:①它包含了试验药物疗效大小的相关信息。在一般的成组序贯设计中,即使我们在期中分析时可以得到较小的 P 值提前拒绝零假设,也无法判定其是否具有临床意义,但预测区间可解决这一问题;而当我们只得到一个相对较大的 P 值时,往往无法判定这是由于样本量不足还是试验药物的无效而造成的,但预测区间所提供的疗效大小信息则有利于帮助我们作出正确的判断;②通过对未来数据进行不同的假定建立不同的预测区间,可对药物疗效的预测区间进行敏感性分析以便更为客观地评价试验药物的疗效;③预测区间的宽窄(即精度)同样包含有用的信息。如果预测区间较宽时,可考虑是否需要进行样本量再估计,增加样本量以改进预测区间的精度;④预测区间的方法更为灵活,同时适用于优效性、非劣效和等效性设计。此外,Evans 等建议预测区间方法仅可作为成组序贯试验非正式数据检测的工具,可与条件检验效能相结合来监测判定药物是否无效而提前结束;而作为监测判定药物是否有效的工具时,可考虑与重复可信区间的方法相结合使用。但是需要注意的是,必须谨慎使用预测区间进行有效性评价,以避免试验Ⅰ类错误的膨胀;且切实保证试验盲法的实施,以避免试验的操作偏倚和保证试验的完整性。Li、Evans、Uno 和 Wei 还建议绘制预测区间图(predicted interval plots,PIPs)以便更为直观地展现试验药物的疗效。

同时,一些统计学家还致力于将这些成组序贯设计方法进行统一化,尝试寻找它们的一般模型。Whitehead 指出了不同成组序贯设计方法之间的联系和必须具有的潜在的设计要点;Kettelson 和 Emerson 将不同的成组序贯设计方法统一为一个序贯设计族。但是,大多数生物统计学家并未对此形成共识,而仍认为不同的设计方法在应用中存在较大的差异,并倾向于偏好和应用某一种成组序贯设计方法。

第三节　成组序贯设计中的参数估计

假设检验和参数估计是统计推断的两种方法。上一节中所介绍的 Pocock 设计、O'Brien-Fleming 设计和 α 消耗函数等方法均是以假设检验为基础的,但是参数估计方法可以对试验的有效性和安全性做进一步的描述。

在成组序贯试验中,一方面,我们会在期中分析时计算处理效应的区间估计,辅助期中分析决策,此区间估计称之为重复可信区间(repeated confidence intervals,RCIs);另一方面,当期中分析拒绝原假设而提前结束试验后,需要最终对试验的处理效应进行参数估计。本节主要对成组序贯设计中这两种情况下的参数估计方法进行介绍。

一、重复可信区间方法

α 消耗函数方法、基于条件检验效能的随机缩减方法等均是在期中分析时定性地判定试验药物是否有效或无效,而忽视了对试验药物疗效的定量评价,因此也就无法对药物疗效的临床意义进行评价。重复可信区间方法由 Jennison 和 Turnbull 提出并逐步加以完善。顾名思义,它是指在试验中的各个期中分析时间点建立一系列的可信区间,并保证这些可信区间的同时覆盖概率(simultaneous coverage probability)可以达到 $(1-\alpha)$ 的水平。即:

$$P(\theta \in I_k, k=1,2,\ldots,K) = 1-\alpha \tag{19-13}$$

式中,θ 为试验的总体参数目标值;I_k 为第 k 次期中分析的可信区间。

重复可信区间的构建可以通过成组序贯试验各期中分析时间点的名义检验水准的逆运算得到,即当第 k 次期中分析的期中分析的名义检验水准为 α_k 时,相应的重复可信区间为 $(\bar{\theta}_k - Z_{\alpha_k/2}S_{\bar{X},k}, \bar{\theta}_k + Z_{\alpha_k/2}S_{\bar{X},k})$,其中 $\bar{\theta}_k$,$S_{\bar{X},k}$ 分别为参数 θ 在第 k 次期中分析累积数据的均数和标准误。

二、期中分析决策后的参数估计

当成组序贯试验经期中分析因有效而提前结束试验,对所有观察数据进行最终的统计分析时,如果采用所有观察样本的均数进行参数估计,可能会带来一定的偏倚,高估试验的处理效应。这是因为试验因有效而提前结束可能是由于期中分析所累积的试验样本优于试验总体,也就是说期中分析累积样本的处理效应均值可能高于总体均值,从而使试验在早期能够提前拒绝原假设,而以此样本均值进行点估计和区间估计就会高估试验的处理效应。

为校正偏倚对参数估计的影响,P 值和可信区间的校正计算需要基于样本空间(sample

space)排序进行以体现试验的序贯性质。成组序贯试验中常见的样本空间排序方法有逐段排序法(stage-wise ordering)、极大似然估计值排序(MLE ordering)、似然比排序(likelihood ratio ordering)和得分检验排序(score test ordering)。与其他三种方法相比,Armitage 提出的逐段排序法不依赖于试验的备择假设以及期中分析的时间点,且能够保证校正后的 P 值与可信区间的一致性,因而被推荐应用于实际临床研究中。

在一 K 阶段的成组序贯试验中,假定在时间点 t_a 的检验统计量为 $Z(t_a)$,以 $(t_a, Z(t_a))$ 来表示,在时间点 t_b 可相应地得到时间点和检验统计量对子 $(t_b, Z(t_b))$;时间点 t_a 和 t_b 拒绝原假设的界值域以 (l_a, u_a) 和 (l_b, u_b)。根据逐段排序法的规则,当满足以下四条中的任意一条时,我们可认为 $(t_a, Z(t_a)) > (t_b, Z(t_b))$。

1. $Z(t_a) \geq u_a$ 且 $Z(t_b) \leq l_b$。
2. $Z(t_a) > Z(t_b)$,若 $t_a = t_b$。
3. $t_a < t_b$,若 $Z(t_a) \geq u_a$ 且 $Z(t_b) \geq u_b$。
4. $t_a > t_b$,若 $Z(t_a) \leq l_a$ 且 $Z(t_b) \leq l_b$。

当该试验在第 k($k = 1, 2, \cdots, K$)次期中分析时拒绝原假设而提前结束试验时,其信息时间点和检验统计量对子为 $(t_k, Z(t_k))$,则依据逐段排序法的排序规则,在假定原假设成立的条件下得到校正 P 值为:

$$P_{adj} = \Pr\{(t, Z(t)) \geq (t_k, Z(t_k))\} \tag{19-14}$$

处理效应 θ 的无偏估计 $\hat{\theta}$ 可通过

$$\Pr_{\theta=\hat{\theta}}\{(t, Z(t)) \geq (t_k, Z(t_k))\} = 0.5 \tag{19-15}$$

进行估计。其中,$\hat{\theta}$ 被称为 θ 的中位无偏估计值(median unbiased estimator, MUE)。θ 的校正 $(1-\alpha)$ 可信区间 (θ_L, θ_U) 可通过

$$\theta_U = \sup\{\theta : \Pr\{(t, Z(t)) \geq (t_k, Z(t_k))\} \leq 1-\alpha/2\}$$
$$\theta_L = \inf\{\theta : \Pr\{(t, Z(t)) \geq (t_k, Z(t_k))\} \geq \alpha/2\} \tag{19-16}$$

进行估算。该方法可通过采用 SAS/SEQTEST 过程步进行方便的计算。

第四节　成组序贯设计的实施

成组序贯设计虽然具有较强的灵活性,也可以有效控制由于多次期中分析检验所导致的 I 或 II 类错误膨胀。但它的灵活性也同样给它在实际临床试验的操作带来了问题,例如如何保证试验的盲态、维持完整性和可靠性、确保试验结论的科学性等。因此,成组序贯试验的设计和实施必须要事先进行严谨的设计,并在实施过程中最大限度地减小偏倚。

一、成组序贯设计的应用条件

成组序贯设计一般用于大型临床试验,包括注册临床试验和上市后研究。如果先前累积的临床试验样本量不够、试验人群具有一定的局限性,研究者对试验药物在临床试验中的预期疗效有可能有较大的不确定性。为了提前得到确证性疗效以减少受试者不必要的暴露风险,避免试验失败造成的大量资金浪费,可考虑采用成组序贯设计。

成组序贯设计方法的采用与否主要依赖于研究者和申办方根据药物的前期研究结果对试验药物相对于对照药的预期疗效差异大小。如果对试验药物的有效性有很大的不确定性

和担忧,为了避免试验失败造成的大量资金浪费,一般可考虑采用在期中分析中因无效而提前结束试验的成组序贯设计方法。相反,如果研究者和(或)申办方对试验药物较大的疗效差异有一定的信心,但仍然存在一定的不确定性,为此从相对保守的角度来设计试验,保证试验成功的概率。研究者虽然一方面采用相对保守的试验药物疗效预期值进行试验的设计,但另一方面仍希望在存在较大的疗效差异时可以提前结束试验,可考虑在期中分析中采用因有效而提前结束试验的成组序贯设计方法。如果研究者和(或)申办方对试验药物相对于对照药物是否有效和是否具有较大的疗效差异均有很大的不确定性,可考虑采用在期中分析中因有效或无效而提前结束试验的成组序贯设计方法。需要指出的是,成组序贯设计方法虽然为在试验过程中因有效或无效而提前结束试验提供了可能性,但是在享有该设计方法优势的同时也要承担一定的风险,即如果试验未能在期中分析提前结束试验,则完成试验所需的样本例数会大于传统试验。因此,是否选择成组序贯试验设计应权衡利弊。

二、成组序贯试验的样本量估计

成组序贯设计的样本量估计不同于传统的平行组对照设计,它不仅与试验的总检验水准、检验效能 $1-\beta$ 和预期的试验药与对照药的组间差异 δ 及标准差 S 有关,而且与期中分析的次数、时间点,以及 α 消耗函数计算得到的名义检验水准大小有关。一般情况下,我们所说的成组序贯样本量是指如果试验在期中分析的各时间点都未能提前拒绝原假设的情况下所需要的最大样本量。考虑到试验在期中分析提前结束的可能性对试验最大样本量的校正值,我们可称之为期望样本量(expected sample size,ESS)或平均样本量(average sample number,ASN)。由于成组序贯试验在期中分析需进行重复检验,造成 Ⅰ 或 Ⅱ 类错误的膨胀,损耗了试验的鉴定灵敏度,因此,如果成组序贯试验未能在期中分析时提前结束,它往往比传统单阶段平行组对照设计耗费更大的样本量。如果试验计划在早期期中分析时消耗较多的 α,以期有更大的可能性因有效而提前结束试验,那么样本量膨胀得就更大。例如 O'Brien-Fleming 设计虽然比 Pocock 设计更为保守,较难在早期期中分析时拒绝原假设而结束试验,但 O'Brien- Fleming 设计所需的最大样本量要小于 Pocock 设计。

由于成组序贯设计的重复检验往往会造成样本量的增大,因此一些学者建议采用设定膨胀因子(inflation factor)在单阶段设计固定样本量的基础上估算出组序贯设计的样本量。即

$$n_{\text{GSD}} = n_{\text{fixed}} \times R \qquad (19\text{-}17)$$

式中,R 为膨胀因子;n_{GSD}、n_{fixed} 分别为成组序贯设计和传统设计(无期中分析的单阶段设计)的样本例数。同样,膨胀因子 R 的大小不仅依赖于试验的检验水准和检验效能大小,而且也与成组序贯试验中期中分析的次数、时间点和 α 消耗函数有关。表 19-3、表 19-4 和表 19-5 分别给出了 Pocock 设计、O'Brien-Fleming 设计和 α 消耗函数中的指数族消耗函数在不同参数下的膨胀因子 R 值。

表 19-3　Pocock 设计中不同参数下的膨胀因子

K	$1-\beta=0.8$			$1-\beta=0.9$		
	$\alpha=0.01$	$\alpha=0.05$	$\alpha=0.10$	$\alpha=0.01$	$\alpha=0.05$	$\alpha=0.10$
1	1.000	1.000	1.000	1.000	1.000	1.000
2	1.092	1.110	1.121	1.084	1.100	1.110

续表

K	1−β=0.8			1−β=0.9		
	α=0.01	α=0.05	α=0.10	α=0.01	α=0.05	α=0.10
3	1.137	1.166	1.184	1.125	1.151	1.166
4	1.166	1.202	1.224	1.152	1.183	1.202
5	1.187	1.229	1.254	1.170	1.207	1.228
6	1.203	1.249	1.277	1.185	1.225	1.249
7	1.216	1.265	1.296	1.197	1.239	1.266
8	1.226	1.279	1.311	1.206	1.252	1.280
9	1.236	1.291	1.325	1.215	1.262	1.292
10	1.243	1.301	1.337	1.222	1.271	1.302
11	1.250	1.310	1.348	1.228	1.279	1.312
12	1.257	1.318	1.357	1.234	1.287	1.320
15	1.272	1.338	1.381	1.248	1.305	1.341
20	1.291	1.363	1.411	1.264	1.327	1.367

表 19-4 O'Brien-Fleming 设计中不同参数下的膨胀因子

K	1−β=0.8			1−β=0.9		
	α=0.01	α=0.05	α=0.10	α=0.01	α=0.05	α=0.10
1	1.000	1.000	1.000	1.000	1.000	1.000
2	1.001	1.008	1.016	1.001	1.007	1.014
3	1.007	1.017	1.027	1.006	1.016	1.025
4	1.011	1.024	1.035	1.010	1.022	1.032
5	1.015	1.028	1.040	1.014	1.026	1.037
6	1.017	1.032	1.044	1.016	1.030	1.041
7	1.019	1.035	1.047	1.018	1.032	1.044
8	1.021	1.037	1.049	1.020	1.034	1.046
9	1.022	1.038	1.051	1.021	1.036	1.048
10	1.024	1.040	1.053	1.022	1.037	1.049
11	1.025	1.041	1.054	1.023	1.039	1.051
12	1.026	1.042	1.055	1.024	1.040	1.052
15	1.028	1.045	1.058	1.026	1.042	1.054
20	1.030	1.047	1.061	1.029	1.045	1.057

表 19-5 指数族 α 消耗函数在不同参数下的膨胀因子($\alpha=0.05$)

K	$1-\beta=0.8$			$1-\beta=0.9$		
	$\rho=1$	$\rho=2$	$\rho=3$	$\rho=1$	$\rho=2$	$\rho=3$
1	1.000	1.000	1.000	1.000	1.000	1.000
2	1.082	1.028	1.010	1.075	1.025	1.009
3	1.117	1.045	1.020	1.107	1.041	1.018
4	1.137	1.056	1.027	1.124	1.051	1.025
5	1.150	1.063	1.032	1.136	1.058	1.030
6	1.159	1.069	1.036	1.144	1.063	1.033
7	1.165	1.073	1.039	1.150	1.067	1.036
8	1.170	1.076	1.041	1.155	1.070	1.039
9	1.174	1.079	1.043	1.159	1.073	1.040
10	1.178	1.081	1.045	1.162	1.075	1.042
11	1.180	1.083	1.046	1.164	1.077	1.043
12	1.183	1.085	1.048	1.166	1.078	1.044
15	1.188	1.088	1.050	1.171	1.082	1.047
20	1.193	1.092	1.054	1.176	1.085	1.050

由于生存数据的成组序贯设计是一种事件驱动型设计(event-driven design)方法,且它是由试验的总事件数直接决定试验的把握度,而不是所需入组的受试者数。所以总体来讲,生存数据的成组序贯试验的样本量估计具有以下特殊性:

1. 生存数据资料的参数分布状态不明 在临床试验中,预期事件的发生与否可能与多种客观原因有关,而且很难分清楚具体哪些原因导致了预期事件的发生以及从数值上说明其发挥了多大的作用,所以我们很难准确定义生存数据资料的理论参数分布状态,而这也进一步给生存数据资料的统计分析和样本量估计带来了困难。在生存数据资料的统计分析中,常用的方法有 logrank 检验和比例风险回归模型等非参数方法,但是在样本量估计时采用非参数的方法又是不切实际的,也就是说,生存数据资料临床试验的样本量大小依赖于数据的参数分布状态。因此,在成组序贯试验的样本量估计中,我们通常假定数据服从指数分布或 Weibull 分布。

2. 截尾数据的影响 截尾数据由于在试验过程中未能观察到预期事件的发生,所以这部分受试者仅能提示在这一段时间内未发生预期事件,不能对试验最为关心的发生预期事件需要的时间长短提供足够的有用信息。因此,在生存数据的成组序贯试验中,一方面,信息时间的概念转换为所观察到的预期事件数占整个试验预计发生的总事件数的比例;另一方面,试验的样本量估计转换为对试验预计发生的总事件数的估计,这是因为只有这部分受试者才能够给试验提供全部信息,保证试验的检验效能。但是,从临床试验的成本和耗费时间的角度考虑,研究者和申办方最关心的是试验所需要入组的受试者数,而不仅仅是预计观察到的事件数。

3. 受试者的入组时间、入组速度和入组分布的影响 在生存数据的期中分析中,一部分受试者已观察到预期事件完成试验,可以给试验提供全部信息,但是还有一部分受试者虽然未能观察到预期事件,但仍可以给试验提供一部分的有用信息,所以生存数据的期中分析时不能像连续性资料和二分类资料的成组序贯试验一样,将未观察到最终结局的受试者排除在统计分析之外,而是将其作为截尾数据纳入数据分析。因此,对生存数据的成组序贯试验而言,除数据所服从的参数分布状态之外,受试者在入组队列中的入组速度、入组时间以及入组分布都会影响在期中分析时所观察到的预期事件数、已进入试验队列而未观察到预期事件的受试者人数以及他们在队列中的时间长短,并进而对试验的期中分析结果产生影响。因此,为了准确地估计生存数据资料成组序贯试验的样本量大小,必须考虑受试者进入试验队列的时间、速度及其所服从的参数分布状态。

4. 脱落病例的特殊性 脱落病例在生存数据的成组序贯试验中与其他临床试验存在一定的区别,不可以只简单地作为缺失数据处理,这是因为脱落病例虽然未完成整个临床试验,但也可以给试验提供一部分的信息,所以在分析生存数据时,脱落病例也一般按照截尾数据处理。因此,在生存数据资料的成组序贯试验中,若仍按照其他资料类型的成组序贯试验处理脱落病例的情况,则有可能会过高地估计试验拟入组的样本量大小。只有在依据统计学要求计算样本量大小时即纳入考虑脱落率,才能更为准确地估计生存数据资料成组序贯试验的样本量大小,而不能简单地事后根据脱落率大小扩大样本量比例。

考虑到以上情况,生存数据的成组序贯试验的样本量估计通常包括两步:①根据给定的检验水准 α、目标把握度 $1-\beta$、试验组与对照组的预期疗效和成组序贯设计方案(包括期中分析的次数、时间点和 α 消耗函数等)等计算试验所需的事件数;②结合试验的病例入组时间、入组速度、入组分布、随访时间和脱落率等进一步计算试验所需的入组病例数。

三、盲法的实施与 iDMC

成组序贯试验虽然允许在试验过程中对试验的有效性进行早期评价,但这也给盲法的保持、保证试验的完整性带来了潜在风险。如果期中分析的部分揭盲和分析结果的泄露造成了盲法的破坏,很可能给试验的最终结果带来主观偏倚。这种主观偏倚会影响研究者管理试验的方式、研究者管理受试者的方式、研究者对试验结果的评价以及所有试验相关人员是否能够继续保持对试验的客观性。由于试验操作所带来的主观偏倚是无法在后期采用统计学方法进行弥补的,所以必须在试验设计和操作过程中采取必要的措施以控制和减小主观偏倚的产生。

为保证盲法的实施和减小偏倚,在试验设计阶段必须认真考虑以下三个问题:①是否一定有必要进行计划的期中分析;②是否合理地设置了期中分析的次数;③是否谨慎地控制了试验的整个数据信息流。

为此,成组序贯试验通常需要建立一个独立数据监查委员会(independent data monitoring committee,iDMC)负责期中分析的操作和决策(见第三十章)。

iDMC 应当由与试验申办方、研究者等无任何利益关系的临床专家、生物统计学专家、医学伦理学家等组成,某些特定的 iDMC 还需要纳入相关患者代表或者其他领域的专家,比如流行病学专家、律师、从事临床试验但非研究领域的医生、药理学家、毒理学家等。医疗器械的临床试验中,相关专业的工程师也可以作为 iDMC 的成员。成员选择的最重要的原则是保证独立性,即成员必须与该试验没有任何利益冲突,尤其是经济利益,以保证试验的盲态和决策的客观性。期中分析应当由 iDMC 专门的统计师或独立的第三方统计机构对期中数据进行揭盲和统计分析;iDMC 可以以闭门会议的形式听取独立统计师的汇报,评估非公开报告所包含的比较性期中数据,根据非公开报告和期中分析结果给出最终建议书。闭门会议仅限于 iDMC 成员和独立统计师参加,整个过程必须保证盲底和试验结果的保密性。iDMC 以外的任何人,包括参与咨询或进行试验决策的相关人员均维持试验结果的盲态,试验过程中应严格控制可接触到试验盲底和揭盲后结果的人员数量,并对期中分析的实施、期中分析结果的传播范围和期中决策结果及相关考虑的记录进行详细的保密规定。有关 iDMC 具体的介绍和操作规程参见第三十章。

需要指出的是,iDMC 不仅用于成组序贯试验的期中分析操作和决策,而且也常用于仅进行安全性监测的临床试验。这一类临床试验虽然对试验过程中所发生的不良事件和其他安全性指标进行监测,但并不建立任何关于有效性和安全性指标的序贯检验规则,不会对试验的 I 类错误造成影响;当发生严重的安全性事件时,由 iDMC 共同讨论决定是否终止试验。

成组序贯试验应平衡期中分析的获益与试验完整性损害的风险。如果可预期一次期中分析并没有积累到足够的信息以确证试验的有效性或无效性,那么此次期中分析是没有意义的,所以应当避免进行。此外,在试验过程中,由于药物不良反应进行紧急个案揭盲造成试验中的个别受试者揭盲,也可能对试验结果带来一定的偏倚。

四、期中分析的决策

虽然 iDMC 可以根据部分揭盲后的期中分析结果对是否因有效或无效而提前结束试验提出建议,但是最终是否提前终止试验的决策仍然是由试验的申办方综合考虑 iDMC 的建议和其他相关信息最后裁定。特别是当期中分析结果满足试验因有效提前结束的规则时,即使 iDMC 根据既定规则建议提前结束试验,但从统计学的角度来看,由于期中分析结果是根据在期中分析时间点所累积的病例进行的,样本量较小,分析结果可能存在较大的变异和不稳定性;从临床的角度来讲,因有效而提前结束试验的统计学原则的满足并不能保证试验的疗效结果一定存在临床意义。因此,在期中分析的最终决策时,除试验疗效的点估计和 P 值外,还应结合疗效的重复可信区间结果进行综合考虑。最好的做法是试验继续进行,以在更大的样本上得出更为稳健的试验疗效的估计。此外,由于期中分析时样本量较小不足以暴露药物的安全性问题,也建议试验继续进行。但是,从伦理学的角度看,当试验结果已显示出试验药物的有效性,特别是当试验以死亡或其他不可逆转的生命事件作为主要疗效指标时,如果继续进行试验,会使更多的受试者暴露于可能无效的临床治疗(如安慰剂对照临床试验)或延迟试验药物的尽早审批上市以惠及所有患者,这显然又是有悖于伦理学要求的。因此,即使成组序贯试验的期中分析结果已经满足预设的有效提前结束试验的原则,但是否真正提前结束试验的决策仍然存在有效性/安全性评价的科学性与伦理的博弈,需从科学性、伦理性、临床需求、疾病种类、资金等方面综合考虑。

五、试验方案与统计分析计划

正如传统临床试验方案需要对试验设计和统计分析方法进行具体的规定和描述,成组序贯试验需要对设计方案,包括期中分析的次数、时间点、α 消耗函数、期中分析的统计分析方法、基于期中分析的终止条件、试验结束后的统计分析方法等进行详细的规定和描述。除试验方案外,成组序贯试验还需要统计分析计划书和其他相关的支持性材料等对试验设计的科学性和合理性进行说明评价。其中,试验方案应当对成组序贯设计方案进行具体描述,包括期中分析的主要疗效指标、期中分析的次数和时间点、假设检验类型、期中分析的名义检验水准、期中分析的详细操作方法、期中揭盲、数据管理和质量控制等。统计分析计划要对成组序贯设计方案进行更为具体的描述,并说明期中分析/终末分析的统计分析方法。试验方案的其他支持性材料还应包括:

1. 阐述采用成组序贯设计方法的原因,包括试验采用成组序贯设计方法的合理性、优势以及在整个药物研发过程中的作用。

2. 详细描述所采用的成组序贯设计方案以及选择该方案的决策过程。主要包括选择该成组序贯设计方案的研究假设、α 消耗函数、期中分析的次数以及各次期中分析的时间点、名义检验水准、各阶段的检验效能(stage-wise power)与总检验效能、总 I 类错误的控制情况、是否进行计划外期中分析、何种情况下进行计划外期中分析以及对总 I 类错误的影响等。若采用计算机模拟试验选择成组序贯设计方案,还应包括模拟试验的不同统计学假定、所有候选的成组序贯设计方案、模拟试验结果(包括不同假定下各候选方案的检验效能、样本量大小、I 类错误控制情况和偏倚大小等)以及最终方案选择的相关考虑等,并具体说明计算机模拟试验所使用的统计软件,并附模拟试验的全部程序代码。

3. 期中分析实施和保证盲法操作的相关文件和操作规程。包括 iDMC 的组成和章程文件、期中分析揭盲和统计分析操作规程、iDMC 成员和其他可能接触到揭盲后数据和(或)统计分析结果人员的保密协议以及其他所有确保申办方、研究者和其他试验相关操作人员盲态的操作规程等。

此外,试验过程中可能的试验方案和统计分析计划的修订一般应在第一次期中分析前完成。如果必须在期中分析后进行试验方案和统计分析计划的修订,则应确保修订人员对试验的期中分析结果是盲态的,否则有可能引入偏倚。

这里以一个实际的成组序贯试验为例对期中分析和成组序贯设计的有关概念、设计方法、参数估计方法以及在实际临床试验实施中的有关问题进行进一步的阐释。

例 19-1 丙型肝炎的临床试验。

(1)试验背景:某新疗法对照标准疗法治疗丙型肝炎的临床试验中,研究者采用治疗 12 周的持续病毒反应率(sustained virologic response 12 weeks,SVR12)对试验的有效性进行评价。根据既往的研究,该标准疗法在治疗 12 周的持续病毒反应率约为 60%,预期新疗法治疗丙型肝炎的 SVR12 可达到 75%。为了能够尽早结束试验,节约资源,保护受试者的利益,该研究拟采用成组序贯设计方法,希望在期中分析中可以得到阳性结论而提前结束试验。试验的假设检验为:

$$H_0:\theta=\theta_T-\theta_C\leqslant 0;\qquad H_1:\theta=\theta_T-\theta_C>0$$

检验水准为 $\alpha=0.025$(单侧)。

(2)试验设计:该试验的总检验水准取单侧 $\alpha=0.025$,把握度 $1-\beta$ 取 90%。采用四阶段成组序贯设计方法,采用信息时间划定期中分析的时间点,在等时间间隔进行期中分析,采用经典的 O'Brien-Fleming 设计计算期中分析的名义检验水准和界值以控制试验的总 I 类错误;在期中分析时,仅考虑因有效而提前结束试验的可能性。等时间间隔的四阶段成组序贯试验设计的 SAS 代码如下,结果见表 19-6。

```
ODS GRAPHICS ON;
PROC SEQDESIGN ALTREF=0.15
```

```
        PLOTS=BOUNDARY(HSCALE=SAMPLESIZE)
        BOUNDARYSCALE=PVALUE; /* 指定期中分析界值输出为名义检验水准 */
        OBrienFleming:DESIGN METHOD=OBF
        NSTAGES=4
        ALT=UPPER
        STOP=REJECT
        ALPHA=0.025;      /*指定采用四阶段 OBF 设计 */
        SAMPLESIZE MODEL=twosamplefreq(nullprop=0.6 test=prop);
        ODS OUTPUT BOUNDARY=Bnd_Count;   /* 输出界值到指定数据集 */
RUN;
ODS GRAPHICS OFF;
```

等时间间隔四阶段成组序贯试验的 Z 界值图（SAS）见图 19-1。

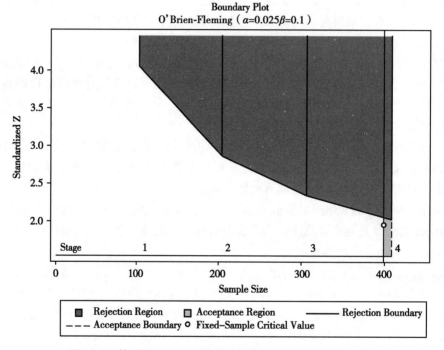

图 19-1 等时间间隔四阶段成组序贯试验的 Z 界值图（SAS）

表 19-6 等时间间隔四阶段成组序贯试验的设计方案

K	n	t_k	n_k	α_k	α_k^s	ESS 假定 H_0 成立	ESS 假定 H_1 成立
4	410	1/4	104	0.000 025 8	0.000 03	405.56	306.41
		2/4	102	0.002 10	0.002 08		
		3/4	102	0.009 71	0.008 35		
		1	102	0.021 47	0.014 54		

注：n 为样本量；t_k 为信息时间；n_k 为第 k 阶段的病例数；α_k 为第 k 阶段判定有效的名义检验水准；α_k^s 为第 k 阶段所实际消耗的 I 类错误大小；ESS 为期望样本量

（3）统计分析结果

1）第一次期中分析：根据成组序贯试验方案，当试验完成 104 例受试者后进行第一次分析。所有数据存储于 SAS 数据集 count_1。数据集中，变量名 *Trt* 为分组变量（1=试验组，0=对照组），变量名 *Resp* 为该病例是否在治疗 12 周发生持续病毒反应的指示变量（1=是，0=否）。试验进行第一次期中分析的 SAS 代码如下：

```
/*第一次期中分析*/
PROC FREQ DATA=count_1;
    TABLE trt*resp;
RUN;
PROC GENMOD DATA=count_1;
    MODEL Resp=Trt;
    ODS OUTPUT ParameterEstimates=Parms_Count1;
RUN;


DATA Parms_Count1;
    SET Parms_Count1;
    IF Parameter='trt';
        Scale_='MLE';
        Stage_=1;
KEEP Scale_Stage_Parameter Estimate StdErr prob chisq;
run;
```

/*根据第一次期中分析结果，结合 SEQDESIGN 输出的界值数据集 Bnd_Count 进行期中分析决策*/

```
ODS GRAPHICS ON;
PROC SEQTEST Boundary=Bnd_Count
        Parms(Testvar=trt)=Parms_Count1
        BOUNDARYSCALE=pvalue
        BOUNDARYADJ=NONE
        RCI
        ERRSPEND
        PLOTS=ERRSPEND;
ODS OUTPUT TEST=Test_Count1;
RUN;
ODS GRAPHICS OFF;
```

由表 19-7 可见，试验在第一次期中分析时，试验组的 SVR12 为 0.75，对照组的 SVR12 为 0.5769，两组率差的估计值 $\hat{\theta}_1 = 0.1111$，两组间进行统计学检验的结果 $P_1 = 0.0575$，$P_1 > \alpha_1 = 0.0000258$，且 95%重复可信区间（repeated confidence interval，RCI）的下限为 −0.1958，因此试验在第一次期中分析中尚不能拒绝 H_0，继续进入下一阶段的试验。

表 19-7　第一次期中分析的结果

k	t_k	SVR12		$\hat{\theta}_k$	$SE(\hat{\theta}_k)$	Wald 卡方	P_k	95%RCI 下限
		试验组	对照组					
1	1/4	0.7500	0.5769	0.1731	0.0911	3.61	0.0575	-0.1958

2）第二次期中分析：当试验累积完成 206 例受试者后进行第二次期中分析。所有数据存储于 SAS 数据集 count_2。第二次期中分析的 SAS 代码如下，期中分析结果见表 19-8。

```
/*第二次期中分析*/
PROC FREQ DATA=count_2;
    TABLE trt*resp;
RUN;
PROC GENMOD DATA=count_2;
    Model Resp=Trt;
    BY seed;
ODS OUTPUT ParameterEstimates=Parms_Count2;
RUN;
DATA Parms_Count2;
    SET Parms_Count2;
    IF Parameter='trt';
        Scale_='MLE';
        Stage_=2;
    KEEP _Scale_Stage Parameter Estimate StdErr prob chisq;
RUN;
/*第二次期中分析决策*/
ODS GRAPHICS ON;
PROC SEQTEST Boundary=test_count1
        Parms(Testvar=trt)=Parms_Count2
        boundaryscale=pvalue
        BOUNDARYADJ=NONE
        Errspend
        PLOTS=errspend
        RCIV            ;
ODS OUTPUT TEST=Test_Count2;
RUN;
ODS GRAPHICS OFF;
```

表 19-8　第二次期中分析的结果

k	t_k	SVR12		$\hat{\theta}_k$	$SE(\hat{\theta}_k)$	Wald 卡方	P_k	95%RCI 下限
		试验组	对照组					
1	1/4	0.7500	0.5769	0.1731	0.0911	3.61	0.0575	-0.1958
2	2/4	0.8058	0.5825	0.2233	0.0623	12.85	0.0003	0.0450

在完成第二阶段的试验后,试验组的 SVR12 为 0.8058,对照组的 SVR12 为 0.5825,试验组与对照组两组率差的估计值 $\hat{\theta}_2 = 0.2233$,两组间进行统计学检验的结果 $P_2 = 0.0003$,$P_2 < \alpha_2 = 0.002\,10$,且 95%重复可信区间的下限为 0.0450,因此试验在第二次期中分析时拒绝 H_0,提前结束试验。

同时,SAS/SEQTEST 过程给出了期中分析决策后统计推断的校正 P 值、校正估计值和校正 95%可信区间,SAS 程序中默认采用逐段排序法(stagewise ordering)进行校正,结果见表 19-9。经校正后,试验组与对照组间率差的估计值为 0.222\,995,校正后的 $P = 0.0002$,校正 95%CI 下限为 0.120\,28,两组间的差异仍具有统计学意义,可认为新疗法优于标准疗法治疗丙型肝炎。

表 19-9 期中分析决策后的最终统计推断结果

k_{stop}	$\hat{\theta}_{unadj}$	P_{unadj}	$\hat{\theta}_{adj}$	P_{adj}	校正 95%CI 下限
2	0.223\,301	0.0003	0.222\,995	0.0002	0.120\,28

注:k_{stop} 为提前中止试验的阶段数;$\hat{\theta}_{unadj}$ 为未校正的 θ 估计值;P_{unadj} 为未校正的 P 值;$\hat{\theta}_{adj}$ 为校正后的 θ 估计值;P_{adj} 为校正后的 P 值

与 95%RCI(表 19-7 和表 19-8)不同,表 19-9 中的校正 95%CI 是对试验组与对照组间率差的最终统计推断,而 95%RCI 则是用于期中分析决策,它保证多次期中分析的同时覆盖概率为 95%,在每次期中分析时采用名义检验水准计算可信区间大小,如第一次期中分析是 RCI 计算采用名义检验水准 0.000\,025\,8。

本试验在完成观察 206 例受试者进行第二次期中分析时,由于期中分析的 P 值小于名义检验水准 0.002\,10,因此在此次期中分析时提前结束试验进行终末分析。且期中分析决策后终末分析的校正 P 值为 0.0002,校正 95%CI 下限为 0.120\,28,可认为新疗法治疗丙型肝炎的有效性优于标准疗法。

第五节 成组序贯设计的正确应用

成组序贯设计能否在临床试验中发挥它的优势,提高临床研究的效率,关键在于它是否在临床试验设计和实施的各个阶段得以正确应用。

在临床试验设计阶段,申办者和研究者首先要结合生物统计人员的意见,根据前期研究对试验药物疗效的认识和预期,综合考虑采用成组序贯设计的优势和风险,评价该试验是否适合采用成组序贯设计方法。当确定采用成组序贯设计方法来设计试验时,申办者、研究者和生物统计人员需要共同讨论试验中进行期中分析的次数、时间点,并选择满足试验需要的 α 消耗函数,确定试验提前中止的条件,制订合理的成组序贯设计方案,防止试验的总 I 类错误的膨胀。同时,在试验设计阶段,还要同时考虑如何在试验过程中维持盲态,完成 iDMC 的组建,并建立相关的 iDMC 操作章程以及盲态保持的标准操作规程。

成组序贯试验在执行过程中的关键问题在于试验盲态的保持,申办者、研究者、iDMC 成员、生物统计人员和临床检查员等各方应当根据方案规定,严格执行试验的标准操作规程,保证试验盲法的实施。特别是在期中分析时,iDMC 内的独立统计师在进行期中数据的内部揭盲,完成统计分析后提交给 iDMC 成员进行内部闭门会议讨论,最终根据内部讨论结果以建议书的形式提交给申办者,由申办者对是否在此次期中分析提前终止试验做出最终决策。在整个期中分析过程中,iDMC 以外的成员需要完全保持盲态,对期中分析的实施、期中分析结果的传播范围和期中决策结果及相关考虑的记录进行详细的保密规定。

最后还需要指出的是,成组序贯试验的方案应当对期中分析的主要疗效指标、期中分析的次数和时间点、假设检验类型、期中分析的名义检验水准、期中分析的详细操作方法、期中揭盲、数据管理和质量控制等成组序贯设计中所涉及的主要问题进行详细的描述。iDMC 的组成、章程文件等维持试验盲态的操作规程以及成组序贯设计方案的选择依据,如候选成组序贯设计方案、计算机模拟比较的程序与结果、最终方案选择的相关考虑等,可以作为试验方案的支持性材料,以方案附件的形式进行保存。

(王武保　郭　翔　蒋志伟)

参 考 文 献

1. 金丕焕,陈峰. 医用统计方法. 3 版. 上海:复旦大学出版社,2009

2. FDA. Guidance for Industry:Adaptive Design Clinical Trials for Drugs and Biologics. 2010

3. CHMP. Reflection Paper on Methodological Issues in Confirmatory Clinical Trials Planned with Adaptive Design. 2007

4. Jennison C,Turnbull BW. Group Sequential Methods with Applications to Clinical Trials. Boca Raton:Chapman & Hall,2000

5. Lan KKG,DeMets DL. Discrete sequential boundaries for clinical trials. Biometrika,1983,70:659-663

6. Todd S. A 25-year review of sequential methodology in clinical Studies. Statistics in Medicine,2007,26:237-252

7. Armitage P,McPherson CK,Rowe BC. Repeated significance tests on accumulating data. Journal of Royal Statistical Society,Series A,1969,132:235-244

8. Ellerberg SS,Fleming TR,DeMets DL. Data monitoring committees in clinical trials. Chichester:John Wiley & Sons,2003

9. Jiang Z,Wang L,Li C,et al. CP function:an alpha spending function based on conditional power. Statistics in Medicine,2014,33:4501-4514

10. Whitehead J. The design and Analysis of Sequential Clinical Trials,2nd ed. Chichester:Ellis Horwood,1991

11. Gallo P,Chuang-Stein C,Dragalin V,et al. Adaptive designs in clinical drug development-an executive summary of the PhRMA working group. Journal of Biopharmaceutical Statistics,2006,16:275-283

第二十章

适应性设计

在上一章节中,我们对成组序贯设计的概念及其常用方法进行了介绍,成组序贯设计在传统设计的基础上进行了延伸,允许在试验过程中进行期中分析,并可因有效或无效提前结束试验,以达到节约资源和缩短时间的目的。而适应性设计在成组序贯设计的基础上进一步拓展了试验的灵活性,它不仅允许在期中分析提前拒绝或接受零假设而结束试验,而且可以根据期中分析结果进行样本量再估计等适应性调整。因此,从一定程度来讲,成组序贯设计可以被看做适应性设计的一种特例。适应性设计由于其灵活性在临床试验中广受青睐,特别是在过去的三十多年,它也一直是生物统计学家研究的热门领域;然而,它的灵活性同样也给它的实际应用带来了许多问题,因此,需对适应性设计在实际应用中可能带来的问题,如 I 类错误的膨胀、盲法的实现等,加以特别的注意。本章我们将对适应性设计中的主要相关问题进行介绍。

第一节　适应性设计概述

在临床试验设计中,试验的样本量、随机化分组的比例、受试者人群的确定以及主要疗效指标的选择等要素一般是根据既往研究及对试验药物的假定和预期确定的,但是由于对试验药物假定的不确定性等因素,我们往往会在试验完成或进行过程中发现试验的实际情况与原来假定之间的差异,并可能由此增大试验失败的可能性。在这种情况下,我们希望可以在不影响试验的科学性的前提下,在试验过程中通过增加试验的样本量、优化随机化比例,甚至调整受试者排除和纳入标准等方法来提高试验成功的概率,这也就是适应性设计被提出的主要原因。

1952 年,美国著名统计学家 Robbins 首先提出了适应性设计(adaptive design)的概念,Anscombe、Colton、Zelen 和 Greenhouse 等在 60 年代做了进一步的研究和探讨,并将 Bayes 方法、适应性设计方法和多阶段设计完美地结合在一起;Zelen 在 1969 年提出的胜者优先原则(PW,play-the-winner rule),从理论上为适应性设计的实现奠定了基础。到了 20 世纪 90 年代,适应性设计的研究和发展迎来了它的黄金时期,各种适应性设计方法不断被提出,并被尝试性的应用于实际临床研究。

一、适应性设计的概念

美国药物研究与生产联合会(Pharmaceutical Research and Manufacturer of America,

PhRMA)的适应性设计研究工作组对适应性设计定义为:适应性设计是指在不损害试验完整性与正确性的前提下,利用已完成的试验数据为试验进一步的进行做出适应性调整(adaptation)的多阶段设计方法,也被称为可变性设计(flexible design)、自适应设计(self-design)或内部预试验设计(internal pilot design)等。从适应性设计的定义可以看出,它具有 3 个特点:

1. 灵活性(flexibility)　是指与传统的试验设计和成组序贯设计方法相比,适应性设计不仅可以根据期中分析结果对是否提前得出试验结论终止试验做出决定,而且可以对下一步试验进行适应性调整以提高试验成功的可能性,具有更强的灵活性。这里所提到的适应性调整一般可包括:样本量的再估计、优化随机化分配方案、疗效指标的调整、劣效处理组的取舍、优效处理组的加入和 II/III 期临床试验的无缝连接等;

2. 完整性(integrity)　是指试验在有意调整的基础上必须预先计划,并维持期中分析结果的盲态;

3. 正确性(validity)　是指提供正确的统计推断,保证研究不同阶段间的一致性。

其中,灵活性是适应性设计最大的优点,也是其受到研究者、申办者和生物统计人员青睐和在临床试验中被应用的主要原因。它不仅可以提高试验的效率,而且通过提前结束无效试验、增大优效处理组的随机化分配比例等手段使受试者更容易接受有效的处理方式,更加满足伦理学的要求;而试验的完整性和正确性是适应性设计试验质量的保证。在适应性设计的应用中,试验灵活性的增强不能以损害试验的完整性和正确性为代价,否则整个试验的质量不能得到保证,试验结果的可信度降低。试验的灵活性、完整性和正确性,三者缺一不可。

二、常见的适应性调整

(一)样本量再估计(sample size re-estimation,SSR)

样本量是决定试验成败的关键因素之一。在一项临床试验中,如果样本量过小,试验的检验效能较低而无法发现组间的差异;反之,如果样本量过大,虽然得到了试验的结果,但却浪费了大量的资源,也不符合伦理学的要求。因此,我们一般在试验设计阶段通过文献查阅或预试验的方法初步估计总体参数进而计算试验所需样本量。但是,由于文献查阅或预试验对总体参数的估计难免存在误差,以及试验的受试人群不同等其他不确定因素的影响,都会导致所估计的试验样本量往往过大或过小。然而,适应性设计能够在试验进行过程中,根据期中分析的结果对试验样本量进行调整,从而增强了试验的灵活性,提高了试验成功的概率。

在适应性设计中,样本量再估计方法可分为基于冗余参数(nuisance parameter)的估计方法和基于处理效应(treatment effect)的估计方法。在基于冗余参数的样本量再估计方法中,一般有两种情况:①盲态状况下,期中分析时所计算到的合并方差被直接用于样本量再估计,而不进行揭盲分组;②揭盲状态下,各组方差和组间效应大小根据已完成病例被重新估计,样本量再估计利用重新估计的试验组处理效应大小和总体方差完成。其优点在于能够更准确的发现试验的实际情况,再估计样本量的同时,其他相关参数也可根据试验的实际情况适当的调整,使试验更趋合理。而基于处理效应的样本量估计方法在期中分析中关注于基于现有数据的处理效应的大小,即各阶段 p 值或 z 值的大小,而不是组间效应 δ 和方差 σ 的大小。它根据现有数据处理效应大小的估计对达到试验结果所需样本量进行再估计,与基于冗余参数的样本量估计方法相比，一定程度上对数据分布状态的依赖程度较小。但是，无论是基于冗余参数还是基于处理效应的样本量再估计方法，都是根据已完成试验阶段病例的信息实现的，各阶段试验并不完全独立，而是存在一定的相关性，会导致Ⅰ类错误的膨胀。因而，适应性设计中样本量再估计过程必须严格控制Ⅰ类错误大小。

（二）适应性随机化方法（adaptive randomization method）

在临床试验中，随机化的主要作用是保证各处理组间的基线均衡性，一般在试验开始前实施。而适应性随机化方法允许在试验进行过程中调整随机化方案。反应变量-适应性随机化是其中最为常见的一种方法，主要包括广义 Friedman 瓮模型、胜者优先原则（play-the-winner，PW）、随机化胜者优先原则（randomized play-the-winner，RPW）、双重适应性偏币设计等。反应变量-适应性随机化方法根据期中分析结果提高受试者分配至优效组的概率，使更多受试者能够接受效果更好的处理，符合伦理学的要求。此外，协变量-适应性随访化（covariate-adaptive randomization）的方法可以在随机化过程中纳入考虑关键的协变量因素，保证关键协变量的组间均衡性；效用-适应性随机化（utility-adaptive randomization）方法可以将反应变量-适应性随机化和处理变量-适应性随机化（treatment-adaptive randomization）方法有机的结合在一起，实现对多终点变量临床试验随机化分配方案的优化。

（三）无缝设计方法（seamless design）

Ⅱ/Ⅲ期无缝设计是最常见的一种无缝设计方法。在传统新药临床试验中，Ⅱ期临床试验一般为剂量-反应试验，用于筛选和推荐临床给药剂量，Ⅲ期临床试验在已推荐临床给药剂量的条件下进一步评价药物的有效性和安全性，两个阶段的试验单独进行，试验数据单独使用，不能共享。而Ⅱ/Ⅲ期无缝试验设计则将Ⅱ期和Ⅲ期临床试验作为一个整体进行，试验的第一阶段进行剂量探索，当第一阶段试验完成后进行期中分析，并根据分析结果进行适应性调整，舍去劣效剂量组，选择最优剂量组进入第二阶段试验；第二阶段试验在已确定剂量组的基础上，对试验药物的有效性和安全性作进一步确证性验证，达到一般Ⅲ期临床试验的目的。在Ⅱ/Ⅲ期无缝设计中，第一阶段剂量探索中的试验数据可以和第二阶段疗效确证中的数据合并使用，在一定程度上充分利用了样本信息，节约整个研究的样本量；且与独立的Ⅱ、Ⅲ临床试验相比，Ⅱ/Ⅲ期无缝设计还可以缩短二者之间的时间间隔，整体上缩短试验周期，提高试验的效率。Ⅱ/Ⅲ期无缝设计中往往会涉及多种适应性设计方法的综合应用，如舍弃劣效处理组、样本量再估计、适应性随机化、主要疗效指标的调整等。因此，Ⅱ/Ⅲ期无缝试验必须在试验设计中进行具体有效的预计划。Schmidli 等尝试采用 Bayes 预测效能（predictive power，PP）法在Ⅱ/Ⅲ期无缝试验的期中分析中选择剂量组进入第二阶段试验。

此外，Ⅰ/Ⅱ无缝试验也是无缝设计的常见形式之一，它是在试验的第一阶段完成Ⅰ期临床试验的目的，寻找试验的最大毒性剂量（maximum toxicity dose，MTD）；在 MTD 下的候选剂量组进入第二阶段后，进一步进行剂量探索，对试验的有效性进行初步评价。Ji 等提出的 SEARS（seamless dose escalation/expansion with adaptive randomization scheme）设计就是一种典型的Ⅰ/Ⅱ期无缝设计方法。

适应性设计的涵义非常广泛，除上述最为常见的应用外，在新药临床试验中的应用还包括舍弃失败者设计（drop-loser design）、适应性剂量反应设计（adaptive dose-finding design）、检验假设-适应性设计（hypothesis-adaptive design）、生物标记物-适应性设计（biomarker-adaptive design）、适应性变换处理组设计（adaptive treatment switching design）、多重适应性设计（multiple adaptive design）等。

三、适应性设计的实施

适应性设计的特点之一就是要保持试验的整体性，所有可能的适应性调整必须尽可能的事先计划。因此，这就要求适应性设计在试验方案制定阶段，必须进行大量的计算机模拟实验，选择最优的适应性调整方案，并在试验方案中加以规定；同时，整个计算机模拟实验的目的、过程和结果需以方案附件的形式记录在案。与其他试验设计方法相比，计算机模拟实验在适应性临床试验的设计中起到更为重要的作用。除可采用 SAS、R 等统计软件独立进行计算机模拟实验外，目前国外已经有许多专门用于适应性临床试验设计的计算机模拟评价软件，其中，ADDPLAN 和 East® 是其中较为优秀的两款。

ADDPLAN（Adaptive Design-Plans and Analysis，适应性设计的设计与分析软件）是一款集适应性设计临床试验的模拟、设计、分析于一体的商业化软件。它最初由 Lehmacher 和 Wassmer 开发，将逆正态合并 p 值方法应用于适应性临床试验，现在已发展成为具有强大功能的软件。现在，它不仅包含了 Bauer-Köhne 法、条件函数法等多种适应性设计分析方法，而且还纳入了 α 消耗函数、Pocock 设计和 O'Brein-Fleming 设计等成组序贯设计方法。

East® 是由 Cytel 统计软件与服务公司开发的用于设计和分析成组序贯设计的商业软件。它不仅也涵盖了一般的成组序贯设计方法，而且随着适应性设计的不断发展，该软件通过增加了 EastAdapt® 模块增强了其在适应性设计临床试验中模拟、设计、监查等方面的功能。在某些大型统计软件中也包含着相应的模块，如 R 软件中的 2stgTest.R 和 SPLUS 软件中的 S+SeqTrial™ 模块等都包含了适应性设计的模拟与分析方法。

和成组序贯设计方法一样，适应性设计的期中分析同样要注意盲法的保持。期中分析所涉及的揭盲、统计分析以及根据分析结果进行样本量再估计、适应性随机化等适应性调整需由 iDMC 来实行（详见第三十章），试验的申办者、研究者和统计师等必须保持盲态，以保证试验的整体性和科学性。此外，适应性设计最大的优势在于它的灵活性，而在实际临床试验中，适应性设计的灵活性能否得到体现和发挥也给试验数据的及时性、数据质量以及整个试验的管理质量提出了更高的要求。一方面，电子数据采集（electronic data capture，EDC）系统、交互式网络应答随机化系统（interactice web response system，IWRS）等临床试验相关软件的使用给提高试验数据的及时性和数据质量提供技术保障；另一方面，在适应性临床试验中，试验前的相关人员培训对提高试验质量会具有更重要的作用。

然而，我们需要看到，适应性设计还未能在实际临床研究中得到非常广泛的应用，这一点在 Bauer 和 Einfalt 所进行的对使用适应性设计方法的医学论文调查综述中得以体现；且论文发表的期刊绝大多数集中在影响因子小于 5 分的医学期刊中，这说明适应性设计的灵活性必须建立在严谨科学的设计的基础之上，才可能得到更多的认可。

因此，适应性临床试验中的临床报告应注意说明以下几点：

1. 该临床研究中使用适应性设计方法的目的和依据；
2. 研究中计划采用的适应性调整方法；
3. 未进行适应性调整的最初试验设计的描述，特别是试验的第一阶段；
4. 实际进行的适应性调整和目的；
5. 期中分析的检验统计量以及所进行的决策；

6. 采用适应性方法的参数估计,且在可能的情况下,同时给出若采用传统设计方法的参数估计值进行对比。

第二节　适应性设计中的统计分析方法

适应性设计由于同样涉及期中分析的多次检验,也会造成试验的 I 类错误膨胀问题。同时,在适应性设计中,由于期中分析后可能的适应性调整,如样本量再估计等,是基于已累计数据的统计分析结果进行的,试验各阶段的数据间并不完全独立,而是存在一定的相关性,进一步加剧了适应性设计的 α 膨胀问题。而成组序贯设计中的 Pocock 设计、O'Brien-Fleming 设计和 α 消耗函数等方法是建立在各阶段样本量固定的基础上的,并不能适用于适应性设计。除采用各阶段数据合并分析的方法外,Bauer 等于 1989 年首次提出了各阶段 p 值合并分析的方法,它由于不受资料分布状态影响等优势被广泛应用于适应性设计的数据分析中。二十多年来,各阶段 p 值合并分析的方法也被不断地发展和完善,本节将对这类方法中具有代表性的几个进行介绍。

一、Bauer-Köhne 法

Bauer-Köhne 法由 Bauer 和 Köhne 在 1994 年提出,他们将 Fisher 结合检验(Fisher combination test)的思想引入适应性设计临床试验,因此,该方法也被称为 Fisher 结合检验法。以两阶段适应性设计为例,假设 α_1、α_2 分别为试验第一阶段和第二阶段的名义检验水准,α_0 为试验在第一阶段得出无效结论提前终止试验的界值。则在两阶段试验完成后数据全面分析时,若

$$p_1 p_2 \leqslant c_\alpha = \exp\left[-\frac{1}{2}\chi^2_{4,(1-\alpha)}\right] \tag{20-1}$$

则拒绝原假设,试验得到阳性结论。其中 p_1、p_2 分别代表试验第一阶段、第二阶段的 p 值,$\chi^2_{4,(1-\alpha)}$ 代表自由度为 4 的 χ^2 分布的 $(1-\alpha)$ 分位数。

由于在两阶段适应性设计中存在多次检验和数据的相关性等问题,为了将总 I 类错误控制在总检验水准 α 以内,试验中 α_1、α_2、α_0 需满足以下条件:

$$\alpha_1 + \int_{\alpha_1}^{\alpha_0}\int_0^{c_{\alpha_2}/p_1} \mathrm{d}p_1 \mathrm{d}p_2 = \alpha_1 + c_{\alpha_2}(\ln\alpha_0 - \ln\alpha_1) = \alpha \tag{20-2}$$

Bauer-Köhne 法由于计算简单、易于操作被广泛应用于两阶段适应性设计中。截至 2006 年 8 月,在已公开发表的适应性设计临床试验中,其中 80% 采用了 Fisher 结合检验的方法。近年来,一些学者提出了对 Fisher 结合检验的改进,如 TPM 法(truncated product method,截断乘积法),并应用于适应性临床试验中,但其在提高试验的检验效能和降低样本量方面并没有得到明显改善。

二、逆正态合并 p 值法

逆正态合并 p 值法(inverse normal method,INM)由 Lehmacher 和 Wassmer 于 1999 年提出,他们将适应性设计中各阶段 p 值变换为其标准正态分布下的分位数后进行线性合并。假设在 k 个阶段的适应性设计临床试验中,则统计量

$$T_k = \sum_{i=1}^{k} w_{ki}\Phi^{-1}(1 - p_i) \tag{20-3}$$

其中,p_i代表第 i 阶段试验的 p 值,$\Phi^{-1}(\cdot)$ 表示标准正态分布的逆分布函数,权重系数 w_{ki} 满足 $\sum_{i=1}^{K} w_{ki}^2 = 1$,统计量 T_k 服从标准正态分布,从而可推导出试验的总体 p 值:

$$p_k = 1 - \Phi(T_k) = 1 - \Phi\left(\sum_{i=1}^{k} W_{ki}\Phi^{-1}(1-p_i)\right) \qquad (20\text{-}4)$$

其中,$\Phi(\cdot)$ 表示正态分布的分布函数。

Lehmacher 和 Wassmer 认为各阶段 p 值合并可采用相等的权重系数,即 $W_{ki} = \dfrac{1}{\sqrt{k}}$。而 Cui 等则推荐在逆正态合并 p 值法中,权重系数可依据各阶段试验样本量确定,即 $W_{ki} = \sqrt{n_i / \sum_{i=1}^{k} n_i}$。其中,$n_i$ 代表试验在设计阶段确定的第 i 阶段初始样本量,权重系数不随适应性设计中再估计样本量的改变而改变,保持试验的完整性。当试验中样本量再估计值等同于方案设计中初始值时,该统计量等同于传统成组序贯试验。

三、p 值累加法

Chang 等在 2007 年提出了 p 值累加的方法(method based on sum of p-values,MSP)。与前两种方法相比,p 值累加法计算上更为简单。其检验统计量:

$$T_k = \sum_{i=1}^{k} w_i p_i \qquad k = 1,2,3\ldots K \qquad (20\text{-}5)$$

在 MSP 法中,权重系数一般情况下可取 $w_i = 1$,各阶段检验统计量直接作为各阶段 p 值,即 $p_k = T_k$。

与 Bauer-Köhne 法相同,为了防止 I 类错误的膨胀,采用 p 值累加法时各阶段试验参数也必须满足一定的条件。以两阶段适应性设计为例,其试验参数 α_1、α_2、α_0 需满足:

$$\alpha = \begin{cases} \alpha_1 + \alpha_2(\alpha_0 - \alpha_1) - \dfrac{1}{2}(\alpha_0^2 - \alpha_1^2) & \text{当 } \alpha_0 < \alpha_2 \\ \alpha_1 + \dfrac{1}{2}(\alpha_2 - \alpha_1)^2 & \text{当 } \alpha_0 \geq \alpha_2 \end{cases} \qquad (20\text{-}6)$$

从 Bauer 和 Einfalt 所进行对使用适应性设计方法的医学论文的调查综述来看,Bauer-Köhne 法是所有适应性设计方法中应用最多的方法,并占据绝对优势;其次是逆正态 p 值合并法,特别是在 2003 年以后,该方法越来越多地出现于实际临床研究中。除以上介绍的 p 值合并的方法外,Proschan 和 Hunsberger 还提出条件误差函数(conditional error function)的方法对适应性设计试验数据进行全面分析和样本量再估计,但该方法会受到资料分布状态的影响,主要适用于正态分布资料,且检验效能和所需样本量大小与 Bauer-Köhne 法并不存在明显差异。Metha 等将成组序贯设计中重复可信区间(repeated confidence interval)的方法亦拓展至适应性设计中,为适应性设计在非劣效和优效性试验中的应用提供了可能性,但该方法同样也会受到资料分布类型的限制。

第三节 样本量再估计

样本量再估计是适应性设计中最常见的适应性调整方法之一,它是指在试验过程中根据期中分析已累计数据对试验设计阶段原假定的处理效应大小和/或方差大小进行调整,从而对试验的样本量进行再估计。若新的样本量小于或等于原样本量,则应保持试验样本量不变;若新的样本量比原样本量大并且切实可行,可根据方案中的预计划对原样本量进行调整。根据在试验过程中是否在揭盲后对累计数据进行中期评价,样本量再估计方法可分为盲态下的样本量再估计和揭盲下的样本量再估计。本节将主要对这两类样本量再估计方法进行介绍。

一、盲态下的样本量再估计

在双盲临床试验中,盲态下的样本量再估计(blinded sample size re-estimation)方法可以在试验过程中不揭盲的情况下对试验数据的变异度进行评价,进而进行样本量再估计,既可以较好地保持试验的完整性,也不会因多次检验对试验的总 I 类错误带来影响,因此,该方法也受到药监部门的青睐。

假定一随机对照双盲临床试验,主要疗效指标服从正态分布。若在试验方案设计阶段,预期试验的处理效应大小为 Δ,总体方差为 σ^{*2}。在检验水准为双侧 α 的情况下,试验需要样本量 $N = 4\sigma^{*2}(z_{\alpha/2}+z_{\beta})/\Delta^2$ 以达到把握度 $1-\beta$ 得到阳性结论。在试验进行过程中,根据累计试验数据,在得到主要疗效指标的总体方差为 σ'^2,且给定与原本两相等的检验水准 α 和 II 类错误 β 的情况下,试验的样本量被重新估计为

$$N' = N\frac{\sigma'^2}{\sigma^{*2}} \tag{20-7}$$

因此,盲态下样本量再估计中的关键问题在于基于累计试验数据,主要疗效指标总体方差 σ'^2 的估计。

Gould 建议当试验中已观察数据的样本量 n 足够大且两组间差异可以合理近似于处理效应 Δ 的情况下,我们可以通过

$$\sigma'^2 = \frac{n-1}{n-2}\left(s^2 - \frac{\Delta^2}{4}\right) \tag{20-8}$$

估计总体方差 σ'^2。其中,s^2 为累计已观察数据的样本方差。但该方法的缺点在于总体方差的估计依赖于试验组间差异的大小,而试验在未揭盲的情况下,组间差异的大小又往往是未知的。

为克服总体方差的估计依赖于组间差异大小的缺陷,Gould 和 Shih 又提出采用 EM 算法来估计总体方差 σ'^2。该方法把已观察的 n 个受试者的处理组别看作随机缺失值,E 步骤用来计算第 i 个受试者在给定主要疗效指标观察值 y_i 的情况下被分配到试验组的概率,即

$$P(\pi_i = 1 \mid y_i) = \frac{1}{(1+\exp\{(\mu_1-\mu_2)(\mu_1+\mu_2-2y_i)/2\sigma'^2\})} \tag{20-9}$$

其中,μ_1 和 μ_2 分别代表试验组和对照组的总体均数,π_i 为第 i 个受试者的处理组别,且 $\pi_i = 1$ 表示该受试者为试验组,$\pi_i = 0$ 表示该受试者为对照组。M 步骤则根据 E 步骤中所得的条件概率更新 π_i,进一步计算 μ_1、μ_2 和 σ' 的极大似然估计值,对数似然函数为

$$L = (n)\log\sigma' + \left\{\sum_{i=1}^{n}\left[\pi_i(y_i-\mu_1)^2 + (1-\pi_i)(y_i-\mu_2)^2\right]\right\}/2\sigma'^2 \tag{20-10}$$

E 步骤和 M 步骤通过不断的迭代,当 μ_1、μ_2 和 σ' 达到收敛后,我们即可以得到总体方差 σ'^2 的估计值。在此估计值的基础上,我们便可以通过公式(20-7)达到在盲态下进行样本量再估计的目的。Gould 和 Shih 通过模拟实验发现,EM 算法可以较为准确的得到总体方差 σ'^2 的估计值,但对两组间的处理效应大小 $\Delta = \mu_1 - \mu_2$ 估计的准确性不高,这也正是这个方法迷人之

处,能保持试验的盲法,维持试验的完整性。

二、非盲态下的样本量再估计

顾名思义,非盲态下的样本量再估计(unblinded sample size re-estimation)是指在开放性临床试验,或者双盲临床试验中可进行中期揭盲的条件下,在试验过程中根据已观察数据对试验数据的处理效应大小和变异度均进行评价后,对试验所需的样本量进行再估计。与盲态下样本量再估计方法不同,由于在非盲态下每个受试者的处理组别是明确的,样本量再估计不仅可以根据观察到数据的变异度进行,而且能够基于已观察的组间差异的大小进行样本量调整。但是,非盲态下的样本量再估计往往会涉及试验疗效的多次评价,对试验的总 I 类错误带来一定的影响,且给维护试验的完整性带来困难,特别是对于双盲临床试验而言。

非盲态下样本量再估计的主要原则是基于原预期标化处理效应大小与已观察标化处理效应大小的比值进行样本量计算,即

$$N' = \left| \frac{E}{E'} \right|^a N \tag{20-11}$$

其中,N 为方案中原估计的样本量,N' 为试验过程中重新估算的样本量,a 为任一指定常数;$E' = \frac{\hat{\eta}_1 - \hat{\eta}_2}{\hat{\sigma}}$ 为基于已观察数据的标化处理效应大小,其中,$\hat{\eta}_1$、$\hat{\eta}_2$ 和 $\hat{\sigma}$ 分别表示试验组处理效应大小、对照组处理效应大小和两组共同标准差;同样,E 为方案原预期标化处理效应大小。正态分布资料的共同标准差可采用已观察试验数据进行估计;二分类资料可在假定大样本的基础上,采用公式 $\hat{\sigma}^2 = \bar{\eta}(1-\bar{\eta})$ 估计共同方差,其中,$\bar{\eta} = \frac{\hat{\eta}_1 + \hat{\eta}_2}{2}$;生存资料在假定采用logrank 检验进行组间比较的条件下,共同方差则能够通过公式

$$\hat{\sigma}^2 = \bar{\eta}^2 \left[1 - \frac{\exp(\bar{\eta}T_0) - 1}{T_0 \bar{\eta} \exp(\bar{\eta}T_S)} \right]^{-1} \tag{20-12}$$

进行估算,其中,T_0 为受试者的入组时间,T_S 为整个试验的持续时间。

在非盲态下样本量再估计中,应当注意以下两个问题:①从可行性的角度考虑,基于已观察组间差异和变异度重新计算的样本量 N',应当小于从试验资金和周期等方面考虑所可以承受的最大样本量,且至少大于试验当前已观察的样本量大小。此外,从保守的角度考虑,当试验未能在期中分析时间点拒绝原假设提前结束试验时,那么此时依据期中分析结果重新计算的样本量,若大于方案原计划样本量,则采用新计算的样本量;若新计算的样本量小于方案原计划的样本量,则为保证试验成功的把握度,仍采用方案原计划样本量。②当 E' 和 E 二者的方向不同时,则不再进行样本量再估计,而需要对其原因作进一步分析。一方面考虑试验药物疗效与原假设相反,试验失败;另一方面可考虑二者的方向性差异是由于已观察样本量较小造成的随机差异,在进一步增大观察样本后对试验药物的疗效进行评价。

除上述方法外,非盲态下的样本量估计还可采用基于条件检验效能(conditional power)的方法(参见第十九章)。以两阶段适应性设计为例,当试验未能在第一阶段因有效或无效而提前结束试验时,基于第二阶段试验成功的条件把握度 CP,则试验第二阶段的样本量可再估计为

$$n_2 = \frac{2\sigma^2}{\delta^2} \left[B(\alpha_2, p_1) - \Phi^{-1}(1-CP) \right]^2 \tag{20-13}$$

其中,α_2为试验在第二阶段的名义检验水准,p_1为第一阶段试验统计分析的 p 值,采用不同适应性设计分析 p 值合并方法下的 B 函数 $B(\alpha_2,p_1)$ 见表 20-1。

表 20-1　适应性设计中不同 p 值合并方法下 B 函数 $B(\alpha_2,p_1)$

方法	两阶段合并 p 值	$B(\alpha_2,p_1)$
p 值乘积法	p_1p_2	$\Phi^{-1}(1-\alpha_2/p_1)$
p 值累加法	p_1+p_2	$\Phi^{-1}\left[1-\max(0,\alpha_2-p_1)\right]$
逆正态合并 p 值法	$\sum_{i=1}^{2}w_i\Phi^{-1}(1-p_i)$	$\frac{1}{w_2}\left[\Phi^{-1}(1-\alpha_2)-w_i\Phi^{-1}(1-p_i)\right]$

第四节　适应性随机化

随机化是指临床试验中,将处理以一定的概率(机会)分配给观察单位,它是控制偏倚的基本手段之一,是得到正确统计推断结果的基础(详见第四章)。常用的随机化方法包括完全随机化、限制性随机化、协变量-适应性随机化和反应变量-适应性随机化。其中,限制性随机化是指保证两组例数相等的一些随机化方法,如常用的区组随机化、分段随机化等;协变量-适应性随机化是为了保证某些重要的预后因素在处理组间分配均衡的动态随机化方法;反应变量-适应性随机化是指试验后期受试者的分配依据前期试验受试者的处理结果。后两者属于适应性设计中适应性随机化的范畴,本节主要介绍这两种方法。

一、反应变量-适应性随机化

反应变量-适应性随机化方法最初是作为一种最优决策的解决方案而被提出,最早可追溯到 20 世纪 30 年代。其中最简单的一种反应变量-适应性随机化方法是 1952 年由 Robbins 提出后经 Zelen 修订的 PW 原则。它可分为两大类,一类是基于某个最优分配目标而进行的反应变量-适应性随机化方法;另一类为设计驱动型的反应变量-适应性随机化方法。前者具有明确的最优分配目标,且此目标往往依赖于一个未知参数的分布,故称为参数法;后者主要基于一些既定的原则进行操作,不依赖于任何参数和模型,故称为非参数法。

参数法是指依赖于一定的参数分布使分配目标达到最优的一系列随机化分配方法,在实际应用中需要对参数作出估计。Hardwick 和 Stout 认为常用的几个最优分配目标包括:期望处理失败的个数、期望成功丢失的个数、期望分配到劣效处理组的个数、总样本量、总期望成本和正确选择的概率。研究者可以根据临床试验目的和具体情况选择一个他们所关注的最有意义的最优分配目标,并据此计算相应的最优分配比例以及随机化分配方案。如果试验中将受试者利益放在首位,则前三个标准最为常用。

基于最优分配比例的随机化分配方法有 Neyman 分配法、Rosenberger 分配法和 Biswas 与 Mandal 分配法等。以简化的 Neyman 分配法为例,最优分配比例计算公式如下:$R^*=\sigma_A/\sigma_B$,其中 R^* 为 A 组与 B 组的样本例数之比,即 n_A/n_B,σ_A、σ_B 分别为 A、B 两组的总体标准差。此方法保证在总样本量 n 确定的情况下,获得最大的检验效能。

对于多阶段适应性设计,我们可以用前一个阶段的数据资料所得的统计量来代替总体参数计算下一阶段的待分配比例,之后再按照所得最优分配比例,采用一般的随机化方法对下一阶段的受试者进行分配;对于单阶段的适应性设计,可以根据前面已有数据所计算的最优分配比例获得下一个受试者分配到 A 组或者是 B 组的概率,从而在总的分配结果上达到分配的最优。目前常用的实现最优分配比例 R^* 的方法包括序贯最大似然法以及双重适应性偏倚硬币设计。

参数法以某个参数模型和一个最优分配比例为基础,由于模型所要求的条件复杂、计算过程烦琐,给这些方法的实际应用带来了很多的不便。而非参数法的思想则截然不同,该类方法的基本思想是:在每一个受试者进入试验时,用一种简单、直观的原则来调整分配各种处理的概率。尽管这些原则可能不像参数法那样能使得分配比例达到最优,但却因为其简洁、易行、便于理解的特点而受到众多研究者的青睐。其中最为人们关注的当属广义 Friedman's 瓮模型以及由它所扩展和简化而来的 PW、RPW 原则。这些基于瓮模型的反应变量-适应性随机化方法统称为非参数法。

(一) 广义 Friedman's 瓮模型

Athreya 和 Karlin 在 1968 年提出了广义 Friedman's 瓮模型(generalized Friedman's urn model,GFU)作为反应变量-适应性随机化的一种非参数方法。其基本思想为:假定矩阵 $Y_1 = (Z_{11},\dots,Z_{1K})$ 代表放在瓮中的 $1,2,\dots,K$ 种类型球(对应于第 $1,2,\dots,K$ 种处理)的初始数目,试验开始后,患者依次进入试验,当某个受试者需要随机化分配处理时,随机从瓮中抽取一个球并放回,如果所抽得的球是第 i 类球,则此受试者接受第 i 种处理。设 ξ 为试验的反应变量,d_{ij} 为每个受试者完成试验并接受观察之后向瓮中所增加的第 $1,\dots K$ 类球的数目,其中 d_{ij} 为反应变量 ξ 的函数。整个试验按照上述过程依次重复进行,直至所有受试者全部入组。假定 $Z_n = (Z_{n1},\dots Z_{nK})$ 为第 n 个受试者进入试验并被随机化时瓮中各类球的构成,此时该受试者被分到处理 j 的概率为 $Z_{nj}/|Z_n|$,其中 $|Z_n| = \sum_{i=1}^{K} Z_{ni}$。

(二) PW 与 RPW 原则

对于两个处理组、观测结果为两分类指标的试验,Zelen 在 1969 年提出了 PW 原则,又名胜者优先原则、乘胜追击法。其基本思想是:某种处理的成功导致下一位受试者分配于此处理,某种处理的失败导致下一位受试者分配于另一处理。PW 原则最明显的缺点就是随机性不够,每一位受试者的结局均可用来获知下一受试者将会分配的组别,因而会导致试验产生选择偏倚;该原则的另一显著缺点就是每位受试者的分配必须等待上一受试者完成试验,如果试验观察周期较长则会导致在实际临床试验中无法应用。

Wei 在 1978 年将 GFU 模型和 PW 规则相结合,提出了 RPW 规则,即随机化胜者优先规则。这是近年来关于反应变量-适应性随机化方法研究中最受关注的一种方法。关于此原则的具体操作描述大体包括以下几种:

(1)$RPW(u,a,b)$ Ⅰ:试验开始时瓮中两类球数目均为 u,如果从瓮中抽得 A 类球,就将受试者分配给处理 A;如果抽得 B 类球,就将受试者分配给处理 B,然后将球重新放回。观察该受试者的结局情况,若该受试者分配到 A 处理且成功,则向瓮中增加 a 个 A 球;而如果该受试者分配到 A 处理且失败,则向瓮中增加 b 个 B 球;下一受试者进入试验时,再从瓮中随机取球,以决定该受试者分配给处理组 A 或处理组 B。

(2)$RPW(u,a,b)$ Ⅱ:试验开始时瓮中两类球数目均为 u,但与(1)不同的是,若受试者分配到 A 处理且成功,增加 a 个 A 类球和 b 个 B 类球;若受试者分配到 A 处理且失败,则增加 b 个 A 类球,a 个 B 类球。

（3）$RPW(a,b)$：此原则中，a 表示开始时瓮中每类球的数目；其他设置和操作同（1），若受试者分配到 A 处理且成功，增加 b 个 A 类球；若受试者分配到 A 处理且失败，增加 b 个 B 类球。不难看出这一原则其实是当 $a=b$ 时（1）中原则的特例。此原则是目前最为常用的一种原则，其中参数设置一般为 $a=b=1$。

RPW 规则具有较强的灵活性，允许受试者反应变量的获得存在一定的延迟，从而大大提高了反应变量-适应性随机化方法的适用性。

（三）三重瓮模型

三重瓮模型（ternary urn model）由 Ivanova 与 Flournoy 在 2001 年提出。假定试验结果为三分类变量，即有三种可能的结果 A、B、C，从瓮中依次有放回地抽取一个球，以此确定受试者分配到哪一个处理组。如果 i 处理组的观察结果为 A，则向瓮中加一个 i 类别的球；如果 i 处理组的观察结果为 B，则不加球；如果 i 处理组的观察结果为 C，则从瓮中减一个 i 类别的球。在此规则基础上，如果将观察结果缩减为两类，则将产生类似于 $RPW(1,1)$ 原则的另外三种原则：（i）Durham & Yu's 原则：若 i 处理成功，加 1 个 i 球；i 处理失败，不加球；（ii）Birth & Death 原则：若 i 处理成功，加 1 个 i 球；i 处理失败，则移走 1 个 i 球和（iii）Drop-the-loser 原则：若 i 处理成功，不加球；i 处理失败，则移走 1 个 i 球。对于 Birth & Death 与 Drop-the-loser 原则，当处理失败时将移走一个球，因此容易导致某种处理对应的球数可能减少为零，尤其是试验早期。为了避免这种情况的出现，Ivanova、Rosenberger 及 Durham 介绍了附加球（immigration balls）方法。这种方法的基本思想在于向瓮中额外增加另一类球，此类球不与任何处理相对应。因此瓮中将有 $K+1$ 种球而处理只有 K 种。其中额外增加的第 $K+1$ 种球即为所谓的附加球。如果第 $1,2,\cdots K$ 种球被抽取到，则采用上述的几种分配原则进行分配处理；如果附加球被抽取到，则放回该球，且其它 K 种球每种再向瓮中放入一个。

与其他随机化方法相比，反应变量-适应性随机化需要研究者和统计师在临床试验的设计阶段更多的工作，且采用该方法的临床试验至少需要满足三个基本假设：①假定能够较大把握发现好的处理，也就是处理之间应该存在显著的差异；②假定疗效较好的处理没有长期或者短期潜在的毒副作用；③部分受试者主要评价指标的相关数据资料应该可以在随机分配大多数受试者之前获取。这些假设，尤其是第②条，可能会妨碍反应变量-适应性随机化方法在许多 Ⅱ 期临床试验中的应用，因为 Ⅱ 期临床试验前安全性评价还没有确立。同样，对于通过动物实验或 Ⅱ 期临床试验已发现某些短期或长期潜在毒副作用的新处理所进行的 Ⅲ 期临床试验，即使新处理有着比对照更好的疗效，亦不宜采用这种随机化方法，以避免让更多的人接受了得到了好的疗效却不得不承担面临潜在毒副反应的风险。有关学者也建议在执行反应变量-适应性随机化时，评价指标采用疗效指标和安全性指标相结合的问题，这势必又增加了试验实施的繁杂程度。

反应变量-适应性随机化方法在实际应用中还存在以下问题。一方面，反应变量-适应性随机化方法不仅会给试验带来选择偏倚，而且也伴随产生一种它所特有的偏倚——获利偏倚（accrual bias），即患者总是希望自己在试验的后期或者越晚入组试验以便最大可能的接受较好的处理，从试验中获利。因此，Rosenberger 建议对受试者的顺序号进行盲法以防止这种偏倚，但是它也只能盲受试者而不能盲研究者。另一方面，反应变量-适应性随机化的目的在于让更多的受试者接受更好的处理，这样的分配结果势必会以部分群体伦理为代价。此外，反应变量-适应性随机化方法是否会给预后因素的均衡性、试验的检验效能、总 Ⅰ 类错误以及试验样本量等带来一定的影响，也是该方法一直关注和急需解决的问题。

二、协变量-适应性随机化

协变量-适应性随机化方法是根据试验中已入组受试者的协变量和分组信息进行动态随机化,决定下一步受试者的组别,它的主要作用是能够保证处理组间关键协变量因素的均衡性,也被称为适应性分层(adaptive stratification)。其中,Pocock 和 Simon 所提出的最小随机化方法是协变量-适应性随机化中具有代表性的一个。

Pocock 和 Simon 的最小随机化方法根据 3 个方面的因素来确定下一个受试者的分组:①协变量在各组间的差异;②各处理组已有病例数;③下一个受试者被分配到某处理组的概率 p。其具体随机化方法如下。

假定某试验已入组 n 个受试者,$N_{ijk}(n)$,$i=1,\dots,I$;$j=0,1,2,\dots,n_i$;$k=1,2$(1 = 处理组 A,2 = 处理组 B)表示 n 个病例中在协变量 i 的第 j 个水平上处理组 k 的病例数,第($n+1$)个受试者在协变量 $1,\dots,I$ 的第 $r_1,\dots,r_I$ 水平上。那么在已入组的 n 个病例中,第 i 个协变量在两组处理组间的差异为 $D_i(n)=N_{ir_i1}-N_{ir_i2}$,所有 I 个的累积差异为 $D(n)=\sum_{i=1}^{I} w_i D_i(n)$。其中,$w_i$ 为第 i 个协变量的权重大小,它根据每个协变量在试验中的重要程度而定。当 $D(n)<0.5$ 时,说明在已观察的 n 个病例中,I 个协变量在水平 $r_1,\dots,r_I$ 上更多的被分配到了处理组 B,那么第($n+1$)个受试者应当被分配到 A 组以缩小两组间差异,保证组间均衡性,这就是最小随机化方法的基本原则。

Pocock 和 Simon 建议采用偏币法计算下一个病例进入某个处理组的概率。当 $D(n)<0.5$ 时,则下一个受试者有

$$p=\frac{c^*+1}{3},c^*\in[0.5,1] \tag{20-14}$$

的概率被分配到处理组 A;当 $D(n)>0.5$ 时,则下一个受试者有同样的概率 p 被分配到处理组 B;而当 $D(n)=0.5$ 时,则下一个受试者有 50% 的可能性被分配到处理组 A 或处理组 B。在多分组试验中,采用偏币法下一个受试者被分配到处理组 k 的概率为

$$p_k=c^*-\frac{2(Kc^*-1)k}{K(K+1)},k=1,\dots,K \tag{20-15}$$

其中,K 为试验所有处理组的个数。

采用最小随机化方法时还应当注意一下问题:①最小随机化方法并不是一种完全随机化的确定性分组方法,如果统计方法未考虑随机化过程中使用了最小化的分组方法,那么有可能导致最后统计分析的 p 值被歪曲。因此,多数学者建议采用最小随机化方法的临床研究应当在统计分析中校正随机化中所控制协变量的影响,如协方差分析等。②在某些条件下,下一个病例的分组是有可能被预测,或者可以知道被分配到某一个处理组的概率增大,从而造成选择性偏倚。因此,在临床试验中最好采用随机表产生与随机化执行分离的方法,尽可能有效控制可能引入的偏倚。

第五节 适应性设计案例

一、样本量再估计案例

例 20-1 硼替佐米治疗多发性骨髓瘤

（一）试验背景

以硼替佐米合并地塞米松的化疗方案联合自体造血干细胞移植序贯疗法治疗新诊断的多发性骨髓瘤患者的临床研究,对照组采用标准 4 周期的硼替佐米联合单一自体造血干细胞移植的治疗方案,而研究组采用 8 周期硼替佐米联合单一自体造血干细胞移植的治疗方案,对治疗新诊断的多发性骨髓瘤的有效性和安全性进行评价。主要疗效指标采用治疗后缓解率。由于该研究属开创型研究类型,目前尚无可供参考的历史研究资料,以获得样本量计算所需的关键参数以及有关的研究设计思路。为降低风险和提高效率,提高临床试验的效率,研究者拟在该临床试验中采用两阶段适应性设计,以在期中分析时可以提前得出试验结论或对试验样本量进行调整,增强试验的灵活性。

该临床试验中,研究者预计研究组药物治疗多发性骨髓瘤的预期缓解率 $\pi_{\mathrm{TRT}} = 0.77$,对照组预期缓解率 $\pi_{\mathrm{CTL}} = 0.62$,两组率差 $\delta = 0.15$,研究组与对照组样本量比 1∶1,取总 I 类错误 $\alpha = 0.05$,总检验效能 $1 - \beta = 80\%$。

（二）适应性调整方案的选择

同最优成组序贯设计方案的选择一样,在适应性设计中,包括期中分析次数和期中分析时间等最优序贯检验方案的选择对发挥适应性设计的优势也是至关重要的;此外,适应性设计中还涉及样本量再估计等适应性调整方案的选择。因此,在适应性临床试验的方案设计阶段,我们同样也需要通过 Monte Carlo 模拟实验的方法,以在两阶段适应性设计中合理的选取试验参数 α_1（期中分析拒绝原假设的名义检验水准）、α_0（期中分析接受原假设的名义检验水准）、α_2（终末分析拒绝原假设的名义检验水准）和不同想定下的第二阶段样本量方案。模拟实验主要由以下两个步骤完成:

步骤一:在 $\pi_{\mathrm{TRT}} = 0.77$、$\pi_{\mathrm{CTL}} = 0.62$、$\delta = 0.15$ 情况下,在保证总检验效能达到 80%,总 I 类错误控制在 5% 以内的条件下,分别寻找当第一阶段样本量 $n_1 = 100$、120、140 时的最优试验参数及第二阶段样本量大小,同时对第一阶段样本量的变化对各评价指标的影响加以探讨。

步骤二:在上一步模拟实验中已选定试验参数的条件下,以第一阶段样本量 $n_1 = 100$ 为例,比较 $\delta = 0.10$、0.20 以及 δ 仍保持为 0.15 而预期缓解率 π_{TRT}、π_{CTL} 上下浮动 5% 的想定下第二阶段样本量的变化,提供不同想定下第二阶段样本量方案。

通过步骤一的模拟实验,我们可以选本试验的试验参数 α_1,α_0,α_2,模拟实验结果见表 20-2~表 20-4。试验参数的选择不仅需要考虑试验总样本量的大小,而且还要综合考虑试验在第一阶段可以提前得出结论而结束试验的可能性大小等多方面的因素。因此,我们根据以下原则:

1. 当期望样本量达到最小时,则其所对应的试验参数被选取为最优;

2. 当各组试验参数间期望样本量近似相等时,选取具有较高第一阶段检验效能的试验参数为最优。

在 $n_1 = 100$、120、140 三种情况下,均选择 $\alpha_1 = 0.025$,$\alpha_0 = 0.85$,$\alpha_2 = 0.030$ 作为本试验的试验参数。表 20-2~表 20-4 中加粗显示的部分即为在不同第一阶段样本量情况下所选取的最优试验参数。

表 20-2　不同 α_1,α_2 情况下模拟结果比较（$n_1 = 100$,$\alpha_0 = 0.85$）

α_1	α_2	n_2	总 I 类错误	$1 - \beta_1$	β_1^*	n	$E(n)$
0.010	0.040	216	0.0473	0.1712	0.0212	316	274.44
	0.045	210	0.0490	0.1712	0.0212	310	269.60

α_1	α_2	n_2	总 I 类错误	$1-\beta_1$	β_1^*	n	$E(n)$
0.015	0.035	226	0.0445	0.2145	0.0212	326	272.73
	0.040	218	0.0503	0.2145	0.0212	318	266.62
0.020	0.030	242	0.0452	0.2550	0.0212	342	275.16
	0.035	228	0.0475	0.2550	0.0212	328	265.03
0.025	0.025	250	0.0481	0.2777	0.0212	350	275.28
	0.030	**236**	**0.0476**	**0.2777**	**0.0212**	**336**	**265.46**
0.030	0.020	264	0.0471	0.3073	0.0212	364	277.28
	0.025	248	0.0484	0.3073	0.0212	348	266.53
0.035	0.015	300	0.0461	0.3366	0.0212	400	292.66
	0.020	264	0.0477	0.3366	0.0212	364	269.54
0.040	0.010	320	0.0473	0.3552	0.0212	420	299.55
	0.015	284	0.0503	0.3552	0.0212	384	277.10

表 20-3　不同 α_1, α_2 情况下模拟结果比较 ($n_1 = 120$, $\alpha_0 = 0.85$)

α_1	α_2	n_2	总 I 类错误	$1-\beta_1$	β_1^*	n	$E(n)$
0.010	0.040	190	0.0473	0.2200	0.0171	310	264.95
	0.044	186	0.0491	0.2200	0.0171	306	261.90
0.015	0.035	204	0.0462	0.2650	0.0171	324	266.45
	0.040	190	0.0484	0.2650	0.0171	310	256.40
0.020	0.030	214	0.0420	0.3033	0.0171	334	265.43
	0.035	200	0.0478	0.3033	0.0171	320	255.92
0.025	0.025	222	0.0429	0.3404	0.0171	342	262.64
	0.030	**210**	**0.0486**	**0.3404**	**0.0171**	**330**	**254.93**
0.030	0.020	242	0.0468	0.3670	0.0171	362	269.05
	0.025	222	0.0489	0.3670	0.0171	342	256.73
0.035	0.015	264	0.0454	0.3891	0.0171	384	276.76
	0.020	240	0.0494	0.3891	0.0171	360	262.51
0.040	0.010	300	0.0491	0.4139	0.0171	420	290.70
	0.014	268	0.0497	0.4139	0.0171	388	272.49

表 20-4 不同 α_1, α_2 情况下模拟结果比较 ($n_1 = 140$, $\alpha_0 = 0.85$)

α_1	α_2	n_2	总 I 类错误	$1-\beta_1$	β_1^*	n	$E(n)$
0.010	0.040	176	0.0448	0.2665	0.0281	316	264.15
	0.045	164	0.0478	0.2665	0.0281	304	255.69
0.015	0.035	186	0.0446	0.3105	0.0281	326	263.02
	0.040	172	0.0471	0.3105	0.0281	312	253.76
0.020	0.030	194	0.0438	0.3548	0.0281	334	259.72
	0.035	186	0.0469	0.3548	0.0281	326	254.78
0.025	0.025	210	0.0436	0.3889	0.0281	350	262.43
	0.030	**194**	**0.0473**	**0.3889**	**0.0281**	**334**	**253.10**
0.030	0.020	222	0.0435	0.4139	0.0281	362	263.88
	0.025	210	0.0464	0.4139	0.0281	350	257.18
0.035	0.015	242	0.0469	0.4366	0.0281	382	269.54
	0.020	222	0.0473	0.4366	0.0281	362	258.84
0.040	0.010	274	0.0476	0.4573	0.0281	420	281.00
	0.015	240	0.0518	0.4573	0.0281	380	263.50

由于在期中分析时可能发现试验组、对照组的预期缓解率大于或小于试验方案想定值，从而调整试验样本量。因而，为了最大程度维护试验的完整性，保证临床试验质量，我们在试验方案的设计阶段，即在步骤二中采用 Monte Carlo 模拟实验的方法，想定期中分析时可能出现的情况以及做出的样本量调整方案，提供在不同想定下的第二阶段样本量方案。在此模拟过程中，我们以 $n_1 = 100$ 为例，试验参数根据上一步模拟结果取 $\alpha_1 = 0.025$, $\alpha_0 = 0.85$, $\alpha_2 = 0.030$。

表 20-5 不同想定下模拟结果比较 ($n_1 = 100$, $\alpha_1 = 0.025$, $\alpha_0 = 0.85$, $\alpha_2 = 0.030$)

δ	θ	π_{TRT}	π_{CTL}	n_2	总 I 类错误	$1-\beta_1$	β_1^*	n	$E(n)$
0.15	5%	0.82	0.67	224	0.0492	0.3050	0.0202	324	251.16
	0	0.77	0.62	236	0.0476	0.2777	0.0212	336	265.46
	−5%	0.72	0.57	244	0.0507	0.2656	0.0226	344	273.68
0.10	5%	0.77	0.67	322	0.0488	0.1326	0.0473	422	364.07
	0	0.72	0.62	332	0.0496	0.1263	0.0480	432	374.13
	−5%	0.67	0.57	334	0.0463	0.1194	0.0430	434	379.76
0.20	5%	0.87	0.67	104	0.0467	0.5746	0.0047	204	143.75
	0	0.82	0.62	124	0.0497	0.5053	0.0075	224	160.41
	−5%	0.77	0.57	146	0.0460	0.4708	0.0092	246	175.92

用 θ 表示期中分析所计算反应率与试验方案原想定反应率之差。当期中分析计算反应

率大于试验方案想定值时,$\theta>0$;反之,则 $\theta<0$。根据同类文献研究结果,研究者认为该临床试验中试验组与对照组治疗多发性骨髓瘤的预期缓解率之差 $\delta=0.15$ 且 δ 值最大不超过 20%,最小不低于 10%。研究者在试验方案中对药物的预期缓解率的估计若存在高估现象,则高估程度不超过 5 个百分点,即 $\theta>-5\%$。基于以上原因,我们想定当 $\theta=0$、±5% 且 δ 值分别取 0.10、0.15、0.20 的情况下进行计算机模拟实验,并针对各想定给出其总检验效能达到 80% 且总 I 类错误得到有效控制时的最小第二阶段样本量方案。

表 20-5 中给出了在不同 θ 和 δ 情况下利用 Monte Carlo 模拟实验所计算的第二阶段样本量及其相应的评价指标。在所有模拟结果中,总 I 类错误都得到了较好的控制,相对较高的 θ 和 δ 值可以帮助提高总检验效能,而相应降低试验的总样本量和期望样本量。根据表 20-5 中的模拟实验结果,我们可以在试验方案中从保守的角度给出不同想定下的第二阶段样本量方案。例如,当 $0.10<\delta<0.15$ 且 $0<\theta<5\%$ 时,试验在第二阶段所需样本量大小必定小于当 $\delta=0.10$ 且 $\theta=0$ 时的第二阶段样本量,但是从保守的角度讲,为了保证试验的总检验效能必须达到 80% 以上,我们仍选用当 $\delta=0.10$ 且 $\theta=0$ 时的样本量,即 $n_2=322$。根据该方法,我们可以得出在试验参数 $\alpha_1=0.025$,$\alpha_0=0.85$,$\alpha_2=0.030$ 的情况下各想定的第二阶段样本量方案:

想定 1:假使 $0.10<\delta<0.15$,$n_2=\begin{cases}334,若-5\%\leq\theta<0;\\332,若 0\leq\theta<5\%;\\322,若\theta\geq5\%;\end{cases}$

想定 2:假使 $0.15\leq\delta<0.20$,$n_2=\begin{cases}244,若-5\%\leq\theta<0;\\236,若 0\leq\theta<5\%;\\224,若\theta\geq5\%;\end{cases}$

想定 3:假使 $\delta=0.20$,$n_2=\begin{cases}146,若-5\%\leq\theta<0;\\124,若 0\leq\theta<5\%;\\104,若\theta\geq5\%.\end{cases}$

虽然研究者未给出 θ 值可能的上限,但是在上述试验第二阶段样本量方案只给出了 $\theta\geq5\%$ 的想定。因为,θ 值的增大可以造成试验总检验效能的增大和总样本量的减少,而只保守的取 $\theta\geq5\%$ 的情况可以确保试验的总检验效能,也避免使试验方案复杂化。在临床试验的实际应用中,试验者在期中分析时需要同时考虑试验组与对照组的率差 θ 值的变化以及两组反应率本身的变化 δ 值以正确选择试验第二阶段样本量。

(三) 试验方案中样本量调整方法的撰写

根据以上模拟实验结果,试验方案中拟定以下试验参数与样本量调整方案:

1. 参数 α_1、α_0、α_2 的选定 根据 Monte Carlo 模拟试验结果,选定 $\alpha_1=0.025$,$\alpha_0=0.85$,$\alpha_2=0.030$ 以使试验总 I 类错误控制在 0.05 以内,并保证一阶段检验功效以及总检验功效保持在较高水平。

2. 第二阶段样本量的选定

想定 1:在 $0.10<\delta<0.15$,π_{CTL}、π_{TRT} 不产生偏移或整体高于方案原想定值的情况下,第二阶段样本量 332 例;若 π_{CTL}、π_{TRT} 整体高于方案原想定值 5% 的情况下,第二阶段样本量 322 例;若 π_{CTL}、π_{TRT} 整体低于方案原想定值不超过 5% 的情况下,第二阶段样本量 334 例。

想定 2:在 $0.15\leq\delta<0.20$,π_{CTL}、π_{TRT} 不产生偏移或整体高于方案原想定值的情况下,第二阶段样本量 236 例;若 π_{CTL}、π_{TRT} 整体高于方案原想定值 5% 的情况下,第二阶段样本量

224 例；若 π_{CTL}、π_{TRT} 整体低于方案原想定值不超过 5% 的情况下，第二阶段样本量 244 例。

想定 3：在 $\delta \geqslant 0.20$，π_{CTL}、π_{TRT} 不产生偏移或整体高于方案原想定值的情况下，第二阶段样本量 124 例；若 π_{CTL}、π_{TRT} 整体高于方案原想定值大于 5% 的情况下，第二阶段样本量 104 例；若 π_{CTL}、π_{TRT} 整体低于方案原想定值不超过 5% 的情况下，第二阶段样本量 146 例。

图 20-1 为本试验两阶段适应性设计流程图。

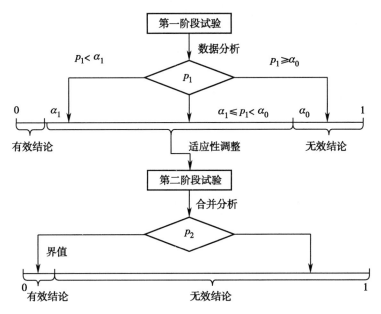

图 20-1　两阶段适应性设计流程图

由此例可以看出，适应性临床试验的设计与传统的临床试验和成组序贯试验相比都显得较为复杂，特别是在试验参数和样本量再估计等适应性调整方案等如何选择方面，计算机模拟实验对适应性设计方案的制定也变得尤为重要。另一方面，在适应性临床试验方案的撰写中，必须尽可能的预计划试验过程中可能的样本量调整方案，以维护试验的整体性。此外，该案例中并未采用适应性设计的 p 值合并方法，而是采用各阶段数据合并分析的方法，但是不管采用何种统计分析方法，均要保证试验所选择的各阶段名义检验水准能够有效控制总 I 类错误，而且试验最终采用的统计分析方法和方案原计划的统计分析方法保持一致，这样才能保证试验方案在实施过程中真正未能造成试验总 I 类错误的膨胀。

二、适应性随机化案例

例 20-2　糖皮质激素体外氧合试验

1985 年，Bartlett，Roloff 等人将 $RPW(1,1)$ 原则用于体外糖皮质激素氧合治疗新生儿呼吸衰竭的临床试验中。早期的临床试验研究已经凸显了 ECMO 技术的安全性和有效性，总的成功率约为 56%。而传统的通气加药物的疗法成功率仅为 20%。研究者基于以下原因采用 $RPW(1,1)$ 原则设计试验：①受试者结局变量能够在入组后很快得出，对于此原则具有很好的适用性；②前期的研究结果显示 ECMO 组的受试者成功率远大于对照组，使用此种分配原则更符合伦理。

此试验的实施过程如下：采用 $RPW(1,1)$ 原则，第一个病人进入试验后被分到了 ECMO

组,试验成功,然后依据此结果改变瓮构成,此时瓮中就有 2 个 ECMO 组对应的球,1 个对照组对应的球;重复以上操作,第二个病人被分到了对照组,试验失败,再次改变瓮构成,此时瓮中就有 3 个 ECMO 球,1 个对照球;以此类推重复进行以上操作。最终后续的全部受试者均被分到 ECMO 组并且观察结果均为成功。按照最初制定的中止试验标准,试验进行到 12 个病人结束,11 个被分到试验组,1 个被分到对照组。

此试验一经公布,其有效性引起了广泛的争议。其中争议的焦点问题是,当其中一个处理组只有 1 例受试者的时候,两组是否能够做统计学比较? 样本量只有 12 例的临床试验,其结果的可靠性是否值得怀疑? 此项临床试验最终因为其结果不能够使人信服,之后又进行了新的临床试验。到目前为止,一部分研究者常以 ECMO 试验的极端结果为例来说明反应变量-适应性随机化在实际应用中可能遇到的弊端,但这种观点过于片面。从另一个角度考虑,能够让更多的受试者接受更好的处理,ECMO 试验也恰恰证明了反应变量-适应性随机化所具有的独特优势。

例 20-3　百忧解试验

Tamura 等在 1994 年将 $RPW(1,1)$ 原则应用于百忧解治疗抑郁症的临床试验,此项试验设计方法如下:①将病人按照动眼期分为正常动眼期和快动眼期两层,每层设一个独立的瓮模型,即分别在每层实施 $RPW(1,1)$ 原则进行随机化。②为了避免出现 ECMO 试验中对照组样本量过少的情况,对每一层内最开始入组的 6 个病人,采用区组随机化平均分配到试验组与对照组。然后对后续的受试者根据 $RPW(1,1)$ 原则进行分配。③评价指标为汉密尔顿评分的下降值,基线到末次访视下降 50% 或以上判定为成功。治疗时间为 3 周,基线与末次访视间隔(观察时间)为 8 周。考虑到获得评价指标的时间间隔太长,故采用替代指标进行评价,即治疗结束后,只要相邻两次访视中汉密尔顿评分下降 50% 及以上亦认为有效。最后,本试验共随机化分配病人 89 例,6 例病人在试验过程中脱落,83 例病人完成试验进行了疗效评价。其中,快动眼期 41 例(试验组 21 例,对照组 20 例),正常动眼期 42 例(试验组 21 例,对照组 21 例)。但试验结果表明:快动眼期两组差别有统计学意义;正常动眼期尚不能认为两组有差别。

从以上的试验结果我们可以看出,尽管快动眼期两处理组疗效不同,但是分配比例却几近相等。也就是说在此项试验中,受试者并没有因为采用 $RPW(1,1)$ 原则进行分配而获得更大的益处,导致这一结果的原因可能是各方面因素的共同作用。一方面的可能原因是两种处理本身的疗效差异并非足够的大;另一方面的可能原因应与试验之初的 6 个病例实施平均分配有关。此项临床试验带给我们的启示是,$RPW(1,1)$ 原则尽管常用但是并非通用的原则,如何根据实际情况选择 $RPW(a,b)$ 中的参数 a 与 b 的取值至关重要。

第六节　适应性设计的正确应用

适应性设计由于设计上的灵活性,对临床研究者具有很强的吸引力,但是,如果试验设计的过于灵活,也会给试验的科学性和试验结论的可靠性带来一定的问题。Bauer 和 Einfalt 在 2006 年发表的关于适应性设计应用情况来看,从 1996~2005 年间发表的 60 篇采用了适应性设计方法的医学文章中,绝大部分发表于影响因子 5 分以下的医学杂志中,仅 3 篇文章发表于影响因子超过 10 分的医学期刊,高水平医学期刊对采用在试验过程中进行过于灵活的调整多造成的结论仍是较为审慎的态度;且在各种适应性设计方法中,绝大多数研究主要是采用了样本量再估计的方法。因此,当临床试验考虑采用适应性设计方法时,应当特别注意它对试验的科学性和结论的可靠性带来的影响。具体来讲,应当注意:

1. 试验方案中应当说明试验过程中所有可能进行的适应性调整,包括试验中期评价和考虑进行适应性调整的时间,采取何种适应性调整以及中期决策的规则等,这些均需要在试验方案中进行描述,保证试验的完整性。另一方面,在方案设计阶段,采用计算机模拟的方法对所以可能的适应性调整方法进行模拟评价,以选择出相对最优的适应性调整方法用于实际临床试验。整个计算机模拟和最优适应性调整方法的选择依据以试验方案附件的形式记录,保证试验设计的科学性。

2. 在试验的执行过程中,中期评价、适应性调整方案的选择和决策应当由独立的数据监察委员会来开展实施,保证整个试验过程中盲态的维持,避免由此带来的研究者偏倚,确保试验结论的可靠性。独立的数据监察委员会按照方案中既定的适应性调整方案根据中期评价结果,对下一步是否进行适应性调整和如何进行适应性调整进行决策,不可进行方案计划外的适应性调整。对于开放性临床试验和采用盲态下样本量再估计的临床试验,也应当尽可能采用独立的数据监察委员会来进行适应性调整,以最大程度的避免由此带来的偏倚。

3. 从统计方法学的角度来讲,适应性设计方法最可能引起的两个问题,一是多次分析和适应性调整带来的 I 类错误膨胀问题,二是反应变量-适应性随机化和协变量-适应性随机化等限制性随机化方法对试验随机化的破坏。因此,无论采用何种适应性调整方案,需要采用计算机模拟等方法对试验的 I 类错误控制情况进行考察。特别是对于确证性临床试验,试验的 I 类错误必须得到严格的控制。其次,在试验允许的情况下,尽可能不使用这类限制性随机化方法。如目前国内中央随机化系统中常采用的最小随机化,虽然最大程度上保证了试验组间的均衡性,但也给试验的随机化带来了一定的破坏。但当试验仍采用了此类限制性随机化方法时,则应当考虑如何选择合适的统计分析方法和对统计分析结论的影响。

(夏结来　蒋志伟)

参 考 文 献

1. Chow SH,Chang M. Adaptive design methods in clinical trials. Boca Raton:Chapman & Hall/CRC,2007

2. Chang M. Adaptive Design Theory and Implementation Using SAS and R. Boca Raton:Chapman & Hall/CRC,2008

3. Gallo P,Chuang-Stein C,Gragalin V,et al. Adaptive design in clinical drug development-an executive summary of the PhRMA Working Group(with discussion). Journal of Biopharmaceutical Statistics,2006,16:275-283

4. Gould AL,Shih WJ. Modifying the design of ongoing trials without unblinding. Statistics in Medicine,1998,17:89-100

5. Dragalin V. Adaptive Designs:Terminology and Classification. Drug Information Journal,2006,40:425-435

6. Proschan MA. Sample size re-estimation in clinical trials. Biometrical Journal,2009,51:348-357

7. Gould AL, Shih WJ. Sample size re-estimation without unblinding for normally distributed outcomes with unknown variance. Communications in Statistics-Theory and Methods,1992,21:2833-2853

8. Birkeet MA,Day SJ. Internal pilot studies for estimating sample size. Statistics in Medicine,1994,13:2455-2463

9. Zelen M. Play the winner and the controlled clinical trial. Journal of the American Statistical Association,1969,64:131-146

10. Bauer P,Einfalt J. Application of Adaptive design-a Review. Biometrical Journal,2006,48:493-506

11. Neuhäuser M,Bretz F. Adaptive designs based on the truncated product method. BMC Medical Research Meth-

odology,2005,5:30

12. Wassmer G. A comparison of two methods for adaptive interim analysis in clinical trials. Biometrics,1998,54: 696-705

13. Metha CR,Bauer P,Posch M,et al. Repeated confidence interval for adaptive group sequential trials. Statistics in Medicine,2007,26:5422-5433

14. Pocoke SJ,Simon R. Sequential treatment assignment with balancing for prognostic factors in the controlled clinical trial. Biometrics,1975,31:103-115

第二十一章

国际多中心临床试验与桥接试验

　　药物研发日益趋于全球化,药物的全球同步研发是一种共享资源的开发模式,可以减少不必要的重复临床试验,缩短地区或国家间药品上市延迟,提高患者获得新药的可及性。为此,ICH 于 1998 年发布了 E5 文件:影响国外临床试验资料的种族因素;日本厚生劳动省(Ministry of Health,Labor and Welfare,MHLW)于 2007 年发布了全球同步临床试验的基本原则;我国 CFDA 于 2015 年颁布了《国际多中心临床试验指南(试行)》。本章主要介绍桥接试验(bridging study)与国际多中心临床试验(multi-regional randomized clinical trial,MRCT)的设计及分析问题。

　　本章所述的"地区"或"地域"(region)、"中心",可以是一个国家(如中国)、多个国家(如欧盟、ICH 成员国)形成的区域,或一个地区(如中国台湾)。

第一节 定 义

首先介绍国际多中心临床试验与桥接试验的定义。

一、国际多中心临床试验

　　在多个国家或区域的多个中心按照同一临床试验方案、同期开展的临床试验称为国际多中心临床试验或多区域临床试验(MRCT),目的是使新药在多个国家或区域同时注册上市。

　　MRCT 不同于一般的(在同一国家或区域开展的)多中心临床试验。MRCT 需要回答两个问题:①该药物在所有地域的"总疗效"是否存在;②在总疗效存在的条件下,总体疗效存在的结论是否能够推广到某个特定的地区或各地域间的疗效是否具有相似性。后面一个问题,与相应的地区监管机构的审批策略密切相关。

　　与桥接试验不同,国际多中心临床试验设计时药物是否有效是不确定的;而桥接试验设计时,由于试验药物在原地区(original region)已经证实安全有效并批准上市,并有原地区临床试验的结果,因此其设计有据可依。

　　与一般的多中心临床试验相比,MRCT 在设计、管理、实施、分析方面都更复杂。它的共同点是采用同一个临床试验方案,同步开展临床试验。但是,由于 MRCT 是要在各国或有关地区同步上市,因此必须考虑不同地区审批法规的特殊要求。此外,MRCT 最大的挑战是设计时需考虑不同国家、地区和人群的不同,其社会环境、饮食文化、生活习惯、宗教信仰、伦理道德、医疗环境、治疗指南、诊治水平等诸多因素存在差异,这些均可能影响药物的吸收、分布和代谢,进而影响其有效性和安全性。

二、桥接试验

如果一个新药已经在原地区通过审批,要将其推广到新地区,可以利用原地区临床试验已有的信息,而按需在新地区进行小规模的附加试验研究,通过这些试验研究说明该药物对新地区人群是否具有同样的安全性、有效性,从而达到注册上市的目的。这类在新地区进行的附加试验称为桥接试验。

传统的进口药物临床试验完全忽略了原地区的数据,仅依靠新地区的数据来证实药物在该地域的安全性与有效性。这就需要在新地域重复原来的研究,从而浪费了病例资源,也延缓了新药上市的时间。由此可见,桥接试验不能简单地理解为一种新的试验方法,而是药物临床试验和审批中的一种策略。

这里需注意,虽然桥接试验常常表现为在原地区试验信息的基础上,在新地区进行的小规模补充性试验,但必须强调的是,桥接试验并不是一个单独的临床试验,而是一系列试验(根据实际需要,该试验可包括药代动力学试验,Ⅰ、Ⅱ、Ⅲ期试验等内容)。具体需要进行何种类型的试验,应根据实际情况来决定。同时,桥接试验的目的与传统的临床试验也不相同。为了减少重复试验、提高效率,其只需证明药物在新地区的安全性和有效性特征与原地区具有"相似性"(similarity),而不一定达到差异有统计学意义。

桥接试验也同样面临着不同国家、地区、人群和社会等的差异。

第二节　全球研发策略

制订全球研发计划时,需针对各国家和地区的疾病流行病学、医疗实践等情况开展相关研究,明确上述与药物治疗评价密切相关的因素在各国家或地区之间的差异,在研发早期应针对药物在人体内的吸收、分布、代谢、排泄情况,以及人体对药物的反应和耐受情况,确定后期研发策略,即是开展全球同步研发或区域性同步研发,还是针对不同国家和地区分别选择不同的研发策略。

一、全球多中心策略

全球多中心策略就是采用同步的 MRCT,在多个国家或区域的多个中心按照同一临床试验方案开展的临床试验。MRCT 研究的统计设计主要涉及两个方面,即 MRCT 总样本量和总样本在各地区间的分配比例。

二、桥接策略

新药研发的桥接策略是先让新药在某一个地区通过审批上市,再将其推广到其他新地区。

1. 两阶段策略　Hsiao Xu 和 Liu 将桥接试验视为在统一框架下分两阶段进行的临床试验,原地域为第一阶段,新地域为第二阶段或桥接阶段,称为两阶段(two stage)桥接策略。

以均数的比较为例,该法的基本思路为第一阶段对原地域获得的试验结果进行 t 检验,若检验统计量 T_0 大于预定界值 C_0,则试验进入第二阶段(新地域试验),否则试验中止。当第二阶段完成后,对第一和第二阶段的累计数据进行最终分析。若检验统计量 T_N 大于预定界值 C_N,认为可以将第一阶段所得到的结果外推至第二阶段的新地域。这里,下标 O 表示原地区,下标 N 表示新地区。

在总体差异为 Δ 时,不拒绝 H_0 的概率可表示为:

$$\phi(\Delta, n_0, n_N, C_0, N_N) = P_\Delta(T_0 < C_0) + \int_{C_0}^{\infty} f_\Delta(t) P_\Delta(T_N < C_N) \mathrm{d}t \tag{21-1}$$

式中,$P_\Delta(T_N < C_N)$ 为对应 Δ 时的概率;$f_\Delta(t)$ 为对应 Δ 时统计量 T_0 的概率密度函数。

则第一和第二阶段的 I 类错误可以表示为:

$$\alpha = 1 - \phi(0, n_0, n_N, C_0, N_N)$$

$$= 1 - P_0(T_0 < C_0) - \int_{C_0}^{\infty} f_0(t) P_0(T_N < C_N) \mathrm{d}t \tag{21-2}$$

又可以表示为:

$$P_0(T_0 < C_0) + \int_{C_0}^{\infty} f_0(t) P_0(T_N < C_N) \mathrm{d}t = 1 - \alpha \tag{21-3}$$

其中,第一项为第一阶段 H_0 为真时,不拒绝 H_0 的概率;第二项为第二阶段 H_0 为真时,不拒绝 H_0 的概率。有学者建议这里要保守一些,提出用 I 类错误校正因子(type I error adjustment factor,T I EAF)(τ)调整上式,即:

$$P_0(T_0 < C_0) + \int_{C_0}^{\infty} f_0(t) P_0(T_N < C_N) \mathrm{d}t = 1 - \tau\alpha \tag{21-4}$$

并建议 τ 取 0.8~1.0。这样,再采用一个比例(r_1)将($1 - \tau\alpha$)进行分配,即:

$$P_0(T_0 < C_0) = r_1(1 - \tau a)$$

$$\int_{C_0}^{\infty} f_0(t) P_0(T_N < C_N) \mathrm{d}t = (1 - r_1)(1 - \tau a) \tag{21-5}$$

这里 $0 \leq r_1 \leq 1$,分别为第一和第二阶段 H_0 为真时,不拒绝 H_0 的概率。

第一和第二阶段的 II 类错误可以表示为:

$$\beta = \phi(\Delta, n_0, n_N, C_0, N_N)$$

$$= P_\Delta(T_0 < C_0) + \int_{C_0}^{\infty} f_\Delta(t) P_\Delta(T_N < C_N) \mathrm{d}t \tag{21-6}$$

同样引入另外一个比例(r_2),第一和第二阶段的 II 类错误则分别为:

$$P_\Delta(T_0 < C_0) = r_2\beta$$

$$\int_{C_0}^{\infty} f_\Delta(t) P_\Delta(T_N < C_N) \mathrm{d}t = (1 - r_2)\beta \tag{21-7}$$

这里 $0 \leq r_2 \leq 1$,分别是第一和第二阶段犯 II 类错误的概率。

式中,T_0 为第一阶段的统计量;C_0 为第一阶段的检验界值;T_N 为第二阶段的统计量;C_N 为第二阶段的检验界值;τ 为 I 类错误调整参数;r_1 为第一和第二阶段不犯 I 类错误的比例;r_2 为第一和第二阶段犯 II 类错误的分配比例。通过式(21-5)和式(21-7),即可得到原地域和新地域所需的样本量。

表 21-1 给出了 $r_1 = 0.8$、$\alpha = 0.025$、$\beta = 0.1$、$\tau = 0.8$ 时,不同 Δ、r_1 取值组合下第一和第二阶段所需的样本量,以及第一和第二阶段的检验界值。更详细的界值可以参考 Hsiao Xu 和 Liu 的文章。

例如当 $\alpha = 0.025$、$\beta = 0.1$、$\Delta = 0.2$、$\tau = 0.8$、$r_1 = 0.8$、$r_2 = 0.8$ 时,$n_0 = 239$、$n_N = 458$、$C_0 = 0.786$、$C_N = 1.934$,即原地区的样本量每组 239 例,如果 $T_0 < C_0 = 0.786$,则停止试验;如果

$T_O>0.786$,则进行新地域的临床试验,样本量为每组 458 例,如果 $T_N>C_N=1.934$,则说明新地区与原地区具有一致性。

表 21-1　不同 Δ 时的第一和第二阶段样本量估计$(r_1=0.8,\alpha=0.025,\beta=0.1,\tau=0.8)$

r_2	$\Delta=0.2$				$\Delta=0.3$			
	n_O	n_N	C_O	C_N	n_O	n_N	C_O	C_N
0.8	239	458	0.786	1.934	106	204	0.786	1.936
0.7	255	393	0.786	1.960	113	175	0.786	1.963
0.6	273	342	0.786	1.985	121	152	0.786	1.983
0.5	295	297	0.786	2.004	131	132	0.786	2.004
0.4	321	254	0.786	2.020	142	113	0.786	2.018
0.3	355	209	0.786	2.036	158	93	0.786	2.037
0.2	403	154	0.786	2.051	179	69	0.786	2.049
0.1	484	72	0.786	2.053	215	32	0.786	2.053

从表 21-1 中可以看出,该方法需要假设的参数太多,而参数的设置有很多主观性,这给设计带来了困难。此外,当 r_1 较大时,第二阶段的样本量大于第一阶段的样本量,这与桥接试验的初衷是不吻合的,桥接试验就是充分利用原地区的资料,在新地区通过小规模的临床试验说明新药是否能桥接到新地区。而更重要的是,如果第一阶段在原地区 $T_O>0.786$,但<1.934,该药能否在原地区顺利上市;如果不能上市,又怎么称得上是桥接呢。

该法需要在设计之初考虑第二阶段的样本量,而试验药物的真正疗效尚不确定,往往需要在第一阶段结束后再对第二阶段的设计进行调整,特别是样本量需重新估算。此时,第一阶段的信息时间就变了。此外,在新地区进行临床试验,很多因素尚需考虑,特别是剂量是否要调整以适应新地区的人群、对照药物的选择是否合规、基础用药或合并用药的可行性等,都需要确定后,才能进行下一阶段的设计。

2. 加权策略　2005 年 Lan 首次提出加权 Z 检验(weighted Z test)方法将原地区和新地区的信息整合到一起,其基本思想是将原地区和新地区的近似正态性 Z 检验统计量(Z_O,Z_N)按照预先指定的权重(w)相加,得到新的统计量 Z_w。即:

$$Z_w=\sqrt{w}Z_O+\sqrt{1-w}Z_N \tag{21-8}$$

对 Z_w 进行假设检验,若小于预定的检验水准 α_N(单侧),则认为桥接成功。这里,下标 O 表示原地区(original region),下标 N 表示拟桥接的新地区(new region)。权重 w 通过预先获得的关于原地区和新地区药物疗效的相似性在分析前确定。若检验统计量(Z_O,Z_N)近似正态,则只要权重 w 不依赖于 Z_O,Z_w 将近似服从 $N(0,1)$。

权重 w 是向原地区所"借"信息的比例。w 取 0 表示不向原地区借信息,即在新地区重复一个试验;$w=1$ 表示利用原地区的全部信息,即不需要桥接试验。通常,$0<w<1$。权重 w 的选择不是统计学单方面的事情,需要申办者与监管部门商榷。

通过这种方式,新地区试验的检验水准 α_N 被调整为:

$$\alpha_N=1-\phi((z_{1-\alpha}-\sqrt{w}Z_O)/\sqrt{1-w}) \tag{21-9}$$

显而易见,α_N 受到权重 w 和原地区的 Z_O 统计量两个因素的共同影响,往往会造成 I 类错误膨胀。因此,在应用此法时应注意 I 类错误的大小应满足相关地域药物审批的法规要求,通常 α_N 最大不超过 0.1(单侧)。

对于新地区的试验样本量估计,Lan 指出可以通过对桥接地域的样本量相比较于原地区进行折扣的方式实现。

令原地区进行试验的把握度为 $1-\beta$, I 类错误为 α(单侧),试验组与对照组的疗效总体差值为 Δ,则原地区每组所需的总样本量为:

$$N_0 = \frac{1}{\Delta^2}(z_{1-\alpha}+z_{1-\beta})^2 \tag{21-10}$$

通过设定折扣因子 D(discount factor),桥接地域的样本量为:

$$N_N = D \times N_0 = \frac{1}{\Delta^2}(z_{1-\alpha_N}+z_{1-\beta})^2 \tag{21-11}$$

则在把握度保持不变的条件下,桥接地域所对应的 I 类错误为:

$$\alpha_N = 1-\phi[z_{1-\beta}-\sqrt{D}(z_{1-\alpha}+z_{1-\beta})] \tag{21-12}$$

例如把握度设定为 90%,检验水准为 0.025(单侧),则当折扣因子 $D=0.8$ 时,$\alpha_N=0.06$(单侧);当折扣因子 $D=0.6$ 时,则 $\alpha_N=0.13$(单侧)。

如果原地区的检验水准为 0.025(单侧),新地区的检验水准为 0.05(单侧),把握度均设定为 90%,则折扣因子 $D=0.82$;而如果新地区的检验水准为 0.10(单侧),则折扣因子 $D=0.63$。

三、日本的 MRCT 策略

2007 年日本政府制定了"临床试验新五年计划(2007～2012)"。在此计划下,药品和医疗器械管理部(Pharmaceuticals and Medical Devices Agency,PMDA)增加了药物审批人员,同时进一步研究新技术和倡导新策略以缩短审批时间,提高审批效率。同年 MHLW 发布了"全球同步临床试验基本原则",对全球临床试验的实施进行了规范,提出了一系列具有参考性的建议,促进了全球同步药物研发的发展。

准则 1:要求 J 地区的疗效占总疗效的比例大于某个固定数值(π)的概率 $\geqslant$ 预定的概率 $1-\beta'$,即:

$$P(D_J/D_{all}>\pi) \geqslant 1-\beta' \tag{21-13}$$

式中,D_J 为 J 地区的观察效应量;D_{all} 为总效应量。这里,$\pi>50\%$,$\beta'\leqslant20\%$。

准则 2:要求所有地域的疗效观察值>0 的概率 $\geqslant1-\beta'$,即:

$$P(D_i>0, \text{for all } i) \geqslant 1-\beta' \tag{21-14}$$

这两个准则也可理解为 MRCT 中"相似性"的判断准则,这里的相似性既可以是某个特定地域药物疗效和总疗效间的相似性,也可以是各个地域间疗效的相似性。

综上所述,这两个准则分别从不同角度解释了 MRCT 结果:准则 1 强调某指定地域疗效与总疗效的相似性;准则 2 强调所有地域的疗效值要大于 0,而不关注各地域疗效的具体大小是否相近。在实际工作中究竟使用哪一准则,应根据实际需求加以权衡。

例 21-1　假设 $D_J=D_{all}$,则在 $1-\beta'=80\%$ 时,按准则 1,根据 Hui Quan 等的推导:

$$\frac{(z_{1-\alpha/2}+z_{1-\beta})\sqrt{f_u}(u-\pi-\pi(u-1)f_u)}{(1+(u-1)f_u)\sqrt{1+(\pi^2-2\pi)f_u}}=z_{1-\beta'}$$

式中，f_u 为 J 地区的样本量占总样本量的比例；u 为 J 地区与非 J 地区的效应比值，$D_J = D_{all}$ 时 $u = 1$；假设 $\pi = 0.5$，则 J 地区的样本量需要占总样本量的 22.4%；如果 $D_J = 0.9D_{all}$，即 $u = 0.9$，则在 $1-\beta' = 80\%$ 时，J 地区的样本量需要占总样本量的 29%。

准则 1 中，π 的取值需要事先与监管部门商定，建议一般不得小于 0.5。

显然，当 J 地区的疗效较高，高于或接近总疗效时，J 地区所需样本量的比例尚可；而当 J 地区的疗效不高，低于总疗效时，即 π 接近 0.5 时，J 地区所需样本量的比例还是比较高的。

四、SGDDP 桥接策略

Huang(2012)等提出全球同步研发策略(simultaneous global drug development program, SGDDP)，其基本思路如下。

SGDDP 将试验当作两个阶段，即国际多中心临床试验(MRCT)和桥接地区临床试验，又称当地临床试验(local clinical trial, LCT)。MRCT 是一个标准的试验设计，而 LCT 是独立于 MRCT 的另外一个附加试验。SGDDP 中包含了两部分人群，即需要桥接的地区人群 TE (target ethnic group, TE)和非桥接地区人群 NTE。其中，TE 人群一部分来自于 MRCT，另一部分来自于 LCT；而 NTE 全部来自于 MRCT。

构建检验统计量 Z：

$$Z = \sqrt{1-w}\, Z_1 + \sqrt{w}\, Z_2 \tag{21-15}$$

式中，Z_1 为 TE 人群的检验统计量；Z_2 为 NTE 人群的检验统计量。显然，Z_1 与 Z_2 相互独立。如果 Z_1 和 Z_2 均服从标准正态分布，则在事先指定权重 w 的情况下，Z 也服从标准正态分布。这里，权重 $0 < w < 1$，表示从 NTE 人群中所"借"信息的比例，$w = 0$ 表示不从 NTE 人群中借信息，$w = 1$ 表示直接利用 NTE 人群信息。

设 TE 人群的疗效为 δ_1，NTE 人群的疗效为 δ_2；$E_1 = E_A(Z_1)$、$E_2 = E_A(Z_2)$ 分别为统计量 Z_1、Z_2 的期望。则 Z 的检验效能为：

$$1-\beta = \Phi\{E_A(Z) - Z_{\alpha/2}\} = \Phi\{\sqrt{1-w}\, E_1 + \sqrt{w}\, E_2 - Z_{\alpha/2}\} \tag{21-16}$$

或

$$E_1 = \left(Z_{\alpha/2} + Z_\beta - \sqrt{w}\, E_2\right) / \sqrt{1-w} \tag{21-17}$$

Φ 是标准正态分布函数。

不妨假设试验组和对照组的分配比例为 1∶1。对于连续性结果变量，统计量 Z_1 服从正态分布，其期望为：

$$E_1 = \frac{\delta_1}{\sigma_1\sqrt{\dfrac{1}{n_{1p}/2} + \dfrac{1}{n_{1p}/2}}} = \frac{1}{2}\sqrt{n_{1p}}\,\delta_1/\sigma_1 \tag{21-18}$$

这样，可以导出 LCT 的样本量为：

$$n_{1p} = 4(E_1\delta_1/\sigma_1)^2 \tag{21-19}$$

对于二分类结果变量，其期望为：

$$E_1 = \log\left(\frac{p_1(1-p_{1c})}{p_{1c}(1-p_1)}\right)\left\{\frac{1}{n_{1p}p_1(1-p_1)/2} + \frac{1}{n_{1p}p_{1c}(1-p_{1c})/2}\right\}^{-0.5}$$

推导出相应的 LCT 样本量为：

$$n_{1p} = 2\left\{E_1 / \log\left(\frac{p_1(1-p_{1c})}{p_{1c}(1-p_1)}\right)\right\}^2\left\{\frac{1}{p_1(1-p_1)} + \frac{1}{p_{1c}(1-p_{1c})}\right\} \tag{21-20}$$

式中,p_{1c} 为对照组的疗效(率);p_1 为试验组的疗效。

而对于生存资料,相应的 LCT 中事件数要求为:

$$d_{1p} = 2\{E_1/\log(h_1)\}^2 \tag{21-21}$$

式中,h_1 为 TE 人群的风险比。

Huang 等(2012)的文章中提供了一部分参数组合情况下样本量的速查表,供读者查阅。该法中 w 的取值需要事先与监管部门商定。Huang 等建议,w 的取值不超过 NTE 人群占总人群的比例。

例 21-2　假设 $p_1 = 31\%$、$p_{1c} = 20\%$,并假设 TE 和 NTE 人群中对照组的疗效一样,则在 $\alpha = 0.05$(双侧)、$1-\beta = 80\%$时,MRCT 的样本量需 500 例。取 $w = 30\%$,MRCT 中 TE 人群的比例为 20%,那么 LCT 需要多大的样本量。

如果 TE 人群中试验组的疗效与 NTE 一致,均为 31%,则 LCT 尚需 86 例;

如果 TE 人群中试验组的疗效为 33%,则 LCT 需 48 例;

而如果 TE 人群中试验组的疗效为 25%,则 LCT 需 533 例。

第三节　一致性评价

一致性(consistency)或相似性(similarity)是 MRCT 和桥接试验中的一个重要概念。ICH-E5 中给出了相似性的定义,但是没有告知判定相似性的标准和方法。这里介绍 Shao 和 Chow(2002)提出的重现概率(reproducibility probability,P_R)和可推广概率(generalizability probability,P_G)。为叙述方便,本节限于一个试验组与安慰剂对照组 1:1 平行设计、结果变量服从正态分布、等方差的情况。

一、重现概率

所谓重现概率 P_R 是指如果在同一总体中重做一个同样的临床试验,能够重复原试验结果的概率,即在相同条件下同一结果重复出现的概率。

计算重现概率的基本方法是利用原地区的信息估计药物疗效的总体参数,进而计算在新地区进行试验的把握度。具体有 3 种计算方式:①估计把握度法(estimated power approach);②可信区间下限法(the confidence bound approach);③Bayes 法(Bayesian approach)。

(一)估计把握度法

Shao 等(2002)导出了不同情况下估计把握度的估计方法。在平行组设计、结果变量为正态分布、等方差的情况下,重现概率 P_R 可以用非中心 t 分布估计。即:

$$\hat{P}_R = 1 - \mathscr{T}_{n-2}(t_{0.0975,n-2}|T(x)) + \mathscr{T}_{n-2}(-t_{0.0975,n-2}|T(x)) \tag{21-22}$$

式中,$t_{0.0975,n-2}$ 是自由度为 $n-2$ 的 t 分布界值;$\mathscr{T}_{n-2}(\cdot|\theta)$ 是自由度为 $n-2$、非中心参数为 θ 的非中心 t 分布。

例 21-3　设原试验中的总样本量 = 40,t 检验统计量 $T(x) = 2.8$,试求重现概率。

$n_1 + n_2 = 40$、$t = 2.8$,则相应的假设检验 $P = 0.008$。又 $t_{0.0975,40-2} = 2.02$,根据式(21-22)计算:

$$\hat{P}_R = 1 - \mathscr{T}_{40-2}(2.02|2.8) + \mathscr{T}_{40-2}(-2.02|2.8) = 0.779$$

即如果重复一个试验,仍然得到拒绝原假设结果的把握度估计为 0.779。

(二) 可信区间下限法

上述方法得到的 P_R 是把握度的一个估计值。如果我们估计 P_R 的 95% 可信区间,则可以将该可信区间的下限作为 P_R 的一个估计值。

首先用下式估计非中心参数 θ 的下限:

$$\mathscr{T}_{n-2}(T(x)|\theta_L) = 0.975 \qquad 或 \qquad \mathscr{T}_{n-2}(T(x)|\theta_L) = 0.025$$

则:

$$\hat{P}_R = 1 - \mathscr{T}_{n-2}(t_{0.0975,n-2}|\hat{\theta}_L) + \mathscr{T}_{n-2}(-t_{0.0975,n-2}|\hat{\theta}_L) \tag{21-23}$$

由于 $\hat{\theta}_L < T(x)$,显然这种估计较估计把握度法要偏保守。

(三) Bayes 法

根据 Bayes 的思想,P_R 的估计可以用把握度函数 $p(\theta) = P(T > c|\theta)$ 的后验均数表示。在平行组设计、结果变量服从正态分布、方差未知的情况下,方差 σ^2 的先验分布取为无信息勒贝格(Lebesgue)分布密度:$\pi(\sigma^2) = \sigma^{-2}$。

$$\delta = \frac{\mu_1 - \mu_2}{\sqrt{\dfrac{(n_1-1)s_1^2 + (n_2-1)s_2^2}{n_1 + n_2 - 2}\left(\dfrac{1}{n_1} + \dfrac{1}{n_2}\right)}}$$

$$u^2 = \frac{(n_1 + n_2 - 2)\sigma^2}{(n_1-1)s_1^2 + (n_2-1)s_2^2}$$

(δ, u^2) 的后验概率为:

$$\pi(\delta|u^2, x)\pi(u^2|x)$$

其中,

$$\pi(\delta|u^2, x) = \frac{1}{u}\phi\left(\frac{\delta - T(x)}{u}\right)$$

$$\pi(u^2|x) = f(u) = \left[\Gamma\left(\frac{n-2}{2}\right)\right]^{-1}\left(\frac{n-2}{2}\right)^{(n-2)/2} u^{-n}e^{-(n-2)/(2u^2)}$$

则:

$$\hat{P}_R = \int_0^\infty \left[\int_{-\infty}^\infty p\left(\frac{\delta}{u}\right)\phi\left(\frac{\delta - T(x)}{u}\right)d\delta\right] 2f(u)du \tag{21-24}$$

这个估计需要用 Monte Carlo 方法求数值解。

首先从下列总体中随机抽样,γ_j, δ_j 为:

$$\gamma_j \sim \Gamma\left(\frac{n-2}{2}, \frac{2}{n-2}\right), \qquad u_j^2 = \gamma_j^{-1}, \qquad \delta_j \sim N(T(x), u_j^2)$$

重复抽样 M 次(例如 $M = 10\ 000$),求均数为:

$$\hat{P}_R = 1 - \frac{1}{M}\sum_{j=1}^M \left[\mathscr{T}_{n-2}\left(t_{0.0975,n-2}\Big|\frac{\delta_j}{u_j}\right) - \mathscr{T}_{n-2}\left(-t_{0.0975,n-2}\Big|\frac{\delta_j}{u_j}\right)\right]$$

即为 P_R 的 Bayes 估计。

续例 21-3,求得 P_R 的 Bayes 估计为 0.702。

P_R 的 Bayes 估计较估计把握度法偏保守,但是比可信区间下限法好一些。

重现概率法用于是否要进行下一个临床试验的决策。当无明显证据表明两地域间的种族差异对药物疗效有何影响时,则可通过计算重现概率来判断是否需要进行桥接试验。当 P_R 比较大(例如>90%)时,则可以认为无须进行新的临床试验,而直接可以外推原试验的结果;而当 P_R 不大时,则认为需要进行新的临床试验。

重现概率法的另外一个用途是为新试验的样本量估计提供信息。当 P_R 没有达到预期水平时,通过适当调整新试验的样本量,以使 P_R 达到预期水平。

在两组比较的平行组设计、结果变量服从正态分布、方差未知的情况下,原试验中试验组和对照组的样本量分别为 n_1 和 n_2,均数分别为 $\bar{x}_1$ 和 $\bar{x}_2$,方差分别为 s_1^2 和 s_2^2,检验统计量为 T。如果新的试验中试验组和对照组按照 1:1 随机分配,试验组和对照组的疗效指标与原试验保持一致,假设方差相等并用原试验加权方差代替。即:

$$\hat{\sigma}^2 = \frac{(n_1-1)s_1^2+(n_2-1)s_2^2}{n_1+n_2-2}$$

新试验的检验统计量可表示为:

$$T^* = \frac{\sqrt{n^*}\,(\bar{x}_1-\bar{x}_2)}{\hat{\sigma}^2} \tag{21-25}$$

则新的样本量 n^* 可以由下式估计:

$$n^* = \left(\frac{T^*}{T}\right)^2 \Big/ \left(\frac{1}{4n_1}+\frac{1}{4n_2}\right) \tag{21-26}$$

二、可推广概率

所谓可推广概率(generalizability probability, P_G)是指在已有信息表明新地区和原地区的药物疗效可能存在差异的条件下,在新地区得到阳性结果(疗效存在)的概率。

令原地区疗效的总体均值和标准差分别为 u_{original} 和 σ_{original},新地区分别为 $u_{\text{new}}=u_{\text{original}}+\varepsilon$ 和 $\sigma_{\text{new}}=C\sigma_{\text{original}}$。其中 ε 和 C 分别为新地区疗效的总体均值和标准差相对于原地区的改变量,则新地区疗效的均值与标准差比值为:

$$\left|\frac{u_{\text{new}}}{\sigma_{\text{new}}}\right| = \left|\frac{u_{\text{original}}+\varepsilon}{C\sigma_{\text{original}}}\right| = |\Delta|\left|\frac{u_{\text{original}}}{\sigma_{\text{original}}}\right| \tag{21-27}$$

这里:

$$\Delta = (1+\varepsilon/u_{\text{original}})/C$$

该指标度量了两地域间疗效信噪比的改变量,Chow 等将 Δ 称为敏感性指数(sensitivity index, SI),作为药物疗效在两地域间变化的度量,并以该指标判断药物疗效能否在两地域间实现桥接。通常情况下,$|\varepsilon| < |\mu_{\text{original}}-\mu_{\text{new}}|$,所以 $\Delta>0$。当 $\varepsilon=0$ 和 $C=1$ 时,可推广概率就是重现概率。

重现概率与可推广概率从概念上讲是一致的。只不过前者是在同一参数条件下,重复一个临床试验得到相同结果的概率;而后者是不同参数条件下,重复一个临床试验得到相同结果的概率。因此,可推广概率可以用于将原试验推广到另外一个总体。例如成年人的试验是否可以推广到老年人、儿童,国外临床试验的结果是否可以推广到本国等。

利用 EM 法可估计 Δ。

例 21-4　在一项治疗精神分裂患者的随机、双盲、试验药与标准疗法平行设计的临床试验中,试验组的样本量为 56,对照组的样本量为 48。该试验的主要疗效指标是症状量表总得分(PNASS)。试验组和对照组的 PNASS 相对于基线的变化值均数分别为 $\bar{x}_1 = -3.51, \bar{x}_2 = 1.41$,方差分别为 $s_1^2 = 76.1, s_2^2 = 74.86$。两组的疗效差值为 $\bar{x}_1 - \bar{x}_2 = -4.92$,$t$ 检验结果表明,两组差异有统计学意义 $(t = -2.88, P = 0.0049)$。用估计把握度法得到重现概率为 0.814,用贝叶斯法得到重现概率为 0.742。

上述试验是在成年患者人群中进行的。假设老年患者人群的疗效只有成年人的 85%,方差不变,现欲将该结果推广到老年患者人群,试估计该试验的可推广概率。

由题意可知 $C = 1$、$u_{\text{new}} = -4.18 = -4.92 + 0.74$,即 $\varepsilon = 0.74$,故:

$$\Delta = (1 + \varepsilon/u_{\text{original}})/C = 0.85。$$

$$\hat{\sigma}^2 = \frac{s_1^2(n_1 - 1) + s_2^2(n_2 - 1)}{n_1 + n_2 - 2} = 75.5286$$

$$T_\Delta = \frac{-4.18}{\sqrt{75.5286(1/56 + 1/48)}} = 2.46$$

当 $\Delta = 0.85$ 时,按估计把握度法,得到可推广概率为 0.6703;而按 Bayes 法,可推广概率为 0.645。这个概率不高,要达到 80% 的把握度,需增加样本量。

设桥接试验所需的样本量为 n^*,则:

$$T^* = \frac{-4.18}{\sqrt{75.5286(4/n^*)}}$$

$$n^* = \left(\frac{T^*}{\Delta T}\right)^2 \bigg/ \left(\frac{1}{4n_1} + \frac{1}{4n_2}\right)$$

这里的 T^* 可用自由度为 $n_1 + n_2 - 2$、非中心参数为 2.88、累计概率为 80% 的界值代替。

表 21-2 列出了在 Δ 取 $0.75 \sim 1.20$ 时,两种方法的可推广概率以及桥接试验的样本量 n^*。表 21-2 中,$\Delta = 1$ 时的 P_G 就是 P_R。

表 21-2　不同 Δ 时的可推广概率及桥接试验的样本量估计

Δ	估计把握度法			Bayes 法		
	P_G	70% 的把握度	80% 的把握度	P_G	70% 的把握度	80% 的把握度
1.20	0.929	52	66	0.821	64	90
1.10	0.879	62	80	0.792	74	102
1.00	0.814	74	96	0.742	86	118
0.95	0.774	84	106	0.711	98	128
0.90	0.728	92	118	0.680	104	140
0.85	0.680	104	132	0.645	114	154
0.80	0.625	116	150	0.610	128	170
0.75	0.571	132	170	0.562	144	190

显然,这个概率不高。如果要进行桥接试验,采用估计把握度法需要 132 例样本,采用贝叶斯法则需要 154 例样本,这样才能有 80% 的把握度在老年人群中得到差异有统计学意义的结果。

第四节　桥接试验的 Bayes 方法

相对于频率方法,Bayes 方法在 MRCT 和桥接试验中更有用武之地,因为原地区的试验结果和(或)其他地区的试验结果为新地区的试验设计和分析提供了先验信息。

一、Bayes 预测概率法

Shih(2001)将原地区进行的试验(包括数个地区)视为多中心临床试验,将新地区视为一个新的中心,利用 Bayes 预测概率判断各地域间疗效的一致性。

假定原地区的 K 个中心试验组和对照组比较 t 检验统计量为 $T=(T_1,T_2,\cdots\cdots T_K)$,令 T_N 为新地区的 t 统计量,分别计算在给定 T 统计量条件下的 T_N 和 T_i 的 Bayes 预测概率。

$$p(T_N|T) \text{ 和 } p(T_i|T)(i=1,2,\cdots,K)$$

若满足以下公式:

$$p(T_N|T) \geq \min_{i=1,\ldots,K}\{p(T_i|T)\}$$

即新地区的预测概率大于原地区任一中心的预测概率,则认为新地区与原地区间的药物疗效具备一致性。

记 $\lambda = \max_{i=1,\ldots,K}\{(T_i-\bar{T})^2\}$,则 $p(T_N|T) \geq \min_{i=1,\ldots,K}\{p(T_i|T)\}$ 就等价于 $(T_N-\bar{T})^2 \leq \lambda$。$R$ 为所有满足 $(T_N-\bar{T})^2 \leq \lambda$ 的 T_N,即 $R=\{T:(T_N-\bar{T})^2 \leq \lambda\}$,则预测概率定义为:

$$P_P = \int_R p(T_N|T)\mathrm{d}T_N \tag{21-28}$$

这里的预测概率是指在已有数据的基础上,利用 Bayes 原理推断的未知数据各种取值的可能性。

$$P_P = 1-2\Phi(-[\lambda K/(K+1)]^{1/2}) \tag{21-29}$$

该方法是 ICH-E5 文件发布后,首个被提出的桥接试验的 Bayes 方法,为后续的研究奠定了一定基础。

二、经验 Bayes 法

Liu 等(2002)则将经验 Bayes 方法引入桥接试验的分析中,并利用总体参数后验概率构建相应的相似性判断标准。具体方法为将原地区试验组和对照组的疗效差值作为新地区的先验,以桥接地域试验组和对照组的疗效差值作为现有数据,利用经验 Bayes 方法计算新地区试验组与对照组疗效差值的后验概率,若两组的疗效差值>0 的概率大于预定界值 $1-a$,则认为两地间的疗效具有相似性。令 μ_{NT} 为新地区治疗组的总体均值,μ_P 为对照组的总体均值,则新地区疗效的后验概率需满足下式:

$$P_{SI} = \mathrm{Pr}\{\mu_{NT}-\mu_P>0|\text{bridging data and prior}\}>1-a \tag{21-30}$$

式中,a 的取值为试验前确定的,而新地区总体疗效 $\mu_{NT}-\mu_P>0$ 的概率 P_{SI} 即可视为相似性的判断标准。

该准则关注的是疗效的定性描述,即仅关注新地区试验组和对照组的疗效差值是否大于0,而并不涉及其具体的疗效大小。而在实际中即使新地区和原地区都有正向的疗效存在,但它们的疗效之间也可能存在明显差别,因此采用该判断方法可能并不能真正识别出两地域间疗效的相似性。为此 Liu（2004）对其 2002 年的方法进行了改进，对新地区和原地区试验组的疗效指标进行比较，计算两者差值大于一个固定的非劣效界值的概率。即：

$$P_{SI} = \Pr\{\mu_{NT} - \mu_{OT} > -\delta \mid \text{bridging data and prior}\} > 1 - a \tag{21-31}$$

式中，μ_{NT} 为新地区治疗组的总体均值；μ_{OT} 为原地区治疗组的总体均值；δ 为预先指定的非劣效界值。

　　Liu（2002）和 Liu（2004）的相似性判断策略均直接以原地区的样本信息作为新地区的先验信息估计后验概率，而原地区的数据样本量往往远大于新地区的样本量，故在后验分布的计算中占据主导地位，即使新地区的结果是无效的，也常常使得新地区的结果无法"扭转"原地区的结果，这就导致使用上述两种方法进行相似性判断时，即使新地区的疗效远低于原地区，最终结果也总是判断两地的结果相似。而这正是经验 Bayes 方法的主要缺陷。

三、混合先验法

　　针对经验 Bayes 法存在的缺陷，Liu（2007）在其 2002 年方法的基础上对先验信息的定义方式进行了改进，提出混合先验 Bayes 法（mixture prior approach）以代替经验 Bayes 方法。所谓混合先验是指总体参数的先验分布并非是单个分布函数，而是由两个分布函数按照一定权重相加组成的。对于桥接试验而言，其中一个分布函数是由原地区已知的数据确定的，而另一个分布函数则使用无信息先验分布，再将两者按照预定的权重相加，即得到混合先验分布。

　　令总体参数为新地区试验组和对照组的疗效之差：

$$\Delta_N = \mu_{NT} - \mu_{OT}$$

　　则混合先验分布形式为：

$$\pi(\Delta_N) = \gamma \pi_1(\Delta_N) + (1 - \gamma) \pi_2(\Delta_N) \tag{21-32}$$

式中，$\pi_1(\Delta_N)$ 为无信息先验，具体形式可以是均匀分布、方差较大的正态分布等；$\pi_2(\Delta_N)$ 为根据原地区试验确定的经验先验，和前述的经验 Bayes 先验相同；γ 为预先指定的先验权重，取值范围为 $0 \leqslant \gamma \leqslant 1$，当 $\gamma = 1$ 时不借用原地区的信息，$\gamma = 0$ 时则退化为 Liu（2002）的先验。不难看出，混合先验通过权重 γ 调整有信息的原地区数据在整个先验信息中所占的比例，从而达到削弱原地区样本量过大造成的影响。然而，由于 γ 取值需要人为指定，加之其实际意义并不明确，因此在实际应用中很难选择其合理的取值。

第五节　MRCT 和桥接试验设计时需要考虑的因素

　　本节讨论 MRCT 设计和桥接试验设计时需要考虑的有关因素，由于两种设计需考虑的因素基本相同，因此后面的叙述以 MRCT 为主。

　　与多中心临床试验一样，国际多中心药物临床试验应在全球各地区、研究中心采用同一临床试验方案同步实施，并对研究人员进行统一培训，包括临床试验方案、标准操作规程、试验用记录表格、计算机系统使用等内容，并对各类定义进行明确解释和翻译，统一诊断、疗效和安全性评价指标，确保研究人员对临床试验方案的理解和相关指标评价的一致性，减少各中心之间和研究人员之间操作和评价上的差异。这些问题是类似的，详见第十二章。

　　此外，在设计国际多中心药物临床试验时，需要更多考虑到由于国家、地区和人群的不同，导致社会环境、饮食文化、生活习惯、宗教信仰、伦理道德、医疗环境、治疗指南、诊治水平等诸多因素的不同,均可能影响药物的有效性和安全性,从而可能导致药物疗效和安全性在不同国家、地区或中心之间的差异。

一、宏观层面的考虑

(一)疾病的流行病学情况

疾病的流行病学特征是药物研发中需要首先考虑的问题,对制定药物整体研发策略有着十分重要的指导意义。主要的考虑因素包括流行特征(发病率/患病率、亚型分布、危险因素、高危人群、高发季节、高发地区等),以及致病机制、基因型分布、病原生物、细胞学、分子生物学、预后因素等。

不同的发病率和患病率主要会影响对所在地区临床需求重要性的判断,以及进行临床试验入组受试者难易程度的分析。对于发病率不同、疾病预后不同的疾病,其药物安全、有效性评价,包括终点指标的评价原则,以及风险-效益的权衡可能会有所不同。因此,对于同一临床试验结果,不同国家和地区的监管机构可能会作出不同的审批结论。

例如食管癌主要分为鳞状细胞癌和腺癌,腺癌在发达国家较为常见,鳞状细胞癌主要流行于发展中国家,其他类型不多见。我国以鳞状细胞癌为主。腺癌主要由吸烟、肥胖和胃食道逆流所引起,而鳞状细胞癌主要因为吸烟、饮酒、热饮以及饮食品质不佳引起。如果一种抗食管癌药物在西方国家已经上市,并且对腺癌更有效,则该药物在中国的总体疗效势必下降。

对同一疾病,流行病学研究发现的病因不同、危险因素不同,可能导致药物的安全、有效性结果不同。药物研究和评价中,要针对可能导致有效性不同的因素制定研发策略和设计临床试验方案。例如某些疾病可以按疾病类型选择不同地区的患者,而某些疾病则需要根据病原生物学、细胞学或分子生物学等特点进行人群分类,避免将异质性(heterogeneity)患者入组同一国际多中心药物临床试验,导致对结果的影响或者无法代表相应区域患者人群的实际情况。

若不同国家或地区同一疾病的转归和预后情况不同,则可能影响药物临床试验的疗效评价。因此,完整的流行病学资料非常重要,至少需要对可能影响预后的主要因素有一定程度的了解。缺乏系统完善的流行病学资料将为各国家或地区间的差异比较和研究带来困难。必要时要首先进行相关研究(包括文献复习和分析),获得基础数据,再开展系统的临床试验。

(二)药物代谢方面的差异

有些药物在不同种族人群之间的药代动力学方面表现出显著性差异,甚至在同一地区的不同人群中也存在一定的差异。例如黑人的血压对血管紧张素转换酶抑制剂的作用反应低下。

而影响药物在体内过程的因素有内在种族因素(如性别、种族、基因多态性、身高、体质指数、受体敏感性、器官功能、疾病状况)和外在种族因素(如环境、气候、饮食、生活习惯、文化、教育、宗教、语言、医疗实践、管理规范等)。内在因素主要影响药物的吸收、分布、代谢、排泄等所有过程;外在因素可能主要影响药物的吸收和生物利用度。因此,作为全球研发策略的一部分,申办者在设计国际多中心药物临床试验方案时,要充分考虑潜在的可能导致药物代谢方面差异的种族因素和其他内外因素。

评价药物的种族差异,主要是评价药物在不同种族人群中的PK/PD,并用以解释临床疗效和安全性,最终形成综合判断。

药代动力学包括吸收(absorption)、分布(distribution)、代谢(metabolism)和排泄(excrete),必要时还应评价药物-食物以及药物-药物相互作用。如果药代动力学过程是主动耗能的生物学过程,其药代动力学参数具有种族差异的可能性就大。可能具有药代种族差异的药物包括以下特点:①消化道主动吸收或者首关代谢的药物,或饮食对吸收影响较大的药物;②血浆蛋白结合率较高,特别是结合于 α 酸性糖蛋白(acid glycoprotein,AGP)的药物;③经细胞色素 P450(cytochrome P450,CYP)酶(如 CYP2C9、2C19、2D6、1A2、2A6 和 N-乙酰转移酶等)代谢的药物;④具有肾小管主动排泌过程的药物。经多种酶同时代谢的药物一般难以判定其是否存在代谢方面的种族差异,需要新地区的临床试验以进一步求证。

药效学(临床疗效、安全性)可能受内在和外在种族因素的影响,除非在我国进行临床试验,一般很难直接判断。

结合 ICH-E5、相关文献和审评实践,具有以下特点的药物应关注其种族差异:

1. 药代动力学方面　非线性药代动力学;受试者间生物利用度的变异性大;生物利用度低,易受饮食等影响;代谢率高,特别是通过单一途径代谢,从而增加潜在的药物间相互作用;通过具有基因多态性的酶代谢;血浆蛋白结合率较高,特别是结合于 AGP 的药物;具有明显的首关代谢;以前体给药,酶的转换可能有种族差异;可能具有药物-药物、药物-食物、药物-疾病相互作用。

2. 药效学及其他方面　治疗窗狭窄;在推荐剂量范围和给药方案内,安全性和疗效均呈陡峭的药效学曲线(小的剂量变化可导致较大的作用改变);使用不当的可能性大(如止痛药、镇静药等);很可能用于联合用药。

按种族因素对药代动力学、药效学和治疗作用的潜在影响进行分析,有助于对国外临床试验资料的科学评价,指导同产品在中国进行临床研究;而且,对国外评价中和研究得出的结果进行分析,可获知该药是否适用于中国人,以及使用最合理的剂量和给药方案等,以获得最大的临床收益。

(三)剂量的选择

剂量的选择在 MRCT 设计中是关键问题之一。上述提及的内因或外因,均可能对不同国家和地区的最佳剂量选择带来影响。除种族差异引起的对药物代谢的影响外,医疗实践的差异,包括各国治疗指南的差异带来的影响也应加以关注。由于各国或地区的治疗策略不同,可能导致临床试验设计中剂量选择的差异化。另外,拟定剂量也应关注不同种族患者的耐受性等因素。

二、操作层面上的考虑

(一)医疗实践差异情况

目前,医疗领域的全球交流已十分广泛,并根据循证医学证据制定了全球或各国家和地区的诊疗指南。针对一些疾病,各国的诊疗指南推荐了比较相似的治疗方案,甚至在全球范围内采纳完全相同的诊疗指南。但由于疾病的差异、医疗实践和资源的不同,还有相当多的疾病治疗领域中,各个国家制定了不同的指南,在疾病诊断方法、诊断标准、治疗原则、用药习惯、评价标准等方面存在一定的差异。

在设计国际多中心药物临床试验方案时,要有主要参加区域或国家的专家成员参加,并应高度关注各国医疗实践差异带来的诊断标准、治疗原则、对照药选择等方面的不同,并充分考虑这些不同对临床试验方案设计和实施可能带来的影响,保证临床试验的科学性、可操作性和可解释性。

（二）对照药和基础用药的选择

国际多中心药物临床试验要对拟采用的对照药物、基础用药等进行充分论证,关注其在相应国家和地区已获得批准的适应证、可及性及其使用情况等。此外,在诊疗指南不同的情况下,作为金标准的治疗药物如果不同,对照药确定的依据需要进行论证。使用安慰剂时,应充分考虑不同国家和地区伦理委员会审批原则和标准的差异。我国药品监督管理部门要求,MRCT 所用的对照药物必须是已经在我国批准上市的并且有相应适应证的药物。对基础用药的要求类似。

（三）终点指标评价

对确证性国际多中心药物临床试验,建议:①设立独立的疗效或安全性判定委员会,对主要终点指标、安全性指标等进行统一、独立的评价。特别当主要终点的判定有较大的主观性时,如影像学评价,设立独立的终点判定委员会（EAC）可控制主观因素的影响。②建立中心实验室,对重要的实验室指标进行集中、统一检测,保证研究结果的客观一致性。

如果主要终点指标是与语言、文化相关的量表,使用前要首先考虑在不同国家和地区该量表不同语言版本的文化调适和量表的等价性,并对量表的效度、信度进行验证,确保评价工具的科学性和可靠性。

对于桥接试验,如果终点指标需要随访的时间很长,有时可以采用短期替代指标。详见第六章第三节。

（四）不良事件/反应的收集和评价

按方案规定的统一要求和原则,进行不良事件/反应的收集和评价。申办者要按 ICH 指南以及各地区的要求,建立良好的沟通机制,定期向各临床试验中心及其所属的监管机构报送安全性相关信息,并保留通信记录。涉及严重不良事件或有效性的问题,包括独立数据监查委员会、伦理委员会、监管机构等作出的决定,申办者应及时报告和通报。

（五）独立数据监查委员会（iDMC）

规模较大、研究时间相对较长,特别是由临床事件驱动的关键性临床试验,建议设立独立数据监查委员会（iDMC）,详见第三十章。原 CFDA 的指南中指出,对中国患者所占的比例超过 20% 的 MRCT 研究,建议将中国专家纳入全球核心的独立数据监查委员会。

三、法规不一致时的考虑

同时要考虑各地区法规部门的审评要求,例如我国的指南中指出,对中国患者所占的比例超过 20% 的研究,建议将中国专家纳入临床试验方案的设计与讨论中。此外,优先评估在我国临床需求未被满足的疾病领域。

（一）终点事件评价的时间点要求不同

有时,不同地区对终点事件的评价时间点有不同的要求。例如在抗 HIV 感染的研究中,FDA 要求 HIV-RNA 水平的评价在第 24 周,而 EMA 要求在第 16 周。再如磺达肝癸钠（商品名:Arixtra）治疗急性冠脉综合征患者的试验,以不良心脏事件（MACE）为主要终点,FDA 要求治疗 14 天后的事件,而 EMA 要求在开始 9 天内的 MACE 事件。此时,申办方需要与不同地区的法规部门商榷,以确定一个彼此都能接受的时间点;或者在设计时将两个时间点都纳入观察,一个是为了符合 FDA 的要求,另一个是为了符合 EMA 的要求。这样做就需要考虑

Ⅰ类错误的膨胀。如果主要终点变量是二分类的(例如有效率或生存率),则需要采用Pocock法或其他序贯校正的方法控制Ⅰ类错误。但是,当主要终点变量是连续性变量时,因为传统的信息时间的定义(累积暴露于试验的人数)此时不适用,在早一点的时间点上分析时试验并没有终止,因此其Ⅰ类错误的校正变得复杂。而当两个时间点上的分析结果不一致时,情况就更糟糕了。

(二) 终点指标的要求不同

不同地区的监管机构对终点指标(endpoint)的选择有不同的要求。例如在乙肝抗病毒治疗的Ⅲ期临床试验中,EMA需要将病毒学、组织学以及生化学反应综合评分作为主要疗效指标,而FDA要求将52周时mITT人群的完整的病毒学应答作为主要疗效指标。又如对房颤(AF)的治疗,EMA指南明确规定用"复发"作为主要终点,而FDA建议用"延迟有症状的房颤复发"。再如在慢性阻塞性肺疾病(COPD)支气管扩张剂研究中,EMA建议使用St. George's呼吸问卷(SGRQ)作为评估肺功能和症状效益的主要终点,而FDA的指南中没有包含这个指标。对膀胱过度活动症,EMA推荐以患者排尿日记为基础的尿失禁、排尿、排尿或尿急发生次数作为共同的主要终点指标,而FDA不接受主观测量指标作为共同的主要终点指标。此时,申办方同样需要与不同地区的法规部门商榷,以确定一个彼此都能接受的终点指标;或者在设计时将两个终点指标都纳入观察,以满足不同的要求。这样就需要考虑Ⅰ类错误的膨胀,以及对样本量的不同要求。

(三) 非劣效界值不同

在非劣效性研究中,非劣效界值的确定是至关重要的。国际多中心临床试验或桥接试验也不排除用非劣效性试验设计,此时需要考虑不同地区对非劣效界值的法规要求。尽管在大部分领域,国际上非劣效界值的选取是基本一致的,或者可以商量达成统一意见,这对于国际多中心临床试验或桥接试验设计是有益的,但也有例外。例如Girman(2011)指出,在已经完成的若干治疗HIV感染的研究中,有效率的非劣效界值取从10%~15%不等,而美国FDA提出的非劣效界值为10%~12%,中国GCP指南中为10%。如果不能达成一致意见,则在估计样本量时需要用最窄的界值来设计。不同界值的选取可能导致不同地区选取不同的研发策略。

(四) 试验设计不同

不同地区可能要求不同的试验设计。例如在三臂试验(试验组、安慰剂对照组、阳性药物对照组)中,有的地区要求阳性药物和试验药物的疗效均优于安慰剂组;有的地区则要求阳性药物的疗效优于安慰剂,试验药物非劣效于阳性对照;而有些地区要求试验药物与安慰剂之差>λ%的阳性药物与安慰剂之差。又如在采用二阶段桥接策略时,在原地区采用安慰剂对照,当试验药物明显优于安慰剂时,或出于伦理上的考虑,在新地区要求采用阳性药物作为对照进行优效性或非劣效性检验。这种设计给药物疗效的综合评价带来了挑战。

四、统计学上的考虑

(一) 关于一致性的考虑

原CFDA指南中指出,国际多中心药物临床试验要事先建立评价亚组结果与整体结果是否具有趋势一致性的统计方法,尤其对于重要的指标(主要疗效指标和重要的次要疗效指标)应进行亚组间比较,分析差异趋势。

对于总体临床试验人群中出现的安全性信息,应对相关因素进行分析,并在各亚组中寻找相关因素。应进行亚组（国家或地区）间一致性检验,发现差异时应进行分析和处理,明确差异来源、重要程度以及可接受性。

然而,一个药物在新地区是否与原地区一致,不仅仅是根据一个试验的一个结果,应该从各个方面综合评价其一致性。除了要有一致的有效性外,安全性方面也需要具有一致性;在原地区表现出的剂量-反应关系、对某个亚组（疾病的亚型、基因突变）的特殊效果、药物-药物交互作用等在新地区也应该能观察到。

（二）样本量

总样本量,以及各国或地区样本量的合理分配是 MRCT 设计中最为重要的问题之一。一方面,总样本量必须符合统计学要求;另一方面,各地区的样本量还应满足该地区亚组安全性和有效性评价的需要,同时符合相应的法规要求。因此,在设计时,应充分考虑疾病的流行病学特征、样本选取的代表性等诸多因素,确定各国家和地区之间的病例数分配。

桥接试验设计中,新地区的样本量估计也是关键问题之一。

（三）交互作用

ICH-E5 指出,药物是否可以推广到新地区,实际上是药物疗效和安全性的地理变异研究。在新地区补充 PK/PD 研究和临床试验,收集药物的有效性、安全性、剂量、用法用量数据及剂量方案,可使得我们有可能将国外的临床数据桥接到新地域。此外,ICH-E5 指南建议使用相似性(similarity)评价国外的临床数据是否可以外推到新地域。

然而,评价药物的相似性,不仅仅是地域上的变异,在种族和民族间的变异同样重要。例如降压药的疗效可能在高加索人、西班牙人和非裔美国人中不一样。而检验药物在地域间、种族间的相似性常用交互作用分析。这里的交互作用分析,不是要检验交互作用是否有统计学意义,而是看交互作用的大小是否超过临床意义的界值。

Liu（2009）建议用 SSDO(sum of squares of deviations from the overall)来衡量交互作用的大小。

五、我国 MRCT 注册申请的要求

除上述需要考虑的因素外,MRCT 数据用于支持在我国的药品注册申请时还需注意:一是需要对全球的临床试验数据进行整体评价后,再针对亚洲和我国的临床试验数据进一步进行趋势性分析。在对我国的临床试验数据进行分析时,需考虑入组患者的情况是否与我国医疗实践中患者的整体情况一致,即研究人群的特征是否具有代表性。二是需要关注我国的受试者样本量是否足够用于评价和推论该试验药物在我国患者中的安全性和有效性,满足统计学以及相关法规要求。三是参与国际多中心药物临床试验的境内和境外研究中心,均应接受我国药品监管部门组织的相关现场核查。

（陈　峰）

参 考 文 献

1. ICH-E5. Ethnic factors in the acceptability of foreign clinical data. 1998.

2. MHLW. Basic Principles on Global Clinical Trials. 2007.

3. CDFA. 国际多中心临床试验指南（试行）. 2015.

4. Liu JP,Chow SC,Hsiao CF. Design and Analysis of Bridging Studies. Florida:Chapman & Hall/CRC Press. 2012

5. Huang Q,Chen G,Yuan Z,et al. Design and sample size considerations for simultaneous global drug

development program. J Biopharm Stat,2012,22:1060-1073.

6. Shao J,Chow S. Reproducibility probability in clinical trials. Statistics in Medicine,2002,21(12):1727-1742.

7. Chow SC,Shao J,Hu QY. Assessing sensitivity and similarity in bridging studies. J Biopharm Stat,2002,12(3):385-400.

8. Hsiao CF,Xu JZ,Liu JP. A two-stage design for bridging studies. J Biopharm Stat,2005,15:75-83.

9. Hsiao CF,Xu JZ,Liu JP. A group sequential approach to evaluation of bridging studies. J Biopharm Stat,2003,13:793-801.

10. Lan KKG,Siu C,Wang M. the use of weighted Z-tests in medical research. J Biopharm Stat,2005,15:615-639.

11. Liu JP,Hsiao CF,Hsueh HM. Bayesian approach to evaluation of bridging studies. J Biopharm Stat,2002,44:969-981.

12. Shao J, Chow SC. Reproducibility probability in clinical trials. Statistics in Medicine, 2002, 21(12):1727-1742.

13. Shih WJ. Clinical trials for drug registration in Asian-Pacific countries:Proposal for a new paradigm from a statistical perspective. Controlled Clinical Trials,2001,22:357-366.

14. Chen J,Quan H,Binkowitz B,et al. Assessing consistent treatment effect in a multi-regional clinical trial:systematic review. Pharmaceutical Statistics,2010,9:242-253.

15. Quan H,Li M,Chen J,et al. Assessment of consistency of treatment effects in multiregional clinical trials. Drug Information Journal,2010,44:617-631.

16. 杨进波,赵明,鲁爽,等.如何评价种族差异对药代动力学与药效学的影响.中国临床药理学杂志,2006,22(4):310-312.

第二十二章

群随机对照试验

第一节 概 述

群随机对照试验(cluster randomized controlled trial,cRCT)又称整群随机对照试验或成组随机对照试验(group randomized controlled trial),是将研究对象以一群(或一组)受试者为分配单位进行随机分组,一个单位称为一个群(cluster),并以群为单位分配到不同的处理组进行干预试验的一种设计方法。例如以社区、班级、家庭、车间等为单位。这类试验中的随机化是以群(而非受试者个体)为单位进行的,如果一个群被分配到试验组,则该群中的所有受试者均接受试验组的治疗或干预。在大型疫苗临床试验、社区干预试验等研究中,以群为单位进行随机分组便于组织实施。如在关于 Vi 伤寒疫苗有效性和安全性的研究中,研究者根据地理位置定义了 80 个相邻整群,并将其随机分配到试验组和对照组。分组单位的不同是群随机对照试验区别于传统随机对照试验的重要标志。

群随机对照试验可以弥补传统随机对照试验特定情况下的不足。例如在上述疫苗试验中,Vi 伤寒疫苗不但对疫苗接种者产生直接保护,由于接种疫苗会减少伤寒易感者的数量,降低未接种者人群未来接触传染源的概率,因此还可能对未接种者提供间接保护。进行群随机对照试验,除可以估计疫苗的间接保护力,还可避免未接种者受到疫苗间接保护的沾染(contamination)而低估疫苗的效果(对照组的发病率低于真实水平)。又如在 2 型糖尿病患者的健康教育研究中,如果以个体为单位进行随机分组并开展干预,很难避免因家庭或社区内部交流而产生的沾染,同一个家庭或社区的对照组研究对象可能会受到试验组干预效果的影响,群随机对照试验则可以较好地解决这一问题。此外,在适当的条件下采用群随机对照试验还有利于组织实施和方便管理、开展某些基于群体或环境的干预措施、提高依从性等。

同一个群体在某些方面可能存在更多的相似性,即群内受试者间存在群内相关(intra-cluster correlation),这不满足传统统计分析方法的独立性要求;此外,由于群内相关,信息重叠,会降低检验效能(power)。因此,群随机对照试验在样本量估计和统计分析方面需要用专门的方法来处理。实际常采用广义估计方程(generalized estimating equations,GEE)和多水平模型(multilevel model,MLM),因为这两类模型不但考虑了群效应,还可以对群体和个体水平的协变量进行控制。

第二节 群随机对照试验设计中的有关问题

一、随机化和推断单位

传统随机对照试验的分配和推断单位均是受试者个体水平,而群随机对照试验的抽样和分配单位为群体,统计推断单位可以是群体水平也可以是个体水平。通常,对于临床干预(新药、器械、治疗方法等)研究推断单位往往是个体,而针对人群的公共卫生干预研究(疫苗、健康教育等)推断单位可以是群体也可以是个体。

若一项试验每组都拥有足够的群体数,那么选择何种推断单位一般取决于研究目的。例如以社区为随机化单位的 2 型糖尿病健康教育干预试验中,推断单位可能是在群体水平(社区)也可能在个体水平(2 型糖尿病患者)。如果研究的主要目的是评价健康教育对社区血糖控制率的效果,那么随机化和推断单位都是群体,可以使用常见的统计学方法进行样本含量估计和统计分析;但如果研究目的是评价健康教育对 2 型糖尿病患者血糖控制的效果,那么推断单位是个体,与随机化单位(社区)不一致,需要用专门的统计方法进行分析。在实际应用中我们通常仅在个体水平进行统计推断。

如果群随机对照试验的群体数较少(如每组仅有 2 或 4 个群体),若以群体为推断单位,因为样本含量过低,只能初步了解干预措施的可行性和处理效应,无法明确地评价其干预效果;若以个体为推断单位,则需要采用专门的统计学方法进行分析。

二、随机化的实施

群随机对照试验常采用完全随机设计(completely randomized design),有时亦可考虑分层设计(stratified design)。完全随机设计采用完全随机的方法将纳入研究的受试群体分配到试验组和对照组;分层设计则是按某些特征或条件(如群体大小、地理位置、经济条件等非处理因素)将受试群体分到不同的层,再将每层中的群体随机分组。此外,还有交叉设计(crossover design)、析因设计(factorial design)等。

群随机对照试验以群体为单位进行抽样和随机分组,有利于组织实施和解决沾染,然而也可能带来一些新的隐患。例如大部分群随机对照试验在群体分配后才开始招募受试个体,研究人员事先已知群体的分组结果及其干预措施,可能导致较严重的选择偏倚等问题。为了解决这些不足,Borm 等学者提出了伪群随机化法(pseudo cluster randomization),能够同时处理其选择偏倚和沾染问题。

三、群内相关系数

来自于同一群体的受试对象可能在许多方面存在相似性,因此他们对干预措施的反应一般不相互独立。对于群随机对照试验来说,这是无法避免的。群内相关系数(intra-cluster correlation coefficient,ICC)即反映同一群体内的个体间对某一处理因素的反应的相似程度,用 ρ 表示,是衡量群内相关大小与估计样本量的重要参数,等于群间变异占总变异的比重。即:

$$\rho = \frac{\sigma^2_{\text{between-cluster}}}{\sigma^2_{\text{total}}} = \frac{\sigma^2_{\text{between-cluster}}}{(\sigma^2_{\text{between-cluster}} + \sigma^2_{\text{within-cluster}})} \tag{22-1}$$

具体计算见本章第三节。

四、方差膨胀因子

方差膨胀因子(variance inflation factor,VIF)又称设计效应(design effect,DE),指当总样本含量相同时,按照研究所采用的抽样方法计算得到的方差与采用单纯随机抽样方法计算得到的方差之比。方差膨胀因子同时受到群内相关系数 ρ 和群内个体数 m 的影响,即 $VIF = 1+(m-1)\rho$。

五、样本量估计

群随机对照试验中的样本量估计包括群体数和个体数两个层面。由于整群抽样误差较大且存在群内相关,同一群体内的个体常是非独立的(non-independent),在检验效能一定的情况下往往比传统试验需要更多的样本量。下面介绍完全随机设计试验样本量估计的方法。

(一)群随机对照试验和传统随机对照试验样本量的关系

由于存在群内相关,采用传统随机对照试验的公式来估计群随机样本量 n,会存在有效样本量减少和检验效能不足的问题,而通过乘以方差膨胀因子使传统随机对照试验的样本量 N 获得相应的"膨胀",即可保证群随机样本量 n 提供相同的检验效能。两者的关系为:

$$n = N \cdot \left[1+(m-1)\rho \right] \tag{22-2}$$

由式(22-2)可知,若群内相关系数 ρ 为0,即群内个体间相互独立,则方差膨胀因子 $1+(m-1)\rho = 1$,所需的样本量与传统随机对照试验一样;若群内相关系数为1,则说明一个群体不论多大也只能提供一份有效样本的信息,其所需的群体数即为传统随机对照试验的样本量。因此,群随机对照试验所需的样本量等于用传统随机对照试验公式计算出的样本量乘以方差膨胀因子。

(二)两个均数比较的样本量计算

以完全随机设计两组平行对照为例,对连续型结局指标(均数比较)来说,按 1:1 设计每组需要的群数。

$$k = \frac{2\sigma^2(z_{1-\alpha/2}+z_{1-\beta})}{(\mu_1-\mu_2)^2} [1+(m-1)\rho] m^{-1} \tag{22-3}$$

每组相应的样本量(受试者数)为 $n = k \cdot m$。其中 α 为 Ⅰ 类错误的概率,又称检验水准,通常取 0.05;β 为 Ⅱ 类错误的概率,$(1-\beta)$ 即为检验效能,β 通常取 0.20 或 0.10;$z_{1-\alpha/2}$ 为标准正态分布的双侧临界值,单侧检验时可改为单侧临界值 $z_{1-\alpha}$;$z_{1-\beta}$ 为标准正态分布的单侧临界值,不论双侧还是单侧检验均相同;k 为每组(试验组或对照组)需要的群数;m 为每群所含的研究对象的平均数量,根据文献、专业知识或预试验估计;n 为每个组(试验组或对照组)需要的研究对象的个体数量。σ^2 为总体方差,假设试验组和对照组满足方差齐性,σ^2 可通过文献查阅和预试验估计;$\mu_1-\mu_2$ 为两总体均数的差值,也可通过文献查阅和预试验估计;ρ 为群内相关系数,常根据已有文献(与本研究具有相似的随机化单位和结局指标)或预试验估计;$1+(m-1)\rho$ 称为方差膨胀因子。

由式(22-3)可知,若某完全随机设计的群随机对照试验将研究对象分为试验组和对照组 2 组,则总的样本量至少包括 $2k$ 个群体和 $2n$ 个个体(每群体平均含 m 个个体);将 $2k$ 个群体随机分配到试验组和对照组,使每组至少有 k 个群体和 n 个个体。

例22-1　以2型糖尿病健康教育干预试验为例,设其主要疗效指标为糖化血红蛋白 HbA1c 水平的变化,其总体标准差 $\sigma = 2.83\%$,群内相关系数 $\rho = 0.05$,估计每个群体平均有 18 个受试个体, $\alpha = 0.05$, $\beta = 0.10$,干预 1 年后两组的 HbA1c 差异达到 1% 时认为干预有效,则每组所需的样本量至少为:

$$k = \frac{2 \times 0.0283^2 (1.96 + 1.282)^2}{0.01^2} \times \frac{[1 + (18-1) \times 0.05]}{18} = 17.3 \approx 18 (群)$$

$$n = 18 \times 18 = 324 (个体)$$

因此,该试验每组需要 18 个群体(324 个受试者),共 36 个群体(648 个受试者)。

(三)两个率比较的样本量计算

对完全随机设计两组平行对照,二分类指标的有效率比较的两组比例为 1∶1,每组需要的群数为:

$$k = \frac{(z_{1-\alpha/2} + z_{1-\beta})^2 [\pi_1(1-\pi_1) + \pi_2(1-\pi_2)]}{(\pi_1 - \pi_2)^2} [1 + (m-1)\rho] m^{-1} \tag{22-4}$$

式中, π_1 和 π_2 分别为假设的试验组和对照组的总体率,可通过文献查阅和预试验估计。其余参数见上文解释,每组需要的个体数量同样为 $n = k \cdot m$。

例22-2　老年人跌倒的预防是一个重大的公共卫生挑战。某研究机构拟采用群随机对照试验,评价广场集体舞是否提高老年人的平衡和步态,有效防止老年人跌倒,并预防认知下降,提高身体素质。以老年公寓为群,进行群随机试验。老年公寓筛选的标准为必须有一个适当的舞蹈厅,至少有 60 名居民,而目前没有将集体舞作为公寓的活动。退休公寓随机使用计算机生成的随机方法,以最小化约束。公寓中的参与者必须是一个公寓居民,能独立步行至少 50m,无认知障碍,并同意接受身体和认知测试。干预组公寓的居民每周 2 次提供 1 小时的集体舞,持续超过 12 个月(计 80 小时以上);对照组公寓的居民不加干预,继续他们的常规活动。主要终点观察指标为 12 个月的跌倒事件发生率;次要观察指标为步态测试、生理功能评估(即姿势摇摆、本体感觉、反应时间、腿部力量)、健康生理和心理素质量表等。已知老年人的年平均跌倒率为 45%,而假设集体舞活动能减少 1/3 的跌倒,群内相关约为 0.015,则在检验水准为 0.05、把握度为 80%,且 90% 能完成日志填写的条件下:

$$k = \frac{(1.96 + 1.28)^2 [0.45 \times (1-0.45) + 0.3 \times (1-0.3)]}{(0.45 - 0.3)^2} [1 + (60-1) \times 0.015] \times 60^{-1} = 6.7$$

$$6.7 / 0.9 = 7.4 \approx 8$$

可见,共需要 16 个社区,试验组和对照组各需要 8 个社区,每个社区平均 60 人。

六、知情同意及其他伦理学问题

传统的随机对照试验对医学伦理有着严格的要求和标准,群随机对照试验在继承这些原则的基础上也产生了一些新的问题,其中关于知情同意的争论较为突出。

群随机对照试验的知情同意同时存在群体和个体两个水平,即随机化单位和受试对象的知情同意。《赫尔辛基宣言》曾要求,对受试个体进行随机分组和实施干预前必须获得其知情同意,然而这一原则并不完全适用于群随机的情况。因为群体的随机分配往往是在其监护人、领导者或决策者(如家长、厂长、院长、校长、居委会主任等)合作和同意后进行的,受试对象在招募前就已经确定了组别,即个体分组常在其知情同意前便完成了,这在以学校、社区、工厂、医院等较大群体为随机化单位的试验中尤为常见。然而,在家庭、车间等较小的随机化单位中,同时完成群体和个体水平的知情同意后再进行随机分配却是可能的。

或许是考虑到这一类试验的复杂性,新版的《赫尔辛基宣言》不再强调该原则,同时新版第二十五条还规定:"咨询家庭成员或社区领导者可能是合适的,但有知情同意能力的受试者本人拒绝时可不参加研究。"这说明在一定条件下咨询群体单位的领导者是合理的,但仍要保证受试者自愿参加或退出研究的权利。

此外,研究者还可能无法获得群体内所有受试对象的知情同意,这主要受到干预措施的影响。例如以通过电台开展的健康促进项目、自来水加氟试验等,这些干预措施基于整个群体或环境实施,而非针对每个受试者个体,因此有时难以获得群体内所有个体的知情同意,或即使可行也将面临高昂的成本。在这种情况下,群体单位领导者同意与否起关键作用。即便如此,研究者也需要尽可能地保障每个受试者的权益。如通过召开会议、张贴告示、派发传单等保障知情权,有利于提高受试者的依从性;采取措施保障其"自愿参加或退出研究的权利",如在自来水加氟试验中,某些试验组群体的个人无法避免供水加氟的集体干预,但可以通过喝瓶装水拒绝参与研究。

在伦理学的其他方面,群随机对照试验与传统试验则较为相似,在设计和实施时可参考最新修订的《赫尔辛基宣言》或其他伦理学指南。

第三节　群内相关系数

群随机对照试验一般都要求报告群内相关系数 ρ,其大小反映了群体内的个体对干预措施的反应的相似程度,还可以指导今后类似试验的设计和样本量计算,因此本节将介绍如何通过公式计算群内相关系数。

为了方便说明,我们只讨论两组样本比较的情形。不失一般性,记 K 个群被随机分配到第 i 组($i=1,2$),Y_{ijl} 代表第 i 组第 j 群第 l 个研究对象的结果($l=1,2,\dots,m_{ij}$)。记 k 为两组的群体数量;k_i 为第 i 组的群体数量;N 为两组的个体数量;n_i 为第 i 组的个体数量;m_{ij} 为第 i 组第 j 群的个体数量。对二分类变量,P_i 表示第 i 组的阳性率,P_{ij} 表示第 i 组第 j 群的阳性率。

一、二分类资料群内相关系数的计算

分析定性资料主要是比较样本的频率分布在总体上是否有差异。假定各群的群内相关系数 ρ 相等,可应用方差分析思路计算两组样本 ρ 的估计值:

$$\hat{\rho} = \frac{MSC - MSW}{MSC + (m_0 - 1)\,MSW} \tag{22-5}$$

式中,MSC 和 MSW 分别为群间和群内的合并均方误差;m_0 为每群的调整个体数。

$$MSC = \frac{1}{K-2} \sum_{ij} m_{ij}(\hat{P}_{ij} - \hat{P}_i)^2 \tag{22-6}$$

$$MSW = \frac{1}{N-K} \sum_{ij} m_{ij}\hat{P}_{ij}(1-\hat{P}_{ij})^2 \tag{22-7}$$

$$m_0 = \frac{1}{K-2}\left(N - \sum_{ij} \frac{m_{ij}^2}{n_i}\right) \tag{22-8}$$

式中,$\hat{P}_{ij}$ 为第 i 组第 j 群的阳性率的估计值(第 j 群的阳性个体数/第 j 群的总个体数);$\hat{P}_i$ 为第 i 组的阳性率的估计值(第 i 组的阳性个体数/第 i 组的总个体数);一般情况下 $\hat{\rho}>0$,若计

算得负数则令 $\hat{\rho}=0$。

二、定量资料群内相关系数的计算

假设各群体的群内相关系数总体相等,$\hat{\rho}$ 和 m_0 的计算公式与二分类资料的相同,而 MSC 与 MSW 略有差异。即：

$$MSC = \frac{1}{K-2} \sum_{ij} m_{ij}(\overline{Y}_{ij} - \overline{Y}_i)^2 \tag{22-9}$$

$$MSW = \frac{1}{N-K} \sum_{ijl} (Y_{ijl} - \overline{Y}_{ij})^2 \tag{22-10}$$

式中,Y_{ijl} 为第 i 组第 j 群第 l 个研究对象的观察值；$\overline{Y}_{ij}$ 为第 i 组第 j 群所有个体观察值的平均数；$\overline{Y}_i$ 为第 i 组所有个体观察值的平均数；其余参数见上文解释。

此外,后面介绍的广义估计方程和多水平模型的参数估计均可用于估计群内相关系数。

例 22-3 为评价健康教育的控烟效果,以学校为单位进行群随机试验,24 个学校随机分为试验组和对照组,试验组进行吸烟危害身体的健康教育,而对照组则没有。观察 1 个学期后吸烟学生的比例,结果见表 22-1。

表 22-1 学生吸烟的群干预试验结果

试验组($i=1$)			对照组($i=2$)		
学校编号 K	学校人数 m_{ij}	吸烟人数 y_{ij}	学校编号 K	学校人数 m_{ij}	吸烟人数 y_{ij}
1	42	0	13	103	5
2	84	1	14	174	3
3	149	9	15	83	6
4	136	11	16	75	6
5	58	4	17	152	2
6	55	1	18	102	7
7	219	10	19	104	7
8	160	4	20	74	3
9	63	2	21	55	1
10	85	5	22	225	23
11	96	1	23	125	16
12	194	10	24	207	12
合计	1341	58	合计	1479	91

根据上述资料,$K=24$,$N=1341+1479=2820$,试验组的吸烟率 $P_1=58/1341=4.33\%$,对照组的吸烟率 $P_2=91/1479=6.15\%$。

$$MSC = \frac{1}{K-2} \sum_{ij} m_{ij}(\hat{P}_{ij} - \hat{P}_i)^2 = 0.1133$$

$$MSW = \frac{1}{N-K} \sum_{ij} m_{ij} \hat{P}_{ij} (1-\hat{P}_{ij})^2 = 0.0460$$

$$m_0 = \frac{1}{K-2} \left(N - \sum_{ij} \frac{m_{ij}^2}{n_i} \right) = 115.2083$$

则:

$$\hat{\rho} = \frac{MSC-MSW}{MSC+(m_0-1)MSW} = 0.0125$$

即群内相关系数为 0.0125。

第四节　群随机对照试验的广义估计方程

广义估计方程(GEEs)是 Liang & Zeger(1986)在广义线性模型的基础上提出的,用于分析纵向观察资料的一个统计分析方法。GEEs 采用边际模型(marginal model),并在模型中引入作业相关矩阵(working correlation matrix)。Prentice(1988)扩展了 GEE,建立第二套估计方程(GEE2),可以同时估计均数结构和关联结构的边际模型。Diggle、Liang 和 Zeger(1994)系统综述了边际模型和其他模型,包括随机效应模型和转移(transition)或 Markov 模型。

由于群随机对照试验的数据结构的特殊性,采用广义估计方程方法对群随机对照试验的数据进行分析是非常合适的。

一、GEE 模型简介

广义估计方程是在广义线性模型的基础上发展起来的。假设 X_{ij} 为第 i 个群体的第 j 个受试者的测量值,其协变量为 $X_{ij} = (X_{ij1}, X_{ij2}, \dots, X_{ijm})$,认为不同群体之间的观测值相互独立,同一群体内的个体观测值存在组内相关。

广义估计方程的基本结构如下:

(1)设受试者测量值的边际期望为 $E(Y_{ij})$,指定其为协变量的线性函数,则有:

$$E(Y_{ij}) = \mu_{ij}, g(\mu_{ij}) = \beta_0 + \beta_1 x_{ij1} + \beta_2 x_{ij2} + \dots + \beta_m x_{ijm} \tag{22-11}$$

式中,$g(\cdot) = h^{-1}(\cdot)$ 为连接函数(link function),可根据变量的类型进行选择;β 为模型待估计的参数(回归系数)。

(2)由广义线性模型的理论可知,假设反应变量 y_{ij} 的边缘分布具有指数族的分布形式,其密度函数为:

$$f(Y_{ij}) = \exp[\{Y_{ij}\mu_{ij} - a(\mu_{ij}) + b(y_{ij})\}\phi] \tag{22-12}$$

式中,ϕ 称为离散参数(dispersion parameter)或可加尺度(additional scale);$\mu_{ij} = h(\eta_{ij})$;$\eta_{ij} = X_{ij}\beta$。可以证明,Y_{ij} 的期望和方差可以用 $a(\mu_{ij})$ 的一阶和二阶导数表示:

$$E(Y_{ij}) = a'(\mu_{ij})$$
$$\mathrm{var}(Y_{ij}) = a''(\mu_{ij})/\phi \tag{22-13}$$

(3)设相关参数(correlated parameter)α,用来决定作业相关矩阵 $R_i(\alpha)$;V 为 $R_i(\alpha)$ 对应的作业协方差阵(working covariance matrix)。

指定作业相关矩阵是构建广义估计方程的重要一步。在群随机对照试验中,常用的相关矩阵包括等相关和不确定性相关。等相关假设同一群体中任一两个受试者的相关程度是相等的;而不确定性相关则不预先指定,让模型根据数据特征自行估计。理论证明,只要连接函数正确,样本量足够大,缺失值不太多,即使对作业相关矩阵 $\boldsymbol{R}_t(\alpha)$ 的指定不完全合适,依然可以得到稳健的参数估计值和可信区间。

指定了作业相关矩阵,可得 Y 的协方差结构矩阵为:

$$V_i = \boldsymbol{A}_i^{1/2} \boldsymbol{R}(\alpha) \boldsymbol{A}_i^{1/2} / \phi \tag{22-14}$$

式中,A_i 为对角矩阵,其对角线上的元素为 $h(\mu_{ij}) = \nu_{ij}\phi$,它表示 Y 的均数 μ 与方差 ν 间的函数关系。按 Liang & Zeger (1986)的定义,广义估计方程为:

$$\sum_{i=1}^{n} \frac{\partial \mu_i}{\partial \beta} V_i^{-1} (Y_i - \mu_i) = 0 \tag{22-15}$$

二、GEE 参数估计

广义估计方程中有 3 类参数,一是解释变量的系数 β,二是尺度参数 ϕ,三是相关参数 α。而 ϕ 和 α 都是 β 的函数,只有给定 ϕ 和 α 的估计值后,才能得到 β 的解。因此 GEE 的估计需用迭代法。

β 的初值一般取假设观测值之间无相关性时广义线性模型所得到的估计值,记为 β_I。

模型的粗残差为:

$$e_{ij} = y_{ij} - \mu_{ij} = y_{ij} - g^{-1}(\beta_0 + \beta_1 x_{ij} + \cdots + \beta_m x_{ij}) \tag{22-16}$$

Pearson 残差为:

$$r_{ij} = \frac{\hat{y}_{ij} - \mu_{ij}}{\sqrt{v_{ij}}} \tag{22-17}$$

则:

$$\hat{\phi}^{-1} = \sum_{i=1}^{n} \sum_{j=1}^{n_i} r_{ij}^2 / (N-p) \tag{22-18}$$

组内相关系数是基于 Pearson 残差求得的。例如对等相关情形有:

$$\hat{\alpha} = \sum_{i=1}^{n} \left[\frac{\sum_{j=1}^{n_i} \sum_{l=1}^{n_i} r_{ij}r_{il} - \sum_{j=1}^{n_i} r_{ij}^2}{n_i(n_i - 1)} \right] \Bigg/ \left[\sum_{i=1}^{n} \frac{\sum_{j=1}^{n_i} r_{ij}^2}{n_i} \right] \tag{22-19}$$

在得到 ϕ 和 α 的估计值后,再求 β 的解。如此往复,直到各参数均收敛为止。

广义估计方程能处理每个群受试者数不相等的情况,这正是实际需要的。广义估计方程还可以同时控制群体和个体水平的协变量,相较单因素分析有效地控制了混杂因素的影响。该法可利用 SAS 软件的 PROC GENMOD 过程操作实现。

SAS 的常用程序如下:

```
PROC  GENMOD  <选项>;
    CLASS 变量;
    MODEL 因变量 = 自变量  </选项>;
    REPEATED   SUBJECT=水平2(群体)  变量   </选项>;
RUN;
```

第五节　群随机对照试验的多水平模型

群随机对照研究的数据具有层次结构(hierarchical structure),不同的层次称为水平(level)。最简单的情形是 2 水平结构,群为 2 水平单位(level-2 unit),每个受试者为 1 水平单位(level-1 unit);如果考虑受试者在不同时间点上的重复测量,则群为 3 水平单位,每个受试者为一个 2 水平单位,每次测量为一个 1 水平单位。GEE 只能处理最简单的 2 水平结构数据,对于多水平结构的数据无能为力,此时需要采用多水平模型进行分析。

一、MLM 模型简介

多水平模型是英国教育统计学家 H. Goldstein 于 1986 年提出的,专门用于处理具有多层次或多水平结构的资料。多水平模型的基本思想来源于传统的方差分析。事实上,传统方差分析中的随机方差和混合方差模型(又称 Ⅱ、Ⅲ 型方差模型)是处理 2 水平模型的最基本的方法。当需要估计潜在的随机误差效应,且涉及协变量模型时,传统的算法无法进行分析。

多水平模型采用迭代广义最小二乘法(iterative generalized least squares, IGLS),通过分解估计各水平上的方差,并考虑解释变量对残差的影响,充分利用各水平内的聚集信息,从而获得回归系数的有效估计,提供正确的标准误及置信区间。多水平模型的固定效应部分与一般的线性模型或广义线性模型相同,解释也一样,只是将残差分解到不同的水平上,且允许考虑协变量对残差的影响。传统的 Ⅱ、Ⅲ 型方差模型是最简单、无协变量的情形。

杨珉(1994)首先将该方法介绍到国内,李晓松等(2000)翻译出版了 H. Goldstein 的专著《Multilevel Statistical Models》。

不失一般性,考虑一个简单的 2 水平模型,只包含 1 个解释变量 x(例如处理分组),

$$y_{ij} = \beta_{0j} + \beta_{1j} x_1 + \varepsilon_{ij} \tag{22-20}$$

式中,i 指 1 水平单位(受试者),j 指 2 水平单位(群),$i = 1, \cdots, n_j; j = 1, \cdots, n$。这里,$\beta_{0j}$ 和 β_{1j} 为随机变量,并假设:

$$\beta_{0j} = \beta_0 + u_{0j} \qquad \beta_{1j} = \beta_1 + u_{1j}$$

β_0 和 β_1 为固定效应参数,u_{0j} 和 u_{1j} 为 2 水平上的随机变量,并有:

$$E(u_{0j}) = E(u_{1j}) = 0$$

$$\mathrm{var}(u_{0j}) = \sigma_{u0}^2, \qquad \mathrm{var}(u_{1j}) = \sigma_{u1}^2, \qquad \mathrm{cov}(u_{0j}, u_{1j}) = \sigma_{u01}$$

ε_{ij} 为 1 水平上的随机变量(残差):

$$E(\varepsilon_{ij}) = 0, \qquad \mathrm{var}(\varepsilon_{ij}) = \sigma_0^2$$

并假设 $\mathrm{cov}(\varepsilon_{ij}, u_{0j}) = \mathrm{cov}(\varepsilon_{ij}, u_{1j}) = 0$。

故上述 2 水平模型又可以表示为:

$$y_{ij} = \beta_0 + \beta_1 x + (u_{0j} + u_{1j} x + \varepsilon_{ij}) \tag{22-21}$$

该模型由两部分组成:固定部分和随机部分。与一般的混合效应模型(如方差成分模型、混合效应线性模型、GEE)的不同之处在于,多水平模型中的随机部分可以包含解释变量,其系数 u_{1j} 称为随机系数。因此,多水平模型又称为随机系数模型(random coefficient model)。

Y 的协方差矩阵为块对角矩阵:

$$V = \begin{pmatrix} V_{n_1} & & & \\ & V_{n_2} & & \\ & & \ddots & \\ & & & V_{n_m} \end{pmatrix} \tag{22-22}$$

当不考虑解释变量对方差的影响时,即 $\sigma_{u1}^2 = 0$,上述模型即为一般的混合效应线性模型。

$$V_{n_i} = \mathrm{cov}(y_{ij} \mid X\boldsymbol{\beta}) = \begin{pmatrix} \sigma_{u0}^2 + \sigma_0^2 & \sigma_{u0}^2 & \cdots & \sigma_{u0}^2 \\ \sigma_{u0}^2 & \sigma_{u0}^2 + \sigma_0^2 & \cdots & \sigma_{u0}^2 \\ \vdots & \vdots & \cdots & \vdots \\ \sigma_{u0}^2 & \sigma_{u0}^2 & \cdots & \sigma_{u0}^2 + \sigma_0^2 \end{pmatrix}_{n_i \times n_i} \tag{22-23}$$

简记为 $\sigma_{u0}^2 J_{(n_i)} + \sigma_0^2 I_{(n_i)}$。这里,$J_{(n)}$ 为 n 维的 1 矩阵(所有元素皆为 1),$I_{(n)}$ 为 n 维的单位矩阵。不难导出组内相关系数为:

$$\rho = \frac{\mathrm{cov}(u_{0j} + \varepsilon_{ij}, u_{0j} + \varepsilon_{ij})}{\sqrt{\mathrm{var}(u_{0j} + \varepsilon_{ij}) \cdot \mathrm{var}(u_{0j} + \varepsilon_{ij})}} = \frac{\sigma_{u0}^2}{\sigma_{u0}^2 + \sigma_0^2} \tag{22-24}$$

当考虑解释变量对方差的影响时,$\sigma_{u1}^2 \neq 0$:

$$V_{n_i} = (\sigma_{u0}^2 + 2\sigma_{u01}x + \sigma_{u1}^2 x^2) J_{(n_i)} + \sigma_0^2 I_{(n_i)} \tag{22-25}$$

内部相关系数为:

$$\rho = \frac{\sigma_{u0}^2 + 2\sigma_{u01}x + \sigma_{u1}^2 x^2}{\sigma_{u0}^2 + 2\sigma_{u01}x + \sigma_{u1}^2 x^2 + \sigma_0^2} \tag{22-26}$$

可见,在多水平模型中,内部相关系数可能与解释变量有关,例如不同处理组的内部相关系数不同。

二、MLM 模型参数估计

多水平模型的参数估计可采用 H. Goldstein(1986)提出的迭代广义最小二乘法(IGLS),或 H. Goldstein(1989)提出的限制迭代广义最小二乘法(restricted iterative generalized least squares,RIGLS)。

记 $\mathrm{cov}(Y \mid X\beta) = V$,若 V 为已知,则按一般的最小二乘(OLS)估计有:

$$\hat{\boldsymbol{\beta}} = (X^T V^{-1} X)^{-1} X^T V^{-1} Y \qquad \mathrm{cov}(\hat{\boldsymbol{\beta}}) = (X^T V^{-1} X)^{-1} \tag{22-27}$$

但事实上,V 常常是未知的,它是由随机部分的参数构成的。当 β 已知时,记 y_{ij} 的残差为:

$$\widetilde{Y} = \{\widetilde{y}_{ij}\} = \{y_{ij} - X_{ij}\boldsymbol{\beta}\} \tag{22-28}$$

则积叉矩阵(cross-product matrix)$\widetilde{Y}\widetilde{Y}^T$ 的期望即为 V,构造方程为:

$$vec(\widetilde{Y}\widetilde{Y}^T) = vec(V) + R \tag{22-29}$$

式中,$vec()$ 为向量化算子,用一般的广义最小二乘法解方程中的未知参数 σ_{u0}^2,σ_{u1}^2,σ_{u01} 和 σ_0^2。

先给定固定参数 β 的初值,一般以 OLS 的估计值作为初值,再根据式(22-25)估计随机部分的参数,并构造 V,再用式(22-27)估计固定参数 β。在固定参数与随机参数估计间交替进行,直到收敛为止,这就是 IGLS。

一般来说,IGLS 估计是有偏估计,这在小样本中尤其重要。H. Goldstein(1989)提出以 $V - X(X^T V^{-1} X) X^T$ 代替式(22-27)中的 V,即可得到无偏估计,这就是 RIGLS。

利用 logit 连接函数同样可以拟合二分类结局变量的多水平模型,如 2 水平的 logistic 回归模型可利用 SAS 软件实现,对于高水平模型需要用多水平模型的专门软件实现。

对连续性结果变量其 2 水平模型的 SAS 常用程序如下:

PROC MIXED<选项>;

CLASS 变量;

MODEL 因变量 = 自变量</选项>;

RANDOM 随机效应</选项>;

RUN;

例 22-3(续)　根据表 22-1 的资料,分别用 GEE 和 MLM 分析,结果见表 22-2。

表 22-2　学生吸烟群干预试验的 GEE 和 MLM 分析结果

模型	系数	SE	z	P	95%CI
GEE 分析结果					
干预	−0.01 939	0.01 297	−1.50	0.135	−0.0448~0.0060
常数项	0.06 052	0.00 903	6.71	0.000	0.0428~0.0782
MLM 分析结果					
干预	−0.37 805	0.26 513	−1.43	0.154	−0.8977~0.1416
常数项	−2.84 118	0.18 202	−15.61	0.000	−3.1979~−2.4844

由于估计方法不同,用 GEE 估计的组内相关为 0.0107,用 MLM 估计的组内相关为 0.0583。与直接用公式计算的也不一样。

两个模型的参数估计结果也略有差别,但结论一致,即健康干预与不干预的效果差异无统计学意义。

注意,本例试验组的吸烟率 = 58/1341 = 4.33%,对照组的吸烟率 = 91/1479 = 6.15%。如果将其看作一般的随机对照试验,用一般的分析方法(不考虑群的因素),则 $\chi^2 = 4.6944$、$P = 0.030$。结论是健康教育是有效的,这与考虑群因素的 GEE 和 MLM 方法结果相反。可见,在 cRCT 试验中,群是必须要考虑的因素。

第六节　群随机对照试验的生存分析

在医学随访研究中,不但要考虑终点事件(terminal event)是否出现,还要考虑研究对象达到终点时所经历的时间。生存分析(survival analysis)能同时结合两者进行分析,因此在该领域内获得了广泛的应用。

在以个体为随机化单位的随访资料中,Kaplan-Meier 法常用于描述和绘制生存曲线图,而不同组生存时间的差异比较则常用基于秩次的检验,如 logrank 检验和 Wilcoxon 检验。而在群随机随访资料中,由于存在群内相关,Jung 和 Jeong 于 2003 年提出了拓展的标准 rank 检验,该法能够调整群内相关对生存时间的影响,同时两组样本生存时间的比较也可拓展到多组样本进行,当群内相关系数为 0 时等价于常规的 rank 检验。还有学者基于此提出了群随机随访资料的样本量和群内相关系数的计算公式。

Cox 比例风险回归模型(Cox's proportional hazards regression model)简称 Cox 模型,常用于生存资料的多因素分析,以终点事件的结局和发生时间为因变量,可以分析多个因素对因变量的影响。群随机对照试验中,各终点事件的发生时间可能存在群内相关,不满足 Cox 模型要求其相互独立的条件,因此有学者在此基础上建立了可分析群效应的拓展 Cox 模型,通过引入随机效应建立多水平 Cox 模型,可同时分析和校正群体水平和个体水平的因素,具体内容较为复杂,详见参考文献。

第七节　群随机对照试验的报告要求

为了提高生物医学论文的质量和科学性,国际上对某些常见研究类型的报告进行了系统的讨论和评价,并提出了一系列研究报告规范或指南,例如针对观察性研究论文报告的 STROBE 标准、非随机对照试验研究报告的 TREND 标准、随机对照试验研究报告的 CONSORT 声明等。

CONSORT 声明(consolidated standards of reporting trials statement)最初发表于 1996 年,随即引起了广泛的注意,并于 2001、2008 和 2010 年进行了修改、补充和更新工作。在这个过程中,CONSORT 工作组基于该声明进行了多个方向的扩展,其中就包括群随机对照试验的 CONSORT 扩展声明,见附录 2。

（凌　莉）

参 考 文 献

1. Geller NL. Advances in Clinical Trial Biostatistics. Boca Raton:CRC Press,2003.

2. 唐纳 A,克拉 N,刘沛.公共卫生研究中群随机试验设计与分析方法.北京:科学出版社,2006.

3. Sur D,Ochiai RL,Bhattacharya SK,et al. A Cluster-Randomized Effectiveness Trial of Vi Typhoid Vaccine in India. New England Journal of Medicine,2009,361(4):335-344.

4. Davies MJ,Heller S,Skinner TC,et al. Effectiveness of the diabetes education and self management for ongoing and newly diagnosed (DESMOND)programme for people with newly diagnosed type 2 diabetes:cluster randomised controlled trial. BMJ (Clinical Research ed),2008,336(7642):491-495.

5. Friedman LM,Furberg C,Demets DL. Fundamentals of Clinical Trials. New York:Springer,2010.

6. Borm GF,Melis RJ,Teerenstra S,et al. Pseudo cluster randomization:a treatment allocation method to minimize contamination and selection bias. Statistics in Medicine,2005,24(23):3535-3547.

7. Gao F,Earnest A,Matchar DB,et al. Sample size calculations for the design of cluster randomized trials:A summary of methodology. Contemporary Clinical Trials,2015,42:41-50.

8. Rutterford C, Copas A, Eldridge S. Methods for sample size determination in cluster randomized trials. International Journal of Epidemiology,2015,44(3):1051-1067.

9. Klar N, Donner A. Current and future challenges in the design and analysis of cluster randomization trials. Statistics in Medicine,2001,20(24):3729-3740.

10. Association WM. World Medical Association Declaration of Helsinki:ethical principles for medical research involving human subjects. JAMA,2013,310(20):2191-2194.

11. Edwards SJ,Braunholtz DA,Lilford RJ,et al. Ethical issues in the design and conduct of cluster randomised controlled trials. BMJ (Clinical Research ed),1999,318(7195):1407-1409.

12. Liang K-Y,Zeger SL. Longitudinal Data Analysis Using Generalized Linear Models. Biometrika,1986,73(1):13-22.

13. Laird NM,Ware JH. Random-Effects Models for Longitudinal Data. Biometrics,1982,38(4):963-974.

14. Jung SH,Jeong JH. Rank tests for clustered survival data. Lifetime Data Analysis,2003,9(1):21-33.

15. Jung SH. Sample size calculation for weighted rank tests comparing survival distributions under cluster randomization：a simulation method. Journal of Biopharmaceutical Statistics，2007，17(5)：839-849.

16. Sargent DJ. A general framework for random effects survival analysis in the Cox proportional hazards setting. Biometrics，1998，54(4)：1486-1497.

17. Yau KK. Multilevel models for survival analysis with random effects. Biometrics，2001. 57(1)：96-102.

18. Campbell MK，Piaggio G，Elbourne DR，et al. Consort 2010 statement：extension to cluster randomised trials. BMJ (Clinical Research ed)，2012，345：e5661.

19. Thomas RE，Grimshaw JM，Mollison J，et al. Cluster randomized trial of a guideline-based open access urological investigation service. Family Practice，2003，20(6)：646-654.

第二十三章

诊 断 试 验

医学诊断试验(diagnosis test)属于临床试验的另一分支,目的是评价一种诊断方法区分疾病或不同健康状态的能力,其核心是对诊断方法的准确度作出估计并进行统计推断。临床诊断方法包括各种实验室检查诊断(如生物标志物或病理组织学检查)、影像学诊断和仪器诊断(如 X 线、超声波、冠状动脉造影、CT 扫描、磁共振及纤维内镜)等。各种诊断方法的诊断价值如何,必须通过诊断试验才能确定。

第一节 概 述

一、研究目的

首先需要明确所要进行的诊断试验研究是评价已经有的一种方法还是一种新的方法;前者包括已经在临床上大量应用的成熟方法和刚刚开始应用、可能具有新的竞争力的方法,后者主要指尚未在临床上应用的新技术或改良产品。在此基础上,需要确定是要对以往的方法进行定量评价(包括准确度和稳定性),还是要比较几种不同的竞争方法的优劣和特点,或是通过临床试验获得一种新的诊断方法在临床上足够有效的证据。研究目的与研究方案具有密切的联系。

二、研究类型与假设

根据研究目的,诊断试验设计主要有单组设计、平行组设计(parallel group design)和配对设计(paired design)。

单组设计指诊断试验研究不专门设立对照组,即一种新的诊断方法与"金标准"进行比较,使用这种设计通常需要假定试验组使用的方法是有效的,目的是对其准确度和稳定性进行定量评价。

平行组设计和配对设计涉及两种或多种诊断方法准确度的比较,有非劣效性研究和优效性研究。前者通常需要证实一种新的方法在允许的范围内不比其他方法差,例如使用一种无创的检测方法可能更实用;后者则需要证实一种新的诊断方法的准确度较其他方法更高。使用平行组设计时,不同的患者接受不同的检测,如临床上检查卵巢癌,一部分患者使用 B 超检查,而另一部分患者使用磁共振(MRI)检查。对于这种设计需要假定各比较组内影响诊断效果的其他特征因素(如年龄)是均衡的,或者诊断的准确度只与是否患有疾病有关。使用配对设计,每一个患者需要同时接受所有待评价的检测,如所有患者同时使用 B 超和 MRI 两种仪器进行检查。相比之下,配对设计需要较少的患者,但需要考虑实际中是否可行。

第二节 诊断试验设计

一、研究目标

首先应该对要诊断的疾病有明确的定义。对于某些研究,试验要检测的情况相对较容易定义,如骨折、高血压、高血糖和癌症等,但有时则较难定义,如动脉硬化症、充血性心脏病等。对于这些研究,关键是用具有临床意义的方式进行定义。如动脉硬化症研究中疾病的数据定义可以是一条或多条血管狭窄,管腔减少一定的百分比以上,相应的患卒中和心血管疾病的风险增大。

实际中,有各种不同的诊断准确度研究,每种研究在整个诊断试验评价中都有各自的特殊作用,需要认识不同的研究,并区分以往研究与所计划的研究的不同之处。目标可以是阶段性的,由此可以对应各种不同的设计,因此需要注意诊断试验在不同阶段的特点和不同的作用。Zhou 等对各阶段的诊断试验设计做了适当的归纳,提出了研究的三个阶段(表 23-1)。

表 23-1 试验诊断准确度评价的三个阶段 *

阶段	典型设计	典型患者抽样计划	准确度指标
Ⅰ 期:探索阶段(早期)	回顾性(10~50 例)	典型的病例与正常人(健康志愿者)	ROC 曲线下面积、真阳性率(TPR)、假阳性率(FPR)的粗略估计
Ⅱ 期:挑战阶段(中期)	回顾性(10~100 例)	来自于包括病理学、临床、合并症的疾病谱的病例和病理学、临床、合并症与病例相仿的患者	调整协变量的 ROC 曲线下面积;对于比较研究,有时还需限定临床假阳性率(FPR)或者假阴性率(FNR)的范围
Ⅲ 期:临床阶段(后期)	前瞻性(100 例以上)	来自于目标总体的具有代表性的样本	根据应用而定

注: * 摘自《Statistical Methods in Diagnostic Medicine》(Zhou 等,2011:61)

1. Ⅰ 期试验——探索阶段(exploratory phase) 这一阶段主要对新技术的诊断能力进行初步估计,研究目标是确定新方法是否具有一定的诊断价值。对于这一基本问题,通常需要尽快作出回答。在典型的探索性研究中,比较的是确诊病例与正常志愿者(对照),这些研究在方法学上往往存在许多不足,有可能过高估计诊断的准确度。

2. Ⅱ 期试验——挑战阶段(challenge phase) 通过将诊断方法应用于较难分辨的患病与未患病受试者的各亚组,通过挑战去估计试验的准确度。对于这一阶段的研究,需要推测试验的绝对准确度,以及与竞争试验比较时的各种影响因素。这一阶段需要充分考虑患者的病理学、临床合并症,以及未患病受试者与病例类似的一些情况。研究中可能会用到调整协变量的统计学方法,如协变量调整的 ROC 曲线。

对于影像学研究,如果试验需要受过培训的阅片者进行解释(如 MRA 检测颈动脉斑块成像试验),尽量采用多个阅片者-多个病例(multiple-reader multiple-case,MRMC)的研究。需要注意,研究中的阅片者在已知其解释不会影响患者的临床治疗的情况下,对试验结果进行回顾性解释,相当于在进行一项试验性的诊断,因此这一阶段的结果通常并不能代表在实际临床应用中的准确度。

3. Ⅲ期试验——临床阶段(clinical phase)　该阶段采用有明确定义的临床总体与患者样本,以及测量试验的准确度。在这一阶段的研究中,避免偏倚十分重要,例如对于需要受过培训的阅片者解释的诊断试验,阅片者对试验结果的解释应如其平时的临床工作一样完成。另外,对Ⅰ期和Ⅱ期研究而言,采用内部验证准确度的方法即可,但Ⅲ期研究还需要外部验证,最好在不同的研究中心(医院)同时进行试验,因为不同临床机构或地理位置的患者在治疗前可能具有不同的症状、体征和合并症。

二、目标患者总体

需要明确两个问题,即患者的特征如人口学特征、症状和体征、合并症情况,以及疾病的进展阶段、部位和严重程度。

探索性研究对患者通常采用回顾性抽样设计,即在患者被选进入试验时,其真实的疾病状态已知,患者来源于试验记录与疾病登记。与此相反,在前瞻性设计中,患者被选入研究时,其真实的疾病状态是未知的,通常根据患者症状或体征的临床环境(如初级治疗、急诊科),以及患者准备接受检查的临床环境(如放射科、检验科)纳入研究。

Ⅱ期诊断试验通常采用回顾性抽样设计,可以选择临床上"患病"和"未患病"的受试者。对于回顾性研究中混杂因素的影响,一种常用的平衡策略是配比(matching)。例如从已知患有某病(如结肠癌)的患者中随机抽取出患者样本,再对每个患病的受试者根据可能影响诊断试验准确度的基本情况(如年龄、性别、疾病危险因素以及合并症等),匹配一个或多个未患病的受试者。对于可能影响诊断准确度的协变量,配比是保证患病与未患病的受试者在这些协变量特征上相同的有效措施,但在分析阶段仍需要对这些协变量进行统计学上的调整。如果想研究诊断的准确度是否与某种特征有关,则不应该进行配比。对各亚组的诊断准确度进行研究,这是Ⅱ期研究的任务。

Ⅲ期诊断试验的目标是无偏倚地度量试验的准确度,或者是比较两种或多种诊断方法间准确度的差异。与Ⅱ期诊断试验的目标不同,Ⅲ期诊断试验主要是确定不同方法对区分疑难病例有无价值并对准确度大小进行比较。因此,这一阶段对研究设计要求更加严格,患者样本必须更真实地代表目标总体,避免所选择的患者和同一诊断方法的诊断结果与实际结果相比出现偏倚。Ⅲ期研究通常是前瞻性研究设计,即招募由医生推荐进行检查的患者。前瞻性研究的优点是:①可以标准化所有研究患者的检测;②实行盲法,使试验执行者不知道其他检查结果的信息(如竞争试验与金标准的结果);③采用标准方式收集信息(体征、症状、病史),而不是依赖于患者的病历。尽管如此,由于这种设计是由医生推荐接受试验的患者,因此依然可能存在选择性偏倚。

三、金标准的选择

"金标准"是指在现有条件下,公认的、可靠的、权威的诊断方法。临床上常用的"金标准"有组织病理学检查、影像学检查、病原体分离培养鉴定、长期随访所得的结论及临床常用的其他确认方法等。

选择金标准通常是研究计划中最困难的部分。首先必须考虑是否有合理的金标准存在,如果存在,还必须决定是所有还是部分患者能够接受金标准。实际中,通常不存在真正的金标准,即没有一种诊断方法在确定有无疾病方面有 100% 的准确度,即使通常认为是真正金标准的手术和病理学检查也不一定是完善的。如病理学检查时,观察同一病理切片的病理学家之间也经常出现意见不一致的情况。因此,对于所有诊断试验研究,很重要的一点是建立诊断真实情况的操作标准,这需要综合考虑研究阶段、研究的主要目标以及偏倚对试验准确度估计的影响等。金标准的确定需要有一定的医学专业知识。

四、准确度指标的选择

实际工作中,有各种不同的诊断准确度研究,每种研究在整个诊断试验评价中都有各自的特殊作用。实际中需要认识不同的研究,并区分以往研究与所计划的研究的不同之处,这对研究工作具有一定的帮助。根据数据收集方法,研究可以采用不同的诊断试验准确度指标,如灵敏度、特异度、Youden 指数、比数比、似然比、ROC 曲线下面积和部分 ROC 曲线下面积等。究竟哪一个指标更为合适,主要由研究的阶段、目标以及特定的临床应用来决定。例如 I 期诊断试验中,通常采用 ROC 曲线下面积,因为该指标直接针对的是探索性研究提出的基本问题,即试验能否区分患病的受试者和未患病的受试者。

II 期诊断试验(探索)研究中,ROC 曲线下面积对评价诊断试验区分目标患者中不同亚组的能力具有较大意义。然而,在需要对不同诊断试验的准确度进行比较时,ROC 曲线下面积可能掩盖不同诊断方法间的重要差别。实际上,若两种诊断方法在临床所关心区域内的 ROC 曲线相同时,整体 ROC 曲线下面积仍可能存在较大差别。因此,对于 II 期诊断试验的比较研究,还应该考察临床所关心的部分 ROC 曲线的情况。需要注意的是,部分 ROC 曲线下面积以及灵敏度和特异度通常不作为 II 期诊断试验的主要准确度指标,因为采用这些指标进行研究所需要的样本量较大。

III 期诊断试验更接近临床应用,因此能够从临床上进行解释至关重要。对于这些研究,一般不推荐 ROC 曲线下面积作为主要准确度指标,因为该指标过于概括。因此,其主要准确度指标常采用灵敏度、特异度等与临床决策有直接关系的准确度指标,同时给出 ROC 曲线下面积,以及阳性预测值和阴性预测值。

五、数据收集方案

对于诊断生物标志物的研究,对其测定方法、分析仪器的灵敏度、试剂纯度、操作熟练程度等要尽可能地做到标准化,对其测量环境和条件要有统一的规定。例如检测中应对样本的收集环境和生理条件,样品的收集、转运、储藏方法和时间有明确的规定,并通过人员培训、控制检测条件、重复测定等措施严格控制测量误差,制定相应的 SOP 是必需的。

例如对于影像学研究有三个相关问题:阅片者设盲、阅片者顺序随机化和阅片者的解释环境。阅片者应该在不知道金标准诊断结果的情况下进行解释,即对阅片者进行"遮蔽"或"设盲",否则可能过高地估计试验的准确度。当同一患者的两种影像(如 MRI 和 CT)先后被同一名阅片者评阅时,如果有任何相关信息被阅片者保留,则后被评阅的影像相对于先被评阅的影像有更准确诊断的倾向。为此,需要尽量减小或消除评阅顺序产生的偏倚,最简单的方法是随机改变阅片的顺序,并加入"洗脱期",即相隔一段时间再评阅。在设计阅片者的环境时,需要确定是典型的"临床环境"还是"评价试验"的环境,这两者的最大不同在于前者在阅片时会参考患者的临床信息。

六、样本量的确定

诊断试验所需要的样本量通常由选定的主要准确度指标及设计类型确定。一般情况下,主要指标采用 ROC 曲线下面积时所需的样本量最少,而对于不同设计的诊断试验有不同的计算公式。例如是单个诊断试验准确性的评价,还是两个诊断试验准确性的比较;是优效性还是非劣效性诊断试验;是配对设计还是非配对设计;是单次测量还是多次重复测量;是独立的测量数据还是群集数据。这些问题都会影响所需的样本量。本章第七节详细介绍几种情况下样本量估计的方法,更详细的内容可参见相关文献。

第三节 诊断试验评价指标

用表 23-2 表示测试结果与实际患病状况的一般情况,其中 a 表示实际患病且检测结果为阳性的受试人数,b 表示实际患病但检测结果为阴性的受试人数,c 表示实际未患病但检测结果为阳性的受试人数,d 表示实际未患病且检测结果为阴性的人数。

表 23-2 诊断试验结果数据格式

实际情况	检测结果		合计
	T_+	T_-	
D_+	a	b	$a+b(n_1)$
D_-	c	d	$c+d(n_2)$
合计	$a+c$	$b+d$	$a+b+c+d(n)$

一、灵敏度和特异度

(一) 灵敏度

灵敏度(sensitivity)是评价诊断试验的最基本和最重要的指标之一。在诊断试验或者疾病筛检中,灵敏度指实际患有某一特定疾病的人试验结果为阳性的比例,即实际患病而被正确诊断为患病的概率(记作 Se)。灵敏度的估计值和相应的标准误为:

$$\hat{S}e = \frac{a}{a+b} \tag{23-1}$$

$$SE(\hat{S}e) = \sqrt{\frac{\hat{S}e(1-\hat{S}e)}{a+b}} \tag{23-2}$$

大样本情况下(如 $a+b>50$),灵敏度在 $1-\alpha$ 可信度下的置信区间可以利用正态分布原理近似估计,即

$$\hat{S}e \pm z_{1-\alpha/2} SE(\hat{S}e) \tag{23-3}$$

式中,$z_{1-\alpha/2}$ 为标准正态分布的分位数。

在实际中,如果疾病的发现较为重要,尤其是漏诊真实病例的潜在代价高于将非病例误

诊为有病(即假阳性)时,这时要求有较高的灵敏度。临床上以排除可能疾病为目的时,具有高灵敏度的试验较为有用,此时的阴性试验结果意味着实际不患病的概率较大。

(二) 特异度

特异度(specificity)也是评价诊断试验的最基本和最重要的指标之一。在诊断试验或者疾病筛检中,特异度指实际未患病的个体被正确诊断为阴性的概率(记作 Sp)。其同义词是真阴性率,以实际未患病的例数为分母,计算其中的阴性测试结果所占的比例。特异度的估计值和相应的标准误为

$$\hat{Sp} = \frac{d}{c+d} \tag{23-4}$$

$$SE(\hat{Sp}) = \sqrt{\frac{\hat{Sp}(1-\hat{Sp})}{c+d}} \tag{23-5}$$

在大样本情况下(如 $c+d>50$),特异度在 $1-\alpha$ 可信度下的置信区间为

$$\hat{Sp} \pm z_{1-\alpha/2} SE(\hat{Sp}) \tag{23-6}$$

特异度反映正确排除某病的能力,其值愈大,诊断假阳性的概率愈小,即误诊的可能性愈小。具有高特异度的诊断试验方法临床上较为有用,由此给出的阳性结果意味着实际患病的概率相对较高。一般情况下,如果诊断试验被设定为具有高特异度,则其假阳性率 $c/(c+d)$ 相应会较低。如果将真实非病例误诊为有病的潜在代价相对高于将真实病例误判为无病(即假阴性结果)时,这时需要有较高的特异度。例如在对患病率很低的癌症进行人群筛查时,高特异度可以避免产生大量假阳性结果,免去为了确定其实际无病状态而进行的临床检查。

总之,特异度和灵敏度是反映诊断试验准确性的两个最基本的统计指标。同时提高两个指标值是诊断试验期望的目标,但在实际中两者同时提高比较困难,提高灵敏度往往以降低特异度为代价,反之亦然。不同的临床实践往往选择不同的诊断标准,这需要根据具体情况决定。如对于疾病筛检通常希望灵敏度要高一些,而临床诊断上则可能希望特异度要更高一些。

二、阳性预测值和阴性预测值

预测值(predictive value)包括阳性预测值(positive predictive value)和阴性预测值(negative predictive value)。阳性预测值记为 PV_+,表示预测阳性结果的正确率,即诊断结果为阳性者实际患病的概率;阴性预测值记为 PV_-,表示诊断结果为阴性者实际未患病的概率。

在临床实际中,一种诊断方法的实用价值如何,主要根据 PV_+ 和 PV_- 判断。需要注意的是,PV_+ 和 PV_- 的大小不仅与灵敏度(Se)和特异度(Sp)有关,还与受试者中患者的比例有关。因此,一个诊断试验在确定了灵敏度和特异度后,在临床应用中通常还要根据检测人群的患病率 P 调整 PV_+ 和 PV_-。P 称为先验概率,可根据临床经验作出估计。例如受试者来自于普通人群,P 则较小;受试者来自于医院就诊患者,P 则稍大;受试者来自于某病的可疑患者,P 则更大。根据 Bayes 原理,两者的计算公式分别为:

$$PV_+ = P(D_+ \mid T_+) = \frac{SeP}{SeP+(1-Sp)(1-P)} \tag{23-7}$$

$$PV_- = P(D_- \mid T_-) = \frac{Sp(1-P)}{Sp(1-P)+(1-Se)P} \tag{23-8}$$

图 23-1 显示在灵敏度和特异度一定时($Se=0.9, Sp=0.9$),P 增加,PV_+ 随之增加,PV_- 则缓慢减少。有时,两个诊断试验的准确性指标相近,但 PV_+ 和 PV_- 却可能有很大的差异。

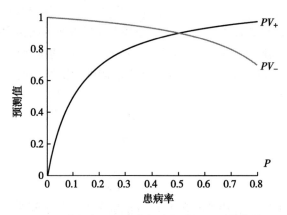

图 23-1　诊断人群患病率与诊断结果预测值的关系

三、似然比

(一) 似然比的意义

似然比(likelihood ratio)是一种评价诊断试验的指标。对于一个二分类的诊断结果 T,可以按照条件似然比(LR)进行定义:

$$LR(T) = \frac{\Pr(T|D_+)}{\Pr(T|D_-)} \tag{23-9}$$

常用的似然比有两类:一类为阳性似然比(positive likelihood ratio, LR_+),是真阳性率(灵敏度)与假阳性率(1-特异度)之比,其值越大诊断价值越高,即 $LR_+ = Se/(1-Sp)$;另一类为阴性似然比(negative likelihood ratio, LR_-),是假阴性率(1-灵敏度)与真阴性率(特异度)之比,该值越小诊断价值越高,即 $LR_- = (1-Se)/Sp$。

诊断过程最初的目的是根据诊断试验的结果判断个体患病概率的大小,灵敏度和特异度可以反映出诊断试验的效果,但它们对后验概率的联合作用无法直观地显示出来。相比之下,似然比可以在先验比数(pre-test odds)的基础上直接增加一个乘积作用,使诊断试验结果对后验比数(post-test odds)的影响更为明显。实际中可以利用简单的公式,通过合适的似然比实现从先验概率到后验概率的转换。若诊断试验目标人群患病率的先验期望为 P、假阳性率为 α、假阴性率为 β、先验比数为 $P/(1-P)$,则对于阳性诊断试验,可以计算后验比数为 $P/(1-P) \times LR_+$;对于阴性诊断试验,后验比数为 $P/(1-P) \times LR_-$。

似然比综合了灵敏度和特异度的信息,在已知患病率和似然比的情况下,可以根据诊断中的特定测量值计算后验比数,以帮助临床医生诊断决策。这种方法的最大优势是可以用于评价结果为有序资料和定量资料的诊断试验。通过 Bayes 理论,由定量资料类型的诊断结果计算后验概率时,为计算灵敏度和特异度,需要先将定量结果按一定的截断阈值划分为阳性和阴性两类,其主要问题是诊断结果勉强高出截断阈值的患者与诊断结果远远超出截断阈值的患者具有相同的后验概率。在某些阶段,医生必须对患者是否确实患病作出明确判断,但这种判断理论上应当依照真实的后验概率,而不能仅仅参照中间过程的诊断试验结果。在有序和定量两种情况下,后验比数可以由先验比数和似然比计算出来,但此时的似然比并不是全部诊断结果的平均似然比,而是通过患者各自的诊断结果计算出的似然比。

（二）有序资料的似然比

例 23-1　表 23-3 的资料来源于 Smith 的研究,显示了根据有无心肌梗死(MI)患者的不同肌酸激酶(CK)水平范围,试计算似然比。

计算过程和结果见表 23-3。依照该研究得出的似然比,能够计算特定的后验概率。显然,相对于适度升高的 CK 值水平(如 150),CK 值水平严重过量(≥280)将带来更高的心肌梗死的后验概率。

表 23-3　有无心肌梗死患者(MI)的肌酸激酶(CK)水平

CK 值水平	心肌梗死患者内所占的比例(A)	非心肌梗死患者内所占的比例(B)	似然比(A/B)
<40	2/230	88/130	0.013
	0.0087	0.6769	
40~	43/230	34/130	0.716
	0.1870	0.2613	
120~	51/230	5/130	5.758
	0.2217	0.0385	
200~	37/230	2/130	10.448
	0.1609	0.0154	
280~	97/230	1/130	54.766
	0.4217	0.0077	

（三）连续型资料的似然比

图 23-2 表示连续型试验结果的分布情况。根据定义可知,任意一个试验结果 X 对应的似然比,应为患病人群中试验结果为 X 的个体相对频率(如概率密度)与非患病人群中试验结果为 X 的个体相对频率之比。

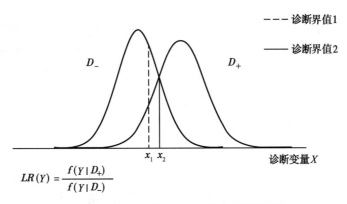

$$LR(Y) = \frac{f(Y \mid D_+)}{f(Y \mid D_-)}$$

图 23-2　诊断试验结果为定量资料的似然比

如果所选样本具有较好的代表性,诊断试验结果的数据也满足适宜的数学模型,则关于每个 X 的似然比都可以用数学方式表示出来。例如若患病/非患病人群的诊断结果服从正态分布,并有不同的均数和方差,即患病人群有 $X \sim N(\mu_1, \sigma_1^2)$,非患病人群有 $X \sim N(\mu_2, \sigma_2^2)$,似然比可表示为

$$LR(X) = \frac{(2\pi\sigma_1^2)^{-1/2}\exp\left[-\dfrac{(X-\mu_1)^2}{2\sigma_1^2}\right]}{(2\pi\sigma_2^2)^{-1/2}\exp\left[-\dfrac{(X-\mu_2)^2}{2\sigma_2^2}\right]} \tag{23-10}$$

设 Z_1 和 Z_2 分别为患病人群和非患病人群诊断试验结果 X 的标准正态变换,则上式可写作:

$$LR(X) = \frac{\sigma_2}{\sigma_1}\exp\left[-0.5(Z_1^2 - Z_2^2)\right] \tag{23-11}$$

Smith 研究中的 CK 数据几乎完全服从对数正态分布,其中心肌梗死人群的 log(CK)均数为 5.45,标准差为 0.737;非梗死人群的 log(CK)均数为 3.19,标准差为 1.030。对此可以构造一条连续的曲线来代替上述的拟合参数(图 23-3),从图 23-3 上可以找到该诊断试验中每一个 CK 测量结果对应的似然比。

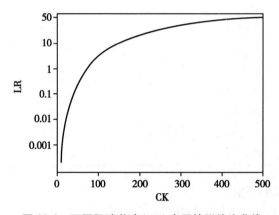

图 23-3　不同肌酸激酶(CK)水平的似然比曲线

似然比最基本的作用是可以有效量化某一诊断试验提供了多少诊断信息。与灵敏度和特异度相比,似然比能够更好地体现诊断结果对后验患病概率的影响,同时也简化了计算过程。更重要的是,似然比还可以用于结果为定量资料的诊断试验的评价,它可以反映实验结果的任何水平所表示的诊断信息。有了似然比,就可以根据原始的试验结果计算后验概率,而不必事先将试验结果分为阳性和阴性两类,再计算后验概率。计算每个 X 测量值对应的似然比,能够充分利用诊断试验中包含的诊断信息,针对个体具有更好的临床应用价值。

四、ROC 曲线下面积

(一) ROC 曲线下面积的意义

灵敏度和特异度等指标有一个共同点,即必须将诊断试验的检测分为"阳性"和"阴性"两种结果。对于具体问题,由于这些指标与所选择的诊断标准或阈值有关,评价结果可能出现不一致性的情况。例如同一项检测方法,采用不同的诊断阈值会有不同的灵敏度和特异度。为了全面和准确地评价检测方法的诊断价值,可以采用 ROC 曲线分析方法。

ROC 曲线称作接收者工作特征曲线(receiver operating characteristic),它是以 $1-Sp$ 为横坐标、Se 为纵坐标,依照连续变化的诊断阈值,由不同的灵敏度和特异度画出的曲线。ROC 曲线的绘制可以采用两种不同的方法,一是由原始数据分组后直接绘制,即采用不同的诊断阈值分别计算灵敏度和特异度绘制而成,曲线是不光滑的,称作经验 ROC 曲线(empirical

ROC curve);二是利用适当的模型通过与原始数据拟合而形成的光滑曲线。下面结合实例说明经验 ROC 曲线的计算方法及意义。

例 23-2　对糖尿病患者和非糖尿病患者各 100 名检测 HbA1c 含量,频数分布结果列在表 23-4 的前 5 列中,试画出它的 ROC 曲线。有原始数据的话,可以直接根据原始数据进行分析。

为便于理解,先将两个不同人群的 HbA1c 含量检测结果绘制直方图(图 23-4),直观上可以看到糖尿病患者和非糖尿病患者的 HbA1c 含量检测值分布虽有一定的重叠,但差异十分明显。为了完整评价其诊断价值,应计算所有的灵敏度和特异度,对此可以取各组段的下限作为诊断阈值,即测量值小于诊断阈值判为正常、测量值大于或等于诊断阈值判为异常,连续改变诊断阈值计算出相应的灵敏度和特异度。若以 $1-Sp$ 为横坐标、Se 为纵坐标,将算得的结果描点,相邻点之间用直线连接后便得到 ROC 曲线(图 23-5)。

表 23-4　糖尿病患者和非糖尿病患者 HbA1c 含量(%)的频数分布及选择不同诊断阈值的灵敏度和特异度值

组段	非糖尿病患者		糖尿病患者		诊断阈值	灵敏度	特异度
	频数	累积频数	频数	累积频数	c	Se	Sp
(1)	(2)	(3)	(4)	(5)	(6)	(7)	(8)
4.0~	20	20	1	1	4.0	1.00	0.00
5.2~	28	48	2	3	5.2	0.99	0.20
5.6~	27	75	3	6	5.6	0.97	0.48
6.0~	13	88	3	9	6.0	0.94	0.75
6.4~	6	94	7	16	6.4	0.91	0.88
6.8~	2	96	7	23	6.8	0.84	0.94
7.2~	2	98	16	39	7.2	0.77	0.96
7.6~	1	99	12	51	7.6	0.61	0.98
8.0~	1	100	10	61	8.0	0.49	0.99
8.4~	0	100	3	64	8.4	0.39	1.00
8.8~	0	100	4	68	8.8	0.36	1.00
9.2~	0	100	8	76	9.2	0.32	1.00
9.6~	0	100	5	81	9.6	0.24	1.00
10.0~12.6	0	100	19	100	10.0	0.19	1.00

结合表 23-4 可以看出,使用单一的灵敏度和特异度不能全面反映 HbA1c 对糖尿病诊断的准确度,用 ROC 曲线则可以完整地描述 HbA1c 对糖尿病诊断的特性和价值,ROC 曲线越偏向左上方,曲线下面积越大,诊断的准确性越高。

临床诊断阈值的选取可根据实际情况权衡后在 ROC 曲线上的任一点获得,它与诊断人群的患病比率以及不同情况付出的代价有关,如有时须严格控制漏诊,而有时须严格控制误诊,因此要兼顾考虑灵敏度和特异度。如果两者同等重要,应选取斜率为 45°切点位置附近

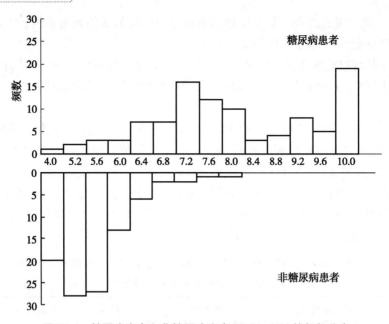

图 23-4　糖尿病患者和非糖尿病患者 HbA1c(%) 的频数分布

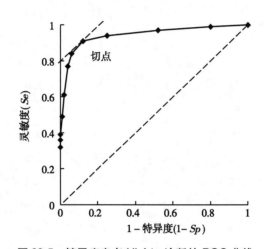

图 23-5　糖尿病患者 HbA1c 诊断的 ROC 曲线

的诊断阈值,此时灵敏度和特异度均较好。从图 23-5 可以看出,切点位置在点 (1,1) 向左的第 5 和第 6 点之间,即 HbA1c 的临床诊断阈值应在 6.4~6.8 选择。

　　ROC 曲线下面积 (area under curve, AUC) 用符号 A 表示,可以用来综合评价诊断的准确性,可以将它理解为在所有特异度下的平均灵敏度,其取值范围为 $0 \leq A \leq 1$。在 $A > 0.5$ 的情况下,A 越接近 1 说明诊断的准确性越高;在 $A < 0.5$ 的情况下,A 越接近 0 说明诊断的准确性越高 (可以使用 $1-A$ 衡量);当 $A = 0.5$ 时说明诊断完全不起作用。由于诊断或筛检试验问题不同,无法确切给出 A 值的诊断价值判断方法,作为参考标准:$0.5 < A \leq 0.7$ 表示诊断价值较低,$0.7 < A \leq 0.8$ 表示有一定的诊断价值,$0.8 < A \leq 0.9$ 表示有较高的诊断价值,$A > 0.9$ 表示有很高的诊断价值。使用 ROC 分析方法对诊断试验数据进行分析与评价,其优点是评价结果比较客观和一致,它适合定量和等级资料分析。ROC 分析的结果主要包括 ROC 曲线的图形和估计 ROC 曲线下面积 $\hat{A}$,前者可以直观地描述诊断效果及灵敏度和特异度之间的变化关系,后者可以理解为在所有的特异度下的平均灵敏度,也可以理解为患病组的测量值高于或低于非患病组的测量值的概率。ROC 曲线下面积的计算方法有多种,主要有参数方法和非参数方法。

（二）双正态模型参数法

假定患者(D_+)和正常人(D_-)所在总体的原始诊断变量分别用 Y_A 和 Y_N 表示,服从 $Y_N \sim N(\mu_N, \sigma_N^2)$ 和 $Y_A \sim N(\mu_A, \sigma_A^2)$ 的正态分布,选择不同的诊断阈值,将会有不同的灵敏度和特异度(图 23-6)。

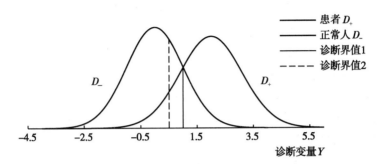

图 23-6　正常人与患者的概率密度图

当诊断结果按 k 个分类给出时,相当于在 Y 轴上取 $k-1$ 个不同的截断点 c,有

$$\begin{cases} Sp(c) = \Phi(c) \\ Se(c) = 1-\Phi(bc-a) \end{cases}, \qquad c = 1, 2, \cdots, k-1 \tag{23-12}$$

式中,$Sp(c)$ 是在截断点为 c 时的特异度;$Se(c)$ 是在截断点为 c 时的灵敏度;Φ 是标准正态分布函数;$a = (\mu_A - \mu_N)/\sigma_A$ 和 $b = \sigma_N/\sigma_A$ 是两个参数,其估计值 $\hat{a}$ 和 $\hat{b}$ 可以用最大似然法估计出来。由此可以计算出 A 值,即

$$A = \Phi\left(\frac{a}{\sqrt{1+b^2}}\right) \tag{23-13}$$

双正态参数法在用于定量资料的 ROC 曲线下面积计算时,只需要计算两组的均数和标准差即可以得出其估计值和标准误,如例 23-2 数据在经过对数转换后可以得出 $\hat{A} = 0.942$、$SE(\hat{A}) = 0.015$。在大样本情况下,ROC 曲线下面积在 $1-\alpha$ 置信度下的置信区间估计可利用 $\hat{A} \pm z_{1-\alpha/2} SE(\hat{A})$ 进行计算,其中 $z_{1-\alpha/2}$ 为标准正态分布的分位数。

（三）Hanley-McNeil 非参数法

假定 y_A 和 y_N 表示诊断变量 Y_A 和 Y_N 各自的取值,并假定检测值较大为异常。可以证明,ROC 曲线下面积 A 是患病组的检测值大于非患病组的检测值的概率,即 $A = P(Y_A > Y_N)$。A 的估计值可以利用下式计算:

$$\hat{A} = \frac{1}{n_A n_N} \sum_1^{n_A} \sum_1^{n_N} S(y_A, y_N) \tag{23-14}$$

其中

$$S(y_A, y_N) = \begin{cases} 1, & y_A > y_N \\ 1/2, & y_A = y_N \\ 0, & y_A < y_N \end{cases} \tag{23-15}$$

式中,n_A 和 n_N 分别为患病组和非患病组的检测例数。其含义是将患病组的所有检测值分别与非患病组的所有检测值比较,如果 $y_A > y_N$ 则得分为 1,两者相等得分为 0.5,否则得分为 0,然后计算平均得分即为 $\hat{A}$。$\hat{A}$ 的方差估计可以使用 Delong 方法计算:

$$\text{var}(\hat{A}) = \frac{1}{n_A}S_{Y_A}^2 + \frac{1}{n_N}S_{Y_N}^2 \tag{23-16}$$

其中

$$S_{Y_A}^2 = \frac{1}{n_A-1}\sum_{i=1}^{n_A}\left[V(Y_{Ai})-\hat{A}\right]^2, S_{Y_N}^2 = \frac{1}{n_N-1}\sum_{j=1}^{n_N}\left[V(Y_{Nj})-\hat{A}\right]^2$$

$$V(Y_{Ai}) = \frac{1}{n_N}\sum_{j=1}^{n_N}S(y_{Ai},y_{Nj}), V(Y_{Nj}) = \frac{1}{n_A}\sum_{i=1}^{n_A}S(y_{Ai},y_{Nj})$$

A 的置信区间可以利用 $\hat{A}\pm z_{1-\alpha/2}SE(\hat{A})$ 进行计算。

例 23-3 为研究 X 线对纵隔淋巴结肿大的实际诊断效果,将 X 线平片资料的异常程度分为 5 级,追踪胸部 X 线平片检查过的 200 例就诊患者,经临床病理证实患有纵隔淋巴结肿大的患者有 110 人,资料见表 23-5。

表 23-5 纵隔淋巴结肿大的 X 线平片诊断

分组	例数	检查结果				
		--	-	±	+	++
D_+	110	6	10	15	35	44
D_-	90	46	20	14	8	2

经计算 ROC 曲线下面积和标准误分别为 $\hat{A}=0.874$ 和 $SE(\hat{A})=0.025$。

双正态参数方法主要适合于定量数据,Hanley-McNeil 非参数方法则既适合定量资料又适合等级数据。双正态参数方法的特点是对于定量资料可以在小样本的情况下得到较好的结果,并能获得光滑的 ROC 曲线,但需要近似满足正态分布。其他参数方法还有 logistic 模型、S-分布模型和有序模型等多种方法。Hanley-McNeil 非参数法的特点是对数据分布没有任何限制。ROC 曲线下面积具有明确的概率意义,实际应用广泛。

需要注意,实际中有时可能需要使用 ROC 曲线下部分面积衡量诊断的准确度。例如在影像学诊断评价时不希望被比较的两种诊断方法的假阳性率超过 20%,即两试验的特异度不得低于 0.8,否则诊断将无实际意义,此时用假阳性率为 0~0.2 的 ROC 曲线下部分面积对两种诊断的准确性进行比较比用 ROC 曲线下全面积比较更为合理。

五、两种诊断方法的准确度的比较

(一) 成组比较

成组比较指在对两种诊断方式的准确度进行比较时,两条 ROC 曲线从不同的观察对象上获得,所用的两个样本完全独立。假设两种诊断的 ROC 曲线下面积分别为 A_1 和 A_2,则检验假设为 $H_0:A_1=A_2$ 和 $H_1:A_1\neq A_2$。检验公式为

$$z = \frac{\hat{A}_1-\hat{A}_2}{\sqrt{SE^2(\hat{A}_1)+SE^2(\hat{A}_2)}} \tag{23-17}$$

式中,$SE(\hat{A}_1)$ 和 $SE(\hat{A}_2)$ 分别为两样本 ROC 曲线下面积的标准误,可以用 Delong 给出的非

参数方法计算。在大样本情况下 z 可以近似看作服从标准正态分布。在检验水准 α 下,若 $z > z_{1-\alpha/2}$,则可以认为两种诊断方法不同。

例 23-4 在纵隔淋巴结肿大的影像学诊断中将 CT 与 X 线平片相比较,选择了曾做过 CT 和 X 线平片各 200 名有病理诊断的两组就诊患者,ROC 分析结果依次为 $\hat{A}_1 = 0.942$、$SE(\hat{A}_1) = 0.016$、$\hat{A}_2 = 0.874$、$SE(\hat{A}_1) = 0.025$。问两种诊断方法的准确度是否有差异。

$$H_0 : A_1 = A_2, H_1 : A_1 \neq A_2$$
$$\alpha = 0.05$$

$$z = \frac{0.942 - 0.874}{\sqrt{0.016^2 + 0.025^2}} = 2.259$$

$z > 1.96, P < 0.05$。结果表明,两种诊断纵隔淋巴结肿大的方法的准确度差别具有统计学意义,CT 诊断优于 X 线诊断。

（二）配对比较

配对比较指在对两种诊断方式进行比较时,每一观测对象同时用两种方式进行检测,然后对它们的诊断效果进行比较。假设两种诊断的 ROC 曲线下面积分别为 A_1 和 A_2,则检验假设为 $H_0 : A_1 = A_2$ 和 $H_1 : A_1 \neq A_2$。检验公式为

$$z = \frac{\hat{A}_1 - \hat{A}_2}{\sqrt{SE^2(\hat{A}_1) + SE^2(\hat{A}_2) - 2\text{cov}(\hat{A}_1, \hat{A}_2)}} \tag{23-18}$$

式中,$\text{cov}(\hat{A}_1, \hat{A}_2)$ 为两样本面积估计的协方差,可以用 Delong 给出的非参数方法计算得到,即

$$\text{cov}(\hat{A}_1, \hat{A}_2) = \frac{S_{\text{TA}}}{n_{\text{A}}} + \frac{S_{\text{TN}}}{n_{\text{N}}} \tag{23-19}$$

其中

$$S_{\text{TA}} = \frac{1}{n_{\text{A}} - 1} \sum_{i=1}^{n_{\text{A}}} (V_{1i}^{(A)} - \hat{A}_1)(V_{2i}^{(A)} - \hat{A}_2), \quad S_{\text{TN}} = \frac{1}{n_{\text{N}} - 1} \sum_{i=1}^{n_{\text{N}}} (V_{1i}^{(N)} - \hat{A}_1)(V_{2i}^{(N)} - \hat{A}_2)$$

$$V_{ki}^{(A)} = \frac{1}{n_{\text{N}}} \sum_{j=1}^{n_{\text{N}}} S(y_{Ai}, y_{Nj}), \quad V_{ki}^{(N)} = \frac{1}{n_{\text{A}}} \sum_{j=1}^{n_{\text{A}}} S(y_{Aj}, y_{Ni}), \quad k = 1, 2$$

这种方法既可以用于等级资料,也可以用于定量资料。上述计算过程需要使用计算机程序实现。

例 23-5 为评价 CT 和 CT 增强对肝癌的诊断效果,共检查了 32 例患者,每例患者分别用两种方法检查,由医生盲态按 4 个等级诊断,最后经手术病理学检查确诊其中有 16 例患有肝癌,检测结果见表 23-6。试比较两种诊断方法是否有差别($\alpha = 0.05$)。

表 23-6 两种 CT 诊断方式对被怀疑患有肝癌者的检测数据

	肝癌				非肝癌		
编码	CT 增强	CT	频数	编码	CT 增强	CT	频数
1	2	4	1	0	1	1	9
1	3	1	1	0	1	2	3

续表

肝癌				非肝癌			
编码	CT 增强	CT	频数	编码	CT 增强	CT	频数
1	3	3	1	0	1	4	2
1	4	2	2	0	2	2	1
1	4	3	4	0	4	4	1
1	4	4	7				

由计算机程序算得的结果见表 23-7。

表 23-7　两种 CT 诊断方式的 ROC 曲线面积估计值及比较

诊断方式	$\hat{A}$	$SE(\hat{A})$	$Var(\hat{A})$	$Cov(\hat{A}_1, \hat{A}_2)$
CT 增强	0.960 94	0.037 304	0.001 391 6	0.001 422 1
CT	0.810 55	0.080 835	0.006 534 3	

$$z = \frac{0.960\ 94 - 0.810\ 55}{\sqrt{0.001\ 391\ 6 + 0.006\ 534\ 3 - 2 \times 0.001\ 422\ 1}} = 2.110$$

$z > 1.96$，$P < 0.05$。说明 CT 增强诊断肝癌的效果优于普通 CT 诊断的效果。

第四节　具有协变量的诊断试验的 ROC 分析

有时,诊断试验的准确度可能与协变量有关。例如对恶性肿瘤的诊断可能在一定程度上依赖于癌症的分期、转移情况以及分化程度,也可能存在某些协变量,其不同取值对应的诊断试验准确度不同(交互作用)。因此,为了合理描述诊断方法的准确度,需要对这些协变量进行调整,得到协变量调整后或不同协变量取值情况下的 ROC 曲线。文献中已提出了多种协变量调整的 ROC 分析方法,主要有非参数方法和参数方法。非参数方法可以在 Hanley-McNeil 和 Delong 非参数方法的基础上通过分层分析得到计算公式,参数方法主要使用回归模型进行分析。需要注意,非参数方法给出的是经验 ROC 曲线,而回归分析方法则能够给出光滑的 ROC 曲线。

一、含有协变量的连续型结果的 ROC 曲线

(一)线性回归方法

针对连续型诊断结果,调整协变量的 ROC 分析有多种不同的方法,较为简单的方法是使用回归分析,即建立诊断测量结果关于疾病状态和协变量的回归模型,在估计协变量效应的同时,得到调整后的测量结果与疾病状态之间的关系的参数方程,最后导出相应的 ROC 曲线方程。回归方法的特点是可以直接使用线性模型进行分析,并可以通过已有的统计分析软件实现。

假定诊断变量 Y_A 和 Y_N 服从任意分布,D 表示"金标准"的诊断结果,$D = 1$ 表示"患病",$D = 0$ 表示"未患病";假定诊断试验结果 Y 服从均值为 $\mu(D, X)$、方差为 $\sigma^2(D)$ 的分布,均值与协变量 X 之间呈线性关系,两组的测量均数 $\mu(D = 1, X) > \mu(D = 0, X)$,$Y$ 经过标准化后的

生存函数为 $S_0([y-\mu(D,X)]/\sigma(D))$。在任意误差分布的情况下,测量值的均数可以写成以下形式

$$\mu(D,X)=\alpha+\beta D+\gamma'X+\delta'XD \tag{23-20}$$

式中,$X=(X_1,X_2,X_3,\cdots,X_p)'$ 是与诊断有关的 p 个协变量,它可能是某些基线特征(如年龄、分化程度、检测指标的水平);β 为疾病状态的效应参数,反映诊断测量结果对是否患病的区分能力;α 是与诊断标准 c 有关的常数项;参数 $\gamma=(\gamma_1,\gamma_2,\gamma_3,\cdots,\gamma_p)'$ 表示协变量对诊断结果的影响;$\delta=(\delta_1,\delta_2,\cdots,\delta_q,0,0\cdots0_{(p)})'(q\leqslant p)$ 表示在协变量的不同水平上诊断效果存在差异。在不满足线性模型等方差假定时,模型中的参数可以利用拟似然(quasi-likelihood)方法进行估计。根据 Pepe(2004)提出的方法,ROC 曲线可从上述线性方程导出:

$$TP(FP)=S_0\{a+bS_0^{-1}(FP)+c_1X_1+c_2X_2+\cdots c_pX_p\} \tag{23-21}$$

其中

$$a=-\beta/\sigma(D=1) \qquad b=\sigma(D=0)/\sigma(D=1)$$
$$c_k=-\delta_k/\sigma(D=1) \qquad k=1,2,\cdots,p$$

两组的方差的估计值分别为:

$$\hat{\sigma}^2(D=0)=\sum_{i=1}^{n_N}[Y_i-\hat{\mu}(D=0,X_i)]^2/n_N \tag{23-22}$$

$$\hat{\sigma}^2(D=1)=\sum_{i=1}^{n_A}[Y_i-\hat{\mu}(D=1,X_i)]^2/n_A \tag{23-23}$$

式中,n_A 和 n_N 分别为两组的检测例数。

在两组方差相近的情况下,模型参数的似然估计结果与最小二乘法相差不大,因此实际中也可以采用普通的线性回归方法获得参数估计。进而,可以利用非参数方法估计 ROC 曲线的基础生存函数 S_0,即

$$\hat{S}_0(y)=n^{-1}\sum_{i=1}^{n}I[\{Y_i-\hat{\mu}(D_i,X_{(i)})\}/\sigma(D_i)\geqslant y] \tag{23-24}$$

式中,I 为示性函数,取 1 或 0 值。对拟合出的 ROC 曲线采用梯形法估计出曲线下面积,其标准误可以采用 Bootstrap 方法进行估计。特殊的,在正态分布的情况下,用标准正态分布函数 $\Phi(\cdot)$ 替换上述 $S(\cdot)$ 可得到光滑的 ROC 曲线。

(二)非参数方法

非参数方法不需要模型的假定,更值得推荐。这里,调整协变量后的 ROC 曲线下面积(AUC)用 A_{adj} 表示,其基本思想是按照协变量进行分层($k=1,2,\cdots,g$),然后分别计算各层试验组与标准组比较的得分统计量,最后对各层的 $\hat{A}_k$ 加权平均得到调整后的 ROC 曲线下面积。

设 y_A 和 y_N 分别表示第 k 层患病组与非患病组的诊断变量的取值(假定检测值较大为异常),n_{Ak} 和 n_{Nk} 分别为第 k 层患病组与非患病组的样本例数,$\hat{A}_k$ 表示第 k 层的 AUC 值。则

$$\hat{A}_{adj}=\frac{\sum_{k=1}^{g}\sum_{i=1}^{n_{Ak}}\sum_{j=1}^{n_{Nk}}S_k(y_{Ai},y_{Nj})}{\sum_{k=1}^{g}n_{Ak}n_{Nk}}=\frac{\sum_{k=1}^{g}\hat{A}_kn_{Ak}n_{Nk}}{\sum_{k=1}^{g}n_{Ak}n_{Nk}},0\leqslant\hat{A}_{adj}\leqslant1 \tag{23-25}$$

其中

$$\hat{A}_k=\frac{1}{n_{Ak}n_{Nk}}\sum_{i=1}^{n_{Ak}}\sum_{j=1}^{n_{Nk}}S_k(y_{Ai},y_{Nj}) \tag{23-26}$$

$$S_k(y_{Ai}, y_{Nj}) = \begin{cases} 1, & y_{Ai} > y_{Nj} & k=1,2,\cdots,g \\ 1/2, & y_{Ai} = y_{Nj}, & i=1,2,\cdots,n_{Ak} \\ 0, & y_{Ai} < y_{Nj} & j=1,2,\cdots,n_{Nk} \end{cases}$$

表示将第 k 层患病组的所有观测值与非患病组的观测值比较,如果 $y_{Ai} > y_{Nj}$ 的得分为 1,两值相等为 1/2,否则不得分。

通过 Delong 方法得到方差 $\mathrm{var}(\hat{A}_k)$ 的估计值,然后推出调整协变量后 $\hat{A}_{adj}$ 的方差为

$$\mathrm{var}(\hat{A}_{adj}) = \frac{\sum_{k=1}^{g} (n_{Ak} n_{Nk})^2 \mathrm{var}(\hat{A}_k)}{\left(\sum_{k=1}^{g} n_{Ak} n_{Nk}\right)^2} \tag{23-27}$$

这种非参数方法的最大特点是结果稳定,既可用于诊断变量为连续性变量,也可用于诊断变量为有序变量的情形,但要求协变量必须是分类变量,如果协变量为连续性变量(如年龄),可以将其分组后进行分析。

二、含有协变量的有序结果的 ROC 曲线

对于有序结果的诊断试验,可以使用前述的非参数 ROC 分析方法,也可以采用有序回归模型参数方法给出 ROC 曲线。使用回归模型的基本思想是将试验结果 $Y=1,2,\cdots,g$ 视为由一个连续性变量 Y^* 在不同的分组截断点(cut points)上经过分组后得到的结果,在此基础上通过使用有序 logistic 模型给出 ROC 曲线。即

$$\begin{cases} TP_c = \dfrac{1}{1+\exp[-(\alpha_c+\beta(D=1)+\gamma'X+\delta'X(D=1))]} \\ FP_c = \dfrac{1}{1+\exp[-(\alpha_c+\beta(D=0)+\gamma'X+\delta'X(D=0))]} \end{cases}, c=1,2,\cdots,g-1 \tag{23-28}$$

其中

$$X=(X_1,X_2,X_3,\cdots,X_p)', \gamma'=(\gamma_1,\gamma_2,\gamma_3,\cdots,\gamma_p)$$
$$\delta'=(\delta_1,\delta_2,\cdots,\delta_q,0,0,\cdots0)(q \leqslant p)$$

由于 ROC 曲线与分类点的选择无关,可消去 α_c,得到 ROC 曲线方程:

$$TP = \frac{1}{1+(FP^{-1}-1)\exp[-(\beta+\delta'X)]} \tag{23-29}$$

ROC 曲线下面积可以通过积分得到,即

$$A = 1 - \frac{1}{1-\xi} - \frac{\xi\ln\xi}{(1-\xi)^2} \tag{23-30}$$

其中 $\xi=\exp[(\beta+\delta'X)]$。参数估计时可将诊断结果变量 Y 作为应变量,将"金标准"得到的结果变量 D 和协变量 X 及交互项作为自变量,进行有序 logistic 回归,得到相应的参数估计结果。根据实际资料得到参数估计值 $\hat{\beta}$ 和 $\hat{\delta}'$ 后,可计算出 A 的估计值 $\hat{A}$,$\hat{A}$ 的方差估计可以根据 $\hat{\beta}$ 和 $\hat{\delta}'$ 的方差导出,也可以使用 Bootstrap 方法进行估计。

例 23-6 采用 X 线诊断纵隔淋巴结肿大,现收集了三个来自于不同医院的放射科医生采用 5 分类评价方法得到的数据,以病理分析结果作为诊断的金标准,其中 115 例有纵隔淋巴结肿大、94 例无纵隔淋巴结肿大,结果见表 23-8。本研究的目的是评价 X 线诊断纵隔淋

巴结肿大的准确度。

表 23-8　三个医院的放射科医生采用 X 线诊断纵隔淋巴结肿大的数据

阅片者	疾病	诊断的有序结果				
		1	2	3	4	5
1	0	18	8	4	2	0
1	1	1	3	6	15	19
2	0	13	8	5	3	1
2	1	2	5	6	10	13
3	0	10	9	7	4	2
3	1	2	5	6	9	13

注:疾病=0 表示无纵隔淋巴结肿大;疾病=1 表示有纵隔淋巴结肿大

本例需要考虑由于不同的阅片者是否有不同的 X 线诊断准确度,如果不同,在估计 ROC 曲线时则必须考虑阅片者的影响。为此,先用有序 logistic 模型分析不同阅片者对估计 ROC 曲线的影响,即以诊断的有序结果作为应变量,以疾病状态和阅片者作为自变量进行分析。阅片者作为协变量可以定义两个二分类指示变量 X_1 和 X_2,用 $(X_1, X_2) = (0,0)$ 表示第 1 个阅片者,$(X_1, X_2) = (1,0)$ 表示第 2 个阅片者,$(X_1, X_2) = (0,1)$ 表示第 3 个阅片者,交互项为 $X_3 = X_1 D$ 和 $X_4 = X_2 D$,模型参数的估计和检验结果见表 23-9。需要注意的是参数估计值的正负符号,如果使用通用 logistic 程序,有些软件定义的累积概率为 $P(Y \leq c | D, X)$(如 SAS),而有些计算软件定义的是 $P(Y \geq c | D, X)$,ROC 模型使用的是后者,如果属于前者,则需要将效应参数的正负符号取反向。

表 23-9　X 线诊断纵隔淋巴结肿大试验的 logistic 回归参数估计

变量名	变量意义	自由度	参数估计值	标准误	χ^2 值	P 值
D	疾病	1	3.5744	0.4896	53.2887	<0.0001
X_1	阅片者 2	1	0.5733	0.4793	1.4311	0.2316
X_2	阅片者 3	1	1.0711	0.4708	5.1765	0.0229
X_3	疾病×阅片者 2	1	−1.0472	0.6316	2.7490	0.0973
X_4	疾病×阅片者 3	1	−1.5459	0.6277	6.0649	0.0138

从检验结果可以看出,阅片者的主效应和交互作用显著($P<0.05$),说明阅片者对估计 ROC 曲线产生影响。ROC 曲线方程为

$$TP = \frac{1}{1 + (FP^{-1} - 1) \exp[-(3.5744 - 1.0472 X_1 - 1.5459 X_2)]}$$

根据前面给出的公式,可以得到 3 个阅片者的 ROC 曲线下面积和标准误的估计值(表 23-10),给出的 ROC 曲线见图 23-7。如果不考虑交互作用,则可以通过直接拟合疾病(D)、阅片者协变量(X_1 和 X_2)与诊断结果(Y)的 logistic 模型得到调整后的综合 ROC 曲线下面积和标准误。

表 23-10　3 名放射科医生用 X 线诊断纵隔淋巴结肿大的准确度估计

医生	非参数方法			logistic 模型参数方法		
	$\hat{A}$	$SE(\hat{A})$	95%置信区间	$\hat{A}$	$SE(\hat{A})$	95%置信区间
阅片者 1	0.935	0.0264	(0.883, 0.987)	0.923	0.0259	(0.872, 0.974)
阅片者 2	0.831	0.0493	(0.734, 0.928)	0.848	0.0437	(0.763, 0.934)
阅片者 3	0.779	0.0556	(0.670, 0.888)	0.798	0.0517	(0.697, 0.899)
调整分析	0.855	0.0249	(0.806, 0.904)	0.863	0.0259	(0.813, 0.914)

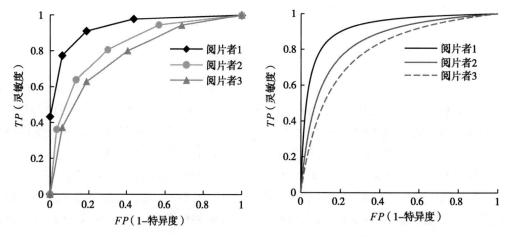

图 23-7　3 个不同的阅片者 X 线诊断纵隔淋巴结肿大的 ROC 曲线

三、具有相关结构诊断数据的 ROC 分析

典型的问题是在影像学诊断试验中由多个阅片者和多种不同诊断方式得到的数据。处理这类问题最困难的是估计量的方差估计,对此有相应的非参数方法,但在考虑协变量的情况下,采用参数回归模型会使分析更加灵活。模型的参数估计可以使用 GEE(generalized estimation equation)方法,也可以采用 Jackknife 或 Bootstrap 估计方法。还有一个类似的问题是群集数据(clustered data)或重复测量数据(repeated measurement)的问题,例如在乳腺 X 线影像研究中,乳腺分为 5 个区域,从而可以从每个患者的双侧乳房平片中获得 10 个诊断数据,即以乳腺分区为基本观察单位,每一患者为一个群(cluster)。由于来自于同一受试者的数据具有非独立性(non-independent 或 correlated),Obuchowski(1997)详细描述了这种数据分析的非参数方法。

非独立诊断数据是指测量结果在各观察单位之间不完全独立,由诊断试验设计本身产生,它主要包括两种情况:第一种数据结构来自于同一观察对象重复接受多次测量或诊断,误差是随机的,它不限于计量诊断,也可以是按等级分类的试验结果,如影像学诊断试验进行多次读片,同一观察对象的试验结果间不独立,存在组内相关性;第二种数据结构产生于同一观察对象接受不同的试验,由于诊断结果在同一患者身上得到,数据间彼此也不完全独立,用数据独立分析方法得到的误差估计与实际不符,获得的参数区间估计和假设检验结果不准确。以往多是对影像学中多个阅片者的 ROC 研究,主要采用混合效应的方差分析模型,以及 Jackknife 和 Bootstrap 方法估计不同的方差成分。但实际中,采用 GEE 和 Bootstrap 两种方法估计误差更容易实现。

ROC 分析的 GEE 算法除能解决重复测量的问题外,还有一个很大的优点,即在有缺失数据的情况下,参数估计可以照常进行。在使用这种方法时需要注意两个问题:一是由于 GEE 估计的稳健性,作业相关阵(working correlation matrix)R 的选择对模型回归系数参数估计的影响并不大,但为了能够正确地估计组内的方差,根据诊断试验的数据特点,对于计量检测结果,一般情况可以选择等相关矩阵或称对称的可交换(exchangeable)相关矩阵,即同一观察对象的不同测量值具有相同的组内相关;二是 GEE 主要考虑的是固定效应的分析,对模型随机成分的分析不够,如没有考虑协变量对方差的影响,对方差的分解也仅限于 2 水平的情况,对于设计成多个水平的诊断试验,如多中心、多个医生、多次测量的诊断试验,除需要得到 ROC 曲线外,常需要对不同水平的方差进行估计,这时最好采用混合效应模型或多水平模型(multilevel model)。

同样,使用前面给出的非参数方法能够实现对诊断方法的综合评价,ROC 曲线下面积(AUC)的标准误可以使用 Bootstrap 方法进行估计,但无法对组内结构的方差进行估计。总之,对于具有相关结构诊断数据的 ROC 分析比较复杂,应用时需要格外谨慎,更详细和具体的方法可以参考有关文献。

第五节　多指标联合诊断试验

实际中,很少有单个指标的诊断灵敏度与特异度均很高的情况,因此临床医生在实际诊断患者时通常采用两种或多种检测,执行方式可以平行(parallel)执行并结合起来解释,也可以采用序贯(serially)诊断的方法,即由第一种检测结果决定是否执行第二种检测。利用两种或者多种指标进行联合诊断通常能够提高诊断的准确度。

一、多指标的串联和并联诊断试验

为简单起见,举例说明。假定有两种方法,方法 A 的灵敏度与特异度分别为 0.8 和 0.6,方法 B 的灵敏度与特异度分别为 0.9 和 0.9,两种诊断相互独立。对此可以用下面两种方式解释平行试验:

1. OR 规则　只要 A 或 B 的检测结果有 1 个为阳性就诊断为阳性,只有 A 与 B 均为阴性才能诊断为阴性。

2. AND 规则　只有 A 与 B 的检测结果均为阳性才诊断为阳性,只要 A 或 B 有 1 个为阴性就诊断为阴性。

上述两种情况中如果采用 OR 规则,合并结果为

　　　　灵敏度:$Se_A + Se_B - (Se_A \times Se_B) = 0.8 + 0.9 - (0.8 \times 0.9) = 0.98$

　　　　特异度:$Sp_A \times Sp_B = 0.54$

采用 OR 规则时,两种方法联合诊断的灵敏度高于单独使用一种方法,但特异度却低于任一种方法。

如果采用 AND 规则,联合诊断结果为:

　　　　灵敏度:$Se_A \times Se_B = 0.72$

特异度：$Sp_A + Sp_B - (Sp_A \times Sp_B) = 0.96$

因此，AND 规则的特异度高于任一种诊断方法，而灵敏度却低于两种方法中的任一种诊断方法。

二、多指标的序贯诊断试验

序贯诊断试验的基础决策规则如下：

1. OR 规则　若第一个检测结果为阳性则诊断为阳性，反之继续进行第二种检测，若第二种检测结果为阳性则诊断为阳性，否则诊断为阴性。

2. AND 规则　若第一个检测结果为阳性则继续进行第二个试验，若第二个检测也是阳性则诊断为阳性，反之诊断为阴性。

再次使用前面的例子，假设试验 A 为第一个试验，试验 B 为序贯的第二个试验。采用 OR 规则得到的灵敏度为 $Se_A + (1-Se_A) \times Se_B = 0.98$，特异度为 $Sp_A \times Sp_B = 0.54$，准确度与采用 OR 规则的平行试验相同。

采用 AND 规则得到的灵敏度为 $Se_A \times Se_B = 0.72$，特异度为 $Sp_A + (1-Sp_A) \times Sp_B = 0.96$，准确度与采用 AND 规则的平行试验相同。

三、多指标的联合诊断模型

对于上述 OR 规则和 AND 规则的平行检测和序贯检测，只适合于具有明确诊断阈值或定性诊断的情况，当检测结果为定量或有序时，使用多变量诊断模型更为合适。诊断模型可以使用任何一种适用的多变量模型或机器学习方法，如支持向量机（support vector machine，SVM）和随机森林（random forest，RF）等方法，由于变量间通常具有一定的互补作用，所以通常能够在一定程度上提高诊断的准确性。需要注意的是，对于Ⅲ期诊断试验评价时还必须要使用外部数据进行验证。

例 23-7　目前，对宫颈癌术前新辅助化疗（NACT）是否耐药主要采用磁共振成像（MRI）检测病灶大小的变化。然而，实际中影像学难以准确地反映出治疗的效果，其原因是经前期化疗后宫颈病灶可能会发生变性以及纤维化等，在常规 MRI 平扫影像上很难分辨，从而造成评价结果出现较大的偏差。本研究评价磁共振成像（MRI）和血清 SCC-Ag 变化联合评价是否敏感/耐药的诊断准确度。研究纳入 NACT 的总例数为 397 例，其中回顾性研究的患者 205 例，前瞻性队列研究的患者 192 例。诊断测量指标采用 $CHP = (S_0 - S_1)/S_0$，CHP 为治疗前后肿瘤测量值变化的百分比。对于影像 CHP_{MRI}：$S_k = \sum_{i=1}^{r} d_{ki}$，$k = 0, 1$；$r$ 为病灶数，d_{ki} 为所有靶病灶的最长径，S_0 和 S_1 分别为治疗前后 MRI 的病灶检测结果。对于血清 CHP_{SCC}：S_0 和 S_1 分别为治疗前后的标志物测量值。"金标准" CHP_{gold} 根据手术后的病理测量结果，如果 $CHP_{gold} \geq 0.30$ 为化疗敏感，否则为耐药。

1. 对原始数据进行 logistic 回归分析　以是否对化疗敏感的"金标准"作为应变量，MIR 影像和血清 SCC-Ag 检测结果作为自变量进行模型拟合（$n = 205$）。为了计算 OR 值并分析诊断变量不同水平的变化趋势，将模型中的血清 SCC-Ag 分为 4 个水平，MRI 测量则按照国际标准（RECIST1.1）分为 2 个水平（表 23-11）。单变量分析结果显示，两个诊断变量与是否"敏感"都具有显著的关系（$P < 0.0001$），血清 SCC-Ag 的不同变化水平与是否"敏感"有明显的剂量-反应关系，即随着 CHP_{SCC} 测量值的提高，化疗敏感的优势比 OR 值逐渐增大，假设检

验的 P 值逐渐变小;MRI 的分析结果同样显示其具有诊断是否对化疗敏感的作用($OR=13.30,P<0.0001$),但明显弱于血清 SCC-Ag 的作用。logistic 多因素分析得出的结果与之相似,两个预测变量在同一模型中仍然非常显著,OR 值的剂量-反应关系十分明显,说明使用两个预测变量评估是否敏感/耐药可能更具有意义。

表 23-11　MRI 影像和血清 SCC-Ag 指标对诊断耐药作用的 logistic 分析

变量	单变量分析			多变量分析		
	OR	95%CI	P	OR	95%CI	P
MRI　CHP_{MRI}						
<0.30	1.00					
≥0.30	13.30	6.40~27.63	<0.0001	10.28	3.86~27.37	<0.0001
SCC-Ag　CHP_{SCC}						
<0.30	1.00					
0.30~	4.63	1.53~13.95	0.0158	3.62	1.01~2.93	0.0210
0.50~	30.06	10.35~87.36	0.0048	31.70	9.28~108.25	0.0025
≥0.70	112.54	28.13~449.40	<0.0001	75.26	17.00~333.16	<0.0001

2. 建立预测模型　前面对两个预测变量的重要性进行了分析,而对于多指标联合预测则需要建立合适的判别模型,这里以随机森林模型(RF)作为分类器。使用 205 例回顾性数据建立诊断模型,192 例前瞻性数据作为验证数据,对使用联合指标 MRI+SCC-Ag(CHP_{MRI}、CHP_{SCC}、S_{MRI0}、S_{SCC0}、S_{MRI1} 和 S_{SCC1})诊断化疗敏感性的效果进行评价。图 23-8 给出了三种方法预测化疗敏感度的经验和光滑 ROC 曲线,其中光滑 ROC 曲线由 logistic 模型拟合得到,ROC 曲线下面积(AUC)的计算和检验采用 Delong 给出的非参数方法。三种不同诊断方法的 ROC 曲线面积和标准误计算结果分别为:

$$A\hat{U}C_{MRI}=0.823,SE(A\hat{U}C_{MRI})=0.034$$

$$A\hat{U}C_{SCC}=0.899,SE(A\hat{U}C_{SCC})=0.024$$

$$A\hat{U}C_{MRI+SCC}=0.942,SE(A\hat{U}C_{MRI+SCC})=0.017$$

四、评价多变量判别模型的诊断准确度

评价多变量判别模型的诊断准确度,可以采用上述数据内部验证的方法,即通过建立预测模型,比较不同组之间预测值分布之间的差别,或者使用交叉验证(LOO-CV)的方法,但更可信的方法是使用前瞻性研究数据验证两种方法诊断的准确度。表 23-12 给出的是上面实例利用上述三种诊断方法对 192 例前瞻性测试数据得出的预测结果。可以看出 MRI 影像和 SCC-Ag 检测联合方法的灵敏度 $Se=0.833$、特异度 $Sp=0.952$,诊断结果明显优于单独使用其中的任何一种。如果灵敏度和特异度取相同的权重,分类阈值的选择根据 ROC 曲线上与对角线平行的直线切点确定。

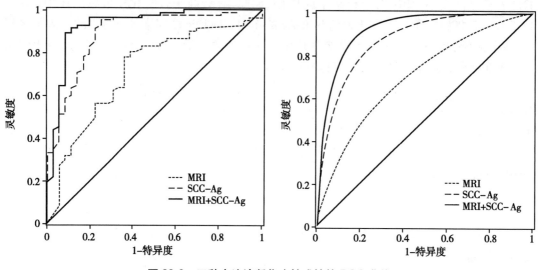

图 23-8　三种方法诊断化疗敏感性的 ROC 曲线

（左图为经验 ROC 曲线，右图为拟合的光滑 ROC 曲线）

表 23-12　192 例前瞻测试数据集采用三种方法的预测性能评价结果*

评价指标	CHP_{MRI}		CHP_{SCC}		MRI+SCC	
	估计值	95%CI	估计值	95%CI	估计值	95%CI
Se	0.636	0.515~0.742	0.727	0.621~0.833	0.833	0.742~0.924
Sp	0.794	0.722~0.865	0.944	0.904~0.984	0.952	0.913~0.984
PV_+	0.618	0.500~0.735	0.873	0.782~0.945	0.902	0.820~0.967
PV_-	0.806	0.734~0.871	0.869	0.810~0.920	0.916	0.863~0.962
AUC	0.734	0.659~0.810	0.898	0.851~0.945	0.950	0.914~0.985

注:*置信区间采用二项分布精确概率法计算

　　前瞻性研究证实 MRI 影像和 SCC-Ag 联合诊断可以获得更好的预测效果,其灵敏度和特异度分别为 0.833 和 0.952,阳性预测值和阴性预测值分别为 0.902 和 0.916,ROC 曲线下面积为 0.950。因此,在临床上我们可以利用 SCC-Ag 联合磁共振成像(MRI)共同对化疗敏感性进行评估,其诊断的准确性明显高于目前临床上广泛使用的 MRI 影像学方法。

第六节　无金标准的诊断试验评价

　　无金标准情况下诊断试验的评价一直是个难题,对于无先验信息的新诊断试验来说尤其如此。实际中通常是有相对的诊断标准,但并不准确,本质上属于不完善的金标准(imperfect gold standard,IPGS)。对于 IPGS 的诊断试验,目前统计学上的常见做法是考察新的检测方法和对照检测方法的诊断一致率,主要使用阳性一致率、阴性一致率和总一致率评价指标(如 Kappa 值)。这种方法的主要缺点是所选的标准对照(IPGS)的诊断结果不一定正确,有可能两者的一致性较好,但两种方法的灵敏度和特异度都很差。实际上,两种检验结果不一致并不一定说明新诊断方法的结果是错误的,也可能是 IPGS 的诊断结果不正确。对于定量检测的诊断试验具有同样的问题。

一、定量检测的诊断试验评价

对于定量检测,如果有一种方法是"标准对照"检测方法,而研究另一种方法(如具有无创、简便和经济等特点)是否可以作为替代方法时,评价两种测量的一致性可以使用 Kendal 系数,Kendal 系数的值愈高,说明测量结果的一致性愈好。使用回归方法分析可以更细致地显示两种检测的一致性及出现差别的位置。然而,目前使用更多的是 Bland-Altman 差异分析图方法。其基本思想是对一组样本同时用两种方法进行检测,以两种检测数值的均值与差值(或比值)分别作为横轴和纵轴绘制散点图,并计算差值的均数以及差值的 95%一致性界限(limits of agreement,LoA),分别在图的纵轴上添上 0 线和与均数及 LoA 相应的横线,最后根据图形表现和 LoA 是否在临床可接受的误差范围内来进行一致性判定。该方法不仅形象直观,而且分析和解释简单,在定量测量方法的比较研究中得到极为广泛的应用。

假定用两种定量检测方法同时测量一份样本,每种方法测量 1 次,测量 n 份样本。按照正态分布原理,两种测量方法结果差值 $100(1-\alpha)\%$LoA 两端的限值为

$$\bar{d}\pm z_{1-\alpha/2}S_d$$

式中,$\bar{d}$ 为两种测量结果的差值均数,反映了系统误差;S_d 为差值的标准差;$z_{1-\alpha/2}$ 为标准正态分布的分位数。该范围内理论上应包含测量结果的 $100(1-\alpha)\%$人群,当取 $\alpha=0.05$ 时,$z_{1-\alpha/2}=1.96$,由 $\bar{d}\pm1.96S_d$ 计算所得的一致限包含了 95%的检测人群,反映了测量的随机误差,称为 95%LoA。在进行一致性判定时,通常用 95%LoA 与临床可接受的最大误差界值比较,若 95%LoA 在误差界值范围内,则认为两种检测具有一致性,否则不可下一致性的结论。从评价原理上分析,这一判定方法既考虑了随机误差,又考虑了系统误差,而且需要结合临床意义进行综合判定,因而具有独特的优势。

图 23-9 显示了非侵入性的脉冲血氧饱和度法(pulsed oximeter saturation,POS)和氧饱和度仪法(oxygen saturation meter,OSM)两种测量方法测量氧饱和度一致性评价的 Bland-Altman 差异分析图。基于该图形中显示的两种检测差值的均数 $\bar{d}$ 为 0.42,以及差值的 LoA 范围为(-2.0,2.8),再结合临床允许的误差界值即可作出一致性的评价结论。

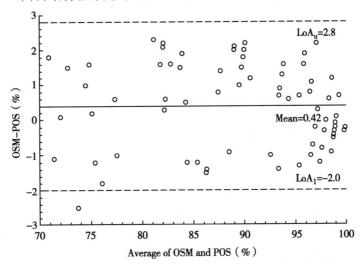

图 23-9 POS 法与 OSM 法测量氧饱和度一致性评价的 Bland-Altman 图

由于 Bland-Altman 一致性评价方法的广泛应用,实践中也出现了一定程度的滥用。事实上,该方法的应用需要具备一定的条件,即通常要求测量的数据要满足 3 个要求:①差值的平均趋势在测量范围内保持不变(constant bias),表现为图中的散点分布与横轴平行,可以通过差值与均值的直线回归分析判定;②差值的散布程度在测量范围内保持一致,表现为图中的散点分布在同宽的离散带内,即方差齐同(homoscedasticity),通过差值与均值直线回归分析的残差绝对值对均值的回归分析判定;③差值的分布呈正态分布(normality),通过直方图和正态性检验判定。对数据上述条件的评价,可采取目测法与统计推断相结合的方法来解决。对于两种测量方法比较研究,如果数据不符合上述条件,则不适合采用标准 Bland-Altman 方法进行一致性评价。实际进行 Bland-Altman 一致性评价时,若原始数据不满应用条件,可考虑进行数据转换,例如对数转换;也可考虑通过改变纵轴的尺度,例如用两种检测的比值或百分比值(差值与均数的比值),达到应用条件后仍可以采用 Bland-Altman 一致性评价方法。若通过努力仍难以达到应用条件,则需要考虑选择其他的方法。

还需特别说明的是,无论是两种检测的差值均数,还是差值的 95%LoA,都只是样本统计量,不可直接用于对总体一致性的统计推断。因此,近年来有学者提出要进行一致性的正确评价必须考虑样本抽样误差的问题,建议计算差值的均数及 LoA 的置信区间,并依此与临床允许的误差界值进行对比作出一致性的评价结论。

二、无金标准的灵敏度和特异度估计

灵敏度和特异度是评价诊断试验的基本指标,传统方法对其估计时必须利用金标准试验的诊断结果,但在实际应用中,金标准试验经常由于价格昂贵、具有创伤性等原因难以实施,导致无金标准或不完善金标准的情况出现。目前,已有多种方法能够在无金标准的情况下估计诊断试验的灵敏度和特异度,其中 Bayes 模型是一种比较实用的方法,它除了可以估计准确度外,还能够对诊断目标的总体发病率进行估计。对于有序诊断结果和定量检测结果,在无金标准的情况下同样可以估计出校正的 ROC 曲线。

应用两个或两个以上的诊断方法做试验时,当各诊断试验的诊断原理相同或相近,或者检测的生物标志物相同时,不同诊断方法的检测结果可能条件相关。条件相关是诊断试验的重要概念,与此相对应的是条件独立。条件独立表示的是在真实情况为患病或者非患病的某一给定状态下,诊断方法 T_1 的检测结果与诊断方法 T_2 的检测结果无关。条件独立假设意味着在真实的疾病状态下,新试验与 IPGS 的错分情况是独立发生的。

诊断试验可以采用单一对照或多个对照,条件独立和条件相关两种设计的模型参数估计原理相同(相关模型多一协方差项),均可以采用 Bayes 原理,利用目标诊断人群患病率和对照诊断方法的灵敏度与特异度的先验信息,通过似然函数对参数的先验分布进行调整,对需要评估的诊断方法的灵敏度和特异度进行估计。例如在具有 1 个 IPGS 对照时,如果其灵敏度和特异度分别表示为 Se_1 和 Sp_1,试验组的灵敏度和特异度分别表示为 Se_2 和 Sp_2,并假定各试验中心的目标人群患病率($\pi_1 = \pi_2 = \cdots = \pi$)相同,则 Se_2 和 Sp_2 为需要估计的参数,π、Se_1、Sp_1 为先验信息,对此可先根据经验或文献给出其众数和 95% 百分位数区间估计(下限或上限),然后将这些先验信息转化为 Beta 分布形式的先验分布 $X \sim beta(\alpha, \beta)$,$0 \leqslant X \leqslant 1$,其中 α 和 β 为 Beta 分布的两个超参数。最后将各参数的先验分布与似然函数相结合,通过 Gibbs 抽样迭代算法获得参数的后验分布和相应的参数估计值,上述计算过程可通过 WinBUGS 软件实现。在具有多个 IPGS 对照的情况下同理。

例 23-8 某生物公司开发出一种新型的 12+2 高危型人乳头状瘤病毒(HPV)核酸检测试剂盒(PCR-荧光探针法),需要评价其在临床实际检测中的准确度,采用已经在临床中应用的另一种 HPV 分型检测试剂盒(PCR+膜杂交法)作为标准对照。研究采用三中心、配对临床诊断试验设计,受试对象多为具有一定临床症状的就诊患者,试验患者数为 1150 例。试验过程:若两种检测结果相同取其共同结果,若不相同则用测序检测方法(金标准)进行诊断。数据见表 23-13。

表 23-13 两种试剂与测序检测结果的诊断数据

两种对比试剂			测序检测(金标准)	
对比试剂(T_1)	试验试剂(T_2)	例数	+	−
+	+	489(n_{11})	0	0
+	−	7(n_{12})	3	4
−	+	30(n_{21})	15	15
−	−	624(n_{22})	0	0
合计		1150(N)	18	19

根据临床经验和本研究的具体设计,该例中对照试剂的先验信息为 $Mode(\hat{Se}_1) = 0.90$ (0.80~)、$Mode(\hat{Sp}_1) = 0.95(0.85~)$,假定三个试验中心的 HPV 真阳性率相同,$Mode(\hat{\pi}) = 0.50(0.1~)$,在条件独立和条件相关两种假设下的 Bayes 参数估计结果见表 23-14。

表 23-14 数据诊断模型的 Bayes 参数后验估计结果

模型	后验指标	对照试剂(T_1)			试验试剂(T_2)		
		中位数	95%下限	95%上限	中位数	95%下限	95%上限
条件独立	$\hat{Se}$	0.948	0.922	0.974	0.995	0.981	0.999
	$\hat{Sp}$	0.989	0.977	0.997	0.990	0.965	0.999
	$\hat{\pi}$	0.447	0.417	0.478	0.447	0.417	0.478
条件相关	$\hat{Se}$	0.916	0.804	0.963	0.948	0.826	0.998
	$\hat{Sp}$	0.948	0.806	0.990	0.933	0.795	0.992
	$\hat{\pi}$	0.437	0.321	0.516	0.437	0.321	0.516

这是一个典型的缺乏金标准的诊断试验,虽然测序检测可以作为金标准,但由于该方法成本高、不容易进行,难以大规模使用,因此只在两种试剂的检测结果不一致时才使用测序方法进行诊断。结果显示,两种检测诊断结果一致的比例为 96.8%($Kappa = 0.935$),表明两种检测试剂有很好的一致性。由于对照试剂是一种已经在临床上获得应用的 HPV 病毒诊断试剂(PCR+膜杂交法),因此,两种诊断方法的高度一致性能够在一定程度上说明新试剂(PCR-荧光探针法)具有相似的诊断准确度。然而,由于这部分数据没有金标准判断,两种试验结果的一致性结论并不能表示都是真实结果,因为两种检测试剂可能同时出现错误,而

且也无法对两种诊断方法的准确度作出比较。

为此,可以采用 Bayes 方法对试验试剂诊断的灵敏度和特异度进行估计。本例分别使用条件独立和条件相关两种模型,给出了对照试剂和患病比例的后验估计。结果显示,在条件独立的假设下,试验试剂具有更高的诊断灵敏度(0.995>0.948)和特异度(0.990>0.989),目标总体患病率的估计值为 0.447;在条件相关的假设下,试验试剂的灵敏度明显高于对照试剂(0.948>0.916),特异度略低于对照试剂(0.933<0.948),目标总体患病率的估计值为 0.437。综合来看,试验试剂略优于对照试剂,但相关模型的 95% 置信区间有一定重叠,无统计学意义($P>0.05$)。上述结果与 37 例使用金标准检测数据得到的结果方向吻合,即试验试剂的灵敏度明显高于对照试剂(15/18>3/18),特异度低于对照试剂(4/19<15/19)。

从以上分析结果可以看出,由条件独立模型估计的灵敏度与特异度明显高于条件相关模型的估计值。在实际中究竟哪一个模型得到的结果更为合理,需要视具体实际情况而定,由于本例中两种诊断方法的原理相近,因此条件相关模型的结果更为合理。

第七节 诊断试验的样本量估计

常用诊断准确度研究所需样本量的计算方法,其中既有单个诊断试验准确度的评价,也有两个诊断试验准确度的比较。这里给出诊断试验评价中几种不同的样本量计算公式。

为叙述方便,设 P 为人群中这种疾病的患病率,参数估计中,α 为在 $1-\alpha$ 置信度下区间估计的错误概率;假设检验中,α 是 I 类错误(双侧检验)概率,β 是 II 类错误概率,$z_{1-\alpha/2}$ 为标准正态分布的分位数,$z_{1-\beta}$ 为标准正态分布在 $1-\beta$ 上的分位数。

一、灵敏度和特异度估计的样本量

记 θ 代表一个诊断试验真实的准确度,诊断试验准确度的双侧 CI 宽度为 $2L$,则需要的样本量为

$$n = \frac{\left[z_{1-\alpha/2}\sqrt{V(\hat{\theta})}\right]^2}{L^2} \tag{23-31}$$

式中,L 为置信区间宽度的 $1/2$;$V(\hat{\theta})$ 表示方差函数。这里 $V(\hat{\theta}) = \theta(1-\theta)$,$\hat{\theta}$ 的方差可以写成 $V(\hat{\theta})/n$。

例如现需要对 SPECT 影像学诊断甲状旁腺疾病构建 95% 置信区间,规定 $\alpha=0.05$($z_{1-\alpha/2}=1.96$),当准确度的指标是灵敏度时,其方差函数 $V(\hat{\theta})=Se\times(1-Se)$,这里 Se 是预先估计的诊断试验灵敏度。

为了计算样本量,需要粗略估计未知的 SPECT 灵敏度。现有文献描述 SPECT 诊断试验甲状旁腺的灵敏度为 0.82,$V(\hat{Se})=0.15$,95%CI 为 $(0.65, 0.95)$。本研究希望估计出比文献中报告的结果更为精确的灵敏度,灵敏度估计的误差范围在 ±0.05 范围内,即设定 $L=0.05$。

则需要患有甲状旁腺疾病的患者数量为

$$n = \frac{\left[1.96\times\sqrt{0.15}\right]^2}{0.05^2} \approx 230$$

上述研究的样本量估计基于的是回顾性研究。如果是前瞻性研究，则患者是在金标准诊断进行之前进入研究中，此时需要估算总的样本数量。为了以较高的概率获得需要样本病例的数量，可以选择特定的目标人群（target population），如规定在招募的样本中有95%的机会能获得至少有230名患有甲状旁腺疾病的患者。以下公式可用来计算 N_{total}，即应该招募患病和不患病的总人数为

$$\frac{(N_{\text{total}} \times P_{\text{rev}}) - n}{\sqrt{N_{\text{total}} \times P_{\text{rev}} \times (1 - P_{\text{rev}})}} = z_{1-\beta} \qquad (23\text{-}32)$$

式中，P_{rev} 是目标人群中这种疾病的患病率；正态分布曲线下95%对应的界值为 $Z_{1-\beta} = 1.645$，90%对应的界值为 $Z_{1-\beta} = 1.28$。

假定研究期望术前患者中60%的人患有这种疾病，式（23-32）中的参数分别取 $P_{\text{rev}} = 0.6$、$n = 230$、$Z_{1-\beta} = 1.64$，则需要纳入410名或者更多的患者。对此，我们有95%的把握说在样本中将至少有230人患有这种疾病。这里描述的主要是用于确定灵敏度的样本量计算方法，同样也适用于特异度样本量的计算。

二、灵敏度和特异度比较的样本量

两种诊断方法准确度（灵敏度或特异度）比较的无效假设和备择假设分别为 $H_0: \theta_1 = \theta_2$ 和 $H_1: \theta_1 \neq \theta_2$，其中 θ_1 和 θ_2 分别表示两种诊断方法的准确度。计算样本量，需要在备择假设下给出 θ_1 和 θ_2 的差值 Δ，此时计算样本量的一般公式为

$$n_A = \frac{\left[z_{1-\alpha/2}\sqrt{V_0(\hat{\theta}_1 - \hat{\theta}_2)} + z_{1-\beta}\sqrt{V_{\text{Alt}}(\hat{\theta}_1 - \hat{\theta}_2)}\right]^2}{\Delta^2} \qquad (23\text{-}33)$$

式中，$V_0(\hat{\theta}_1 - \hat{\theta}_2)$ 是在无效假设情况下准确度差值估计量的方差函数；$V_{\text{Alt}}(\hat{\theta}_1 - \hat{\theta}_2)$ 是在备择假设情况下准确度差量估计值的方差函数。

注意：公式中的 n_A 对于成组设计和配对设计有不同的含义，前者为在两组例数相同的情况下，其中一组的样本量（$n_{1A} = n_{2A} = n_A$），即"患病"的总样本量需要 $2n_A$；在配对检测情况下，需要患者的总数量为 n_A。

方差函数 $V_0(\hat{\theta}_1 - \hat{\theta}_2)$ 和 $V_{\text{Alt}}(\hat{\theta}_1 - \hat{\theta}_2)$ 的一般形式为：

$$V(\hat{\theta}_1 - \hat{\theta}_2) = V(\hat{\theta}_1) + V(\hat{\theta}_2) - 2\text{cov}(\hat{\theta}_1, \hat{\theta}_2) \qquad (23\text{-}34)$$

式中，$\text{cov}(\hat{\theta}_1, \hat{\theta}_2)$ 是 $\hat{\theta}_1$、$\hat{\theta}_2$ 的协方差函数，当两种诊断方法使用在不同的受试者身上时（非配对研究设计），$\text{cov}(\hat{\theta}_1, \hat{\theta}_2) = 0$；对于配对设计，通常有 $\text{cov}(\hat{\theta}_1, \hat{\theta}_2) > 0$。

Beam（1992）给出了比较两组灵敏度或者特异度的样本量估计公式。在配对设计情况下，推荐使用的方差函数为

$$V_0(\hat{S}e_1 - \hat{S}e_2) = \psi \qquad (23\text{-}35)$$

$$V_{\text{Alt}}(\hat{S}e_1 - \hat{S}e_2) = \psi - \Delta^2 \qquad (23\text{-}36)$$

其中

$$\psi = Se_1 + Se_2 - 2 \times Se_2 \times P(T_1 = 1 | T_2 = 1) \qquad (23\text{-}37)$$

式中，Se_1 和 Se_2 是在备择假设下推断出的灵敏度值；$P(T_1 = 1 | T_2 = 1)$ 是第二种诊断方法得到的结果为阳性的前提下，第一种诊断方法得到的结果也是阳性的概率；ψ 值在 Δ（两种诊断

完全相关)与 $Se_1 \times (1-Se_2) + Se_2 \times (1-Se_1)$(两种诊断完全独立)之间变化。特异度的方差函数计算与上式相似。

对于上述计算公式的使用,Zhou 给出了一个设计实例:诊断甲状旁腺疾病,预期 SPECT 与 SPECT+CT 之间的灵敏度差别是 0.10,因此设定 $\Delta = 0.10$。在备择假设情况下,设定 $Se_1 = 0.80$、$Se_2 = 0.70$。现设定 I 类错误概率为 5%($z_{1-\alpha/2} = 1.96$),检验效能为 80%($z_{1-\beta} = 0.84$),给出比较非配对和配对设计需要的样本量。

上述公式中,ψ 值从 0.10(配对设计 SPECT 和 SPECT+CT 的试验结果完全相关)到 0.38(非配对设计)之间变化,计算得到所需要的样本量范围为 77~296。对于非配对设计,共需要 592 例患有甲状旁腺疾病的患者,即有 296 患者接受 SPECT,另有 296 名患者接受 SPECT+CT。对于配对设计,最少需要 77 例患者,最多需要 296 名患者,这由 SPECT 和 SPECT+CT 两者诊断试验结果的相关性决定。在配对设计中,所有的受试者同时接受 SPECT 和 SPECT+CT 两种检查,与非配对设计相比,配对设计节省了 296~515 例患者样本。在没有任何关于 SPECT 和 SPECT+CT 试验结果相关性信息的情况下,建议使用样本量接近于 296 例的样本量,以确保足够的检验效能。如果能够通过预试验来估计两种诊断结果的相关性,可节约成本,样本量可以调整到更合适的水平。

三、ROC 曲线下面积置信区间估计的样本量

ROC 曲线下面积 A 置信区间估计需要的"患病"组样本量为

$$n_A = \frac{\left[z_{1-\alpha/2}\sqrt{V(\hat{A})} \right]^2}{L^2} \tag{23-38}$$

式中,L 为置信区间宽度的一半(最大绝对误差);$V(\hat{A}) = n_A \text{var}(\hat{A})$,$\text{var}(\hat{A})$ 为无效假设时 $\hat{A}$ 的方差估计值,对比可以采用 Obuchowski(1997)提出的双正态法进行估计。即用 X_N、X_A 分别表示非患病组和患病组试验对象的连续型诊断测量结果,并假设 $X_N \sim N(\mu_N, \sigma_N^2)$、$X_A \sim N(\mu_A, \sigma_A^2)$,用 $a = (\mu_A - \mu_N)/\sigma_A$ 和 $b = \sigma_N/\sigma_A$ 两个参数可以确定 ROC 曲线,此时 $V(\hat{A})$ 为

$$V(\hat{A}) = f^2(1+b^2/k+a^2/2) + g^2 b^2 (1+k)/(2k) + fgab \tag{23-39}$$

式中,a 和 b 分别为双正态 ROC 曲线参数;$k = n_N/n_A$ 为非患病组与患病组人数的比例;中间量 f 和 g 的计算方法如下

$$f = \frac{\exp\{-a^2/[2(1+b^2)]\}}{\sqrt{2\pi(1+b^2)}}, \quad g = \frac{-ab\,\exp\{-a^2/[2(1+b^2)]\}}{\sqrt{2\pi(1+b^2)^3}} \tag{23-40}$$

其中 $\pi = 3.141\,592\,6$,建议实际计算时使用下式计算方差函数:

$$V(\hat{A}) = f^2(1+b^2/k+a^2/2) + g^2 b^2 (1+k)/(2k) \tag{23-41}$$

其目的是使前面公式中所隐含的 a、b 估计的协方差项 $\text{cov}(\hat{a}, \hat{b}) = fgab = 0$,从而得到 $\hat{A}$ 较大的方差,以保证估计结果更加稳健。实际应用时,通常假定非患病组与患病组的方差相同($b=1$),a 可以通过预期的 ROC 曲线下面积 A 计算出来,即 $a = \sqrt{1+b^2} \times \Phi^{-1}(A)$。研究表明,无论应用参数法还是非参数方法,对于有序与连续型试验结果,上述公式均具有较好的效果。

图 23-10 显示了在 $L=0.05$,α 分别为 0.05 和 0.01 的两种情况下,参数 A 估计所需要的样本量。非患病组的样本量 n_N 按事先规定的与患病组数量的比例 k 计算,即 $n_N = kn_A$。

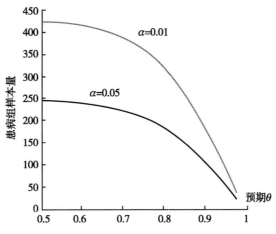

图 23-10　$L=0.05$ 时参数 A 估计需要的样本量

四、两组诊断试验 ROC 曲线比较的样本量

使用双正态法估计样本量。先考虑配对设计的情况,假定每一受试者同时接受两个不同的诊断检测,若用(X_{N1}, X_{A1})和(X_{N2}, X_{A2})分别表示两种不同的检测方法在"正常组"和"患病组"的试验结果,并假设这些随机变量服从正态分布,表示为

$$X_{N1} \sim N(\mu_{N1}, \sigma_{N1}^2), X_{A1} \sim N(\mu_{A1}, \sigma_{A1}^2)$$
$$X_{N2} \sim N(\mu_{N2}, \sigma_{N2}^2), X_{A2} \sim N(\mu_{A2}, \sigma_{A2}^2)$$

两试验的 ROC 曲线下面积分别为 A_1 和 A_2,$\Delta = A_2 - A_1$,则所需要的"有病"患者样本量为

$$n_A = \frac{\left[z_{1-\alpha/2}\sqrt{V_0(\hat{\Delta})} + z_{1-\beta}\sqrt{V_{Alt}(\hat{\Delta})} \right]^2}{\Delta^2} \tag{23-42}$$

式中,$V_0(\hat{\Delta}) = n_A \text{var}_0(\hat{\Delta})$;$V_{Alt}(\hat{\Delta}) = n_A \text{var}_{Alt}(\hat{\Delta})$。$\text{var}_0(\hat{\Delta})$是无效假设时 $\hat{\Delta}$ 的方差估计值,$\text{var}_{Alt}(\hat{\Delta})$是备择假设条件下 $\hat{\Delta}$ 的方差估计值;$\hat{\Delta}$ 是 Δ 的最大似然估计值;Δ 取备择条件下 $\hat{\Delta}$ 的期望值,或两种诊断方法准确性的实际差值。$V_0(\hat{\Delta})$ 与 $V_{Alt}(\hat{\Delta})$ 用下式估计:

$$V(\hat{\Delta}) = V(\hat{A}_1) + V(\hat{A}_2) - 2C(\hat{A}_1, \hat{A}_2) \tag{23-43}$$

无效假设成立时,假设 $V_0(\hat{\Delta})$ 与 $V_{Alt}(\hat{\Delta})$ 相等;若已知待比较的两试验准确度,即两种诊断的 ROC 曲线下面积 A_1 和 A_2 值,则 $V_0(\hat{\Delta})$ 的估计值将因无效假设中取 A_1 值还是 A_2 值而不同。上式中

$$V(\hat{A}_i) = f_i^2(1 + b_i^2/k + a_i^2/2) + g_i^2 b_i^2(1+k)/(2k) + f_i g_i a_i b_i, \ i = 1, 2 \tag{23-44}$$

$$C(\hat{A}_1, \hat{A}_2) = n_A \text{cov}(\hat{A}_1, \hat{A}_2) = f_1 f_2(r_A + r_N b_1 b_2/k_i + r_A^2 a_1 a_2/2)$$

$$+ g_1 g_2 \left[b_1 b_2(r_N^2 + kr_A^2)/(2k) \right]$$
$$+ f_1 g_2 r_A^2 a_1 b_2/2 + f_2 g_1 r_A^2 a_2 b_1/2 \tag{23-45}$$

式中,a_i 和 b_i 分别为两组的双正态 ROC 曲线参数;$k = n_N/n_A$ 为非患病组与患病组人数的比例;r_A 和 r_N 分别为患病组和非患病组两试验结果的 Pearson 相关系数。中间参数 f_i 和 g_i 使用

下式计算:

$$f_i = \frac{\exp\{-a_i^2/[2(1+b_i^2)]\}}{\sqrt{2\pi(1+b_i^2)}}, g_i = \frac{-a_i b_i \exp\{-a_i^2/[2(1+b_i^2)]\}}{\sqrt{2\pi(1+b_i^2)^3}}, i = 1,2 \qquad (23-46)$$

其中 $a_i = (\mu_{Ai} - \mu_{Ni})/\sigma_{Ai}$ 和 $b_i = \sigma_{Ni}/\sigma_{Ai}$。实际应用时,通常使用稳健的方法,即取 $\mathrm{cov}(\hat{a}_i, \hat{b}_i) = f_i g_i a_i b_i = 0$,并假定非患病组与患病组的方差相同($b_i = 1$),$a_i$ 可以通过预期的曲线下面积 $\hat{A}_i$ 计算出来,即 $a_i = \sqrt{1+b_i^2} \times \Phi^{-1}(A_i)$。这种样本量估计方法既可以用于计量检测,同样也可以用于有序测量。

对于成组设计比较的样本量估计,只需使上式中的 $C(\hat{A}_1, \hat{A}_2) = 0$。表 23-15 给出了在一些特殊点上两样本比较所需要的样本量,供实际应用参考($k = 1$)。为了得到更为保守的估计结果,这里取 $b_1 = b_2 = 1/3$。

表 23-15 ROC 曲线面积 $\hat{A}$ 估计所需要的样本量($n_A = n_N$)

预期面积		Δ 值	$\rho = 0.0$		$\rho = 0.5$		$\rho = 0.8$	
A_1	A_2		稳健法	正态法	稳健法	正态法	稳健法	正态法
0.55	0.60	0.05	1127	1106	583	560	253	226
0.65	0.70	0.05	1056	980	598	514	310	212
0.75	0.80	0.05	882	750	563	416	348	177
0.85	0.90	0.05	530	403	384	242	274	109
0.90	0.95	0.05	274	195	213	125	163	60
0.55	0.65	0.10	276	266	148	137	70	56
0.65	0.75	0.10	249	224	149	111	84	51
0.75	0.85	0.10	188	154	127	88	84	39
0.85	0.95	0.10	77	56	60	37	46	19
0.55	0.70	0.15	119	111	67	58	35	25
0.65	0.80	0.15	101	87	64	49	39	21
0.75	0.90	0.15	64	50	46	31	33	15

注:$\alpha = 0.05, 1-\beta = 0.85, \rho_A = \rho_N = \rho, b_1 = b_2 = 1/3, k = 1$

需要注意,公式(23-42)中的 n_A 对于成组设计($\rho = 0$)和配对设计($\rho > 0$,通常取 $\rho = 0.5$)有不同的含义,前者为在两组例数相同的情况下,两组的总样本量需要 $2n_A$;在配对检测情况下,需要的总样本量为 n_A。两种对于成组设计最后需要的样本量可以根据 $k = n_N/n_A$ 计算得到。

第八节 诊断试验的报告规范

一、报告试验结果

诊断准确度研究的结果报告中,首先应该对研究设计的几个特征进行描述,以便于读者确定诊断试验的准确度是否能够推广到其他环境(Irwig 等,2002)。为了使试验结果具有通用性,疾病的定义必须不变,并用相同的诊断试验,同时试验结果的定义如"阳性"和"阴性"结果的定义必须相同。除了研究设计的特征外,还有以下几个关于试验准确度报告的问题:①估计的准确度,对于这一研究如何解释;②准确度估计的精度问题;③对于不同患者组诊断的准确度改变情况;④结果适用的目标人群。

对于上述第一个问题,即估计的准确度是多少以及对于这一研究如何解释,首先要明确研究情况,如"检测≥2.0cm 的结肠息肉",数据定义十分重要。需要说明试验结果如何定量,然后报告估计的准确度及相关的解释。当报告灵敏度与特异度时,必须指出使用的截断值;对于计量和有序的测量结果,需要同时给出 ROC 分析结果,并注意使用模型拟合时可能导致对结果的误解,因此必须同时给出经验 ROC 曲线。当报告阳性预测值(PPV)和阴性预测值(NPV)时,必须指出研究样本的患病率,最好报告标准化患病率下的 PPV 与 NPV。例如对于具有多阅片者的影像学研究,在报告"合并"或一致的准确度估计值时,应同时估计每位阅片者的准确度。当阅片者少于 10 位时,通常将每位阅片者的准确度与阅片者的平均准确度一起报告;当研究规模更大时,应报告阅片者的平均准确度、最小和最大估计值,以及阅片者间的变异。

如果试验产生了无法解释的结果,出现缺失值,则要注意说明其出现的频率与原因、统计分析时如何处理这些结果,以及这样处理的原理。这里的"无法解释(uninterpretable)"指的是技术上无法接受,与可疑、居中或不确定的试验结果不同。例如执行针刺活检时细胞样本不够、骨盆 US 研究时腹腔气体干扰,以及乳房 X 线拍片时乳房组织密度过高等,都会出现无法解释的试验结果。当比较两个试验时,无法解释结果出现的频率可能不同,这对诊断试验准确度的评价十分重要。如果试验不可重复,Begg 等(1986)推荐将无法解释的结果看作是试验的另一种可能结局,并建议计算所有可能试验结局的似然比,则"无法解释的结果"就可以根据其似然比(LR)值与其他试验结局一起进行评价。如果试验结果可以重复,但无法解释的试验结果与真实疾病状态相关,将出现另一种情况。事实上,这些"无法解释的试验结果"提供了疾病未知状况的相关信息,因此不应忽略这些信息,而应在诊断患者时加以利用。

对于上述第二个关于准确度估计精度的问题,解决时关键是要给出准确度的标准误与置信区间。诊断准确度研究中有几个可能的变异来源,即患者内部和患者间的变异、解释试验的阅片者内部和阅片者间的变异,以及诊断设备或使用方式内部和它们之间的变异。确定标准误和明确置信区间涉及哪些变异来源十分重要。

对于上述第三个问题,即不同患者组别的准确度,在处理时需要评价并报告以下因素如何影响试验的准确度:①患者协变量:如人口学特征、体征和症状、合并症和临床试验基地;②疾病相关因素:如占位大小、严重程度、部位;③设备或试验相关因素:如回顾性研究和前瞻性研究、影像学参数和机器本身可能发生的改变等;④阅片者的协变量,如经验、培训情况。对此,可以使用调整协变量的不同统计学评价方法。

最后,报告试验准确度时,需要清楚试验结果的通用性。研究的通用性取决于研究目标总体以及样本对总体的代表性。如前所述,Ⅰ和Ⅱ期研究中定义的总体通常较为狭窄;相比之下,Ⅲ期研究的作用是为临床应用对试验的准确度进行无偏估计,如果在这些研究中可以恰当地从目标总体中抽取患者和阅片者样本,那么研究结果对于目标总体将具有通用性。

二、诊断试验研究报告清单

STARD 委员会(2015)设计了一份诊断准确度研究报告共 30 项的清单,以及研究执行的流程图(附录 2),供研究者制订方案用。清单和流程图中需要评价研究中可能出现的偏倚,并评估其通用性。清单确定了诊断准确度研究从标题直到讨论、方案的每一部分中应包含的项目。

需要报告的项目可简单概括如下:①在标题、摘要和关键字部分,研究应被确认为诊断准确度研究。②在引言部分,所研究的问题应被清楚地说明,并明确研究的主要目的。③在方法学部分,应具体描述研究类型(前瞻性或回顾性)、研究总体、患者纳入方法,以及抽样方法;清楚描述"金标准"、试验技术说明,以及试验将被谁如何解释,应给出用来估计与比较诊断准确度的具体方法。

结果部分应包括试验何时被执行、研究总体的基本特征、接受与未接受诊断试验和金标准的合格患者数、诊断试验与金标准诊断的时间间隔、研究样本的疾病严重程度与合并症的分布情况、比较试验与金标准结果的表格或图形、试验或金标准的任何不良事件、试验准确度及 95%CI 的估计值、不确定试验结果的数量与处理、患者亚组间试验结果的变异,以及对试验可重现性的估计。

最后,在讨论部分中,作者应对试验结果的临床适用性进行讨论。

第九节　注意事项

一、关于受试者选择的三个误区

实际诊断试验研究中可能出现如下问题,需避免。

1. 研究者仅基于健康志愿者的试验结果建立诊断标准。例如在卵巢癌 CA125 标志物的诊断试验研究中,研究者通过测量健康志愿者血清中的 CA125 含量,以高于 CA125 含量均数的 3 倍标准差(SD)作为决策标准或诊断界值。在这一标准的制订过程中,研究者没有考虑卵巢癌患者与健康志愿者血清 CA125 检测结果分布的重叠程度,即是否大部分卵巢癌患者的 CA125 值高于健康志愿者 CA125 均数的 3 倍标准差。

2. 研究样本不是来自于目标总体的随机抽样样本。例如有文章欲研究利用通气灌注肺扫描方法诊断肺栓塞的准确度,通气灌注肺扫描作为一种无创伤性检查,用于筛查高风险的肺栓塞患者;而具有较高诊断准确度的肺血管造影方法属于有创性检查,常作为肺栓塞诊断的"金标准",可用于估计其他试验的诊断准确度。这里,为评价通气灌注肺扫描诊断方法的准确度,如果仅将同时接受通气灌注肺扫描和肺血管造影的患者作为研究样本,排除未做肺血管造影的患者,则很可能造成对试验准确度的有偏估计,这是由于研究样本不能代表接受通气灌注肺扫描的患者总体。实际中,扫描结果阳性者通常被推荐做血管造影,而对于扫描结果阴性者,为了避免不必要的风险,通常不主张继续做血管造影。因此,通过上述方法得到的研究样本患有肺栓塞的可能性要高于普通待筛查患者。

3. 基于所研究的新诊断方法与一种常规检查的良好一致性便得出该诊断方法较准确的结论。实际上,即使新的诊断方法具有较好的准确度,与常规检查结果相比也可能出现较多不一致的情况;类似地,两种准确度相同的诊断方法如果各自诊断错误的患者特征不同,则这两种方法也可能表现出较差的一致性。例如一项针对血清 HE4 对卵巢癌诊断效果的研究结果显示,根据血清 HE4 含量作出的诊断结果与根据血清 CA125 含量得出的结果一致性较差,但这并不能说明 HE4 的准确度不高。评价某种新方法诊断准确度的更有效的方法是同时与"金标准"进行比较。通常情况下,进行诊断准确度评价比一致性评价更加困难,但也更为合理和有效。其他还可能遇到的各种不同问题,包括数据的收集方法、金标准的定义、主要评价指标的确定、样本量的估算、亚组分析等。

二、关于指标的应用

本章系统介绍了诊断试验的不同评价指标,并对其优缺点进行了评价。然而,并非所有试验中这些指标都是重要或可获得的。结合美国 FDA 的《诊断试验评价和结果报告的统计学指南》,不同情况下需要考虑的设计和指标如下:①如果有金标准,则采用与金标准的对照试验,并报告灵敏度和特异度,其他指标作为参考;②如果有金标准,但是金标准的实施非常困难,则采用非金标准对照的同时,尽可能多地随机用其中的一部分进行金标准对照,然后用校正的方法获得特异度和敏感度的估计;③如果没有金标准,或金标准根本不可行,此时若可以构建"经验金标准",即采用专家委员会来构建一个所谓的金标准,则可以报告特异度和灵敏度,其他指标作为参考,这种情况最好使用贝叶斯方法对灵敏度和特异度进行估计;④如果没有金标准,或金标准根本不可行,也无法构建"经验金标准",只能与非金标准进行对比,则无法直接得到特异度和灵敏度的无偏估计,此时可以使用阳性一致率(positive percent agreement)、阴性一致率(negative percent agreement)、总一致性(overall agreement),以及 Kappa 系数来评价一致性。需要注意,使用一致性指标可能会引起误解,因为总一致性好,有可能灵敏度和特异度都很差。因此,美国 FDA 不鼓励单独报告总一致性和 Kappa 系数来评价一个诊断试验。

尽管我们介绍了一些模型方法来评价诊断试验,但是必须清晰地认识到,这些模型的应用条件有时是无法验证的,且不同模型的结果可能相差很大,因此对其结果的解释也比较困难,此时需要报告不同方法和不同模型假设条件下的结果。当然,采用这类方法,最好事先与监管部门沟通。

三、不同情况下对照的选择

我国《体外诊断试剂临床试验技术指导原则》规定,对于新研制的体外诊断试剂而言,选择适当的受试者,采用试验用体外诊断试剂与诊断该疾病的"金标准"进行盲法同步比较。对用于早期诊断、疗效监测、预后判断等用途的体外诊断试剂,在进行与"金标准"的比较研究的同时,还必须对受试者进行跟踪研究。研究者应明确受试者的入选标准、随访标准和随访时间。受试者应包括两组:一组是用"金标准"确定为有某病的病例组;另一组是经"金标准"确定或有临床证据证实无该病的患者或正常人群,作为对照组。病例组应包括该病种的不同病例,如症状典型和非典型的,病程早、中、晚期的,病情轻、中、重型的,不同性别、不同年龄层次的等,以便能反映该病的全部特征。对照组应包括确定无该病的患者,及易与本病相混淆疾病的病例。"已有同品种批准上市"产品的临床试验,选择已上市产品,证明试验用体外诊断试剂与已上市产品等效。

在采用已上市产品作为对比试剂的前提下,选择目前临床普遍认为质量较好的产品。同时应充分了解所选择的对照产品的技术信息,包括方法学、临床预期用途、主要性能指标、校准品的溯源情况、推荐的阳性判断值或参考区间等,以便于对试验结果进行科学的分析。对于比较研究试验中测定结果不符的样本,应采用"金标准"或其他合理的方法进行复核,以便于对临床试验结果进行分析。如无复核,应详细说明理由。

四、关于进口注册产品

诊断技术的进口注册产品由于目标人群种属和地域的改变,可能影响产品的某些主要技术指标和有效性。申办者或临床研究者应考虑不同国家或者地区的流行病学背景、不同病种的特性、不同种属人群所适用的阳性判断值或参考区间等诸多因素,在中国境内进行具有针对性的临床试验。

五、关于样本量的法规要求

我国《体外诊断试剂临床试验技术指导原则》规定,在符合指导原则有关最低样本量要求的前提下,还应符合统计学要求。最低样本量要求如下:对于第三类产品,临床试验的总样本数至少为1000例;对于第二类产品,临床试验的总样本数至少为200例。

此外,采用核酸扩增方法用于病原体检测的体外诊断试剂,临床试验的总样本数至少为500例。与麻醉药品、精神药品、医疗用毒性药品检测相关的体外诊断试剂,临床试验的总样本数至少为500例。流式细胞仪配套用体外诊断试剂,临床试验的总样本数至少为500例。免疫组织化学抗体试剂及检测试剂盒,与临床治疗、用药密切相关的标志物及其他具有新的临床意义的全新标记物,临床试验的总样本数至少为1000例。临床使用多个指标综合诊治的标志物,如辅助诊断、鉴别诊断、病情监测、预后相关的标志物,临床试验的总样本数至少为500例。用于血型检测相关的体外诊断试剂,临床试验的总样本数至少为3000例。涉及产品检测条件优化、增加与原样本类型具有可比性的其他样本类型等变更事项,第三类产品临床试验的总样本数至少为200例,第二类产品临床试验的总样本数至少为100例;变更抗原、抗体等主要原材料的供应商、阳性判断值或参考区间的变化及增加临床适应证等变更事项,应根据产品的具体变更情况,酌情增加临床试验的总样本数。

罕见病及用于突发公共卫生事件的体外诊断试剂可酌减样本量,但应说明理由,并满足评价的需要。

如果是在我国境内申请注册,则需遵照执行。

致谢:本章的部分内容引用了周晓华等《Statistical Methods in Diagnostic Medicine》(2011)书中的观点和实例,在此表示感谢!

(李 康)

参 考 文 献

1. FDA. Statistical Guidance on Reporting Results from Studies Evaluating Diagnostic Tests. 2007.

2. Zhou XH, Obuchowski NA, McClish DK. Statistical Methods in Diagnostic Medicine. New York: John Wiley & Sons, 2011.

3. US Food and Drug Administration. Guidance for industry and FDA staff: Statistical guidance on reporting results from studies evaluating diagnostic tests.

4. Bossuyt PM, Reitsma JB, Bruns DE, et al. STARD 2015: an updated list of essential items for reporting diagnostic accuracy studies. Radiology, 2015, 277(3): 826-832.

5. Delong ER, Delong DM, Clarke-Pearson DL. Comparing the areas under two or more correlated ROC curves: A

nonparametric approach. Biometrics,1988,44:837-845.

6. Dorfman DD, Berbaum KS, Lenth RV. Multireader, multicase receiver operating characteristic methodology: A bootstrap analysis. Acad Radiol,1995,2:626-633.

7. Hanley JA. The robustness of the binormal model used to fit ROC curves. Med Decision Making, 1988, 8: 197-203.

8. Murtaugh PA. ROC curves with multiple marker measurements. Biometrics,1995,51:1514.

9. Obuchowski NA, McClish DK. Sample size determination for diagnostic accuracy studies involving binormal ROC curve indices. Stat Med,1997,16:1529-1542.

10. Pepe MS. A regression modelling framework for receiver operating characteristic curves in medical diagnostic testing. Biometrika,1997,84:595-608.

11. Joseph L, Gyorkos TW, Coupal L. Bayesian Estimation of Disease Prevalence and the Parameters of Diagnostic Tests in the Absence of a Gold Standard. American Journal of Epidemiology,1995,141:263-272.

12. Branscum AJ, Gardner IA, Johnson WO. Estimation of diagnostic-test sensitivity and specificity through Bayesian modeling. Preventive Veterinary Medicine,2005,68:145-163.

13. Altman DG, Bland JM. Measurement in medicine:the analysis of method comparison studies. Statistician,1983, 32:307-317.

14. Bland JM, Altman DG. Statistical methods for assessing agreement between two methods of clinical measurement. Lancet,1986,1(8476):931-936.

15. Wood RJ. Bland-Altman beyond the basics:creating confidence with badly behaved data. Clin Exp Pharmacol Physiol,2010,37:143-149.

16. CFDA. 体外诊断试剂临床试验技术指导原则. 2014.

17. 朱一丹,李会娟,武阳丰. 诊断准确性研究报告规范(STARD)2015 介绍与解读. 中国循证医学杂志, 2016,(6):730-735.

18. 缪华章,陈林,刘玉秀. 定量方法比较研究一致性评价 Bland-Altman 法 LoA 的可信区间估计. 中国卫生统计,2014,31(1):64-67.

19. 刘玉秀,缪华章,陆梦洁,等. 定量方法对比研究重复测量设计 Bland-Altman 一致限 LoA 的可信区间估计. 中国卫生统计,2014,31(2):224-229.

第二十四章

单组目标值临床试验

随机对照试验(RCT)设计是临床试验设计的金标准,在药物/医疗器械临床试验中被广泛采用。但在少数医疗器械临床试验中,由于伦理学原因、临床操作可行性或其他原因,很难进行随机对照的临床试验。此时,目标值法(objective performance criteria,OPC)临床试验不失为一种替代策略,为产品注册提供关键证据。由于是单组试验,因此又叫单组目标值法或单组目标值对照法。单组目标值临床试验中没有为试验组设立传统意义上的同期对照组,而是采用目标值作为理论对照值,将试验结果与理论值进行比较。本章将对目标值法的定义、适用范围、目标值的确定以及评价方法等方面进行介绍。

第一节　单组目标值的定义

美国 FDA 对目标值的定义为从大量历史数据(如文献资料、历史记录)中得到的一系列在专业领域内广泛认可的性能标准,这些标准可作为说明某医疗器械的有效性/安全性指标或临床终点。可见目标值是指专业领域内公认的被试产品的有效性/安全性/性能评价指标所应达到的标准。

试验设计时设定主要评价指标有临床意义的目标值,获得试验组的临床研究数据后,计算相应的统计量并与目标值进行统计学比较,据此来评价被试产品有效性/安全性的一类方法称之为单组目标值法。

第二节　目标值的确定

单组目标值临床试验设计的关键是确定目标值。虽然没有同期平行对照,但欲将受试产品的疗效和(或)安全性与目标值进行比较,设计时必须建立在特定的适应证、入选/排除标准、主要疗效评价指标及评价时间点等基础上,这样才可能使得当前试验所获得的结果与同类产品的外部对照具有可比性,从而保证单组目标值法研究结果的科学性。

由于目标值是试验样本量确定依据中的关键参数,而且试验结束后,目标值还将用来评价试验结果是否满足研究假设的判定标准,因此必须在研究方案中事先设定目标值。对于任何在试验完成后根据试验结果设定的目标值,均不予认可。目标值确定的常用方式有3类。

一、临床试验法规部门指南

临床试验监管部门会针对某些特定产品制定涉及该产品临床试验的指导原则,如果指导原则中明确写明该类产品可采用单组目标值对照的方式进行临床试验,且指南中对有效性和(或)安全性所对应的主要评价指标给出了明确的目标值,在此种情况下,可将指南推荐的目标值作为该产品临床试验主要评价指标的目标值。如 2002 年 7 月美国 FDA 发布的关于射频消融导管扩大室上速适应证的临床试验指导原则,提出了射频消融导管扩大室上速适应证的目标值,即刻成功率≥85%,远期成功率≥80%,而主要并发症≤7%。

二、行业标准或专家共识

在没有相应产品的监管部门指导原则时,可参考该产品所属专业领域公认的行业标准或公开发表的专家共识中给出的该产品的主要评价指标所应达到的疗效和(或)安全性水平,并以此水平作为目标值。可参考的行业标准包括但不限于 ISO 标准、国标、行标或部标等。如 2014 年美国心胸外科协会制定的外科生物瓣评价标准:主动脉瓣血栓栓塞的发生率≤1.5%,三尖瓣血栓栓塞的发生率≤1.3%;主动脉瓣瓣膜血栓的发生率≤0.04%,三尖瓣瓣膜血栓的发生率≤0.03%;所有出血的发生率≤1.4%等。

三、同类产品历史研究结果

如上述两种情况均不适用,可以将目前已上市的所有同类产品历史研究数据的分析结果作为目标值的确定依据。例如具有可比性的同类产品所进行的临床试验结果的系统综述和 Meta 分析结果。有关 Meta 分析的内容参见第二十八章。如果能获得发表研究中的个体水平数据并进行合并分析,也可作为目标值的确定依据。

选择历史研究作为对照研究,需考虑本次临床试验的适应证应该与历史研究保持相同,疾病的严重程度、亚型的构成、诊断、干预、评价指标、评价方法也应尽量保持一致,这样才具有一定的可比性。如果只选择病情较轻的患者参与临床试验,显然其预后将明显优于历史对照。但是,要在各个方面保持与历史研究相同,还是有一定的难度。当试验难以对这些因素进行控制时,需要考虑适当的分层研究或校正方法。

上述 3 种确定目标值的方法应按序考虑,即优先考虑监管部门指南中确定的目标值;如监管部门没有出台有关指南,则考虑行业标准或专家共识;最后才考虑同类产品历史研究结果的综合。

对于特定产品所设定的目标值,应该充分结合产品的特点,能够被临床认可且具有临床意义。

目标值应在研究方案设计阶段由申办方、临床研究者和统计学专家共同制订,并在方案中详述目标值确定的依据。无论采用何种方法确定目标值,均须事先与临床试验监管部门进行沟通,达成共识后方可开始临床试验。

第三节　单组目标值试验的检验假设

二分类变量或连续性变量是临床试验最常见的主要终点指标类型,在不同的试验中,根据研究目的又可分为高优(如有效率)或低优(如事件发生率)指标。下面将针对不同的变量类型,分别按照高优或低优的情况,给出对应的检验假设、样本量估计以及对应的评价方法。

单组目标值试验的假设检验是单侧检验。当主要评价指标为定性指标(如有效率)时,可将该类临床试验视为样本率与总体率 π_0 的比较,其假设为:

低优指标: $H_0: \pi_1 \geqslant \pi_0, H_1: \pi_1 < \pi_0$;或

高优指标: $H_0: \pi_1 \leqslant \pi_0, H_1: \pi_1 > \pi_0$

其中, π_1 为预期的主要终点总体率; π_0 为目标值。

当主要评价指标为定量指标时,可将该类临床试验视为样本均数与总体均数 μ_0 的比较,其假设为:

低优指标: $H_0: \mu_1 \geqslant \mu_0, H_1: \mu_1 < \mu_0$;或

高优指标: $H_0: \mu_1 \leqslant \mu_0, H_1: \mu_1 > \mu_0$

其中, μ_1 为预期的主要评价指标的总体均值; μ_0 为目标值。

第四节　单组目标值试验的样本量估计

样本量估计是临床试验设计中极为重要的环节,充足的样本量能够在 I 类错误率得到控制的前提下,同时保证试验有足够的把握度发现实际存在的差异。根据统计学原则确定的样本量,是预期检验假设能够得到确证所需的最小样本量。因为从伦理学角度考虑,没有必要让更多的受试者使用未经上市批准的被试产品,同时还会造成不必要的人力、物力和财力浪费。更为重要的是,临床试验所给出的结果应具有充分的科学性和可信性,因此,准确地估计样本量是临床试验得以有效进行的保证。对单组目标值法试验进行样本量计算时,所需的参数一般包括对主要评价指标预期疗效的估计值、目标值、检验水准和把握度等。以下将按指标的类型予以分别介绍。

一、二分类指标的样本量确定

对二分类指标(以有效率为例)的单组目标值试验,其样本量估计过程涉及的参数包括 π_1:被试产品预期主要评价指标的总体有效率; π_0:目标值; α: I 类错误概率; $1-\beta$:检验把握度。

当 π_1 和 π_0 不接近于 0% 或 100%(例如均在 10% ~ 90%)时,样本量可以用正态近似法估计:

$$n = \frac{\left[z_{1-\alpha}\sqrt{\pi_0(1-\pi_0)} + z_{1-\beta}\sqrt{\pi_1(1-\pi_1)} \right]^2}{(\pi_1 - \pi_0)^2} \tag{24-1}$$

式中: $z_{1-\alpha}$、$z_{1-\beta}$ 为标准正态分布的分位数; α 常取 0.025; $1-\beta$ 常取 0.80 或 0.90。该公式同时适用于高优或低优指标。

如果 π_1 或 π_0 接近于 0% 或 100% 时,需要用确切法。以高优指标为例,其原理如下:

在给定的检验水准 α 下,存在一个非负整数 $r(0 \leqslant r \leqslant n)$ 同时满足:

$$\sum_{i=r}^{n} \frac{n!}{i!(n-i)!}\pi_0^i(1-\pi_0)^{n-i} \leqslant \alpha \text{ 和 } \sum_{i=r-1}^{n} \frac{n!}{i!(n-i)!}\pi_0^i(1-\pi_0)^{n-i} > \alpha \tag{24-2}$$

如果某次试验的期望结局事件发生数为 m,当 $m \geqslant r$ 时,则拒绝无效假设。在备择假设

$\pi = \pi_1 > \pi_0$ 的条件下,检验的把握度为:

$$P(m \geqslant r \mid H_1) = \sum_{i=r}^{n} \frac{n!}{i!(n-i)!} \pi_1^j (1-\pi_1)^{n-i} \qquad (24-3)$$

给定一个把握度 $1-\beta$,则可通过求解 $P(m \geqslant r \mid H_1) \geqslant 1-\beta$ 获得满足该把握度要求所需的最小样本含量。上式没有解析解,需要迭代求解。表 24-1 和表 24-2 给出了用确切法估计的单组目标值法所需的样本量,以便于应用时查阅。其中 $\alpha = 0.025$,$1-\beta = 0.80$ 和 0.90,$\pi_0 = 0.75(0.01)0.98$,$\pi_1 = 0.76(0.01)0.99$,$\pi_1 - \pi_0 \geqslant 0.1$。对低优指标,用 $1-\pi_1$ 和 $1-\pi_0$ 代替即可。

二、定量指标的样本量确定

定量指标的单组目标值法样本量计算过程涉及的参数包括 μ_1:被试产品预期的主要评价指标的总体均数;μ_0:目标值;σ:主要评价指标的标准差;α:Ⅰ类错误概率;$1-\beta$:检验把握度。

对应的样本量计算公式为:

$$n = \frac{(z_{1-\alpha}+z_{1-\beta})^2 \sigma^2}{(\mu_1-\mu_0)^2} \qquad (24-4)$$

$z_{1-\alpha}$、$z_{1-\beta}$ 的意义同上。该公式同时适用于高优或低优指标。

第五节 单组目标值试验的统计分析

对于单组目标值试验的评价,仅根据受试产品的主要指标的点估计与目标值进行比较是不够的,还必须考虑抽样误差。因此,单组目标值试验的结果评价需要用假设检验或置信区间法。

一、假设检验

单组目标值法相应的假设检验为单侧检验,检验水准常取 0.025。当相应的单侧检验 $P \leqslant \alpha$ 时,拒绝 H_0,认为试验产品达到设计要求。

应用假设检验时需注意不同的主要终点指标对应的检验方法及其应用条件。

对率的假设检验,目标值 π_0 或预期总体参数 π_1 不接近 0% 或 100% 时(例如在 10%~90%),同时样本量较大(例如 50 例以上),可以采用正态近似检验法;当其接近 0% 或 100% 时,用正态近似法可能增加Ⅰ类错误,此时需要采用更精确的检验方法,如确切概率法。

二、置信区间法

单组目标值试验的结果也可以根据置信区间与目标值比较来评价。主要评价指标为高优指标时,如果被试产品主要评价指标 $(1-2\alpha)\%$ 双侧置信区间的下限高于目标值,则认为被试产品达到设计要求;主要评价指标为低优指标时,如果被试产品主要评价指标 $(1-2\alpha)\%$ 双侧置信区间的上限低于目标值,则认为被试产品达到设计要求。

表 24-1　单组临床试验目标值法所需的样本量（确切估计法，$\alpha=0.025$，$1-\beta=0.80$）

π_1 \ π_0	.75	.76	.77	.78	.79	.80	.81	.82	.83	.84	.85	.86	.87	.88	.89	.90	.91	.92	.93	.94	.95	.96	.97	.98
.76	14563																							
.77	3601	14158																						
.78	1580	3495	13730																					
.79	882	1538	3393	13281																				
.80	553	853	1492	3276	12822																			
.81	384	536	826	1442	3168	12362																		
.82	278	368	527	801	1386	3048	11879																	
.83	211	271	356	502	769	1329	2920	11381																
.84	160	201	259	342	485	738	1272	2795	10871															
.85	132	158	195	251	327	466	709	1220	2660	10320														
.86	104	123	155	188	236	316	445	671	1161	2527	9769													
.87	89	103	124	146	181	225	304	421	640	1100	2397	9218												
.88	75	83	98	113	136	173	219	289	400	606	1031	2246	8626											
.89	59	67	82	91	107	131	164	206	273	376	566	975	2095	8044										
.90	54	62	65	80	90	107	126	153	198	254	356	527	908	1944	7437									
.91	49	51	59	62	72	88	100	119	148	180	240	333	491	839	1792	6807								
.92	38	46	48	56	59	69	79	91	112	135	169	224	305	456	765	1629	6169							
.93	33	40	42	44	53	55	66	77	89	103	127	155	205	282	415	697	1474	5521						
.94	33	34	36	39	46	48	51	62	74	78	93	118	147	181	254	375	624	1304	4857					
.95	27	28	29	37	39	41	46	56	58	61	75	90	108	128	163	231	338	544	1127	4169				
.96	20	28	29	31	32	34	38	49	58	52	56	70	76	94	116	154	201	289	471	958	3421			
.97	20	21	22	23	27	26	38	38	49	43	46	49	65	71	90	100	127	177	240	387	780	2701		
.98	20	21	22	23	25	26	27	29	40	33	35	38	41	58	64	70	95	107	144	192	312	583	2000	
.99	13	14	15	15	16	17	18	19	31	22	35	38	41	45	49	54	60	68	78	118	145	217	432	1233

表 24-2　单组临床试验目标值法所需的样本量（确切估计法，$\alpha=0.025$，$1-\beta=0.90$）

π_1	π_0																							
	.75	.76	.77	.78	.79	.80	.81	.82	.83	.84	.85	.86	.87	.88	.89	.90	.91	.92	.93	.94	.95	.96	.97	.98
.76	19471																							
.77	4813	18927																						
.78	2109	4660	18361																					
.79	1174	2042	4516	17766																				
.80	742	1140	1978	4382	17161																			
.81	510	720	1103	1922	4225	16520																		
.82	366	491	691	1063	1851	4061	15885																	
.83	278	355	475	670	1018	1777	3896	15206																
.84	215	267	342	458	646	979	1694	3723	14517															
.85	174	210	254	327	438	619	936	1620	3554	13791														
.86	137	167	200	246	311	416	583	887	1542	3368	13061													
.87	114	133	160	188	236	299	398	562	845	1461	3185	12297												
.88	94	109	129	151	181	225	286	377	524	797	1374	2996	11539											
.89	80	93	103	124	142	173	213	270	353	495	749	1290	2801	10726										
.90	70	78	87	102	113	137	164	199	253	333	469	702	1200	2588	9911									
.91	59	67	76	85	96	107	132	153	191	240	310	431	654	1112	2383	9061								
.92	49	57	59	68	78	88	106	119	141	173	225	291	403	598	1016	2165	8199							
.93	44	51	54	56	65	75	86	98	112	135	160	207	269	370	540	920	1955	7320						
.94	38	40	48	50	53	62	73	77	89	103	127	155	186	242	330	492	812	1728	6417					
.95	33	34	42	44	46	48	58	62	74	78	93	109	138	171	220	292	431	717	1492	5493				
.96	27	28	36	37	39	41	44	54	58	61	75	90	97	117	152	193	257	381	622	1260	4559			
.97	27	28	29	31	32	34	36	46	49	52	56	70	76	94	103	127	172	226	313	510	1013	3576		
.98	20	21	22	23	25	26	36	38	40	43	46	49	53	71	77	85	111	143	183	259	390	767	2604	
.99	20	21	22	23	25	26	27	29	31	33	35	38	41	45	49	70	78	88	101	144	173	289	522	1539

对率的置信区间估计,其应用条件为当目标值 π_0 和预期参数 π_1 不接近 0% 或 100% 时(例如均在 10%~90%),同时样本量较大,可以采用正态近似法;当目标值 π_0 或预期参数 π_1 接近 0% 或 100%(例如 <10% 或 >90%)时,则用 Miettinen 确切估计法(1970)或计分区间法(score interval method)(Vollset,1993;Brown et al,2001)。

(一)Miettinen 确切估计法

1970 年,Miettinen 根据二项分布与 F 分布的关系,导出了总体率的可信限算法。

设 n 个个体中的阳性数为 r,样本率为 $p=r/n$,则 $100(1-\alpha)\%$ 置信区间为 (π_L, π_U):

$$\pi_L = \frac{r}{r+(n-r+1)F_{\alpha/2;2(n-r+1),2r}}$$

$$\pi_U = \frac{r+1}{r+1+(n-r)/F_{\alpha/2;2(r+1),2(n-r)}}$$

(24-5)

特别地,当 $r=0$ 时,$\pi_L = 0$,$\pi_U = \dfrac{1}{1+n/F_{1-\alpha/2;2,2n}}$;当 $r=n$ 时,$\pi_L = \dfrac{n}{n+F_{1-\alpha/2;2,2n}}$,$\pi_U = 1$。

这里,π_L 和 π_U 中分别对应两个不同的 F 分布,$F_{1-\alpha/2;2(n-r+1),2r}$ 是自由度为 $[2(n-r+1),2r]$ 的右侧概率为 $\alpha/2$ 的 F 分布分位数,$F_{1-\alpha/2;2(r+1),2(n-r)}$ 是自由度为 $[2(r+1),2(n-r)]$ 的右侧概率为 $\alpha/2$ 的 F 分布分位数。

(二)Wilson 计分区间法

Wilson 计分区间法由 Wilson 于 1927 年提出,Vollset(1993)和 Brown 等(2001)予以推荐,也是目前 FDA、WHO 和 CDC 推荐的方法。有效率 $p=r/n$ 的置信区间上、下限是公式

$$\frac{(x-n\hat{p}^*)^2}{n\hat{p}^*(1-\hat{p}^*)} = z_{1-\alpha/2}^2$$

的两个解:

$$\hat{p}^* = \frac{2nx+nz_{1-\alpha/2}^2 \pm \sqrt{(2nx+nz_{1-\alpha/2}^2)^2 - 4(n^2+nz_{1-\alpha/2}^2)x^2}}{2n(n+z_{1-\alpha/2}^2)}$$

(24-6)

Agresti 和 Coull(1998)曾指出,Wilson 计分法统计的性能表现很好,即使在样本量小时也是合适的。

例 24-1　某临床试验欲验证某一次性使用膜式氧合器治疗各种病因引起的需要进行体外循环手术患者的有效性和安全性,该临床试验采用单组目标值法设计,主要评价指标为产品达标率(产品达标需满足氧合性能、二氧化碳排出能力和变温能力达到我国指南中的评价标准要求),基于我国指南,该研究中的达标率目标值应至少为 90%,预期达标率为 95%。

首先建立检验假设,确定检验水准。

$$H_0:\pi_1 \leqslant \pi_0 \qquad H_1:\pi_1 > \pi_0$$

式中,π_1 为预期达标率;π_0 为目标值(规定为 90%)。检验水准 α 取 0.025。

其次确定试验所需的样本量。假设本试验的预期达标率为 95%,目标值为 90%。当检验水准取单侧 0.025、检验效能取 80% 时,根据表 24-1 查得,本试验至少需要入选受试者 231 例;考虑研究过程中最大可能出现 5% 的脱落率,故本研究预计入选患者不少于 243 例。

本研究实际入选 260 名受试者进行临床试验,其中有 250 名受试者达标,达标率点估计

为96.2%。用3种方法计算一次性使用膜式氧合器产品达标率的95%置信区间分别为正态近似法93.8%~98.5%、确切估计法93.0%~98.1%、计分区间法93.1%~97.9%。结果表明,3种方法估计的一次性使用膜式氧合器产品达标率的95%置信区间下限均大于目标值90%,结论一致,可以认为该一次性使用膜式氧合器能够满足临床应用的要求。

第六节　适用范围及局限性

由于单组目标值法没有同期平行对照,该方法具有一切外部对照试验的局限性。单组目标值试验中,外部对照可能是以前接受过类似试验和处理方法的一组或多组受试者,也可以是在同时期但是在另外一个条件下的一组受试者。总之,试验的受试者与外部对照的受试者不是来自于同一个总体。

外部对照试验的主要局限是不能控制偏倚。除了试验以外,可能影响试验结果的因素很多,涉及范围很广,因此试验组与对照组通常不具有可比性。这些因素包括人口学特征、诊断标准、诊断技术、疾病分期或亚型、疾病严重程度、伴随用药、观察条件、评价指标和评价标准等。除此以外,可能还包括很多非常重要但未被认知的、或无法测量的预后因子等。由于不能采用盲法和随机化来控制偏倚,外部对照的用途极为有限。除极少数情况外,一般不用于确证性临床试验。只有当被试产品无同类产品上市,或与现有方法相差过于悬殊,又无法实施空白对照、手术对照时,才可以考虑采用单组目标值法开展关键性临床试验。

此外,在下列情况下不适用单组目标值法。

1. 不适用于主要终点指标为主观指标的情况。由于是单组试验,研究者在对受试者进行结果评价时往往会受到主观因素的影响,可重复性差。因此,单组目标值试验应尽可能采用客观指标作为主要终点指标。

2. 不适用于自愈性疾病。同样,仍是由于没有对照组的原因,单组目标值法原则上仅适用于非自愈性(自愈指未治疗的情况下症状或疾病达到痊愈)疾病/适应证,至少在临床试验的疗程观察或评价期间不发生自愈。对于某些非自愈性疾病,虽在疗程观察或评价期间疾病不会自愈,但在此期间疾病有可能会自行发生部分缓解。对此类疾病,原则上仍认为不适用于单组目标值法。除非有充分的循证医学证据支持在此疗程观察或评价期间有受试者发生自行部分缓解的定量估计,并且通过产品目标值设置,能够确保在排除自行部分缓解的影响以后,其产品的有效性仍在临床可以接受的范围内,方可适当采用。

3. 另一方面,由于单组目标值法没有同期平行对照,因此在对不良事件与产品的相关性,以及不良事件发生率的高低进行评价时,缺少对照组提供的参考、比较和佐证,因此单组目标值法一般仅适用于安全性良好、不良事件发生率很低的产品/适应证。

正是由于上述局限性,单组目标值法的应用需谨慎。对于有同类产品或同类治疗手段的被试产品,强烈建议采用随机对照设计。

第七节　应用注意事项

一、目标值与靶值

其实,FDA在临床试验的审评时,除了要求事先明确临床允许的限值即目标值外,还要求必须明确临床试验的样本结果需达到的靶值(target),即一项临床试验的通过需要满足两个条件,一个是主要指标的置信区间超过目标值,另一个是主要指标的点估计必须达到靶值要求。例如美国 FDA 关于心脏消融导管在心律失常领域应用的指导文件规定的射频消融导管的目标值,疗效指标为"高优"指标,即刻成功率的目标值≥85%、靶值>95%,3 个月随访成功率的目标值≥80%、靶值>90%;而反映安全性的指标即 7 天严重不良事件发生率为"低优"指标,其目标值≤7%、靶值<2.5%。

目前,我国有些医疗器械临床试验指导原则已引入目标值,但没有规定靶值,即要求事件发生率的置信区间超过目标值,而对点估计没有要求。有些指导原则,如《影像型超声诊断设备(第三类)产品注册技术审查指导原则》和《医用 X 射线诊断设备(第三类)产品注册技术审查指导原则》同时提出了目标值(为 85%)和靶值(期望事件发生率为 95%)。

没有规定靶值并不是说要求低了。事实上,如果点估计没有达到要求,则需要更多的样本量才能使得置信区间超过目标值。

二、目标值的确定需要有充分的依据

在评价某被试产品的有效性/安全性时,如果监管部门和学术界没有提出相应的目标值,则目标值的确定通常要基于历史数据。此时需考虑历史研究中的适应证、诊断标准、诊断方法与目前是否相同;目前的医疗护理水平、所处的社会状态等因素是否生了改变;在综合多个历史研究数据时,不同研究中受试者的入选标准、排除标准是否相同;年龄、性别、种族、疾病严重程度、疾病亚型等的构成是否相同。如果这些因素的构成不同,即使产品的有效性/安全性相同,临床试验的结果也会不同。此外,还需考虑所选取的目标值水平是否仍适用于当前的临床实践。

三、质量控制

质量控制是单组目标值法试验结果真实可靠的必要保障,由于目标值法试验存在患者选择偏倚、测量偏倚等局限性,试验过程中合理采用相应的操作来最大限度地弥补由于试验设计导致的固有缺陷就显得尤为重要。

1. 尽可能采用客观指标(又称临床硬终点)作为试验的主要指标。由于"临床硬终点"的评价相对客观,具有可重复性,不同的研究或人群基础上建立起来的疗效水平的可比性相对较强。对此类指标进行目标值设定时,容易提供循证医学证据。相反,不建议选择容易受主观因素影响、可重复性差的"软终点",或相关性较差的"替代终点"作为目标值试验的主要评价指标。

2. 以监管部门指导原则或专家共识确定的标准作为目标值时,所选样本应该对适应证患者总体有代表性。诊断标准、诊断技术、伴随用药、观察条件、评价指标和评价标准均需要按照指导原则或专家共识确定的标准。不能挑选病情较轻、预后较好的患者作为样本来提高有效率,也不能刻意剔除一些疗效差、有不良反应的患者来提高有效率或降低不良反应发生率等。

3. 以某历史对照的研究数据为基础估计目标值时,所选样本应该与历史对照试验的人群构成相似,试验条件应该尽可能相同。例如样本的人口学特征、疾病分期或亚型、疾病严重程度等应该相似;疾病的诊断标准、诊断技术、伴随用药、观察条件、评价指标和评价标准等应该相同。同样不能选择病情较轻、预后较好的患者作为样本,也不能降低评价标准来提高有效率。如果确实由于医疗技术的发展、诊断水平的提高、疾病亚型的构成发生变化、评价标准的提高、评价指标的变更等使得现有试验不可能保持与历史对照时期相同，则在研究设计、实施和分析时需要考虑这些因素对结果的影响，并采取必要的措施对目标值进行修正或对数据进行校正分析等，并在方案中详细阐述。

4. 为了保证患者的安全性及数据的完整性，建议通过基于网络、电话等手段的中央注册登记系统（又名中央注册系统）入选受试者。该系统的使用能够为研究的高质量提供更为有利的保障。一旦患者入选，其信息将被记录于中央注册系统中，对该患者后续进行的任何修改操作都将被系统记录并留有痕迹，从而可有效避免在研究过程中由于受试者脱落、剔除受试者而影响研究结果的情形发生。应杜绝在试验结束后对"适宜"病例进行人为挑选的行为。

四、主要评价指标存在缺失时的处理

单组目标值法试验中，如果遇到主要评价指标存在缺失的情形，建议按照"最差值"法进行填补。即对于二分类的定性指标一旦缺失，如主要评价指标为"有效率"，则该例患者按"无效"进行填补；如评价事件发生率，则需按"发生事件"进行填补。对于定量指标，需按照被观察人群中的最差结果进行填补，在评价相对基线的变化值时，通常按"无变化"或"无改善"处理。在这一原则下获得的结果显然是相对保守的，但符合审评原则。其他缺失值处理方法作为敏感性分析，以说明结果的稳健性。所用缺失值处理方法需在方案和统计分析计划中事先予以明确。

（李　卫　刘玉秀）

参 考 文 献

1. FDA.Guidance Documents（Medical Devices and Radiation-Emitting Products）Cardiac Ablation Catheters Generic Arrhythmia Indications for Use.2013.

2. Wu YX,Butchart EG,Borer JS,et al.Clinical Evaluation of New Heart Valve Prostheses：Update of Objective Performance Criteria.Ann Thorac Surg,2014,98：1865-1874.

3. FDA.Design Considerations for Pivotal Clinical Investigations for Medical Devices：Guidance for Industry,Clinical Investigators,Institutional Review Boards and Food and Drug Administration Staff.Issued on November 7,2013.

4. Lam ET,Ringel MD,Kloos RT,et al.Phase II Clinical Trial of Sorafenib in Metastatic Medullary Thyroid Cancer. Journal of Clinical Oncology,2010,28(14)：2323-2330.

5. 唐欣然,黄耀华,王杨,等.单组目标值试验样本量计算方法的比较研究.中华疾病控制杂志,2013,17(11)：993-996.

6. 成琪,刘玉秀,陈林,等.单组临床试验目标值法的精确样本含量估计及统计推断.中国临床药理学与治疗学,2011,(05)：517-522.

7. Wilson EB.Probable inference,the law of succession,and statistical inference.Journal of the American Statistical Association,1927,22(158)：209-212.

8. Vollset SE.Confidence intervals for a binomial proportion.Stat Med,1993,12：809-824.

9. Brown LD,Cai TT,DasGupta A.Interval estimation for a binomial proportion.Statistical Science,2001,16：101-133.

10. Washington State Department of Health.Guidelines for Using Confidence Intervals for Public Health Assessment.2012.

11. 李卫.医疗器械临床试验统计分析方法.北京：科学出版社,2011.

第二十五章

单组多阶段临床试验

在创新药物早期研发阶段,往往要对多个适应证、多种剂量或不同用法分阶段逐步进行探讨。在试验中,当某试验组疗效未达到预期效果时,研究者希望尽可能早地终止该试验组的研究,避免更多的受试者接受无效的治疗,也避免更多的投入。此时多阶段不设同期对照的单组试验设计(single-arm design)又称单臂试验设计,是可供选择的方法之一,简称为多阶段设计(multi-stage design)。多阶段设计可用于初步评价某试验药物是否达到预先设定的有效标准,在试验进程中一旦发现试验药物疗效没有达到设定的有效标准,即可早期终止(early termination,ET)试验,目的是早期淘汰无效剂量,筛选合适的适应证,探讨适宜的用法用量,以便于决定下一步的研发计划,缩短研发周期。

多阶段临床试验设计最早由 Gehan(1961)提出,后来,Fleming(1982)、Simon(1989)和 Ensign(1994)等从不同的角度提出了不同的解法或改进。由于多阶段设计具有简单并易实施的优点,故在新药早期临床试验,尤其是肿瘤临床试验中有较为广泛的应用。

本章专门介绍单组多阶段设计的原理、样本量和终止界值的估计等问题。

第一节 单组多阶段试验的适用范围

单组多阶段试验设计适用于早期(Ⅰ、Ⅱa、Ⅱ期)探索性研究,用于初步评价某试验药物是否达到预先设定的有效标准,以便于决定是否继续开展下一步的验证性研究。

单组多阶段试验设计常适用于结果变量为二分类的试验。对于其他类型的结果变量(连续性变量、等级变量、生存时间变量等),由于理论尚不完善,因此很少使用。此时,如果要使用单组多阶段试验设计,必须将结果变量二分类化或采用替代的二分类变量,但结论的外推需谨慎。

单组多阶段试验设计中只设试验组,不设置专门的同期对照组,因此选择性偏倚、评价偏倚难以避免。故单组多阶段设计不适用于主观性终点指标,也不适用于确证性研究。

第二节 单组多阶段试验设计原理

为叙述方便,这里用"有效"和"无效"来表示观察结果,并记 π 为所研究药物的有效率,π_0 和 $\pi_1(\pi_1 > \pi_0)$ 是两个预先确定的界值,π_0 称为最大无效界值,π_1 称为最小有效界值。如果药物的有效率 $\pi \leqslant \pi_0$,则认为该药物无效;如果药物的有效率 $\pi \geqslant \pi_1$,则认为该药物有效。

在临床试验中,如果发现药物的有效率 $\pi \leqslant$ 无效界值 π_0,则试验可因无效而早期终止;如果发现药物的有效率 $\pi \geqslant$ 有效界值 π_1,也可因有效而提前准备下一阶段的试验。

多阶段设计对应的检验假设为:

$$H_0: \pi \leqslant \pi_0 \quad vs. \quad H_1: \pi \geqslant \pi_1$$

为单侧检验。α 为假设检验水准,β 为 II 类错误。

$$\alpha = P(\text{拒绝 } H_0 | H_0 \text{真}), \quad \beta = P(\text{拒绝 } H_1 | H_1 \text{真})$$

注意,这里的检验假设与一般的假设不一样,$\pi_1 > \pi_0$。记 $b(x; n, \pi)$ 为二项分布的概率函数,表示 n 例受试者中恰好有 x 例有效的概率。

$$b(x; n, \pi) = \binom{n}{x} \pi^x (1-\pi)^{n-x} \tag{25-1}$$

$B(r; n, \pi)$ 为二项分布的分布函数,表示 n 例受试者中至多有 r 例有效的累积概率,$B(r; n, \pi) = \sum\limits_{x \leqslant r} b(x; n, \pi)$。

一、单阶段设计

单阶段设计(single-stage design)的思路为一组进入研究的 N 个受试者中如果只有 r 个或更少的受试者对试验药有效,则终止研究。其中 N 为样本量,r 为事先设定的临界值。N 和 r 的确定需满足以下两个概率约束条件:

$$P(\text{拒绝 } H_0 | H_0 \text{真}, r, N) \leqslant \alpha \qquad P(\text{拒绝 } H_1 | H_1 \text{真}, r, N) \leqslant \beta$$

在满足条件的 N 和 r 的组合中,选择 N 最小者。

试验终止的概率为(probability of early termination,PET):

$$PET = B(r; n, \pi) = \sum_{x \leqslant r} b(x; n, \pi) \tag{25-2}$$

二、二阶段设计

二阶段设计(two-stage design)是应用最广泛的一种设计。记第一和第二阶段的样本量分别为 n_1 和 n_2,总样本量 $N = n_1 + n_2$,第一和第二阶段相应的临界值分别为 r_1 和 r。二阶段设计的基本思路为第一阶段 n_1 个受试者中如有 r_1 个或更少的受试者有效,则终止研究;否则另外 n_2 个受试者进入第二阶段,如在 N 个受试者中共有 r 个或更少的受试者有效,则终止研究。见图 25-1。

试验在第一阶段被早期终止的概率(PET_1)为:

$$PET_1 = B(r_1; n_1, \pi) = \sum_{x=0}^{r_1} b(x; n_1, \pi) \tag{25-3}$$

试验在第二阶段被终止的概率(PET_2)为:

$$PET_2 = \sum_{x=r_1+1}^{\min[n_1, r]} b(x; n_1, \pi) B(r-x; n_2, \pi) \tag{25-4}$$

试验(在第一或第二阶段)被终止的总概率为:

$$PET = PET_1 + PET_2 \tag{25-5}$$

期望样本量(expected sample size,EN)为:

$$EN = n_1 + (1 - PET_1) n_2 \tag{25-6}$$

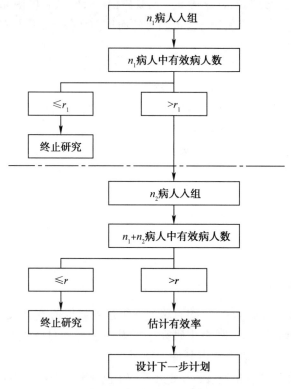

图 25-1 二阶段设计示意图

三、三阶段设计

三阶段设计(three-stage design)是二阶段设计的扩展,记 n_1、n_2 和 n_3 分别为第一、第二和第三阶段的样本量,N 为总样本量:$N = n_1 + n_2 + n_3$;每个阶段相应的临界值分别为 r_1、r_2 和 r。三阶段设计的基本思路为第一阶段 n_1 个受试者中如有 r_1 个或更少的受试者有效,则终止研究;否则另外 n_2 个受试者进入第二阶段,如在 $n_1 + n_2$ 个受试者中有 r_2 个或更少的受试者有效,则终止研究;否则另外 n_3 个受试者进入第三阶段,如在 N 个受试者中有 $r = r_1 + r_2 + r_3$ 个或更少的受试者有效,则终止研究。

则第一阶段早期终止的概率(PET_1)为:

$$PET_1 = B(r_1; n_1, \pi) = \sum_{x \leqslant r_1} b(x; n_1, \pi) \tag{25-7}$$

在第二阶段终止的累积概率(PET_2)为:

$$PET_2 = \sum_{x = r_1 + 1}^{\min[n_1, r_2]} b(x; n_1, \pi) B(r_2 - x; n_2, \pi) \tag{25-8}$$

在第三阶段终止的概率(PET_3)为:

$$PET_3 = \sum_{x_1 = r_1 + 1}^{\min[n_1, r_3]} \sum_{x_2 = r_2 + 1 - x_1}^{\min[n_2, r_3 - x_1]} b(x_1; n_1; \pi) b(x_2; n_2; \pi) B(r_3 - x_1 - x_2; n_3, \pi) \tag{25-9}$$

试验被终止的总概率为:

$$PET = PET_1 + PET_2 + PET_3 \tag{25-10}$$

期望样本量为:

$$EN = n_1 + (1-PET_1)n_2 + (1-PET_1-PET_2)n_3 \qquad (25-11)$$

理论上,多阶段设计可以推广到任意多个阶段的设计,但实际工作中仍然以二阶段设计和三阶段设计为主。

第三节　常用的多阶段设计方法

在给出 π_0、π_1、α 和 β 时,各阶段的样本量 n_i 和界值 r_i 的解是不唯一的。使总样本量 N 最小的解称为最大样本量最小化设计,简称最小最大设计(minimax design);使期望样本量 EN 达到最小的解称为最优化设计(optimal design)。不同的思路和准则形成了不同的方法,当然所得的结果也不尽相同。常用的有代表性的方法有 Simon 法(1989)、Gehan 法(1961)、Fleming 法(1982)和 Ensign 法(1993)。

一、Simon 法

Simon 在 1989 年提出了二阶段最优化设计(optimal design)和最小最大设计(minimax design),并对两种设计进行了比较。Simon 法是最常用的多阶段设计方法。

最优化法的思路是使得期望样本量 $EN = n_1 + (1-PET_1)n_2$ 达到最小;最小最大法的思路是使得最大样本量 $N = n_1 + n_2$ 达到最小。均采用搜索法估计 n_1、n_2 和 r_1、r,这里 $r = r_1 + r_2$,n_1、$n_2 > 0$。

例如 $\pi_0 = 0.1$,$\pi_1 = 0.3$,$\alpha = 0.1$,$\beta = 0.1$。

则按照最优化设计,$N = 35$,其中 $n_1 = 12$、$r_1 = 1$、$n_2 = 23$、$r = 5$。第一阶段结束后被早期终止的概率 $PET_1 = b(0;12,0.1) + b(1;12,0.1) = 0.66$,则期望样本量 $EN = 12 + 23 \times (1 - 0.66) = 19.8$。

按照最小最大设计,$N = 25$,其中 $n_1 = 16$、$r_1 = 1$、$n_2 = 9$、$r = 4$。第一阶段结束后被早期终止的概率 $PET_1 = b(0;16,0.2) + b(1;16,0.2) = 0.51$,则期望样本量 $EN = 16 + 9 \times (1 - 0.51) = 20.4$。

最优化设计的特点是虽然总样本量大于最小最大设计,但是期望样本量 EN 小于最小最大设计。在第一阶段结束后,如果试验真是无效的,则早期终止试验的概率大于最小最大设计。因此,当对试验药物信心不足,希望在真的无效时($\pi \leq \pi_0$)早点终止试验时,可以选择最优化设计;当对试验药物有信心时,可以选择最小最大设计。

Chen(1997)、Chen 和 Shan(2008)将最优化法和最小最大法推广到三阶段设计,当然也适用于单阶段设计或更高阶段的设计。

表 25-1 ~ 表 25-9 分别给出了 $\pi_0 - \pi_1 = 0.15$、0.20、0.25 和 0.30 时,单阶段、二阶段、三阶段设计,$(\alpha, \beta) = (0.05, 0.20)$、$(0.10, 0.10)$ 和 $(0.05, 0.10)$ 时各阶段所需的样本量及界值,以方便查阅。

表 25-1　Simon 单阶段设计的样本量及临界值($\alpha = 0.05$,$\beta = 0.2$)

$\pi_1 - \pi_0 = 0.15$				$\pi_1 - \pi_0 = 0.20$				$\pi_1 - \pi_0 = 0.25$				$\pi_1 - \pi_0 = 0.30$			
π_0	π_1	r	N	π_0	π_1	r	N	π_0	π_1	r	N	π_0	π_1	r	N
0.05	0.20	3	27	0.05	0.25	2	16	0.05	0.30	2	14	0.05	0.35	2	12
0.10	0.25	7	40	0.10	0.30	5	25	0.10	0.35	4	18	0.10	0.40	3	13
0.15	0.30	11	48	0.15	0.35	7	28	0.15	0.40	6	22	0.15	0.45	4	14

续表

| \multicolumn{4}{c}{$\pi_1-\pi_0=0.15$} | | | | \multicolumn{4}{c}{$\pi_1-\pi_0=0.20$} | | | | \multicolumn{4}{c}{$\pi_1-\pi_0=0.25$} | | | | \multicolumn{4}{c}{$\pi_1-\pi_0=0.30$} | | | |

π_0	π_1	r	N	π_0	π_1	r	N	π_0	π_1	r	N	π_0	π_1	r	N
0.20	0.35	16	56	0.20	0.40	11	35	0.20	0.45	7	21	0.20	0.50	6	17
0.25	0.40	21	62	0.25	0.45	13	36	0.25	0.50	10	26	0.25	0.55	7	17
0.30	0.45	26	67	0.30	0.50	16	39	0.30	0.55	11	25	0.30	0.60	8	17
0.35	0.50	30	68	0.35	0.55	19	41	0.35	0.60	13	26	0.35	0.65	10	19
0.40	0.55	35	71	0.40	0.60	22	42	0.40	0.65	15	28	0.40	0.70	11	19
0.45	0.60	38	70	0.45	0.65	24	42	0.45	0.70	15	25	0.45	0.75	10	16
0.50	0.65	41	69	0.50	0.70	23	37	0.50	0.75	15	23	0.50	0.80	12	18
0.55	0.70	45	70	0.55	0.75	25	37	0.55	0.80	17	24	0.55	0.85	11	15
0.60	0.75	43	62	0.60	0.80	26	36	0.60	0.85	16	21	0.60	0.90	11	14
0.65	0.80	41	55	0.65	0.85	24	31	0.65	0.90	16	20	0.65	0.95	10	12
0.70	0.85	39	49	0.70	0.90	23	28	0.70	0.95	12	14				
0.75	0.90	38	45	0.75	0.95	20	23								
0.80	0.95	27	30												

表 25-2　Simon 单阶段设计的样本量及临界值$(\alpha=0.10,\beta=0.10)$

| \multicolumn{4}{c}{$\pi_1-\pi_0=0.15$} | | | | \multicolumn{4}{c}{$\pi_1-\pi_0=0.20$} | | | | \multicolumn{4}{c}{$\pi_1-\pi_0=0.25$} | | | | \multicolumn{4}{c}{$\pi_1-\pi_0=0.30$} | | | |

π_0	π_1	r	N	π_0	π_1	r	N	π_0	π_1	r	N	π_0	π_1	r	N
0.05	0.20	3	32	0.05	0.25	2	20	0.05	0.30	2	16	0.05	0.35	1	10
0.10	0.25	6	40	0.10	0.30	4	25	0.10	0.35	3	18	0.10	0.40	3	15
0.15	0.30	11	53	0.15	0.35	7	32	0.15	0.40	5	21	0.15	0.45	4	16
0.20	0.35	16	61	0.20	0.40	10	36	0.20	0.45	7	24	0.20	0.50	6	19
0.25	0.40	20	64	0.25	0.45	13	39	0.25	0.50	9	26	0.25	0.55	7	19
0.30	0.45	26	71	0.30	0.50	15	39	0.30	0.55	10	25	0.30	0.60	8	19
0.35	0.50	30	72	0.35	0.55	19	44	0.35	0.60	13	29	0.35	0.65	8	17
0.40	0.55	35	75	0.40	0.60	20	41	0.40	0.65	15	29	0.40	0.70	10	19
0.45	0.60	39	75	0.45	0.65	24	44	0.45	0.70	14	25	0.45	0.75	11	19
0.50	0.65	41	72	0.50	0.70	23	39	0.50	0.75	16	26	0.50	0.80	12	19
0.55	0.70	44	71	0.55	0.75	25	39	0.55	0.80	16	24	0.55	0.85	11	16
0.60	0.75	43	64	0.60	0.80	25	36	0.60	0.85	15	21	0.60	0.90	11	15
0.65	0.80	44	61	0.65	0.85	24	32	0.65	0.90	14	18	0.65	0.95	8	10
0.70	0.85	41	53	0.70	0.90	20	25	0.70	0.95	13	16				
0.75	0.90	33	40	0.75	0.95	17	20								
0.80	0.95	28	32												

表 25-3 Simon 单阶段设计的样本量及临界值($\alpha = 0.05, \beta = 0.10$)

$\pi_1 - \pi_0 = 0.15$				$\pi_1 - \pi_0 = 0.20$				$\pi_1 - \pi_0 = 0.25$				$\pi_1 - \pi_0 = 0.30$			
π_0	π_1	r	N	π_0	π_1	r	N	π_0	π_1	r	N	π_0	π_1	r	N
0.05	0.20	4	38	0.05	0.25	3	25	0.05	0.30	2	16	0.05	0.35	2	14
0.10	0.25	9	55	0.10	0.30	6	33	0.10	0.35	5	25	0.10	0.40	4	18
0.15	0.30	14	64	0.15	0.35	9	38	0.15	0.40	7	27	0.15	0.45	6	21
0.20	0.35	21	77	0.20	0.40	14	47	0.20	0.45	9	29	0.20	0.50	7	21
0.25	0.40	27	83	0.25	0.45	17	49	0.25	0.50	12	33	0.25	0.55	9	23
0.30	0.45	35	93	0.30	0.50	21	53	0.30	0.55	15	36	0.30	0.60	11	25
0.35	0.50	41	96	0.35	0.55	24	53	0.35	0.60	17	36	0.35	0.65	12	24
0.40	0.55	45	94	0.40	0.60	28	56	0.40	0.65	18	34	0.40	0.70	14	25
0.45	0.60	52	98	0.45	0.65	30	54	0.45	0.70	21	36	0.45	0.75	14	23
0.50	0.65	54	93	0.50	0.70	32	53	0.50	0.75	21	33	0.50	0.80	15	23
0.55	0.70	58	92	0.55	0.75	33	50	0.55	0.80	22	32	0.55	0.85	15	21
0.60	0.75	58	85	0.60	0.80	32	45	0.60	0.85	20	27	0.60	0.90	13	17
0.65	0.80	55	75	0.65	0.85	32	42	0.65	0.90	19	24	0.65	0.95	13	16
0.70	0.85	54	69	0.70	0.90	30	37	0.70	0.95	16	19				
0.75	0.90	46	55	0.75	0.95	25	29								
0.80	0.95	39	44												

表 25-4 Simon 二阶段设计的样本量及临界值($\alpha = 0.05, \beta = 0.2$)

$\pi_1 - \pi_0$	π_0	optimal design				minimax design			
		r_1/n_1	r/N	EN	PET_1	r_1/n_1	r/N	EN	PET_1
0.15	0.05	0/10	3/29	17.62	0.599	0/13	3/27	19.81	0.513
	0.10	2/18	7/43	24.66	0.734	2/22	7/40	28.84	0.620
	0.15	3/19	12/55	30.37	0.684	3/23	11/48	34.51	0.540
	0.20	4/20	17/62	35.55	0.630	6/31	15/53	40.44	0.571
	0.25	5/20	23/71	39.52	0.617	16/51	20/60	52.03	0.885
	0.30	9/27	30/81	41.71	0.728	16/46	25/65	49.63	0.809
	0.35	10/27	33/77	43.51	0.670	22/55	29/66	56.96	0.821
	0.40	11/26	40/84	44.93	0.674	28/59	34/70	60.07	0.903
	0.45	12/26	41/77	45.09	0.626	19/42	38/70	53.88	0.576
	0.50	15/28	48/83	43.72	0.714	20/41	41/69	55.00	0.500
	0.55	15/26	48/76	42.02	0.680	20/35	43/67	45.80	0.662
	0.60	17/27	46/67	39.35	0.691	18/30	43/62	43.79	0.569

续表

$\pi_1-\pi_0$	π_0	optimal design				minimax design			
		r_1/n_1	r/N	EN	PET_1	r_1/n_1	r/N	EN	PET_1
	0.65	12/18	49/67	35.39	0.645	20/31	41/55	41.92	0.545
	0.70	14/19	46/59	30.29	0.718	16/23	39/49	34.44	0.560
	0.75	10/13	40/48	24.64	0.667	17/22	33/39	27.50	0.677
	0.80	7/9	26/29	17.72	0.564	7/9	26/29	17.72	0.564
0.20	0.05	0/9	2/17	11.96	0.630	0/12	2/16	13.84	0.540
	0.10	1/10	5/29	15.01	0.736	1/15	5/25	19.51	0.549
	0.15	1/9	8/34	19.01	0.599	2/15	7/28	20.15	0.604
	0.20	3/13	12/43	20.58	0.747	4/18	10/33	22.25	0.716
	0.25	5/17	14/41	22.63	0.765	4/17	13/36	25.10	0.574
	0.30	5/15	18/46	23.63	0.722	6/19	16/39	25.69	0.666
	0.35	5/14	20/44	24.78	0.641	8/21	18/39	26.29	0.706
	0.40	7/16	23/46	24.52	0.716	17/34	20/39	34.44	0.913
	0.45	7/15	24/43	24.70	0.654	16/30	22/39	31.22	0.864
	0.50	8/15	26/43	23.50	0.696	12/23	23/37	27.74	0.661
	0.55	9/15	28/43	22.30	0.739	15/24	24/36	26.08	0.827
	0.60	7/11	30/43	20.48	0.704	8/13	25/35	20.77	0.647
	0.65	10/14	25/33	18.19	0.780	19/25	23/30	25.41	0.917
	0.70	4/6	22/27	14.82	0.580	4/6	22/27	14.82	0.580
	0.75	2/3	19/22	11.02	0.578	14/16	17/20	16.25	0.937
0.25	0.05	0/5	2/18	7.94	0.774	0/7	2/14	9.11	0.698
	0.10	1/8	4/22	10.62	0.813	1/11	4/18	13.12	0.697
	0.15	1/7	6/25	12.10	0.717	1/9	5/19	13.01	0.599
	0.20	2/10	7/22	13.87	0.678	2/13	7/21	16.99	0.502
	0.25	2/9	9/24	14.99	0.601	2/9	9/24	14.99	0.601
	0.30	3/9	14/35	16.03	0.730	2/9	11/25	17.59	0.463
	0.35	3/9	13/27	16.04	0.609	6/18	13/26	21.61	0.549
	0.40	5/11	16/31	15.93	0.753	5/12	14/26	16.69	0.665
	0.45	5/10	19/33	16.02	0.738	5/12	15/25	18.15	0.527
	0.50	6/11	16/25	14.84	0.726	7/14	15/23	17.56	0.605
	0.55	4/7	19/28	13.65	0.684	5/9	16/23	14.06	0.639
	0.60	6/9	17/23	12.25	0.768	4/7	15/20	12.46	0.580

续表

$\pi_1-\pi_0$	π_0	optimal design				minimax design			
		r_1/n_1	r/N	EN	PET_1	r_1/n_1	r/N	EN	PET_1
	0.65	4/6	15/19	10.15	0.681	4/6	15/19	10.15	0.681
	0.70	3/4	17/21	8.08	0.760	10/12	14/17	12.43	0.915
0.3	0.05	0/4	2/16	6.23	0.815	0/6	2/12	7.59	0.735
	0.10	0/4	3/15	7.78	0.656	1/8	3/13	8.93	0.813
	0.15	1/6	5/19	8.91	0.776	0/5	4/14	10.01	0.444
	0.20	2/8	6/18	10.03	0.797	2/9	6/17	11.09	0.738
	0.25	2/7	8/21	10.41	0.756	2/9	7/17	12.19	0.601
	0.30	3/8	10/24	11.11	0.806	2/10	8/17	14.32	0.383
	0.35	2/6	10/20	10.94	0.647	3/9	10/19	12.91	0.609
	0.40	3/7	11/20	10.77	0.710	6/12	10/18	12.95	0.842
	0.45	2/5	11/18	10.29	0.593	2/6	10/16	11.58	0.442
	0.50	4/7	13/20	9.95	0.773	3/6	12/18	10.13	0.656
	0.55	3/5	14/20	8.84	0.744	4/7	11/15	9.53	0.684
	0.60	4/6	10/13	7.63	0.767	4/6	10/13	7.63	0.767
	0.65	3/4	11/14	5.79	0.821	3/4	11/14	5.79	0.821

表 25-5　Simon 二阶段设计的样本量及临界值($\alpha=0.10,\beta=0.10$)

$\pi_1-\pi_0$	π_1	π_0	optimal design				minimax design			
			r_1/n_1	r/N	EN	PET_1	r_1/n_1	r/N	EN	PET_1
0.15	0.20	0.05	0/12	3/37	23.49	0.540	0/18	3/32	26.44	0.397
	0.25	0.10	2/21	7/50	31.20	0.648	2/27	6/40	33.70	0.485
	0.30	0.15	3/23	11/55	37.73	0.540	5/34	11/53	41.65	0.597
	0.35	0.20	5/27	16/63	43.61	0.539	6/33	15/58	45.49	0.500
	0.40	0.25	7/29	22/72	48.06	0.557	9/39	20/64	52.11	0.476
	0.45	0.30	11/37	26/72	52.18	0.566	16/50	25/69	56.01	0.684
	0.50	0.35	12/34	33/81	53.18	0.592	14/43	30/72	59.34	0.437
	0.55	0.40	16/38	40/88	54.52	0.670	18/45	34/73	57.20	0.564
	0.60	0.45	14/32	40/78	54.24	0.517	34/67	38/74	68.00	0.857
	0.65	0.50	18/35	47/84	53.03	0.632	19/40	41/72	58.01	0.437
	0.70	0.55	19/34	46/75	50.14	0.606	35/58	43/70	60.05	0.829
	0.75	0.60	21/34	47/71	47.10	0.646	25/43	43/64	54.37	0.459

$\pi_1 - \pi_0$	π_1	π_0	optimal design				minimax design			
			r_1/n_1	r/N	EN	PET_1	r_1/n_1	r/N	EN	PET_1
	0.80	0.65	20/30	45/63	41.80	0.642	22/33	43/60	42.64	0.643
	0.85	0.70	14/20	45/59	36.24	0.584	15/22	40/52	36.83	0.506
	0.90	0.75	12/16	39/48	28.96	0.595	20/27	33/40	33.12	0.529
	0.95	0.80	5/7	27/31	20.84	0.423	5/7	27/31	20.84	0.423
0.20	0.25	0.05	0/9	2/24	14.55	0.630	0/13	2/20	16.41	0.513
	0.30	0.10	2/18	4/26	20.13	0.734	1/16	4/25	20.37	0.515
	0.35	0.15	3/19	7/33	23.42	0.684	2/17	7/32	24.20	0.520
	0.40	0.20	3/17	10/37	26.02	0.549	3/19	10/36	28.26	0.455
	0.45	0.25	3/14	14/44	28.36	0.521	5/23	13/39	31.50	0.468
	0.50	0.30	7/22	17/46	29.89	0.671	7/28	15/39	34.99	0.365
	0.55	0.35	7/20	20/47	30.77	0.601	15/36	18/42	36.93	0.845
	0.60	0.40	7/18	22/46	30.22	0.563	11/28	20/41	33.84	0.551
	0.65	0.45	9/20	24/45	30.22	0.591	9/21	22/41	30.77	0.512
	0.70	0.50	11/21	26/45	28.96	0.668	11/23	23/39	31.00	0.500
	0.75	0.55	10/18	26/41	27.00	0.609	20/32	24/38	32.91	0.849
	0.80	0.60	6/11	26/38	25.38	0.467	18/27	24/35	28.47	0.816
	0.85	0.65	10/15	25/34	21.69	0.648	8/13	23/31	22.01	0.499
	0.90	0.70	6/9	22/28	17.79	0.537	11/16	20/25	20.05	0.550
	0.95	0.75	6/8	16/19	12.04	0.633	6/8	16/19	12.04	0.633
0.25	0.30	0.05	0/7	2/21	11.22	0.698	0/9	2/17	11.96	0.630
	0.35	0.10	1/11	3/19	13.42	0.697	0/8	3/18	13.70	0.430
	0.40	0.15	1/10	5/22	15.47	0.544	2/15	5/21	17.37	0.604
	0.45	0.20	3/14	7/25	17.32	0.698	3/15	7/24	18.17	0.648
	0.50	0.25	2/10	9/27	18.06	0.526	2/11	9/26	19.17	0.455
	0.55	0.30	4/13	12/31	19.22	0.654	4/16	10/25	20.95	0.450
	0.60	0.35	6/16	12/27	19.43	0.688	6/16	12/27	19.43	0.688
	0.65	0.40	5/13	14/28	19.38	0.574	5/13	14/28	19.38	0.574
	0.70	0.45	5/12	15/27	19.10	0.527	6/15	14/25	20.48	0.452
	0.75	0.50	6/12	17/28	18.20	0.613	6/13	16/26	19.50	0.500
	0.80	0.55	4/8	17/26	16.59	0.523	7/13	16/24	17.69	0.573
	0.85	0.60	7/11	16/23	14.56	0.704	5/9	15/21	14.79	0.517

$\pi_1-\pi_0$	π_1	π_0	optimal design				minimax design			
			r_1/n_1	r/N	EN	PET_1	r_1/n_1	r/N	EN	PET_1
	0.90	0.65	5/8	13/17	11.85	0.572	5/8	13/17	11.85	0.572
	0.95	0.70	5/7	13/16	9.96	0.671	7/9	12/15	10.18	0.804
0.3	0.35	0.05	0/6	1/12	7.59	0.735	0/7	1/11	8.21	0.698
	0.40	0.10	0/5	3/18	10.32	0.590	0/8	3/15	11.99	0.430
	0.45	0.15	1/8	4/17	11.09	0.657	1/9	4/16	11.80	0.599
	0.50	0.20	2/10	5/17	12.26	0.678	2/10	5/17	12.26	0.678
	0.55	0.25	2/9	7/20	13.39	0.601	2/10	7/19	14.27	0.526
	0.60	0.30	2/8	8/20	13.38	0.552	2/9	8/19	14.37	0.463
	0.65	0.35	2/7	10/22	14.02	0.532	4/13	8/17	15.00	0.501
	0.70	0.40	5/11	10/20	13.22	0.753	2/7	10/19	13.96	0.420
	0.75	0.45	5/10	11/20	12.62	0.738	2/6	11/19	13.26	0.442
	0.80	0.50	3/7	10/16	11.50	0.500	3/7	10/16	11.50	0.500
	0.85	0.55	4/7	12/18	10.48	0.684	2/5	11/16	11.52	0.407
	0.90	0.60	3/5	12/17	9.04	0.663	7/10	10/14	10.67	0.833
	0.95	0.65	4/6	10/13	8.23	0.681	4/6	10/13	8.23	0.681

表 25-6　Simon 二阶段设计的样本量及临界值($\alpha=0.05, \beta=0.1$)

$\pi_1-\pi_0$	π_1	π_0	optimal design				minimax design			
			r_1/n_1	r/N	EN	PET_1	r_1/n_1	r/N	EN	PET_1
0.15	0.20	0.05	1/21	4/41	26.66	0.717	1/29	4/38	32.86	0.571
	0.25	0.10	3/28	9/57	36.86	0.695	3/31	9/55	40.03	0.624
	0.30	0.15	5/30	17/82	45.05	0.711	6/42	14/64	51.80	0.555
	0.35	0.20	8/37	22/83	51.45	0.686	8/42	21/77	58.42	0.531
	0.40	0.25	10/37	31/99	56.16	0.691	13/57	27/83	72.11	0.419
	0.45	0.30	13/40	40/110	60.77	0.703	27/77	33/88	78.51	0.863
	0.50	0.35	16/43	44/105	62.67	0.683	16/46	40/94	67.35	0.555
	0.55	0.40	19/45	49/104	63.96	0.679	24/62	45/94	78.88	0.472
	0.60	0.45	19/40	60/116	63.98	0.684	32/65	51/97	71.67	0.791
	0.65	0.50	22/42	60/105	62.29	0.678	28/57	54/93	75.00	0.500
	0.70	0.55	24/42	60/96	60.03	0.666	50/81	56/89	81.73	0.909
	0.75	0.60	21/34	64/95	55.60	0.646	48/72	57/84	73.20	0.900
	0.80	0.65	21/31	67/93	50.28	0.689	34/52	55/75	61.78	0.575

续表

$\pi_1-\pi_0$	π_1	π_0	optimal design				minimax design			
			r_1/n_1	r/N	EN	PET_1	r_1/n_1	r/N	EN	PET_1
	0.85	0.70	18/25	61/79	43.40	0.659	33/44	53/68	48.52	0.811
	0.90	0.75	18/23	52/63	34.33	0.717	19/25	45/54	35.97	0.622
	0.95	0.80	16/19	37/42	24.45	0.763	31/35	35/40	35.30	0.939
0.20	0.25	0.05	0/9	3/30	16.76	0.630	0/15	3/25	20.37	0.463
	0.30	0.10	2/18	6/35	22.53	0.734	2/22	6/33	26.18	0.620
	0.35	0.15	3/19	10/44	26.90	0.684	3/23	9/38	29.91	0.540
	0.40	0.20	4/19	15/54	30.43	0.673	5/24	13/45	31.23	0.656
	0.45	0.25	6/22	19/57	32.52	0.699	6/26	17/49	37.15	0.515
	0.50	0.30	8/24	24/63	34.72	0.725	7/24	21/53	36.62	0.565
	0.55	0.35	7/20	26/59	35.56	0.601	12/37	24/53	45.88	0.445
	0.60	0.40	11/25	32/66	35.98	0.732	12/29	27/54	38.06	0.637
	0.65	0.45	11/23	33/61	34.91	0.687	14/31	30/54	40.64	0.581
	0.70	0.50	13/24	36/61	34.01	0.729	14/27	32/53	36.11	0.649
	0.75	0.55	10/18	35/54	32.09	0.609	20/33	32/49	36.30	0.794
	0.80	0.60	12/19	37/53	29.47	0.692	15/26	32/45	35.90	0.479
	0.85	0.65	10/15	33/44	25.21	0.648	12/18	31/41	26.16	0.645
	0.90	0.70	11/15	29/36	21.23	0.703	13/18	26/32	22.66	0.667
	0.95	0.75	7/9	24/28	14.71	0.700	19/22	22/26	22.24	0.939
0.25	0.30	0.05	0/9	2/17	11.96	0.630	0/9	2/17	11.96	0.630
	0.35	0.10	1/11	5/27	15.84	0.697	1/13	5/25	17.54	0.621
	0.40	0.15	2/13	7/29	17.93	0.692	2/16	7/27	20.82	0.561
	0.45	0.20	4/16	11/38	20.44	0.798	4/19	9/29	22.27	0.673
	0.50	0.25	5/17	13/37	21.69	0.765	4/16	12/33	22.29	0.630
	0.55	0.30	5/15	16/40	21.96	0.722	8/22	14/34	24.24	0.814
	0.60	0.35	5/14	18/39	22.99	0.641	7/19	16/34	24.02	0.666
	0.65	0.40	7/16	20/39	22.53	0.716	9/23	18/34	27.88	0.556
	0.70	0.45	7/15	20/35	21.93	0.654	9/19	19/33	23.61	0.671
	0.75	0.50	7/13	25/41	21.13	0.709	12/21	20/32	23.11	0.808
	0.80	0.55	7/12	24/36	19.31	0.696	8/14	21/31	19.73	0.663
	0.85	0.60	7/11	23/32	17.22	0.704	8/14	20/27	20.32	0.514
	0.90	0.65	7/10	21/27	14.45	0.738	11/15	18/23	16.38	0.827

$\pi_1-\pi_0$	π_1	π_0	optimal design				minimax design			
			r_1/n_1	r/N	EN	PET_1	r_1/n_1	r/N	EN	PET_1
		0.95	0.70	7/9	15/18	10.76	0.804	7/9	15/18	10.76	0.804
0.3	0.35	0.05	0/6	2/17	8.91	0.735	0/8	2/14	10.02	0.663
	0.40	0.10	1/9	4/20	11.48	0.775	1/12	4/18	14.05	0.659
	0.45	0.15	1/9	5/19	13.01	0.599	1/9	5/19	13.01	0.599
	0.50	0.20	2/10	7/22	13.87	0.678	2/12	7/21	15.97	0.558
	0.55	0.25	2/9	9/24	14.99	0.601	3/13	9/23	17.16	0.584
	0.60	0.30	3/10	12/28	16.31	0.650	7/18	10/23	18.70	0.859
	0.65	0.35	5/12	14/30	15.83	0.787	5/14	12/24	17.59	0.641
	0.70	0.40	4/10	13/24	15.14	0.633	4/10	13/24	15.14	0.633
	0.75	0.45	5/10	17/29	14.97	0.738	5/12	14/23	17.20	0.527
	0.80	0.50	5/9	18/29	14.08	0.746	6/11	15/23	14.29	0.726
	0.85	0.55	3/6	14/20	12.18	0.558	3/6	14/20	12.18	0.558
	0.90	0.60	5/8	13/17	10.84	0.685	5/8	13/17	10.84	0.685
	0.95	0.65	5/7	13/16	9.10	0.766	6/8	12/15	9.18	0.831

表 25-7　Simon 三阶段设计的样本量及临界值($\alpha=0.05, \beta=0.2$)

$\pi_1-\pi_0$	π_1	π_0	minimax design						optimal design					
			r_1/n_1	r_2/n_1+n_2	r/N	EN	PET_1	PET_2	r_1/n_1	r_2/n_1+n_2	r/N	EN	PET_1	PET_2
0.15	0.20	0.05	0/10	1/19	3/30	15.84	0.599	0.199	0/14	1/20	3/27	18.81	0.488	0.264
	0.25	0.10	1/13	3/24	8/53	22.29	0.621	0.202	1/17	3/30	7/40	26.78	0.482	0.214
	0.30	0.15	2/15	6/33	13/62	27.12	0.604	0.224	2/19	6/36	11/48	31.63	0.441	0.298
	0.35	0.20	3/17	9/37	18/68	31.07	0.549	0.288	3/22	7/35	15/53	37.52	0.332	0.288
	0.40	0.25	4/17	12/42	25/79	34.43	0.574	0.243	7/30	12/42	20/60	39.83	0.514	0.264
	0.45	0.30	5/18	14/41	31/84	36.79	0.534	0.278	8/29	14/42	25/65	41.40	0.479	0.277
	0.50	0.35	6/19	17/43	34/80	38.47	0.481	0.329	10/33	18/48	29/66	47.92	0.357	0.350
	0.55	0.40	7/19	19/43	39/82	39.29	0.488	0.307	13/33	30/63	34/70	47.17	0.547	0.370
	0.60	0.45	8/19	21/42	45/86	38.80	0.494	0.321	13/32	25/53	38/70	50.30	0.377	0.316
	0.65	0.50	8/17	21/39	49/85	38.20	0.500	0.278	18/36	36/62	40/68	47.75	0.566	0.356
	0.70	0.55	7/14	23/39	49/78	36.18	0.454	0.328	18/33	41/64	42/66	47.17	0.546	0.400
	0.75	0.60	8/14	23/36	52/77	33.49	0.514	0.271	19/32	40/58	42/61	44.19	0.538	0.402
	0.80	0.65	8/13	27/38	52/72	30.52	0.499	0.353	16/26	27/40	41/55	38.51	0.427	0.274
	0.85	0.70	4/7	11/16	44/56	28.88	0.353	0.246	11/17	16/24	39/49	33.58	0.403	0.101

$\pi_1-\pi_0$	π_1	π_0	minimax design						optimal design					
			r_1/n_1	r_2/n_1+n_2	r/N	EN	PET_1	PET_2	r_1/n_1	r_2/n_1+n_2	r/N	EN	PET_1	PET_2
	0.90	0.75	9/12	21/26	39/47	20.72	0.609	0.236	8/12	16/21	33/39	24.19	0.351	0.296
	0.95	0.80	2/3	16/19	35/40	14.98	0.488	0.332	7/9	16/19	26/29	15.41	0.564	0.232
0.20	0.25	0.05	0/8	1/13	2/19	10.41	0.663	0.216	0/12	1/15	2/16	13.55	0.540	0.293
	0.30	0.10	0/6	2/17	5/29	13.44	0.531	0.278	0/11	2/19	5/25	18.19	0.314	0.404
	0.35	0.15	1/9	4/21	8/35	16.02	0.599	0.243	1/12	3/19	7/28	18.52	0.443	0.265
	0.40	0.20	1/8	5/22	11/38	18.42	0.503	0.280	2/13	5/22	10/33	20.13	0.502	0.258
	0.45	0.25	2/10	6/20	16/48	20.02	0.526	0.286	3/15	6/23	13/36	23.42	0.461	0.223
	0.50	0.30	3/11	7/21	18/46	21.00	0.570	0.202	3/13	8/24	16/39	23.19	0.421	0.325
	0.55	0.35	3/10	9/23	21/47	21.54	0.514	0.269	4/14	9/24	18/39	24.13	0.423	0.287
	0.60	0.40	3/9	10/23	23/46	21.74	0.483	0.278	4/12	11/25	21/41	23.17	0.438	0.320
	0.65	0.45	3/8	10/20	29/54	21.57	0.477	0.308	6/15	12/24	22/39	23.40	0.452	0.317
	0.70	0.50	4/9	13/23	29/49	20.55	0.500	0.325	7/16	13/25	23/37	25.31	0.402	0.271
	0.75	0.55	6/11	14/23	28/43	19.35	0.603	0.218	8/15	14/23	24/36	21.30	0.548	0.246
	0.80	0.60	5/9	12/48	28/40	23.96	0.517	0.000	9/15	23/32	24/34	21.96	0.597	0.349
	0.85	0.65	5/8	13/18	27/36	15.20	0.572	0.266	6/10	13/18	23/30	16.28	0.486	0.333
	0.90	0.70	3/5	10/13	25/31	12.55	0.472	0.344	4/7	19/23	20/25	17.46	0.353	0.594
	0.95	0.75	1/2	9/11	19/22	8.92	0.438	0.394	6/8	14/16	17/20	11.19	0.633	0.304
0.25	0.30	0.05	0/5	1/13	2/19	7.36	0.774	0.135	0/7	1/12	2/14	8.71	0.698	0.199
	0.35	0.10	0/5	2/13	4/22	9.28	0.590	0.298	0/8	1/12	4/18	12.19	0.430	0.251
	0.40	0.15	0/5	2/11	6/24	10.94	0.444	0.356	0/6	2/12	5/19	11.46	0.377	0.377
	0.45	0.20	1/7	4/15	8/27	12.08	0.577	0.282	1/11	4/17	7/21	16.02	0.322	0.440
	0.50	0.25	1/6	4/14	10/28	12.71	0.534	0.253	1/7	3/12	9/24	13.58	0.445	0.238
	0.55	0.30	2/8	6/16	12/29	13.61	0.552	0.292	2/9	6/19	11/25	16.09	0.463	0.251
	0.60	0.35	1/5	5/13	14/30	13.79	0.428	0.324	3/10	11/23	12/25	16.45	0.514	0.422
	0.65	0.40	2/6	9/19	16/31	13.72	0.544	0.306	2/9	8/17	13/24	16.53	0.232	0.571
	0.70	0.45	2/6	8/15	16/28	13.19	0.442	0.392	3/9	7/15	15/25	16.14	0.361	0.308
	0.75	0.50	2/5	9/16	17/27	12.55	0.500	0.313	4/10	7/14	15/23	15.93	0.377	0.241
	0.80	0.55	3/6	8/13	17/25	11.42	0.558	0.247	2/5	7/12	16/23	12.17	0.407	0.319
	0.85	0.60	1/3	6/9	18/25	10.38	0.352	0.430	3/6	8/12	15/20	10.97	0.456	0.332
	0.90	0.65	4/6	8/11	15/19	8.89	0.681	0.157	3/5	11/14	14/18	9.16	0.572	0.351
	0.95	0.70	2/3	8/10	14/17	6.19	0.657	0.230	0/1	5/7	12/14	7.26	0.300	0.406

$\pi_1-\pi_0$	π_1	π_0	minimax design							optimal design					
			r_1/n_1	r_2/n_1+n_2	r/N	EN	PET_1	PET_2		r_1/n_1	r_2/n_1+n_2	r/N	EN	PET_1	PET_2
0.3	0.35	0.05	0/4	1/12	2/17	5.84	0.815	0.114		0/6	1/9	2/12	6.99	0.735	0.199
	0.40	0.10	0/4	1/8	3/16	6.60	0.656	0.191		0/6	1/9	3/13	8.25	0.531	0.258
	0.45	0.15	0/4	2/10	4/15	7.64	0.522	0.323		0/5	1/8	4/14	8.56	0.444	0.240
	0.50	0.20	0/4	2/8	6/19	8.47	0.410	0.398		1/7	3/12	6/17	10.03	0.577	0.241
	0.55	0.25	1/5	3/10	8/22	8.99	0.633	0.188		1/7	3/11	7/17	10.84	0.445	0.285
	0.60	0.30	1/5	5/13	8/18	9.49	0.528	0.329		1/8	4/13	8/17	13.08	0.255	0.405
	0.65	0.35	1/4	4/10	11/23	9.21	0.563	0.238		1/5	3/8	9/18	9.52	0.428	0.291
	0.70	0.40	1/4	5/10	12/23	9.12	0.475	0.373		1/4	3/8	10/18	9.51	0.475	0.184
	0.75	0.45	2/5	4/8	12/20	8.98	0.593	0.177		2/6	6/12	10/16	10.31	0.442	0.318
	0.80	0.50	1/3	6/10	14/22	8.27	0.500	0.353		1/4	7/11	11/17	9.48	0.313	0.576
	0.85	0.55	2/4	5/8	12/17	7.24	0.609	0.204		2/5	4/7	11/15	8.72	0.407	0.277
	0.90	0.60	2/4	5/7	10/13	6.38	0.525	0.317		2/4	5/7	10/13	6.38	0.525	0.317
	0.95	0.65	0/1	2/3	9/11	4.50	0.350	0.375		0/1	2/3	9/11	4.50	0.350	0.375

表 25-8　Simon 三阶段设计的样本量及临界值（$\alpha=0.10, \beta=0.10$）

$\pi_1-\pi_0$	π_1	π_0	minimax design							optimal design					
			r_1/n_1	r_2/n_1+n_2	r/N	EN	PET_1	PET_2		r_1/n_1	r_2/n_1+n_2	r/N	EN	PET_1	PET_2
0.15	0.20	0.05	0/13	1/22	3/37	21.36	0.513	0.221		0/18	1/26	3/32	24.94	0.397	0.250
	0.25	0.10	1/17	3/29	7/50	29.30	0.482	0.228		1/23	3/33	6/40	32.69	0.315	0.279
	0.30	0.15	2/20	5/33	11/55	35.26	0.405	0.253		2/23	5/36	11/53	39.37	0.308	0.258
	0.35	0.20	3/21	8/37	17/68	40.21	0.370	0.335		5/30	9/45	15/58	43.45	0.428	0.198
	0.40	0.25	4/20	10/39	24/80	44.83	0.415	0.251		6/31	11/46	20/64	49.64	0.312	0.226
	0.45	0.30	6/24	14/44	28/79	46.83	0.389	0.308		7/29	16/51	25/69	49.94	0.321	0.345
	0.50	0.35	7/23	18/49	34/84	48.71	0.414	0.287		12/39	20/57	30/72	56.76	0.355	0.234
	0.55	0.40	7/21	19/46	38/83	49.61	0.350	0.317		10/30	19/48	34/73	53.74	0.291	0.269
	0.60	0.45	12/28	27/56	43/85	49.17	0.487	0.278		18/41	35/69	38/74	55.44	0.508	0.357
	0.65	0.50	10/22	25/48	48/86	48.36	0.416	0.290		19/40	24/64	41/72	58.01	0.437	0.000
	0.70	0.55	13/25	25/44	47/77	45.54	0.457	0.232		23/43	36/60	42/68	53.28	0.480	0.341
	0.75	0.60	11/20	26/42	47/71	42.05	0.404	0.287		19/35	30/50	43/64	51.59	0.300	0.266
	0.80	0.65	11/18	27/40	49/69	38.01	0.451	0.276		22/33	26/41	43/60	42.33	0.643	0.016
	0.85	0.70	14/20	18/37	45/59	36.24	0.584	0.000		15/22	18/37	40/52	36.83	0.506	0.000

$\pi_1-\pi_0$	π_1	π_0	minimax design						optimal design					
			r_1/n_1	r_2/n_1+n_2	r/N	EN	PET_1	PET_2	r_1/n_1	r_2/n_1+n_2	r/N	EN	PET_1	PET_2
	0.90	0.75	10/14	23/29	38/47	25.64	0.479	0.309	11/17	22/29	33/40	30.39	0.235	0.383
	0.95	0.80	5/7	16/19	30/35	17.41	0.423	0.359	1/3	17/20	26/30	20.27	0.104	0.692
0.20	0.25	0.05	0/9	1/18	2/26	13.78	0.630	0.188	0/13	1/18	2/20	15.86	0.513	0.272
	0.30	0.10	0/10	2/19	4/26	17.79	0.349	0.375	0/12	1/16	4/25	19.10	0.282	0.247
	0.35	0.15	1/12	3/21	7/33	21.11	0.443	0.215	1/13	3/22	7/32	22.23	0.398	0.220
	0.40	0.20	1/10	6/26	11/43	23.86	0.376	0.396	2/16	5/26	10/36	26.41	0.352	0.255
	0.45	0.25	3/16	7/25	13/41	25.55	0.405	0.333	3/18	8/31	13/39	29.83	0.306	0.344
	0.50	0.30	3/13	9/28	17/46	26.75	0.421	0.298	6/26	11/35	15/39	33.71	0.297	0.359
	0.55	0.35	6/18	13/33	20/48	27.84	0.549	0.246	2/11	10/27	18/42	28.59	0.200	0.480
	0.60	0.40	7/18	9/26	22/46	29.81	0.563	0.021	5/17	9/26	20/41	32.48	0.264	0.146
	0.65	0.45	5/13	13/27	26/50	27.22	0.427	0.304	6/16	13/29	22/41	28.94	0.366	0.242
	0.70	0.50	4/10	12/24	26/45	26.37	0.377	0.259	7/17	14/28	23/39	29.00	0.315	0.280
	0.75	0.55	5/11	12/21	27/43	24.36	0.367	0.314	13/23	22/35	24/38	27.74	0.636	0.238
	0.80	0.60	6/11	14/22	29/43	22.30	0.467	0.274	8/15	14/22	24/35	22.97	0.390	0.325
	0.85	0.65	5/9	13/19	25/34	19.23	0.391	0.333	4/8	11/17	23/31	19.89	0.294	0.311
	0.90	0.70	5/8	11/15	22/28	15.45	0.448	0.276	5/9	13/18	20/25	17.85	0.270	0.404
0.25	0.95	0.75	3/5	6/8	16/19	10.94	0.367	0.266	3/5	6/8	16/19	10.94	0.367	0.266
	0.30	0.05	0/7	1/16	2/22	10.55	0.698	0.162	0/13	1/15	2/16	14.14	0.513	0.317
	0.35	0.10	0/8	1/11	3/19	12.03	0.430	0.279	0/8	1/13	3/18	12.57	0.430	0.226
	0.40	0.15	0/7	2/13	5/23	14.01	0.321	0.387	1/13	3/18	5/21	16.82	0.398	0.330
	0.45	0.20	1/9	3/15	7/25	15.58	0.436	0.244	1/10	4/19	7/24	17.13	0.376	0.323
	0.50	0.25	1/8	3/13	9/27	16.58	0.367	0.246	2/12	4/16	9/26	18.01	0.391	0.252
	0.55	0.30	2/9	6/18	12/32	17.30	0.463	0.289	3/14	7/21	10/25	19.60	0.355	0.374
	0.60	0.35	3/10	8/20	14/33	17.58	0.514	0.277	3/11	9/22	12/27	18.30	0.426	0.379
	0.65	0.40	4/11	8/18	15/31	17.35	0.533	0.230	5/14	9/20	13/26	18.50	0.486	0.279
	0.70	0.45	3/8	10/20	17/32	16.85	0.477	0.308	4/12	7/17	14/25	19.49	0.304	0.194
	0.75	0.50	4/9	10/18	17/29	15.86	0.500	0.285	7/14	10/18	15/25	17.17	0.605	0.168
	0.80	0.55	4/8	11/18	18/28	14.72	0.523	0.281	4/9	12/19	15/23	15.88	0.379	0.454
	0.85	0.60	3/6	9/14	16/23	12.58	0.456	0.297	4/8	9/14	15/21	13.44	0.406	0.326
	0.90	0.65	2/4	5/8	15/20	10.72	0.437	0.191	0/2	5/8	13/17	11.03	0.123	0.459
	0.95	0.70	0/1	5/7	12/15	7.55	0.300	0.406	0/1	5/7	12/15	7.55	0.300	0.406

$\pi_1-\pi_0$	π_1	π_0	minimax design							optimal design					
			r_1/n_1	r_2/n_1+n_2	r/N	EN	PET_1	PET_2		r_1/n_1	r_2/n_1+n_2	r/N	EN	PET_1	PET_2
0.3	0.35	0.05	0/6	0/7	1/12	7.59	0.735	0.000		0/7	0/8	1/10	7.90	0.698	0.000
	0.40	0.10	0/6	1/9	3/18	9.30	0.531	0.258		0/8	1/11	3/15	10.87	0.430	0.279
	0.45	0.15	0/5	2/12	4/18	10.28	0.444	0.325		0/6	1/11	4/16	11.34	0.377	0.177
	0.50	0.20	0/5	2/11	5/17	11.14	0.328	0.322		0/5	2/11	5/17	11.14	0.328	0.322
	0.55	0.25	1/7	4/13	7/21	11.88	0.445	0.361		2/11	5/15	6/17	13.47	0.455	0.397
	0.60	0.30	0/4	2/8	8/20	12.18	0.240	0.332		2/9	5/15	8/19	13.25	0.463	0.279
	0.65	0.35	2/7	6/15	9/20	11.78	0.532	0.259		2/10	5/14	8/17	14.02	0.262	0.382
	0.70	0.40	3/8	7/15	10/20	11.75	0.594	0.224		2/7	6/14	10/19	12.46	0.420	0.300
	0.75	0.45	1/4	6/12	12/22	11.20	0.391	0.376		2/7	7/13	10/18	11.99	0.316	0.507
	0.80	0.50	2/5	5/10	11/18	10.01	0.500	0.187		3/7	5/10	10/16	10.56	0.500	0.157
	0.85	0.55	2/5	7/11	10/15	9.29	0.407	0.410		2/5	7/11	10/15	9.29	0.407	0.410
	0.90	0.60	2/4	6/9	10/14	7.40	0.525	0.270		2/4	6/9	10/14	7.40	0.525	0.270
	0.95	0.65	0/1	5/7	10/13	6.14	0.350	0.443		2/4	5/7	8/10	6.39	0.437	0.329

表 25-9 Simon 三阶段设计的样本量及临界值（$\alpha=0.05,\beta=0.10$）

$\pi_1-\pi_0$	π_1	π_0	optimal design							minimax design					
			r_1/n_1	r_2/n_1+n_2	r/N	EN	PET_1	PET_2		r_1/n_1	r_2/n_1+n_2	r/N	EN	PET_1	PET_2
0.15	0.20	0.05	0/14	2/29	4/43	23.89	0.488	0.355		0/23	1/30	4/38	31.31	0.307	0.260
	0.25	0.10	1/17	4/34	10/66	32.85	0.482	0.298		1/21	4/39	9/55	37.59	0.365	0.313
	0.30	0.15	3/23	8/46	16/77	40.03	0.540	0.252		4/35	8/51	14/64	49.30	0.381	0.282
	0.35	0.20	5/27	11/49	23/88	46.01	0.539	0.234		16/65	19/72	20/74	66.11	0.860	0.072
	0.40	0.25	6/26	15/54	32/103	50.40	0.515	0.264		9/47	17/67	27/83	68.88	0.228	0.369
	0.45	0.30	8/29	19/57	38/104	53.74	0.479	0.306		12/46	25/73	33/88	66.33	0.345	0.479
	0.50	0.35	9/28	23/60	45/108	55.80	0.461	0.320		11/36	22/60	40/94	62.38	0.356	0.322
	0.55	0.40	12/31	28/64	54/116	57.17	0.520	0.282		20/55	32/77	45/94	75.18	0.343	0.321
	0.60	0.45	13/30	29/60	58/112	56.61	0.502	0.273		26/58	47/90	50/95	72.94	0.544	0.388
	0.65	0.50	14/29	34/63	62/109	55.06	0.500	0.303		19/43	34/67	54/93	70.73	0.271	0.335
	0.70	0.55	15/28	36/61	65/105	52.66	0.513	0.293		23/43	52/84	56/89	64.74	0.480	0.440
	0.75	0.60	14/24	36/56	70/105	48.77	0.511	0.303		28/46	50/75	57/84	58.35	0.603	0.305
	0.80	0.65	16/25	35/50	66/92	43.75	0.533	0.298		25/41	37/56	55/75	57.92	0.348	0.276
	0.85	0.70	12/18	28/38	58/75	37.18	0.466	0.305		13/20	31/42	53/68	39.35	0.392	0.378

$\pi_1-\pi_0$	π_1	π_0	optimal design						minimax design					
			r_1/n_1	r_2/n_1+n_2	r/N	EN	PET_1	PET_2	r_1/n_1	r_2/n_1+n_2	r/N	EN	PET_1	PET_2
	0.90	0.75	10/14	23/29	55/67	29.88	0.479	0.309	12/17	23/30	45/54	32.16	0.426	0.253
	0.95	0.80	6/8	24/28	41/47	20.69	0.497	0.365	16/20	31/35	35/40	26.47	0.589	0.351
0.20	0.25	0.05	0/10	1/17	3/30	15.16	0.599	0.220	0/15	1/21	3/25	19.29	0.463	0.269
	0.30	0.10	1/13	3/23	7/45	20.39	0.621	0.215	0/14	2/22	6/33	24.25	0.229	0.400
	0.35	0.15	2/15	5/27	11/51	24.01	0.604	0.218	1/16	4/28	9/38	28.51	0.284	0.324
	0.40	0.20	3/17	7/30	14/50	27.05	0.549	0.242	2/16	6/28	13/45	28.94	0.352	0.344
	0.45	0.25	4/18	10/33	19/58	29.36	0.519	0.316	4/21	9/35	17/49	34.74	0.367	0.284
	0.50	0.30	4/16	11/32	23/60	30.65	0.450	0.341	5/20	12/36	21/53	33.52	0.416	0.337
	0.55	0.35	6/18	15/38	27/62	31.58	0.549	0.261	10/34	17/45	24/53	43.86	0.313	0.400
	0.60	0.40	6/16	17/38	32/66	31.62	0.527	0.286	7/20	17/39	27/54	34.78	0.416	0.339
	0.65	0.45	6/15	17/34	34/63	31.24	0.452	0.347	15/32	28/51	29/53	38.70	0.654	0.289
	0.70	0.50	7/15	19/34	38/65	29.88	0.500	0.326	8/18	18/34	32/53	32.82	0.407	0.312
	0.75	0.55	7/14	16/27	36/56	28.09	0.454	0.305	12/22	21/35	32/49	30.50	0.565	0.232
	0.80	0.60	6/11	19/29	38/55	25.49	0.467	0.344	15/26	24/37	32/45	33.47	0.479	0.305
	0.85	0.65	6/10	16/23	35/47	22.00	0.486	0.292	16/24	28/37	30/40	28.82	0.642	0.299
	0.90	0.70	6/9	16/21	31/39	17.67	0.537	0.290	5/9	12/17	26/32	20.52	0.270	0.351
	0.95	0.75	6/8	13/16	24/28	12.93	0.633	0.201	9/12	19/22	22/26	16.15	0.609	0.330
0.25	0.30	0.05	0/8	1/15	2/18	10.78	0.663	0.195	0/13	1/15	2/16	14.14	0.513	0.317
	0.35	0.10	0/7	2/15	5/30	13.66	0.478	0.356	0/9	2/17	5/25	15.69	0.387	0.389
	0.40	0.15	1/9	4/21	8/35	16.02	0.599	0.243	1/13	3/20	7/27	19.52	0.398	0.271
	0.45	0.20	1/9	5/20	10/34	17.71	0.436	0.385	2/14	5/22	9/29	20.18	0.448	0.300
	0.50	0.25	2/10	7/24	13/37	19.17	0.526	0.280	2/12	6/21	12/33	20.41	0.391	0.366
	0.55	0.30	3/11	7/21	16/40	19.64	0.570	0.202	4/17	8/22	14/34	22.29	0.389	0.425
	0.60	0.35	3/10	9/22	20/45	20.02	0.514	0.304	4/14	9/23	16/34	21.91	0.423	0.331
	0.65	0.40	3/9	9/20	22/44	19.84	0.483	0.303	7/20	11/26	18/34	26.06	0.416	0.265
	0.70	0.45	4/10	11/22	22/39	19.56	0.504	0.283	4/11	11/23	19/33	21.09	0.397	0.317
	0.75	0.50	4/9	12/21	25/41	18.41	0.500	0.330	8/16	14/24	20/32	20.38	0.598	0.256
	0.80	0.55	4/8	11/18	25/38	16.68	0.523	0.281	9/16	19/28	20/30	20.50	0.634	0.310
	0.85	0.60	3/6	11/17	21/29	14.71	0.456	0.318	8/14	14/21	20/27	18.57	0.514	0.291
	0.90	0.65	2/4	11/15	22/29	12.33	0.437	0.410	4/7	11/15	18/23	12.57	0.468	0.368
	0.95	0.70	3/5	7/9	15/18	8.88	0.472	0.332	3/5	7/9	15/18	8.88	0.472	0.332

续表

$\pi_1-\pi_0$	π_1	π_0	optimal design						minimax design					
			r_1/n_1	r_2/n_1+n_2	r/N	EN	PET_1	PET_2	r_1/n_1	r_2/n_1+n_2	r/N	EN	PET_1	PET_2
0.3	0.35	0.05	0/6	1/12	2/19	8.25	0.735	0.171	0/8	1/12	2/14	9.56	0.663	0.228
	0.40	0.10	0/6	1/9	4/22	10.14	0.531	0.258	0/9	1/12	4/18	12.82	0.387	0.282
	0.45	0.15	0/5	2/12	6/24	11.67	0.444	0.325	0/6	2/13	5/19	12.04	0.377	0.343
	0.50	0.20	1/7	4/16	8/26	12.47	0.577	0.257	2/12	4/17	7/21	15.10	0.558	0.218
	0.55	0.25	1/7	4/13	10/28	13.24	0.445	0.361	1/9	5/17	9/23	15.97	0.300	0.471
	0.60	0.30	2/8	6/16	12/29	13.61	0.552	0.292	3/11	8/20	10/23	15.19	0.570	0.325
	0.65	0.35	1/5	5/13	14/30	13.79	0.428	0.324	3/11	6/16	12/24	16.26	0.426	0.276
	0.70	0.40	3/8	6/13	16/31	13.67	0.594	0.203	2/7	6/14	13/24	13.86	0.420	0.300
	0.75	0.45	3/7	9/17	17/30	12.83	0.608	0.244	3/9	7/15	14/23	15.48	0.361	0.308
	0.80	0.50	2/5	8/14	17/27	11.85	0.500	0.319	4/9	13/20	14/22	14.61	0.500	0.444
	0.85	0.55	2/5	6/10	14/20	10.49	0.407	0.341	2/5	6/10	14/20	10.49	0.407	0.341
	0.90	0.60	3/5	8/12	16/22	9.00	0.663	0.173	1/3	7/11	13/17	9.77	0.352	0.383
	0.95	0.65	3/5	7/9	15/18	7.80	0.572	0.307	3/5	7/9	15/18	7.80	0.572	0.307

二、Gehan 法

Gehan 法是二阶段设计,但是主要关注第一阶段。在 Gehan 设计中不考虑 α 和 π_1。如果第一阶段的 n_1 个受试者均无效,即 $r_1=0$,从而终止试验;如果有至少 1 个受试者有效,则继续第二阶段试验。第一阶段试验的目的在于判断有效率是否大于 π_0,而第二阶段试验的目的是在给定的精度下估计有效率。

在给定 β_1 和 π_0 的条件下,n_1 个受试者均无效的概率为:

$$\beta_1 = P(r_1 = 0 \mid n_1, \pi_0) = (1-\pi_0)^{n_1} \tag{25-12}$$

由此解出 n_1。

例如当 $\beta_1=0.05$、$\pi_1=30\%$ 时,得到 $n_1=9$。即如果试验的前 9 个受试者全部无效,这在 $\pi_1=30\%$ 的条件下是小概率事件:

$$\beta_1 = (1-0.3)^9 = 0.04 < 0.05$$

试验因无效而终止。

表 25-10 给出了不同 β_1 和 π_1 组合下 Gehan 第一阶段设计的样本量,在完成试验后,如果无 1 例有效,则终止试验。

表 25-10　Gehan 第一阶段设计的样本量

π_1	0.05	0.1	0.15	0.2	0.25	0.3	0.35	0.4	0.45	0.5	0.55	0.6	0.65	0.7	0.75
$\beta_1=0.20$	32	16	10	8	6	5	4	4	3	3	3	2	2	2	2
$\beta_1=0.10$	45	22	15	11	9	7	6	5	4	4	3	3	2	2	2
$\beta_1=0.05$	59	29	19	14	11	9	7	6	6	5	4	4	3	3	3

若第一阶段的 n_1 个受试者中至少有 1 个有效,则进入第二阶段试验,所需的样本量根据第一阶段的有效人数进行设计。记第一阶段的有效者人数为 m_1,$m_1>0$,相应的有效率为 $p_1=m_1/n_1$。

如果第二阶段纳入 n_2 个受试者,两个阶段的总有效率为 p,则有效率估计的标准误为:

$$\sqrt{\frac{p(1-p)}{n_1+n_2}} \tag{25-13}$$

假设这个标准误不超过给定的精度,例如 10%,则在给定 p 后即可解得 n_1。由于第一阶段的样本量往往较少,因此直接用第一阶段的有效率 p_1 作为 p 的估计不准确。Gehan 建议,总有效率 p 用第一阶段有效率的单侧 75% 可信限来估计。

例如当 $\beta_1=0.05$、$\pi_1=30\%$ 时,$n_1=9$。如果第一阶段的 9 个受试者中有 1 名受试者有效,则 $p_1=1/9=0.1111$,相应的单侧 75% 可信限为 27.23%。若控制总有效率的标准误不超过 10%,则根据:

$$\sqrt{\frac{p(1-p)}{n_1+n_2}}=\sqrt{\frac{0.2723\times(1-0.2723)}{9+n_2}}\leqslant 10\%$$

解得 $n_2=11$。即第二阶段需纳入 11 名受试者。

该方法在第一阶段只允许因无效而终止,而不考虑因有效而终止,也不下有效的结论,无论多少受试者有效,相当于第一阶段的 I 类错误 $\alpha_1=0$。第二阶段所需的样本量将根据第一阶段的结果以及估计精度要求进行估计。

三、Ensign 法

Ensign LG 在 1993 年综合了 Gehan 第一阶段设计和 Simon 最优设计,提出了一个三阶段设计方法。

该法的第一阶段设计与 Gehan 法的第一阶段设计一样,选择 n_1 个受试者,如果都无效,则终止;如果至少 1 个受试者有效,则进入第二阶段。第二、第三阶段的设计采用 Simon 的最优设计思想,即对所有满足 $(1-\pi_1)^{n_1}<\beta$ 条件的 n_1,以 $\beta-(1-\pi_1)^{n_1}$ 为 II 类错误,估计 n_2、r_2、n_3 和 r,选择使得 EN 最小的解。

从期望样本量来看,二阶段设计的期望样本量(EN)比单阶段设计少,而三阶段设计的 EN 比二阶段设计少。

例如 $\pi_0=0.1$、$\pi_1=0.3$、$\alpha=0.05$、$\beta=0.1$ 时,按照 Ensign 法,$N=45$,其中 $n_1=9$、$n_2=13$、$r_2=3$、$n_3=23$、$r=7$。

从最大样本量来看,对于最小最大设计,单阶段、二阶段和三阶段设计所需要的最大样本量(N)相差不大;对于最优化设计,三阶段设计所需的 N 大于二阶段设计,而二阶段设计所需的 N 大于单阶段设计,且相差较大。

Ensign 三阶段设计的样本量及临界值见表 25-11~表 25-13。

表 25-11　Ensign 三阶段设计的样本量及临界值($\alpha=0.05$,$\beta=0.2$)

$\pi_1-\pi_0$	π_1	π_0	r_1/n_1	$r_2/(n_1+n_2)$	r/N	EN	PET_1	$PET_{overall}$
0.15	0.20	0.05	0/10	2/24	3/31	16.30	0.599	0.303
	0.25	0.10	0/9	3/25	7/43	22.58	0.387	0.403

续表

$\pi_1-\pi_0$	π_1	π_0	r_1/n_1	$r_2/(n_1+n_2)$	r/N	EN	PET_1	$PET_{overall}$
	0.30	0.15	0/9	5/27	12/56	28.63	0.232	0.568
	0.35	0.20	0/6	6/28	18/67	33.41	0.262	0.451
	0.40	0.25	0/6	7/26	24/75	36.98	0.178	0.525
	0.45	0.30	0/7	9/27	31/84	40.66	0.082	0.649
	0.50	0.35	0/5	12/31	37/88	42.46	0.116	0.630
	0.55	0.40	0/5	14/32	40/84	43.52	0.078	0.660
	0.60	0.45	0/5	12/25	47/90	43.71	0.050	0.646
	0.65	0.50	0/5	12/23	49/85	43.35	0.031	0.631
	0.70	0.55	0/5	15/26	48/76	41.60	0.018	0.662
	0.75	0.60	0/5	13/21	49/72	38.65	0.010	0.640
	0.80	0.65	0/5	12/18	49/67	35.33	0.005	0.640
	0.85	0.70	0/5	14/19	46/59	30.25	0.002	0.715
	0.90	0.75	0/5	10/13	40/48	24.63	0.001	0.666
	0.95	0.80	0/5	7/9	26/29	17.72	0.000	0.563
0.20	0.25	0.05	0/7	1/15	3/26	10.85	0.698	0.171
	0.30	0.10	0/6	2/17	5/29	13.44	0.531	0.278
	0.35	0.15	0/5	3/17	9/41	16.56	0.444	0.353
	0.40	0.20	0/5	4/17	12/43	18.74	0.328	0.454
	0.45	0.25	0/5	5/17	16/48	21.03	0.237	0.541
	0.50	0.30	0/5	5/15	19/49	22.51	0.168	0.562
	0.55	0.35	0/6	8/20	19/42	24.13	0.075	0.689
	0.60	0.40	0/5	7/16	24/48	24.16	0.078	0.641
	0.65	0.45	0/5	7/15	24/43	24.16	0.050	0.605
	0.70	0.50	0/5	8/15	26/43	23.18	0.031	0.665
	0.75	0.55	0/5	9/15	28/43	22.12	0.018	0.721
	0.80	0.60	0/5	7/11	30/43	20.42	0.010	0.693
	0.85	0.65	0/5	10/14	25/33	18.14	0.005	0.774
	0.90	0.70	0/5	4/6	22/27	14.82	0.002	0.577
	0.95	0.75	0/5	9/11	19/22	13.16	0.001	0.802

注:最小的样本量设为5

表 25-12 Ensign 三阶段设计的样本量及临界值($\alpha=0.10, \beta=0.10$)

$\pi_1-\pi_0$	π_1	π_0	r_1/n_1	$r_2/(n_1+n_2)$	r/N	EN	PET_1	$PET_{overall}$
0.15	0.20	0.05	0/12	1/25	3/38	21.67	0.540	0.175
	0.25	0.10	0/11	3/29	7/50	29.61	0.314	0.388
	0.30	0.15	0/12	4/28	11/55	36.57	0.142	0.456
	0.35	0.20	0/11	7/34	16/63	42.50	0.086	0.553
	0.40	0.25	0/8	8/32	23/76	46.95	0.100	0.506
	0.45	0.30	0/7	13/41	28/79	50.57	0.082	0.592
	0.50	0.35	0/9	12/34	33/81	52.60	0.021	0.572
	0.55	0.40	0/11	16/38	40/88	54.42	0.004	0.666
	0.60	0.45	0/6	15/34	40/78	53.75	0.028	0.506
	0.65	0.50	0/5	16/32	46/82	52.46	0.031	0.543
	0.70	0.55	0/7	19/34	46/75	50.03	0.004	0.603
	0.75	0.60	0/5	21/34	47/71	46.79	0.010	0.636
	0.80	0.65	0/5	17/26	47/66	42.31	0.005	0.584
	0.85	0.70	0/5	14/20	45/59	36.20	0.002	0.581
	0.90	0.75	0/5	16/21	36/44	29.44	0.001	0.632
	0.95	0.80	0/5	5/7	27/31	20.84	0.000	0.423
0.20	0.25	0.05	0/9	1/19	2/25	13.84	0.630	0.179
	0.30	0.10	0/10	2/19	4/26	17.79	0.349	0.375
	0.35	0.15	0/9	2/16	7/33	21.54	0.232	0.347
	0.40	0.20	0/8	3/16	11/42	24.86	0.168	0.440
	0.45	0.25	0/6	6/23	14/44	26.85	0.178	0.495
	0.50	0.30	0/6	6/20	17/46	28.26	0.118	0.501
	0.55	0.35	0/6	7/20	20/47	29.56	0.075	0.531
	0.60	0.40	0/6	8/20	22/46	29.79	0.047	0.552
	0.65	0.45	0/5	10/21	26/50	29.43	0.050	0.631
	0.70	0.50	0/5	11/21	26/45	28.43	0.031	0.638
	0.75	0.55	0/5	10/18	26/41	26.75	0.018	0.591
	0.80	0.60	0/5	6/11	26/38	25.32	0.010	0.457
	0.85	0.65	0/5	10/15	25/34	21.63	0.005	0.643
	0.90	0.70	0/5	6/9	22/28	17.78	0.002	0.535
	0.95	0.75	0/5	6/8	16/19	12.03	0.001	0.632

注:最小的样本量设为 5

表 25-13　Ensign 三阶段设计的样本量及临界值($\alpha=0.05, \beta=0.1$)

$\pi_1-\pi_0$	π_1	π_0	r_1/n_1	$r_2/(n_1+n_2)$	r/N	EN	PET_1	PET_2
0.15	0.20	0.05	0/14	2/29	4/43	23.89	0.488	0.355
	0.25	0.10	0/13	3/27	10/66	34.01	0.254	0.475
	0.30	0.15	0/12	6/35	16/77	42.59	0.142	0.599
	0.35	0.20	0/9	10/44	23/88	50.03	0.134	0.622
	0.40	0.25	0/9	11/41	30/95	55.43	0.075	0.613
	0.45	0.30	0/9	14/43	38/104	59.30	0.040	0.670
	0.50	0.35	0/8	17/45	45/108	61.89	0.032	0.681
	0.55	0.40	0/10	19/45	49/104	63.74	0.006	0.673
	0.60	0.45	0/6	20/42	59/114	63.08	0.028	0.666
	0.65	0.50	0/6	22/42	60/105	61.66	0.016	0.663
	0.70	0.55	0/5	23/40	64/96	57.12	0.018	0.664
	0.75	0.60	0/5	14/23	90/98	51.92	0.010	0.602
	0.80	0.65	0/5	8/13	74/78	45.49	0.005	0.494
	0.85	0.70	0/5	12/17	68/72	38.35	0.002	0.609
	0.90	0.75	0/5	8/11	55/57	31.93	0.001	0.544
	0.95	0.80	0/5	8/10	44/45	23.15	0.000	0.624
0.20	0.25	0.05	0/9	1/22	3/30	15.54	0.630	0.153
	0.30	0.10	0/9	3/22	7/45	20.61	0.387	0.454
	0.35	0.15	0/9	4/23	10/44	24.91	0.232	0.523
	0.40	0.20	0/7	5/23	15/54	28.58	0.210	0.502
	0.45	0.25	0/7	6/22	20/61	31.43	0.133	0.573
	0.50	0.30	0/8	8/24	24/63	33.74	0.058	0.669
	0.55	0.35	0/5	10/26	29/67	34.60	0.116	0.615
	0.60	0.40	0/5	9/22	30/61	35.05	0.078	0.554
	0.65	0.45	0/5	15/30	32/59	35.37	0.050	0.721
	0.70	0.50	0/5	12/23	34/57	33.91	0.031	0.631
	0.75	0.55	0/5	10/18	35/54	31.84	0.018	0.591
	0.80	0.60	0/5	12/19	37/53	29.33	0.010	0.682
	0.85	0.65	0/5	10/15	33/44	25.15	0.005	0.643
	0.90	0.70	0/5	11/15	29/36	21.21	0.002	0.701
	0.95	0.75	0/5	7/9	24/28	14.70	0.001	0.699

注:最小的样本量设为 5

四、Fleming 法

Fleming TR 在 1989 年提出了二阶段和三阶段设计方法。该方法既允许在各阶段因无效而终止试验，也允许在各阶段因有效而终止试验。

该法根据 π_0、π_1、α 和 β，估计一个总的样本量 N，然后选择二阶段或三阶段设计，将总样本量 N 随意分配到各阶段，一般取相等。然后，再根据各阶段的样本量估计各阶段的无效界值和有效界值。

例 25-1　临床前试验表明，索拉非尼（sorafenib）通过作用于 RET 原致肿瘤基因（proto-oncogene）及血管内皮细胞生长因子（vascular endothelial growth factor receptor，VEGFR）而显示出抗肿瘤活性。某 Ⅱ 期临床试验探索性研究索拉非尼对散发性甲状腺髓样癌（medullary thyroid cancer，MTC）的疗效。该研究的主要疗效指标为客观反应率 ORR（objective response rate），采用 RECIST 评价，包括完全反应（complete response，CR）或部分反应（partial response，PR）。采用 Simon 最小最大（minimax）二阶段设计，入组的受试者均给予索拉非尼 400mg po bid。

试验的检验假设为 $H_0:ORR \leqslant 10\%$；$H_1:ORR \geqslant 30\%$。检验水准 α 为 0.1，检验效能 $1-\beta$ 为 0.9。根据 Simon 最小最大设计，第一阶段的样本量为 16，$r_1 = 2$，如果第一阶段有 $\geqslant 2$ 名受试者有反应，则试验继续进行。第二阶段继续纳入另外 9 名受试者进入研究。共计 25 名受试者。

结果：第一阶段有 16 名受试者进入试验，其中 1 名部分反应（PR 6.3%，95%CI 0.2%～30.2%），14 名疾病稳定（SD 87.5%，95%CI 61.7%～99.5%），1 名无法评价。中位 PFS 为 17.9 个月。由于只有 1 名受试者有反应，没有达到界值，估计试验未进入第二阶段。

第四节　正确应用

需要注意的是，单组无对照多阶段临床试验不能代替大规模的随机对照确证性试验，常用于探索性研究，例如探索新药的适应证、用法用量等，也可以用于罕见疾病、严重威胁生命的疾病或无任何有效治疗手段的疾病，在 Ⅱ 期抗肿瘤新药临床试验中比较常用。

一、多阶段设计的优缺点

单组无对照的多阶段设计一般用于探索性研究，其优点在于多阶段设计有明确的早期终止试验的准则，当试验药的有效率较低时，可以在早期终止研究，避免更多的受试者接受无效的治疗。多阶段设计在概念上易理解，实施起来相对简单。

多阶段试验不是针对有效性而设计的，由于样本量小，多阶段设计对试验药物有效率的估计不是很充分。因此，在试验中如果有效人数已经大于既定界值时，只能说明疗效可能大于预先设定的最小有效界值，有进一步研究的价值。但是，具体的有效率是多少，在多阶段试验结束前不知道，此时一般不终止试验，而是继续将试验做完，以保证有足够的例数来估计有效率及其可信区间，而不违背伦理学要求。在多阶段试验结束后，可以得到一个粗略的估计，但其可信区间往往比较宽，更精确的估计需要通过进一步的验证性临床试验来确认。

虽然理论上可以考虑因有效率大于最小有效界值而终止试验，但是实际工作中一般不建议，除非是针对孤儿药的试验。

多阶段试验中,无论是否早期终止试验,都可能犯错误:继续研究时可能犯Ⅰ类错误(或称假阳性,误将无效药物当作有效继续研究);早期终止时可能犯Ⅱ类错误(或称假阴性,误将有效药物认为无效而将其放弃)。在多阶段临床试验中,假阳性结果导致试验继续进行,使得更多的受试者接受无效或低效的治疗;而假阴性结果也是不希望看到的,一旦否决,该药将通常无进一步的机会显示其作用。所以,多数设计都致力于减少假阴性结果的可能性。因此,多阶段设计中,β 一般需要取得小一点,例如 0.10 或 0.05。

更值得注意的是,由于多阶段设计中没有设置同期对照,难以控制主观偏倚。因此,对有效率的判断和解释需要慎重。

二、不同设计方法的选择

(一) Simon 最优化设计与最小最大设计的比较

对单阶段试验,optimal 设计与 minimax 设计的样本量是相同的。

对二阶段设计,与 minimax 设计相比,optimal 设计第一阶段所需的样本量较少,早期终止的概率较大,所以平均期望样本量(EN)小,但总样本量(N)比 minimax 设计大。

如果 optimal 设计和 minimax 设计所需的期望样本量相差不大,则可选择 minimax 设计,特别是当受试者的入组率很低时。如 $p_0 = 0.15$、$p_1 = 0.35$ 时,optimal 二阶段设计的期望样本量为 19.01,最大样本量为 34;而 minimax 二阶段设计的期望样本量为 20.15,最大样本量为 28。期望样本量相近,最大样本量减少了 6 例。如果受试者的入组率很低,则 optimal 二阶段设计所需的时间比 minimax 二阶段设计更长。与 minimax 设计相比,optimal 设计通过减少第一阶段设计的受试者数,从而获得期望样本量的减少。但第一阶段更少的受试者不能代表受试者总体,这也是 minimax 设计受欢迎的另一个原因。

(二) 不同阶段设计间的比较和选择

从期望样本量来看,二阶段设计的期望样本量(EN)比单阶段设计少,而三阶段设计的 EN 比二阶段设计少。

从最大样本量来看,对于 minimax 设计,单阶段、二阶段和三阶段设计所需要的最大样本量(N)相差不大;对于 optimal 设计,三阶段设计所需的 N 大于二阶段设计,而二阶段设计所需的 N 大于单阶段设计,且相差较大。

从终止时间看,三阶段设计早期终止的可能性大于二阶段设计,而二阶段设计早期终止的可能性大于单阶段设计。

对于 minimax 设计来说,最后阶段的临界值和总样本量与单阶段设计时相同。除很少数例外,差别非常小。因此,如果采用 minimax 设计,则三阶段设计优于二阶段设计、优于单阶段设计。而 optimal 设计的最后阶段的总样本量比单阶段设计大。

不同阶段的设计各有优缺点,应用者可酌情考虑。

三、应用时的注意事项

在某些情况下(例如疾病十分罕见、严重威胁患者生命、且无任何有效治疗手段、存在迫切的临床需求),采用单组研究结果显示该产品具有明显的临床获益趋势和可控的安全性风险时,可能有机会获得监管机构的条件批准,但是仍需要严格的随机对照研究的结果才能获得常规批准。例如吉妥单抗(Mylotarg)用于 60 岁以上 AML 患者的二线治疗,基于单组试验于 2000 年 5 月 7 日获得美国 FDA 的加速审批,然而在上市后研究中未能显示明确的临床获益而未能转为常规批准,完全撤出市场。

多阶段设计中,π_0 是根据历史资料估计出来的,可看成外部对照或历史对照(见第二章)。但是当前试验中受试者的基本情况、基线分布、亚型构成等与历史资料中的情况可能不一致,甚至相差较大;现有的诊疗水平、对疾病的认识、合并用药等都可能与以前存在差异。因此,单组无对照多阶段设计中存在潜在的偏倚和偶然性,对试验结果的解释需要慎重。

单组无对照多阶段设计常采用二分类的替代终点(见第六章),此时,即使得到有意义的结果,对终点指标是否真正有效、是否有确切的临床获益尚不能肯定,仍需要随机对照研究进行确证。

（于　浩　李　卫　柏建岭）

参考文献

1. Chow S-C, Liu J-P. Design and Analysis of Clinical Trials: Concepts and Methodologies. 2nd ed. New York: John Wiley & Sons Inc, 2004.

2. Simon R. Optimal two-stage designs for phase Ⅱ clinical trials. Control Clin Trials, 1989, 10: 1-10.

3. Banerjee A, Tsiatis AA. Adaptive two-stage designs in phase Ⅱ clinical trials. Stat Med, 2006, 25: 3382-3395.

4. Chen TT, Ng TH. Optimal flexible designs in phase Ⅱ clinical trials. Stat Med, 1998, 17: 2301-2312.

5. Chen TT. Optimal three-stage designs for phase Ⅱ cancer clinical trials. Stat Med, 1997, 16: 2701-2711.

6. Chen K, Shan M. Optimal and minimax three-stage designs for phase Ⅱ oncology clinical trials. Contemp Clin Trials, 2008, 29(1): 32-41.

7. Ensign LG, Gehan EA, Kamen DS, et al. An optimal three-stage design for phase Ⅱ clinical trials. Stat Med, 1994, 13: 1727-1736.

8. Pocock P. Group sequential methods in the design and analysis of clinical trials. Biometrics, 1977, 64: 191-199.

9. O'Brien PC, Fleming TR. A multiple testing procedure for clinical trials. Biometrics, 1979, 35: 549-556.

10. Stallard N, Whitehead J, Todd S, et al. Stopping rules for phase Ⅱ studies. Br J Clin Pharmacol, 2001, 51: 523-529.

11. Schlesselman JJ, Reis IM. Phase Ⅱ clinical trials in oncology: strengths and limitations of two-stage designs. Cancer Invest, 2006, 24: 404-412.

12. Fleming TR. One-Sample Multiple Testing Procedure for Phase Ⅱ Clinical Trials. Biometrics, 1982, 38(1): 143-151.

13. Lam ET, Ringel MD, Kloos RT, et al. Phase Ⅱ Clinical Trial of Sorafenib in Metastatic Medullary Thyroid Cancer. Journal of Clinical Oncology, 2010, 28(14): 2323-2330.

14. 张虹, 高晨燕, 陈晓媛, 等. 关于采用单组临床试验数据用于支持进口药品注册的考虑. 中国新药杂志, 2013, 22(18): 2126-2129.

第二十六章

非随机对照试验

随机对照试验(RCT)是临床试验的金标准,是医学科学发展的基石。但有时由于实际操作中存在的困难,某些情况下仅可进行非随机对照试验。非随机对照试验是指处理组与对照组之间无法实施或因各种原因没有实施随机化分组的前瞻性试验研究。

在非随机对照试验中,欲比较的两个(或多个)处理组之间,对研究终点有影响的协变量的分布可能有很大的不同,而这些不同可能会导致对处理效应的估计偏差,甚至传统的协方差分析调整也不足以消除其影响。

本章介绍非随机对照试验的特点,以及如何借助倾向性评分(propensity score,PS)和工具变量(instrumental variable)来降低非随机对照试验中组间的偏差。

第一节 非随机对照试验的特点

随机对照试验中,随机化分组最大限度地保证了对比组间(例如试验组与对照组)非处理因素的均衡性,使得最终观察到的处理效应的组间差异不会受到混杂因素的影响。

与随机对照试验相比,非随机对照研究有以下特点:

(一)内部一致性方面

1. 分配偏倚 这是非随机化研究受到批评的一个主要方面,导致比较组间在重要的特征上可能有差异。如果能够识别出此差异,可通过分析的方法来解决,比如协变量调整或亚组分析。本章介绍的倾向评分法和工具变量法,就是通过分析的方法来解决或部分解决非随机化研究中比较组间不均衡的问题。

2. 意愿偏倚 非随机化研究中研究对象有机会根据个体的情况和环境产生适合自己的入组选择,而对某个处理的入组意愿可能提高它的治疗效应(相反的,对另一组治疗的入组意愿可能会降低所在组处理的治疗效应)。但是在随机化研究中,处理由研究者随机分配,研究对象知情同意接受分配而放弃选择处理的权利。实施盲法可以解决意愿偏倚的问题,但无法实施盲法的随机对照试验和非随机化研究由于忽视了意愿效应,可能影响研究结果。

(二)外部一致性方面

1. 排除偏倚 随机对照试验为了得到更精确的处理效应的估计,会设定排除标准,"合格"的患者可能不能代表该处理所应用的人群。非随机对照试验纳入研究对象的范围要更宽,所纳入研究的个体也许更能代表其所应用的总体。有研究对随机对照试验中纳入的患者和未纳入的患者进行比较,未纳入的患者具有更差的预后,而其中满足 RCT 纳入标准的患者子集具有与随机对照试验相似的效应。

2. 参与偏倚　参与随机对照试验的对象往往与拒绝参与试验的人差别较大,而由于非随机对照试验可以根据自己的意愿选择处理,拒绝参与的人较少,所以参与偏倚较小。

除此之外,非随机对照研究还具有以下特点:

(1)当处理因素对研究对象有潜在损害时,随机对照试验受伦理学要求限制而无法对研究对象进行随机化,非随机对照研究则可以依据研究对象本身的暴露水平来估计暴露因素的效应值。

(2)在药物不良反应研究中,随机对照试验受样本量和随访时间的限制,往往缺乏足够的检验效能检测罕见的不良事件和迟发的药物不良反应,而非随机对照研究则可能有更大的样本量和更长的研究周期。

(3)观察性研究可依托已有的疾病监测平台和医疗资源,而不用施加额外的处理因素,因而在卫生决策和卫生经济研究中有着重要的作用。

(4)在疾病的病因学研究中,观察性研究能够同时调查多种危险因素,从而更容易获得病因线索,为后续研究提供方向。

需要强调的是,如果条件允许,RCT 仍然是临床试验中对药物评价所获取证据可靠性最高的研究方法。如果条件不允许进行随机对照试验,则分配偏倚需要考虑,试验的效应需要通过统计学方法进行调整。

如何提高组间的可比性,是非随机对照试验资料分析中必须考虑的问题。

第二节　倾向性评分

随机化试验能够保证个体被随机分配到不同的处理组,这样平均而言,被观察到的协变量以及未被观察到的协变量在各处理组间是均衡的,没有系统差异。然而,在非随机化的研究中,研究者对于研究因素的分配没有控制,对比组间结局的直接比较可能误差很大。

倾向评分法是 Rosenbaum 和 Rubin 于 1984 年首次提出的。从数学角度讲,某个体的倾向性评分是在该个体的协变量取值条件下,其接受处理的条件概率。直观来讲,倾向性评分就是只用其协变量的取值来衡量一个人应当接受处理的可能性。

第 i 个个体($i = 1, 2, \cdots, N$)的倾向性评分定义为给定一组观察协变量 x_i 下,被分配到处理组($z_i = 1$)的条件概率。即:

$$e(x_i) = pr(z_i = 1 | X_i = x_i) \tag{26-1}$$

其中,假设给定协变量 x_i,z_i 是互相独立的:

$$pr(Z_1 = z_1, \ldots, Z_N = z_N | X_1 = x_i, \ldots, X_N = x_n) = \prod_{i=1}^{N} e(x_i)^{z_i} \{1 - e(x_i)\}^{1-z_i} \tag{26-2}$$

给定一个倾向性评分,则所有具有此倾向性评分的个体,其处理和对照组之间的差异是该倾向性评分下平均处理效应的无偏估计,条件是处理分配在给定的协变量下是可"被强烈忽视"(strongly ignorable)的。处理分配"被强烈忽视"的含义是处理分配 Z 和效应 Y,在给定的协变量 X 下是条件独立的(即当 $Y \perp Z | X$)。所以,当处理的分配被强烈忽视时,基于倾向性评分的匹配,分层或回归(协方差)调整倾向于能够产生处理效应的无偏估计。

倾向性评分的范围在 0~1,它表示研究个体分配到处理组或对照组的概率。具有相同评分的研究对象有着相同的机会接受处理,任何具有相同评分的两个研究对象对于具体的协变量可能值不相同,但是对于进入模型的全部协变量将在组间趋于均衡。假定在所有协变量都被观察到的情况下,采用 PS 法,就好像进行了随机分配一样,所以有的研究者称之为"事后随机化"。因此,倾向性评分可以用到非随机对照研究中来降低偏差。

当协变量不包含缺失数据时,倾向性评分可以用判别分析或 logistic 回归来估计。这些方法都会得出给定的观测协变量下处理分配的概率。但如果用 Fisher 判别分析,观测协变量应该假设是多元正态分布(给定 Z 下),而 logistic 回归不需要这个假设。

初学者可能提出这样的问题:"既然我们知道了每个个体接受了哪种处理,为什么还必须计算他接受某种处理的概率"。这个问题的答案是,如果用一个个体应该接受某种处理的概率(即倾向性评分)来调整处理效应的估计,相当于是在创造一个"伪随机化"的试验。即如果找到两个个体,一个在处理组,另一个在对照组,具有相同的倾向性评分,这样这两个个体是被"随机地"分配到处理组或对照组。在一个有对照的试验中,随机化被用来分配一对个体进入处理组或对照组,这样比倾向性评分要好,因为它不需要给定某个特定的协变量集,它既适用于观察到的协变量,也适用于没有观察到的协变量。尽管用倾向性评分的结果是以观察到的协变量为条件的,但如果能够测量很多的与处理分配相关的协变量,则更有信心得到关于处理效应的无偏估计。

在非随机对照研究中,倾向性评分主要用来降低偏倚和增加精确性。倾向性评分最常用的 3 种技术是匹配、分层和回归调整。在这 3 种技术中,倾向性评分的计算都是一样的,但是倾向性评分的使用有所不同。

第三节　倾向性评分匹配法

匹配是基于这样的理念:如果两组的倾向评分分布相同或相近,则两组的协变量也趋于相近。因此,基于倾向评分进行匹配,使得试验组和对照组的倾向评分分布相同,则两组协变量的分布也趋于相似,从而提高组间可比性。

研究中常会遇到数目有限的处理组患者和较多的对照组患者。如研究过期分娩对神经精神病以及社会成就和学业成就的影响,研究对象是 5~10 岁的学龄儿童。开始时研究者收集了超过 9000 例婴儿的出生记录(其中只有 749 例超期分娩婴儿,9000 多例正常分娩婴儿作为潜在对照),以及孕产妇的相关历史信息。由于样本量太大,需要进行某种形式的抽样。

匹配是一个常用的技术,即依据需要控制的协变量给处理组个体选择与该协变量尽可能一致或相似的对照。尽管寻找匹配的想法很直接,但是很难找到所有重要的协变量都相似的个体。过期分娩研究面临的就是这个问题,因为需要 10 多个协变量来匹配研究对象。

倾向性评分匹配解决了控制多个协变量来匹配的问题,它可以仅用 1 个变量(PS 评分)来匹配。在提出倾向性评分之前,一个常用的匹配技术是用多个协变量的马氏距离匹配。马氏距离匹配适用于随机排序的个体,首先选出第一个处理组个体,分别计算每一个对照组个体与该处理组个体的马氏距离 $d(i,j)$:

$$d(i,j) = (u-v)^T C^{-1} (u-v) \tag{26-3}$$

式中,u 和 v 为处理组个体 i 和对照组个体 j 的匹配协变量值;C 为全部对照组个体匹配协变量的样本协方差。对照组中与处理组个体距离最小者即为该处理组个体的匹配个体,然后将两者从匹配池中除去,重复整个过程直到所有处理组个体都匹配到对照组个体。这个技术的缺点是当协变量很多时,很难发现距离很近的匹配。因为随着维数增加,个体间的马氏距离也会增加,而且会夸大变异微小的变量作用。倾向性评分是将多个协变量量化汇总成一个变量,所以匹配起来通常比较容易。

Rosenbaum 和 Rubin 总结了用倾向性评分建立匹配样本的 3 种技术:①通过倾向性评分按最近邻匹配;②通过倾向性评分按马氏距离匹配;③按倾向性评分设定界值,按马氏距离匹配。

1. 通过倾向性评分按最近邻匹配　该方法首先对所有处理组个体和对照组个体随机排序,选择第一个处理组个体,并根据倾向性评分寻找其最邻近的对照组个体。然后从匹配池中除去这两个个体,重复直到所有处理组个体都得到匹配。Rosenbaum 和 Rubin 建议用倾向性评分的 logit 值来匹配,即:

$$\hat{q}(x) = \log\left[\frac{1-\hat{e}(x)}{\hat{e}(x)}\right] \tag{26-4}$$

$\hat{q}(x)$ 通常渐近正态分布。比起马氏距离法,倾向性评分模型可以包含更多的协变量。

2. 包含倾向性评分的马氏距离匹配　该方法与上面提到的马氏距离匹配是一样的,只是多加了一个协变量,即倾向性评分的 logit 值 $[\hat{q}(x)]$。Rubin 提出当协变量具有多元正态分布而且处理和对照组具有同样的协方差矩阵时,马氏距离匹配具有同等程度的降低百分比偏差的作用,这里的偏差是处理组协变量的均数减去对照组协变量的均数。换句话说,在所有协变量上降低的百分比偏差是相等的,并且没有协变量(或者协变量的线性组合)因为匹配其偏差会增加。

3. 由倾向性评分定义的界值内进行最近邻马氏距离匹配　该方法组合了以上两种方法。处理组个体随机排序,首先选出第一个处理组个体,然后根据倾向性评分或估计的倾向性评分 logit 值 $[\hat{q}(x)]$ 设定的界值内的所有对照组个体被选出。然后基于较少的协变量来计算处理组个体和对照个体的马氏距离,最接近的对照组个体被选为匹配个体,最后与对应的处理组个体从匹配池中去掉。界值的设定由研究者来确定,Cochran 和 Rubin 建议根据处理组和对照组协变量的方差平均来选定,他们建议的界值选为倾向性评分 logit 值 $[\hat{q}(x)]$ 的标准差的 1/4。

第一个方法从计算角度考虑是最简单的方法;第二个方法其单个的变量差异较小,而倾向性评分的差异可能较大;第三个方法是三者中最好的。第三种方法可以从以下角度理解:通过定义基于倾向性评分的界值,研究者想得到一个伪随机化的试验;然后在界值内的基于重要协变量的马氏距离匹配,相当于在随机对照试验中按照重要的协变量分成区组,即区组随机化。

例 26-1　过期分娩研究。为研究过期分娩对神经精神病以及社会成就和学业成就的影响,研究者记录了 9000 多名 5~10 岁学龄儿童的出生记录,并随访其成长过程中是否会罹患神经精神疾病及其学业成就和就业后的社会成就。其中有 749 例超期分娩婴儿、9000 多例作为潜在对照的正常分娩婴儿以及孕产妇的相关历史信息。由于样本量太大且无法进行随机分组,在设计时需要进行抽样来确定研究样本。

本研究采用基于倾向性评分的界值内马氏距离匹配。首先考察了儿童性别等 13 个协变量的分布,研究者想用这 13 个协变量来匹配处理组和对照组个体。

表 26-1 包含了这 13 个协变量的统计描述以及估计的倾向性评分。最后两列的统计量

用来比较两组间的差异,分别是两样本 t 统计量和标准差异的百分比。基于这些统计量,可以看到在试验组和对照组间的多个协变量都存在中等或较大的差异。

表 26-1　匹配之前的组间比较

变量	过期妊娠 $N=749$		正常 $N=9241$		对比	
	均数	标准差	均数	标准差	t 统计量	标准差异百分比[+]
儿童性别	0.527	0.500	0.500	0.500	1.42	5.4
分娩状态	0.697	1.12	0.790	1.01	−2.40[*]	−8.7
母亲年龄(岁)	28.2	5.20	28.8	5.1	−3.38[**]	−12.7
分娩方式	1.28	0.455	1.23	0.431	2.75[**]	10.2
Hobel 产前风险指数	8.20	7.09	9.05	7.50	−2.99[**]	−11.6
Hobel 分娩风险指数	10.09	8.62	7.41	7.46	9.37[**]	33.3
儿童年龄(月)	23.01	11.58	22.19	13.34	1.62	6.5
儿童出生体重(g)的对数	8.20	0.143	8.11	0.149	15.58[**]	60.03
母亲的种族(白人=1,非白人=2)	1.19	0.488	1.22	0.539	−1.77	−6.7
社会等级(高=3,低=1)	1.628	0.788	1.650	0.759	−0.79	−3.0
分娩前综合征(是/否)	0.729	0.445	0.699	0.459	1.71	6.5
阴道流血(是/否)	0.128	0.335	0.124	0.329	0.36	1.4
异常分娩(是/否)	0.453	0.498	0.354	0.478	5.42[**]	20.6
倾向性评分的 logit 值	2.15	0.798	2.83	0.797	−22.34[**]	−60.0

注: [*] $0.05>P>0.01$, [**] $P<0.01$; [+] 标准差异百分比是指均数间差异占平均标准差的百分比: $100(\bar{x}_p-\bar{x}_t)/\sqrt{\{(s_p^2+s_t^2)/2\}}$,其中 $\bar{x}_p$ 和 $\bar{x}_t$ 分别指过期妊娠组和正常妊娠组的样本均数, s_p^2 和 s_t^2 对应的是样本方差

有两个协变量在试验组和对照组间的差异较大,即 Hobel 产前风险指数和 Hobel 分娩风险指数,这两个量均有较大的两样本 t 统计量和标准差异百分比。除了衡量关于母亲的协变量外,还有两个关于新生儿的指标,即性别和出生日期(用来确定研究开始时个体的年龄)。匹配的目的是在每个协变量上降低两组间的个体差异。

本例倾向性评分使用判别分析来估计。除了表 26-1 中的 13 个协变量外,还有另外 15 个变量,分别是 7 个交互项和 8 个二次项。这些交互项和二次项由原始的 13 个协变量得来,这样模型中总共有 28 项,根据这些协变量来估计倾向性评分。

估计出倾向性评分后按马氏距离做如下匹配。首先过期妊娠的个体被随机排序,第一个个体被选出,根据该个体倾向性评分的 logit 值[$\hat{q}(x)$],在一定界值范围内的所有对照组个体被选出。界值可以选为标准差的 1/4(从表 26-1 中看到的是 0.2)。例如第一个过期妊娠个体的 $\hat{q}(x)=2.3$,则倾向性评分的 logit 值 $\hat{q}(x)$ 在 2.1~2.5 的所有对照组个体都可以被选为潜在的匹配对象。接下来就是要计算这些对照组个体与处理组个体的马氏距离,最接近的个体和该处理组个体被选出,并移除出匹配池,然后继续重复这个过程。从倾向性评分模型的 28 项中,研究者选择了 8 个协变量(表 26-1 的前 8 个变量)和倾向性评分被用在马

氏距离匹配中,这 8 个协变量被认为是对于最后的匹配最重要的变量。

由于对照组个体较多,试验组的每个个体均找到了相应的匹配。匹配后的样本试验组 $N=749$,对照组也是 $N=749$。倾向性评分匹配方法成功地平衡了处理组和对照组的绝大多数偏差。表 26-2 包含了匹配后的样本统计描述、两样本 t 统计量和标准差异百分比,可以看到匹配后的样本对于 13 个协变量均具有相似的均值。表 26-3 给出了原来偏差最大的 4 个变量匹配后所降低的偏差,可以看到每个协变量都降了至少 74%的偏差。

表 26-2　由倾向性评分定义的界值内进行最近邻马氏距离匹配后的组间比较

变量	过期妊娠 $N=749$		正常 $N=9241$		对比	
	均数	标准差	均数	标准差	两样本 t 统计量*	标准差异百分比+
儿童性别**	0.527	0.500	0.527	0.500	0.00	0.0
分娩状态	0.697	1.12	0.629	0.997	1.24	6.4
母亲年龄(岁)	28.2	5.20	28.1	4.68	0.40	2.1
分娩方式	1.28	0.455	1.28	0.452	0.01	0.0
Hobel 产前风险指数	8.20	7.09	7.63	6.53	1.62	8.4
Hobel 分娩风险指数	10.09	8.62	9.72	8.13	0.87	4.5
儿童年龄(月)	23.01	11.58	23.0	11.25	0.01	0.07
儿童出生体重(g)的对数	8.20	0.143	8.20	0.129	0.82	4.4
母亲的种族(白人=1,非白人=2)	1.19	0.488	1.19	0.460	−0.03	0.2
社会等级(高=3,低=1)	1.628	0.788	1.676	−0.738	−1.23	−6.3
分娩前综合征(是/否)	0.729	0.445	0.716	0.451	0.57	2.9
阴道流血(是/否)	0.128	0.335	0.097	0.295	1.94	10
异常分娩(是/否)	0.453	0.498	0.428	0.495	0.97	5
倾向性评分的 logit 值	2.15	0.798	2.18	0.773	−0.68	−2.5

注:* 所有的 P 值都大于 0.05;** 性别通过设计进行精确匹配

表 26-3　匹配前标准化偏差超过 20%的变量匹配前后比较

变量	匹配前的偏差	匹配后的偏差	下降的百分比*
Hobel 分娩风险指数	2.687	0.377	85.9
儿童出生体重(g)的对数	0.088	0.006	93.2
异常分娩(是/否)	0.099	0.025	74.7
倾向性评分的 logit 值	−0.677	−0.028	95.9

注:* 下降的百分比 $= 100\left(1-\dfrac{b_{m}}{b_{1}}\right)$,其中 b_{m} 和 b_{1} 分别是匹配后和匹配前过期妊娠对应协变量的均值减去正常组对应协变量的均值

根据配对后的数据,就可以对感兴趣的假设进行检验,即过期妊娠是否与学龄儿童的神

经精神病、社会成就以及学业成就有关。

在这个例子中，倾向性评分的使用能够说明其适用性，并且可以比较协变量在两组间的均衡性，这是在花费资源来收集匹配好的对照组个体之前完成的。既然这些比较只是涉及协变量而不是结局变量，就没有机会因为偏好某个处理条件来选择匹配对象而导致偏倚。

第四节　倾向性评分分层法

分层方法在观察性研究中常被用来控制对比组间的系统差异，即根据观测的背景特征将个体分成不同的层。一旦"层"定义好了，同一层的处理组和对照个体就可以直接比较了。但是当协变量增加时，层的数目呈指数级增加。例如当所有的协变量都是二分类变量，有 k 个协变量时，就会有 2^k 层。如果 k 很大，而样本量不是足够大，则有些层的样本量就很少，某些层可能只包含某个组的个体，甚至某些层是空的，即不包含任何个体，这样就无法来估计处理效应。而倾向性评分是所有协变量的一个综合，按倾向得分来分层，与协变量的多少无关，不会随着协变量的增加造成层数呈指数级增加。

Rosenbaum 和 Rubin 的研究表明，基于倾向性评分的完美分层将会令层内的平均处理效应是真实处理效应的无偏估计，其中他们也假设处理分配是被"强烈忽视"的（在给定的协变量 X 下处理分配 Z 和效应 Y 是条件独立的）。Rosenbaum 和 Rubin 陈述 Cochran 的结果，根据分层变量建立 5 个层将会移除 90% 的偏差，这个结论对根据倾向性评分分层也是成立的。

首先通过 logistic 回归或者判别分析来估计倾向性评分，然后决定层的边界。常用倾向性评分值的分位数，也可以取等值，视具体情况决定。分多少层也根据样本量来决定，常分为 5 层，当样本量较多时也可以多分几层。

例 26-2　分娩试验主动管理研究。

资料来自于分娩试验的主动管理（active management of labor trial）研究。本来这是一个随机化试验，用以研究分娩的主动管理对剖宫产率的影响，基线部分和随机化部分齐全。但是研究者另外还关心初产妇硬膜外麻醉是否与剖宫产率有关，由于产妇是否接受硬膜外麻醉并不是随机的，因此在分析中用到了倾向性评分。研究包含 1778 个产妇，其中 1003 个接受硬膜外麻醉。研究者最初考虑 14 个协变量可能在两组间不均衡，表 26-4 给出了这 14 个协变量在两组间的情况，其中不均衡性用 F 统计量来衡量。最终有 10 个在两组间不均衡的协变量（F 值>1）用于分层的倾向性评分模型中。

首先用 logistic 回归计算每一个产妇的倾向性评分，自变量中母亲的保险情况和母亲的种族转化为哑变量，之后按照倾向性评分的五分位数来分层。然后用分层分析方法比较两组的基线，同时还考察了倾向性评分的分位数与使用硬膜外麻醉的交互效应。发现在分层之前，有 8 个协变量在两组间的差异有统计学意义，但经过倾向性评分调整之后差异无统计学意义（表 26-4）。在交互项中，只有首次检查时扩张的厘米数是有统计学意义的（$F=3.16, P=0.013$）。进一步给出处理组和对照组通过倾向性评分分层 5 组后的这个变量的均数。表 26-5 和图 26-1 中分别给出了处理组和对照组扩张的厘米数的差异，可以看到根据倾向性评分划分的前 4 个层内，首次检查时扩张的厘米数差异较小，而最后一个层的两组间差异较大。这解释了是否硬膜外麻醉与倾向性评分间存在交互作用，然而还可以看到经过分层后两组间更加接近了。

表 26-4　是否接受硬膜外麻醉倾向性评分分层前后的协变量比较

变量	未硬膜外麻醉 $N=775$		硬膜外麻醉 $N=1003$		对比	
	均数	标准差	均数	标准差	分层前的 F 统计量[#]	分层后的 F 统计量[##]
怀孕和分娩特征						
施加分娩协议的主动管理	0.337	0.47	0.279	0.45	6.87 **	0.20
第 1 次检查时扩张的厘米数	3.95	1.96	2.79	1.42	208.01 ***	0.65
人为胎膜破裂(是/否)	0.566	0.50	0.594	0.49	2.60	0.03
妊娠年龄(周)	39.9	1.24	40.20	1.24	22.28 ***	0.17
婴儿出生体重(g)	3374	401	3463	416	20.65 ***	0.20
婴儿性别(男=1)	0.529	0.50	0.510	0.50	0.60	0.28
最初的宫颈扩展速度	58.3	28.3	42.9	27.1	135.20 ***	0.70
母亲是否有慢性高血压	0.026	0.16	0.021	0.14	0.46	0.03
母亲是否有妊娠高血压综合征	0.023	0.15	0.028	0.16	0.38	0.17
母亲的人口学/体质特征						
母亲的身高(英尺)	64.9	2.8	64.5	2.6	11.14 **	0.10
母亲的怀孕前体重(磅)	131.3	21.6	133.9	22.9	5.58 *	0.07
母亲的年龄(岁)	29.3	5.1	29.4	5.3	0.19	0.43
保险:私人	0.857	0.35	0.882	0.32	2.55	2.75
社会	0.101	0.30	0.084	0.28	1.51	0.54
母亲种族:白人	0.677	0.47	0.735	0.44	7.01 **	0.07
黑人	0.134	0.34	0.127	0.33	0.17	0.12
西班牙裔	0.080	0.27	0.071	0.26	0.54	0.03

注: * $0.05>P>0.01$; ** $0.01>P>0.001$; *** $0.001>P$; [#] F 统计量=两样本 t 统计量的平方; [##] 经倾向性评分的五分位数调整后,使用硬膜外麻醉的主效应的 F 统计量

表 26-5　处理组和对照组倾向性评分 5 层后的首次检查扩张厘米数的均数比较

		N	首次检查扩张厘米数的均数(标准差)
所有研究个体	未硬膜外麻醉	775	3.95(1.96)
	硬膜外麻醉	1003	2.79(1.42)
通过倾向性评分分层后			
分层 1	未硬膜外麻醉	55	1.93(1.02)
	硬膜外麻醉	263	1.90(1.03)
分层 2	未硬膜外麻醉	83	2.55(1.00)
	硬膜外麻醉	236	2.62(1.11)

续表

		N	首次检查扩张厘米数的均数(标准差)
分层 3	未硬膜外麻醉	126	3.00(1.28)
	硬膜外麻醉	193	3.05(1.19)
分层 4	未硬膜外麻醉	157	3.54(1.32)
	硬膜外麻醉	162	3.61(1.42)
分层 5	未硬膜外麻醉	268	5.40(1.78)
	硬膜外麻醉	50	4.68(1.19)

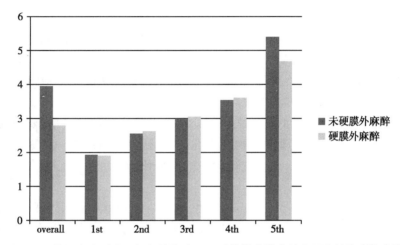

图 26-1　处理组和对照组倾向性评分 5 层后的首次检查扩张厘米数的均数比较

通过用倾向性评分,研究者有多种选择来估计硬膜外麻醉对剖宫产率的影响。一个方法是分别估计每个层内处理效应,然后将分层估计合并;另一个方法是运行多重 logistic 回归,将是否剖宫产作为因变量,是否硬膜外麻醉作为自变量,倾向性评分可以用原始评分或者是五等分后的变量纳入模型中。除了倾向性评分外,其他协变量的某个子集也需要纳入(比如首次检查时的扩张厘米数)。这个方法的好处是模型中包含了比较少的协变量。

结果显示,经过倾向性评分和重要协变量的调整后,硬膜外麻醉的剖宫产率还是比非硬膜外麻醉组高($OR = 3.7$,95%CI 2.4~5.7)。

第五节　倾向性评分回归调整法

回归调整中处理效应 τ 的估计量表示为:

$$\hat{\tau} = (\bar{Y}_t - \bar{Y}_c) - \beta(\bar{X}_t - \bar{X}_c) \tag{26-5}$$

式中,t 和 c 分别表示处理组和对照组;β 是因变量关于协变量的回归估计。该等式中减去第二项可用来调整协变量。倾向性评分在回归调整中是一个有用的变量,因为研究者可以分别在处理组和对照组中,通过因变量对倾向性评分进行回归分析来调整最后的处理效应的估计。Roseman 发现,如果响应面在处理组和对照组间是平行的,不管是否是线性,用倾向性评分进行回归调整能够降低估计处理效应时的偏差。除此之外,与只进行匹配的方法相比,如果采用分层且进行层内回归调整,则估计的处理效应更有效。

另外一个回归调整的方法是用很多的协变量来估计倾向性评分,并且用这些协变量的子集和倾向性评分来进行回归调整。

例如某研究者想了解地高辛对心肌梗死后患者死亡率的影响。这里非随机化的处理是地高辛,研究者计算了一个不平衡风险指数,与基于 19 个协变量的倾向性评分类似。这个模型中的协变量包含了个体的心率、年龄及在过去 3 周内是否使用过 β 受体阻断药。用 Cox 比例风险模型回归来估计是否使用地高辛与生存之间的关联,并考虑到基线诊断的因素。模型中考虑到了包含倾向性评分在内的基线协变量,来调整其处理效应。

用倾向性评分来进行回归调整,是否优于用所有协变量进入模型来进行回归调整。Rubin 指出,对多元自变量进行协方差分析的处理效应的点估计,与基于多元自变量的一元协方差调整的样本线性判别分析的估计等价,所以两种方法的结果应该会得到相同的结论。然而,运行两个步骤的方法的优点是倾向性评分模型可以更复杂,如纳入交互项或者高阶项。既然倾向性评分模型是用来获得处理分配最好的估计概率,研究者就不用担心参数过多的问题。当估计处理效应的模型建立后,研究者可以将一些重要自变量的子集和倾向性评分包含在模型中,这个变量较少的模型便于研究者进行拟合优度评价等诊断分析。

总之,协方差的调整需要谨慎。Rubin 指出,如果协方差矩阵在两组间是不齐的(即如果判别函数不是倾向性评分的单调函数),协方差调整实际上增加了期望的平方偏差。另外一个困难是处理组和对照组的方差差异非常大。在这些情景下,研究者可以考虑用倾向性评分来进行匹配或者分层,而不是用协方差调整。

第六节　工具变量法

对于研究中观测到的混杂变量,通过倾向性评分法能够使得所比较的组间趋于平衡,但对于研究中未测量或无法测量的混杂因素,倾向性评分法就无能为力了。为了降低未测量或无法测量的混杂因素引起的偏倚,工具变量法被引入非随机对照试验中。

工具变量法可以追溯到 1920 年,它在计量经济学领域应用广泛,并逐渐在健康领域中出现。其基本思想是通过两阶段回归分析来消除未知混杂因素与干预措施之间的关系,从而得到无偏的效应估计值。

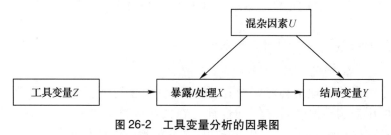

图 26-2　工具变量分析的因果图

图 26-2 为工具变量分析的因果图。

假设 X 和 Y 分别是暴露和感兴趣的结局,第三个变量 Z 称为工具变量,它与 X 有关,但与 Y 无关(除了通过 X 建立的关联外)。在一定的条件下,我们可以将 Z-Y 关联写为 Z-X 和 X-Y 关联的乘积,即:

$$\text{ASSOC}_{Z\text{-}Y} = \text{ASSOC}_{Z\text{-}X}\text{ASSOC}_{X\text{-}Y} \tag{26-6}$$

通过解这个等式来获得 X-Y 关联。可用于:①观测到的 X-Y 关联因未观测到的协变量带来偏倚,但是 Z-X 和 Z-Y 关联并没有受到影响;②X-Y 关联不能直接观测到,因为不能观测到 X,而 Z 相当于是一个 X 的可观测的代理,它与 X 的关联是已知的或可估计的,并且与 X 的偏差独立于其他变量或误差。

U 表示影响 X 和 Y 的所有的混杂变量,则工具变量 Z 需要满足以下假设:

1. Z 独立于 U。

2. Z 与 X 相关。

3. 给定 X 和 U 下,Z 与 Y 独立。

注意:假设 3 意味着 Z 对 Y 没有直接的影响。工具变量方法的步骤是:

第一阶段回归,利用寻找到的工具变量通过回归分析的方法将干预措施分解为与混杂因素相关和混杂因素不相关的两部分,以暴露/处理 X 为因变量、工具变量 Z 为自变量进行最小二乘回归。

$$X = \alpha_0 + \alpha_1 Z + \varepsilon \tag{26-7}$$

$\hat{X} = \hat{E}[X \mid Z]$ 为给定工具变量 Z 下,暴露 X 的期望值,即 X 中与混杂因素不相关的部分。

第二阶段回归,利用第一阶段回归中得到的与混杂因素不相关的干预措施估计值替换原有的干预措施来估计其效应值,即以结局变量 Y 为因变量、暴露/处理 X 的估计值 $E[X \mid Z]$ 为自变量进行最小二乘回归。

$$Y = \beta_0 + \hat{\delta}E[X \mid Z] + \gamma \tag{26-8}$$

如果 Z 是定量资料,则工具变量估计为:

$$\hat{\delta} = \frac{(Z'Z)^{-1}Z'Y}{(Z'Z)^{-1}Z'X} = (Z'X)^{-1}Z'Y \tag{26-9}$$

如果 Z 是二分类资料,设 $Z = 1$ 时,Y 和 X 的均数分别是 $\overline{Y}_1$ 和 $\overline{X}_1$;而 $Z = 0$ 时,Y 和 X 的均数分别是 $\overline{Y}_0$ 和 $\overline{X}_0$,则工具变量估计称为 Wald 估计:

$$\hat{\delta} = \frac{\overline{Y}_1 - \overline{Y}_0}{\overline{X}_1 - \overline{X}_0} \tag{26-10}$$

也可以考虑用将已知的混杂变量纳入,对工具变量估计进行调整:

第一阶段:$X = \alpha_0 + \alpha_1 C_1 + \ldots + \alpha_p C_p + \alpha_{p+1} Z + \varepsilon$

第二阶段:$Y = \beta_0 + \hat{\delta}\hat{E}[X \mid C_1, \ldots, C_p, Z] + \beta_1 C_1 + \ldots + \beta_p C_p + \gamma$

工具变量分析的核心是工具变量的选择。工具变量需与混杂无关,但这一点很难通过数据来验证,尤其是没有观测或无法观测的变量,对于观测到的混杂变量可通过工具变量与其相关关系来推断。一个高质量的工具变量应当与处理高度相关,工具变量的方差和偏差依赖于这个关联的强度。下面用例子来说明工具变量的选择和利用工具变量来估计效应值。

例 26-3 使用医生特定处方偏好为工具变量来估计短期药效。比较 COX-2 抑制剂与非甾体抗炎药(nonsteroidal anti-inflammatory drugs, NSAID)对胃肠道的减毒效果,效应指标是胃肠道并发症(GI complication)的发生率。该研究源于针对 65 岁以上的老人口服 NSAID 的队列研究。纳入分析的患者中,服用 COX-2 抑制剂的有 32 273 人,服用 NSAIDs 的有 17 646 人。选用这个研究的原因是传统的 COX-2 抑制剂效应的研究结果会受到未观测的混杂变量的影响,比如阿司匹林的使用、BMI、体育运动、吸烟等级、乙醇摄入、潜在的胃肠道疾病等。有研究表明,与 NSAID 相比,医生处方 COX-2 抑制剂的偏好差别很大;随机对照试验结果表明,COX-2 抑制剂的使用能够降低胃肠道毒性,从而提供了一个参考标准。

本研究将医生的上一次 NSAID 处方作为工具变量。如果该医生的最新处方是 COX-2 抑制剂,则对于新患者,医生归为处方 COX-2 抑制剂者,否则医生归为处方 NSAID 者。在此,为什么一个患者的处理分配可以与另外一个患者的结局相结合来估计处理的效应。因为处理的分配依赖于医生的偏好和患者的个体特征,NSAID 处方情况部分依赖于医生的偏好,医生的上一次处方可以看成对下一个患者的处理分配,这样医生对上一个患者的处方偏好(Z)就与新患者的特征(混杂变量 U)无关,满足假设 1;医生的处方偏好(Z)会影响该患者实际服用的药物(X),满足假设 2;医生的处方偏好(Z)只会通过该患者实际服用的药物(X)来影响患者的结局,满足假设 3。其中假设 1 可以通过工具变量与已观测的患者特征的相关性来判断,假设 2 可以通过工具变量与患者实际服用药物的相关性来判断,假设 3 通常从生物学角度讨论是否满足。

统计模型中,Z 表示工具变量,即患者医生的上一次处方,如果是 COX-2 抑制剂,则 $Z=1$;如果是 NSAID,则 $Z=0$。Y 表示疾病的结局(60、120 和 180 天时胃肠道并发症的发生率)。X 表示一个患者是否接受 COX-2 抑制剂治疗,$X=1$ 表示接受 COX-2 抑制剂治疗,$X=0$ 表示患者接受 NASID。其他所有的混杂变量都放入 p 维向量 C 中。关心的指标是风险差(risk difference, RD),即 COX-2 抑制剂使用引起的胃肠道并发症的风险减去由于 NASID 使用引起的胃肠道并发症的风险。在风险差的基础上再乘以 100,表示接受治疗的 100 个患者其风险的改变。

首先考虑未经协变量调整的工具变量方法。采用两阶段最小二乘建模。第一阶段,暴露 X 对工具变量 Z 进行回归:

$$X=\alpha_0+\alpha_1 Z+\varepsilon \tag{26-11}$$

$\hat{\alpha}_1=\hat{E}[X/Z]$,即给定工具变量 Z 下,暴露 X 的期望值。$\hat{E}[X/Z]=\hat{p}_1-\hat{p}_0$,$\hat{p}_1$ 表示 $Z=1$ 时 $X=1$ 的比例,$\hat{p}_0$ 表示 $Z=0$ 时 $X=1$ 的比例。

第二阶段,拟合简单的线性回归模型:

$$Y=\beta_0+\delta \hat{E}[X|Z]+\gamma \tag{26-12}$$

对于这个模型,δ 的最小二乘估计可以推出对于 RD 的估计:

$$\hat{\delta}=\frac{\hat{E}[Y|Z]}{\hat{E}[X|Z]}=\frac{\hat{E}[Y|Z=1]-\hat{E}[Y|Z=0]}{\hat{E}[X|Z=1]-\hat{E}[X|Z=0]} \tag{26-13}$$

其中,$\hat{E}[Y|Z=1]$ 是工具变量 $Z=1$ 时结局 $Y=1$ 的比例,$\hat{E}[Y|Z=0]$ 表示 $Z=0$ 时结局 $Y=1$ 的比例。

其次考虑经协变量调整的工具变量方法。第一阶段,暴露 X 对工具变量 Z 进行回归:

$$X=\alpha_0+\alpha_1C_1+\ldots+\alpha_pC_p+\alpha_{p+1}Z+\varepsilon \tag{26-14}$$

第二阶段,用第一阶段的预测值 $\hat{\alpha}_{p+1}=\hat{E}[X\mid C_1,\cdots,C_p,Z]$ 作为自变量,以及其他混杂变量与结局 Y 建立线性回归模型:

$$Y=\beta_0+\delta\hat{E}[X\mid C_1,\ldots,C_p,Z]+\beta_1C_1+\ldots+\beta_pC_p+\gamma \tag{26-15}$$

表 26-6 列出的是患者的特征与实际接受处理间的关联,关联指标采用的是概率差 ($\times100$)。可以看到,使用 COX-2 抑制剂的患者年龄更大一些,伴有其他病症的比例也高一些,且有更多的与胃肠道毒性有关的其他危险因素。工具变量与患者其他特征的关联大大减弱,但是没有完全满足"工具变量与混杂变量无关"这个假设。

根据假设,工具变量还需要与处理相关。本例中如果医生给上一个患者的处方是 COX-2 抑制剂,则给下一个患者开处方是 COX-2 抑制剂的可能性为 77%;如果上一个处方是非选择性 NSAID,则下一个处方是 COX-2 抑制剂的可能性为 55%。概率差为 22%,说明工具变量与处理的相关性较大。

表 26-6　患者的风险因素与实际处理、工具变量,以及只包含初级保健医生(PCP)的患者群体的工具变量的相关性[*]

特征	实际服用 COX-2 抑制剂（所有患者）[**]	工具变量（所有患者）[#]	工具变量（只含 PCPs）[##]
女性	8.2	0.5	1.3
在开始日期年龄≥75 岁	11.0	1.3	0.7
Charlson 合并症得分≥1	5.9	2.7	2.4
在前一年是否住院	5.0	1.4	0.8
在前一年是否住过疗养院	9.1	2.9	1.8
华法林使用史	15.8	4.0	3.8
口服糖皮质激素使用史	2.8	0.9	1.0
骨关节炎史	14.0	3.4	2.9
风湿性关节炎史	13.1	5.1	5.2
消化性溃疡史	9.4	1.4	0.3
消化道出血史	9.3	1.0	−1.4
高血压史	3.0	1.3	1.6
充血性心力衰竭史	6.5	1.4	0.8
冠状动脉病史	2.9	1.1	1.2
胃保护药物使用史	8.5	0.4	0.2
前一年开药 5 种以上	9.2	2.8	2.3
前一年看病 5 次以上	7.6	2.2	2.2

注:[*]关联测量时通过概率差乘以 100 来表示;[**]用有风险因素时实际服用 COX-2 抑制剂的比例减去没有该风险因素时实际服用 COX-2 抑制剂的比例;[#]用有风险因素时医生上一个药方是 COX-2 抑制剂的比例减去没有该风险因素时医生上一个药方是 COX-2 抑制剂的比例;[##]PCP(primary care physician)指初级保健医生

从结果(表 26-7)来看,未调整的传统方法和调整的传统方法其风险差的估计都接近于 0,然而未调整的和调整的工具变量方法的结果提示了 COX-2 抑制剂的保护作用。

表 26-7　服用 COX-2 抑制剂和非选择性 NSAIDs 的风险差的 4 种估计

	每 100 个患者的风险差(95%置信区间)			
	传统未调整	传统调整*	工具变量未调整	工具变量调整*
60 天				
所有患者	0.03	−0.04	−0.92	−1.02
	(−0.20~2.18)	(−0.20~0.10)	(−1.74~−0.10)	(−1.88~−0.16)
PCP 治疗的患者	0.11	0.03	−0.75	−0.81
	(−0.05~0.28)	(−0.14~0.20)	(−1.73~0.23)	(−1.88~−0.16)
OA 和 RA 患者#	0.10	0.07	−1.80	−1.81
	(−0.13~0.33)	(−0.17~0.30)	(−3.31~−0.29)	(−3.34~−0.28))
120 天				
所有患者	0.09	−0.06	−1.15	−1.31
	(−0.10~0.29)	(−0.26~0.14)	(−2.20~−0.09)	(−2.42~−0.20)
PCP 治疗的患者	0.03	−0.13	−0.93	−1.04
	(−0.20~0.26)	(−0.37~0.11)	(−2.24~0.39)	(−2.41~0.34)
OA 和 RA 患者	0.14	0.03	−2.06	−2.05
	(−0.17~0.45)	(−0.28~0.35)	(−3.99~−0.13)	(−4.00~−0.09)
180 天				
所有患者	0.19	−0.03	−0.94	−1.21
	(−0.02~0.45)	(−0.26~0.19)	(−2.14~0.25)	(−2.46~0.04)
PCP 治疗的患者	0.09	−0.15	−0.61	−0.82
	(−0.17~0.35)	(−0.42~0.12)	(−2.12~0.89)	(−2.40~0.75)
OA 和 RA 患者	0.24	0.07	−1.45	−1.52
	(−0.12~0.60)	(−0.30~0.43)	(−3.65~0.75)	(−3.74~0.71)

注:* 调整的混杂变量有年龄、Charlson 合并症得分、日历年、在前一年是否住院、前一年的看病次数、华法林使用史、口服糖皮质激素使用史、胃保护药物使用史、充血性心力衰竭史、骨关节炎史、风湿性关节炎史、冠状动脉病史、高血压史、消化性溃疡史、消化道出血史;# 在随机对照试验 VIGOR 和 CLASS 中,只包含了风湿性关节炎和骨关节炎的群体,为了与随机对照试验比较,估计了只包含这个群体对应的风险差以及置信区间

表 26-8 是与 VIGOR 和 CLASS 随机对照试验的结果比较。VIGOR 和 CLASS 的研究总体都是考虑到风湿病和(或)骨关节炎,为了便于比较,工具变量估计也限制到这些人群来估计。可以看到工具变量估计与试验的结果相似。对于 60 和 120 天,工具变量估计的绝对值更大,这意味着队列研究的人群比起随机对照试验年龄更大、更脆弱,COX-2 抑制剂可能表现出了更大的保护效应。180 天效应的衰减与在没有控制的日常护理中出现不依从和处理的交叉现象有关。

表 26-8　调整的工具变量估计与随机试验的结果比较

	每 100 个患者的风险差		
	60 天	120 天	180 天
工具变量估计(所有患者)	−1.02(−1.88∼−0.16)	−1.31(−2.42∼0.20)	−1.21(−2.46∼0.04)
工具变量估计(OA 和 RA)	−1.81(−3.34∼0.28)	−2.05(−4.00∼0.09)	−1.52(−3.74∼0.71)
VIGOR 试验(RA)	−0.47(−0.83∼0.12)	−0.65(−1.08∼0.22)	−1.07(−1.57∼0.57)
CLASS 试验(OA 和 RA)	无报告	无报告	−0.96(−1.74∼0.18)

在这个例子中我们注意到,调整的与未调整的工具变量其估计结果非常接近,这也说明工具变量与观测到的混杂变量间的相关性较小。可以由此推测,工具变量与未观测的混杂变量也相关较小,但这不能通过数据来证实。另外一个可能的偏差是假设 3 是否满足,即工具变量是否仅通过处理 X 来影响 Y。在本例中医生的偏好除了通过患者实际服用的药物来影响患者的结局外,是否还有其他途径,比如倾向于开 COX-2 抑制剂的医生可能更倾向于开质子泵抑制剂来对胃肠道进行保护,这样 COX-2 抑制剂的保护作用可能要归功于与质子泵抑制剂的联合作用。原则上,可以通过增加一个两药联合组去除这个偏差。

第七节　两种方法的正确应用

本章所介绍的这两种方法主要用在非随机对照试验中,倾向性评分主要是对能观测到的协变量进行调整,而工具变量可以减少未测量或无法测量的协变量引起的偏倚。

如果条件允许,RCT 仍然是临床试验中对药物评价所获取证据可靠性最高的研究方法,非随机对照试验在证据等级上与 RCT 有一定的距离,但如果非随机对照试验遵从非随机对照设计报告规范(transparent reporting of evaluations with nonrandomized designs,TREND),其研究结果可以作为循证医学证据的一个补充。有专门的 Cochrane 方法学小组——非随机对照研究方法学小组来提供何时以及如何纳入非随机对照试验的指南。需要强调的是,非随机对照试验仍然是前瞻性研究,设计在前,实施在后,只是对比组之间没有进行随机化分组,在设计阶段仍然要严格执行试验设计的其他原则。

一、关于倾向性评分

在非随机对照研究中运用倾向性评分法能有效均衡组间协变量的分布,在组间协变量均衡的基础上进一步评价处理因素的效应,从而得到接近随机对照研究的结果。由于倾向性评分是协变量的一个函数,无论有多少个协变量(<样本量),都可以综合成为一个倾向得分,实际上起到了降维的作用,而且倾向性评分法操作简便、容易理解,能够很好地对结果进行解释。需要注意的是,在实际应用倾向性评分方法时,研究者一定要对数据资料和方法有足够的了解,因为倾向性评分方法永远只是局限于可观察到的协变量,而一些未知的混杂因子仍然可能对结果产生影响。因此,只有科学运用该法才能有效地控制混杂因素,得到较为准确的估计。

关于建立倾向性评分模型的变量选择问题,Rubin 和 Thomas 认为应该纳入所有与结局有关的变量,而不考虑变量与暴露因素的关系。Austin 等通过 Monte Carlo 模拟研究与 Rubin 的结论一致。敏感性分析用来评价潜在的未知混杂因素对研究结论的影响。由于不能排除可能有未知混杂因素引起的偏倚,因此需要用敏感性分析来量化其偏倚,估计此偏倚对研究结论的影响。不同的研究对偏倚的敏感性存在差异,对偏倚不敏感并不表示偏倚不存在,反之亦然。倾向性评分敏感性分析常用的方法是 Wilcoxon 符号秩检验。

倾向性评分法有 3 种方法,即匹配、分层和回归调整。其中匹配和分层在设计阶段用到,根据倾向性评分纳入那些适合参与研究的研究对象,去掉不适合的研究对象,这样收益最大,因为除了能得到处理效应的精确估计外,还可以节省时间和花费。回归调整是在分析阶段用到。

很重要的一点是,我们并不建议在试验研究中随意使用倾向性评分方法,而是在传统方法(协方差分析等)的基础上考虑倾向性评分,倾向性评分在传统方法之外多了一个估计处理效应的工具。

二、关于工具变量

当模型遗漏了混杂因素时,工具变量分析能够有效地减小偏倚,提高估计的准确性,但工具变量分析有着严格的适用条件。其中最重要的是必须寻找到一个理想的工具变量,当工具变量不满足条件时,研究就引入新的偏倚。

工具变量分析在实际应用中还有其他难点。首先,工具变量需要与遗漏的混杂因素不具有相关性,而遗漏的混杂因素未被测量,因而无法检验两者是否具有相关性。实际应用中,通常通过考察工具变量与已测量的混杂因素间的相关性来推测其与未知混杂因素间的相关性,而这一推论是否成立是无法证明的。其次,工具变量的强度对估计结果的偏倚、置信区间宽度和覆盖率均有很大影响。当工具变量强度较弱时,估计结果的置信区间往往较宽,这一方面使估计结果缺乏实际应用价值,另一方面容易得到无统计学意义的结果,增加了假阴性错误的概率。第三,真实世界的非随机对照研究与模拟研究不同,是否遗漏了混杂因素是未知的,也无设定好的参数估计金标准,无法直接比较不同估计方法估计结果的优劣。

因而,在非随机对照研究中无法应用工具变量分析的结果完全取代传统方法的估计结果,而应当将工具变量分析结果作为传统方法估计结果的有益补充,对传统方法的结果加以验证,从而提高研究结果的可信度。

（王　彤　孙红卫）

参 考 文 献

1. Britton A,McKee M,Black N,et al.Choosing between randomized and non-randomized studies:a systematic review.Health Technol Assess,1998,2(13):1-70

2. D'Agostino RB.Propensity score methods for bias reduction in the comparison of a treatment to a non-randomized control group.Statistics in medicine,1998,17:2265-2281.

3. Rosenbaum PR,Rubin DB.Reducing bias in observational studies using subclassification on the propensity score. Journal of the American Statistical Association,1984,79:516-524.

4. Stone RA,Obrosky S,Singer DE,et al.Propensity score adjustment for pretreatment differences between hospitalized and ambulatory patients with community-acquired pneumonia.Medical Care,1995,33:A556-A566.

5. Muller JE,Turi ZG,Stone PH,et al.Digoxin therapy and mortality ager myocardial infarction:experience in the

MILIS study.N Engl J Med,1986,314:265-271.

6. Robin DB.Using multivariate matched sampling and regression adjustment to control bias in observationalstudies. Journal of the American Statistical Association,1979,74:318-324.

7. Greenland S.An Introduction to instrumental variables for epidemiologists.Int J of Epidemiol,2000,29:722-729.

8. Brookhart MA,Wang PS,Solomon DH,et al.Evaluating short-term drug effects using a physician-specific prescribing preference as an instrumental variable.Epidemiology,2006,17(3):268-275.

9. Silverstein FR,Faich G,Goldstein Jl,et al.Gastrointestinal toxicity with celecoxib vs nonsteroidal anti-inflammatory drugs for osteoarthritis and rheumatoid arthritis:the CLASS study:a randomized controlled trial.Celecoxib Long-term Arthritis Safety Study.JAMA,2000,284:1247-1255.

10. Bombardier C,Laine L,Reicin A,et al.Comparison of upper gastrointestinal toxicity of rofecoxib and naproxen in patients with rheumatoid arthritis.VIGOR Study Group.N Engl J Med,2000,343:1520-1528.

第二十七章

药物上市后监测

药物上市后监测(post marketing surveillance)是指新药经药品监管机构批准上市后,继续对药物的疗效和安全性进行进一步研究的过程,尤其是不良反应的监测与评估。很多药物由于上市前(Ⅰ~Ⅲ期)研究受到研究人数、人群、时间的限制,难以发现不良反应(adverse drug reaction,ADR),特别是罕见的不良反应,上市后经大量使用才发现一些严重的不良反应,因而不得不被召回。例如用于治疗骨关节炎与风湿性关节炎的 Bextra(伐地考昔)因引起致死性皮肤反应,如 Steven-Johnson 综合征和中毒性表皮坏死松解症,而被 FDA 要求撤出市场;降血脂药物 Lipobay(西立伐他汀)因导致横纹肌溶解症而被召回。一系列上市后药物安全性事件使人们认识到药物的安全性不仅需要在上市前进行严格的监管,还要依靠上市后的药物安全性监测,以保证公众的用药安全。

对于已批准上市的药品,不良反应的定义[WHO 技术报告 498(1972)]为在人体上使用正常剂量来预防、诊断、治疗或改善生理功能时出现的有害和未预期的对药品的反应。

我国《药品不良反应报告和监测管理办法》中定义,药品不良反应报告和监测是指药品不良反应的发现、报告、评价和控制的过程。药物上市后监测是在真实世界中,对药物在大样本人群中使用后进行监测,更易发现与药物相关的未被识别的不良反应,对于保证用药安全具有重要意义。

第一节 概　　述

一、概念

药物上市后监测首次由 David Grahame-Smit 提出,后经 Lazarou、Pomeranz 等推动、完善、发展,目前已经形成一个学科——药物警戒学(pharmacovigilance,PhV)。

药物监测通常包括主动监测和被动监测。

1. 主动监测(active monitoring)　是指利用多种纵向观察性数据库,如医疗保险索赔数据库、电子医疗健康档案数据库等,对药物的安全性进行系统分析的过程,以便于更好地了解上市后可能出现的药物安全性问题。主动监测可以克服被动监测中由于缺乏整体用药人群基数而难以获得不良反应发生率的问题,对于药物监测的发展具有重要意义。目前北美和欧洲等国家都在积极开发和测试主动监测系统,如 FDA 的小规模哨点监测计划(Mini-Sentinel Initiative)、观察性医疗结果的合作项目(Observational Medical Outcomes Partnership,

OMOP），欧盟协会关于各个治疗领域的药物流行病学研究（Pharmacoepidemiological Research on Outcomes of Therapeutics by European Consortium，PROTECT）等。目前我国已建立基于医院数据的主动监测系统（China Hospital Pharmacovigilance System，CHPS）。

主动监测的具体特征有：①利用多个纵向电子数据库，并建立分布式网络将这些数据源进行链接；②不同的数据源需采用同一种数据结构，即通用数据模型（common data model，CDM），以便于数据共享；③对患者的个人信息具有隐私保护功能；④较易得到有关个体不良事件的全面信息；⑤具有快速查询功能，从而及早发现不良事件信号；⑥不仅可以产生信号，还可以进一步对信号进行细化和评估。

2. 被动监测（passive monitoring） 是指医生、药品生产企业、药品经营企业、患者将药物引起的不良事件上报给国家药物监测机构并将上报的数据及时分析的过程，例如自发呈报系统（spontaneous reporting systems）。被动监测便于及早发现潜在的不良反应信号，尤其是罕见的不良事件，是目前最常用的药物监测手段。

被动监测具有如下特征：①被动监测可对所有使用中的药品进行监测，覆盖面广；②便于发现罕见的不良反应信号；③相比于其他监测系统，花费较少；④被动监测存在着一定的局限性，如漏报现象、难以控制上报数据的质量、缺少整体用药人群基数、不易计算不良反应发生率等问题。

二、背景

据不完全统计，100 年间，国际上发生过 40 多起重大的药品不良反应事件，包括磺胺酏剂引起的严重肾脏损害、氨基比林引起的严重白细胞减少症、沙利度胺（反应停）引起的海豹肢畸形事件等。磺胺酏剂事件引发美国政府对联邦食品药品法规的修订，强调药品上市前必须进行毒理研究，同时规定药品生产者必须将安全性资料报告美国 FDA 进行审批，由此全球开始关注药品安全性问题。反应停事件引发国际上对药品安全性的关注和研究，许多国家政府为此修订药品注册的相关法律法规；ICH 发表了系列指南 E1、E2A ~ E2F；WHO 国际医学组织理事会（Council for International Organizations of Medical Sciences，CIOMS）也发表了 CIOMS Ⅰ ~ Ⅹ指南。人们逐渐认识到，不仅药品上市前要进行严格的安全性评价，而且还应该进行药品上市后不良反应监测。至此，各国开始实施药品不良反应报告制度，这是人类对不良反应认识的一次飞跃。

FDA 自 1950 年开始收集药品不良反应自发报告，1962 年美国国会立法规定所有的药品不良反应必须上报 FDA。英国于 1964 年由药物安全委员会（The Committee on the Safety Medicine，CSM）实行了药品不良反应报告制度，要求全国医生报告所有"由于药品治疗所带来的非预期的结果"，即"黄卡系统"；1980 年建立处方事件监测制度（Prescription Event Monitored，PEM），即"绿卡系统"，以此作为药品上市后安全性监测的一种手段。澳大利亚药物评价委员会于 1964 年也建立了药品不良反应监测制度，要求医生报告可疑的药品不良反应，即"蓝卡系统"；并于 1970 年成立药品不良反应咨询委员会，将有关不良反应报告的临床详细资料报告 WHO 国际药品监测合作中心。瑞典、日本、法国等国的药品不良反应监测开展得较早，这些国家每年对收集到的药品不良反应进行分析，以便于及时了解药品不良反应情况。1968 年，WHO 开始推行国际药品监测计划，旨在收集和交流药品不良反应报表、术语、药品目录和发展计算机报告管理系统；并于 1970 年在日内瓦成立 WHO 药物监测中心（WHO Drug Monitoring Centre）；1978 年将该中心迁至瑞典乌普萨拉，并在 1997 年将其更名为乌普萨拉监测中心(Uppsala Monitoring Centre,UMC)。成员国由最开始的 10 个增加到 2018 年的 131 个,我国于 1998 年加入该组织成为其成员国。

为了提高药品上市后的安全性,减少和减轻不良反应的影响,各国政府制定了法律制度来对药品进行监督管理。1938 年,美国国会通过了《食品、药品和化妆品法》,规定药品上市前必须进行毒性试验,药品生产者必须将安全性资料报告 FDA 审批,该法律的制定使得美国基本没有受到反应停事件的冲击。而在反应停事件之后,各国开始重视药品上市后不良反应监测。英国国会于 1968 年制定了药品管理法案,即《1968 年药品法》,该法案的中心思想是在促进医药产业发展与维护公众健康这对"冲突的目标"之间寻求平衡,此法案的颁布标志着英国现代药品法律制度的基本框架得以形成。

我国药品不良反应监测始于 20 世纪 80 年代,与发达国家相比起步较晚。1983 年,原卫生部颁布《药品不良反应报告制度》,后改为《药品不良反应监察报告制度》,这是我国药品不良反应监测工作的第一步;1985 年第一部药品法《中华人民共和国药品管理法》颁布,2001 年修订的《药品管理法》第 71 条明确规定"国家实行不良反应报告制度",标志我国正式实施药品不良反应报告制度。2004 年 3 月原卫生部和原国家食品药品监督管理局联合颁布规章《药品不良反应报告和监测管理办法》。该办法可以加强上市药品的安全监管,规范药品不良反应报告和监测的管理,保障公众用药安全。2011 年 5 月 4 日由原卫生部签发的《药品不良反应报告和监测管理办法》已于 2011 年 7 月 1 日正式实施,这是保障我国开展 ADR 监测工作的重要法律基础。原 CFDA 药品安全监管司随后发布了关于推动生产企业开展药品重点监测工作的有关通知。

三、目的与意义

药物上市后监测的目的是确保人体用药安全有效。因此,必须加强药品上市后不良反应报告和监测,建立健全和规范药物不良反应监察报告制度,防止药品不良反应的流行。

开展上市后药物监测具有以下重要意义:

1. 可以弥补药品上市前研究的不足　由于药品上市前研究(Ⅰ~Ⅲ期)存在局限性,包括样本量少、研究周期短、纳入人群的限制、严格的合并用药限制等。因而,被正式批准上市的药品可能导致患者出现一些意外的、未知的、发生率低的、潜伏期长的不良反应,只有在上市后的大面积推广使用中才能显现,因此药品在上市后还应该进一步进行评价,而通过药品不良反应监测能及早地发现这些潜在的不良反应,并弥补这些不足。

2. 能够及时发现重大药害事件,防止事件的蔓延和扩大,保障公众健康和社会稳定　药品不良反应监测系统收集药品不良反应报告,通过分析、评价、研究等方法,可以及时地发现药害事件信号,及早发布信息或采取措施,避免药害事件的扩大,保护更多人的用药安全和身体健康。

3. 有利于指导和规范临床合理用药　通过上市后监测可以获得更多关于药品在临床实际应用中疗效、不良反应、用药情况、合并用药等相关方面的信息,对这些信息的掌握是判断临床合理用药情况的基础。各国药品监督管理部门对于通过不同途径上报的药品不良反应监测信息,通常会采用多种形式向临床医务人员和患者进行反馈,如《药品不良反应信息通报》《药物警戒快讯》等。在这些安全性信息中,药品安全评价人员通常会对临床发生的安全性问题的影响因素进行分析,不合理用药情况是其中较为重要的内容。由此,临床医务人员可以获知更多的药品安全性方面的信息,及不同药品临床常见不合理用药的具体现象,从而指导其临床合理用药,提高用药水平。

4. 有利于加强药品风险管理 药品风险管理是在对药品的风险-效益进行综合评估的基础上,采取适宜的策略与方法,将药品风险降至最低的过程。药品不良反应监测构筑了风险管理的最终防线,是实现药品风险管理的最为有效、经济的手段。包括发现风险点、为风险管理措施提供参考、评估风险控制措施等。

此外,开展上市后药物监测还能够加强药品市场监管、促进临床药学和药物流行病学研究以及药物的研究和开发,同时为医药行政管理部门政策的制定与实施提供依据,提高医药监管的科学水平。

例 27-1 希舒美被黑框警告。抗生素药物阿奇霉素(希舒美)已经面市 20 多年。2007年又被 FDA 批准用于眼科,治疗细菌性结膜炎。长期以来,对于很多患者来说,阿奇霉素是很受欢迎的选择,因为在短期内使用该药时所需摄入的剂量相对较少。2011 年该药在美国的销售额高达 4.5 亿美元。

2013 年 3 月 11 日 FDA 提出警告,声明称阿奇霉素或可导致潜在的致命性心律失常。FDA 的主要依据来自于 2012 年 5 月《NEJM》上的一篇研究比较了阿奇霉素使用者以及其他抗生素使用者的心血管致死情况。结果表明,与其他抗生素如阿莫西林相比,有糖尿病或心脏病的患者使用阿奇霉素导致猝死的可能性较高,虽然这只是针对少数患者,但该报告指出,对于此类患者,由于使用阿奇霉素而导致的风险过高,从而医生有必要改用其他抗生素。由于可以改变心脏的电生理活动或可导致 Q-T 间期延长,FDA 建议医生在对伴有心律失常以及存在高危因素的患者使用抗生素时应务必谨慎。

虽然仅仅是警告,但 FDA 宣布的当晚纽约股市交易市场的辉瑞股价还是下跌近 1%(27.7 美元)。

例 27-2 拜斯亭被要求撤市。2001 年 8 月 8 日,德国拜耳宣布暂停其王牌降脂药西立伐他汀钠(Baycol/拜斯亭)在全世界市场的销售。这是近年来医药市场上的一个重量级的举措,其引发的震荡不仅仅波及医药界,当天拜耳股价下降 17.6%,并引起了欧洲股指的跟随下降。

该事件的起因是 FDA 报道了 31 例被认为与该药物相关的横纹肌溶解症死亡事件,这些严重的不良反应主要集中在高剂量和与吉非贝齐合并使用西立伐他汀钠的患者身上。鉴于西立伐他汀钠与吉非贝齐合并使用的情况普遍,FDA 要求拜耳主动将西立伐他汀钠从市场撤回。

在全球已有 600 多万名患者使用西立伐他汀钠,目前有 480 例横纹肌溶解症的记录。

例 27-3 万络主动撤市。镇痛药罗非昔布(万络)是默克公司于 1999 年推出的一种抗风湿性关节炎药物。由于这类药物避免了传统治疗风湿病的药物刺激胃肠道的副作用,一度被誉为王牌药物,曾为默克公司带来 25 亿美元的销售额。该药于 2001 年在我国上市,属非处方药(OTC),一度被临床医生广泛使用。

2004 年 8 月 25 日,美国 FDA 药物安全部根据一项长期研究结果公布,大剂量的罗非昔布服用者与不使用罗非昔布的人相比,患心肌梗死和心脏猝死的危险性增加了 3 倍。但该研究同时承认,这一结果由于"病例的绝对数非常少"而具有局限性。研究公布后,默克公司于 2004 年 9 月将罗非昔布主动撤出市场。

2001 年 5 月,一名患者罗伯特·厄恩斯特心脏病突发猝死,其遗孀卡罗尔·厄恩斯特一纸诉状将默克公司告上法庭。2005 年 8 月 19 日,得克萨斯州安格尔顿的一家法院判决美国默克公司出于疏忽,将具有争议的关节炎镇痛药罗非昔布投入市场,对罗非昔布服用者罗伯特的猝死负有责任,责令公司赔偿死者遗孀卡罗尔各项费用共计2.53亿美元。

上述3个案例说明上市后监测的重要性。药物上市后不是万事大吉了,即使是长期使用的、被人们普遍认为安全的药物,在大量使用后或深入研究后仍然会发现其严重的不良反应。可见,药物上市后监测是一项长期的工作,需要有政策的保障、完善的监测系统和强有力的报告意识。

第二节　数据库和数据采集

一、现有数据库简介

(一) 电子医疗数据库

随着越来越多的医疗机构和管理部门采用电子化信息系统记录和储存医疗和管理类数据,电子医疗数据库已逐渐成为药物警戒研究的重要资源,如 CPRD(Clinical Practice Research Datalink)、THIN(The Health Improvement Network)、IPCI(Interdisciplinary Processing of Clinical Information)等。

电子医疗数据主要包括两类:医疗保险数据(administrative claims data)和电子病历档案(electronic medical record)。医疗保险数据主要用于管理处方支付、报销、保险记录,主要采集患者诊断、治疗和用药方面的编码信息,是用于患者医疗相关的财务方面的数据,而有关非处方药的使用、症状、体征、吸烟或非补偿性医疗活动的信息则不包括在内。电子病历档案主要指医生的电子医疗记录,由医生在接诊患者时收集并保存在计算机系统中,主要包括患者的症状、体征、诊断、既往史、吸烟和饮酒史以及门诊手术等信息,也可能包括患者的转诊原因等。通过这些数据库不仅可以发现新的药物不良反应信号,还能够探索引起不良反应的相关危险因素进而指导药物的合理使用。此外,电子医疗数据库包含的数据量大、数据质量高,能相对快速有效地识别某一特定药物的大批使用者,有效提供用药患者的总体人数,据此计算不良事件的发生率,从而弥补自发呈报系统的主要缺陷。与此同时,电子医疗数据库可以将患者的信息与全部卫生保健机构的信息整合,为建立长期安全性随访研究的队列提供大规模的人群库。

(二) 自发呈报系统数据库

自发呈报系统是指通过医生、药品制造商、医学文献、患者等多种渠道将药物安全性信息收集起来的数据处理网络与管理系统,目前仍是药物监测与警戒的重要组成部分,如WHO 的 Vigibase、欧洲的 EudraVigilance 和美国的 FAERS。自发呈报系统可以不断上报与更新个例安全性报告(individual case safety reports,ICSR),早期发现可能的药品安全性信号以及持续地对潜在的药物安全性问题进行监测与评估。药品管理部门主要采用数据挖掘方法来定期地处理上报的数据,寻找可能存在的未知的药品相关不良反应。截至目前,通过自发呈报系统已经发现并撤回了许多引起不良反应的药物,如替米沙星、伐地考昔、罗非昔布等。然而,自发呈报系统也存在一定的局限性,如一些外界因素可以影响上报率和数据质量、难以发现影响不良反应发生的危险因素、缺少整体用药人群基数、不能计算不良反应发生率等。因此,所有基于自发呈报系统发现的信号都需要在临床背景下进一步进行验证。

二、数据采集

数据采集主要包括两种方法:原始数据采集和非原始数据采集,两种方法通常合并使用。此外,各中心间的研究协作网通过数据共享也在迅速改变着药物安全性研究的格局。

(一)原始数据采集

原始数据采集是指主要针对药物监测而进行的数据采集。常用的原始数据采集方法有:①基于医院或社区的病例-对照研究:可进行罕见、复杂情况下药品与疾病的关联性评估。在一定条件下,还可通过开发病例对照监测网络用以信号挖掘和分类。②患者注册信息:用以对药物的疗效和安全性进行监测,它可与多种数据资源相链接。③调查研究:在药物流行病学中,调查研究方法的使用逐渐增多,尤其是在疾病的流行病学和风险最小化评估中。调查研究首先需要一个抽样策略,以获得外部有效性和最大响应率;其次还需要根据调查目的设计调查问卷,并要对问卷的结构、标准、效度、信度、灵敏度、响应度进行验证。④随机对照研究(randomized controlled trial,RCTs):也可作为原始数据采集的形式。

(二)非原始数据采集

非原始数据采集是指利用以药物监测以外的其他目的而收集的数据。从数据结构和来源的角度看,电子医疗记录和不同保险类数据的记录联网是目前主要的数据库类型。

然而,利用这些数据库进行药物流行病学的研究也存在一定的局限性:①数据获取的一致性和完整性问题,如数据库是否能够获取可靠的患者医疗信息,是否在覆盖范围、获取方式、时间跨度方面存在差距;②药物暴露的评估可能会存在偏倚;③数据及其定义的有效性问题;④数据源间的不一致问题。

一般而言,通过提供精确的终端用户术语和分类助手可以很大程度上改进电子医疗记录的医疗登记质量,进而提高基于临床数据库开展的药物流行病学的研究质量。

(三)研究协作网

研究协作网是指研究者之间的合作,这种合作主要基于相互信任并愿意分享,且最大限度地发挥其专长优势。从方法学的角度看,研究协作网存在诸多优势:①通过样本量的增大,数据网络可以缩短获得所需样本的时间,因此研究协作网有利于罕见事件的发现,并加快药品安全性问题的研究;②利用各国之间存在的药物暴露的异质性,可以研究个别药物的作用和效果;③跨国研究还可提供一些药物的额外信息,如不同国家是否同时存在着同一种药物的安全性问题、信息的一致性问题以及偏倚对效应估计的影响;④来自于不同国家的专家共同参与,制定了数据库和研究相关的病例定义、术语编码,将有利于提高观察性研究结果的一致性。数据共享要求数据分析的精确和透明性以及数据管理的一致性。

可通过多种模式将来自于不同国家的数据进行整合,如将多个独立的研究结果进行meta分析;对于基于相同方案而在不同数据库中进行研究的结果进行合并汇总;分布式数据构建途径,通过数据通用模式对医保和临床信息进行标准化,实施标准化程序以及汇总的形式共享这些程序;通过通用数据模型和软件将基于本地数据库和电子医疗记录获得的整合数据(基于人-时或基于个体水平的数据)进行汇总,并将其以电子方式传到中央数据库进行进一步分析。此外,拥有相似卫生系统和数据库的北欧还开发出一种覆盖所有2500万居民的跨国药物流行病学网络。该网络可通过将药物暴露与其他健康登记信息相链接,进行药物流行病学的研究。

不同的模式具有各自的优势和不足,同时也面临着挑战。如学术界、公共机构和企业在文化和经验上的差异;对于处理匿名的医疗数据,不同国家有不同的伦理和管理要求;映射不同的疾病编码系统和医疗信息语言;数据通用模型的选择及合作者的访问权限问题;知识产权和著作权问题等。然而经验表明,通过合作者间的良好沟通并达成协议,明确成员的角色、职责以及知识产权和著作权,上述的许多问题是可以解决的。

第三节　主动监测的研究设计

一、总体考虑

药物上市后主动监测的研究设计类型主要包括流行病学研究,上市后随机对照临床试验,特殊人群的研究,疾病、药物或怀孕人群注册登记等。此外,还包括使用某些数据库来调查监管产品中的某些安全问题。在选择研究设计时,要基于药物、所关注的安全性结局及假设来确定,并在研究方案和最终报告中讨论选择特定研究设计类型的原因。

(一) 研究设计

上市后主动监测的研究设计方法不是唯一的,要基于药物、所关注的安全性问题和假设来确定,且在研究方案和最终报告中讨论选择特定研究设计的原理。FDA 2007 年修正法案(FDAAA)中指出,药物上市后主动监测的研究方法主要包括随机临床试验、流行病学研究(如队列研究、病例-对照研究、巢式病例-对照研究、病例-队列研究、病例-交叉研究等)及特殊人群的研究等。不同的研究设计要基于不同的研究问题。欧盟通过立法将药物上市后研究分为两种:一种是药物被批准上市后的药物安全性研究(post-authorization safety study,PASS),另一种是药物疗效方面的研究(post-authorization efficacy study,PAES)。非干预性研究是欧盟对上市后药物安全性的重要研究方式,即用流行病学方法来分析数据。

鼓励在研究设计中采用多个对照组,以增加安全性研究的可靠性。

(二) 常见的混杂、偏倚及其控制

在主动监测中需要注意识别并处理混杂和偏倚。常见的混杂和偏倚包括:

1. 未亡时间偏倚(immortal time bias)　流行病学中的"未亡时间"是指特定期间未见死亡(或结束随访的结局)的队列随访时间,若在研究过程中未亡时间的效应被忽略,则会影响结果的可信度。如在某一研究中,研究者为探索多中心护理对慢性肾病的影响,将患者随机分为两组,处理组采用多中心护理,对照组则采用常规护理,并将两组患者的血肌酐测定时间作为开始时间,对照组在队列开始即进行暴露(常规护理),但处理组的暴露日期(进行多中心护理)则在队列开始之后。研究者为使处理组患者能够得到有效的暴露,往往会保证在队列开始到暴露之前的这段时间内患者是存活的,这段时间即为未亡时间。而相比之下,对照组的患者则有可能在这段时期内死亡。如果研究者是在队列开始后记录两组的生存率,而又没考虑未亡时间内对照组患者的损耗,则发生了未亡时间偏倚,导致处理组的效应被夸大,该项研究即为采用多中心护理的慢性肾病患者的生存率远高于对照组。

2. 适应证混杂因素(confounding by indication)　指如果特定的高风险或不良预后是实施干预的适应证,那么病例组和对照组之间的医疗结局差异可能部分源于干预适应证的差异。如在随机对照临床试验中,患者结局的差异理论上是由不同的干预措施(如使用不同的药物)引起的,而对于观察性研究,病例组和对照组的分配并不是完全随机的,病例组之所以用目标药物,是因为其有使用该药物的适应证,而对照组则没有,这就导致了患者最后结局的差异并不完全是由药物不同而引起的,而可能是由于两组本身适应证的差异,基线不均衡,导致结果的不可靠性,这种适应证的不同就成为一种混杂。在利用电子医疗数据进行的药物上市后安全性研究中尤其要考虑这点,因为该数据库是不识别药物使用的适应证的。

3. 易感人群损耗（depletion of susceptible）　是由研究者在选择研究人群时导致的偏倚。比如为研究某非甾体抗炎药对胃肠道出血的影响，研究者如果选择长期使用该药的人群，而将新用药者排除在外，则会导致这种偏倚。因为在临床上，长期用药的患者对该药的耐受性较强，而刚接触此药的患者则更容易发生相关的不良事件，所以不能简单地排除这一类人群。

4. 药物/暴露原始反应偏倚（protopathic bias）　在用电子医疗数据库研究某种药物对某种疾病的效果时，若发生了某种新症状，则有可能将其判断为该药导致的原始反应。如在使用某种镇痛药治疗未诊断的肿瘤引起的疼痛时，可能会得到该药导致肿瘤的错误结论。

此外，在估计暴露-结局之间的关系时，也应考虑由于不可测的混杂因素引起的偏倚的程度和类型。

二、设计方法

为了控制混杂和偏倚，在设计上可以采用以下一些方法。

1. 自身-对照设计（self-control studies）　主要包括病例-交叉设计（case-crossover studies）和病例-时间-对照设计（case-time-control studies）。病例-交叉设计是指选择发生某种急性事件的病例，分别调查事件发生时及事件发生前的暴露情况及程度，以判断暴露危险因子与某事件有无关联及关联程度大小的一种观察性研究方法。每个病例以自身在另一时间点上的暴露数据为对照，避免了不同患者之间的混杂，也使得疾病严重程度造成的偏倚得到了控制。但是，病例交叉设计仅适用于短暂效应的研究，如果将该设计扩展至研究慢性暴露，比数比（odds ratio, OR）可能会受到影响。为此，另设一组对照，对照组中的每个研究对象也观测 2 次，则可以消除该影响。这种在病例交叉设计中结合传统病例对照研究设计的方法，即为病例-时间-对照设计。它是病例-交叉设计的更高层次的改良，从传统对照组的暴露数据来估计和调整处方时空变化中的偏倚。

2. 首次用药者设计（new-user-designs）　又称新用药者设计。是基于首次暴露或使用所关注的药物，这种设计优于以前的现行用药者设计（即患者在随访开始前治疗一段时间），因为后者易引起生存偏倚，且药品使用者在进入研究时的协变量不可避免地受到药物本身的影响。

三、分析方法

1. 倾向性评分（propensity score, PS）　倾向性评分法将大量可能的混杂因素综合成为 1 个单一的变量（得分）来分析，用于平衡可观测的协变量。首先，它最大限度地概括了特征变量，因而可以有效保持处理组和对照组间协变量的均衡性；其次，PS 既能避免过度分层和过分匹配等问题，也可以避免自变量间的共线性问题；再次，由于 PS 是协变量的一个函数，无论有多少个协变量，都可以用一个倾向性分值来表示，起到了降维的作用，而且协变量数量的增加并不增加其分析的难度。详见第二十六章。

2. 疾病风险评分（disease risk scores, DRS）　疾病风险评分估计的是未暴露条件下疾病发生的概率，是将可观测的协变量（也就是与疾病有关的各类风险因素）综合为单一的协变量即评分，然后该评分即可作为单一的混杂因素来进行分层或代入多变量结局模型。与 PS 不同的是，其评分标准是临床上已知的各类风险评分的量表，如高血压、心脏病的疾病风险评分等。

此外，工具变量、边缘结构模型等也可应用于混杂和偏倚的控制。

四、暴露及结局的定义和确定

流行病学中的暴露是指研究对象接触某些因素,具备某种特征或处于某个状态,而在药物流行病学中的暴露因素则为药物。研究者应定义所关注的结局的暴露风险窗口。在药品不良反应研究中,暴露风险窗口是指每个处方的暴露天数。暴露的确定与研究设计的类型、数据库、治疗和删失的间隙以及药物剂量等相关。如果在首次用药者设计时,研究者应解释"首次"的定义,这样会使评审员对暴露的估计更加准确。暴露应建立在选择的数据库编码系统的基础之上,并能反映药物处方、交付、赔偿等特点。由于患者治疗的时间可能存在间隙,如间歇疗法,则可能给暴露时间的估算带来挑战。此外,研究者应提供所关注的暴露(药物)的剂量,特别是儿童患者中,剂量的合理性直接关系到研究的可行性。

在定义所关注的结局时,要综合考虑流行病学和临床两个方面的指标。为避免估计药物暴露效应时的选择偏倚,研究者要确保结局和暴露是相互独立的。在使用医疗保险数据库时,由于其不是专门用于调查研究,而是用于患者支付、报销等财务方面的用途,所以研究者应确保选择的医疗所关注的结局是可靠的。从专业性上讲,结局的确定应包括建立一个临床上恰当的结局定义以及决定这个定义的阳性预测值。而对于电子病例数据库,FDA 鼓励研究者发展创新性的策略来确定有关暴露和结局的电子数据。当定义结局时,如果研究者使用过程数据或诊断数据来代替结局,应解释这种选择的理由。此外,当用死亡作为所关注的结局时,因死亡信息较难在电子医疗数据库中得到,而更可能在社会保障署或国家死亡索引等数据库中获得,但这类数据库可能未记录患者的死亡原因,所以对于一些往往有致命性结局的研究,不要轻易排除失访的患者,有可能这些患者的删失就是因为死亡。

五、统计和流行病学分析

统计和流行病学分析过程应包括:

1. 预先制订分析计划　如统计模型、样本量估计、检验水准和检验效能、缺失数据的处理、亚组分析、效应修饰的估计以及调整混杂因素的方法等。

2. 研究分析　主要有 3 种分析模式,一是未校正的分析,即未均衡混杂因素、未估计效应修饰的分析;二是初步分析,用来解决预先设定的研究假设;三是进一步分析,解决进一步的研究目的,包括亚组分析等。

3. 敏感性分析　用于评价在不同研究假设、不同分析决策、不同分析方法、不同混杂的控制条件下所得结论的稳健性。

4. 对缺失或不可解释的数据的估计和处理　应提供关键变量缺失数据的比例。

5. 质量保障和质量控制　质量控制是指分析过程满足预先设定的标准及具有可重现性的步骤;质量保障则是评估质量控制过程的措施,包括选择可靠的数据库、数据管理系统的验证、数据管理和分析过程准确无误等。

第四节　被动监测的信号挖掘方法

由于 SRS 数据库中仅收集了用药后发生了不良事件者的信息,缺乏所有用药者的信息,无法计算不良事件发生率,亦无法评价药物间导致某种不良反应的相对风险。但如果某种药物确实会导致某种不良反应,则该不良事件相关报告在目标药物的所有不良事件报告中所占的比例会明显高于在其他所有药物不良事件报告中所占的比例,即所谓的"失衡",亦有学者称其为"不相称"或"不均衡"。具体信号检测算法有多种,均建立在经典四格表的基础上。大体可分为以下 3 类:

(1)传统频数法:如比例报告比值比法(proportional reporting ratio,PRR)、报告比数比法(reporting odds ratio,ROR)及卡方检验法(chi-square test)等。

(2)现代 Bayes 法:包括 Bayes 置信传播神经网络(Bayesian confidence propagation neural network,BCPNN),BCPNNN 方法目前又被称为信息成分法(information component,IC);经验 Bayes 伽马泊松缩减(empirical Bayes gamma Poisson shrinker,GPS)及多项伽马泊松缩减法(multi-item gamma Poisson shrinker,MGPS)。

(3)综合法:整合多种方法的检测结果,综合判断是否为信号,如英国药品和健康产品管理局(Medicines and Healthcare Products Regulatory Agency,MHRA)采用的 MHRA 法。

一、频数法

常用的频数方法主要有比例报告比值比法(PRR)和报告比数比法(ROR)。

假设我们关心某种药品(目标药品)的某种不良反应(目标不良反应),从被动监测数据库中可以构建如下的四格表(27-1)。

表 27-1　目标评价药品与不良反应的 2×2 交叉表

是否目标药品	是否目标不良反应		合计
	是(ADR = yes)	否(ADR = no)	
是(Drug = yes)	a, n_{11}	b, n_{10}	$a+b$
否(Drug = no)	c, n_{01}	d, n_{00}	$c+d$
合计	$a+c$	$b+d$	$N=a+b+c+d$

表 27-1 中的 a 和 n_{11} 代表目标药品的目标不良反应报告数,b 和 n_{10} 代表目标药品的其他不良反应报告数,c 和 n_{01} 代表非目标药品的目标不良反应报告数,d 和 n_{00} 代表非目标药品的其他不良反应报告数,报告总数记为 $N=a+b+c+d$。如果某种药品与不良反应之间的计算结果大于所规定的阈值,则称为失衡(disproportionality),提示生成一个信号。

1. 比例报告比值比法(PRR)　PRR 是早期对自发呈报系统进行定量分析的方法之一,其计算公式为:

$$PRR = \frac{a/(a+b)}{c/(c+d)} \qquad (27\text{-}1)$$

$$SE(\ln PRR) = \sqrt{\frac{1}{a} - \frac{1}{a+b} + \frac{1}{c} - \frac{1}{c+d}} = \sqrt{\frac{b}{a(a+b)} + \frac{d}{c(c+d)}} \qquad (27\text{-}2)$$

PRR 的 95% 置信区间 $= e^{\ln(PRR) \pm 1.96 SE(\ln PRR)} = e^{\ln(PRR) \pm 1.96\sqrt{\frac{1}{a} - \frac{1}{a+b} + \frac{1}{c} - \frac{1}{c+d}}}$。如果 PRR 的 95% 置信区间下限>1,则提示生产一个信号。

PRR 反映的是目标药品的所有不良反应报告中,发生目标不良反应的构成与其他药品发生目标不良反应的构成之比。统计量 PRR 的定义类似于流行病学研究中的相对危险度(relative risk,RR)。当目标药品发生目标不良反应的比例与其他药品发生目标不良反应的比例完全相同时,$PRR=1$,即组间完全均衡;而 PRR 值越大,提示信号越强,即越"不均衡"。

2. 报告比数比法（ROR）　该方法被荷兰药物警戒中心 Lareb 实验室（Netherlands Pharmacovigilance Foundation Lareb）等所采用，其计算公式为：

$$ROR = \frac{a/c}{b/d} = \frac{ad}{bc}$$

$$SE(\ln ROR) = \sqrt{\left(\frac{1}{a} + \frac{1}{b} + \frac{1}{c} + \frac{1}{d}\right)}$$

95%可信区间上下限：$e^{\ln(ROR) \pm 1.96 SE(\ln ROR)} = e^{\ln(ROR) \pm 1.96\sqrt{\left(\frac{1}{a} + \frac{1}{b} + \frac{1}{c} + \frac{1}{d}\right)}}$ 　　　　（27-3）

如果 ROR 的 95%置信区间下限>1，则提示生成一个信号。

从定义来看，统计量 ROR 与经典的流行病学方法的比数比（OR）的定义相似，采用此方法对药品不良反应数据库进行信号检测的过程中，"病例组"是当前研究药品，"对照组"则是所有其他药品；而"效应"即指是否出现目标不良反应。在计算中，a、b、c 和 d 任一数字为 0 则 ROR 值无法计算，这是 ROR 法的弊端之一。由于在大多数实际情况下 $b \gg a$ 且 $d \gg c$，因此 PRR 和 ROR 计算结果会很相似。

例 27-4　据李瑛等报道，我国约有 7 亿男、女育龄人群，在几十年的生育期都有避孕需求。我国的综合避孕率为 86%，采取避孕措施的人数约 2.2 亿，其中使用避孕药具的人数大约在 1.28 亿，包括宫内节育器（IUD）1.1 亿、避孕药 1100 万、避孕套 500 万。如此庞大和长期使用避孕药具的人群，其健康和安全性值得关注。我国避孕药具不良反应监测工作始于 20 世纪 90 年代，2007 年成立国家避孕药具不良反应监测中心，作为国家药品不良反应监测体系的一个重要补充，承担我国计划生育药具不良反应、不良事件的收集、整理、分析、反馈和评价工作，并根据监测数据不定期地对《计划生育避孕药具政府采购目录》进行系统评估。2004 和 2006 年先后淘汰 18 种激素含量高、副作用大、失败率高的避孕药具，宫内节育器 TCu220C 就是其中一种，保障了育龄妇女避孕药具的使用安全。

在探讨非意愿妊娠是否为 TCu220C 的可疑信号时，基于 2006~2009 年所收集的不良事件报告，将数据整理如表 27-2 所示。这里"目标药品"为 TCu220C 宫内节育器，"目标不良反应"为宫内带器妊娠。

表 27-2　TCu220C 致宫内带器妊娠的预警分析

宫内节育器（IUD）	宫内带器妊娠报告数	其他不良反应报告数	合计
TCu220C	2032	6147	8179
其他 IUD	7427	26 933	34 360
合计	9549	33 080	42 539

（1）采用 PRR 法探讨宫内带器妊娠是否为 TCu220C 的可疑信号

使用 TCu220C 发生宫内带器妊娠的报告比为 $\frac{2032}{8179} \times 100\% = 24.84\%$。

使用其他宫内节育器发生宫内带器妊娠的报告比为 $\frac{7427}{34\ 360} \times 100\% = 21.62\%$。

$$PPR = \frac{a/(a+b)}{c/(c+d)} = \frac{2032/8179}{7427/34\ 360} = 1.1494$$

$$SE(\ln PRR) = \sqrt{\frac{1}{2032} - \frac{1}{8179} + \frac{1}{7427} - \frac{1}{34\,360}} = 0.0218$$

95%CI 下限：$e^{\ln(PRR)-1.96SE(\ln PRR)} = e^{\ln(1.149)-1.96\times0.0218} = 1.1013$

95%CI 上限：$e^{\ln(PRR)+1.96SE(\ln PRR)} = e^{\ln(1.149)+1.96\times0.0218} = 1.1996$

由于 PRR 的 95% 置信区间下限>1，因此宫内带器妊娠为 TCu220C 的可疑信号。

（2）采用 ROR 法进行信号探索

$$ROR = \frac{ad}{bc} = \frac{2032\times26\,933}{6147\times7427} = 1.1988$$

$$SE(\ln ROR) = \sqrt{\frac{1}{2032} + \frac{1}{26\,933} + \frac{1}{6147} + \frac{1}{7427}} = 0.0288$$

ROR 的 95%CI 下限：$e^{\ln(ROR)-1.96SE(\ln ROR)} = e^{\ln(1.20)-1.96\times0.0288} = 1.1331$

ROR 的 95%CI 上限：$e^{\ln(ROR)+1.96SE(\ln ROR)} = e^{\ln(1.20)+1.96\times0.0288} = 1.2682$

ROR 的 95% 置信区间下限也大于 1，因此宫内带器妊娠为 TCu20C 的可疑信号。结论与 PRR 法一致。

频数法具有计算简便、易理解的优点，但极易受个别值的影响。当单元格频数较小时，统计量波动较大，且当四格表有零单元时不能使用。

二、Bayes 法

（一）Bayes 置信传播神经网络（BCPNN）

自 1998 年起，世界卫生组织 Uppsala 监测中心（UMC）建立了一套新的药品不良反应信号检测方法，称为 Bayes 置信传播神经网络模型。该方法在 2×2 表的基础上应用了 Bayes 判别原理，随着数据库不断的增加和更新，模型能结合新的信息，对以往累积的药品不良反应报告进行再评价。这一特点使模型具有很好的早期发现药品不良反应信号的能力。主要基于信息成分（IC）及其置信可间，评价药品与不良反应之间的联系强度。IC 是 BCPNN 方法的核心所在。

$$IC = \log_2\left[\frac{P(\mathrm{ADR}=yes \mid \mathrm{Drug}=yes)}{P(\mathrm{ADR}=yes)}\right] = \log_2\left[\frac{P(\mathrm{ADR}=yes, \mathrm{Drug}=yes)}{P(\mathrm{ADR}=yes)P(\mathrm{Drug}=yes)}\right] \tag{27-4}$$

IC 的另一种理解为：

$$IC = \log_2(RR) = \log_2\left(\frac{a}{E(a)}\right) \tag{27-5}$$

当 $IC = 0$ 时，则：

$$\frac{P(\mathrm{ADR}=yes \mid \mathrm{Drug}=yes)}{P(\mathrm{ADR}=yes)} = 1$$

即 $P(\mathrm{ADR}=yes) = P(\mathrm{ADR}=yes \mid \mathrm{Drug}=yes)$，或由 $\frac{a}{E(a)} = 1$ 得到 $a = E(a)$，说明目标药品与目标不良反应是独立的。当 $IC>0$ 时，说明药品与不良反应间可能有关。

对于 IC 的区间估计，有两种方法：Bate 于 1998 年提出的基于 IC 呈正态分布假设的正态近似法，及 Norén 于 2006 年提出的基于模拟结果拟合而得的方法（下称"确切法"）。

1. 正态近似法 设 $P(\mathrm{ADR})$ 服从以 α_1、α_2 为先验参数的 Beta 分布，$P(\mathrm{Drug})$ 服从以 β_1、β_2 为先验参数的 Beta 分布，$P(\mathrm{Drug}, \mathrm{ADR})$ 服从以 γ_1、γ_2 为先验参数的联合 Beta 分布。当考

虑无信息先验时，

$$P(\mathrm{ADR}) \sim Beta(\alpha_1 = 1, \alpha_2 = 1)$$

$$P(\mathrm{Drug}) \sim Beta(\beta_1 = 1, \beta_2 = 1)$$

$$P(\mathrm{ADR}, \mathrm{Drug}) = P(\mathrm{ADR}) \cdot P(\mathrm{Drug}) \sim Beta(\gamma_1, \gamma_2)$$

$$\text{其中 } \gamma_1 = 1, \gamma_2 = \frac{\gamma_1}{P(\mathrm{ADR})P(\mathrm{Drug})} - \gamma_1 \tag{27-6}$$

$P(\mathrm{ADR})$、$P(\mathrm{Drug})$ 及 $P(\mathrm{ADR}, \mathrm{Drug})$ 后验分布亦服从 Beta 分布，结合表 27-1 可得：

$$P(\mathrm{ADR})_{pos} \sim Beta(a+b+\alpha_1, N-a-b-\alpha_1)$$

$$P(\mathrm{Drug})_{pos} \sim Beta(c+d+\beta_1, N-c-d-\beta_1)$$

$$P(\mathrm{ADR}, \mathrm{Drug})_{pos} = P(\mathrm{ADR})_{pos} \cdot P(\mathrm{Drug})_{pos} \sim Beta(\gamma'_1, \gamma'_2)$$

$$\text{其中 } \gamma'_1 = a+\gamma_1, \gamma'_2 = \frac{a+\gamma_1}{P(\mathrm{ADR})_{pos}P(\mathrm{Drug})_{pos}} - a - \gamma_1 \tag{27-7}$$

根据正态近似，可得 IC 的期望值。为方便描述，令 $\alpha = \alpha_1 + \alpha_2, \beta = \beta_1 + \beta_2, \gamma = \gamma_1 + \gamma_2$。公式如下：

$$E(IC) = \log_2\left(\frac{P(\mathrm{ADR} = yes, \mathrm{Drug} = yes)}{P(\mathrm{ADR} = yes)P(\mathrm{Drug} = yes)}\right)$$

$$= \log_2\left[\frac{(a+\gamma_1)(N+\alpha)(N+\beta)}{(N+\gamma)(a+b+\alpha_1)(a+c+\beta_1)}\right] \tag{27-8}$$

同时令：

$$x_1 = \frac{N-a+\gamma-\gamma_{11}}{(a+\gamma_{11}) \cdot (1+N+\gamma)}$$

$$x_2 = \frac{N-a-b+\alpha-\alpha_1}{(a+b+\alpha_1)(1+N+\alpha)}$$

$$x_3 = \frac{N-a-c+\beta-\beta_1}{(a+c+\beta_1)(1+N+\beta)} \tag{27-9}$$

则可得：

$$V(IC) \approx \frac{1}{(\log_2 2)^2} \cdot [x_1+x_2+x_3]$$

$$IC\ 95\%CI: E(IC) \pm 1.96 \cdot \sqrt{V(IC)} \tag{27-10}$$

2. 确切法　设表 27-1 中的 4 个频数服从多项分布 $Mn(p_{11}, p_{10}, p_{01}, p_{00}, N)$；并以狄利克雷分布 $Di(\alpha_{11}, \alpha_{10}, \alpha_{01}, \alpha_{00})$ 作为 $p_{11}, p_{10}, p_{01}, p_{00}$ 的先验分布。

该先验分布的参数构造如下：

$$\alpha_{11} = P'(\mathrm{ADR} = yes) \cdot P'(\mathrm{Drug} = yes) \cdot \alpha$$

$$\alpha_{10} = P'(\mathrm{ADR} = yes) \cdot P'(\mathrm{Drug} = no) \cdot \alpha$$

$$\alpha_{01} = P'(\mathrm{ADR} = no) \cdot P'(\mathrm{Drug} = yes) \cdot \alpha$$

$$\alpha_{00} = P'(\mathrm{ADR} = no) \cdot P'(\mathrm{Drug} = no) \cdot \alpha \tag{27-11}$$

其中，

$$\alpha = \frac{0.5}{P'(\mathrm{ADR} = yes) \cdot P'(\mathrm{Drug} = yes)}$$

$$P'(\text{ADR}=yes) = \frac{n_{10}+n_{11}+0.5}{N+1}$$

$$P'(\text{Drug}=yes) = \frac{n_{10}+n_{01}+0.5}{N+1}$$

$$P'(\text{ADR}=no) = \frac{n_{00}+n_{01}+0.5}{N+1}$$

$$P'(\text{Drug}=no) = \frac{n_{00}+n_{10}+0.5}{N+1} \tag{27-12}$$

基于现有数据,则可知 $Di(\alpha_{11},\alpha_{10},\alpha_{01},\alpha_{00})$ 分布的后验分布为 $Di(\gamma_{11},\gamma_{10},\gamma_{01},\gamma_{00})$,其中 $\gamma_{ij}=\alpha_{ij}+n_{ij}$。方便起见,令 $P(\text{ADR})=p_{10}+p_{11}$、$P(\text{ADR}=yes,\text{Drug}=yes)$,则:

$$P(\text{ADR}=yes,\text{Drug}=yes) \sim Beta(\gamma_{11},\gamma_{10}+\gamma_{01}+\gamma_{00})$$

$$P(\text{ADR}) \sim Beta(\gamma_{11}+\gamma_{10},\gamma_{01}+\gamma_{00})$$

$$P(\text{Drug}) \sim Beta(\gamma_{11}+\gamma_{01},\gamma_{10}+\gamma_{00}) \tag{27-13}$$

Norén 认为,当 Drug 发生目标不良反应的报告数(a)较大时,IC 近似服从正态分布,当 a 较小($a \leqslant 10$)时近似程度较差。通过 Monte Carlo 模拟估计 IC 的置信区间是比较精确的方法,但计算所需的时间依赖于计算机的性能。Norén 基于模拟结果,得到 IC 置信区间上、下限与 r_{ij} 之间的关系为:

$$\hat{\Delta}_{2.5} = C_1 \cdot \gamma_{11}^{-0.5} + C_2 \cdot \gamma_{11}^{-1.5}$$

$$\hat{\Delta}_{97.5} = C_3 \cdot \gamma_{11}^{-0.5} + C_4 \cdot \gamma_{11}^{-1.5} \tag{27-14}$$

式中,$\hat{\Delta}_{2.5}$ 为 IC 的均数与置信区间下限的差值;$\hat{\Delta}_{97.5}$ 为 IC 的均数与置信区间上限的差值;C_1、C_2、C_3 和 C_4 为不同 $r[r=\gamma_{11}/\min(\gamma_{10}+\gamma_{11},\gamma_{01}+\gamma_{11})]$ 条件下,基于模拟试验结果估计得到的常数(表 27-3)。当基于实际资料算出的 r 位于表 27-3 中的两个 r_b 之间时,即 $r_{b(i)}<r<r_{b(i+1)}$,则采用梯形法调整常数。

表 27-3　估计 IC 的 95% 置信区间上、下限的相关参数

i	r_b	用于计算区间下限		用于计算区间上限	
		C_1	C_2	C_3	C_4
1	0.0	3.09	2.22	−2.56	0.73
2	0.1	2.93	2.27	−2.42	0.73
3	0.2	2.78	2.26	−2.27	0.73
4	0.3	2.62	2.25	−2.10	0.75
5	0.4	2.45	2.15	−1.93	0.79
6	0.5	2.25	2.12	−1.73	0.83
7	0.6	2.03	2.05	−1.52	0.87
8	0.7	1.79	1.93	−1.27	0.84
9	0.8	1.61	1.89	−0.96	0.73
10	0.9	1.13	1.15	−0.58	0.50

令 $W=r-r_{b(i)}$，则 $C_k=W\cdot C_k(i+1)+(1-W)\cdot C_k(i)$。其中 $i=1,2,\cdots,11;k=1,2,3,4$。

则置信区间上、下限的计算公式如下：

$$IC_{2.5}=E(IC)-\hat{\Delta}_{2.5}$$

$$IC_{97.5}=E(IC)-\hat{\Delta}_{97.5}$$

$$\tag{27-15}$$

当置信区间下限 ≥0 时，提示可能为不良反应信号。

例 27-5　续例 27-4。2006 年第一季度～2009 年第四季度 TCu220C 的宫内带器妊娠数据见表 27-4。请分析 TCu220C 的宫内带器妊娠是否能成为信号。

表 27-4　TCu220C 及宫内带器妊娠的信号预警结果（按年-季度）

年-季度	累计报告数	BCPNN 法	
		IC	95%CI
2006-1	4	1.455	0.030~2.325
2006-2	14	1.419	0.722~1.927
2006-3	22	1.187	0.633~1.604
2006-4	27	1.057	0.544~1.451
2007-1	33	0.872	0.404~1.236
2007-2	43	0.753	0.343~1.075
2007-3	65	0.535	0.200~0.802
2007-4	110	0.452	0.197~0.655
2008-1	218	0.199	0.016~0.346
2008-2	384	0.150	0.013~0.261
2008-3	537	0.101	−0.016~0.195
2008-4	715	0.142	0.041~0.224
2009-1	1011	0.156	0.072~0.223
2009-2	1443	0.143	0.073~0.199
2009-3	1849	0.144	0.082~0.195
2009-4	2032	0.160	0.100~0.208

基于 2006 年第一季度～2009 年第四季度的数据，发现宫内带器妊娠为 TCu220C 的可疑信号，IC 为 0.16，95% 置信区间为（0.100，0.208）。进一步研究发现，该信号自 2006 年第一季度起即有统计学意义，随后信号逐年下降，至 2008 年第一季度至今信号基本稳定。见表27-4 及图 27-1。

（二）伽马泊松缩减法（GPS）

分析数据集中目标药品导致目标不良反应的报告数量（$O_{\mathrm{ADR,drug}}$）为 a，若目标药品组和其他药品组的目标不良反应报告率理论上无差别，则与目标药品预期发生该不良反应的报告数量（$E_{\mathrm{AE,drug}}$）为：

$$E_{\mathrm{AE,drug}}=\frac{(a+b)(a+c)}{a+b+c+d}\tag{27-16}$$

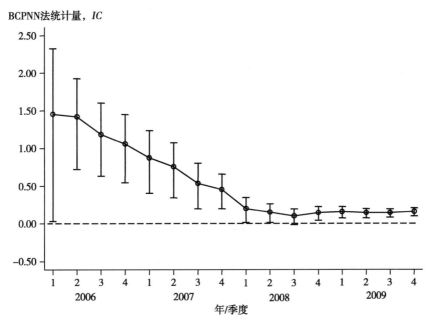

BCPNN法统计量，*IC*

图 27-1　TCu200C 及宫内非意愿妊娠的时序预警信号趋势

若前期假设(目标药品组和其他药品组的目标不良反应报告率理论上无差别)是正确的,则实际报告数和理论报告数应当很接近。即:

$$RR = \frac{O_{\text{AE,Drug}}}{E_{\text{AE,Drug}}} = \frac{a}{\dfrac{(a+b)(a+c)}{a+b+c+d}} = \frac{a(a+b+c+d)}{(a+b)(a+c)} \approx 1 \qquad (27\text{-}17)$$

此处 *RR* 称为相对比(relative rate)。若实际计算的 *RR* 值明显大于 1,则说明前期假设是错误的,即提示目标药品和目标不良反应之间很可能存在着某种方式的联系。

有时由于数据库报告数不足、目标药品中出现目标不良反应报告数($O_{\text{AE,Drug}}$)很少,或估计的理论报告数很小,都会影响 *RR* 估算的稳定性。

为了提高估计精度,DuMouchel 等提出了伽马泊松缩减法方法,这是目前美国 FDA 在药物不良反应信号检测中采用的方法。该方法假定要估计的 *RR* 值服从包含 5 个参数的混合 Gamma 分布,通过观察到的 *RR* 值得到这 5 个参数的极大似然估计,从而确定 *RR* 值的先验分布。然后,根据 Bayes 分析的一般准则,混合样本信息和先验信息,得到 *RR* 值的后验分布,如此重复以提高对参数 *RR* 的估计精度。

为便于描述,令:

$$E = E(a) = \frac{(a+b) \cdot (a+c)}{a+b+c+d} \qquad (27\text{-}18)$$

假设 a 来自于均数为 μ 的 Poisson 分布,则定义 $\lambda = \mu/E$。计算过程如下:

第一步,估计先验分布的参数。

基于 a 服从混合负二项分布,即:

$$P(a) = P \cdot f(a; \alpha_1, \beta_1, E) + (1-P) \cdot f(a; \alpha_2, \beta_2, E) \qquad (27\text{-}19)$$

式中,$f(n; \alpha, \beta, E) = (1+\beta/E)^{-n} \cdot (1+E/\beta)^{-\alpha} \cdot \Gamma(\alpha+n)/\Gamma(\alpha) \cdot n!$ 为负二项分布;$\alpha_1, \alpha_2,$ β_1, β_2, P 为待估计的参数。可通过极大似然函数来估计先验分布参数 $\theta = (\alpha_1, \alpha_2, \beta_1, \beta_2, P)$:

$$L(\theta) = \prod \{P \cdot f(a;\alpha_1,\beta_1,E) + (1-P) \cdot f(a;\alpha_2,\beta_2,E)\} \tag{27-20}$$

第二步，估计后验分布的参数 $\lambda|a, E[\lambda|a], E[\log(\lambda)|a]$。

根据 λ 服从混合 Gamma 分布，即：

$$\pi(\lambda;\alpha_1,\beta_1,\alpha_2,\beta_2,P) = P \cdot Gamma(\lambda;\alpha_1,\beta_1) + (1-P) \cdot Gamma(\lambda;\alpha_2,\beta_2) \tag{27-21}$$

得其后验分布为：

$$\lambda|a \sim \pi(\lambda;\alpha_1+a,\beta_1+E,\alpha_2+a,\beta_2+E,Q) \tag{27-22}$$

其中：

$$Q = \frac{P \cdot f(a;\alpha_1,\beta_1,E)}{P \cdot f(a;\alpha_1,\beta_1,E) + (1-P) \cdot f(a;\alpha_2,\beta_2,E)}$$

可知：

$$E[\lambda|a] = Q\frac{(\alpha_1+a)}{\beta_1+E} + (1-Q)\frac{(\alpha_2+a)}{\beta_2+E} \tag{27-23}$$

$$E[\log(\lambda)|a] = Q[\psi(\alpha_1+a) - \log(\beta_1+E)] + (1-Q)[\psi(\alpha_2+a) - \log(\beta_2+E)]$$

式中，$\psi(\cdot)$ 表示 Digamma 函数，即 $\psi(x) = \log[\Gamma(x)]$；$\Gamma(x)$ 为 Gamma 函数。

第三步，计算 EBGM（empirical Bayes geometric mean）及其 95% 置信区间。

$$EB_{log2} = \frac{E[\log(\lambda)|a]}{\log 2} \tag{27-24}$$

$$EBGM = 2^{EB_{log2}}$$

基于对数正态近似原理，后验参数 λ 的方差 $V(\lambda) = 1/(a+1)$，即 EBGM 的 95% 置信区间为：

$$(EBGM \cdot \exp(-2\sqrt{a+1}), EBGM \cdot \exp(2\sqrt{a+1})) \tag{27-25}$$

当置信区间下限>2 时，提示可能为不良反应信号。

（三）多项伽马泊松缩减法（MGPS）

MGPS 法是在 GPS 方法上的改进。其核心是计算出经验 Bayes 几何均数（EBGM），计算原理与 IC 值相似。最后得到 EBGM 的 95% 置信区间，其下限用 EB_{05}（经验 Bayes 几何均数的 95% 置信区间下限）表示，如果 $EB_{05}>2$，则提示生成一个信号。

MGPS 方法的优点是可以对药品以外的变量进行分层分析，如将年龄按照大小分成不同的组别或将性别分为男、女等，从而探索用药人群特征是否与不良反应之间存在关联。

三、综合法

由于不良反应自发呈报数据库中存在严重的漏报及信息缺失等各种各样的问题，数据质量并不理想，因此进行统计学假设检验需要慎重。有学者建议在不良反应信号预警时须同时考虑多种方法。

例如，英国药品和健康产品管理局（MHRA）采用一种含多个指标的综合标准法，因此称为 MHRA 法。其信号判断标准为：①至少有 3 例以上关于可疑药品导致目标不良反应的报告；②$PRR \geqslant 3$；③$\chi^2 \geqslant 4$（近似于 3.84，类似于正态统计量 $z \geqslant 2$）。如果这 3 个条件能够同时满足，则提示生成一个信号。

再如在我国避孕药具的不良反应预警研究中，监测系统采用了 PRR 法、ROR 法及 BCPNN 法 3 种方法同时预警，若有任何一种方法给出的信号具有统计学意义，则首先应该深入挖掘数据特征。信号的检测并不能代替对病例的详细考察，但可以辅助决定哪些信号值得进一步考察。无论何种预警方法,仅提供了衡量关联的程度,而非因果关系的结论,其结果有助于产生信号,而不能证实因果关系。对于由此产生的假设进行检验,通常需要进一步的研究。

四、方法评价

数据挖掘应用在药物警戒中的方法较多,频数法与 Bayes 法各有优劣。不同国家机构的监测系统采用的方法也不尽相同(表 27-5)。

表 27-5 常见预警方法及应用

方法分类	测量指标和方法	采用的国家及单位
频数法	ROR	荷兰药物警戒中心
	PRR	英国医药监管局(MCA)
Bayes 法	BCPNN	WHO Uppsala 药物不良事件监测中心(UMC)
	GPS/MGPS	美国 FDA
综合法	MHRA	英国药品和健康产品管理局

某些研究者基于本国的监测数据,通过灵敏度、特异度、阳性预测值、阴性预测值、*Kappa* 统计量等指标来比较各种方法,探索适合不同国家的药品不良反应信号监测的方法。根据我们对监测资料的分析经验,笔者认为:

1. 无论是传统的频数法(PRR、ROR、MCA),还是基于 Bayes 思想的预警方法,当报告数较大时,都能有效地提前预警某些不良反应信号。

2. 传统频数法之间的一致性比较高,Bayes 法之间的一致性较高。当报告数较少时传统频数法的特异度较低,而 Bayes 法的特异度较高,两者差异较大;当报告数较大时,传统频数法与 Bayes 法的预警结果一致性较高。

3. 当两种药品的漏报程度相同时,基于实际监测数据的风险评估为无偏估计。但是由于漏报,获得的不良反应/不良事件发生人数远低于实际发生的频数。经过统计模拟试验可以证实,漏报明显导致误差膨胀。漏报率越高,误差越大,估计精度越低,检验效能越低。在实际工作中,亦可以结合经验或以往研究,为不同的药品指定不同的漏报率水平,或指定合理的漏报率范围,借助于 Bayes 模型,以提高估计精度。

第五节 有关国家或组织上市后监测简介

一、WHO 乌普萨拉监测中心

自 1978 年起,乌普萨拉监测中心(UMC)承担起 WHO 国际药品监测项目的职责。乌普萨拉监测中心主要从事科学研究、公共服务与药物警戒培训以及商业服务 3 个领域的事务。

在科学研究领域,乌普萨拉监测中心主要进行 3 个方面的工作:①数据挖掘方法研究;②安全与信号检测;③收益-风险分析。中心目前主要的数据挖掘算法是信息成分法(IC),若某种药品与某不良反应组合的 *IC* 值的 95% 置信区间下限>0,则认为其是一个信号。2013 年 7 月~2014 年 6 月,中心就确定了 1633 种药品与不良反应组合为信号,其中包括约 500 种新确定的或严重的信号。

在公共服务与药物警戒领域,乌普萨拉监测中心每年在全球召开诸多培训会议,普及药物警戒的理念与方法。此外,中心还着力于向药品安全未被完全重视的国家提供药物警戒信息。

在商业服务领域,中心主要有以下 3 个产品:

1. 世界卫生组织药物词典(WHO Drug Dictionary,WHO DD) 此词典被全球诸多政府和公司用来对安全数据库中的药品进行编号、分类以及查询,以期实现全球范围内药品名称的统一。该词典每个季度都将进行更新,截至 2014 年 9 月该词典已经收录了超过 33 万种药品名称。

2. 世界卫生组织不良反应编码术语(WHO Adverse Reaction Terminology,WHOART) 该产品作为不良反应编码术语的基础,已经发展了超过 30 年。目前 WHOART 与人用药物注册技术要求国际协调会议(ICH)开发的 MedDRA 术语(Medical Dictionary for Regulatory Activities)间的对应桥接已经实现,且每年更新。但由于与 MedDRA 的相似度较高,WHOART 从 2016 年开始停止更新。

3. Vigibase™ 这是目前世界上最大也是最全面的药物警戒数据库。该数据库主要用于不良反应信号检测、形成定期安全性更新报告以及比较公司间的个案安全报告。目前该数据库已部分向公众开放,公众可以根据药品名称检索对应的副作用。

乌普萨拉监测中心每个季度都会出版《乌普萨拉报告(Uppsala Reports)》来回顾总结工作,报告内容主要集中在中心的工作以及全球药物警戒发展状况。

二、FDA 的不良事件报告系统

2007 年 9 月,美国政府颁布了《食品药品管理修正法案》(FDAAA),加强了美国 FDA 在监督、规范产品领域的权威性,并赋予了 FDA 在药品安全监测、上市后监测等多个方面的更大的职权。

FDA 的不良事件报告系统(FDA Adverse Event Reporting System,FAERS)是美国 FDA 为支持上市后药品安全性监测研究所建立的上报药品和生物治疗产品使用产生不良事件的数据库。该数据库的信息结构遵从国际协调会议(International Conference on Harmonisation)所颁发的指南 ICH-E2B/E2M。不良事件名称利用 MedDRA 术语对首选语(preferred terms,PTs)进行编码。不良事件的报告来源于卫生保健专业人士(如医生、药剂师、护士等)、消费者(如患者、家庭成员、律师和其他人)和产品的制造商。

FDA 每个季度向公众发布一次上报的数据,该数据公开开放并可供免费下载。发布的数据包括 7 个数据集:人口学特征、用药(健康保健产品)名称及相关信息、不良事件名称相关信息、患者转归、不良事件来源相关信息、药品治疗起始时间以及患者适应证名称。

美国 FDA 建立的不良事件报告系统(FAERS)是 FDA 对药品进行监督时必不可少的工具。临床产品被 FDA 批准上市后,医疗机构、制药企业、患者等来源将不良事件报告提交呈报至 FDA 并存储于 AERS 中,这些报告将由药物评估与研究中心(CDER)或生物产品评估与研究中心(CBER)中的临床审批者评估从而监测这些产品的安全性。目前 FDA 监测药品不良反应信号的方法是 MGPS,如果通过 FAERS 中的数据检测到了潜在的安全问题,FDA 将对其进行进一步评估,比如使用哨点监测数据库中的数据。根据最终评估结果,FDA 会要求更新产品标签或明确药物使用的限制,甚至要求产品撤市。每个季度 FDA 也会公布利用

FAERS 中数据确认的严重的或者新的不良反应信号。

三、EMA 的 EudraVigilance 系统

在欧盟,由各成员国的药品监管机构、欧盟委员会和欧盟药品管理局(EMA)共同组成的监管网络负责上市药品的监督工作,包括开展药物警戒工作。其中,EMA 在协调这些工作中具有核心作用。从 2012 年 7 月起,为了更好地促进新法规的具体实施,EMA 制定了《药物警戒实践指南》(Guideline on Good Pharmacovigilance Practices,GVP),作为欧盟药物警戒工作的新准则。GVP 包含了 16 个模块的内容,主要为药物警戒监查、风险管理体系、药品不良反应的管理和报告、定期安全性更新报告、上市后安全性研究等。EMA 根据此准则进行药物警戒工作,其主要工作包括协调欧洲各国的药品警戒系统、收集药品的安全性及有效性信息,以及运行其在 2001 年建立的 EudraVigilance 系统。

EudraVigilance 系统收集来自于制药企业、患者或医疗专业人士个案安全报告以及所有被批准的在欧盟上市药品的临床报告。2014 年,该系统收集了超过 110 万份不良反应报告(其中约 3.8 万份来自于患者),与 2013 年相比,不良事件报告数目增长了 6.5%。EMA 目前检测信号的指标是比例报告比值比(PRR)。2014 年 EMA 就重新评估了 2030 个潜在信号,其中 34 个信号被认定为需要进一步评估,此外成员国检测到了 56 个信号,这 90 个信号将被优先进行验证,被最终验证的信号将为更新药品安全信息提供依据。

GVP 指南为欧盟建构了一个更加完整规范的药物警戒体系,药品生产企业、各成员国的药品监管机构和 EMA 等方面各司其职,相互协调和沟通,共同保证药物警戒工作的顺利开展。在欧盟药物警戒体系中,药品生产企业负有非常重要的职责,要求其建立完善的药物警戒系统和质量体系,实行药物警戒检查制度,制定并执行药品风险管理计划,建立个人病例安全性报告机制,积极开展药品上市后安全性临床研究,在必要的情况下采取风险最小化措施等,注重药物警戒和效益-风险评估的持续性,可以说药物警戒的大部分具体工作都是由药品生产企业来承担和负责的。各成员国的药品监管机构和 EMA 更多的是担当监督与管理的角色,GVP 指南强调 EMA 在协调这些工作中具有核心作用,进一步强化了 EMA 在整个药物警戒体系中的协调和监管作用,而且整体的药物警戒工作更加流程化和规范化。更加注重药物警戒和效益-风险评估的持续性,以及进一步鼓励公众参与和沟通,而且需要更密切的国际合作,同时也强调交流安全的重要性。

四、我国的药品不良反应监测

1998 年,我国《药品生产质量管理规范》就明确指出制药企业应设立投诉与 ADR 报告制度,一旦遇到重大事件,须及时向有关部门报告。随后,《药品管理法》《医疗机构药事管理暂行规定》《药物临床试验质量管理规范》《药品不良反应报告和监测管理办法》等一系列法律法规陆续颁布,推动了我国药物警戒的发展和药物 ADR 突发事件预警机制的建立。2011 年全国基层药品不良反应监测体系建设取得了突破性进展,333 个地、市也都成立了药品不良反应监测机构或指定专门机构及人员负责药品不良反应监测工作,为药品不良反应监测工作的深入开展创造了条件、奠定了基础。同年,新建设的全国药品不良反应监测信息网络系统也开始试运行,在新系统中专门建立了基本药物监测统计平台,方便了对基本药目录品种不良反应的汇总与统计。

我国药物警戒系统采用"地方系统"的模式,即在各个地区设立药物警戒中心,负责本区

域的 ADR 监测,对收集到的报告评价后再上报国家监测中心。目前我国已经基本实现省级 ADR 监测中心的建立,其中多个地区还成立了省级以下的 ADR 监测中心,全国的 ADR 监测组织体系已经初见雏形。一旦发现药品不良反应,各级用户可通过国家 ADR 监测网络系统进行在线呈报。我国新的药品不良反应监测系统已于 2012 年 1 月 1 日正式上线,目前该系统采用比例报告比值比法(PRR)和信息成分法(IC)两种方法进行信号检测。此外,CHPS 也在逐步完善中。

(贺　佳　叶小飞　魏永越)

参 考 文 献

1. 傅政.Bayes 方法筛选药物不良反应信号及利益风险研究.上海:第二军医大学,2008.

2. 李婵娟.药品不良反应信号检测方法理论及应用研究.西安:第四军医大学,2008.

3. Candore G,Juhlin K,Manlik K,et al.Comparison of Statistical Signal Detection Methods Within and Across Spontaneous Reporting Databases.Drug Safety,2015;38(6):577-587

4. EMA.European medicines agency science medicine health annual report.2014.

5. FDA.Adverse Events Reporting System (FAERS)Electronic Submissions.

6. Hou Y,Ye X,Wu G,et al.A comparison of disproportionality analysis methods in national adverse drug reaction databases of China.ExpertOpin Drug Saf,2014,13(7):853-857.

7. 史文涛,叶小飞,张天一,等.不相称测定分析中存在的问题及分析策略.药物流行病学杂志,2014,23(7):437-440.

8. 朱田田,叶小飞,郭晓晶,等.基于电子医疗数据库的药物流行病学安全性研究的特点及要求.中国药物警戒,2014,11(7):413-415.

9. 李瑛,李幼平,张世琨.避孕药具上市后安全性评价方法与实践.北京:人民卫生出版社,2011.

10. The European network of centres for pharmacoepidemiology and pharmacovigilance(ENCePP).Guide on methodological standards in pharmacoepidemiology (Revision 1).2013.

11. FDA. Best Practices for Conducting and Reporting Pharmacoepidemiologic Safety Studies Using Electronic Healthcare Data.2013.

12. Mann RD,Andrews EB.Pharmacovigilance.2nd ed.New York:John Wiley & Sons Ltd,2007.

13. 中华人民共和国卫生部.药品不良反应报告和监测管理办法(卫生部令第 81 号).2011.

14. CFDA 药品安全监管司.关于推动生产企业开展药品重点监测工作的通知(征求意见稿).2013.

第二十八章

临床试验中的meta分析

meta 分析是由 Beecher 于 1955 年首先提出的,并由心理学家 Glass 于 1976 年首次命名。meta 分析又称荟萃分析,是将多个研究目的相同的研究结果进行合并分析的统计学方法,通过 meta 分析以评价研究间的一致性,提高估计精度,在更大的样本量下以更高的检验效能回答相关的医学问题。一般来说,恰当的 meta 分析获取的分析结果更接近真实情况。meta 分析技术主要用于临床医学和公共卫生决策等方面,但随着分析方法的成熟和人们认识的深入,欧美等药政管理当局已逐渐开始要求将 meta 分析技术用于新药注册申请中,在 ICH-E9 生物统计指导原则中明确指出,meta 分析技术是综合评价注册药物的整体有效性和安全性的有用工具,尤其是对罕发事件的评价更是如此。

本章介绍临床试验中 meta 分析的作用和应用要点。有关 meta 分析方法的具体介绍请参见有关专著。

第一节　meta 分析的一般原则

一、meta 分析的目的和意义

meta 分析是回顾性研究,它与传统文献综述的主要区别在于传统文献综述是以定性分析描述为主,而 meta 分析则可以对研究结果进行综合定量分析。meta 分析的意义在于:①有助于研究受益人群的外推和发现一些小概率的不良事件,纠正因小样本 RCT 所带来的研究偏倚,并可找出相同研究得出不同结论的原因所在。例如单个研究结果显示"没有统计学意义",并不意味着干预措施肯定"无效",很可能由于样本量偏小导致检验效能较低,当效应较弱时易犯 Ⅱ 类错误。②对于多个同类研究结果在程度和方向上出现不一致时,采用 meta 分析可以得出同类研究的平均效应水平,并可解决研究结果中出现的有争议或相互矛盾的现象,使得效应范围更加精确。③可以揭示单个研究中存在的不确定性,考察研究间的异质性来源,估计可能存在的各种偏倚,而当 meta 分析纳入多个同质性很好的研究时其结论就具有一般性意义。

广义的 meta 分析是系统评价的一种类型,更注重分析过程。而狭义的理解为 meta 分析只是一种定量合成的统计处理方法。目前,"系统评价"常与"meta 分析"交叉使用,意义相同,但系统评价不一定都是 meta 分析。meta 分析从方法学上可分为随机对照试验的 meta 分析、非随机对照试验的 meta 分析、病例对照研究的 meta 分析、诊断性试验的 meta 分析、动物实验的 meta 分析及系统评价的再评价等类型。

二、meta 分析在新药注册申请中的先决条件

在新药评价中,一个 meta 分析能够提供有价值的信息,其先决条件为:①部分研究的结果是阳性的;②所纳入的研究中主要终点指标显示其点估计值有利于新药;③研究之间不存在明显的异质性;④meta 分析构建的 95% 置信区间不包括 0(或 *RR*、*OR* 的 95% 置信区间不包含 1,或非劣效性试验的置信区间不包含先前规定的非劣效界值);⑤对纳入的研究和所选择的终点指标没有选择性偏倚;⑥敏感性分析显示 meta 分析结果的稳健性。

同时满足上述 6 条的 meta 分析,方可考虑作为新药注册申请时的依据材料。

三、meta 分析的基本步骤

meta 分析的基本步骤包括(但不限于):

1. 提出问题　　主要包括研究对象、研究设计、处理因素、研究效应 4 个要素。

2. 文献检索　　明确文献检索策略,包括机检和手检,并应充分考虑检索结果的敏感性和特异性,保证高质量的查全率非常重要。

3. 选择符合事先拟定的文献纳入和排除标准　　为尽量减少选择偏倚,使 meta 分析结果有较好的重复性,一般应从研究对象、研究设计类型、暴露或干预措施、研究结局、研究开展的时间或文献发表的年份和语种、样本大小及随访年限、多重发表的处理和提供信息的完整性等方面进行考虑。

4. 纳入研究的质量评价　　主要应从选择偏倚、实施偏倚、失访偏倚和测量偏倚等方面进行考虑。

5. 数据信息提取　　数据提取工作最好采取盲法的双人独立实施操作,避免产生选择偏倚。

6. 资料的统计学处理　　这个过程包括:①明确资料类型,选择适当的效应指标,如离散型的二分类变量一般采用比值比(odds ratio,OR)、相对危险度(relative risk,RR)和防止某个事件发生需要治疗同类患者的例数(number needed to treat,NTT)作为效应合并指标,而连续性变量一般采用加权均数差(weighted mean difference,WMD)和标准化的均数差(standardised mean difference,SMD)作为效应合并指标。不同的研究给出的效应指标可能不一样,相互之间的转换公式要明确定义。②纳入研究的同质性检验一般采用 Q 检验。③根据同质性检验结果选择模型,如研究间同质选用固定效应模型,否则选择随机效应模型进行统计建模,得到效应合并值的点估计和区间估计。④效应合并值的假设检验和统计推断。

7. 结果的敏感性分析　　如选用不同的模型时效应合并值点估计和区间估计的差异;按研究质量评价标准从纳入的文献中剔除质量差的文献后重新进行 meta 分析;根据样本量的大小对纳入的文献进行分层 meta 分析;以及通过改变纳入、剔除标准来考察结论有无变化等。

8. 结果分析和讨论　　当纳入 meta 分析的研究间有异质性时,应讨论异质性的来源及其对效应合并值的影响,讨论是否需要进行亚组分析及对各种偏倚的识别和控制。

四、新药注册申请中的 meta 分析方案要点

当 meta 分析的结果作为新药注册申请的佐证材料之一时,必须规范报告 meta 分析的计

划和结果。EMA 指出 meta 分析方案应该包括以下要点:①明确分析目的;②明确研究中的纳入、排除标准,如研究人群、研究设计(标准设计仅认可随机和双盲)、剂量、研究周期等;③明确当 meta 分析纳入的不是申请人实施的研究时,应事先规定好这些纳入研究的确认方法;④明确检验假设和终点指标;⑤明确统计分析方法(包括异质性分析方法);⑥明确如何提高所纳入研究的质量,以及对质量有影响的因素,包括盲法、随机化或处理缺失值的方法;⑦明确一致性和稳健性评价计划,特别关注不同终点指标、不同亚组人群、不同研究子集的分析结论的一致性和稳健性,关注源于不同地区的研究、不同时期、不同设计、高质量的研究等。

第二节 meta 分析在药物研发中的作用

一、EMA 指南关于 meta 分析作用的阐述

EMA 指出,meta 分析在药物研发中有重要的作用,包括:①能够提高总疗效(overall treatment effect)评估的精度;②能够评价在预先规定的亚组人群中,是否可以观察到与全人群疗效相一致的阳性结果;③能够获得比单个临床试验更多的、更可靠的其他有效性结果;④能够评价亚组人群的安全性,或所有患者中的罕见不良事件;⑤能够提高量效关系评价的精确性;⑥能够分析有明显争议的研究结果。

二、FDA 关于 meta 分析作用的阐述

FDA CDER 生物统计室的 Charles Anello 同样指出,meta 分析在药物研发中可能起的作用有:①更精确地评估总效应:例如对抗组胺药物(antihistamine)用于缓解"流清涕"和"打喷嚏"的全面疗效分析;②更精确地进行亚组分析:例如齐多夫定(ZDV)、双脱氧肌苷(DDI)和双脱氧胞苷(DDC)在对艾滋病感染者进行的临床试验中发现 CD4>50cell/mm 和 CD4<50cell/mm 的患者生存期不同,其结果对疗程设计的影响较大;③更精确地建立研究假说:例如通过对文献的回顾性 meta 分析发现,Hp 清除应作为评估溃疡治疗的主要有效性指标或替代指标,并应进行前、后两次的胃镜检查,以确定 Hp 是否被清除;④更精确地评估非劣效性试验的界值δ的合理性;⑤更精确地评估异质性:例如罗非昔布(Vioxx,rofecoxib)和萘普生(naproxen)在心血管不良事件发生率方面的不同研究得出的结论不一,通过对多达 28 000 名患者的 25 个试验进行 meta 分析,发现其产生的异质性源于罗非昔布的剂量和疗程不同。

三、meta 分析作用的正确理解

关于 meta 分析和临床相关性、差异性的关系,一般认为 meta 分析获得的阳性结果并不一定意味着药物申请可以获得批准,这些结果的临床相关性必须基于临床实践予以判断。也就是说,我们可以将 meta 分析的结果作为进一步临床试验的依据,重新开展临床实践后进行药物申请。

但是,当单个研究终点指标的效应量较小(检验效能较低)或效应范围较宽(由于样本量较小),以至于不能得出阳性结果时,这时采用 meta 分析进行全面的获益-风险评估后,得到的统计学差异(即阳性结果)也许会更接近真实情况。

关于外部有效性问题,一般认为源自于缺乏一致性结果的多个研究,其meta分析的平均结果的外部有效性必须结合临床医学和统计学两个层面进行判断。①从临床的观点看,不同研究的研究人群应该充分代表了一般适用人群,研究间处理的剂量、疗程和其他研究条件的差异不至于影响对有意义的综合结果作出评判,这些方面存在的适度差异是可以接受的,这些差异有可能增强meta结果的外部有效性;②从统计学的观点看,单个研究的变量估计值的不同是源自随机波动,但还是有理由怀疑是处理与研究间的定性交互作用,只是由于对交互作用检验的效能不足,用传统的检验水准不足以检出交互作用。

因此,除必要的交互作用分析外,我们还应该对受到质疑的影响和各个研究之间的主要临床差异,通过选择不同的分析方法进行评价(敏感性分析),有目的地论证meta分析结果的稳健性。

第三节　试验设计阶段meta分析的正确运用

一、临床试验中meta分析存在的问题

临床试验中meta分析应该注意以下问题:

首先,由于meta分析属于描述性二次分析,不可避免地存在混杂偏倚、文献报道偏倚以及方法自身带来的偏倚。meta分析一般会纳入全部已有的研究结果,但这些结果的真实性、可靠性程度不同,而这些结果间的差异很可能被meta分析的平均化结果所掩盖。所以从论证强度而言,meta分析不能代替一个良好设计和实施的大样本随机对照试验。

其次,meta分析结论的权威性和科学性也是相对的,因为不同研究的异质性和研究资料的数量还需不断积累。

最后,临床中还存在大量未予报道或正在进行的治疗研究,故目前无法给出最终的定论。

那么,怎样的meta分析才可以等同于良好设计的临床试验呢。Charles Anello指出只有当meta分析满足以下条件时,其提供的证据可靠性才可以等同于一个良好设计的临床试验:①应有明确的研究目的;②设计上采用合理的对照,并能提供有关药物效应的定量评价;③保证受试者有同样的适应证;④最小化的分配偏倚;⑤最小化的观测、发现和分析偏倚;⑥定义明确且可靠的评价方法。

Charles Anello指出,meta分析在新药研发中有一定的积极作用,如效应值的精确估计、假设产生、亚组分析、确定界值和异质性分析等,但也指出它很少能直接提供真正充分的证据。

二、非劣效和等效界值的确认

临床试验中非劣效和等效界值的确定经常会用到meta分析。下面根据实例来解读meta分析如何用于确定非劣效和等效界值。

例28-1　为评价试验药物CT-P13(英夫利昔单抗生物类似物)的有效性和安全性,拟展开以类克(英夫利昔单抗)作为阳性对照的非劣效临床试验,为了确定非劣效界值,研究者检索到了之前完成的5个类克与安慰剂对照的研究,列于表28-1中,其中甲氨蝶呤(MTX)为基础治疗药物。如何根据meta分析确定本研究的非劣效界值。

表 28-1 "类克+MTX"与"安慰剂+MTX"有效性的 meta 分析结果

研究	治疗时间	安慰剂+MTX		类克+MTX		疗效差异
		样本量	ACR20 响应	样本量	ACR20 响应	
Maini et al,1999	30	88	20%	86	50%	30%
Westhoven et al,2006	22	361	24%	360	55%	31%
Schiff et al,2008	28	110	42%	165	59%	18%
Zhang et al,2006	18	86	49%	87	76%	27%
Abe et al,2006	14	47	23%	49	61%	38%
meta 分析(固定效应模型)[1]:RD 及 95%CI				28%(23.6%~33.3%)		
meta 分析(随机效应模型)[2]:RD 及 95%CI				28.3%(22.6%~34.1%)		

结果来源:FDA meta 分析。[1] 基于 M-H 法;[2] 基于 D-L 法

(一) 关于界值确定的基本思想

为了确证试验药与对照药的效应相差有无临床意义,需要定义"最小临床意义"的标准(minimal clinically important/meaningful difference,MID),即通常所说的"界值"。在非劣效性试验中称为"非劣效界值",在等效性研究中称为"等效界值"。研究者从临床实践的角度,生物统计人员从数据分析的角度确定非劣效界值,为研究者决策提供依据。

非劣效界值的确定是设计的关键,一般根据阳性对照药物(C)与安慰剂(P)相比较的效应作为既有证据来确定,采用 meta 分析给出其可信区间估计。如果历史试验间的同质性较好,可信区间的构建可采用固定效应模型,否则采用随机效应模型以考虑试验间的变异对阳性对照效应估计的影响。一般构建双侧 95%CI。

非劣效界值的确定方法一般采用两步法。以高优指标为例,构建(C-P)估计区间后,取区间下限作为阳性对照的疗效估计,记为 M。如此可以认为本次非劣效性试验中的阳性对照的疗效有 97.5%以上的可能性大于 M。

在非劣效性试验设计中,可接受最大非劣效界值 M_1 的确定要考虑既有证据的稳定性。如果存在差异,需要在确定 M_1 时根据差异进行调整。

若取 $M_1<M$,令 $\Delta=M_1$,如果拒绝 H_0,则可间接推论出试验药的疗效优于安慰剂。即:

$$C-T<\Delta \Leftrightarrow T-P>C-P-\Delta>0$$

若取 $M_2=(1-f)M_1$,$0<f<1$,令 $\Delta=M_2$,如果拒绝 H_0,则可推论出试验药非劣效于阳性对照,且至少保持了阳性对照疗效 M 的 f 倍,譬如取 $f=0.5$,则至少保持了阳性对照疗效的 50%。即:

$$C-T<\Delta \Leftrightarrow T-P>C-P-(1-f)M_1 \Leftrightarrow T-P>f(C-P)$$

显然 $M_2<M_1 \leqslant M$。如果历史试验数据较少,例如仅有 1 个可借鉴的历史试验,或历史试验设计有缺陷、质量较差,取 $M_1<<M$(即疗效折扣)以确保试验的鉴定灵敏度。M_1 是阳性对照扣去了安慰剂效应的相对疗效的保守估计,一般借助 meta 分析法并考虑历史试验间的变异后确定,$M_2=(1-f)\times M_1$ 是非劣效界值,其确定要结合临床的具体情况,在考虑保留阳性对照疗效的适当比例 f 后确定。f 愈接近 1,样本量越大。临床试验中一般取 $0.5 \leqslant f \leqslant 0.8$,例如在心血管病药物的非劣效性试验中常取 $f=0.5$。

因此,meta 分析的主要任务是确定阳性对照扣去了安慰剂效应的相对疗效的保守估计 M_1。

（二）meta 分析的基本步骤

meta 分析的基本步骤如下：

1. 制订纳入和排除标准　以 PICOS 原则为主(对研究对象、干预措施、对照条件、结局指标以及试验类型进行限定)。但需注意的是,这里 meta 分析的前提是针对一些明显的阳性研究或研究中的主要变量显示出阳性趋势。

2. 文献检索　最大范围地检索"类克+MTX"与"安慰剂+MTX"的临床随机对照试验,包括电子检索与手工检索。

3. 质量评价　根据纳入和排除标准,逐级筛选文献后,对最终纳入的文献进行质量评价,其中临床试验一般采用 Cochrane 质量评价手册上提供的条款。

4. 数据提取　除提取研究的一般资料(第一作者、发表年份和用药疗程等)外,主要关注的是治疗效果(有效人数和无效人数)。

5. 统计分析　根据 Q 检验与 I^2 评价的结果,选择固定效应模型($P>0.10$ 且 $I^2<50\%$)或随机效应模型进行 meta 分析($P<0.10$ 或 $I^2>50\%$);选择 RD(risk difference)及 95%CI 为最终合并指标;采用模型互换的方式对合并结果进行敏感性分析。

6. 统计结果　例 28-1 共纳入 5 项研究进行 meta 分析,采用 Review Manager 5.3 软件进行运算,结果见表 28-1。

（三）非劣效界值的确定

由于异质性检验结果为 $P=0.27>0.10$ 且 $I^2=23\%<50\%$,所以选择表 28-1 中的固定效应模型为合并效应值,结果点估计值为 28%,95%CI 为 23.6%~33.3%。由于下限是 0.236,故可取 $M_1=0.236$,按照美国 FDA 保守的推荐可以取 $M_2=0.5\times M_1=0.12$。

因此,本次非劣效性试验的界值可考虑定为 12%。

例 28-2　本例来源于 2016 年 ASCO 年会上 A 公司所汇报的案例。为研究 ABP215(贝伐珠单抗的衍生物)与原贝伐珠单抗的生物等效性,需事先确定等效界值。搜集先前贝伐珠单抗的安慰剂对照研究,"原贝伐珠单抗"与"安慰剂"的 meta 分析结果见表 28-2。其中,ORR 为肿瘤客观缓解率。以两组的 ORR 之比值作为主要疗效指标,如何根据 meta 分析确定该研究的等效界值。

表 28-2　"原贝伐珠单抗"与"安慰剂"有效性的 meta 分析结果

研究	原贝伐珠单抗组 有效/总例数	安慰剂组 有效/总例数	ORR 差异及 95%CI	ORR 比值及 95%CI
B017704	131/345(37.8%)	74/347(21.6%)	16.2%(9.6%~23.1%)	1.75(1.38~2.38)
E4599	133/381(34.9%)	59/392(15.1%)	19.8%(1.9%~25.8%)	2.32(1.77~3.04)
Niho	71/117(60.7%)	18/58(31.0%)	29.7%(14.8%~44.5%)	1.96(1.30~2.95)
Johnson	16/32(50.0%)	5/25(20.0%)	30.0%(6.6%~53.4%)	2.50(1.06~5.89)
meta 分析结果	40.11%	19.10%	19.8%(15.1%~24.6%)	2.00(1.70~2.35)

1. meta 分析结果　由于异质性检验结果为 $P=0.33>0.10$ 且 $I^2=13\%<50\%$,所以表 28-2 中选择固定效应模型为合并效应值,ORR 比率的点估计值为 2.00,95%CI 为 1.70~2.35。

2. 等效界值的确定 由于要确定的是基于 ORR 比值的等效限,根据 meta 分析结果, ORR 比值及其 95%CI 为 2.00(1.70,2.35),取 $M_1 = 2.35$。按照美国 FDA 保守的推荐,根据临床专家意见,可以取 $M_2 = \sqrt{M_1} = 1.53$ 作为等效性限的上限。同时,按照对称性,可以取 $1/M_2 = 0.65$ 为等效性限的下限。

因此,本次研究 2016 年 ASCO 年会上 A 公司报告的 ORR 比率的等效限为(0.65, 1.53)。

三、效应量的估计

meta 分析效应量的估计既是非劣效/等效界值划分的关键步骤,也是评价药物临床疗效的关键。

例 28-3 本例是采用 meta 分析对索拉非尼治疗晚期肝细胞癌患者的疗效进行综合定量评价,终点合并指标为 *OR* 值及 95%CI,并通过异质性检验确定 meta 分析的合并模型。

表 28-3 为纳入研究的基本信息,检索到索拉非尼治疗晚期肝细胞癌安慰剂对照的随机对照试验研究文献 2 篇(研究 1~2)、索拉非尼治疗晚期肝细胞癌无对照的临床试验研究文献 3 篇(研究 3~5),以及以安慰剂为对照的其他药物治疗晚期肝细胞癌的随机对照试验(RCT)或临床对照试验(CCT)研究文献 7 篇(研究 6~12)。

表 28-3 纳入文献信息一览表

研究	年份	药物	观察人数	死亡人数	存活人数	失访人数	最长随访时间(月)	ln(odds)	Se[ln(odds)]
1	2008	索拉非尼	299	143	156	0	17	-0.087	0.116
		安慰剂	303	178	125	0	17	0.353	0.117
2	2008	索拉非尼	150	102	47	1	21	0.764	0.176
		安慰剂	76	62	11	3	21	1.601	0.310
3	2009	索拉非尼	59	33	26	0	17.4	0.238	0.262
4	2008	索拉非尼	27	16	11	0	21	0.375	0.392
5	2009	索拉非尼	34	16	17	1	15	-0.090	0.346
6	2007	安慰剂	59	52	7	0	28.5	2.005	0.403
7	2002	安慰剂	130	118	7	5	35	2.519	0.337
8	2005	安慰剂	210	198	12	0	34.5	2.803	0.297
9	2002	安慰剂	35	33	2	0	11	2.803	0.728
10	1995	安慰剂	62	36	26	0	29.5	0.325	0.257
11	In press	安慰剂	137	123	14	0	36	2.173	0.282
12	2007	安慰剂	30	29	1	0	12	3.367	1.017

注:索拉非尼的剂量均为 400mg/d

表 28-4 为 meta 分析结果,其中观察性研究的结果是采用单组 meta 分析运算的结果,再结合研究 1 和 2,通过随机效应模型(D-L 法)得到最终效应量 *OR* 及 95%CI 为 0.367(0.162~0.833),$P = 0.017 < 0.05$,认为差异有统计学意义,即推断索拉非尼治疗晚期肝细胞癌是有效

的。该研究在多个严格设计、大样本、多中心的随机对照试验的基础上,采用 meta 分析进一步验证了索拉非尼对晚期肝细胞癌的作用。

表 28-4 meta 分析结果

研究	索拉非尼组		安慰剂组		ln(OR)	Se[ln(OR)]
	ln(odds)	Se[ln(odds)]	ln(odds)	Se[ln(odds)]		
1	−0.087	0.116	0.354	0.117	−0.440	0.165
2	0.764	0.176	1.601	0.310	−0.837	0.356
观察性研究的结果	0.175	0.184	2.179	0.431	−2.004	0.469

第四节 安全性评价中的 meta 分析

一、安全性终点的 meta 分析

在评价新药的安全性时,主要依据研究的不良事件和实验室检查数据,这里的研究主要包括剂量探索和确认性研究、短期和长期研究,以及对照性和非对照性研究。为了在安全性总体评价中纳入较不常见和罕见的安全性事件,通常需要借助于 meta 分析。然而,由于存在不同结构的数据源和大量的变量,即使再严格的 meta 分析方法,在许多情况下也许不是最有力的方法。但对所有对照试验而言,基于深入跟踪的安全信号,即使是不太可靠的 meta 分析,其结果也是有价值的。针对不同来源的、不太复杂的复合性数据,为了便于进行 meta 分析,建议在整个临床计划中使用一致的方法来收集和评估安全性数据。同时,应该讨论由于不同的研究因素引起任何偏倚的可能性,并且应该特别考虑由于纳入不充分、短持续时间的研究而导致的负面影响。在比较安全性评价中,基于研究内比较的 meta 分析应该是最低的要求。

图 28-1 所示为 EV71 疫苗临床试验进行安全性评价分析的流程,数据来源于 3 家公司开发 EV71 灭活病毒疫苗的Ⅲ期临床试验(400Uvero、320Uvero 和 Diploid 疫苗)。除总的安全性数据集(safety set,SS)外,还定义了第一次安全性数据集(SS_1),即只接受第 1 剂注射并进行相应随访的受试者;连续接受两剂注射安全性数据集(SS_{12}),包括成功接受 2 剂注射并

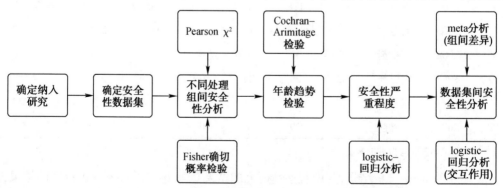

图 28-1 EV71 疫苗临床试验进行安全性评价分析的流程

进行相应随访的受试者。通过比较不同处理组之间的不良事件发生率、年龄趋势检验、严重程度分析对不同疫苗、不同年龄、不良反应的严重程度等差异进行综合分析；然后通过 meta 分析对 3 种疫苗的单种不良反应风险值进行合并，包括 7 日内发热、7 日内 3 级以上发热、7 日内腹泻、7 日内疼痛、7 日内发红、7 日内瘙痒、7 日内胀痛和 14 个月内严重不良事件；最后再通过 meta 分析分别对 400Uvero 与 320Uvero、Vero 细胞与 Diploid 细胞疫苗的不良反应发生风险进行比较，结果认为 Vero 细胞疫苗的不良反应发生率低于 Diploid 细胞疫苗。

二、meta 分析在有效性和安全性评价方面的主要区别

meta 分析在有效性和安全性评价方面的差异主要表现在：①评价标准的不同、数据收集和分析方法的不同以及证据程度的不同，具体而言就是关键的有效性终点指标在方案设计之初就必须建立，而主要安全性终点指标在试验实施前是不可知的，即研究可以是验证性的，也可以是探索性的；②发生的不良事件可能是罕见事件；③在安全性评价中应避免采用复杂的统计分析；④源自于多个试验的安全性数据趋向于更原始地合并。

第五节　上市后安全性评价与效果评价的 meta 分析

目前，meta 分析在国内的新药申报过程中鲜有应用，这主要是由于国内的新药申请几乎都采用随机对照临床试验来支持其有效性和安全性。meta 分析作为一个观察性的回顾性研究，可能更适用于药品上市后的监测评价。

（易　东）

参 考 文 献

1. EMA.Points to consider on validity and interpretation of meta-analysis, and one pivotal study.2000.
2. EMA.Points to consider on application with 1.meta-analysis; 2.one pivotal study.2001.
3. Charles Anello Sc D.Meta-Analysis: Dose it have role in drug development? Journal of Evidence Based Dental Practice, 2004, 4(1): 52-58.
4. Mcnamara ER, Jr CDS.Role of systematic reviews and meta-analysis in evidence-based clinical practice.Indian Journal of Urology: IJU: Journal of the Urological Society of India, 2011, 27(4): 520-524.
5. Higgins JP, Green S.Cochrane handbook for systematic reviews of interventions.Cochrane Book, 2008, 6(14): 102-108
6. Elamin MB, Flynn DN, Bassler D, et al.Choice of data extraction tools for systematic reviews depends on resources and review complexity.Journal of Clinical Epidemiology, 2009, 62(5): 506-510.
7. 唐健元, 马莉.meta 分析与药物评价.药物流行病学杂志, 2008, 17(4): 265-267.
8. CCTS 工作小组夏结来.非劣效临床试验的统计学考虑.中国卫生统计, 2012, 29(2): 270-275.
9. 余勇夫, 金欢, 赵耐青.索拉非尼治疗晚期肝细胞癌疗效的 meta 分析.中国卫生统计, 2010, 27(5): 498-500.
10. 刘鸣.系统评价、meta 分析设计与实施方法.北京: 人民卫生出版社, 2011.
11. 张天嵩, 钟文昭.实用循证医学方法学.长沙: 中南大学出版社, 2012.

第二十九章

临床试验数据管理

临床试验数据是临床研究的核心内容,数据质量是评价临床试验结果的基础。研究药物、器械、干预措施的安全性与有效性评价必须建立在清洁、高质量的数据库之上。数据管理的终极目标是提供完整、准确的临床研究数据,临床试验数据管理是临床研究的不可缺失的重要环节。计算机和网络技术的发展为临床试验数据管理的规范化提供了新的途径和技术支持,也推动了各国政府和国际社会积极探索临床试验及数据管理的新的规范化模式。

为了确保临床试验结果的准确可靠、科学可信,国际社会和世界各国都纷纷出台了一系列的法规、规定和指导原则,用以规范临床试验数据管理的整个流程。例如我国药品监督管理部门在 2012 年颁布了《临床试验数据管理工作技术指南》,2016 年除了对此指南进行更新外,还发布了《临床试验的电子数据采集技术指导原则》;美国 FDA 出台了临床试验中计算机化系统的应用要求,以及电子数据和电子签名的要求;国际临床试验数据管理学会(SCDM)推荐了《临床试验数据质量管理规范》(Good Clinical Data Management Practice,GCDMP);中国临床试验数据管理学组(Clinical Data Management of China,CDMC)也发布了系列专家共识。这些文件为注册临床试验数据管理工作提出了具体要求,为每个关键环节规定了相应操作的最低标准和最高规范,为临床试验中数据管理工作的实际操作提供了具体的技术指导。

本章对临床试验数据管理的一般概念做一简单介绍。有关临床试验数据管理的详细介绍请参考夏结来主编、CDMC 编撰的《临床试验数据管理学》(人民卫生出版社)专著。

第一节　临床试验数据管理的原则

临床试验数据管理的基本原则:数据管理必须遵守监管部门的规范,以及企业的标准操作流程;数据管理须依从临床研究方案,临床试验数据足以评价安全性和有效性;数据管理具有及时性与动态性;数据管理的终极目标是提供高质量的数据库;数据管理须确保临床试验数据的完整性、准确性和一致性。

临床试验数据的质量管理应满足临床试验通用标准(ALCOA+):

1. 可归因性(attributable)　源数据系统应记录有关数据的产生者,或从哪些电子源系统派生而成。

2. 易读性(legible)　应按当地的法规要求,选用适当的语言,并力争做到源数据的术语和定义清晰明了、易读。尽可能地用临床试验数据交换标准协会(CDISC)标准术语。

3. 同时性(contemporaneous)　数据系统中的临床试验观察及其记录应及时和尽量实时采集。

4. 原始性(original)　应确保原始记录及其核证副本的原始性。

5. 准确性(accurate)　应通过人员培训、仪器校正和电子系统验证等措施确保数据的准确性。

6. 完整性(complete)　应使用核查程序以了解数据的完整性。

7. 一致性(consistent)　同一数据在不同的数据系统中应保持一致性。

8. 持久性(enduring)　源数据应能长久地保存在源数据系统中,直到法规要求的时间。

9. 可用性(available)　源数据应以适当的格式输出,例如 CDISC 操作数据模型(operational data model,ODM)、可扩展标记语言(extensible markup language,XML)等,以便于审阅。

前 5 条称 ALCOA 要求,加上后 4 条,称为 ALCOA+要求。

一、数据管理计划

数据管理计划(data management plan,DMP)是根据标准操作规程(standard operating procedure,SOP)、研究方案、CRF 和申办者的要求起草的对数据收集、核查以及处理的描述性文件,内容涵盖数据管理的全过程,包括数据的接收、录入、清理、编码、一致性核查、数据锁定和导出、文档存档等。数据管理计划也将规定数据管理过程、数据流程和时间进度的人员及其责任。因此,参与数据管理的人员必须阅读 DMP。

DMP 由数据管理人员撰写,经统计师、项目经理、安全警戒(必要时)审阅,经申办方批准生效。DMP 是一个动态性文件,在研究过程中可能需要一定的更新,修改的原因主要有 SOP 的更新、研究方案和 CRF 的修订、时间进度的调整等。所有对 DMP 的更新,需详细记录并归档。

2016 年 7 月 27 日,CDFA 公布了《药物临床试验的数据管理与统计分析的计划和报告指导原则》,对数据管理计划的内容进行了原则性的规定,在操作层面上,DMP 应该属于格式化文档,其结构和内容较为固定。主要内容如下:

1. DMP 的结构　封面、签字页、目录、正文、附件、修订记录。

2. DMP 封面　方案题目、方案编号、版本号、版本日期、申办单位以及数据管理单位。

3. DMP 签字页　作者、审阅人、批准人签名及其日期。

4. DMP 正文　包括 5 个方面:①试验概述:简要描述试验方案中与数据管理相关的内容,包括研究目的、总体设计,以及随机化方法、设盲措施、样本量、主要疗效指标、试验的关键时间节点、重要的数据分析安排及对应的数据要求等;②列出数据管理流程及数据流程,便于明确各个环节的管理,可采用图示方式;③列出采集试验数据的方法,采用纸质的或电子版的 CRF 等,数据采集/管理系统是否具有稽查轨迹、安全管理、权限控制及数据备份的功能,是否通过系统验证;④数据管理步骤与任务:包括 CRF 及数据库的设计,数据接收与录入,数据核查与质疑,医学编码,外部数据管理,盲态审核,数据库锁定、解锁及再锁定,数据导出与传输,数据及数据管理文档的归档要求等;⑤质量控制:DMP 需确定数据及数据管理操作过程的质控项目、质控方式(如质控频率、样本选取方式及样本量等)、质量要求及达标标准、对未达到预期质量标准的补救措施等。

5. DMP 附件 为数据管理过程中涉及的所有工作文档。

6. 修订记录 DMP 版本号、版本日期、作者、修订原因。

数据管理计划应全面且详细地描述数据管理流程、数据采集与管理所使用的系统、数据管理的各个步骤及任务,以及数据管理的质量保障措施。

二、数据管理的标准操作规范

高质量的临床试验数据管理,首先是需要符合数据管理系统的法规要求,其次是有切实可行的标准操作规范(SOP)及流程。

1. SOP 的定义 SOP 是标准操作规范的简称。根据 ICH-E6 中的定义,SOP 是指为确保某个特定职责在实施过程的一致性而制定的详细的书面说明。

数据管理的 SOP 是规定数据管理人员在实施某项工作时,应该遵守的规范的书面文件。制定并严格执行 SOP,其目的是保证相同的工作即使是不同的人员做,都可以达到同样的质量标准和效果。通俗一点,SOP 是"做事"时必须遵循的规章制度。

2. 制定 SOP 的原则 SOP 制定的基本原则是遵守 GCP、国家法规与行业标准。SOP 是自身目前可以达到的最高要求,应具有可行性和可操作性,不可一味追求高标准,不切实际;文字描述应简明准确,不会产生歧义。

不同企业的 SOP 格式各不相同,但都围绕"某人在什么时候应该干什么事情,怎么干"的主线撰写,内容包括制定目的、适用范围、相关定义、涉及的人员及其职责、流程、版本变更记录、参考文献、相关其他 SOP 及由此产生的工作文档等。

例如制定"CRF 设计"SOP 的目的是规定"临床试验病例报告表的准备、设计、审核、定稿、修订的流程";适用范围为所有临床研究;角色包括数据管理人员、项目统计师、医学经理、质控人员等,这些人员的职责分别为设计、审核、批准、质量控制;流程包括准备、设计、审核、质量控制、批准、修订。对于流程中的每一步,SOP 都有详细的规定。

例如 CRF 设计的"准备"流程要求数据管理人员:①获取 CRF 设计所需的文件及相关资料(方案、问卷、评估表、CRF 模板等);②商定 CRF 初稿与终稿的时间节点;③确认对 CRF 设计的特殊要求(模板、格式等);④仔细阅读试验方案,与方案撰写人讨论发现的问题。

临床试验数据管理中的 SOP 大小不一,有的一个 SOP 涵盖数据管理全流程,有的细化到数据管理流程中的每个任务、动作。无论是总 SOP 或细化 SOP,只要职责划分清晰、工作流程合理,都可达到规范数据管理的目的。

3. SOP 的修订 SOP 是基于既有的工作经验所制定的,随着经验的积累、分工的细化,或实际执行过程中发现的问题,需要定期修订,不断优化完善。SOP 的更新周期,不同的企业各不相同,一般为 2~3 年。一般情况下,SOP 在执行(或被稽查)过程中若发现有重大缺陷,随时都需要修订;全新的 SOP 更是需要不定期更新,以满足实际需要。

三、源数据的管理要求

源数据(source data)是指临床试验中的原始记录和(或)其核证副本(certified copy)上记载的所有信息,包括临床发现、观察结果以及用于重建和评价该试验所必需的其他相关活动记录。这些数据的载体都是客观存在的,可以是纸质文件的形式,也可以是计算机系统中的电子形式。

源数据在使用和操作过程中应遵循可溯源性(traceability),应清晰记录从源数据到最后的分析数据集整个流程。每个源数据的产生者、产生日期和时间、源数据及其归属者(如受试者)的关系、源数据修改时的原因及其相关证据等,均应清楚地体现在源数据的质量监管链中。

四、计算机化系统的管理要求

临床试验计算机化系统(computerized system)指的是在临床试验项目中使用的由计算机硬件、软件、运行环境以及操作人员和操作管理程序等组成的体系,其中包括临床试验的项目管理,以及临床试验数据的采集、整理、分析和报告等。

计算机化系统已广泛应用于临床试验的各个阶段,但如何证明计算机化系统的稳定性、可靠性和安全性已成为至关重要的问题。系统的可靠性是指系统在规定条件下、规定时间内实现规定功能的能力。临床试验数据管理系统必须经过基于风险的考虑,以保证数据完整、安全和可信,并减少因系统或过程的问题而产生错误的可能性。

临床试验中所采用的计算机化数据管理系统必须进行严谨的设计和验证,确保管理系统的可靠性。计算机化系统验证(system validation)是建立一套文件化的证据,证明系统的开发、实施、操作以及维护等都处于监控的质量管理规程中,且贯穿于从系统开发到系统退役的整个生命周期(SLC),并形成验证总结报告以备监管机构核查。验证的目的是提供一个高水准的保证体系,证明该系统满足其设计的各种要求,确保该系统生产出的产品始终达到预定的标准和质量要求。

五、数据质量管理体系

临床试验数据质量管理体系是确保临床研究数据真实完整、一致可靠的关键。完善的临床试验数据质量管理应包括明确的数据质量目标、对试验参与者和数据管理计算机系统的操作流程及质量控制的具体规定,以及全面的数据管理质量评价指标体系。

申办者或数据管理机构应根据适用的标准操作流程、计算机操作系统、人员分工及技术范畴等特点,制定一套完整可行的临床试验数据质量管理综合指标体系,定期对开展的临床试验项目进行质量评价。所选用的评价指标应涵盖临床试验进展的各个阶段,并可以体现符合 GCP 要求的规范化临床试验操作和 ALCOA+数据质量原则,对数据的标准化采集、处理、审核、质疑及转化溯源等关键步骤的质量控制进行有效的衡量和准确的分析。还可以选取某些关键步骤的指标作为综合评价的主要指标,预设权重,借用平衡记分表的方式建立可操作的评分机制,设定综合达标要求的长期跟踪管理。

建立完整可行的综合指标体系、全面管理临床试验数据质量,不仅可以帮助申办者或数据管理机构达到全面、系统、可持续管理单个临床试验数据质量的目的,同时也可以为综合评价多个项目之间、不同申办机构之间以及不同数据管理机构之间的临床试验数据质量对比奠定基础,提供重要而且客观的实际依据,使建立行业通用的质量标准成为可能,并助力推动整个行业共同快速进步。

中国临床试验数据管理学组(CDMC)2015 年提出了《临床试验数据管理质量评价指标体系》,见表 29-1。

表 29-1 质量管理指标体系(CDMC 建议)

编号	指标
临床试验启动阶段	
1.1 数据质量评估指标	1.1.1 数据标准的采用
	1.1.2 数据标准采用度
	1.1.3 通过数据库用户接受测试(UAT)
	1.1.4 通过数据库的质控
1.2 数据管理操作评估指标	1.2.1 病例报告表设计的及时性
	1.2.2 数据库设计的及时性
	1.2.3 数据库运行环境的稳定性
	1.2.4 电子病例报告表(数据库)培训
	1.2.5 用户权限管理准确率
临床试验进行阶段	
2.1 数据采集工具的稳定性	2.1.1 病例报告表修正版
	2.1.2 数据库的改版
2.2 数据的完整性	2.2.1 受试者信息及时录入率
	2.2.2 研究数据及时录入率
	2.2.3 未及时录入数据的数量
2.3 数据疑问	2.3.1 数据审核 QC 错误率
	2.3.2 外部数据验证错误率
	2.3.3 质疑率
2.4 数据管理工作的完整性	2.4.1 数据管理文档的完整性
	2.4.2 数据审核报告的完整性
	2.4.3 文档、软件等的更新记录
	2.4.4 参与人员的简历和更新记录
	2.4.5 对应数据点的 SDV(原始文件核查)记录
	2.4.6 SDV、审核和冻结(指除去修改权限)的比例。
2.5 数据管理工作的准确性	2.5.1 数据录入错误率(仅用于纸质病例报告表)
	2.5.2 医学编码错误率
	2.5.3 无须数据修改的质疑比例
	2.5.4 无效或错误的质疑比例
	2.5.5 质疑再次发出比例
2.6 数据管理工作的及时性	2.6.1 数据库启用到第一位受试者初次访视的周期
	2.6.2 最后一位受试者末次访视到数据库数据锁定的周期

续表

编号	指标
	2.6.3 数据录入周期
	2.6.4 数据人工审核周期
	2.6.5 质疑解决周期
	2.6.6 研究中心回复质疑的时间
	2.6.7 从质疑答复到质疑关闭所需的时间
	2.6.8 医学编码周期
临床试验结束阶段	
3.1 数据的真实性	3.1.1 原始文件核查(source document verification,SDV)
	3.1.2 主要研究者签字确认
3.2 数据的完整性	3.2.1 完整的受试人群
	3.2.2 完整的病例报告表
	3.2.3 完整的经处理的数据库数据
	3.2.4 完整的经认可的外部数据
3.3 数据的一致性	3.3.1 临床试验管理系统的统合比对
	3.3.2 临床试验数据库和安全性信息数据库的比对
3.4 经转录数据的准确性	3.4.1 经转录数据的准确性(纸质病例报告表)
3.5 数据的可溯源性	3.5.1 数据稽查轨迹记录(audit trail)
3.6 数据的可重现性	3.6.1 数据库备份
质量保障及其他反映整体质量情况的指标	
	4.1.1 数据库锁定之后的解锁
	4.1.2 研究报告中的数据勘误
	4.1.3 稽查发现及记录
	4.1.4 视查发现及记录
	4.1.5 数据管理相关的临床试验文档

第二节　临床试验数据管理的主要内容

一、数据管理的流程

临床研究的数据管理是一系列工作的综合,一般流程包括 CRF 设计;数据库的建立与测试;数据录入、质疑、修正、编码;数据的质量控制;数据库锁定、存档与提交等。数据管理计划是规定数据管理流程的指导性文件。见图29-1。

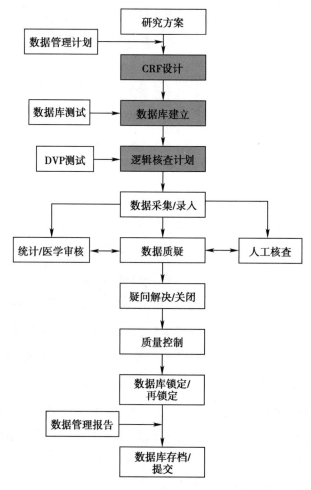

图 29-1 临床试验数据管理的一般流程

二、临床试验数据管理的工作内容

数据管理是临床研究的重要环节,贯穿于整个临床研究。

在临床研究设计阶段,数据管理人员将根据研究方案设计 CRF/eCRF 及其填写指南;制订数据管理计划,建立并测试数据库/数据录入界面和逻辑核查计划,参与研究者会议。

在临床研究进行中,数据管理的工作重点集中在数据核查与清理、严重不良事件的一致性核查、数据管理的质量控制,所有工作都是为了保证按照时间节点锁定数据库。如果采用纸质 CRF,还需要接收、追踪与报告 CRF。

临床研究结束后,撰写项目的数据管理报告;整理数据管理中的所有文档,并按照 SOP 对文档进行存档,向相关人员移交文档、提交全套的锁定后数据库。理论上,数据库锁定、文档及数据库移交后,所有人员的数据管理权限将被收回,项目的数据管理工作即告结束。但若涉及需要开库以修订数据时,则会启动"数据库解锁与再锁定"的流程。

数据管理具有琐碎而细致的工作流程,每个流程都有 SOP 进行规范。这里重点关注病例报告表、数据管理计划、数据库建立、数据核查计划。

第三节 病例报告表的设计

ICH-E6 中的定义为病例报告表(CRF)是一种印刷的、可视的或电子版的文件,是临床研究中收集受试者信息的一种工具或载体,用于收集研究方案所要求的受试者的所有信息(数据),并提交给研究主体的申办方。良好的 CRF 设计有利于数据库的构建、研究者的填写,减少数据质疑、提高统计分析的效率。

CRF 的设计原则包括涵盖方案所要求的所有信息,并避免不必要的内容;按照标准格式进行设计;有利于数据的汇总与分析;尽可能避免数据在转录过程的书写错误;易于研究者的填写。

一、CRF 中的内容

CRF 收集的内容是根据研究方案规定进行设计的,至少包括标识信息(研究方案号、受试者编号等)、受试者的基线信息(知情同意、人口学特征、个人特征、相关病史等)、疗效指标、安全性评价(用药记录、实验室检查、不良事件)、研究总结(退出或完成研究的相关信息)。

研究的标识信息通常打印在 CRF 的封面上(或在 EDC 系统中预先设置),受试者的标识信息需要研究者填写在 CRF 的封面上(EDC 中添加)。受试者的基线信息、疗效指标、安全性评价、研究总结为 CRF 的正文部分。除此之外,CRF 还包括填写指南(eCRF 为独立文档)、研究流程、研究者签名页(EDC 系统采用电子签名)等。

CRF 中除收集支持研究目的(疗效和安全性评估)的目标信息外,还应该收集法规(例如 GCP、临床批文等)要求的一些支持性信息(例如知情同意及日期等)。

二、CRF 填写说明

CRF 填写说明或指南是根据 CRF 填写原则并结合研究的具体要求而制定的一些规则,以帮助研究者正确填写 CRF,减少数据疑问。在 CRF 填写指南中,至少应该包括:①规定需要填写 CRF 的受试者人群,例如所有筛选病例均需要填写;②规定受试者标识信息的编写规则,例如受试者编号为 5 位数字,前 2 位为中心编号,后 3 位为受试者的筛选号;③提醒研究者字迹端正,并对填写工具(笔)提出具体要求等(EDC 系统除外);④特定情况的填写规则,例如选择性项目的填写、日期与时间的填写格式、缺失值的填写要求、数据空位的填写。

eCRF 的填写指南比纸质 CRF 的要复杂一些,还需要包括录入界面、图标的解释、界面跳转的规则等。

三、研究流程图

无论纸质的或电子版的 CRF,都应有研究流程图(表 29-2),以提示研究者在不同的访视及其时间窗内应该完成的任务。研究流程图来源于研究方案,例如受试者应有哪些检查、应转录/填写哪些数据等。

表 29-2　研究流程示例

试验阶段		筛选期	基线期	治疗期		治疗结束
	访视	V1	V2	V3	V4	V5
	天数	治疗前 7~1 天	0 天	治疗后 4 天	治疗后 7 天±1 天	治疗后 14 天±1 天
知情同意书		√				
人口学特征		√				
病史		√				
体格检查		√		√		√
生命体征		√	√	√	√	√
实验室检查		√		√		√
12 导联心电图		√		√		√
入选/排除标准		√				
随机分组			√			
疗效指标的评估		√	√	√	√	√
药物发放与回收			√	√	√	√
伴随用药		√	√	√	√	√
不良事件			√	√	√	√
……						

四、CRF 的正文

CRF 的正文是 CRF 的主题部分,应该包括研究方案以及法规要求的所有数据点信息:①受试者的知情同意;②受试者的人口学特征:年龄(出生日期)、性别、身高、体重、种族(民族);③受试者的个人特征:吸烟和饮酒、饮食习惯、妊娠、既往治疗等;④相关病史:包括疾病诊断信息、既往病史、手术史、过敏史、既往治疗与伴随治疗等;⑤受试者入选标准与排除标准;⑥研究用药记录:研究用药的用量、用药时间与观察时间、依从性以及药物管理信息;⑦研究期间的新增合并药物与其他干预措施;⑧疗效评价数据:检查日期、结果;⑨实验室检查:根据药物特征,包括血、尿常规,血生化,心电图等其他辅助检查;⑩不良事件/严重不良事件:事件名称、开始和结束的日期(时间)、严重程度、处理措施、与药物的关系、转归等;⑪研究总结:受试者完成研究的日期、提前终止总结(提前终止的原因、时间、破盲情况等)。

五、CRF 的审核

数据管理部门负责 CRF 的设计,医学专员和统计师负责审阅及批准。CRF 审核的原则是在不增加数据管理工作量的前提下,保证采集的信息足以支持研究目的的达成、数据可用于统计分析;程序员能轻松提取数据;产生衍生变量的所有数据点均被采集;有利于数据的综合分析。

例如年龄是根据基线采集日期、出生日期计算的,不需要直接填写年龄;再如以终点事件为主要疗效指标的临床研究,事件及其发生日期有的可以根据原始数据衍生,有的则需直接记录在 CRF 中。肿瘤研究中,疾病进展的判断是基于肿瘤的影像学评估,受试者的"疾病进展日期"可以作为衍生变量不在 CRF 中出现,但"影像学日期"则是必不可少的;死亡病例的"死亡日期"不能是衍生变量,需要在 CRF 中独立记录,并且容易被提取出来。

第四节 数据库的建立

数据库是临床研究数据的电子载体,其功能包括临床试验数据的收集、储存、整理与报告,直接影响数据的完整性、准确性与合理性。数据库在数据管理计算机系统中建立,其入口端为数据管理系统的数据录入界面,数据录入员(电子采集系统中为研究者或其授权人员)通过录入界面,将 CRF 要求采集的数据录入计算机系统;数据库的出口端为数据库的导出,数据库在数据管理系统中的运行应该有稽查痕迹(audit trail)。

一、注释 CRF

在建立数据库前,需要创建注释 CRF(annotated CRF,aCRF)。注释 CRF 是在 CRF 文档的基础上,对数据进行分类、命名的过程。例如在 aCRF(图 29-2)中,出生日期以"{DM} BRTHDCT"进行注释,其中 BRTHDCT 为出生日期的变量名称,同时出生日期被记录在一个叫 DM 的数据模块(或数据域)中。

人口统计学{DM}	
出生日期:|__|__|__|__|年|__|__|月|__|__|日 BRTHDTC	性别□₁ 男　□₂女 SEX
民族:□₁ 汉　　　　　□₂其他,请说明: RACE　　　　　　　　　　　RACEOTH	

图 29-2　注释 CRF 举例:人口学资料

某个数据域中包含同一性质的指标,例如生命体征指标,包括脉搏、血压、体温等,aCRF 中将设计一个"指示变量"VSTEST 来指示某 VSORRES 值所指代的指标(图 29-3)。

生命体征{VS}	
脉搏:|__|__|__|次/分	VSORRES /VSSU where VSTEST = "PULSE"
血压:|__|__|__|/|__|__|__|mmHg	VSORRES /VSSU where VSTEST = "SYSBP/DIABP"
体温:|__|__|.|__|℃	VSORRES /VSSU where VSTEST = "TEMP"
身高:|__|__|__|cm	VSORRES /VSSU where VSTEST = "HEIGHT"
体重:|__|__|__|.|__|kg	VSORRES /VSSU where VSTEST = "WEIGHT"

图 29-3　注释 CRF 举例:生命体征

这样的设计将产生类似于下表的数据结构：

...	Visitnum	Visit	VSTEST	VSORRES	VSSU
...	1	Screening	PULSE	###	次/分
...	1	Screening	SYSBP	###	mmHg
...	1	Screening	DIABP	###	mmHg
...	1	Screening	TEMP	##.#	℃
...	...	...	...	...	...

注释 CRF 可以被看作是数据库的"字典"，为编程人员提供数据格式、路径。数据库建库人员根据注释 CRF 创建数据库，统计人员根据注释 CRF 确定某个数据点在数据库的位置。因此，为提高数据管理与统计分析的工作效率，便于数据库的共享，注释 CRF 都会遵循某个特定的标准(行业标准或企业内部标准)，以利于标准化数据库的设计。

注释 CRF 由数据管理人员根据定稿后的 CRF 创建，需要统计师审核，以保证数据格式有利于程序员提取数据和产生衍生变量。

二、数据库的建立与测试

根据注释 CRF 创建的数据库，在正式运行前(正式录入数据)需要通过测试，以保证数据库不存在重大的设计缺陷。数据库的测试内容(测试报告)至少包括：①数据库设计：数据模块(数据域)的结构的合理性、变量名称与标签的正确性、数据类型/格式的合理性；②数据录入界面：与 CRF 的结构/布局相同；③数据录入：保证数据(包括外部数据的批录入)能正确录入；④数据的储存情况：数据库能正确储存录入的数据，不会被系统删节；⑤各种衍生变量可以正常计算；⑥导出的数据在数据格式上(变量名称、标签、类型)与录入的数据一致；⑦数据疑问的产生：根据数据核查计划产生数据疑问；⑧数据更新时的稽查痕迹：包括修订时间、修订前后的数值、修订人员及原因。

三、数据库的修改

尽管数据库在正式上线运行前经过了严格的测试，但在运行过程中也可能因为各种原因，导致需要修改数据库。修改数据库最常见的原因是研究方案修订导致的 CRF 的修改，尤其是增加新的数据点。新数据库除需要按照 SOP 进行重新测试外，还需测试原有的数据在新、旧数据库中的一致性，以及不会因为数据库修订造成原有数据的丢失与错误输出。

第五节　数据核查

数据核查(data validation)是原始数据到清洁数据库的过程中所采取的一系列步骤与措施。数据核查的目的是保证数据库中的数据能准确、一致、真实地反映受试者信息。数据核查几乎涉及临床研究中的所有人员，包括研究者、监查员、数据管理、统计师、医学专员等。广义的数据核查从原始数据产生开始，到研究报告完成结束。狭义的数据核查是指数据进入数据库后，在数据管理部门所进行的数据核查，包括对数据在传输过程中(原始数据→

CRF→数据库)出现的错误、数据的逻辑合理性进行的清理。

　　数据核查前,数据管理员将根据方案、CRF、数据管理计划制订数据核查计划(data validation plan,DVP),该计划将详细描述各数据域、各数据点的核查内容、方法(程序核查或人工核查),质疑表中对存疑数据的描述及对研究者的要求。数据核查的内容包括 CRF 的填写质量、数据的完整性和有效性、数据的逻辑合理性和一致性。例如对年龄的核查包括出生日期的完整性、受试者的年龄是否符合入选标准,对于该数据点一般产生 2 个数据疑问:出生日期缺失或不完整,要求补充;年龄不符合入选标准,但关于年龄的入选标准勾选"符合"(表 29-3)。

表 29-3　数据核查计划中出生日期核查的设计示例

domain	No.	variables	related variables	logic expression	error message	type
DM	DM_001	BRTHDTC		BRTHDTC IS NULL	出生日期缺失,请提供	system
DM	DM_002	BRTHDTC	RFICDTC, IEORRES #2	75 < RFICDTC-BRTHDTC < 18 AND IEORRES #2 = '1'	受试者的年龄不在 18~75 范围内,不满足入选标准 2,请核对	system

　　目前,临床试验数据的核查多采用程序的自动逻辑核查,但对于一些描述性的信息仍然需要进行人工核对。例如对"既往/伴随用药"的人工核查包括通用名填写正确且能进行编码;有与"适应证"相一致的病史或不良事件记录;有无违反方案的违禁用药;整体"既往/伴随用药"信息是否合理。

　　对于不良事件的核查,除缺失、不完整这些一般性核查外,需要特别注意不良事件与其他重要数据点的一致性。AE 导致研究药物的调整:停药的,其退出原因应该为"不良事件";暂停或调整药物剂量的,用药记录必然显示用药量的减少。需要药物处理的不良事件,合并用药处一定有对应的记录;不良事件需要"住院"治疗的,SAE 必有所体现。不良事件转归:关联计划外访视、死亡关联 SAE 报告。以上内容需要一一核对。

　　CRF 中的日期变量,在以终点事件为疗效指标的临床研究(如心血管药物、抗肿瘤药物等)中尤为重要,而这些日期都被放入了不同的数据模块中(包括用药记录、实验室检查、影像学检查、不良事件、死亡/SAE 报告、终点事件等),其中的逻辑关系需要逐一理顺。对于有时间点要求的研究更是如此。例如 PK 研究、麻醉药临床研究、动态血压监测等。

　　数据核查计划在正式上线运行前(实际数据录入前),应该得到统计师、医学经理和申办方的严格审核,力求做到面面俱到,尤其是采用 EDC 系统采集数据。但无论事前考虑有多么仔细周全,实际运行时,总难免有这样那样的欠考虑的地方,有待于修订。核查计划书更应该是一个动态的文件,在研究过程中进行适当的调整。

第六节　数据库的标准化

　　数据库是临床研究数据的电子载体,是新药注册申请应提交的文档之一。监管部门并未对数据库格式进行统一的要求。随着新药注册临床的广泛开展,越来越多的数据库提交给监管部门,数据库格式的多样性越来越显示出诸多弊端,既不利于临床试验数据的荟萃,也不利于对注册临床试验数据的审核,给审评工作带来一定的难度。因此,数据库的标准化成为规范化数据管理的重要内容之一。

一、CDISC

CDISC 是临床试验数据交换标准协会的英文简称,该协会致力于临床医疗和医学研究信息价值的最大化、研究过程的合理化、研究成果转化为临床决策的便捷化,并为此制定了一系列的标准。与临床试验数据相关的包括临床试验数据采集整合标准(CDASH)、研究数据列表模型(SDTM)、分析数据模型(ADaM)。无论是 CDASH 或 SDTM,其标准设置都归纳为合理的数据域设定、系统化的变量命名规则以及标准化数据结构。

根据临床试验数据的不同性质与逻辑相关性,将数据划分为不同的数据域。

例如人口学资料 DM(demographics)、入排标准 IE(inclusion/exclusion criterion)、疾病史 MH(medical history)、体格检查 PE(physical examination)、生命体征 VS(vital signs)、药物暴露 EX(exposure)、实验室检查 LB(laboratory test results)、心电图 EG(ECG test results)、受试者访视 SV(subject visits)、病例去向 DS(disposition)、不良事件 AE(adverse events)、合并用药 CM(concomitant medications),以及临床事件 CE(clinical events)、量表 QS(questionnaire)、微生物学 MB/MS(microbiology)、药代动力学 PC/PP(pharmacokinetics)。

CDISC 标准中,变量命名均采用的是系统化的变量命名方法:数据域名+后缀。常用的后缀包括出现某事件"OCCUR"、事件名称"TERM"、具体测量值"ORRES"、根据测量值分类"CAT"、日期/时间"DTC"、开始/结束日期"STDTC/ENDTC"、用药途径"ROUNT"等。

例如不良事件记录的变量设定见表 29-4。

表 29-4 不良事件记录的变量设定示例

name	type	format	label
AETERM	char		Reported Term for the Adverse Event(不良事件)
AEMODIFY	char		Modified Reported Term(修订的不良事件)
AELOC	char		Location of Event(部位)
AESEV	num	AESEV.	Severity/Intensity(严重程度)
AESER	num	YESNO.	Serious Event(严重不良事件)
AEACN	num	AEACN.	Action Taken with Study Treatment(对研究药物采取措施)
AEACNOTH	num	AEACNOTH.	Other Action Taken(其他措施)
AEREL	num	AEREL.	Causality(与研究药物的关系)
AERELNST	num	AEREL.	due to a treatment other than study drug(与其他治疗的关系)
AEOUT	num	AEOUT.	Outcome of Adverse Event(转归)
AESTDTC	date		Start Date/Time of Adverse Event(发生日期)
AEENDTC	date		End Date/Time of Adverse Event(结束日期)

根据观察指标,在研究期间重复测量的情况,数据域将采用纵向或横向的形式。某观察指标在整个研究期间仅记录 1 次,数据域可采用横向格式数据;某观察指标在不同的时间点上均有记录,数据域应采用纵向格式数据。

纵向数据结构的优点在于大大降低了数据库中的变量数,提高数据的编程、提取效率,也有利于对数据库的快速审阅。

二、医学编码

临床研究中,研究者收集受试者的病史、研究期间的不良事件、伴随或新增的合并用药等常采用开放式的填写方式。尽管要求研究者采用专业的医学术语填写疾病名称、不良事件术语以及药物名称,但实际上是很难在数据收集层面达到统一的标准,这给数据的汇总带来困难,也不利于对同类药物安全性的充分评估。

随着国内临床研究的国际化接轨,对临床试验数据进行医学编码成为必然。医学编码(medical coding)是对临床研究所收集到的不良事件、药物名称、疾病名称等,与标准字典的术语进行匹配的过程。

医学编码的任务由数据管理部门承担,经临床研究者、医学专员、药物警戒(若有必要)审阅,最后得到医学专员的批准。所有需要编码的临床试验数据如不良事件、合并用药、病史等,都必须在数据库锁定前完成医学编码。

(一) MedDRA

MedDRA 是由 ICH 开发的国际医学标准术语词典,被广泛用于不良事件的监测与报告,也用于对其他临床试验数据(疾病名称、手术操作等)进行编码。

MedDRA 中的术语名称各异,多达 10 万余条,各术语之间通过 5 个层次(分类)的结构进行归属和关联:器官系统分类(system organ class,SOC)、高位组语(high level group term,HLGT)、高位语(high level term,HLT)、推荐术语(preferred term,PT)、低位语(low level term,LLT)。这 5 级结构为数据检索提供了多种选择,根据检索特异度的要求可通过特异的或宽泛的组来检索,LLT 的特异性最高。不同层次的术语具有不同的作用。

随着版本的更新,各级术语均有所增减。被淘汰或不经常使用的术语不会被删除,但被标记为"非现行(non-current)",而目前在用的编码则标记为"现行(current)"。2017 年 3 月发布了最新的 MedDRA 20.0 版,5 级分类包括 27 个 SOC、337 个 HLGT、1738 个 HLT、22 499 个 PT 和 77 248 个 LLT(表 29-5)。

表 29-5　MedDRA 的分级结构(20.0 版)

分级	名称	中译名称	数量	作用
1	system organ class(SOC)	系统器官分类	27	报告、分析查询
2	high level group term(HLGT)	高位组语	337	报告
3	high level term(HLT)	高位语	1738	报告
4	preferred term(PT)	首选语	22 499	报告、分析查询
5	lowest level term(LLT)	低位语	77 248	编码

MedDRA 的 5 级分类呈现多轴型结构,除低位语外,同一术语可能会编码到不同的上级术语中。例如在疫苗类临床研究中,"皮疹"作为主动监测的不良反应,常规编入"全身性疾病及给药部位各种反应",但是仍然需要结合"皮疹"出现的部位和时间,确认是否需要编入"皮肤及皮下组织疾病"。MedDRA 术语的这种多轴型结构要求编码人员必须具有医学背景,对药物特性、研究领域、编码字典有极高的专业认知。

经 MedDRA 编码后的不良事件,统计分析时一般采用 SOC/PT 两级分类进行汇总,疾病以及手术多采用 PT 进行汇总(表 29-6)。

表 29-6 MedDRA 的系统器官分类(SOC)(20.0 版)

分类	系统器官分类	中译名称
1	Blood and lymphatic system disorders	血液及淋巴系统疾病
2	Cardiac disorders	心脏疾病
3	Congenital, familial and genetic disorders	先天性、家族性及遗传性疾病
4	Ear and labyrinth disorders	耳及迷路疾病
5	Endocrine disorders	内分泌疾病
6	Eye disorders	眼疾
7	Gastrointestinal disorders	胃肠道疾病
8	General disorders and administration site conditions	全身性疾病及给药部位各种反应
9	Hepatobiliary disorders	肝胆疾病
10	Immune system disorders	免疫系统疾病
11	Infections and infestations	感染及侵染类疾病
12	Injury, poisoning and procedural complications	损伤、中毒及手术并发症
13	Investigations	各类检查
14	Metabolism and nutrition disorders	代谢及营养疾病
15	Musculoskeletal and connective tissue disorders	各种肌肉骨骼及结缔组织疾病
16	Neoplasms benign, malignant and unspecified (incl cysts and polyps)	良、恶性肿瘤(含囊肿和息肉)
17	Nervous system disorders	中枢神经系统疾病
18	Pregnancy, puerperium and perinatal conditions	妊娠期、产褥期和围生期状况
19	Product issues	产品问题
20	Psychiatric disorders	精神疾病
21	Renal and urinary disorders	肾及泌尿系统疾病
22	Reproductive system and breast disorders	生殖系统及乳腺疾病
23	Respiratory, thoracic and mediastinal disorders	呼吸系统、胸部及纵隔疾病
24	Skin and subcutaneous tissue disorders	皮肤及皮下组织疾病
25	Social circumstances	社会环境
26	Surgical and medical procedures	各种手术及医疗操作
27	Vascular disorders	血管疾病

(二) WHO DD

世界卫生组织药物词典(WHO DD)是目前世界上最全面的药品字典,被广泛用于医疗研究机构、临床研究中对药物名称的编码。随着新药的研发与上市,有相继开发出版了 WHO DD 加强版、WHO HD(世界卫生组织草药词典)。WHO DD 及其加强版涵盖了药物、疫苗、草药、血制品等内容,WHO HD 仅针对天然活性成分药物。

WHO DD 有 A、B、C 三种字典格式,所包含的药物信息量各有不同,其中 A 格式已停止使用,C 格式的信息量最大。由于 C 格式在应用过程中存在一些缺陷,故 B-2 格式目前被作为标准格式,被广泛用于临床研究中的药物编码。

临床研究数据库中的药物信息通过与 WHO DD 的数据项匹配获取药物识别码,从而获取药物的 ATC 代码。C 格式的药品识别码包括"药物名称及其说明、药物剂型、规格、市场授权持有人、国家、药物代码"信息,具有唯一性;B-2 格式的识别码为"药物代码"。

药物代码标识药品的商品名或通用名,由药物记录号(6 位数字)+第 1 序列号(2 位数字)+第 2 序列号(3 位数字)组成,共 11 位数字。药物记录编号以药物有效成分为编号,即具有相同有效成分的药物其药物记录编号相同;第 1 序列号标识有效成分的基团(盐或酯),第 2 序列号标识药品名称,两个序列号共同标识药物的首选名称。

除药物识别码/药物代码外,WHO DD 及其加强版还有另外一套药物分类体系,即解剖(anatomical)-治疗(therapeutic)-化学(chemical)分类体系,简称 ATC 分类。建立在该体系上的药物代码称为 ATC 代码。WHO DD 中,药物代码与 ATC 代码有固定的对应关系(一对一或一对多)。ATC 分级分类体系有利于对药物进行不同级别的分析与汇总(例如按照药物的治疗目的、作用部位、化学结构等)。药物的 ATC 代码分为 5 个级别:①第 1 级:解剖分类,1 个大写字母;②第 2 级:治疗分类,2 位数字;③第 3 级:药理分类,1 个大写字母;④第 4 级:化学分类,1 个大写字母;⑤第 5 级:化学药物,2 位数字。

例如对乙酰氨基酚的 ATC 代码为 N02BE01,解剖分类为"神经系统"(nervous system,NS),治疗分类为 10(用于止痛),药理分类为 B(止痛与退热),化学分类为 E(苯胺类),化学药物为 01(对乙酰氨基酚)。

WHO DD 中具有相同化学名的药物,因其治疗目的、给药部位、给药途径不同而有多个 ATC 代码。

WHO DD 为医疗机构提供了标准化、格式化的药物信息,但由于其复杂的编码体系,要求研究者采用字典中设定的药物代码收集数据几乎是不可能的。因此在临床研究中,常规的操作是研究者填写药物名称(通用名或化学名)和用药适应证,由数据管理的编码人员根据药物名称与字典匹配,得到药物代码,确定药物首选名称,从而获取所对应的 ATC 代码。若某首选名称对应了多个 ATC 码,需要根据本次用药的适应证确定唯一的 ATC 码,因此相同的药物可以对应不同的 ATC 码。药物编码后的统计分析,通常是按照 A-T-C 三级分类进行汇总,也可以按照 5 级代码进行汇总。

第七节　数据的保存

数据保存的目的是保证数据的安全性、完整性和可及性(accessibility)。

保证数据的安全性主要是防止数据可能受到物理破坏或毁损。在进行临床试验的过程中,将所有收集到的原始数据(如 CRF 和电子数据)存储在安全的地方,诸如受控的房间,保证相应的温度、湿度,具有完善的消防措施,防火带锁的文档柜。这些原始文档是追踪到原始数据的审核路径的一部分,应如同电子审核路径对数据库的任何修改或备份所做的记录一样,严格进行保护。数据保存期限应按照法规的特定要求执行。

数据的内容及其被录入数据库的时间、录入者和数据在数据库中所有的修改历史都需要保存完整。保证数据的可及性是指用户在需要时能够自如登录和获取数据,以及数据库中的数据可以按照需要及时传输。

在临床试验完成后,应对试验过程中的文档进行存档。表 29-7 中总结了临床试验数据归档保存的各类型信息。

表 29-7　临床试验数据需归档保存的各类型信息

分类	标题	分类的内容和指南
1	临床试验数据管理的 SOP 列表	
	相关的 SOP	试验适用的数据管理相关的 SOP(申办方或 CRO 的),需要明确 SOP 的版本号、生效日期
2	数据管理团队	
	人员列表	参与数据管理的人员名单,包括姓名、部门、职能及被委任该试验的开始日期、结束日期和签名样张。如果有 CRO 的参加,需要有 CRO 的组织架构及成员的简历
	人员培训记录	数据管理人员与项目相关的培训记录
	人员的变更记录	数据管理人员变更时关联人员的变更记录、签字
	数据管理系统访问控制记录	所有数据库、文件夹、应用、工具,以及相关系统的权限记录,包括访问权限的授予和终止记录、用户名、生效日期、权限等级
3	临床试验方案和病例报告表	
	临床试验方案	临床试验方案的所有版本
	病例报告表	空白 CRF(包括患者问卷和患者日记)及审核批准的相关文件
	病例报告表填写说明	病例报告表填写说明及其批准文件
	数据录入说明	数据录入说明(适用于纸质 CRF)及其批准文件
4	数据管理相关的计划	
	流程图	数据管理工作流程图和数据流程图
	进度表	与数据管理相关的项目计划书和进度表
	数据管理计划书	所有版本的数据管理计划书及其相关的审核和批准文件
	数据核查计划书	详细定义在系统中执行的所有的系统核查和人工核查定义,及其他数据核查方式和方法。保存该计划的所有版本及其审核批准文件
5	数据库的建立、测试和修订	
	注释 CRF(annotated CRF)	注释 CRF(annotated CRF,即带有数据集和变量注释的空白病例报告表)及其批准文件
	数据库建库说明	数据库建库的技术说明

续表

分类	标题	分类的内容和指南
	数据库的审核批准	数据库测试用的测试用数据和测试脚本,包括: - 测试数据 - 测试记录 - 问题列表及更正记录 数据库的批准文件
	数据库的修订	包括修订数据库的申请表、数据库修订记录、相关的 QC 文件以及批准文件
	核查的程序测试及其记录	数据核查程序以及相关的文件,包括测试脚本、测试数据、测试结果、QC 文件以及批准文件
	数据库启动批准	数据库启动批准清单及审批表
6	数据管理记录	
	数据核查的问题列表	数据核查中发现的数据问题列表
	纸质 CRF 和质疑表的交接记录	纸质 CRF 和质疑表可以通过适当的方式进行交接,所有交接必须有记录,包括内容、数量、时间、发送人、接收人或快递编号等
	医学编码相关文件	医学编码说明、列表以及批准文件
	严重不良事件一致性核查记录	包括严重不良事件的核查计划、跟踪工作表和一致性核查的报告
	数据管理报告	数据管理报告的最终版本
7	数据质量控制文件	
	数据质量控制评估	最终的数据 QC 记录,包括抽样比例、数据错误率等。适用于纸质 CRF 试验
	数据稽查轨迹记录	数据库系统的数据稽查轨迹记录
8	外部数据	
	外部数据传输说明	外部数据传输说明,至少包括但不限于以下内容: - 外部数据的储存及传输路径 - 数据映射方法和程序 - 数据映射程序的审核及其记录
	外部数据的一致性核查	在试验过程中对外部数据传输进行详细记录,并做一致性核查(reconciliation)的记录
	实验室正常参考值范围	保存实验室提供的临床参考值范围、变更及变更日期
9	数据库锁定	
	数据库锁定清单及批准文件	数据库锁定检查项目的清单和数据库锁定批准文件
	数据库锁定	数据库锁定的相关文件:数据库原有权限的撤回、数据库锁定的声明

续表

分类	标题	分类的内容和指南
	数据库解锁	已经锁定数据库要求解锁的申请及批准文件、修订部分的详细说明和 QC 记录、数据库再锁定的记录与批准等有关文件
	数据传输记录	数据传输记录,包括数据统计和编程部门收到数据的有关确认文档
10	试验过程中的其他文档	
	纪要	试验过程中没有在 SOP 中涉及的流程及规则,以及在试验过程中的数据管理会议记录
	有关重要决议和执行记录	数据管理过程中,有关重要决议和解决方法的执行记录
	相关邮件记录	重要的数据管理邮件包括但不限于与数据管理相关的处理原则和方法的讨论记录
11	视查、稽查(如适用)	
	视查、稽查报告	视查、稽查报告
	纠正和预防措施文档	对视查、稽查报告中已发现的错误的纠正措施及可能发生的错误的预防措施(CAPA)

（魏朝晖　刘玉秀）

参 考 文 献

1. FDA.Guidance for Industry:Computerized Systems Used in Clinical Investigations.2007.

2. FDA.Code of Federal Regulations,Title21 part 11:Electronic Records;Electronic Signatures-Scope and Application.2003.

3. Society for Clinical Data Management (SCDM).Good Clinical Data Management Practices (GCDMP).2007.

4. CDISC.Introducing the CDISC Standards:New Efficiencies for Medical Research.2009.

5. Drug Information Association (DIA).Computerized Systems in Clinical Research:Current Data Quality and Data Integrity Concepts.2011.

6. FDA.Guidance for Industry:Electronic Source Data in Clinical Investigations.2013.

7. EMA.Reflection paper on expectations for electronic source data and data transcribed to electronic data collection tools in clinical trials.2010.

8. 中国临床试验数据管理学组(CDMC).数据管理的相关文件及记录清单.药学学报,2015,50(11):1365-1366.

9. 中国临床试验数据管理学组(CDMC).临床试验源数据的管理.药学学报,2015,50(11):1367-1373.

10. 中国临床试验数据管理学组(CDMC).临床试验数据管理质量评价指标体系.药学学报,2015,50(11):1374-1379.

11. 中国临床试验数据管理学组(CDMC).临床试验中计算机化系统的验证.药学学报,2015,50(11):1380-1387.

12. 中国临床试验数据管理学组(CDMC).数据管理计划的结构和内容.药学学报,2015,50(11):1388-1392.

13. 颜崇超.医药临床研究中的数据管理.北京:科学出版社,2011.

14. 擎燕,熊宁宁,邹建东,等.ICH 国际医学用语词典(MedDRA):药事管理的标准医学术语集.中国临床药理学与治疗学,2007,12(5):587-590.

15. 陆梦洁,刘玉秀.MedDRA 及其在不良事件分析中的应用.药学学报,2015.50(11):1396-1401.

第三十章

独立数据监查委员会

临床试验设计的目的旨在评估一种干预措施(药物或器械)对疾病治疗的有效性和安全性,由于大规模的多中心临床试验往往有众多的受试者参与,研究周期较长,如果能在试验结束之前利用已经积累的临床试验数据进行期中分析,对那些可能存在危及生命或导致不可逆的严重不良反应的临床试验尤为重要。如果根据累积到的数据已经能够确证干预措施有效性的试验可以提前终止研究,不仅能保护受试者的安全和利益,同时也能节约时间成本和资源。因此研究过程中的数据监查非常重要。有关期中分析的内容详见第十九章。

本章阐述独立数据监查委员会(Independent Data Monitoring Committee, iDMC)的目的、意义、组建和职责,iDMC 的独立性、保密性和无利益冲突申明、iDMC 会议的组织与召开,以及什么时候需要组建 iDMC 等。

第一节 概 述

期中分析是指在试验数据收集完成之前进行的任何分析、总结或监查。有些期中分析会涉及数据揭盲,因此如果应用不恰当就有可能对后续试验产生无法评估的偏倚。能否选用科学合理的统计学方法,如何对期中分析结果保密,如何根据期中分析结果给予申办方恰当的建议等,都需要予以考虑和事先定义。

为解决此类问题,无论以安全性监查为目的或是以有效性评价为目的的期中分析通常由与试验无任何利益关系的一组专业人员完成,即数据监查委员会(Data Monitoring Committee, DMC),为强调 DMC 的独立性,常称其为独立数据监查委员会(iDMC),有时为了强调安全性监查,又称其为数据和安全监查委员会(Data and Safety Monitoring Board/Committee, DSMB/DSMC)。本书将采用 iDMC 作为数据监查委员会的缩写,以突出"独立"的重要性。

独立数据监查委员会的概念是在 20 世纪 60 年代产生的。首次使用该委员会的临床试验是 CDP(Coronary Drug Project),该项目是一个多中心、随机双盲、多种药物、安慰剂平行对照试验,是美国国立卫生研究院(NIH)资助的一系列大型多中心临床试验之一,由国立心脏研究所(NHI)负责,意欲比较 5 种调脂药物对于男性心肌梗死(MI)患者的疗效。主要终点指标是全因死亡;次要终点指标是心血管死亡、冠心病死亡、复发性非致死性心肌梗死等。试验从 1966 年 3 月开始,至 1969 年 10 月共入组 8341 例,有 53 个中心参与,所有受试者随访至少 5 年,最长 8.5 年。对于一个如此规模的大型临床试验,CDP 专门成立了一个指导委员会(steering committee)负责研究者的遴选和项目的管理;一个政策委员会(policy board)负责对试验进行监查,并为 NHI 提供咨询。政策委员会由不同领域的资深专家组成,他们不参与该项目的临床试验工作,负责试验药物的遴选、设计、辅助研究、研究质量的评估等工作。为了更好地组织和监督 CDP 项目,1967 年 NHI 委托该委员会主席 Bernard Greenberg 撰写了一份题为"组织、审查和管理合作研究"的报告。这份报告也被称为 Greenberg 报告,报告中包含了许多很好的建议,包括临床监查和数据监查等。在 Greenberg 的建议下,CDP 项目专门成立了数据和安全监查委员会(Data and Safety Monitoring Committee),负责深入的数据分析和监查,这就是第一个 iDMC。Greenberg 报告的影响非常大,此后的所有由 NHI、NIH 和美国退伍军人管理局(Veterans Administration)等资助的临床试验项目均相继要求成立类似的委员会负责数据监查工作。学术界和 NIH 对这一监查体系进行了深入的研究,1998 年 6 月 NIH 颁布了数据和安全监查委员会的要求(NIH policy for data and safety monitoring),2006 年 3 月 FDA 颁布了相应的指导原则。随后,各大制药企业发起的大型临床试验也都成立了相应的 iDMC。

并非所有的临床试验都要成立 iDMC。我国《药物临床试验的生物统计学指导原则》中指出,一个临床试验如果具备下列一种或多种特征,则需考虑成立 iDMC:①对安全性或有效性的累积数据进行期中分析,以决定是否提前终止试验;②存在特殊安全问题的试验,如治疗方式有明显的侵害性;③试验药物可能存在严重毒性;④纳入潜在的弱势人群进行研究,如儿童、孕妇、高龄者或其他特殊人群(疾病终末期患者或智障患者);⑤受试者有死亡风险或其他严重结局风险的研究;⑥大规模、长期、多中心临床研究。

第二节　数据监查委员会的建立与组成

一、iDMC 的建立

申办方在确定某临床试验需要建立数据监查委员会后,负责任命 iDMC 主席,并由主席提议组建 iDMC,该团队应独立于该试验的临床研究团队,申办方需配备资源与条件,保证其职能的发挥。为充分地审查与合理地建议,iDMC 应是多学科的,由具临床研究经验且能独立行使职责的成员组成,以保证临床研究的完整性和保护患者/受试者的安全性。另外,为了保障 iDMC 的工作顺利进行,同时应建立相应的 iDMC 支持小组。

(一) iDMC 主席

主席(chairperson)对 iDMC 的职能实现至关重要,通常由领域内德高望重、具有丰富的临床试验经验和良好的组织能力,能够在多学科专家小组中发挥领导作用的专家担任。因此,申办方应慎重选择 iDMC 主席并得到主要研究者的同意,为保证 iDMC 主席的独立性,iDMC 主席不应是政府工作人员(尤其是药品监督管理机构的成员)、企业或申办方的雇员或顾问等。

(二) iDMC 成员构成

iDMC 需要根据不断积累的试验数据,从有效性、安全性角度综合权衡试验药物的效益-风险关系,并作出"继续试验""调整方案后继续试验""试验终止"的重大决策。临床试验的复杂性使得这一决策过程极富挑战性,这就需要 iDMC 成员为不同领域的资深的、德高望重的专家,以及具有丰富的临床试验经验和果断的决策能力的专家。

因此,iDMC 一般包括临床医学专家和生物统计学专家。相关领域的临床专家可以解释试验中出现的不良事件、收益-风险问题。生物统计专家在试验期间需根据不断累积的数据进行分析,或需对外部数据信息和期中分析的结果进行解读,因此在 iDMC 成员中应至少有 1 位资深的生物统计学家。对于有高风险或有普遍公共卫生意义的试验,iDMC 还应有 1 名流行病学专家。有时,iDMC 还可以包括 1 名医学伦理学专家,以对知情同意过程等进行监管。某些特定试验的 iDMC 根据需要可以纳入其他领域的专家,如律师、从事临床试验但非研究领域的医生、药理学家、毒理学家等。医疗器械临床试验中,相关专业的工程师也可以作为 iDMC 成员。

选择 iDMC 成员最好具有以下特点:

1. 所有成员必须是相关领域的资深专家,具有丰富的临床试验经验和果断的决策能力,能有效合作与沟通。

2. iDMC 成员应该能够理性思考和提出疑问,自信心强,有良好的决断能力。

3. iDMC 作为一个整体,有关 iDMC 的经验累积非常重要,应至少有部分成员具有既往 iDMC 工作经验。如果 iDMC 中只有 1 位统计学家,则这名统计学成员先前的相关 iDMC 经验就更为重要。

4. iDMC 成员要承诺参加 iDMC 会议,并且事先为相应的会议做好准备工作。

5. iDMC 一般无须特别注意性别构成,但是在某些特殊情况下应当予以重视。比如某些研究的受试者均为女性,建议 iDMC 成员中应有女性专家。

6. 无利益冲突原则。在选择 iDMC 成员时,应特别考虑可能存在的利益冲突。这里的利益包括经济利益、科研利益和其他精神情感利益。申办方在选择 iDMC 成员前应评估 iDMC 成员的潜在利益冲突,确保有重大利益冲突的人不能加入 iDMC,所有 iDMC 成员应公开那些不会影响客观性的潜在冲突,这样不会妨碍他们在 iDMC 的任职,确定并公开任何 iDMC 成员在相同、相关或竞争产品的其他 iDMC 中同时任职的情况。

iDMC 的规模既要保证观点的多样性和不同专业领域的代表性,又不至于成员太多导致会议的烦琐冗杂,方便会议组织和成员参与,并能获得投票决议。iDMC 成员数通常为奇数,一般为 3~5 人,最多 7 人。

(三)独立统计师

通常设立一名独立统计师(independent statistician),该统计师与 iDMC 中的统计学家角色不同,往往由 iDMC 主席委任其对申办方的累积数据进行统计分析,需要在 iDMC 会议上介绍分析结果,完成会议的记录等工作。该独立统计师需要在非盲状态下分析数据,也需要签署保密协议,但独立统计师在 iDMC 会议中无决策及投票权。

(四)iDMC 支持小组

由于 iDMC 是通过会议讨论试验的期中分析报告,往往需要辅助人员参与支持与会议相关的准备和实施工作,耗费较多的时间和精力。因此,在 iDMC 成立之初即需确定一组人员作为专门的 iDMC 工作支持小组,以确保监查工作的顺利进行。同时明确一位联络人,负责所有与申办方、外部数据方、研究者(可能)的沟通和联系工作。支持小组及联络人需了解自身职责,在保密的原则下保障 iDMC 工作的正常进行。

iDMC 的组织架构见图 30-1。

二、iDMC 的独立性

为了防止申办方的利益过度影响 iDMC,试验应尽可能客观,降低偏倚的可能性,提高试

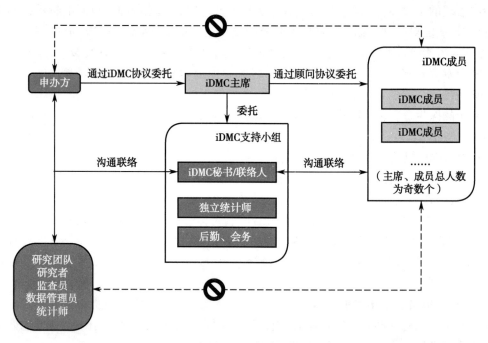

图 30-1　iDMC 的组织架构

验结论的可信性。iDMC 在作出任何决策时应保持相对的独立性,并对试验期间的数据和结果保密,即使申办方根据外部信息对试验进行某些修正,也不至于造成偏倚。

这里的独立是相对的。iDMC 极少"完全独立"于申办方。通常由申办方选择 iDMC 主席和成员,通过第三方(往往是独立统计师)向 iDMC 提供会议经费,并向 iDMC 成员支付薪酬。申办方还可以参与 iDMC 的公开会议,可以在未知试验分组的情况下对入选标准、依从性和事件发生率等数据进行整体评估。另外,申办方还可以向 iDMC 提供一些重要信息,比如申办方的目的、计划及其他可供 iDMC 参考的信息,这些相互合作和交流可以提高监查的效率和质量。

三、iDMC 顾问协议书

在选定 iDMC 主席和成员之后,iDMC 主席应与每个 iDMC 委员签署《顾问协议书》,以明确各成员的职责和应尽的义务,并声明与该临床试验的利益关系。

《顾问协议书》的内容主要有试验方案的设计与研究目的,明确本次 iDMC 独立于申办方仅向其提供专业咨询,以保障受试者利益,评估试验期间研究药物或干预的安全性。如果受试者存在较大的风险或试验完成的可能性下降时,iDMC 可考虑建议终止试验。在协议书中需要明确 iDMC 的具体操作,告知参与 iDMC 的其他成员如独立统计师的信息。

《顾问协议书》中还需达成以下共识:了解 iDMC 会议及相关活动的进展是各个成员的基本权利;iDMC 成员必须有义务声明作为本研究之外的独立人士,与本试验或同类试验没有利益冲突。同时,还需明确每个 iDMC 成员应履行以下职责,包括预先了解本临床研究项目的试验方案;亲自出席 iDMC 会议;审阅并签署本次临床试验数据和安全监查委员会章程;根据独立统计师对数据的分析报告,评估研究药物或干预的有效性和(或)安全性,并参与作出相应的决策。

四、iDMC 章程

iDMC 章程(iDMC chapter,以下简称章程)是 iDMC 开展工作的指南、计划和标准操作程序(SOP)。该章程与临床试验的研究方案和统计分析计划同样重要,通过明确职责、事先周密计划、制定 SOP,以避免由于 iDMC 操作不当而对试验本身乃至试验结果及解释造成偏倚。

章程通常是在起草后征得所有 iDMC 成员和申办方同意。

章程的内容通常包括 iDMC 的人员组成、角色和职责的详细介绍,评估备选 iDMC 成员利益冲突的程序,组织架构,工作流程,监查目的与内容、监查频次、会议时间表及形式,出席公开会议和闭门会议的权限规定,数据传递的流程,期中分析(包括亚组分析)计划,相应的统计分析方法,终止试验的条件,公开会议和闭门会议的期中统计分析报告格式、时限、参与人员,以及 iDMC 向申办方或试验执行委员会报告的格式模板等。

章程还应明确 iDMC 与承担研究责任的其他各方的关系,以避免研究期间的决策过程中产生冲突;明确 iDMC 相对于研究者与伦理委员会的作用与职责;确定 iDMC 相对于研究团队中指导专家委员会、试验统计师、数据管理员、监查员、稽查员及申办方的其他部门的作用与职责。有时,一个 iDMC 可能为一系列研究而设置。在这种情况下,章程应反映各个研究间 iDMC 职责与活动的一致性与特异性。

本章最后给出了一个 iDMC 章程模板,供参考。

第三节　iDMC 的职责

根据前述,iDMC 的基本职责和任务是:①保障受试者利益;②确保试验的完整性和可信性;③及时、准确地为临床领域提供研究结果信息。详述如下。

一、安全性监查

为了保障受试者利益,在长期临床试验中,安全性监查包括以下几个方面。

1. 首先,主要疗效终点本身通常会暗示安全性。如果发现接受研究干预的受试者出现预期负性结果(如死亡、疾病进展、器官功能损失)的风险较高,或出现时间早于对照组,则 iDMC 可以出于安全性考虑而建议提前终止试验。

2. 其次,比较每个治疗组的不良事件发生率。在某些情况下,在试验开始之前就能明确或预期可能发生的特定不良事件,并需要给予特别关注和监查。由于在进行大规模研究前很多种不良反应是不可预知的,因此 iDMC 应定期浏览按治疗组观察到的不良事件期中总结报告,而不限于事先确定的那些事件,尤其是对于由正在治疗的疾病引起的或者干预引起的严重不良事件。

3. 考虑特定的单个事件,iDMC 对单个不良事件报告的评估视具体情况而定。有些研究中,iDMC 需要审查评估所有死亡或其他特定事件的详细信息,尤其是可能因受试药物引起的事件(如药物研究中的急性肝衰竭)。申办方可以要求 iDMC 评估所有被该研究判断为具有重大意义的单个事件,无论这些事件是否可能与研究干预有因果关系。发生这些事件后,如果临床研究中心或治疗医生认为需要破盲以确定处置措施,应及时通知 iDMC,以便于 iDMC 评估这些措施对研究整体盲态维持的潜在影响。iDMC 评估个体病例并不代表申办方的责任减小,申办方依然需要履行相应的法定责任,如对严重事件进行评价、及时通报给各中心研究者、提醒其密切观察类似情况等,并按要求向监管部门报告。

当 iDMC 认为干预风险可能大于其潜在获益时,观察到的不良事件的程度和类型可能导致提前终止试验。iDMC 可以建议采取除终止试验以外的措施,以减轻不良事件的风险。例如 iDMC 可以提供以下建议:①如果干预风险集中出现在某特定亚组,则更改入选排除标准。②如果改变产品剂量和(或)给药时间,不良事件即相应减少,则建议改变用法用量。③制订筛选程序以鉴别不良事件发生风险较高的人群,告知当前和后续研究受试者最新明确的风险。可以通过更改知情同意书,或者在某些情况下对继续参加研究的受试者进行再次知情同意。

二、有效性监查

在以严重结局事件为主要有效性评价指标(如评价治疗肿瘤药物疗效的全因死亡率)的临床试验中,各方都希望干预治疗的有效性能尽快被发现,在科学与伦理之间权衡后终止临床试验,尽可能地保护受试者。在这种情况下,可以设置以有效性为核心目的的 iDMC。例如假设某种没有标准治疗的严重疾病,新药临床试验采用安慰剂对照,如果试验数据显示接受新药治疗的患者效果较好,就可能期望在计划日期之前提前终止研究。但是,期中分析可能存在以下问题:①研究早期由于入组的受试者相对较少,随访时间相对较短,故所能获得的信息太少,对治疗效果的评估并不可靠;②如果新药无效,研究期间进行多次期中分析,由于假阳性的存在,仍有较大的概率在某一次分析中观察到具有统计学意义的差异(如 $P<0.05$)。所以需预先计划 iDMC 统计监查计划,并且期中分析的分析策略、Ⅰ类错误的消耗方法均已在方案中规定,当期中分析结论的假阳性风险低至可接受水平时,iDMC 才会根据章程建议提前终止试验。

另外一种情况是研究最终能否达到假定的获益。如果期中数据显示新产品无效,或者入组率太低或依从性太差以致不能提供充足的把握度来确定是否能达到所规定的获益,iDMC 可能在此基础上建议提前终止试验。在这种情况下,很可能出现假阴性结论,需要采用统计学方法进行必要的分析调整。

三、试验质量监查

为保证临床试验实施质量,iDMC 也可以承担对试验实施过程中的数据进行评价、监查等工作。这些数据可能包括总体及各中心的入组率、不合格、不依从、方案违背和脱落情况;总体和各中心临床医生对研究方案的依从情况;数据的完整性、准确性和及时性;各研究中心对事件的评价与总体评价之间的一致程度;各研究组间重要预后变量的均衡性;重要亚组的入组情况。

当发现试验实施可能危及受试者的安全或破坏研究的完整性时,iDMC 需要向申办方提出建议。

第四节 iDMC 会议

在临床试验的设计阶段制定恰当的 iDMC 标准操作规程(SOP)以保证 iDMC 会议的效率。

一、会议要求

iDMC 会议应依照 iDMC 章程安排,在每次会议之前应给予 iDMC 成员充分的时间审查会议材料。应说明邀请申办方和(或)研究者到会的规程,包括保证得出的建议是充分基于每一成员独立的决策的。应制定邀请独立的咨询顾问到会或提供书面评论的规程,包括适当的保密协议。会议纪要应形成文件,经 iDMC 成员审阅、主席签字后存档。

二、会议程序

iDMC 会议的程序与组织形式应按照会议要求制定。

(一) 首次会议

首次会议又称启动会(kick off meeting),应有 iDMC 全体成员以及申办方代表参加;研究工作人员和研究者也可应邀参加。主要议程有:①由申办方向 iDMC 成员介绍研究的基本内容、研究要点,使 iDMC 委员对研究有基本的了解;②iDMC 成员讨论 iDMC 章程,包括 iDMC 的作用与职责,详细制定有效性、安全性监查计划,后续会议的时间节点与内容,并明确成员各自的职责和义务;③确定并签署章程和顾问协议书。

iDMC 应充分了解试验方案、知情同意书、研究者手册、相关文献及其他与研究有关的文件;考虑早先伦理委员会的审查意见,以及现行法规的要求;还应在初始会议上阐明方案中描述的统计学方法及其在 iDMC 监查计划中的作用。

iDMC 成员应充分讨论章程中的有关规程,修订并依从相关指南,接受相关 SOP 的培训。申办方负责对有关章程做最后的决定。首次会议可以在研究方案定稿后、第 1 例受试者入组之前召开。

(二) 定期会议

定期会议是指按照 iDMC 章程中的监查计划召开的会议,可以是面对面的会议,也可以是电话会议。定期会议应按照监查计划审查试验有效性和(或)安全性数据,包括研究者提交的进度报告、严重不良事件报告与累积的安全性数据。同时,对试验实施的质量与数据的质量进行评价。

每一次 iDMC 会议的议程应根据前次会议的讨论与建议,以及前次会议以来研究中发生的事件或与研究有关的事件来制定。应事先做如下规定:会议议程的起草、审查、批准;将要审查的问题;独立顾问及其他参会者;公开会议的内容和闭门会议的内容等。

章程中应指明,iDMC 是否有权使用监查员与稽查员报告,以及其他与质量保证活动有关的记录。还应事先规定揭盲的程序,规定有权访问揭盲数据的人员,何时揭盲、揭盲程度等。

对于一些风险较高的试验,应规定在 iDMC 休会期间,独立统计师应定期或及时向 iDMC 成员报告严重不良事件,以保证受试者规避风险。报告的时间间隔和频次根据实际情况确定。

(三) 紧急会议

当试验出现非预期的严重不良事件,以至于可能影响试验的进一步实施时,申报方或独立统计师可建议临时召开 iDMC 紧急会议,由所有委员判定是否需要因安全性问题而终止该临床试验以保障受试者利益。

(四)总结会议

根据需要或依据章程,iDMC 可召开总结会议,全面考察试验的有效性和(或)安全性数据,为申办方提供任何最终的建议,并出具最终的评价报告。

三、会议的形式

为能够进行适当的信息交流且维护研究的完整性与可靠性,iDMC 会议一般分为两部分:公开会议(open session)和闭门会议(closed session)。这样既可以实现 iDMC 与研究者、申办方相互交流,又可以确保 iDMC 建议的独立性与完整性。

(一)公开会议

iDMC 可要求研究小组、指导委员会、研究者和(或)独立的咨询顾问对提出的问题作出澄清或回答。公开部分应关注于研究的实施与进展,并特别注意汇总的安全性与有效性数据。公开会议的数据分析报告内容和格式需事先确定,应避免任何数据破盲。

(二)闭门会议

闭门会议只允许 iDMC 成员和独立统计师出席。由独立统计师向 iDMC 介绍非公开报告,根据章程规定审查安全性和(或)有效性数据,或按章程规定的揭盲数据。iDMC 应将数据与研究的实施与进展,以及研究方案结合起来统筹考虑。iDMC 成员讨论形成闭门会议的书面建议书,由主席签署后在规定的时限内呈交申办方或其指定的试验指导委员会主席。

四、提交报告的审查

独立统计师在每次会议前应该根据 iDMC 章程的有关规定,给 iDMC 提供安全性和(或)有效性数据的分析报告,及研究相关的信息供 iDMC 审查。提交给 iDMC 的报告分两部分:公开部分与非公开部分。完整的报告应在会前 1 周送达 iDMC 成员。

(一)公开报告

公开报告应保持盲态,只是不分组信息的汇总,例如受试者招募信息、基线特征,违反入选标准、排除标准、完成随访、方案依从、方案实施中遇到的问题等数据汇总,与研究有关的任何新的信息/公开发表的文献。有时也包括合并的疗效和安全性分析。

(二)非公开报告

非公开报告仅供闭门会议上的 iDMC 成员审阅,根据情况可以包括揭盲的数据与保密信息,如揭盲后主要终点指标和次要终点指标的分析、严重不良事件的严重程度与严重性分析、实验室数据分析、安全性数据的总结,以及上一次闭门会议到这次会议期间申办方或试验机构提供的其他任何相关的信息。

在盲法研究中,章程应说明 iDMC 能否、何时得到完全或部分揭盲的数据。章程应明确揭盲数据责任人、数据揭盲的规程,以及有权读取揭盲数据的各方。

五、形成建议

iDMC 在认真审阅并讨论公开和非公开报告,需根据 iDMC 章程作出决议。一般采用表决的方法,参与表决的成员人数必须达到 iDMC 章程规定的有效表决人数。表决常采用少数服从多数的原则。通常表决的建议有 3 种选项,即"继续试验""修改方案后再继续试验"和"终止试验"。如果建议是"修改方案后再继续试验",则需阐明理由,并提出具体的修改建议;如果是"终止试验",亦需阐明理由。

六、iDMC 的建议书和会议纪要

闭门会议讨论表决后,iDMC 主席应在会议上完成 iDMC 建议书,建议书中必须包括会议日期、会议地点、委员会建议选项和具体建议内容以及委员的签名和日期。iDMC 应当准确无误地向申办方表达建议,iDMC 建议书可包括有效性、安全性和试验执行方面的考虑,但只提供必要的、尽可能是盲态下的数据,而非全部信息,以供申办方对建议作出最终决策。

如果建议是"提前终止试验",iDMC 应当面告知申办方,并告知终止试验的理由。

当日,可将 iDMC 的建议告知申办方或申办方指定的指导委员会主席,会后的几个(一般是 3~5 个)工作日内,iDMC 主席要将建议书和会议纪要送达申办方。

申办方负责将 iDMC 的建议按照事先明确的程序,根据需要及时地发布给涉及研究的指导委员会、研究者,如果 iDMC 给出的建议是"修改方案"或"终止试验",则申办方/研究者必须按照 GCP 的有关规定向有关伦理委员会、药监管理部门等部门报告。

七、文件编制与归档

所有的 iDMC 文件包括交流的信息、日期,应及时、完整地归档。iDMC 应制定 SOP,对各种记录、文件与档案的归档与存取过程作出规定,包括负责归档材料者与经授权可访问存档材料的人员的姓名。SOP 应特别注明随机化代码或列表的文件归档。在研究期间所有文档应由 iDMC 或独立统计师保存,研究结束后移交给申办方。

归档文件应包括但不限于 iDMC 章程;所有成员的履历;成员签署并注明日期的声明或顾问协议书、利益冲突说明;iDMC 的所有开支记录,包括给 iDMC 成员的报酬与补偿;iDMC 会议议程、会议纪要;iDMC 收到的所有资料的副本;iDMC 提供给申办方的建议;iDMC 所有的正式业务信函的副本等。

第五节　iDMC 和其他监督团体的区别

一个临床试验中可能有多个团体和个人负责对临床试验的不同方面进行专门监查,协助申办方确保试验的伦理、科学与完整,使得结果可信,因此需要明确他们各自的职责。

试验申办方负责临床研究的启动,可以授权委托指导委员会(steering committee)或合同研究组织(CRO)行使其部分责任。因此,合作之初明确并确保各方理解申办方和其他实体组织的权责义务是很重要的。确定权责义务时,应当谨慎考虑各方尤其是申办方与临床研究者的潜在利益冲突。

一、机构审查委员会

机构审查委员会(IRB)负责审查临床试验方案,以确定"受试者的风险是否减到最小"以及"与预期获益相比,受试者的风险是否合理"等问题。IRB 需要审核研究方案、相关背景信息、知情同意书及与试验有关的其他程序。为了确定受试者的风险是否可以通过合理的研究设计达到最小,IRB 可能会适时要求提供关于试验监查方法的信息,包括提前终止研究的相关统计学依据以及申办方采取何种措施将患者的风险减到最小。作为监督程序的一部分,IRB 可能会询问是否已建立 iDMC,如果建立,则询问 iDMC 的职责和组成信息。

对于正在进行的试验,IRB 有责任根据试验相关信息审查所监督的研究中心是否可以

继续进行本研究。iDMC 在试验期间获得的数据一般比 IRB 更多,涉及疗效和安全性结果以及试验分组,可以就整个试验提出建议。由于 IRB 有义务将患者风险减到最小,因此 IRB 可能根据任何适当来源的信息采取措施,包括由 iDMC 向申办方提出的建议。一项试验可能具有多个 IRB,每个 IRB 负责一个研究中心的患者,但 iDMC 只有一个。各个研究者均有责任保证 IRB 获取临床试验中出现的新的重要信息。这些信息可能包括 iDMC 向申办方提出的建议,可直接告知 IRB 或者通过各个研究者或申办方转达给 IRB。另外,在 iDMC 会议时,甚至在未发现问题以及 iDMC 建议按计划继续进行试验时,告知 IRB 相关信息可能对申办方有益。

二、临床试验指导委员会

在一些临床试验中,申办方可能会任命临床试验指导委员会(steering committee)。该委员会可能由研究者、与试验无关的其他专家以及申办方代表组成。申办方可能会将研究设计、研究实施的质控、实时监测个体毒性和不良事件,以及在多数情况下撰写和发表研究论文等主要责任委托给指导委员会,让 iDMC 与该委员会沟通,而不是使其直接与申办方沟通。指导委员会与 iDMC 之间的合作主要有 iDMC 公开会议期间展开讨论,代表申办方接收 iDMC 每次评估试验后提出的建议并进行必要的沟通。在考虑提前终止研究或外界因素(如相关研究结果的发表)对正在进行的试验有影响时,指导委员会与 iDMC 之间的合作会更为深入。

三、终点评价/判定委员会

有些试验中,特别是以病理学、影像学作为评价依据的临床试验,申办方可成立终点评价/判定委员会(也可称为临床事件委员会)评估研究者所报告的重要终点,以确定终点是否符合方案规定的标准。评估设定终点所需要的信息可包括实验室数据、病理学和(或)影像学数据、尸检报告、体检描述和其他任何相关的数据。在进行评估时,无论试验本身是否采用盲法,委员会应保持盲态,不知晓受试者的分组情况。当终点具有主观性或需要复杂定义,且干预又不是以盲法的方式进行时,该委员会就特别重要。尽管该委员会与 iDMC 不同,不负责期中分析,但是其评估的质量以及时效性仍有助于保证 iDMC 所评估的数据尽可能准确、无偏倚。

四、研究中心/临床监查

申办方或申办方委托的 CRO 一般会对研究中心进行监查,以保证试验实施的质量,称为内部监查。通过现场监查受试者的个人病历、评估方案依从性,确保数据的正确录入和试验质控措施的落实,并评估受试者的依从性和研究者的依从性。在盲态研究中,这些监查对研究分组情况需保持盲态。

五、具有监查责任的其他团体

除了上述团体之外,其他团体也具有重要的监查责任。申办方按要求将相关报告递交给监管部门、其他管理部门(如适用)和其他研究者。申办方和监管部门分别审查该产品所有试验中得到的不良事件报告。若涉及试验尚未结束的揭盲后数据提交,可由 iDMC 委员会委派人员直接提交给监管部门或由申办方委托的"防火墙"团队进行提交。

第六节　期中数据与期中分析

申办方建立 iDMC 的目的就是为了某些原因需要评估期中数据的相关信息,对于控制良好的研究,申办方应采取适当的措施将偏倚减到最小。

一、保密性原则

试验研究者及申办方不得知晓试验的非盲态期中分组比较结果;如果知道非盲态期中结果,会对研究的继续进行或分析计划造成不当影响,从而使研究结果产生偏倚。因此,除了 iDMC 成员和独立统计师之外,其他任何人均不能获得非盲态期中数据和期中比较分析的结果。

如何做好期中分析结果或数据的保密工作,尤其是闭门会议上的分析报告,申办方应事先制订规则,并将其加入 iDMC 章程,以确保将偏倚减到最小。如果试验管理人员接触到任何期中数据,需要在研究结果报告中进行描述并记录为防止对研究结果产生偏倚所采取的措施。

即使不是双盲试验,研究者可能知道所在中心的各种治疗分组情况和结果,但不应知道所有中心治疗比较结果的总结性评价。

期中数据和报告在传递和提交过程中应采取一定的保密措施并妥善保存,避免被申办方或其他人员不慎或不当接触,直到试验结束申办方和研究者才能接触到期中报告。

二、期中数据及分析

期中分析由独立统计师负责,数据由数据管理员提供,盲底由产生盲底的统计专家或中央随机系统提供。该统计师独立于申办方和研究者(即该小组与试验设计或实施无关),且与申办方或其他试验组织者没有经济或其他利益关系,期中比较数据应妥善保存,以避免被申办方或其项目小组不慎或不当接触。

期中报告的模板一般由负责试验的统计师与第三方独立统计师协商起草,并由 iDMC 统计学专家审阅,主要研究者、指导委员会和(或)申办方制订分析计划(通常是共同制订),在统计分析前审定通过。

一般不建议由申办方的雇员完成期中分析,但是如果有详细的质控和可靠的标准操作程序(SOP)能确保这些分析结果不被泄露给申办方的其他雇员,或除 iDMC 成员外的任何人,则指定该雇员负责期中分析也是合适的。建议在 iDMC 章程中加入有关质控和 SOP 的描述。

有关期中分析的方法参见第十九章。申办方或试验指导委员会通常会推荐相应的统计方法,特别是控制 I 类错误的方法,在最终定稿前应该交给 iDMC 审阅并同意。期中分析和监查计划是研究方案的重要组成部分。

对于计划可能因有效性而提前终止的试验,iDMC 需要事先在章程中规定提前终止的阈值或条件。当超过阈值范围时,iDMC 通常建议终止研究。但建议不具有强制性,因为试验是否终止往往不是由一个界值唯一确定的,而是效益-风险的一个综合评估过程。例如有效性数据可能已经有说服力,已经达到终止试验的条件,但是在期中评估时,新出现的安全性问题可能导致不能确定风险-获益评估结果。

　　统计评估结果显示无效时(如方案所定义)也可提示提前终止试验。此时,由于 iDMC 认为试验不可能达到研究目的,因而没有必要再继续入组和(或)随访,iDMC 可能建议提前终止试验。因无效而建议终止试验前,iDMC 一般会考虑由于提前终止试验引起的把握度降低而得出假阴性结论的概率。

三、期中数据传输

　　根据 iDMC 目的的不同,对于期中数据传输的要求各自不同。

　　若考虑安全性监查为目的的 iDMC,对于数据传输需重点考虑及时性,避免因数据传输延误而使更多受试者或受试者更长期地暴露在未知风险中,在及时性的基础上,需保证数据准确、安全、完整。

　　如临床试验采用电子数据采集系统(以下简称 EDC),数据传输建议流程见图 30-2。

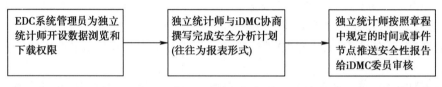

图 30-2　数据传输流程

　　由于 EDC 系统往往是针对临床试验本身而不是针对 iDMC 单独开发的,故需要由独立统计师针对 iDMC 委员提出的意见进行数据汇总后,按照章程中规定的时间(如每周、每月、每个季度等)或事件(如发生 n 例严重出血事件、入组每 50 例等)节点将安全性分析报告以邮件通讯或会议的形式汇报给全部 iDMC 委员,并需注意邮件通讯的安全性。

　　若研究为纸质数据采集,则数据的及时性很难被保证,因为纸质数据采集涉及数据录入、核查、解答疑问等多重环节,特别是目前环境下,研究未结束且未经药物临床试验机构审核过的 CRF 表不允许传输给数据管理方进行数据管理。故在这种情况下,建议针对安全性有关条目单独建立一个安全性相关电子数据管理系统,此系统可以不用像一般 EDC 那样复杂,所涉及的变量也主要是与安全性有关的,这样可减少研究者/CRC 录入的工作量,同时建议此平台可内嵌报表功能,针对安全性事件提供"预警"功能,比如某研究重点关注"出血事件",则可单独对出现出血事件的受试者基本情况进行在线实时汇总,且对出现新的"出血事件"进行高亮显示以提示 iDMC 委员。同时该平台可内嵌盲底,根据不同权限和 iDMC 章程决定来显示不同级别的数据。如数据录入的研究者和 CRC 只能看到自己录入数据,而 iDMC 委员则可直接看到揭盲后的数据。若平台功能完善且研究仅仅关心安全性,则可不需要独立统计师。通过电子数据采集手段,可保证对于安全性数据监查的及时性。

　　若考虑有效性监查为目的的 iDMC,对于数据传输需重点考虑准确性,因为对于期中分析结果,iDMC 委员有权直接因为有效性没有达到预定目标而终止试验,若由于数据的不准确造成了 iDMC 决策失误,则将损失惨重,后果不堪设想。对于有效性为目的的数据传输,虽然时间要求并不是非常苛刻,是否采用 EDC 还是纸质数据管理,则并无强烈要求,但是建议数据管理方在充分的真实性核查、逻辑核查、疑问解答等数据管理常规环节完成之后,提交截至某个日期的"锁定数据库",此时之前的数据则不可再行更改。数据库从数据管理方传输至独立统计师时,应以光盘、移动存储盘、邮件形式加密传输,密码不得与数据库放在一起。

总之,由于 iDMC 的独立性原则,无论以何种形式(EDC、纸质数据采集)、何种目的(安全性、有效性)收集的揭盲数据,除 iDMC 委员及其授权的独立统计师外,任何人均无权浏览。

四、向 iDMC 递交的期中报告

多数情况下,iDMC 会收到两部分报告:一个是公开部分,用于公开会议,该部分只会显示总体数据情况,主要针对于试验实施的相关问题,例如入组率(accrual)、脱落率、数据递交是否及时、合格率和不合格的原因;另一个是保密部分(非公开部分),用于闭门会议,该部分会显示组间比较的结果,以及不良事件或严重不良事件受试者的分组信息。报告的公开部分通常会提供给申办方,申办方将报告的相关信息告知研究者、IRB 和其他相关者,因为公开部分显示的数据不会对以后的试验实施造成偏倚,但通常对改善试验的管理很重要。

例 30-1 CAST。本研究的目的是评价已有的 3 种抗心律失常药物恩卡尼(encainide)、氟卡尼(flecainide)和莫雷西嗪(moricizine)对心肌梗死患者是否能有效控制其猝死和总死亡率,试验名称为 CAST(The Cardiac Arrhythmia Suppression Trial)。该研究由美国国立心脏、肺和血液研究所(the National Heart,Lung and Blood Institute,NHLBI)发起。

试验采用多中心、随机、安慰剂平行对照设计,试验在美国、加拿大和瑞典同步进行。主要评价指标为猝死率;次要评价指标为总死亡率等。该试验假设 3 年的计划随访累积猝死率为 11%,而试验组可以减少 30% 的猝死风险,采用 logrank 检验,按照 90% 的把握度,在单侧 0.05 的检验水准下,预期需 4400 例受试者。

试验分为导入期(run-in period)和正式试验期。在 2 周的导入期,所有受试者按照随机顺序分别使用恩卡尼、氟卡尼和莫雷西嗪这 3 种药物,直到有一种药物可以控制 80% 以上的心律失常。如果 3 种药物均未使受试者的心律失常控制在 80% 以上,则不进入正式试验期。符合条件的受试者将按照 1∶1 的比例随机分配到试验组和相应的对照组。其中,试验组的受试者使用对其有效(筛选期控制 80% 以上的心律失常)的药物,而对照组使用相应的等量安慰剂。

试验从 1987 年 6 月正式招募受试者,预期 1990 年 6 月招募结束。

试验专门成立了一个独立的数据和安全监查委员会(DSMB),计划每年举行 2 次会议。

首次 DSMB 会议于 1987 年 3 月召开,会议上,DSMB 专家建议将试验方案中有效性检验的单侧 0.05 水准调整为双侧 0.05 水准。这样,样本量不变的情况下,检验效能将从 90% 降为 85%。按照 Lan-DeMets 的方法调整 α,同时绘出序贯检验双侧界值(sequential boundary),分别对应于试验药优于安慰剂,以及安慰剂优于试验药。

第二次 DSMB 会议于 1988 年 1 月召开,因为试验数据少,尚不足以进行分析。DSMB 成员就如何维持盲法进行了磋商,并达成共识。

1988 年 9 月,DSMB 召开第三次会议,监测方案定稿。同时,对已经随机化入组后的 1147 名受试者进行分析。数据部分揭盲,以 X 和 Y 标明组别,但不告知 X 组和 Y 组哪一组是试验药物组,哪一组是安慰剂对照组。结果 X 组的猝死率为 3/576,Y 组为 19/571。虽然两组已经有统计学差异,但是死亡人数较少,而试验目的是观察药物的长期效果,因此 DSMB 决定试验继续进行。

CAST 的数据协调中心按计划每月汇总数据作为内部监查。1989 年 1 月告知 NHLBI 的项目办公室,数据显示结果越来越糟。2 月 13 日,主要结果变量的揭盲结果呈现在 NHLBI。DSMB 于 3 月 2 日召开电话会议,审阅了更新的揭盲后分析报告,结果与预期相反。由于结果出乎意料,DSMB 要求进一步核实随机化过程和编码,收集所有中心已经发生但没有上报的死亡患者资料,以及进行一系列有关影响因素的分析。

4 月 16~17 日再次召开会议,对核查情况和分析结果进行审阅,先前的结果进一步得到证实。此时,由于大部分猝死发生在恩卡尼和氟卡尼两组,以及相应的安慰剂组,而莫雷西嗪组及相应的安慰剂组受试者人数较少。尽管 CAST 的初衷是评价 3 种药物的总体效果,但 DSMB 决定暂时分析恩卡尼和氟卡尼两组的效果。此时,这两个阳性药物组的猝死人数为 33 例,相应的安慰剂组为 9 例;而两个阳性药物组的总死因死亡人数 56 例,相应的安慰剂组为 22 例。而莫雷西嗪组及相应的安慰剂组由于受试者例数少,尚不能作出结论,且结果似乎莫雷西嗪组略好。于是,DSMB 决定,早期终止恩卡尼和氟卡尼两组的入组,而继续进行莫雷西嗪组及安慰剂对照的试验。结果当天报告给 NHLBI,随后报告给主要研究者和各中心负责人,以及相应的政府监管机构。同时,为避免这类患者继续使用恩卡尼和氟卡尼,有关部门立即发布了公告。

为了评价莫雷西嗪与安慰剂的效果,试验重新进行了设计,称为 CAST-Ⅱ。原先 CAST 中尚有 2100 名受试者没有入组,这部分受试者将按照 1:1 的比例随机分配到莫雷西嗪组与安慰剂组。重新设计的方案中,试验仍然分为导入期和正式试验期。受试者在 2 周的导入期随机分入莫雷西嗪组与安慰剂组,这样可以比较导入期莫雷西嗪与安慰剂的猝死率。此时有 70% 的把握度可以发现莫雷西嗪能减少 50% 的猝死风险。随后使用安慰剂的受试者又将使用莫雷西嗪治疗。如果使用莫雷西嗪(无论是莫雷西嗪组受试者,还是先用安慰剂再用莫雷西嗪的受试者)可以控制 90% 的心律失常,则进入正式试验。

1991 年 4 月的会议上,DSMB 成员先是部分揭盲状态下审阅了分析报告,发现正式试验期试验组和对照组未发现有什么差异,但是在导入期两组的猝死人数为 12:3。因为有了先前的经历,DSMB 要求揭盲,结果发现 12 例在莫雷西嗪组,而 3 例在安慰剂对照组。这一差别尚未达到终止的界值,估计参数的可信区间还比较宽,试验组优于安慰剂的可能性为 30%。经投票表决,DSMB 建议继续试验,3 个月后再讨论。

1991 年 7 月,结果显示,在 2 周的筛选期,有 15 例死于莫雷西嗪组,而安慰剂组仍然是 3 例,校正后的 $P=0.02$,如果继续进行试验,条件把握度(conditional power)<10%。DSMB 建议终止试验,最终总结时两组的猝死人数分别为 17 和 3 例。

可见,无论是恩卡尼、氟卡尼还是莫雷西嗪,对心肌梗死患者进行抗心律失常治疗,不能有效控制其猝死和总死亡率。

这个案例告诉我们:①传统的认识不一定正确。在该试验前,普遍认为对于卒中后存活的患者控制心律失常是有益的。但事实上,心律失常与猝死或血管性死亡有一定的相关性,因此大家将心律失常作为临床终点的替代指标,而 CAST 试验否定了这一点。②是用单侧检验还是用双侧检验。根据传统的认识,阳性对照药物肯定是有效的,至少不会比安慰剂差,因此研究者最初设计为单侧检验。而 CAST 告诉我们,研究设计时应该同时考虑两种可能性,一是试验组优于对照组,二是对照组优于试验组。在有些检验中双侧检验界值是对称的,而在有些检验中则不对称,因此双侧检验的 0.05 与单侧检验的 0.025 不是简单的对等关系。③iDMC 会议应该在试验正式启动前召开,此时如果 iDMC 成员对试验设计有一些建设性的意见可以及时采纳进来。如果试验已经开始了,就为时已晚了。④独立的数据协调小组应该发挥作用,尤其是对安全性的监测应该是实时的,而没有必要等到试验进行了 1/4、1/3 或 1/2 再进行期中分析。⑤无论 iDMC 的章程和监查计划考虑得有多仔细,总还是会经常碰到一些意想不到的情况,因此 iDMC 成员需要具备应急处置能力。

例 30-2　本试验为多中心、随机、非盲、阳性药物对照、非劣效临床试验。鉴于保密原则,根据申办方要求这里遮蔽了公司和药品的名称。试验目的是检验 M 消炎药对细菌性结膜炎的治疗效果是否非劣于对照药 O 消炎药。由于是非盲试验,为了保证试验结果评价的无偏性,试验结果的评价者对受试者入组是处于盲态的。

主要疗效指标是治疗第 9 天的临床治愈率和细菌清除率。两个指标同时非劣于对照组,则认为 M 消炎药非劣于 O 消炎药。因此,这里不用校正 α 水准。

非劣效界值确定为 10%。分析集为基线细菌检测阳性且符合方案(PP)人群。根据以往的资料,结膜炎患者中只有 67% 的细菌阳性,M 消炎药的临床治愈率为 94%,O 消炎药的临床治愈率为 96%,两者的细菌清除率为 97%。由此,按照检验水准为单侧 0.025,检验效能为 90% 估计,至少需要 260 例细菌阳性且符合方案的受试者。

当试验进展到一半时,A 公司的内部数据监查(盲态)发现,合并的临床治愈率只有约 70%,而不是设想的 94%~96%,相差较大。造成这一结果的原因很多,可能是受试者群体与先前的研究不一致;也可能是原先的假设不成立;即使成立,试验的检验效能也不够了。

如果原先的假设成立,即 M 消炎药非劣于 O 消炎药,则按照 70% 的临床治愈率,要维持 90% 的把握度,盲态下的样本量再估计需要纳入共 1024 名受试者,以保证有 544 名细菌阳性且符合方案的可评价受试者。问题是,如果原先的假设不成立,即使完成了 1024 名受试者的治疗和观察,也达不到目的。试验要不要进行下去,于是公司高层决策成立 iDMC,指派独立的统计分析中心(independent statistical center,ISC),根据目前收集到的试验资料,揭盲计算条件把握度。

该 iDMC 由 3 名统计学专家组成,此次期中分析的目的是考察如果试验继续进行,完成了 1024 名受试者的治疗和观察,得到"M 消炎药非劣于 O 消炎药"的结论的条件把握度为多少。如果条件把握度很低,低于 A 公司设定的阈值,则考虑因无效而提前终止试验;但不考虑因有效而提前终止,也不考虑次要终点指标和安全性分析。A 公司设定的阈值为 70%,即如果条件把握度<70%,则公司可能考虑因无效而终止试验;如果条件把握度≥70%,则试验继续进行。因此,iDMC 只要报告给公司条件把握度≥70%?"是"或"否"。

在第一次 iDMC 会议上,所有成员听取了试验小组关于试验方案的报告和临床试验结果的报告(盲态),修改并确定了 iDMC 章程,确认了条件把握度的计算方法,修改和确认了 iDMC 报告的格式(图 30-3)。同时建议,将报告结果(≥70%;<70%)修改为(≥70%;50%~70%;<50%),该建议会后得到公司高层的认可。

会后,ISC 根据盲底,采用考虑中心的基于 CMH 法进行统计分析,计算条件把握度。

在第二次 iDMC 闭门会议上,ISC 的统计师向所有成员汇报了分析结果,所有成员仔细阅读了 ISC 的统计分析报告。由于结果有些特别,因此要求 ISC 的统计师再次复核,结果计算无误。于是,iDMC 成员形成一致意见,向 A 公司高层提供了 iDMC 报告。

公司决策层根据 iDMC 的报告,决定试验继续进行。

这个案例告诉我们:①iDMC 成员中不仅仅是临床专家,统计学专家是不可或缺的,而且是非常重要的角色,由统计学家担任 iDMC 主席的试验也屡见不鲜,在有些临床试验中,

iDMC 可以全部是统计学专家;②临床试验的数据监查非常重要,很多临床试验中没有设立 iDMC,但是并不是说不要对数据进行监查,数据的内部(盲态)监查是必需的,要本着科学、伦理的精神对临床试验中的受试者高度负责,确保受试者权益,确保试验的科学性和完整性,对于出现的任何可疑情况要及时汇报、沟通并采取必要措施;③iDMC 总是在试验开始前成立,应该尽可能避免在试验开始后才成立。

iDMC 报告

iDMC Report

我们确认我们已经仔细阅读并理解了临床试验方案、iDMC 章程、期中分析计划,同意期中分析计划中所采用的条件把握度计算方法。作为 iDMC 成员,我们将保守秘密,认真履行 iDMC 章程中所规定的职责,遵守临床试验质量管理规范(GCP)、赫尔辛基宣言中的伦理原则,以及所有有关的临床试验法规要求。

We confirmed that we have reviewed and understood well with the study protocol, iDMC charter, interim analysis plan, agreed with methodology use for conditional power calculation, recognized the confidentiality, and agreed to conduct all iDMC activities as specified in iDMC charter in compliance with Good Clinical Practices (GCP), the ethical principles contained within the Declaration of Helsinki, and all applicable regulatory requirements.

我们仔细审阅了独立的数据分析中心的期中分析结果,我们报告如下结果:

Based on careful and scientific consideration, we are reporting the following results:

按临床治愈率计算的条件把握度为:

Conditional power for clinical cure analysis is

□ ≥70%;□ ≥50% to <50%;□ <50%。

按细菌清除有效率计算的条件把握度为:

Conditional power for microbiological success analysis is

□ ≥70%;□ ≥50% to <50%;□ <50%。

签名

Signatures:　　　*XXX*

　　　　　　　　XXX

　　　　　　　　XXX

日期:

Date:

图 30-3　例 30-2 的 iDMC 报告书

附:iDMC 章程参考模板

1 背景

{研究项目的简要介绍,建议包含项目名称、申办方信息以及研究概述}

2 iDMC 概览

{研究项目 iDMC 的概述,建议包含本研究设立 iDMC 的目的、该 iDMC 的具体操作}

3 iDMC 成员

3.1　iDMC 主席

3.2　iDMC 成员

3.3　iDMC 支持小组

⌈需要包含 iDMC 成员数目、组成、专业背景整体概述,主席及各成员信息(建议包含姓名、职称、单位、专业等信息)。成员具体信息可以体现在这部分中,也可以在单独的文档或者附件形式体现,这样避免了因为过程中 iDMC 成员发生变动时,导致 iDMC 章程需要更新⌋

4 职责

4.1　iDMC 主席

4.2　iDMC 成员

4.3　iDMC 支持小组

4.4　申办方

⌈描述以上各方在本 iDMC 完整实施过程中的职责⌋

5 iDMC 的原则

5.1　独立性

5.2　保密性

⌈iDMC 的独立性和保密性建议包含 iDMC 财务公开和利益冲突的相关描述,以及关于保密性的具体说明⌋

6 会议

6.1　　会议形式

6.1.1　公开会议

6.1.2　闭门会议

6.2　　参会人

6.3　　会议召开条件及频率

6.4　　非预期会议触发条件

⌈iDMC 会议相关信息包含不同会议形式的介绍、会议召开条件及召开频率、不同会议参会人员的要求。如果有非预期会议的设定,需要明确会议的触发条件⌋

7 数据及统计分析

7.1　　数据来源及传递

7.2　　数据锁定

7.3　　统计分析方法

⌈数据及统计分析相关内容,数据来源及传递部分建议包含 iDMC 审阅的数据范围、数据传递的流程和时限及加密措施。数据锁定部分描述本 iDMC 对审阅数据是否需要完成清理并锁定的要求。如果需要使用锁定的数据库,则需要明确涉及的锁定数据范围以及数据锁定的时限。统计分析方法为提交 iDMC 审阅报告中的统计分析策略概述,如果涉及期中疗效分析,建议此处包含方案中事先制订的期中分析的分析策略、I 类错误的消耗方法⌋

8 会议通讯

8.1　　提交 iDMC 审阅的报告

8.2　　会议纪要

⌈会议通讯的主要形式(报告、会议纪要)叙述以及通讯应包含的主要内容和提交 iDMC 的时限⌋

9 iDMC 建议书

{对于建议书形成过程、形成时限,建议书的具体内容,建议书的提交对象及提交流程的说明}

附录 1:章程签字页

附录 2:iDMC 成员及支持小组名单及联系方式

附录 3:可更新参考文档清单

{如果为避免 iDMC 成员发生变化导致更新章程,iDMC 成员及支持小组名单及联系方式也可以单独的或与可更新参考文档管理并入附录 3,其他信息比如提交 iDMC 审阅的公开、闭门报告格式也可以此形式管理。此处作为章程附录只体现文档名称的清单}

（姚　晨　陈　峰）

参 考 文 献

1. Armitage P.Interim analysis in clinical trials.Statistics in Medicine,1991,10(6):925-937.

2. Dallas MJ.Accounting for interim safety monitoring of an adverse event upon termination of a clinical trial.J Biopharm Stat,2008,18(4):631-638;discussion 439-445.

3. Chow SC,Liu JP.Design and analysis of clinical trials:concepts and methodologies.Chichester:John Wiley and Sons,2008.

4. Williams GW,Davis RL,Getson AJ,et al,Monitoring of clinical trials and interim analyses from a drug sponsor's point of view.Stat Med,1993,12(5-6):481-492.

5. Ellenberg SS,Fleming TR,DeMets DL.Data monitoring committees in clinical trials:a practical perspective.Chichester:John Wiley and Sons,2002.

6. Whitehead J.Stopping clinical trials by design.Nature Reviews Drug Discovery,2004,3(11):973-977.

7. FDA.Guidance for Clinical Trial Sponsors on the Establishment and Operation of Clinical Trial Data Monitoring Committees.2001.

8. EMA.Guideline on data monitoring committees.2005.

9. Fleming TR.Standard versus adaptive monitoring procedures:a commentary.Statistics in Medicine,2006,25(19):3305-3312.

10. Hwang IK,Shih WI,DeCani JS.Group sequential designs using a family of type i error probability spending functions.Statistics in Medicine,1990,9(12):1439-1445.

11. 高灵灵,阎小妍,姚晨.临床试验数据监察委员会的操作规范和实践.中国新药杂志,2013,(14):1667-1672.

第三十一章

临床试验方案的结构及统计学要素

临床试验方案(protocol)是一份研究计划书,是用于指导所有参与临床试验的研究者如何启动和实施临床试验的纲领性文件,也是试验结束后进行资料统计分析的重要依据。临床试验方案是新药注册申请时的法定文件之一,同时也是决定一项新药临床试验能否取得成功的前提。

临床试验方案由申办者与临床试验负责人主要负责,数据管理、统计学人员等共同参与完成,报伦理委员会审批后实施。

第一节　临床试验方案

一、临床试验方案的作用

临床试验方案除了是一份研究计划外,还是一份非常重要的、具有多种功能的文本。

1. 对于药品监督和其他管理机构,临床试验方案是一个法定文件。申办方和主要研究者需确保试验方案的科学性、合理性、可操作性,以及试验的风险-效益等。临床试验方案也是完成试验后进行试验质量评价的根本依据。

2. 临床试验方案是研究质量控制的工具。根据临床试验要求,细化质量控制措施,制定研究者手册、各类 SOP 等文本,规定受试者加入临床试验后治疗、检查、评价过程的完整说明;规定参与临床试验的各类人员的资质、培训、分工、责任;规定每个步骤实施、操作的具体细节,以确保临床试验的质量。

3. 临床试验方案还是一份受试者权益保护的文件,具有法律效应。方案或附件中必须包含知情同意书,规定不良事件/不良反应或其他紧急情况出现后如何处置的具体细节;方案在实施前需要得到所在研究机构的伦理委员会的批准;受试者在加入临床试验前,必须签署知情同意书。

4. 临床试验方案也是同行审议的主要文件。没有试验方案,这种科学研究就不能从专业上进行审核和评价。

二、临床试验方案的基本要求

临床试验方案需具备结构性(structured)、逻辑性(logicality)和完整性(completeness)。

(一)结构性

WHO 于 1993 年发布《临床试验质量管理规范》(GCP),附件中明确了临床试验方案的基本内容。ICH-E6 在 1996 年发布的 GCP,以及我国 2003 年发布的 GCP 中也明确规定了临床试验方案的结构和需要包含的基本内容。

临床试验方案一般包括首页、方案摘要、研究背景、立题依据、试验目的和目标、试验的场所、试验总体设计、适应证以及入选标准和排除标准、样本含量估计、治疗方案、主要观察指标和次要观察指标、试验药品管理制度、临床试验步骤、质量控制、不良事件、有效性评估、安全性评估、统计分析计划、伦理学要求、数据管理、资料保存、主要研究者签名和日期、各参加单位主要研究者签名和日期、附录(与本临床试验有关的文件和参考文献)等。

按照规范的结构撰写临床试验方案,便于各方审读。

(二)逻辑性

试验方案的设计必须既有科学性又有可操作性,在研究计划与具体实施之间具有高度的逻辑关系,这样具体实施时才有可能与研究计划保持高度的一致性。如果缺乏逻辑关系,则具体实施时可能由于不同研究者对方案的理解不一,造成解释不同、操作不同、处置方法不标准,从而违背方案或出现不依从的情况。

(三)完整性

临床试验方案是临床试验设计的核心文件,但不是孤立的一个文本,与之配套的文件包括病例报告表、研究者手册、数据管理计划和统计分析计划书、各类 SOP 等。

试验方案确定后,研究者和统计学家根据试验方案拟定病例报告表(case report form, CRF)或设计在线数据录入系统(EDC),用以及时记录每一位受试者在试验过程中的观察指标和相关信息。病例报告表的设计必须方便记录,方便计算机录入,方便统计分析。EDC 的设计也应符合有关规定。详见第二十九章。

通常试验方案中包含了详细的统计分析计划。如果试验方案中只包含了统计分析的大概思路,则统计学工作者需根据试验方案和病例报告表拟定详细的统计分析计划(statistical analysis plan,SAP)。

试验方案确定后,需制定研究者手册,供研究人员的培训、试验实施过程中随时查阅。

临床试验的质量是临床试验是否能达到试验设计目的的关键。临床试验过程的每项工作都应根据 GCP、有关法规及管理规定、工作职责、该工作的技术规范以及与该试验方案的要求相应的标准操作规程(SOP),有效地实施和高质量地完成试验中的每项工作所拟定的标准。

制定严谨、详细和可行的 SOP,严格执行 SOP,并按照 SOP 监查试验全过程,是统一操作规程、达到统一标准的有效方法。常见的 SOP 包括但不限于试验方案设计的 SOP,知情同意书准备的 SOP,伦理委员会(EC)申报和审批的 SOP,研究者手册准备的 SOP,CRF 设计的 SOP,受试者筛选和随访的 SOP,CRF 填写的 SOP,临床实验室质量控制(QC)的 SOP,临床实验室质量保证(QA)的 SOP,试验用药品管理的 SOP,不良事件及严重不良事件处置的 SOP,严重不良事件报告的 SOP,数据录入的 SOP,数据盲态核查的 SOP,统计分析计划制定的 SOP,档案保存和管理的 SOP,研究报告撰写的 SOP 等。详见第三十二章。

SOP 应具有可操作性,有详细的操作步骤以便于遵从。在执行中应对 SOP 的适用性和有效性进行系统的检查,对确认不适用的 SOP 及时进行必要的修改或补充。

三、临床试验方案的修订

临床试验方案确定后,每一个研究者在试验中必须严格遵循试验方案,对每一位受试者按方案中规定的程序和步骤进行诊断、筛选、治疗、处置和评价,不得任意更改。理想的临床试验是从试验开始到试验结束只有一个方案。但是,临床试验总是有风险的,而且很多风险在试验开始前是不可预见的,尤其是早期的临床试验有很多不确定因素。例如临床试验过程中出现新的非预期的不良反应,如果不调整用药剂量,或修改纳入标准,或预先给药预防,则对受试者来说可能增加了风险,此时需要修改方案。

方案的修改分重要修改和轻微修改。重要修改,如由于入组速度慢,调整纳入标准和排除标准;出现新的非预期的不良反应,需要调整剂量或用药次数,或增加预防性用药;增加合并用药;增加检查的次数;增加采样(抽血、尿样等)的次数;延长随访时间;增加或变更研究中心等。轻微修改,如变更电话号码、修改错别字、重新排版等。

重要修改后的方案,需重新得到研究机构伦理委员会的批准后才能实施。如果修改后的方案涉及已经入组的受试者,例如需要增加对他们的访视、增加新的检查、更改用法用量等,则需要重新签署知情同意书。而对轻微修改的方案,不必重新审批,备案就行。

方案修改后,需要对数据管理、统计分析计划进行相应的调整。

四、临床试验方案的违背

在制订临床试验方案时,研究者总是尽可能地考虑到各种可能影响试验的因素,并建立质量控制和质量保证体系,以及相应的 SOP,尽量避免或减少在试验中可能出现的对方案违背(protocol violation)或偏离(protocol deviation)的情况发生。方案偏离通常指任何对已经批准的研究方案、标准或方法的偏离,不影响受试者的安全性、权利、福利和研究的完整性及有关结果。例如执行受试者访视时超出了访视窗。方案违背通常指增加风险、减少受益和(或)影响受试者权利、安全性、福利和(或)结果数据完整性的偏离。实际临床试验的执行过程中,违背或偏离试验方案的情况时有发生,甚至不可避免。方案偏离和违背经常放在一起表述,由于方案违背的后果较为严重,因此需要更加关注。

违背方案的情况千差万别,因此产生的后果也不同。有些偶然发生的方案违背仅影响个别非主要观察指标的测量,不足以影响试验的结论;有些违背方案的情况虽然程度严重,但发现及时,并予以纠正,避免了重复发生,其危害性也是可控的;但是,如果一项研究发生过多的方案违背,或同一情况反复多次发生,特别是发生严重的违背,就极有可能破坏研究试验的完整性、科学性,致使试验结论的可靠性受到质疑,严重者可能导致整个临床试验的失败。

造成方案违背的原因是多个方面的。按责任主体,对方案的违背可来自于研究者的不依从、受试者的不依从和申办者方的不依从。当然也有试验设计上的缺陷。

从设计上来看,可能是由于:①纳入/排除标准的设计不合理或不切实际;②方案设计过于复杂导致执行困难,例如访视频率太高,受试者错过访视窗或遗漏方案要求的检查等。

从研究者方来看,可能是:①方案执行不严格,或未能很好地理解研究方案;②知情同意时未能向受试者解释清楚方案的要求,或对受试者的依从性预判不足;③研究机构可能不具备适当的设施,如某项检查需要到另一医疗机构去做,给受试者增添困难;④检查对受试者来说不方便或很痛苦;⑤责任心不强,导致错误分组、错发药物;⑥对合并用药、不良事件的观察和记录不完全等。

从申办者方来看,可能是:①关键疗效指标的检测标准不符合方案要求;②研究药物的供应环节出现问题,导致药物供应中断等;③补偿不力等。

从受试者方来看,可能是:①主观认为试验无效而退出试验或合并使用禁止的药物;②主观认为不良反应较大,不能或不愿意忍受;③药物使用不方便,或检查不方便或很痛苦;④公务繁忙、出差,路途遥远或气候因素等导致不能及时随访;⑤未能按照方案规定的剂量水平(超量或减量)、用药时间使用研究药物;⑥隐瞒合并用药等。

按严重程度,违背方案可分为轻度违背(minor protocol deviations)和严重违背(major protocol deviations)。在试验方案中或资料盲态核查时,需对违背方案的严重程度进行判断,并以此决定受试者是否保留在某个分析集中。

ICH-E3 和 E9 中对违背试验方案有明确的规定,概括起来为:①应在总结报告或附件中列出所有违背方案的受试者、偏离情况、后续措施、违背程度、重要性等;②对于严重违背方案的情况,要明确发生的时间、原因;③在总结报告中,按中心、违背方案的类型、严重程度等进行归纳总结,并判断对试验结果的潜在影响。

一旦发生对方案的违背,其结果将不可挽回。因此,应以预防为主,对临床试验要严肃对待,严格管理,严谨实施,尽可能避免对方案的违背。

第二节 不同机构对临床试验方案的基本内容要求

一、临床试验方案的基本格式要求

表 31-1 给出了我国 GCP、WHO-GCP 以及 ICH-GCP 中关于临床试验方案的内容。从比较的结果来看,总体要求是基本一致的。我国 GCP 中虽然没有明确要求临床试验中要有研究人员手册以及对有关财务、保险及职责的陈述,但是目前大部分临床试验中已经考虑了。这里只是给出了临床试验方案的基本内容,有关方案的结构要求请参考各有关机构相应的文件。

表 31-1 中的内容是针对 II/III 期临床试验的,对于 I 期或早期探索性临床试验方案的设计也具有参考价值。生物利用度和生物等效性试验有一些特定的事项,在制订方案时需要参考相关机构的具体要求。

此外,一项 2007 年启动的国际合作项目也不断加强对试验方案制订的开发,经过对临床试验方案相关主体的广泛咨询和反复深入研究,2013 年正式发表了"定义临床试验方案标准条目的 SPIRIT 2013 声明"(SPIRIT 2013 statement:defining standard protocol items for clinical trials),包括了 33 个条目。一篇与该声明配套的另行给出各条目详细解释和说明的论文也相应发表(SPIRIT 2013 explanation and elaboration:guidance for protocols of clinical trials)。该 SPIRIT 2013 声明主要针对随机对照试验(RCT)研究,定义了临床试验方案的标准条目,配合应用其详细解释和说明,为高质量临床试验方案的制订提供了指引。

表 31-1 不同机构要求的临床试验方案的主要内容

内容	我国 GCP	WHO-GCP	ICH-GCP
1. 试验题目	√	√	√
2. 试验目的	√	√	√
3. 申办者的名称和地址;进行试验的场所	√	√	√
4. 研究者的姓名、资质和通讯方式	√	√	√

内容	我国 GCP	WHO-GCP	ICH-GCP
5. 试验设计的类型、随机化分组方法及设盲的水平	√	√	√
6. 受试者入、排和剔除标准,筛选的步骤及分配方法	√	√	√
7. 样本量的统计学估计	√	√	√
8. 试验用药品的剂型、剂量、给药途径、给药方法、给药次数、疗程	√	√	√
9. 合并用药以及同时给予的任何其他治疗	√	√	√
10. 拟进行的临床和实验室检查的项目、测定的次数和药代动力学分析等	√	√	√
11. 试验用药品的登记与使用记录、递送、分发方式及储藏条件	√	√	√
12. 临床观察、随访和保证受试者依从性的措施	√	√	√
13. 中止临床试验的标准,结束临床试验的规定	√	√	√
14. 疗效评定标准,评定方法、观察时间、记录与分析	√	√	√
15. 受试者的编码、随机数字表及病例报告表的保存手续	√	√	√
16. AE 的记录要求,SAE 的报告方法、处理措施、随访方式、时间和转归	√	√	√
17. 保存受试者身份和编码表、治疗纪录、随机化表及 CRF 表的步骤	√	√	√
18. 数据管理和数据可溯源性的规定,数据库可重建	√	√	√
19. 试验用药品编码的建立和保存,揭盲方法和紧急情况下破盲的规定	√	√	√
20. 统计分析计划,统计分析数据集的定义和选择	√	√	√
21. 质量控制与质量保证	√	√	√
22. 研究人员手册或工作指南	–	√	√
23. 试验相关的伦理学	√	√	√
24. 预期的进度和完成日期	√	√	√
25. 试验结束后的随访和医疗措施	√	√	√
26. 各方承担的职责及其他有关规定	√	√	√
27. 有关财务、保险及职责的陈述	–	√	√
28. 发表或出版规定	√	–	√
29. 参考文献	√	√	√

二、临床试验方案摘要的格式要求

临床试验方案摘要是试验方案中的重要部分,体现整个临床试验的研究要点和关键环节。摘要也需要按照规定的结构来完成,我们通过一个实例来看看临床试验方案摘要的结构。

例 31-1 某临床试验方案摘要。

药品注册申请人:H 医药股份有限公司
研究药物名称:甲磺酸阿帕替尼(apatinib mesylate)片
研究名称:甲磺酸阿帕替尼片治疗晚期胃癌的随机双盲、安慰剂平行对照、多中心Ⅲ期临床研究
研究机构:(略)
研究时间:首例患者入组时间:2011 年 1 月~2013 年 12 月
研究目的: 主要目的:进一步评价甲磺酸阿帕替尼片治疗晚期胃癌的总生存期(OS)和无进展生存期(PFS)。 次要目的:根据 RECIST 标准(1.1 版)比较疾病控制率(DCR)、客观缓解率(ORR)、生活质量(QOL);评价药物安全性。
研究设计:本项Ⅲ期临床研究采用随机、双盲、安慰剂平行对照、多中心的试验设计。 试验组:阿帕替尼,850mg,po,qd;28 天为 1 个周期(不计给药暂停时间); 安慰剂组:阿帕替尼模拟片,850mg,po,qd;28 天为 1 个周期(不计给药暂停时间)。
计划受试者数: Ⅲ期临床研究计划完成病例数 270 例,其中试验组 180 例,安慰剂对照组 90 例。
入选、排除、剔除、脱落和中止标准: 入选标准(每条均需符合): 1. 年龄:18~70 岁。 2. 经病理学确诊的晚期胃腺癌(包括胃食管结合部腺癌),具有胃外可测量病灶(螺旋 CT 扫描≥10mm,满足 RECIST 1.1 标准)。 3. 二线化疗失败的晚期胃癌患者(治疗失败的定义:毒副作用不可耐受、治疗过程中疾病进展或治疗结束后复发)。 注:(1)进展期疾病的每一线的治疗包括用药时间≥1 个周期或者更长时间的一种或多种药物。 　　(2)允许前期进行辅助/新辅助治疗。如果辅助/新辅助治疗期间或者完成后≤24 周内出现了复发,则认为辅助/新辅助治疗是一个针对进展期疾病的一线前期全身化疗。 　　(3)允许前期治疗是化疗联合靶向药物。 4. ECOG PS 评分:0~1 分。 5. 预计生存期≥3 个月。 6. 受试者接受其他治疗造成的损害已恢复,其中接受亚硝基脲或丝裂霉素的间隔≥6 周;接受其他细胞毒性药物、放疗或手术≥4 周,且伤口已完全愈合。 7. 主要器官功能正常,即符合下列标准: (1)血常规检查标准需符合:(14 天内未输血) a. HB≥90g/L; b. ANC≥1.5×10^9/L; c. PLT≥80×10^9/L。 (2)生化检查需符合以下标准: a. BIL<1.25 倍正常值上限(ULN) b. ALT 和 AST<2.5×ULN;如有肝转移,则 ALT 和 AST<5×ULN; c. 血清 Cr≤1×ULN,内生肌酐清除率>50ml/min(Cockcroft-Gault 公式)。

8. 育龄妇女必须在入组前 7 天内进行妊娠试验(血清或尿液),且结果为阴性,并且愿意在试验期间和末次给予试验药物后 8 周采用适当的方法避孕。对于男性,应为手术绝育,或同意在试验期间和末次给予试验药物后 8 周采用适当的方法避孕。

9. 受试者自愿加入本研究,签署知情同意书,依从性好,配合随访。

排除标准:

1. 以往或同时患有其他恶性肿瘤,但是已治愈的皮肤基底细胞癌和宫颈原位癌除外。

2. 怀孕或哺乳期妇女。

3. 患有高血压且经降压药物治疗无法降至正常范围内者(收缩压>140mmHg,舒张压>90mmHg),患有 Ⅰ 级以上冠心病、Ⅰ 级心律失常(包括 Q-Tc 间期延长男性>450 毫秒、女性>470 毫秒)及 Ⅰ 级心功能不全;尿蛋白阳性的患者。

4. 具有影响口服药物的多种因素(比如无法吞咽、恶心、呕吐、慢性腹泻和肠梗阻等)。

5. 具有明确的胃肠道出血顾虑的患者。包括下列情况:有局部活动性溃疡病灶,且大便潜血(++)不可入组;2 个月内有黑便、呕血病史者不可入组;对于大便潜血(+)且胃部肿瘤原发病灶未行手术切除的,要求进行胃镜检查,如为溃疡型胃癌,且各家中心的主要研究者认为可能发生消化道大出血者不可入组。

6. 伴有中枢神经系统转移。

7. 凝血功能异常(INR>1.5、APTT>1.5ULN),具有出血倾向。

8. 具有精神类药物滥用史且无法戒除者或有精神障碍的。

9. 4 周内参加过其他药物临床试验。

10. 卧位 B 超显示 3cm 以上,有临床症状,需要临床治疗干预的腹水。

11. 接受过 VEGFR 抑制剂,如索拉非尼、舒尼替尼治疗者。

12. 根据研究者的判断,有严重的危害患者安全或影响患者完成研究的伴随疾病。

13. 既往和目前有肺纤维化史、间质性肺炎、肺尘埃沉着症、放射性肺炎、药物相关肺炎、肺功能严重受损等的客观证据的患者。

脱落/剔除标准:

1. 同时应用 SFDA 批准的抗胃癌现代中药制剂和免疫调节剂。

2. 未按本研究方案规定的剂量、方法和疗程用药。

终止标准:

1. 受试者撤回知情同意,要求退出。

2. 影像学表明病情进展。

3. 研究过程中,受试者发生妊娠事件。

4. 经 3 次剂量调整,受试者仍然无法耐受毒性者。

5. 研究者认为其他有必要退出研究的情况。

试验药物规格、批号、用法用量:

试验药:甲磺酸阿帕替尼片,由 H 医药股份有限公司研制并提供。

规格:250mg/片,批号:10121156;

　　　375mg/片,批号:10121256;

　　　425mg/片,批号:10121356。

有效期:2 年;储存条件:密封、避光、室温保存。

用法用量:按各组给药的剂量口服,早餐后服用 2 片,每天服用 1 次。

对照药:安慰剂(模拟片),由 H 医药股份有限公司研制并提供。

续表

规格:250mg/片模拟片,批号:10112756-3; 　　　375mg/片模拟片,批号:10112756-2; 　　　425mg/片模拟片,批号:10112756-1; 有效期:2 年;储存条件:密封、避光,室温保存。 用法用量:按各组给药的剂量口服,早餐后服用 2 片,每天服用 1 次。
评价标准: 主要指标: 总生存期(OS)T 和无进展生存期(PFS)。 次要指标: 1. 疾病控制率(DCR)。 2. 客观缓解率(ORR)。 3. 生活质量评分(QOL)。
安全性评价: 认真观察所有受试者在临床研究期间发生的任何不良事件,包括临床症状及生命体征异常、实验室检查中出现的异常,记录其临床表现特征、严重程度、发生时间、持续时间、处理方法及预后,并判定其与试验药物之间的相关性。以 NCI-CTC AE(3.0)版标准评价药物的安全性。
统计方法: 本试验以安慰剂为对照,组间进行优效性检验。考察两个主要疗效指标 PFS 和 OS。考虑到 α 消耗问题,采用加法分配原则,PFS 分配 $\alpha_1 = 0.005$,OS 分配 $\alpha_2 = 0.02$。基线数据按全分析集进行分析,所有有效性指标均按全分析集和符合方案集进行分析;安全性分析采用安全性分析集。 对于 PFS 及 OS,采用乘积限法,并根据资料的实际情况分别计算 25%、50%(中位)、75%PFS 及治疗开始后不同时间的 OS,并采用 logrank 检验对两组指标进行比较,为校正交叉治疗对 OS 造成的偏倚,OS 还采取 RPSFT 进行统计。安全性分析以描述性统计分析为主,列表描述本次试验所发生的 AE。

第三节　方案中的统计学要素

临床试验方案主要由临床试验的主要负责人完成,但是其中的统计学部分却需要统计学专业人员来确定、补充和完善。方案中必须要考虑的统计学要素见表 31-2。

表 31-2　临床试验方案中应考虑的统计学要素

检查内容	是否出现在方案中
1. 试验的设计方法(平行、交叉、析因;成组序贯;适应性设计等)	
2. 主要疗效指标和有关指标的定义或计算方法	
3. 主要结果变量的比较类型(优效性、等效性、非劣效性检验及相应的界值)	
4. 样本量估计以及相应的参数设置的依据和Ⅰ类错误水平、把握度设定	
5. 随机化分组方法	
6. 设盲水平及方法	
7. 分析集的定义	

检查内容	是否出现在方案中
8. 多重性校正方法(如果涉及)	
9. 期中分析方法及Ⅰ类错误的控制(如果涉及)	
10. 主要结果变量的效应估计和假设检验方法	
11. 包含在主要分析模型中的协变量及其校正方法	
12. 不良事件、不良反应的描述性分析	
13. 安全性分析方法	
14. 假设检验的水准和区间估计的可信度	

一、总体及样本的确定

理论上讲,参与临床试验的受试者应该是总体的一个随机样本,这个总体就是试验药物的适应证人群。但是,在临床试验中对受试者没有要求是随机抽样的样本。原因如下:

1. 随机样本是不可能得到的。事实上,如果这个药物因有效而上市,药物的使用者是所有该适应证的患者,而这些患者在临床试验进行时可能还没有患病,甚至没有出生,因此不可能抽到这些人。

2. 有些反应或指标在任何个体上都能进行评价,例如药物在人体内的分布、代谢、排泄和安全性等。因此,无须严格的抽样。

3. 新药的临床试验中,往往先选择最能体现药物疗效的患者进行研究,以达到先上市的目的。为此,在规定的适应证范围内,还规定了严格的纳入和排除标准。纳入标准往往是从体现药物的有效性及安全性角度来考虑的,而排除标准往往是从安全性和控制混杂的角度来考虑的。这样,经筛选的受试者可能是有较好预后的患者,而不是上市后的总体的一个有代表性的样本。

4. 有研究表明,即使治疗无效,但是参加临床试验的患者比拒绝参加临床试验的患者疗效似乎更好。由此产生的效应称为参与者效应(trial participant effect),属于一种选择偏倚。由于临床试验中,选择是否参加临床试验在前、随机分组在后,这种选择偏倚对随机对照研究中各处理的影响相似,因此治疗效果的差异不受选择效应的影响,可以忽略。

可见,临床试验中的受试者是在规定的适应证范围内,符合纳入标准,不符合排除标准,且自愿参加的一个患者样本,不是一个随机样本。由此造成的选择偏倚在随机化后与对照相比就可以忽略。但需注意,如果试验方案执行较差,或患者脱落并非随机,使得选择效应对不同处理组的影响不同,此时对治疗效应的估计就有偏倚。

明白这一点,对于客观评价试验疗效将是有益的。

二、偏倚控制

临床试验中的偏倚(bias)是指临床试验在方案设计、管理、实施、分析评价及结果解释时,有关影响因素所致的系统误差导致疗效或安全性评价结果偏离真值。偏倚会干扰临床试验得出正确的结论,在临床试验的各个环节均须防范其发生。

随机化和盲法是控制偏倚的重要措施。正确使用随机化分组方法和严格标准操作规范保持盲法是偏倚得以控制的保障。因此,试验方案中需对随机化及盲法的细节规定清楚。详见第四和第五章。

为了控制来自于分析中的偏倚,需计划在先、执行在后,避免事后根据数据或分析结果选择分析方法。

三、设计方法的选择

平行组设计是最常用的设计方法,简单直接,且容易被接受。有时会用到交叉设计。在交叉试验中,受试者在不同的时期接受不同的治疗,由于是在同一受试者间比较,控制了个体差异,因此交叉设计比平行组设计更有效、估计精度更高。此外,在受试者招募上也更有优势。该设计不适用于急性疾病或一些治疗会产生持续效果的研究,但非常适用于一些特殊的研究(如生物利用度研究)、慢性病的控制、一些反复发作的疾病等。详见第七章。

在同时评价两种或多种治疗方法时,可考虑采用析因设计。当两个或多个治疗方法间没有交互作用时,析因设计可以检测每一个治疗的效应,并且可以得到比分别的平行组设计更精确的结果;当考虑交互作用时,析因设计是唯一的方法。详见第八章。

在某些临床试验中有时会考虑采用成组序贯设计,通过期中分析考察试验的有效性和安全性,可以早期终止安全性差、疗效低的试验(见第十九章)。而在早期的探索性试验中,可以采用单组多阶段设计(见第二十五章)。近年来,除成组序贯设计外还不断涌现一些其他的适应性设计方法,必要时可适当加以选用(见第二十章)。

充分理解每个临床试验的特点,为试验负责人推荐最合适的设计方法,是统计学人员的职责所在。

四、分析方法的选择

不同类型和性质的变量需选择相应的分析方法。当有多种方法可以选择时,应考虑能有效控制 I 类错误的方法。优先考虑无偏估计,但有时有偏估计优于无偏估计。主要结果变量分析时,需考虑适当的基线、中心、协变量的校正等(见第十二、第十三章)。

充分了解所要分析的每个指标的分布性质,选择合适的统计方法或模型进行分析,是试验统计人员的基本功。

(于 浩)

参 考 文 献

1. ICH-E6.Good clinical practice:Consolidated guidance.1996.

2. 国家食品药品监督管理总局.药物临床试验质量管理规范.2003.

3. FDA.Guideline for the format and content of the clinical and statistical sections of an application.1988.

4. WHO.Guidelines for good clinical practice(GCP)for trials on pharmaceutical products.1993.

5. ICH-E9.Statistical principles for clinical trials.1998.

6. 卜擎燕,谢立群,熊宁宁.临床试验中偏离方案的管理.中国新药杂志,2012,2l(18):2121-2125.

7. Tygstrup N,Lachin JM,Juhl E.The Randomized Clinical Trial and Therapeutic Decisions.New York:Marcel Dekker,1982.

8. Piantadosi S.Clinical trials:A Methodologic Perspective.2nd ed.New York:John Wiley& Sons INC,2005.

9. Chan A-W,Tetzlaff JF,Altman DG,et al.SPIRIT 2013 statement:defining standard protocol items for clinical trials.Ann Intern Med,2013,158:200-207.

10. Chan A-W,Tetzlaff JM,GØtzsche PC,et al.SPIRIT 2013 explanation and elaboration:guidance for protocols of clinical trials.BMJ,2013,346:e7586.

第三十二章

统计分析计划与统计分析报告

统计分析计划(statistical analysis plan,SAP)是对临床试验的统计学考虑及拟对数据进行统计分析的清晰而又详细的描述。统计分析计划可以是独立的文件,作为方案的附件,其内容涵盖试验中所涉及的所有统计学考虑,且具有技术性和可操作性,包括了设计的类型、比较的类型、随机化与盲法、主要指标和次要指标的定义与测量、检验假设及有关参数、数据集的定义、疗效及安全性评价和统计分析的详细计划。另外,临床试验方案中也包括统计分析计划或统计学考虑部分,其内容是独立的统计分析计划的主要组成部分。统计分析计划初稿应形成于试验方案和病例报告表(case report form,CRF)确定之后,在临床试验进行过程中以及数据盲态审核时可以进行修改、补充和完善,不同时点的统计分析计划应标注版本及日期,正式文件在数据锁定和揭盲之前完成并予以签署。

统计分析报告(statistical analysis report,SAR)是依据统计分析计划,对试验数据进行统计分析后形成的报告,是临床试验结果的重要呈现手段,是撰写临床研究报告(clinical study report,CSR)的重要依据,并与统计分析计划一起作为药物注册上市的申请材料提交给监管部门用于对临床试验结果的评价。

CFDA 于 2016 年颁布了《药物临床试验数据管理与统计分析的计划和报告指导原则》《药物临床试验的生物统计学指导原则》,旨在规范临床试验数据管理和统计分析。

为了有效地控制分析偏倚,保证试验结论的科学性,应在试验设计阶段计划最终的统计分析策略,数据锁定前应确定统计分析计划,数据锁定后按计划进行统计分析。统计分析报告是提供给主要研究者撰写临床试验总结报告的关键文件,是科学、完整、准确、合理地撰写临床试验报告的依据。

第一节 统计分析计划的基本内容

临床试验的统计分析有其特殊性,统计分析计划应当由具有参与临床试验经验的统计学专业人员起草,并与主要研究者商定后完成,要求全面而详细地陈述临床试验数据的分析方法和表达方式,以及对统计分析结果的解释。

统计分析计划包括的基本内容:①试验概述;②统计分析方法;③统计分析图表模板。

一、试验概述

这部分内容为研究方案中与统计学相关的部分,常可直接摘录自方案。一般情况下,试验概况应包括以下主要内容：

（一）研究目的

本次临床试验的主要目的和次要目的。

（二）研究设计

包括研究设计的类型，如平行组设计、交叉设计、析因设计、成组序贯设计等。

对照的类型，如安慰剂对照、阳性对照、剂量组对照等，需说明试验选择的对照类型及理由。

比较的类型，如优效性、非劣效性、等效性检验及其界值等。

随机化方法及其实施，如区组随机、分层随机及其分层因素、中央随机化及其所控制的基线因素等。

盲法及设盲措施，说明是单盲还是双盲，设盲措施是双盲单模拟、双盲双模拟等，以及保持盲态下执行统计分析的措施。若采用开放设计，需充分说明无法实施盲法的理由。

样本量，根据试验的比较类型，明确样本量估计的方法、主要参数的确定及其来源。研究计划筛选的受试者数量、计划入组的受试者数量。若采用成组序贯设计应说明不同阶段的样本量。

（三）疗效指标

清晰描述主要疗效指标和次要疗效指标的定义，包括具体观察和测量的方法、观察时点、指标属性。如果指标需要计算得到，则需给出相应的计算公式。明确主要疗效指标数据缺失的填补方法及理由。

（四）分析数据集的定义

为了尽可能地保证原始的随机化分组，避免由于破坏了随机化造成偏性的发生，主要分析应遵循意向性分析（intention-to-treat，ITT）原则。鉴于意向性分析原则在实践中贯彻的困难，ICH-E9 统计分析指导原则提出了全分析集（full analysis set，FAS）的概念。一般情况下，临床试验的分析数据集包括全分析集、符合方案集（per protocol set，PPS）和安全性数据集（safety set，SS），或其他的数据集（如抗感染试验中细菌学检查的数据集）等。根据不同的研究目的，在统计分析计划中需明确描述数据集的定义。在定义分析数据集时，需遵循两个原则：①尽可能地减小偏倚；②防止 I 类错误的增加。明确不同的数据集在有效性和安全性评价中的地位。对主要指标缺失值的填补方法需要明确说明。当涉及亚组分析时，需要对亚组给出明确定义。

例 32-1 一项国际多中心、随机、开放的治疗绝经前激素受体阳性女性早期浸润性乳腺癌的Ⅲ期临床试验概述。

研究目的	与他莫昔芬联合 OFS（ovarian suppression，卵巢抑制术）相比，评估依西美坦联合 OFS 作为辅助内分泌治疗绝经前激素受体阳性女性早期浸润性乳腺癌的效果。
研究设计	本试验为一项国际多中心、随机、开放Ⅲ期临床试验。旨在通过长期使用促性腺激素类似物，探讨与他莫昔芬联合 OFS 相比，芳香化抑制剂依西美坦联合 OFS 的疗效。受试者按照 1∶1 随机分配，有两个分层因素，即既往化疗（是、否）和淋巴结个数（0、1 或更多）。
疗效指标	主要疗效指标 无病生存期（disease-free survival，DFS），定义为从随机化开始到出现以下任一事件

续表

疗效指标	的时间区间:局部(包括乳房保守治疗后局限于乳房的复发)、区域或远端侵入性复发,对侧乳腺浸润性癌的新发,其他任何恶性肿瘤,以及无前述癌症事件的死亡。无论同侧还是异侧乳房出现原发性导管癌都不会认为是 DFS 事件。在没有出现定义事件的情况下,定义 DFS 为在最后一次随访日期删失。 次要疗效指标 无乳腺癌间期(breast cancer-free interval,BCFI),定义为从随机化开始到出现第一个下面的事件的时间区间:浸润性乳腺癌复发于局部、区域或远端;对侧乳房出现新的浸润性癌。如果没有发生以上事件,定义 BCFI 删失于末次随访日期或死亡日期。 总生存时间(overall survival,OS),定义为从随机化开始到由于任何原因死亡的时间区间,或者所能知道的存活的最后日期作为删失日期(注意:患者撤销知情同意书或者随访期间失访,但能够通过医院或注册记录获得随访信息,OS 的删失日期应该记录所能知道的存活的最后日期,而非最后一次随访/撤销知情同意书的日期)。……
样本量	计划招募 1845 名患者。设计计划按均匀的速度招募患者 4.5 年,另加上 2.4 年的随访期,将足以观察到 396 例目标 DFS 事件。该样本量能提供 80% 的检验效能,在双侧 0.05 的检验水准下,假定 DFS 服从指数分布,利用 log-rank 检验到依西美坦+OFS 与他莫昔芬+ OFS 组相比能降低 25% 的风险($HR = 0.75$,5 年 DFS 分别为 79.8% 和 74.1%)(仅为参考案例中的一部分)。
分析数据集的定义	主要分析将采用意向性分析(intention-to-treat,ITT)方法。ITT 人群将包含所有参加随机化的患者,无论他是否合格;出现以下情况将可能被排除:患者在接受处理前立即撤回知情同意书并拒绝参加所有检查、患者没有签署知情同意书或拒绝依从方案。任何从 ITT 人群中剔除情况都需要在分析前决定,并且要在试验报告中的列表和 CONSORT 流程图中进行总结。

二、统计分析方法

(一)统计分析软件

临床试验统计分析应当使用公认为可靠的统计软件进行分析。美国 FDA 和我国 CCTS 均推荐使用 SAS 统计分析软件。统计分析计划中应明确将要采用的统计分析软件名称及软件的版本。

(二)描述性统计分析

一般多用于病例筛选情况、人口学资料、受试者分布、基线资料、依从性和安全性资料,包括对主要指标和次要指标的统计描述。

(三)比较主要和次要结局的统计学方法

统计分析计划中,应当说明要检验的假设和待估计的处理效应,以及相应的统计分析方法和(或)统计模型。处理效应的估计应同时给出置信区间,并说明估计方法。假设检验应说明所采用的是单侧检验还是双侧检验。

例 32-2　续例 32-1 中主要研究结局评价的描述。

采用分层 log-rank 检验($H_0:\text{DFS}_1 = \text{DFS}_2$;$H_1:\text{DFS}_1 \neq \text{DFS}_2$)比较处理组间 DFS 的差异,

控制整个试验的检验水准为双侧 $\alpha = 0.05$。将计算分层 Cox 比例风险模型得分检验的统计量和 P 值。将利用分层 Cox 比例风险模型估计 HR 值(依西美坦 + OFS/他莫昔芬 + OFS 组)及 95% 置信区间,计算每组的 Kaplan-Meier 估计,报告 5 年 DFS。

通过 log(-log(survival)) 和 log(survival) 的平行性,从全局和层内目测检查比例风险假设是否成立。

(四)附加分析的统计学方法

对主要指标进行分析时,若需考虑某些协变量的影响,如受试者的基线情况、分层因素、中心效应等,应在统计分析计划中明确哪些因素作为协变量,以及相应的统计模型。

对于多中心临床试验,在分析主要指标时,通常要考虑中心效应,需描述各中心不同组别的疗效。此外,还需检验中心与处理组别的交互作用,用于分析中心间处理效应的异质性。如果不存在中心与组别的交互作用,可认为各中心的处理效应同质,估计处理效应的统计模型中不应包含中心与组别的交互作用项;反之,则说明各中心的处理效应异质,应进行相应的敏感性分析,遵从保守的原则解释效应异质性对试验的统计学结论的影响。

例 32-3　续例 32-1 中主要疗效指标分析的分层因素。

Log-rank 检验和 HR 的分层因素:既往化疗(是/否)、淋巴阳性节点数(0/1+)。

三、统计分析图表模板

统计分析结果通常以统计分析表或图的形式呈现。统计分析表格应该以简明的格式、精练的文字描述所有相关信息。在统计分析计划中,应该对统计分析结果呈现的相关表格的内容、格式和布局进行设计,利用统计分析图表模板对统计分析报告中结果的形式轮廓进行描述。

统计分析计划中的所有分析考虑都应清楚地标出分析所用的数据集,以及分析的指标(包括单位)、访视时间、处理组别、分析方法等。为了便于阅读、更新和管理,在统计分析计划上注明版本、产生日期、页码和参考文献等。

统计表格的设计应明确主谓,分清层次,简明扼要,统一格式,方便阅读。统计表格应避免过长、过大、过于拥挤。内容较多时,可拆分成几个表格。

表格应按照指标的重要性依次排列,将最重要的表格放在最前面。

第二节　统计分析报告

数据锁定后,程序员根据统计分析计划完成编程和计算,统计分析专业人员根据统计分析计划和计算得到的结果完成统计分析报告,然后提供给临床研究的主要研究者用以撰写临床试验报告。统计分析报告中应写明具体的统计分析人员、程序员,并签字。

一、基本内容

统计分析报告是对临床试验的统计设计、分析、结果的总结,是临床试验报告的基础和依据,其基本内容应包括:①试验概述;②统计分析方法;③统计分析的结果与结论:一般采用统计表、统计图表示。统计分析报告中的所有结论应采用准确的统计学术语阐述。

统计分析报告中的试验概述、统计分析方法应与统计分析计划一致。

二、统计分析报告中的统计图表

统计分析报告中的统计图表一般应包括以下几部分:

(一)受试者的分布

统计分析报告中应写明所有入组的受试者的分布情况,包括筛查人数、剔除人数及原因、参与随机化的人数、各组脱落/剔除受试者的例数、百分比等。除文字、表格描述外,应采用流程图的方式描述受试者的分布情况。

例32-4 某临床试验的受试者分布流程图见图32-1。

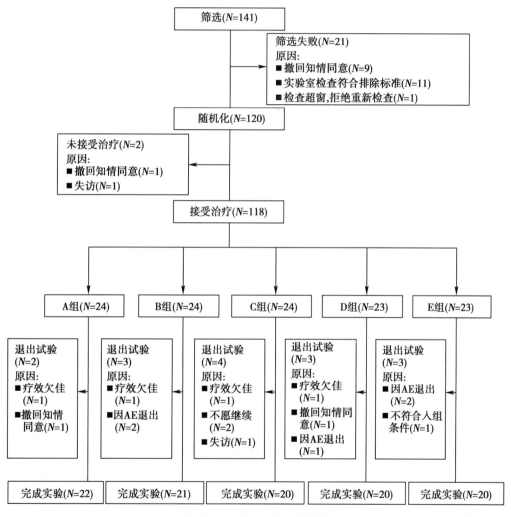

图32-1 受试者分布流程图

(二)脱落/剔除的受试者

脱落(dropout)是指临床试验过程中受试者由于各种原因不能完成试验规定的全部流程而提前退出。脱落的原因可以是不良事件、缺乏疗效、失访、主动撤回知情同意书等。剔除(removal)是指在试验过程中或数据盲态审核时,试验者发现受试者严重违背入选标准、未接受试验药物治疗等原因而停止对该受试者进行临床试验或剔除在分析集以外。

（三）各分析数据集的分布

在盲态数据审核时,需要明确每位受试者进入的分析数据集,列表说明各分析数据集的分布,详细描述每一位因脱落/剔除等原因未进入各分析数据集的受试者的情况,如受试者编号、中心、入组时间、脱落/剔除原因及时间等。

（四）依从性情况

根据依从性的定义,明确各受试者完成试验的情况,列表描述依从性差的受试者、依从性差的具体原因及进入分析数据集的情况。

（五）基线可比性分析

对于人口学资料、既往病史、家族史、药物过敏史以及疗效指标的基线值等数据常采用统计描述的方式进行可比性分析。计量资料一般用均数、中位数、标准差、四分位数、最大值和最小值等进行描述;计数及等级资料一般用频数和百分比描述。

例 32-5 一项随机、双盲、安慰剂对照的长期治疗莱姆病症状的临床试验的基线可比性分析实例参见表 32-1。

表 32-1 某试验修正 ITT 人群的基线情况

特征	多西环素组 （$N=86$）	克拉霉素氯喹组 （$N=96$）	安慰剂组 （$N=98$）
女性—例数（%）	40（47）	42（44）	47（48）
年龄—岁	48.1±12.8	48.2±13.0	50.0±9.7
白人—例数（%）	84（98）	96（100）	98（100）
当前症状—例数（%）			
关节痛	80（93）	87（91）	84（86）
肌肉骨骼痛	72（84）	77（80）	76（78）
感觉功能障碍	62（72）	72（75）	79（81）
神经痛	7（8）	16（17）	18（18）
神经认知症状	76（88）	81（84）	85（87）
疲劳	84（98）	91（95）	92（94）
症状持续时间—年			
中位数	2.7	2.7	2.1
四分位数间距	1.3~7.7	1.3~5.4	0.9~5.5
莱姆病史—例数（%）			
蜱虫咬	47（55）	46（48）	60（61）
游走性红斑	25（29）	26（27）	27（28）
慢性萎缩性肢皮炎	0	1（1）	2（2）
脑膜神经根炎	1（1）	9（9）	5（5）
之前的抗生素治疗	75（87）	86（90）	89（91）
时间—天			
中位数	40	30	31
四分位数间距	27~57	21~44	28~58
疗程数			

特征	多西环素组 （N=86）	克拉霉素氯喹组 （N=96）	安慰剂组 （N=98）
中位数	2.0	2.0	2.0
四分位数间距	1.0~2.0	1.0~2.0	1.0~2.5
静脉治疗—次数（%）	11（13）	16（17）	15（15）
血清学伯氏疏螺旋体阳性—例数（%）	70（81）	73（76）	75（77）
IgM	25（29）	21（22）	35（36）
IgG	55（64）	65（68）	58（59）
简明健康状况量表（SF-36评分）			
生理部分评分	30.3±6.3	32.7±7.5	31.8±8.1
心理部分评分	37.4±9.9	37.1±9.8	37.6±9.6
全局健康部分	32.1±8.0	33.1±8.3	33.0±9.1
生理功能维度	37.3±8.2	40.3±9.9	38.1±9.4
角色限制维度	28.8±5.9	31.3±9.5	30.3±8.6
机体疼痛维度	35.2±8.3	37.3±8.2	38.1±9.4
总体健康维度	35.5±7.7	35.9±7.6	35.9±8.4
心理健康维度	44.2±9.8	43.6±10.0	44.0±8.5
角色情感维度	41.8±15.1	39.9±15.2	42.4±14.8
社会功能维度	33.5±12.8	33.8±12.0	34.2±12.2
活力维度	38.3±7.1	39.0±7.8	38.3±7.7
个人力量检查表			
总分	101.9±19.4	96.5±20.7	99.3±22.3
疲劳严重程度维度	46.0±8.1	42.7±10.7	43.8±10.6

（六）疗效分析

对于反映疗效的主要指标和次要指标，需根据事先确定的统计分析方法进行统计描述和统计推断，包括指标基线情况、治疗后各访视点的测量值及前后变化情况，以及变化值组间差异的描述性统计量、置信区间和组间比较的检验统计量及 P 值等。对于主要指标，还需要根据事前确定的模型进行综合分析，采用控制基线协变量、中心效应等因素的模型比较组间差异，根据事先确定的标准，从统计学角度判断主要指标的优效性/非劣效性/等效性假设是否成立。

对于主要疗效指标的分析实例参见例32-6。

例32-6　续例32-5。该试验的主要疗效指标为简明健康状况量表（SF-36）的生理部分评分，其分析结果参见表32-2。

表32-2　某试验的主要疗效指标分析情况

评分（95%CI）				评分差值（95%CI）	
多西环素组 （N=86）	克拉霉素氯喹组 （N=96）	安慰剂组 （N=98）	P 值	多西环素组 vs 安慰剂组	克拉霉素氯喹组 vs 安慰剂组
35.0 （33.5，36.5）	35.6 （34.2，37.1）	34.8 （33.4，36.2）	0.69	0.2 （-2.4，2.8）	0.9 （-1.6，3.3）

（七）安全性分析

安全性评价的资料主要来源于受试者的主诉、症状、体征以及实验室检查结果等。所有的安全性指标在评价中都需要高度重视。

对不良事件发生的分析,常分为不良事件、重要不良事件、严重不良事件和导致脱落的不良事件,并按照是否与试验药物有关分为肯定有关、很可能有关、可能有关、可能无关、无关5个等级,将肯定有关、很可能有关、可能有关的不良事件列为不良反应。常用事件发生的频数、频次和发生率描述,并进行组间发生率的比较,需要分类列出各种不良事件、不良反应的发生率并进行组间比较。列表描述每位受试者每项不良事件/不良反应发生的详细情况,包括不良事件的类型、严重程度、发生和持续时间、结局以及与试验药物及药物剂量的关系等。

例 32-7　某随机、双盲、安慰剂对照的Ⅲ期临床试验的不良事件部分分析结果参见表32-3~表32-5。

表 32-3　某临床试验的不良事件总结（SS 集）

项目	A 组（$n=362$）			B 组（$n=116$）			P 值
	例数	例次	发生率（%）	例数	例次	发生率（%）	
不良事件	43	45	11.88	13	13	11.21	0.845
不良反应	7	7	1.93	0	0	0.00	0.203
严重不良事件	0	0	0.00	0	0	0.00	−
严重不良反应	0	0	0.00	0	0	0.00	−
重要不良事件	0	0	0.00	0	0	0.00	−
重要不良反应	0	0	0.00	0	0	0.00	−
导致脱落的不良事件	5	5	1.38	0	0	0.00	0.342
导致脱落的不良反应	0	0	0.00	0	0	0.00	−

表 32-4　各种不良事件发生情况的详细清单（SS 集）

编号	中心	组别	不良事件名称	SOC	PT	与试验药的关系	严重程度	转归	是否破盲	剂量影响	是否脱落
10	1	B组	乏力	全身性疾病及给药部位的各种反应	乏力	可能有关	轻度	消失	否	继续用药	否
25	1	A组	镜下血尿	各类检查	血尿症	可能有关	轻度	消失	否	观察已结束	否
47	1	B组	支原体肺炎	呼吸系统、胸及纵隔疾病	支原体性肺炎	无关	中度	消失	否	药物暂停后恢复	否
…	…	…	…	…	…	…	…	…	…	…	…

说明:采用 MedDRA 字典对不良事件名称编码,下同

表 32-5　各系统不良事件的发生情况（SS 集）

项目		A 组（$n=362$）			B 组（$n=116$）		
SOC	PT	例数	例次	发生率（%）	例数	例次	发生率（%）
感染及侵染类疾病							
	急性扁桃体炎	0	0	0	1	1	0.86
	气管炎	0	0	0	1	1	0.86
	上呼吸道感染	18	20	4.97	3	3	2.59
	支气管炎	0	0	0	1	1	0.86
胃肠系统疾病							
	恶心	1	1	0.28	1	1	0.86
	腹泻	4	4	1.10	1	1	0.86
	呕吐	1	1	0.28	1	1	0.86
……	……	…	…	…	…	…	…

另外,也可进一步根据不同的严重程度和药物暴露量分组描述各系统不良事件/不良反应的发生例数与发生率。

对实验室指标的比较和评价,主要关注治疗前正常而治疗后异常的发生情况,以及治疗前异常但在治疗后加重的受试者,需列表描述上述两种情况。生命体征、心电图、体格检查以及其他安全性相关指标的分析与实验室检查指标的分析类似。必要时,进行实验室指标前后变化及组间比较的分析。

在大多数试验中,对安全性指标的分析常采用描述性统计分析方法,必要时辅以置信区间。

例 32-8　续例 32-7。实验室指标的部分分析结果参见表 32-6~表 32-8。

表 32-6　实验室指标治疗前后的正常、异常情况（SS 集）

项目	组别	疗前正常		疗前异常		缺失情况			合计
		疗后正常	疗后异常	疗后正常	疗后异常	前缺失	后缺失	前后缺失	
白细胞	A 组	164	5	12	1	9	49	122	362
	B 组	53	0	6	2	0	19	36	116
红细胞	A 组	173	4	4	5	5	45	126	362
	B 组	55	2	3	0	2	16	38	116
Hb	A 组	172	2	3	10	6	50	119	362
	B 组	58	1	1	0	3	17	36	116
ALT	A 组	176	2	3	1	13	43	124	362
	B 组	57	0	2	0	2	18	37	116
……	……	…	…	…	…	…	…	…	…

表 32-7　实验室指标治疗前正常、治疗后异常的病例情况（SS 集）

中心	编号	组别	项目	治疗前	治疗后
2	129	A 组	白细胞	4	3.8
2	136	A 组	白细胞	4.8	3.5
3	159	A 组	白细胞	4.7	3.6
7	481	A 组	白细胞	5.56	3.81
2	597	A 组	白细胞	8.99	11.54
…	…	……	……	…	…
1	48	A 组	ALT	20	84
2	598	A 组	ALT	33	97
…	…	……	……	…	…

表 32-8　治疗前后两组的 ALT 变化情况（SS 集）

	指标	A 组	B 组
治疗前	N(missing)	361(1)	116(0)
	mean(SD)	16.63(8.55)	16.61(9.20)
	median(Q1~Q3)	15.00(11.00~21.00)	14.50(11.00~19.00)
	Min-Max	1.00~47.00	3.35~59.00
两组比较	检验统计量	$H=0.0688$	
	P 值	0.793	
治疗后	N(missing)	298(64)	92(24)
	mean(SD)	18.26(8.84)	18.38(9.03)
	median(Q1~Q3)	16.20(12.00~24.00)	16.00(12.05~22.55)
	Min-Max	3.32~54.00	3.50~42.00
前后差值	N(missing)	298(64)	92(24)
	mean(SD)	−1.69(8.68)	−1.08(11.07)
	median(Q1~Q3)	−1.00(−6.00~2.72)	−1.24(−7.11~3.31)
	Min-Max	−30.00~23.00	−27.00~38.60
组内前后比较	检验统计量	$s=-5042.5$	$s=-397$
	P 值	<0.001	0.105
前后差值两组比较	检验统计量	$H=0.0083$	
	P 值	0.9275	

（八）合并用药分析

关于试验期间的合并用药分析，与不良事件的分析方法类似。需列出合并药物的详细情况,如受试者编号、中心、组别、合并药物名称、使用原因、开始时间、结束时间等,进行组间合并用药的比较。

（贺　佳）

参 考 文 献

1. CFDA. 药物临床试验数据管理与统计分析的计划和报告指导原则. 2016.

2. CFDA. 药物临床试验的生物统计学指导原则. 2016.

3. ICH-E9. Statistical principles for clinical trials. 1998.

4. ICH-E8. General considerations for clinical trials. 1997.

5. ICH-E6. Guideline for good clinical practice（R1）. 1996.

6. North PM. Ensuring good statistical practice in clinical research:guidelines for standard operating procedures（an update）. Drug Information Journal,1998,32(3):665-682.

7. ICH-E3. Structure and content of clinical study reports. 1995.

8. 邓伟,贺佳. 临床试验设计与统计分析. 北京:人民卫生出版社,2012.

9. 贺佳. 临床试验统计分析计划及统计分析报告的考虑. 中国卫生统计,2015,32(3):550-553.

10. Francis PA,Regan MM,Fleming GF,et al. Adjuvant ovarian suppression in premenopausal breast cancer. N Engl J Med,2015,372:436-446.

11. Berende A,Ter Hofstede HJ,Vos FJ,et al. Randomized trial of longer-term therapy for symptomsattributed to lyme disease. N Engl J Med,2016,374:1209-1220.

第三十三章

临床试验报告格式及统计学要点

临床试验总结报告是对药物临床试验过程、结果的全面总结,是对临床研究成果的高度概括,也是从实践到理论的提炼。同时,临床试验总结报告也是评价拟上市药物的有效性和安全性的重要依据,是药品注册申请时所需的核心文件。此外,临床试验的结果通常以科技论文的形式在国际期刊上或学术会议中发表、交流,目的在于将有价值的研究成果进行推广、应用、转化。本章专门介绍针对注册申请的新药临床试验报告和相应论文发表的规范与格式以及统计学方面的要求。

第一节 临床试验报告的基本要求

根据不同的用途和目的,临床试验结果的报告一般分为两类,一是用于课题总结或新药上市申请,二是用于论文发表。相对于后者,前者更完整、更详细。

各国政府或管理部门、科技论文期刊编辑部等对临床试验报告、论文都提出相应的要求或编撰指南。早在 1988 年,美国 FDA 提出了《注册临床试验中临床及统计学部分的报告格式》,我国药品监督管理部门自 1995 年起,先后发布了《化学药物临床试验报告的结构与内容技术指导原则》《中药、天然药物临床试验总结报告的撰写原则》以及《疫苗临床研究报告基本内容书写指南》。ICH 在 1995 年发布 E3《临床试验研究报告的格式和内容》。这些指南和要求,都是要规范研究报告的格式和内容,以便于审读、比较和评价。

总结报告撰写的基本要求包括:用词准确、表达清晰;行文规范、符合要求;层次清晰、便于审读;相互衔接、没有矛盾;排版美观、图文并茂。

尽管不同的机构发布了不同的指南和要求,结构和格式上各有千秋,但是其要求基本上是一致的。

一、注册临床试验报告的基本要求

这里介绍 ICH-E3《临床试验研究报告的格式和内容》的主要框架,见表 33-1。更详细的解读可参见原文。

表 33-1 ICH-E3《临床试验研究报告的格式和内容》

编号与内容

1. 标题

2. 试验摘要

3. 目录

4. 缩略语表

5. 伦理学

  5.1 独立的伦理委员会(IEC)、机构审查委员会(IRB)

  5.2 试验实施中的伦理问题

  5.3 受试者知情同意

6. 试验管理的组织机构图

7. 试验简介

8. 研究目的

9. 试验计划

  9.1 描述试验设计和试验计划

  9.2 试验设计的讨论,包括对照组的选择依据

  9.3 受试对象

    9.3.1 纳入标准

    9.3.2 排除标准

    9.3.3 剔除已入组的受试者标准

  9.4 处理

    9.4.1 治疗管理

    9.4.2 试验药物

    9.4.3 分组方法

    9.4.4 使用剂量及依据

    9.4.5 每个受试者的用法用量

    9.4.6 盲法

    9.4.7 治疗史及伴随治疗

    9.4.8 试验依从性

  9.5 有效性和安全性指标

    9.5.1 有效性和安全性测量的评价以及流程图

    9.5.2 测量的适宜性

    9.5.3 主要疗效指标

    9.5.4 药物浓度测量

编号与内容

9.6 数据质量控制

9.7 统计分析计划与样本量的确定

　　9.7.1 统计分析计划

　　9.7.2 样本量的确定

9.8 试验的变更或分析计划的变更

10. 受试者

10.1 受试者的安排

10.2 方案违背

11. 有效性评价

11.1 分析集

11.2 人口学与基线指标

11.3 试验依从性评价

11.4 每个受试者的疗效结果列表

　　11.4.1 有效性分析

　　11.4.2 统计学问题:包括协变量校正、异常值的处理、中期分析和数据监查、中心效应、多重性校正、亚组分析、阳性对照的等效性等

　　11.4.3 每个有效性指标的列表

　　11.4.4 药物剂量、浓度与反应的关系

　　11.4.5 药物-药物、药物-疾病的交互作用

　　11.4.6 每个受试者有效性列表

　　11.4.7 有效性总结

12. 安全性评价

12.1 暴露程度

12.2 不良事件

　　12.2.1 不良事件汇总

　　12.2.2 不良事件列表

二、发表临床试验论文的基本要求

　　由于随机对照研究(RCT)是临床试验的主要研究方法,为了规范临床试验结果的报道格式,20 世纪 90 年代中期,几个著名的医学杂志编辑倡导并发起,与临床流行病学家、临床专业人员、统计学家组成了一个课题组,历时 2 年研究随机对照临床试验结果报告的要求和规范,于 1996 年发表《临床试验结果报告规范》(Consolidated Standards of Reporting Trials),又称 CONSORT 申明(CONSORT Statement),并推荐在国际著名的临床医学杂志上应用。采

用该统一的格式发表随机对照临床试验的结果,以便于审稿、评价和阅读,同时指导作者提高临床试验报告的质量。最先采用该规范的著名期刊有《JAMA》《NEJM》《Lancet》《Ann Intern Med》等。该规范使用后,临床试验报告的质量有了很大提高,并被越来越多的杂志所采纳,也以多种语言版本在全世界发表。根据使用反馈意见,该小组于 2001 和 2010 年先后对该规范进行了 2 次修订。最新的 CONSORT 声明可从下列网址免费获取:

http://www.consort-statement.org

按照发表论文的结构,CONSORT 声明分为文题和摘要、引言、方法、结果、讨论、其他信息六部分 25 条共 37 款,详见附录 2。研究者在撰写报告和发表论文时应对照 CONSORT 的要求逐条检查是否按照规范去做了,是否达到了发表要求。

第二节　我国不同注册临床试验的报告格式

正如上节所述,各国政府或管理部门关于临床试验报告的基本要求是一致的。本节主要介绍我国的临床试验研究报告的格式要求。

我国发布临床试验总结报告的指导原则或指南的目的是为药品注册申请人(简称申请人)或临床研究者提供合理的思路,以便于整理出形式统一、内容完整、表述明确、结构良好、易于评价的临床试验报告。临床试验报告应该对试验的整体设计及其关键点给予清晰、完整的阐述;对试验实施过程应条理分明地描述;应该包括必要的基础数据和分析方法,以便于能够重现对数据和结果的分析。

一、临床试验报告的总体格式要求

我国药品监管部门发布的临床试验报告的指导原则或指南,对临床试验报告的结构和内容提出了原则框架,列出了报告中应涵盖的基本点。由于临床研究的复杂性,各临床研究必须根据实际情况进行适当的调整,按照基本点再进一步细化。

临床试验总结报告包括篇首、正文和附录三部分,分述如下。

(一) 篇首

篇首是临床试验报告的第一部分内容,所有单个的临床试验报告均应包含该部分内容。篇首中各标题下的内容均应分页单列,主要包括封面标题、目录、研究摘要、伦理学相关资料、试验研究人员、缩略语六部分。

1. 封面标题　包括受试药物通用名、研究类型、研究编号、研究开始日期、研究完成日期、主要研究者(签名)、研究单位(盖章)、数据管理负责人(签名)及单位(盖章)、统计学负责人(签名)及单位(盖章)、药品注册申请人(盖章)、注册申请人的联系人及联系方式、报告日期、原始资料保存地点。

2. 目录　列出整个临床试验报告的目录和相对应的页码。

3. 研究摘要　按照推荐的格式,对所完成的研究进行简单介绍,应以重要的数据体现结果,而不能仅以文字和 P 值来叙述。如需要,应附有完成的各期临床试验一览表。

4. 伦理学相关资料　须申明完成的临床试验严格遵守赫尔辛基宣言(the declaration of Helsinki)的人体医学研究的伦理准则,须申明本临床试验方案及其修订申请均经伦理委员会(IEC 或 IRB)审核批准,向受试者介绍的研究信息及受试者的知情同意书样本。

5. 试验研究人员　列出临床试验主要研究人员的姓名、单位、在研究中的职责及其简历

（可列于附件中），主要研究人员包括主要研究者及各中心主要参加人员、数据管理负责人、统计学分析负责人、临床试验报告撰写人。如涉及中心实验室、独立的数据监查委员会、独立的临床试验结果评价委员会、独立的安全性评价委员会、第三方独立统计等组织和机构，则需包含相应的人员。

6. 缩略语　以表格的形式列出临床试验报告中所用到的所有缩略语及其对应的中英文全称。

（二）正文内容和报告格式

正文部分的内容为各类临床试验报告的格式中所包含的主要项目，但不应囿于该格式。针对不同的临床试验，研究者可以根据需要增加必需的内容。

1. 引言　介绍受试药物研发的背景、依据及合理性，所针对的目标适应证人群，目前的治疗方法及治疗效果等；说明本研究实施的合法依据及申请人和临床研究单位间的合作情况。

2. 试验目的　本临床试验所要达到的目的。

3. 试验管理　对试验的管理机构和实施 GCP 的情况进行描述。

管理结构包括主要研究者、主要参加人员、指导委员会、管理/监查/评价人员、临床试验机构、统计分析人员、中心实验室设施、合同研究组织及配送管理等。

实施 GCP 的情况指试验参加人员的培训、监查/稽查情况、发生严重不良事件的报告制度、实验室质量控制情况、统计/数据管理情况以及研究中发生的问题及其处理措施等。

4. 试验设计

（1）试验总体设计及方案的描述：试验总体设计和方案的描述应清晰、简洁，必要时采用图表等直观的方式，试验进行时方案修改的情况和任何方案以外的信息来源也应详细叙述。包括下列方面：治疗方法（药物、剂量和具体用法）、比较类型、研究设计（平行、交叉、析因等）、受试研究对象及样本量、设盲方法和程度（非盲、单盲、双盲等）、对照类型、分组方法（随机、分层等）、试验各阶段的顺序和持续时间（包括随机化前和治疗后、撤药期和单盲、双盲治疗期，应指明患者随机分组的时间，尽量采用流程图的方式以直观表示时间安排情况）、数据稽查及安全性问题或特殊情况的处理预案、期中分析情况。

（2）试验设计及对照组选择的考虑：应阐明所设对照的确定依据及合理性。对试验设计中涉及的药物的清洗期、给药间隔时间的合理性的考虑应进行说明。如果研究中不设对照组，应说明原因。

（3）研究对象的选择：确定合理可行的入选标准、排除标准和剔除标准。根据研究目的确定入选标准，说明适应证范围及确定依据，选择公认的诊断标准，注意疾病的严重程度和病程、病史特征、体格检查的评分值、各项实验室检验结果、既往治疗情况、可能影响预后的因素、年龄、性别、体重、种族等，必要时进行合理的论证。

从安全性和试验管理便利性角度考虑的排除标准应进行说明，并注意排除标准对整个研究的通用性及对安全有效评价方面的影响。

事先确定的剔除标准应从治疗或评价的角度考虑，并说明理由。对剔除的受试者的随访观察措施及随访时间也应进行描述。

（4）试验过程：详细描述试验用药在临床试验中的应用过程及其相关事宜。

列出试验用药的名称、剂型、规格、来源、批号（如采用多个批号，对各受试者采用的药物批号应登记）、有效期及保存条件，对特殊情况的对照药品应进行说明和评价。对试验用药的用法用量（包括剂量及其确定依据、给药途径、方式和给药时间安排）应详细描述。

详细描述随机化分组的方法、软件和操作,说明随机号码的生成方法,应在附件中提供随机表以及随机化程序。

描述盲法的具体操作方式(如何标注瓶签、编盲过程、设置应急信件,双模拟技术等)、紧急破盲的条件、数据稽查或期中分析时如何确保盲法的保持。对无法设盲或未设盲的试验阐明理由并说明如何控制偏倚。

描述除试验药品外的其他药品的使用、禁用、记录情况及其规定和步骤,并评价其对受试药物的结果观察的影响,阐明如何区分和判断其与受试药物对观察指标的不同效应。描述保证受试者良好依从性的措施(如药品计数、日记卡、血/尿等体液标本的药物浓度测定、医学事件监测等)。

(5)有效性和安全性指标:包括具体的有效性和安全性指标、实验室检查项目、测定时间安排、检测方法、负责人员、流程图、注意事项、各种指标的定义及其检测结果(如心电图、脑电图、影像学检查、实验室检查等)。说明不良事件数据的获得方法、实验室检查发现的不良事件的判断标准及其处理等。

如采用的有效性或安全性指标是非常规、非标准的特殊指标,应当对其准确性、可靠性和相关性进行说明。

判断疗效的主要终点指标应清晰阐述,并提供相应的确定依据(如出版物、研究指导原则等)。如使用替代指标,应提供相应的依据。

测定药物浓度时,详细说明生物样本的采样时间和服药时间之间的相隔时间,服药及采取标本时饮食、合并用药、吸烟、饮酒和其他功能性饮料等的可能影响。样本处理和测量方法应进行方法学确证,特殊情况应加以说明。

(6)数据质量保证:对保证指标测量的数据达到准确可靠的质量控制过程进行简要阐述,包括监查/稽查的情况、数据录入的一致性、数值范围和逻辑检查、盲态审核及揭盲过程等。必要时,须提供质量控制的有关文件,如数据一致性检查、数值范围和逻辑检查的原始记录、盲态审核时的原始记录、研究者与监查员间交流的质疑表等。

(7)统计处理方案及样本量确定:临床试验总结中需要详细描述试验中所涉及的统计分析方法,包括试验设计方法的选择、对照的形式、比较的类型、各种指标的定义、样本量的估计、不同分析对应的统计描述和(或)统计推断方法的说明。有关要点详见三十二章。

(8)试验进行中方案的修改:试验方案不宜更改。对进行中的研究进行的任何修改(如治疗组改变、入选标准改变、给药剂量改变、样本量改变等)均应说明,并应有伦理委员会批件。对更改的时间、理由、更改过程及有无备案进行详细阐述并论证其对整个研究结果评价的影响。

(9)期中分析:说明有无期中分析。如进行期中分析,应按照所确定的试验方案进行并说明 α 消耗函数的计算方法。

5. 结果

(1)研究对象

1)受试者的描述:参加试验的所有受试者人数可以流程图和表格方式加以描述,包括筛选人数、随机化人数、完成试验人数及未完成试验人数。对所有未完成试验的受试者应按中心和试验分组列出随机编码、人口学信息(如年龄、性别、民族/种族等)、入组及最后一次访视时间、药物剂量、同时合用其他药物的情况、未完成试验的原因(如失访、不良事件、依从性差等)、是否对其继续随访及停药时是否破盲等进行分析说明。

2)试验方案的偏离:所有关于入选标准、排除标准、受试者管理、受试者评估和研究过程的偏离均应阐述。报告中应按中心列出以下分类并进行总结分析,包括不符合入选标准但进入试验研究的受试者、符合剔除标准但未剔除的受试者、接受错误的治疗方案或治疗剂量的受试者、检查时间超窗、同时服用禁用的其他药物的受试者等。

(2)有效性评价

1)疗效/效应分析数据集:对参加效应分析的受试者应进行明确的定义,如所有用过试验药物的受试者或所有按试验方案完成试验的受试者或某特定依从性的所有受试者。数据集的定义要遵循 ITT 原则,维护随机性。对使用过受试药物但未归入效应分析数据集的受试者的情况应加以详细说明。

2)人口学和其他基线数据:以主要人口学指标和基线特征数据进行试验组间的可比性分析。基线的可比性分析一般采用全分析集分析,必要时还需采用符合方案集分析。分析的内容应包括年龄、性别和民族/种族等人口学指标和适应证的病情、病程、影响疗效/效应分析的因素和主要疗效指标的基线值。

3)依从性:每个受试者在试验期间对试验方案的依从性应予以测评及分析。描述保证和记录依从性的方法和指标,如随访次数、用药计数、日记卡及各项监测指标等,必要时可行血/尿等体液标本的药物浓度测定。

4)合并用药:分组列出试验期间所有受试者的合并用药情况。

5)疗效/效应的分析:所有疗效/效应指标均应给予明确的定义。以主要疗效指标和次要疗效指标、药效学/药代动力学参数等比较处理组间的差异。根据试验方案进行全分析集分析和符合方案集分析。

6)有效性小结:通过主要和次要疗效指标的分析,简要小结试验药的有效性及临床意义。

(3)安全性评价:只要使用过至少 1 次受试药物的受试者均应列入安全性分析集,包括 3 个层次:一是受试者用药/暴露(exposure)的程度,指试验药物的剂量、使用时程,用药的受试者人数;二是以合理的方式对常见的不良事件和实验室指标的改变进行归类,以合适的统计分析比较各组间的差异,分析影响不良反应/事件发生频率的可能因素(如时间依赖性、剂量或浓度、人口学特征等);三是严重不良事件和其他重要的不良事件(指需要采取临床处理,如停药、减少剂量和其他治疗手段的不良事件)。通常通过分析因不良事件而退出研究的受试者来确定,所有不良事件应明确与药物的因果关系。以图表的方式对出现的不良事件进行总结,对重点关注的不良事件进行详细描述。试验药和对照药出现的不良事件均应报告。

1)用药/暴露的程度:用药/暴露时间以药物使用时间的平均数或中位数来表示,可以采用某特定时程有多少受试者数来表示,同时应按年龄、性别、疾病等列出各亚组的数目。用药/暴露剂量以中位数或平均数来表示,可以表示成每日平均剂量下有多少受试者数。可以将用药/暴露剂量和用药/暴露时间结合起来表示,如用药/暴露至少 1 个月,某剂量组有多少受试者,同时应按年龄、性别、疾病等列出各亚组的数目。可能时同时提供发生不良事件或实验室检查异常时的药物浓度。

2)不良事件分析:对试验药和对照药的所有不良事件均应进行分析,并以列图表的方式直观表示,所列的图表应按不良事件累及系统显示其发生频度、严重程度以及与用药的因果关系。分析时比较试验组和对照组的不良事件发生率,最好结合事件的严重程度及因果判断分类进行。需要时,尚应分析其与给药剂量、给药时间、基线特征及人口学特征的相关性。每件严重不良事件和主要研究者认为需要报告的重要不良事件应单列开进行总结和分析,并附病例报告。附件中提供发生严重不良事件和重要不良事件的受试者的病例报告,内容包括病例编号、人口学特征、发生的不良事件情况(发生时间、严重程度、持续时间、处理措施、结局)和因果关系判断等。

3)与安全性有关的实验室检查、生命体征及体格检查:对每项实验室检查值及生命体征、体格检查指标进行描述,对试验过程中每一时间点(如每次访视时)的每个指标也应描述。提供相应的分析统计表,包括实验室检查出现异常或异常值达到一定程度的受试者人数。根据专业判断,在排除无临床意义的与安全性无关的异常外,对有临床意义的实验室检查异常应逐例加以分析说明,对其改变的临床意义及与受试药物的关系(如与药物剂量、浓度的关系,与合并用药的关系等)进行讨论。

4)安全性小结:对受试药的总体安全性进行小结,重点关注导致给药剂量调整的或需给予其他治疗的或导致停药的或导致死亡的不良事件。阐述所发生的不良事件对受试药临床广泛应用时的可能意义。

(4)讨论和结论:对临床研究的有效性和安全性结果进行总结,讨论并权衡受试药的利益和风险。不要简单地重复结果,也不要引出新的结果。结论应清晰明确,对其意义和可能的问题应结合文献加以评述,阐明对个体患者或针对人群治疗时所获的利益和需注意的问题以及今后进一步研究的意义。

(5)统计分析报告:统计分析报告是撰写临床试验总结报告的重要依据,也是我国要求的作为临床试验报告的附件之一。有关统计分析报告的内容和格式要求详见第三十二章。有些国家或组织没有要求申办方提供统计分析报告,但是要求临床试验报告中统计分析的内容更详细。

(6)多中心临床试验中各中心的小结:多中心研究的各中心应提供小结表(见本节的第五部分)。

6. 参考文献　以温哥华格式(Vancouver style)列出研究报告的有关参考文献,其主要文献的复印件列于附件中。

(三)附件
附件包括下列内容,不同期的临床试验对附件的要求略有不同。

(1)伦理委员会批准件。

(2)向受试者介绍的研究信息及受试者的知情同意书样本。

(3)临床研究单位情况及资格,主要研究人员的姓名、单位、资格、在研究中的职责及其简历。

(4)临床试验研究方案、方案的修改内容及伦理委员会对修改内容的批准件。

(5)病例报告表(CRF)样本。

(6)总随机表。

(7)试验用药物检验报告书及试制记录(包括安慰剂)。

(8)阳性对照药的说明书,受试药(如为已上市药品)的说明书。

(9)试验药物包括多个批号时,每个受试者使用的药物批号登记表。

(10)20%的受试者样品测试的色谱图复印件,包括相应分析批的标准曲线和QC样品的色谱图复印件、受试者个体的药-时曲线。

(11)严重不良事件及主要研究者认为需要报告的重要不良事件的病例报告。

(12)统计分析报告。

（13）多中心临床试验的各中心小结表。

（14）临床研究主要参考文献的复印件。

上述内容是我国临床试验报告的一般性要求，从内容上看，与 ICH 的要求基本是一致的。

二、早期临床试验的报告格式

早期临床试验包括 I 期临床试验、临床耐受性试验，以及生物等效性/生物利用度试验，其报告规范要求相似，总结见表 33-2。

此外，在药代动力学和生物等效性试验中，研究结果数据还需包含 20% 的受试者的样品色谱图及随行质控样品色谱图；血药浓度-时间曲线（个体与平均）；实测数据、数据处理、统计方法和结果；药代动力学参数。

表 33-2 化学药物早期临床试验报告的结构与内容

内容	I 期临床试验	临床药代动力学试验	生物利用度/生物等效性试验
1. 篇首	√	√	√
2. 引言	√	√	√
3. 试验目的	√	√	√
4. 试验管理	√	√	√
5. 试验方案	√	√	√
6. 对试验设计的考虑	√	√	√（包括参比药物）
7. 受试者选择	√	√	√
8. 受试药物	√	√	√（包括参比药物选择）
9. 给药途径及确定依据	√	√	√
10. 剂量设置及确定依据	√	√	√
11. 试验过程/试验步骤	√	√（包括生物样本的采集）	√（生物样本的采集）
12. 观察指标、观察表	√	√（生物样本的药物测定）	√（生物样本的药物测定）
13. 数据质量保证	√	√	√
14. 统计处理方案	√	√	√
15. 试验进行中的修改	√	√	√
16. 试验结果及不良反应分析	√	√	√（生物等效性评价）
17. 结论	√	√	√
18. 试验中特别情况的说明	√	√	√
19. 主要参考文献目录	√	√	√
20. 附件	1~5、7、9、11、12、14	1~5、7、9~12、14	1~12、14

三、化学药物Ⅱ/Ⅲ期临床试验的报告格式

化学药物Ⅱ/Ⅲ期临床试验报告的结构与内容见表33-3。

表33-3　化学药物Ⅱ/Ⅲ期临床试验报告的结构与内容

编号与内容

1. 篇首

2. 引言

3. 试验目的

4. 试验管理

5. 试验设计

　　(1)试验总体设计及方案的描述

　　(2)对试验设计及对照组选择的考虑

　　(3)数据质量保证

　　(4)统计处理方案

　　(5)试验进行中的修改和期中分析

6. 适应证范围及确定依据

7. 受试者选择

　　(1)诊断标准及确定依据

　　(2)入选标准

　　(3)排除标准

　　(4)剔除标准

　　(5)样本量及确定依据

8. 分组方法

9. 试验药物(剂型、来源、批号、规格、有效期、保存条件)

10. 对照药物(名称、剂型、来源、批号、规格、有效期、保存条件)

11. 给药方案及确定依据

12. 试验步骤

13. 主要和次要观察指标与观察时间

　　(1)症状与体征

　　(2)实验室检查

　　(3)特殊检查

14. 安全性观察指标

15. 疗效评定标准

16. 试验结果

　　(1)实际病例数及分配、脱落及剔除病例数及分析

编号与内容

（2）受试者基本情况分析（受试者的处理、试验方案的偏离）及可比性分析

（3）依从性分析

（4）主要观察指标结果及分析

（5）疗效分析

（6）安全性分析

17. 试验结论

18. 有关试验中特别情况的说明

19. 各参加单位的临床分中心小结

20. 主要参考文献目录

21. 附件（1、2、3、4、5、6、7、8、9、11、12、13）

四、疫苗临床试验的报告格式

疫苗临床试验报告的结构与内容见表 33-4。

表 33-4 疫苗临床试验报告的结构与内容

编号与内容

1. 篇首

2. 引言

3. 试验目的

4. 试验管理

5. 试验设计与试验过程

（1）总体设计及方案的描述

（2）设计方法及对照组选择的考虑

（3）适应证范围及其确定依据

（4）受试者选择

（5）分组方法

（6）试验药物（包括受试药、对照药的名称、剂型、来源、批号、规格、有效期、保存条件）

（7）给药方案及确定依据（包括剂量及其确定依据、给药途径、方式和给药时间安排等）

（8）试验步骤（包括访视计划）

（9）观察指标与观察时间（包括主要和次要疗效指标、安全性指标）

（10）疗效评价标准

（11）数据质量

（12）统计处理方案

编号与内容

(13)试验进行中的修改和期中分析

6. 试验结果

(1)受试者流程

(2)试验方案的偏离

(3)受试者人口学、基线情况及可比性

(4)依从性分析

(5)合并用药结果及分析

(6)疗效分析(主要疗效和次要结果及分析、疗效评定)和疗效小结

(7)安全性分析(用药程度分析、全部不良事件的描述和分析、严重和重要不良事件的描述和分析、与安全性有关的实验室检查、生命体征和体格检查结果分析)和安全性小结

7. 试验结果的讨论

8. 有关试验中特别情况的说明

9. 临床试验参加单位的各中心小结

10. 主要参考文献目录

11. 附件

五、多中心临床试验的各中心小结

我国药品监管部门要求,在多中心临床试验中,各中心应提供小结表(格式见表33-5)。各中心小结表一般由该中心的主要研究者填写,须有该单位的盖章及填写人的签名。

各中心小结旨在对该中心受试者的入选情况、试验过程管理情况、发生的严重和重要不良事件的情况及处理等进行简要的说明,并非要求对各中心的受试者资料进行统计分析。这是因为各中心的样本量不够,难以得到有统计学意义的结论。有些临床试验中参与的中心数较多,但每个中心的受试者数很少,任何统计量的抽样误差均较大。因此,这里要求的各中心小结纯粹是从管理角度出发,而不同于亚组分析。

各中心的主要研究者应该对所参加的临床试验的真实性作出承诺,并保障资料的准确性和完整性。

表 33-5 多中心临床试验的各中心小结表

临床试验题目			
临床试验批件号		批准日期	
药品注册申请人			
临床试验机构及专业名称			
本中心试验负责人姓名		职务/职称	
参加试验人员 (可提供附表)	提供姓名、职称、所在科室、研究中的分工等信息。		

续表

伦理委员会名称		伦理委员会批准日期		
第一个受试者入组日期		最后一个受试者 结束随访日期		
试验计划入组受试者数		筛选人数		入组（随机化）人数
完成试验人数		未完成试验人数		
受试者入选情况一览表 （可提供附表）	需提供所有签署知情同意书的受试者编号（或姓名缩写）、知情同意日期、筛选失败原因、入组日期、药物编号、未完成试验者的中止原因与日期。			
主要数据的来源情况	说明与临床疗效、安全性相关的主要指标的设定依据。 说明采集数据的仪器、检测方法、实验室和正常值范围。			
试验期间盲态保持情况	试验盲态：　　　□双盲　　□单盲　　□非盲 如果是双盲试验，有无紧急揭盲？　　　□无　　　　□有 如有，提供紧急揭盲受试者的详细情况。			
严重和重要不良事件 发生情况	严重不良事件：　□无　　　□有 重要不良事件：　□无　　　□有 如有，提供发生严重和重要不良事件的受试者情况及与试验药物的关系判断。			
临床试验监查情况	委派临床试验监查员单位：□申请人　□CRO 监查次数：监查质量评价：			
主要研究者的评论	本中心主要研究者对本项临床试验的质量控制和试验情况作出评论，并对试验结果的真实性作出声明。 　　　　　　本中心主要研究者签名：　　　　　　日期：			
临床试验机构管理部门 审核意见	 　　　　　　盖章：　　　　　　　　　　日期：			

备注：临床试验题目应明确临床试验的分期和项目

第三节　临床试验报告中的统计学要点

　　尽管有一份详尽的统计分析报告，但在临床试验总结报告中，有关统计学的内容仍然是必不可少的。因为阅读临床试验报告的人不一定能够读到统计分析报告，因此作为一个整体，临床试验总结报告中需包含统计学分析的主要内容。

　　有关临床试验统计报告的格式和内容见第三十二章，这里主要介绍在临床试验总结报告中应报告哪些统计学要点。

　　我国药品监管部门的指导原则中提出，在临床试验报告中，统计分析一节应明确列出统计分析集（按意向性分析原则确定的全分析集 FAS、符合方案集 PPS、安全性数据集）的定义、试验比较的类型（如优效性、等效性或非劣效性检验）、主要指标和次要指标的定义、各种指标的统计分析方法（为国内外所公认的方法和软件）、疗效及安全性评价方法等。

重点阐述如何分析、比较,以及离群值和缺失值的处理,包括描述性分析、参数估计(点估计、区间估计)、假设检验以及协变量分析(包括多中心研究时中心间效应的处理)。应当说明要检验的假设和待估计的处理效应、统计分析方法以及所涉及的统计模型。处理效应的估计应同时给出置信区间,并说明估计方法。假设检验应明确说明所采用的是单侧检验还是双侧检验,如果采用单侧检验,应说明理由。

对各种主要和次要指标的定义应清晰明确,分析中剔除的病例应解释原因并加以详细说明。对研究中任何统计方案的修订须进行说明。

提供样本量的具体计算方法、计算过程以及计算过程中所用到的统计量的估计值及其来源依据。

笔者结合自身经验,提出临床试验总结报告中需要包含 23 条与统计学有关的内容,便于自查,见表 33-6。

表 33-6 临床试验报告中应包含的统计学要点检查表

检查内容	是否出现在报告中
1. 试验的设计方法(平行、交叉、析因;成组序贯;适应性设计等)	
2. 主要结果变量的比较类型(优效性、等效性、非劣效性检验)	
3. 主要结果变量的定义、计算公式	
4. 样本量估计及其参数(包括检验效能)	
5. 随机化方法及细节	
6. 受试者流程图(包括筛选人数、随机分组人数、完成试验人数)	
7. 依从性评价	
8. 盲法的保持	
9. 不同数据集的定义和选择(包括各数据集剔除人数)	
10. 人口学资料和基线的描述性分析	
11. 异常数据的检测和处理方法,缺失数据的检测和填补方法	
12. 多重性校正方法(如果涉及)	
13. 期中分析方法及 α 消耗方法(如果涉及)	
14. 主要结果变量效应的估计和假设检验方法	
15. 中心效应的检测和校正方法	
16. 包含在主要分析模型中的协变量及其校正方法	
17. 亚组以及计划外探索性分析内容、方法和结果(如果有)	
18. 合并用药与结果的关系	
19. 不良事件、不良反应的描述性分析	
20. 安全性分析	
21. 必要的敏感性分析	
22. 假设检验的水准和区间估计的可信度	
23. 统计分析软件及其版本	

事实上,这些内容大都是统计分析报告的核心内容,当将这些统计学要点写入临床试验报告中时,需完全融入医学专业的叙述中。

此外,还需密切注意如下几个问题。

一、不同数据集之间结果的一致性

临床试验中主要结果变量的分析往往选择一个数据集(例如 FAS)作为主要分析集,而另外一个数据集(PPS)作为参考。ICH-E9 中指出,不同的分析集中主要变量的结论相同时,对药物的评价是有利的。在确证性试验中,建议主要结果变量同时用全分析集及符合方案集进行分析,当全分析集和符合方案集得出实质相同的结论时,就增加了试验结果的可信性。如果结论不同,则就需要对其进行详细讨论和解释。

在有些情况下,最好能用不同的分析集进行结论的敏感性探索。如果以 FAS 作为主要分析集,则 PPS 作为敏感性分析集;如果 PPS 作为主要分析集,则 FAS 作为敏感性分析集。如 PPS 中剔除了相当大的比例的受试者时,试验的整体有效性就值得怀疑了。例如剔除的受试者与分组是否有关、是否破坏了随机性、样本是否仍然有代表性等,这些也需要在报告中阐明。

二、效应的估计值及其精确性

统计学的参数估计有点估计(point estimation)和区间估计(interval estimation),这里的区间即置信区间。在临床试验总结报告中,既要关注效应的点估计的大小,又要关注效应的置信区间的宽窄,即同时报告点估计和区间估计的结果。过宽的置信区间往往说明估计精度不够。ICH-E9 中指出,处理效应的估计需同时有置信区间,并说明其计算方法。如想要使用基线资料以提高估计精度,或对可能的基线差异估计值进行校正,如进行协方差分析,亦需在试验方案中写明。特别当选择非参数估计方法时,更需注意在估计处理效应大小的同时,也要给出置信区间。

三、假设检验与置信区间结果

尽管运用假设检验与置信区间的目的不同,但是它们有着密切的关系。就同一资料而言,若假设检验结果为 $P<\alpha$,得出拒绝 H_0 而接受 H_1 的结论时,则其 $1-\alpha$ 置信区间必定不包括 H_0 所规定的总体参数;反之亦然。可见假设检验与置信区间的作用是相辅的,结论的含义是一致的,基础都是抽样误差理论。

因此,在报告研究结果时,有时只报告效应的点估计和置信区间结果,而不再报告假设检验的 P 值,特别是当篇幅有限制时。

四、统计学结论与专业结论

在对试验组和对照组的疗效进行分析比较时,首先要确认试验组与对照的疗效之差在临床上是有意义的,再应用假设检验方法分析是否有统计学意义。需注意,统计学上的 P 值与疗效是否有临床意义之间没有必然的联系。并非 P 值越小越有临床意义,也不是 P 值大了就没有临床意义了。

在优效性试验中,当试验组与对照组的疗效之差没有临床意义,即专业上认为试验组的疗效并没有真正比对照组有所提高时,即使差异有统计学意义,也不能认为试验组的疗效优于对照组；当试验组与对照组的疗效之差有临床意义，即专业上认为试验组的疗效比对照组有所提高时，如果此时差异没有统计学意义，则说明原先设计时的参数取值可能不准确，样本量不足，或抽样误差较大，因此检验效能不高。只有当试验组与对照组的疗效之差有临床意义，即专业上认为试验组的疗效比对照组有所提高，同时差异有统计学意义时，才能最终下结论。

因此，当统计学结论与专业结论相矛盾时，临床试验总结报告或论文中需加以讨论。

五、计划中与计划外分析

临床试验资料来之不易，对于花费巨资、耗费资源、众多医务工作者和患者长期合作甚至牺牲生命换来的宝贵资料，作为科学工作者，总想深入挖掘出一些新的信息。然而，对于确证性临床试验来说，只能采用预先计划的分析方法对事先提出的假设进行检验。只有当事先的假设得到验证时，所得的结论才具有一定的可靠性。对临床试验资料进行探索性的计划外分析无可非议，但是所得的结果只能是一个信号，可以为下一个验证性临床试验的假说提供依据。因此，在正式的临床试验报告中，往往不包含计划外分析的内容。由于计划外分析结果的假阳性难以控制，监管机构一般也不会根据探索性分析结果批准药物的上市。

如果计划外的探索性分析结果对原试验结论做了很好的补充和佐证，研究者若要将其纳入临床试验的报告和（或）论文中，则需明确指出这个结果是根据探索性分析得来的，以警示其可能的假阳性。

六、敏感性分析

在试验之初拟定统计分析计划时，应尽可能地考虑周全。然而智者千虑，必有一失，事后总会发现原先的计划并不完美。此时，不能根据数据来更改分析方法或根据分析结果来选择统计分析，但是可以进行敏感性分析。常遇到的问题包括异常值或缺失数据的处理方法是否得当；剔除某些病例是否合适；有些中心的结果与其他中心不一致，其对结果有何影响；数据并不支持所选统计学模型的假设，此时选择正确的模型对结果有何影响。

如果所得的结论不敏感，则结论更可信。如果不同的分析结论不一致，则需要深入分析原因所在。这些均需在临床试验总结报告的讨论中予以说明。

（于　浩）

参 考 文 献

1. FDA.Guideline for the format and content of the clinical and statistical sections of an application.1988.

2. ICH-E3.Structure and content of clinical study reports.1995.

3. CFDA.化学药物临床试验报告的结构与内容技术指导原则.2005.

4. CFDA.疫苗临床研究报告基本内容书写指南.2005.

5. CFDA.中药、天然药物临床试验报告的撰写原则.2005.

6. CONSORT 指南.http://www.consort-statement.org.

7. ICH-E9.Statistical principles for clinical trials.1998.

第三十四章

统计学标准操作规程的制定

随着一系列与统计学相关的政策、法规、指南、技术指导原则、专家共识等的不断建立，临床试验统计学质量管理规范（Good Statistics Practice，GSP）的理念正在逐步形成。其中，ICH-E9《Statistical Principles for Clinical Trials》、我国的《药物临床试验的生物统计学指导原则》应堪称典范。然而这些多是宏观层面上的政策、技术和学术要求，当涉及临床试验具体执行时，如何来贯彻这些要求，还需要有与之配套的在操作层面上更加严格的质量控制和具体的步骤，这就是说，应该在临床试验中建立有关统计学的标准操作规程（standard operating procedure，SOP），以切实增加生物统计学应用的实践可操作性。

第一节 临床试验中的标准操作规程

临床试验质量保证体系中要求临床试验全过程中的每个环节均需建立标准操作规程，统计分析作为其中的重要内容概莫能外。SOP 系经批准用以指导操作的通用性文件或管理办法，是为了有效地实施和完成某一临床试验中的每项工作所拟定的标准和详细的书面规程。

SOP 实施的意义在于：①统一操作标准。使不同中心和部门实施试验时的方法或操作达到统一，管理趋于规范，尽量减少由于操作方法上的差异性或随意性带来的误差，增加不同中心和部门研究工作之间的可比性。②明确人员职责。通过明确规定各部门及各类人员的职责，各负其责，互相衔接，默契配合，防止差错，确保临床试验顺利进行，提高研究工作的效率和质量。③保障物质条件。用 SOP 保证试验的设施和仪器设备符合要求，确保相关人员、后勤和技术保障系统达到要求。④保证数据质量。用 SOP 指导试验方案的设计和实施，数据的收集、储存、传输、转换和处理，结果的分析和总结，资料的撰写和归档，以及质量保证系统的有效运行，确保试验数据和结果的准确性和可靠性。⑤可追踪，可培训。既可作为临床试验相关人员的培训资料，也可作为实施临床试验质量检查的依据。

制定 SOP 应当遵循的原则包括范围明确、目的性强；写己所做、做己所写；依据充分、操作性强；简明准确、避免差错；格式统一、善用表格；及时更新、不断完善；加强培训、写为所用。

制定 SOP 的一般程序：首先由相应专业的研究负责人或有经验的相关工作人员起草；然后经质量保证部门审核并签字确认；最后经相关组织的负责人书面批准后印刷、发布并生效执行；如需任何修改要再经质量保证部门审核，组织负责人批准后更新。SOP 通常为某机构或企业组织内部所拥有。

随着临床试验监管要求越来越严格，生物统计学专业人员参与临床试验的执行和报告工作逐渐增强,完善临床试验统计学管理规范、制定和执行临床试验统计学 SOP 也显得越来越迫切。临床试验生物统计学工作的哪些环节需要制定 SOP 并规范实施,成为参与临床试验的生物统计学工作者所关心的问题。早在 1994 年,制药工业统计学会(Statisticians in the Pharmaceutical Industry,PSI)即发表了关于临床研究统计学规范的标准操作规程指南(Guidelines for Standard Operating Procedure for Good Statistical Practice in Clinical Research,GSOP),1998 年发表的文本又赋予该指南新的内容。该指南为制定临床试验生物统计学应用的 SOP 提供了基本原则和框架,当时共给出 12 个专题,具体包括:①临床研究计划;②临床试验方案和病例报告表;③统计分析计划;④分析用数据集的确定;⑤随机化和设盲方法;⑥数据管理;⑦期中分析计划;⑧统计报告;⑨存档和文件;⑩多个研究的数据汇总;⑪质量保证和质量控制;⑫申办公司和合同研究组织(CRO)之间的相互关系。

PSI 是一个国际性的专业组织,成立于 1977 年,80% 的成员在英国,并主要分布在制药工业界,其目的在于促进制药工业与统计学相关的事项达到专业标准;提供制药工业界关于统计学以及与统计学相关事项的经常性讨论。GSOP 的发布旨在为统计学相关的 SOP 的建立提供指导意见和技术框架,确保在制定 SOP 时使用专业的方法、忠于统计学规范并符合有关规定要求。需要注意的是,在制定 SOP 时需要确保和 ICH 制定的标准一致。发布 GSOP 的目的包括确保制药工业中的统计师了解统计学规范的原则;鼓励统计学应用于临床试验时遵从这些原则;鼓励临床研究的统计学规范的原则扩大应用范围;提供制定能确保符合国际上统计学规范要求的,能满足临床试验数据收集、处理、分析和报告规定要求的 SOP 的指南。当然,GSOP 只是制定临床研究统计学操作的 SOP 指南,但并不是实际执行的 SOP。实际临床试验中需要结合具体情况,根据这些指南进行细化处理,制定出符合特定项目的详细、具体、可操作的执行版 SOP。随着临床试验的不断发展,GSOP 必然需要不断发展和改进。

2016 年我国国家食品药品监督管理总局先后发布了《药物临床试验的生物统计学指导原则》《药物临床试验数据管理与统计分析的计划和报告指导原则》《临床试验数据管理工作技术指南》和《临床试验的电子数据采集(EDC)技术指导原则》。这些按照国际通用规范和技术要求、结合我国临床试验数据管理和统计工作实际而制定的指南和指导原则,对于指导做好我国药物临床试验数据的规范管理,强化药物临床研究的规范性,从源头上保证药物临床试验数据的真实、完整、规范,必将发挥重要作用,这也为制定统计学 SOP 提供了权威参考。

本章重点借鉴 PSI 的 GSOP,并结合近年临床试验的相关进展总结提炼出一些最常用的临床试验统计学 SOP 制定要点,供统计学专业人员制订 SOP 时参考。

第二节　制定临床研究计划操作规程的要点

目的:定义临床研究计划中统计师的责任。

规程要点:

1. 在临床试验开始前,统计师应该了解与所研发的产品有关的化合物的临床前分析、其他有关的试验结果,以及可能对临床试验的安全性或有效性造成影响的任何事宜;应该进行文献研究,以确定合适的反映疗效的变量以及临床上认为有效的效应大小;应该研究预后因素的影响,并尽可能地加强对有关疾病自然史的了解。

2. 确定关键的决策点。统计师应该参与关键问题的决策,从统计学角度提供相关的意见和建议。统计师参与需要回答的问题可能包括试验的最优设计是什么;何时应该测量疗效;测量疗效的方法及其可靠性和敏感性如何;安全性监测的时间应该多长;用哪种试验能检测化合物的活性并进行药品的规模化生产;试验化合物的最优剂量和给药次数是多少;上述有关信息如何体现在Ⅲ期试验的设计中;正在进行的外部试验是否具有意义;外部试验何时可能会影响当前计划的研究设计。

3. 在产品的临床研发中,统计师应该提供评价疗效所需要的研究例数的建议。这要在研究计划中给出合适的试验数,并估计每一项试验所要求的病例数。统计师还应该给出对汇总的数据执行安全性评价所需要的病例数建议。其目的应在于使研发过程最优化,这常意味着以试验治疗的最少的患者数和最少的试验数,达到支持产品注册的许可要求。应予考虑的还应该包括那些增强科学理解或相对于现有治疗具有优势以及解决商业问题的研究。

4. 应该提出关于临床试验特定治疗领域和需要测量的主要变量的总体设计的建议。为此,统计师应该研究文献并明确开发计划中关键的疗效和安全性问题。统计师也应考虑其他比如次要变量、关键的安全性变量、评价的时间和频次(尤其是主要评价时间点的指定)、随访时间的长短和计划锁定数据库的日期等。

5. 所有的临床试验都应该讨论临床数据的管理和试验数据的收集。出于对任何疗效和(或)安全性的 meta 分析的数据汇总的方便,应鼓励建立数据标准。其他人员(数据管理人员、临床人员)在这一过程中也负有责任。应该考虑通用标准,诸如医学术语字典、测量的定义和时点、方案偏离的处理等。

6. 所有的临床试验都应该撰写统计分析计划,概述将要使用的统计分析方法。在数据分析之前,该计划应不断完善,综合而详细描述所用的方法(见本章第四节)。

7. 统计师应该对试验的时间、顺序、可能的数据流程以及所需资源的计划提供建议。应该对产品注册申请、陈述和发表策略涉及的日期和要求进行讨论。

8. 统计师应该适时与临床专家以及研究者一起讨论试验的分析结果,评价结果是如何影响临床开发计划的,该计划何时应当被适当修改。

9. 统计师应该为了符合监管机构要求参与档案的准备,并应该准备对来自于监管机构的问题进行答复。

10. 统计师应该参加研究者手册的准备和维护。

第三节　制定临床试验方案和病例报告表操作规程的要点

目的:定义统计师在临床试验方案和病例报告表制定、审查和确认中的责任。方案应该包括试验目的及用于满足这些目的的统计学方法的详细和综合的描述。

规程要点:

1. 统计师应该了解研究目的,审读整个方案,对涉及统计学有关的问题发表自己的意见,并有权对方案中与统计学有关的错误表述进行修改。统计师应该了解有关文献、临床开发计划和类似试验的结果。

2. 统计师应该参与方案的准备(和修改),撰写某些内容或提供保证完整性所必需的信息。

3. 统计师应该确保方案已满足以下事项:

(1)有特定的试验目的,终点定义明确。如果目的或终点超过 1 个,应该区分其优先次序。

（2）所计划的试验设计应适应于疾病及其指征的性质、终点的定义和测量以及实际中的限制，比如患者的可获得程度、试验治疗的方式以及其他资源的可利用程度。

（3）详述研究对象入选和排除标准的定义。

（4）招募受试者的方法，以及随机化分组的方法。

（5）根据试验目的、试验设计、主要终点指标、相应的分析方法，以及主要研究者提供的有关参数等，估算本次试验所需的样本量，同时给出相应的样本量估算方法和（或）计算机软件，必要时附参考文献。

（6）要保证所收集数据的性质和质量，应该给出数据收集的方法和时间的细节。必须按照规定的、一贯的方式收数据集，并且是与统计分析以及试验质量控制相关的和可测量的数据或信息，不强调收集与统计分析无关的数据。

（7）陈述设盲程度和理由，详细描述编盲方法、揭盲条件和方法，以及临床试验中如何保持盲态。

（8）说明正式的和非正式的期中分析或数据视查的计划，注意在试验完结之前的所有数据的破盲均代表一次期中分析。如果需要，应该明确独立数据监查委员会的组成和职权范围的细节内容，应该明确指定终止试验的原则（见本章第七节）。

（9）对计划的样本量进行审查，样本量的再估计应按照盲态的和非比较性的方式执行。

（10）应该详细说明为了满足试验目的、用于统计学检验的特定假设或者进行参数估计的特定参数。

（11）多重性：某种意义上说指有多个试验目的、多个终点或多次分析等。

（12）详细说明用来确定患者可评价程度的原则，尤其是违反方案、退出或脱落的病例（见本章第五节）。

（13）建立数据分类的策略：建议对数据按照诸如人口统计学特征、合并医疗、医疗史、剂量和治疗计划、疗效度量、实验室和其他安全性数据、不良事件报告等进行类别划分和分层分析（见本章第四节）。

（14）应遵守国际上和国内关于临床试验方案和病例报告表的指南、指导原则要求。

4. 统计师应该确保设计的病例报告表、EDC 系统等能按照方案的要求收集数据。病例报告表、EDC 应该只包括基本信息和相关的在总结报告时被评价的项目。数据管理人员也有责任审查病例报告表、EDC 系统。

5. 统计师、数据管理负责人应该审查和确认（和修改）试验方案和病例报告表。确认应该以文件记载，并签字。

第四节　制定统计分析计划操作规程的要点

目的：定义统计分析计划的目的和内容。统计分析计划是一个临床试验数据分析的执行性文件，程序员根据该计划可以独立完成所有统计分析。因此要对所有需要分析的内容、采用的方法、结果的呈现格式进行详细描述，其目的是为了避免可能会影响统计分析解释的事后决定。

规程要点：

1. 统计分析计划应该包括一套完整的有关所使用的统计方法的描述。它可以包含在试验方案的主体中，或者可以在方案中概述而具体细节置于附件中。目前，大部分临床试验方案中往往只概要介绍统计分析内容,而详尽的统计分析计划将另外起草,并形成一份独立的文本。以下所述是指独立的统计分析计划。

2. 统计分析计划应该包括试验方案中所声明的试验目的。如果有可能,还应该引用一些相关的文献综述、临床开发计划以及任何其他类似试验的结果。

3. 统计分析计划中应该包括统计师的署名信息,并标明统计分析计划的版本号、日期等相关信息。

4. 统计分析计划应该明确定义所用的分析人群(通常包括全分析集、符合方案集和安全集)(见本章第五节)。

5. 统计分析计划中应清晰描述主要指标和次要指标的定义,包括具体观察和测量的方法、观察时点、指标属性。如果主要指标需要计算得到,则需给出相应的计算公式。

6. 为了满足试验目的,统计分析计划应该指明检验假设和估计参数,明确所采用的单、双侧检验及其水准或可信度。

7. 每一类型的数据均应提供详细的统计描述和统计推断方法。以下是应该考虑的:处理多重观察的方法;派生变量计算的原则;基线数据的使用;协变量数据的使用;亚组分析;多中心数据的处理方法;不同处理与中心的交互作用;期中或序贯分析;停止试验的规则及分析时的考虑;缺失数据的处理方法;离群值的处理方法;固定或随机效应模型的确定;退出和方案偏离的处理方法;依从性及合并治疗的处理方法;多个处理组进行多重比较的处理;点估计和区间估计的方法;敏感性分析的内容和方法;所使用的计算机系统或软件的名称及版本号等。

8. 统计分析计划中应该规定对统计模型的检查方法以及统计假定不满足时的敏感性分析方法。

9. 以独立文本呈现的统计分析计划初稿应形成于试验方案和病例报告表确定之后,由试验统计学专业人员起草,并与主要研究者商定。

10. 统计分析计划在临床试验进行过程中以及数据盲态审核时可以进行修改、补充和完善,不同时点形成或更新的统计分析计划应标注版本号及日期,正式文件在数据锁定、揭盲之前(非盲试验在分析开始前)完成并予以确认。如果试验过程中试验方案有修订,则统计分析计划也应进行相应的调整。如果涉及期中分析,则相应的统计分析计划应在第一次期中分析前确定。

11. 统计分析计划应包括将来统计报告中所有结果需要呈现的表格、图示和清单模板(table,figure and listing,TFL)。应提供可能会引起歧义的有关事项的说明,例如指明计算率的分母、使用的小数点位数等。

12. 统计分析计划的改变应该在统计报告中说明和完整地记录。

第五节　制定分析用数据集操作规程的要点

目的:定义临床试验破盲前纳入统计分析的数据集选择规程。其目的在于使分析时剔除数据所产生的偏倚最小化,防止 I 类错误的增加。

规程要点:

1. 临床试验开始前,应该有文件明确规定统计分析时数据纳入或排除的原则,以便于在盲态审核时能确认每位受试者所属的分析集。该规定应该成为临床试验方案的一部分,可以在方案的主体中,也可以作为附件。因为从分析中排除患者的理由在撰写方案时不能完全地预见,尽管一般的情况或已知的理由能描述,但在试验实施时,对于未能预见的排除患者的理由,在试验结束而数据尚未破盲前还需要进一步说明。

2. 临床试验可能会遇到多个分析数据集,一般情况下分为全分析集(FAS)、符合方案集(PPS)和安全集(SS)。根据不同的研究目的,需要在统计分析计划中明确描述不同数据集的定义,定义的条款越明确,越方便数据集的划定。

3. 当确定数据集时需要考虑以下方面(但不限于这些方面),包括纳入和排除标准;访视日期和可接受的时间窗;对治疗的依从性;数据的性质和质量;不正确的随机化/处理;伴发疾病;合并治疗;脱落和退出;患者进入研究超过1次。

4. 应该在文件中专门说明负责数据集确定的人员。尽管确定数据集的过程会涉及临床、数据管理、统计学部门间的协作,但是决定在数据集中纳入和排除患者的最终责任必然是临床研究者。

5. 数据集确定文件的审核/修改应该在所有的研究数据收集完成后,在数据破盲前进行。任何改变应该在统计报告中说明。

6. 统计师应该检查关于剔除的决定是否合理,以便于确定对主要变量分析稳健性的影响。

7. 排除的数据和理由应该在统计报告中列举。

第六节　制定随机化和设盲操作规程的要点

目的:定义临床试验中随机化和设盲的规程。其目的是为了避免试验执行时引入系统偏倚。

规程要点:

1. 在产生随机化编码表的过程中,应该以文件形式规定随机化编码表的相关事项。应该包括的细节有随机化编码表产生的方法;负责准备和核查随机化编码序列的人员(注明职称或头衔);电子版或纸质版随机化编码表备份的分配、保存和取用;盲法试验中对于个体患者应急破盲的方法(例如可要求在应急情况下能在1小时内对编码破盲);使用计算机软件产生随机化编码表应说明使用的软件系统、版本号并附计算机源程序代码,给出使用的伪随机函数的种子数。无论使用哪种方法,均必须确保能按照给出的随机化编码表产生方法重复产生出随机化编码表。

2. 应该考虑使用分层随机化,例如处理多中心试验的随机化。大型多中心临床试验除以中心作为分层因素外,有时可考虑用重要的预后因素作为分层因素(如受试者的病理诊断、年龄、性别、疾病的严重程度、生物标记物等)进行分层随机化。当需要考虑多个分层因素时,尽管也可采用"动态随机"合理分配受试者以保持各层的组间均衡性,但不建议设计过多的分层因素,因为过多的分层因素可能造成其他因素在处理组间的不均衡,同时导致试验操作难度增大。分层因素一般不宜超过3个。

3. 应该考虑对研究对象分区。根据随机分组的多少确定区组的长度,一般取组数的2~5倍,区组长度允许是可变的,涉及研究的临床人员对此应该保持盲态。

4. 应该让统计师认同药品包装和药品分发时使用的操作规程,以确保随机化编码被正确地应用。

5. 在非盲法试验中应该采取适当的方法(如信封法、顺序编号容器法、药房控制法、中心随机化法等)确保相关人员在分配受试者之前不可预知受试者所在的组别,以确保做到分配隐蔽。

6. 在盲法试验中应该采取适当的措施(如双盲双模拟法)和步骤以确保各方人员对不同的处理不可分辨。

7. 研究方案中应该定义好对试验处理方法可以不设盲的人员。那些在执行过程中一旦知情可能会影响结果的解释或结果本身的所有个人都应该保持盲态。

8. 研究方案中必须明确描述破开编码的条件。

9. 研究方案中应对产生随机化编码表、招募受试者和分配受试者任务的人员进行明确分工,应该由不同的人员来分别负责产生编码分配、招募受试者和分配受试者。

10. 当实行盲法试验的期中分析时,试验盲法的完整性不能打折扣。只有那些不直接涉及试验过程的人才可以知道随机化编码。关于如何分析、表达和报告数据的决定应该由执行期中分析的统计师在破盲之前作出(见本章第七节)。

11. 如果编码在试验执行期间不小心破盲,该事件必须在统计报告中完整地记述。

12. 特定患者和特殊理由的所有破盲也应该在统计报告中完整地记述。

13. 对每一位研究者或机构都应该检查其是否遵守随机化计划。这样做的一个方法是检查编码号是否被按顺序分配了。如果未遵守随机化,统计师应该同临床研究组讨论任何异常情况,以确定问题的可能根源,而且应该全面评价和记录对数据分析的影响。反常的随机化或许表明舞弊,统计师需要借助统计学方法对数据是否舞弊进行检查。

第七节　制定期中分析计划操作规程的要点

目的:描述执行期中分析的规程,该分析应保持试验和最终统计分析的完整性。期中分析是指正式完成临床试验前,按事先制订的分析计划,为比较处理组间的有效性和(或)安全性所做的任何分析。期中分析计划应该提供数据分析和表达方法的综合的和详细的描述,应避免没有计划的期中分析或仅为了管理目的分析。为了顾及需要进行未计划的期中分析的个别情况,希望有一套独立的在危险和问题出现时公司使用的,并且规定由(高级)管理层批准的SOP。所有这些分析都要报告。对各种非计划内的期中分析均需要有严格的分析校正。

规程要点:

1. 期中分析计划描述的是期中和最终数据分析和表达打算用的方法。期中分析计划应该与方案同时起草,或者提供方案后起草,在第一次期中分析前应该完成。该计划可以包括在方案之中,也可以独立于主要分析计划另外形成文件。计划的修改应该被确认和成文。任何非计划内的期中分析都应该在期中的或最后的统计报告中被确认并且有完整的记录文件。

2. 期中分析计划应该清楚地说明期中分析的理由(例如伦理学上的、安全性方面的,或向管理部门提供信息等)。

3. 期中分析计划要考虑的事项和内容应该类似于统计分析计划(见本章第四节)。尤其是期中分析计划应该提到下面的事项:要分析的变量和要总结的数据(应该尽可能地少);预期分析的次数和进行分析的时间;期中分析用到的统计模型;试验叫停的规则和校正的检验水准;对所需样本含量的影响;破盲的程度以及为防止患者知晓而采取的限定;期中分析结果发布的过程;期中分析后可以表明终止研究,如何处理额外的数据;最终分析时所有参数的估计结果。

4. 期中分析计划应该描述破盲的程度以及为了使接触破盲信息和处理编盲达到最小

化所采取的做法和步骤。应考虑由不参与试验的统计师执行期中分析,并且处理组也应该部分盲态(例如仅用 A、B 等符号表示,并不能识别其具体是什么)。

5. 对于用期中分析来评价疗效或安全性的确证性试验,推荐由独立数据监查委员会(DMC)承担。DMC 的责任应该协议并制定文本。期中分析计划应该在试验的一开始由 DMC 和申办者签订。每次期中分析所提供的数据、各种各样的会议以及数据展现都应该建立档案。

6. 应该制定合理的期中分析数据管理规程。

7. 每次期中分析所审查的数据都应该归档。

8. 应该严格控制期中分析结果的发布。在设计阶段就应该限定好结果流传的范围。发布应该限于所指定的独立的 DMC。在研究报告中应该说明发布了什么信息、何时发布的以及发布给了谁。

9. 临床试验报告应该清楚地描述期中分析设计、执行和所有期中分析的结果,并附有本 GSOP 提到的有关问题的讨论。

第八节　制定统计分析报告操作规程的要点

目的:定义统计分析报告的主要内容,以及统计报告准备、审查和批准的规程。统计报告意在详细描述临床试验结果和这些结果的统计学解释。报告还应描述分析中用到的统计学方法。

定义:统计分析报告是根据统计分析计划对试验数据进行统计分析后形成的报告,是临床试验结果的重要呈现手段,是撰写临床研究报告的重要依据。

规程要点:

1. 统计分析报告应该由试验的负责统计师(或在其指导下)撰写。

2. 下面的细节应该包括在统计报告的正文或附件中:

(1)概述:主要描述研究设计、患者(对象)数、退出情况、研究人群、组间基线比较、主要疗效结果、次要疗效结果和主要的安全性结果等。

(2)引言:对研究背景的简要描述。

(3)目的:和研究方案中声称的目的相同。

(4)研究设计:对研究设计的概括,包括样本量估计和随机化方法。

(5)统计方法学:指出是否将收集到的所有数据都纳入报告中,描述分析时用到的任何派生数据和转换数据并说明理由,主要和次要分析的定义,研究人群的定义,缺失数据、离群值或有问题数据的处理,分析的时间点,编码破解时反应的评估和处理偏离方案的方法,破解编码前的讨论和决定的文件,统计学检验的细节和理由,无效的和备选的假设,检验水准,假设检验,估计技术,任何期中分析的效应,多重比较和中心效应的处理,任何偏离统计分析计划或预设分析方案的细节,所有用到的软件及其版本的说明。

(6)研究人群:详细给出招募到的和随机化的患者数、每一次随访到的患者数、所有脱落和退出的理由,说明患者对治疗依从的程度以及分析时可评价的患者数。应该报告概括性的人口学资料、临床特征、初始情况的严重性(对所有的人群,例如"意向治疗"原则下的全分析集合和"符合方案"条件下的符合方案集)。

(7)结果:针对研究人群对主要的和次要的有效性分析,以及安全性和耐受性分析结果的描述。应该考虑使用综合统计量(尤其是置信区间)、图式数据显示和派生数据。结果表达的顺序应该根据方案的目的确定,这要和公司制订的固定格式一致。应该报告统计检验的细节。如果分析复杂应该以统计学附件较完整地描述统计方法的细节。

(8)讨论和结论:带有解释的主要统计结果的简要概述。应该评述设计的统计学特点,例如交叉设计的合理性。应该考虑数据的质量、试验执行过程中和试验外部的可能存在的影响因素(如季节性的天气)。应该讨论主要结论对合理偏离假设或数据不适的敏感性。应突出试验或其结果的统计学特点。

(9)表格:有标记,正文中引用并建立索引。应该指明测量的单位、等级尺度的解释和分析所对应的人群。

(10)图:有标记,正文中引用并建立索引。

(11)数据列表:有标记,正文中引用并建立索引。数据列表应该清楚准确地表达研究中记录的数据。派生数据以及从分析中纳入/排除的患者应该列表说明(派生数据中对于主要结果值例如药-时曲线下面积 AUC 还是至少应该给出的)。随机化列表应包括进来。

(12)附件:有标记,正文中引用并建立索引。

3. 研究方案和(或)统计分析计划(以及所有文件的所有修改)的备份应该附加到统计报告中,甚至还应包括数据管理计划或报告以及记录偏离方案的书面文件。复杂的统计方法学应该有书面文件说明。统计分析中所做的假设检验方法也应该有书面文件说明。

4. 统计师应该确保综合报告中的统计学内容符合上述要求,以及临床的解释和统计学结果一致。

5. 统计分析报告应该在发布前被另一个统计师(不是作者本人)审核和确认,应该遵循内定的质量控制规程(见本章第十一节)。

6. 统计分析报告应该由负责报告的统计学人员(见本 GSOP 的第 5 点)签字。

7. 表明统计分析报告审核和确认的文件应该归档。

8. 进一步的指南参见近年国内外出台的相关指南、指导原则等。我国食品药品监督管理总局 2016 年发布的《药物临床试验的生物统计学指导原则》《药物临床试验数据管理与统计分析的计划和报告指导原则》等均应作为制定统计分析报告 SOP 的重要遵循依据。

第九节　制定存档和文件管理操作规程的要点

目的:定义建立档案的规程,该档案所包括的文件应该足够根据初始数据库重建统计分析和报告。临床试验的各个方面都必须留有文档。存档的文本提供了试验执行和研究发现的证据。

规程要点:

1. 所有的临床试验和相关项目包括小型的咨询任务都应该留有项目日志(或项目工作文件)。日志应该包括项目执行期间进行的所有活动的清晰记载。项目日志应该在项目早期,而不是到结束时建立。项目日志应该写得足够详细,以使统计师能重建这个项目。项目日志应该包括项目中关于统计学事项的总的注解,如方法、惯例和规程的细节以及在试验执行中的反馈信息;所用数据库的清楚记录及对数据库进行标记和储存的细节;项目执行中使用的所有软件的细节。

2. 工作于某项目的所有人员都应该对其负责的方面准备相应内容的文档。

3. 最终研究档案的统计学部分应该包括以下内容(如果不存于别处):项目日志(项目工作文件);统计人员的简历及培训记录;最终方案(附有所有的修改);随机化编码列表和

解码的细节;统计分析计划;统计分析报告(或临床综合报告的统计学部分);电子文件存储位置的纸质文件;所有相关的电子版数据、程序、日志、输出、email 和文件;包括报告、程序等进行署名的 QC 过程文件。

4. 在项目一开始就应该建立档案并在项目完成后尽快地封装。从档案中临时取用材料应留有记录并进行跟踪。如果项目建档后又开展了一些工作,则应该以相同的格式建立文档。

5. 可以几乎全部用电子形式存档。对于电子形式的源数据应遵循源数据的管理要求,通常不需要保存电子文件的纸质拷贝,但已经扫描后形成电子文档的原始纸质文件作为源文件仍然需要存档。

6. 应该明确负责档案的人员,并对个人访问的权限进行规定。

7. 应该明确档案保存的时间。

8. 对来自于他处的电子源数据如实验室数据,应在原地建立数据档案。

9. 归档案前应考虑需要抽出销毁的材料。

10. 存档应有安全性的考虑,备有电子媒介的维护和存储系统以防档案、系统硬件或软件损坏带来的影响;安全防范措施应能抵御物理的/环境的威胁,如防潮、防霉、防火等。

第十节 制定多个研究数据汇总操作规程的要点

目的:定义要求对多个研究数据进行合并分析时应该遵守的规程。在向监管当局递交安全性的综合分析,或者准备对来自于多个试验的数据进行安全性、有效性或者其他内容进行总的分析时,可能会被要求进行数据汇总。这些汇总用的是原始的、个体水平的数据。本GSOP 不包括 meta 分析中用到的对概括性数据(例如均数等)的合并汇总。

规程要点:

1. 如果有可能,汇总应该在试验设计的早期阶段(在临床计划时)就考虑到并筹划好,以便于所实施的试验能够具备进行汇总的共性特征,例如共同的终点、共同的条件、共同的评价时间。

2. 为了核查汇总分析的数据,需要制定质量控制的方法。

3. 数据汇总分析应该按照规定好的"汇总分析计划"进行。汇总分析计划应该在着手分析前获得批准。该计划应该包括以下事项:汇总的目的;试验分组的基本原理;数据来源;数据选择的方法;主要变量和亚组的选择;数据分析和报告的方法。

4. 汇总分析可以另外单独报告,或者作为规定提交内容的一部分。下列事项在两种情况下均应该提到:选择试验数据来源采用的方法;选择试验时引入任何偏倚的讨论;用到的统计学方法的细节;试验合并后分析的结果与单个试验分析结果的比较;由于单个试验缺失数据或其他方面的不足所致任何偏倚的讨论;探讨结论对偏离假设(例如治疗效应的一致性)或所做决定(例如试验或数据的选择)的敏感性。

5. 所有报告应该由负责数据汇总的统计师审核和确认。

第十一节 制定质量保证和质量控制操作规程的要点

目的:定义统计学应用于临床试验的质量是如何保持和控制的。为确保研究的质量,临床试验开始前的质量保证系统必须到位;而试验期间或之后,质量控制系统必须要到位以控制和验证研究的质量。

规程要点：

1. 为了在临床试验开始前确保质量，统计师应该保证 SOP 是有关的和最新的，保证统计学人员已训练有素（负责数据管理者应该类似地检查数据管理人员已适当培训），保证产品开发已制定了合理的计划（见本章第二节）。

2. 临床试验文档中应该阐明统计师参与设计、审核和批准工作，包括研究方案、随机化列表、病例报告表、数据库设计、统计报告、最终的临床报告、临床专家报告。

3. 统计学分析中用到的所有方法应该以硬件复制和（或）电子格式建立文档。文档应该是相当综合的，保证用相同的分析能再现结果（见本章第九节）。

4. 临床试验文档应该表明统计师已审核了数据分析的表达和解释（例如出版物、研究报告、汇总性总结、专家报告、宣传材料、管理会议以及和行政当局间的讨论）。统计师还应该保证数据以无偏倚的方式表达，分析中的任何假定已清楚地说明，也考虑了方法学上的限制。

5. 统计师有责任保证统计分析所用的计算机程序的准确性和有效性。以下归档时应该考虑：程序应该带有完整的注解，明确地留有文档；复杂的程序应该准备正规的流程图；每一程序的功能的记录应该保留在项目日志中和程序注解中；由计算机程序生成的样本数据应该人工核查；由研究数据库产生的所有数据集应该核查，以保证其包含的是意想的数据；应使用统计分析程序来分析已经通过其他独立途径知道分析结果的数据，以此来核对统计分析程序的有效性，并保存对有效性的记录；以数据列表、数据显示或以图表达为目的所写的程序应该将输出与原始数据比较进行核查；数据显示所用的编码应该被验证。

6. 应该尽可能地使用已被确认的通用程序代码（例如以前写好的并经过验证的 SAS 宏）。

7. 所有计算机程序的完整的记录应该保留在项目日志中（本章第九节）。应该全面使用商业软件。程序存放的位置和具体过程应该清楚地留档。

8. 统计学对临床试验的作用应该被独立稽查。稽查报告、对稽查报告的反应以及因为稽查所采取的任何行动应该按项目日志留档（见本章第九节）。

第十二节　制定申办者和合同研究组织之间相互关系操作规程的要点

目的：描述申办者和合同研究组织（CRO）双方就某一特定临床试验所外包的全部或部分数据管理和（或）统计分析任务所需建立的相互关系。

定义：申办者是指发起一项临床试验，并对该试验的启动、管理、财务和监查负责的公司、机构或组织。CRO 是指一种学术性或商业性的科研机构，他们通过合同形式为制药企业、医疗机构、中小型医药医疗器械研发企业，甚至各种政府基金等机构在基础医学和临床医学研发过程中提供专业化服务。我国 GCP 规定，申办者可委托其执行临床试验中的某些工作和任务，此种委托必须作出书面规定。

规程要点：

1. 申办者当出于自身的利益选择 CRO 承担任务时，为了评价 CRO 对要做的工作的合适性，公司需要考虑的事项可能包括但并不限于 CRO 提供的服务（例如 CRF 设计、方案开发、研究设计、数据录入、数据管理、统计分析、统计报告）；CRO 内部的安全性安排；由研究产生的数据的所有权；CRO 遵守的临床试验质量管理规范（GCP）标准；CRO 自己现有的

SOP;CRO 的各种规程的书面记录;CRO 人员的资质和经验;CRO 在与公司有关的治疗学领域方面的专门知识;CRO 需要时,是否可方便地求得专家的帮助;CRO 存放和建档的设备;CRO 使用的计算机软件,包括版本号、运行的平台;CRO 的质量标准;CRO 维持其质量标准采纳的质量控制和质量保证措施;CRO 遵守约定时间期限的能力;当公司提出优先性或时间计划的改变时,CRO 反应的灵活性程度;代表 CRO 水平的证明材料;CRO 财政的稳定性;CRO 在竞标过程中提供的详细开支计划。

2. 申办者在邀请 CRO 参加公司的投标前可能希望对 CRO 以前未曾签约的工作进行稽查。

3. 在统计报告的投标过程中,申办者至少应该向 CRO 提供以下信息,以使 CRO 能准备出符合情况的建议,除非要求 CRO 自己开发和(或)提供这些信息:研究方案(至少是草拟的版本);研究用 CRF(至少是草拟的版本);研究例数;要执行的统计分析和报告的详细描述;关于统计报告格式的专门要求;时间计划表和期限。

提交竞标前应该安排申办者代表和 CRO 之间的会议讨论公司的要求。无论是否有这样的会议,在 CRO 为申办者的工作启动之前,都应该有申办者的代表和竞标成功的 CRO 之间的启动会。

4. 当向 CRO 提供信息时,申办者应该要求由申办者和 CRO 双方的法人签订保密协议。申办者可能会检查 CRO 的所有人员在任何情况下都受保密协议的制约并作为其受雇条件的一部分。

5. 针对要进行的特定工作,为了建立申办者和 CRO 之间的关系,应该签订正式的法定工作合同。其中应该包括要执行的工作的限定、工作相应的时间表和工作费用以及付费安排;还应该明确违约后有什么样的赔偿。

6. 申办者应该确保由 CRO 执行的工作已详细地指派。当申办者有特定的需要时,在工作启动前必须向 CRO 明确说明。如果 CRO 代表申办者出具统计报告,在数据揭盲前需制订详细的统计分析计划,并由申办者和 CRO 同意,其中应包括将要在报告中出现的表格、图示和数据列表的模板。

7. 申办者自身应该保证按照自己的 SOP 工作,CRO 也要服从申办者 SOP 的要求。如果需要 CRO 按照申办者的 SOP 工作,CRO 的职员应该能得到这些相应的 SOP。

8. 工作过程中,申办者和 CRO 之间应该有充分的人员联络,以使工作有效地进行。这种联系应该包括涉及申办者和 CRO 双方相关人员除了启动会以外的一次或多次项目会议。应该明确申办者和 CRO 双方在联系特定的工作时谁是合适的联络人,甚至指定备选联络人。在同 CRO 联络的过程中,申办者常常发现 CRO 固定联络人是方便之举。类似地,申办者也应该固定联络人以方便 CRO。

9. 在 CRO 按公司的要求分派相应的工作人员时,申办者也许希望在同意和敲定安排前与指派的人员进行面谈。

10. 合同工作结束时应该有来自于申办者对 CRO 的反馈,指出这项工作完成得如何并告知对此项工作的任何专门评论。

11. 公司可能希望建立对 CRO 执行过程中的定期监查机制。作为这一过程的一部分,也可以安排对 CRO 的定期稽查。

12. 在签订任何分包合同时都应考虑到原合同中(公司方面和 CRO 方面)的任何要求和责任。

第十三节　制定计算机编程操作规程的要点

目的:在临床试验的编程实践中,经常要更新现有的程序、从别的研究中复制程序,或者是接管由其他人编写的程序,如何编写出结构优良、文档完备、容易阅读和维护的程序,都需要建立一些基本的规则。给出制定计算机编程操作规范的要点旨在建立临床试验数据管理、统计分析及报告的编程管理规范(Good Programming Practices,GPP),为公司或组织制定适用于程序员的 SOP 提供指导和参考。这里主要针对 SAS 编程,但其中的原则同样也适用于其他语言如 R 等。

规程要点:

1. 新项目启动　任何一项新的研究项目启动时,编程人员(程序员)首要的是熟悉这项研究。可通过复习相关研究资料对以下事项有所了解:①研究目的;②将有多少患者被招收、随机和治疗;③重要事件的时间表,如筛选期、导入期、治疗期、清洗期等;④主要终点是什么,该数据是如何、何时、何地收集的;⑤试验的时间节点,包括数据库锁定的时间、应该完成报告的时间等;⑥项目的当前状态等。

需要熟悉的研究资料包括:①临床研究方案(clinical study protocol,CSP),关键是研究概况和统计学部分;②对数据集名称和变量名进行注释的病例报告表(case report forms,CRF),了解数据从哪里来、如何收集以及存储在哪里;③统计分析计划(statistical analysis plan,SAP),了解报告哪些数据以及是如何报告的;④分析数据集(analysis datasets,ADS)的规定,描述应该创建哪些派生数据集以及是怎样定义的,包括终点的详细定义,这些规定与生成分析数据集编程和验证直接相关;⑤表单模板,用于表格、罗列和图形(tables,listings and graphs,TLG)的编程和验证;⑥相关的出版物;⑦以前的临床研究报告(clinical study reports,CSR),可参考相关的内容。

开始编程前还要熟悉:①编程所使用的系统;②公司或组织特定的编程要求和标准;③研究项目的具体要求和标准;④行业内可以应用的工业标准,例如临床试验数据交换标准协会(CDISC)公布的标准;⑤查询是否曾经开展了类似的研究项目,特别是查询是否有可用的 SAS 代码拿来再用;⑥查询别的项目是否有可用的宏代码。

2. 语言　编程代码、标题和注释所用的语言通常是英语。必要时,一些文本型的非执行语句也可考虑用大家熟悉并能接受的本土语言。

3. 程序头　每一段程序都应该使用标准的抬头。程序头的目的是用于识别程序内容并提供包括修改历史的记录,也为代码审核者提供识别和理解程序及其开发生命周期的信息。抬头中所包括的内容各公司或组织之间不尽相同,下面是一些必要的内容和推荐的内容。

所有的程序头都应包括:①与研究项目对应的程序标识;②程序名称;③程序作者的唯一标识;④程序目的的简短描述;⑤列举出程序中所用的宏;⑥程序编写完成、首次投入使用或通过验证的日期,根据公司或组织内部的编程操作规程确定这一日期,此日期应该是最终程序发布使用的最早日期;⑦修订历史等。

还有些为非必要但应高度推荐的内容,包括:①程序生成的所有输出,包括创建和修改的路径、文件;②使用的外部文件如数据集、数据库或宏;③程序开发运行的平台和操作系统;④编程所用的软件、编程语言和版本。

4. 修改史　修改史记录了程序使用后所做的修改,应该包括修改人、修改日期、版本变化以及对修改的简短描述。

5. 注释　注释能帮助审查、修订或使用程序时加快对代码的理解。所有的重要数据、PROC 步骤都应该注释,尤其是数据特殊和代码复杂的情形。理想的注释应该是全面综合的基本原理的表述,而不是简单给出做了什么。例如不能简单地用"Access demography data",要描述你存取的是哪些数据元素、为什么需要,如"Bringing in DM to get gender and age and subset to include only the intent to treat population"。应该建立不同类型的注释,将程序分成不同的部分,例如用一些星号连成行。这有助于程序的结构清晰,容易使人了解程序的概貌。

6. 命名约定　每家公司或组织都应该有其标准的命名约定。程序的命名约定有可能使人"望文生义",甚至能识别出一组与不良事件表相关的程序。数据集和变量名应尽量反映其内容实质。当然,如果按照 CDISC 标准执行的数据集,则早就有其已定义好的名称。

7. 编码约定　为了高效率、简单化,做到在程序员之间以及与监管部门、外部合作者乃至供应商之间的程序代码共享,其至关重要的是代码结构要遵循标准约定。遵循这些约定的 SAS 代码将容易阅读、修改、维护和纠正。这些约定被分成必需的和推荐的不同情形。

必需的约定包括:①不要覆盖现有的数据集,每一个临时数据集使用不同含义的名称;②程序编码应避免全部使用大写;③数据步和过程步至少用一个空行分隔;④在过程语句选项中使用'data=dataset'以便于使用的数据集被明确指定,这样可以确保该语句在移到别处后也可以运行;⑤用 run 或者 quit 结束数据步和过程步,表明该范围内的程序是独立执行的;⑥将数据步分成若干的逻辑运算部分;⑦一条语句放在一行上;⑧全局性语句、数据步、过程步语句及其对应的 run 和 quit 语句全部靠左对齐;⑨缩进的语句一个水平可用 2~5 个空格(程序内保持相同),保证每一个水平都应该比前一个水平有明显缩进;⑩缩进操作不要用 tab 键,因为该操作在不同的平台和文本编辑器中显示不同,应该直接用空格键操作;⑪对于 do 循环,将 end 语句放到和 do 语句相同的位置,这样就很容易进行匹配;⑫为了表明执行数学或逻辑运算的顺序,可在有关位置插入括号;⑬当字符变量转换为数值变量或相反,用 put 或 input 函数进行明确转换以确保用意想的方式执行并避免错误,同时,程序日志中会出现提醒、注解等;⑭建立一开始就读入所有外部数据并进行处理操作的程序结构,然后再产生任何的输出或永久性的分析数据集。

推荐的约定包括:①每一个模块或者一个宏仅执行一项任务;②用逻辑分组方式将代码分开成若干区块;③各部分之间留有适当的空格;④类似的语句可合并起来成为一组;⑤用 attrib 语句明确定义新的变量属性,以确保例如长度、格式和标签等属性的正确,而不是令其通过环境的初始化操作隐含式地确定。

8. 日志文件检查　作为开发和验证实践的一部分,通常规定要检查生成的日志文件,以确保程序执行了正确的意图。许多公司或组织可能有自己的日志文件自动检查工具来帮助做到,还有很多可广泛获取的论文中使用这些工具的例子。"ERROR"和"WARNING"日志通常应该避免。有些例外,比如因为没有足够的数据从统计模型中输出的"WARNING"。通常,任何的"WARNING"都要留存下来。也有一些可以说明某一问题的特定"NOTE"。正常情况下应避免的常见"NOTE"包括那些与"repeats"(重复)、"more than one"(多个)、"referenced"(引用)和"uninitialized"(未初始化)有关的情况。

同时,用户定义的任何已经添加到程序中的检查,比如防错性编程,都应进行日志检查和跟踪。对于用户定义的检查,采用公司或组织特定的命名规定是有帮助的,这样可以在日志中查寻特定的字符串,例如规定使用"ISSUE:""USER:"和"ALERT:"等。

9. 可移植性 现在大多数的组织机构都是跨多个平台,常常将 Windows 和 Unix 环境结合起来运作。当然,许多场合的程序代码是在一个平台上运行的。可移植性不仅仅是跨多个平台环境工作,也包含了程序代码能容易在不同的项目间使用。

下面的一些建议来解决达到可移植性的一些最常见的障碍:①新创建的变量用舍入(如适用),以避免在 64 位和 32 位操作系统上出现不同的结果;②避免在 libname、filename 和%include 语句中用特定的语法如左斜杠"/"或右斜杠"\"显式地定义文件路径,这种将文件路径固定在程序中,下次调用时需要改写文件路径,即程序被"写死"了,将大大降低可移植性;③避免使用 X 命令直接在操作系统上执行语句;④尽可能地使用宏变量以避免采用显式的特定编码,例如表头中剂量组的描述可以用宏变量,而不是在报告的程序部分直接打印表头的剂量组。

10. 硬编码 硬编码指的是将输出或输入的相关参数(例如路径及输出、输入的形式、格式)或一些相关操作直接"写死"在原始码中,而非在执行时由外界指定的设定、资源、资料或者格式作出适当的动态回应。最后的程序代码中应尽可能地避免硬编码,否则就可能会大大增加修改源代码的概率。当然,出于调试程序等需要,可采用硬编码方式暂时为了完成一项任务而运行。特别是在最终程序中用永久硬编码来修正不正确的数据库数值是强烈不提倡的。

11. 容错性程序设计 容错性编程是一种意在防御数据变化可能影响编码算法的编程方法。理想的状态应该是所编写的程序哪怕遇到不存在的非预期数值时也可以继续正常工作。分析数据集和表格程序的开发往往是在研究的早期或者只有测试数据可用的阶段。这时的数据通常并没有包含所有可能的数据值,譬如不同访视或时间点的数值、不同的种族值和调查问卷的应答值。但是,编写的程序必须能够处理那些后期可能出现的数据值。容错性编程的关键是要能预判到可能出现的错误进而加以防范,一方面要靠不断经验积累,另一方面则需要建立极端条件下的严格测试机制来保证。

12. 双份编程 采用双份独立编程的方法可以用来控制程序的质量和结果的准确性,分别由两组程序员根据工作计划,按指定的要求进行独立编程分析、输出结果,通过对双份编程分析的结果比较,查找不一致所在、分析原因并纠正错误,进而确保编程的质量。无疑,双份编程将成倍增加编程的成本,不同的公司或组织可视具体情况而定。

13. 附件 附件可以加到程序的文本部分,包括相关的指南条款以及一些模板、举例等。

(刘玉秀)

参 考 文 献

1. Chow SC.Good statistics practice in the drug development and regulatory approval process.Drug Information Journal,1997,31:1157-1166.

2. PSI.Good statistical practice in clinical research:guideline for standard operating procedure.Drug Information Journal,1994,28:615-627.

3. North PH.Ensuring good statistical practice in clinical research:Guidelines for standard operating procedures (an update).Drug Information Journal,1998,32:665-682.

4. CFDA.药物临床试验的生物统计学指导原则.2016.

5. CFDA.临床试验数据管理工作技术指南.2016.

6. CFDA.药物临床试验数据管理与统计分析的计划和报告指导原则.2016.

7. CFDA.临床试验的电子数据采集技术指导原则.2016.

第三十五章

案例分析

临床研发是一个漫长而艰难的过程。在环环相扣的临床试验中,从试验设计到数据分析,从结果解读到决策制定,统计学的思想和方法无不贯穿其中。本章以两个新药临床研发过程为案例,向读者展示统计学在临床研发关键阶段的应用。按照有关规定,本章遮蔽了企业和商品名,而重点关注产品研发的思路。

第一节 案例1 噻托溴铵吸入器治疗慢性阻塞性肺疾病

一、研究简介

噻托溴铵 R 吸入器由德国某公司(以下称为 B 公司)开发,适用于慢性阻塞性肺疾病(COPD)的维持治疗。该药物的有效成分为噻托溴铵(tiotropium bromide),属于蕈碱型乙酰胆碱受体拮抗剂,在临床使用中常被称为抗胆碱能药物。

B 公司首先获得市场批准的是基于另一个临床开发项目的噻托溴铵 18μg 吸入粉剂。噻托溴铵粉剂包含一个装有干粉状噻托溴铵的粉剂胶囊,通过 H 吸入器进行吸入。考虑到噻托溴铵在临床上的有效性和安全性以及它能够转化成其他类型的吸入剂的特性,B 公司开展了一个新的研发项目,希望将其开发成可以用于 R 吸入器的溶液制剂。这就是本节要介绍的噻托溴铵 R 吸入器研发项目。

R 吸入器是一种经口吸入装置,它靠机械力使药物溶液中定量的药物形成一种慢速运动的气雾胶。作为一种新型可吸入药剂溶液产品,噻托溴铵 R 吸入器与通过 H 吸入器吸入的噻托溴铵粉剂 18μg 含有相同的活性成分,同样用于 COPD 患者的维持治疗。与 H 吸入器相比,R 吸入器具有操作简易、易于吸收等优点,该装置的气雾产生不依赖于患者的吸气,并且低速的气雾可以降低口咽部沉积率,更利于药物深入肺部。

噻托溴铵 R 吸入器研发项目是一项针对 COPD 患者治疗的独立临床试验,将用于全球各个国家的注册。参与研究的患者为伴有中到极重度 COPD 症状的患者。要求入组的患者具有相对稳定的、中到重度的气道梗阻,FEV_1 为正常预期值的 65%,$FEV_1/FVC \leq 70\%$。

临床项目的总体设计依据 1999 年医疗制品专利委员会(CPMP)的临床研究有关的要点。表 35-1 总结了噻托溴铵 R 吸入器的 10 个主要的临床试验。Ⅱ期临床项目包括 1 个噻托溴铵 R 吸入器的多剂量、剂量范围试验(R127),该试验同时兼顾了噻托溴铵 H 吸入器项目的经验。Ⅲ期临床项目包括 6 个试验,这些试验以 3 个重复的方案为基础,所有试验均为随机、安慰剂对照或阳性对照试验。其中,两个平行组试验(R254 和 R255)的治疗期为 48 周;两个平行组试验(R251 和 R252)的治疗期为 12 周,与阳性对照组(异丙托溴铵 MDI)进行比较;两个交叉试验(R249 和 R250)的每个治疗阶段为 4 周,与阳性对照组(噻托溴铵 H 吸入器)进行比较。此外,通过在健康志愿者中进行的 1 项多剂量(14 天)耐受性Ⅰ期研究(R112)、1 项旨在评估噻托溴铵意外入眼的安全性的Ⅰ期研究(R138)和在哮喘患者中进行的 1 项 R 吸入器耐受性Ⅱ期研究(R248)来进一步评估产品的特点。

表 35-1 噻托溴铵 R 吸入器项目中 10 项试验的信息汇总

研究分期	研究编号	研究目的和设计	给药	受试者及样本量	持续时间
Ⅰ	R112	安全性和耐受性 + PK 多次递增剂量, pl-c, rand	10、20 和 40μg 噻托溴铵一水合物 od vs 经 R 吸入器给药的 pl	36 例健康受试者	14 天
Ⅰ	R138	眼部给药 pl-c 后的安全性和耐受性	0.02、0.04、0.08、0.16、0.28 和 0.40μg 噻托溴铵 vs pl	48 例健康受试者	单次给药
Ⅱ	R127	剂量范围 + PK md, rand, d-b, pg, pl-c 和 act-c	经 R 吸入器给药的 1.25、2.5、5、10 和 20μg 噻托溴铵 vs pl vs Tio HH 18	202 例 COPD 患者	3 周
Ⅱ	R248	安全性和耐受性 sd, rand, d-b, pl-c, 4 因素 c-o	R 吸入器 pl(pH=2.7) R 吸入器 pl(pH=3.4) R 吸入器 pl(pH=7) vs CFC-MDI pl	34 例哮喘患者	单次给药
Ⅲ	R249 R250	R 吸入器中噻托溴铵的非劣效性 vs H 吸入器 +PK md, rand, d-b, d-d, pl-c, act-c, c-o, 4 周	经 R 吸入器给药的 5 和 10μg 噻托溴铵 vs pl vs Tio HH 18 od	131 例(R249) 76 例(R250) COPD 患者	4 周
Ⅲ	R251 R252	R 吸入器中的噻托溴铵与 IB 的疗效/安全性比较 md, rand, d-b, d-d, pg, pl-c, act-c	经 R 吸入器给药的 5 和 10μg 噻托溴铵 od vs pl vs 经 pMDI 给药的 36μg IB qid	361 例(R251) 358 例(R252) COPD 患者	12 周
Ⅲ	R254 R255	R 吸入器中噻托溴铵的疗效、安全性 vs pl md, rand, d-b, pg, pl-c	5 和 10μg 噻托溴铵 vs pl od	983 例(R254) 1007 例(R255) COPD 患者	48 周

注:act-c:活性药物对照;d-b:双盲;c-o:交叉;d-d:双对照剂;IB:异丙托溴铵;md:倍剂量;od:每日 1 次;pg:平行组;PK:药代动力学;pl:安慰剂;pl-c:安慰剂对照;qid.:每日 4 次;rand:随机;sd:单次给药;Tio HH 18:经 H 吸入器给药的噻托溴铵粉末 18μg

国际临床开发项目规定所有 6 个Ⅲ期试验中的支气管以 FEV_1 谷值作为扩张标志。主要终点为 FEV_1 谷值,定义为前次给药后约 24 小时测得的 FEV_1 值(约在诊所最后一次给药前的 10 分钟)。此外,在 1 年期的试验中,对另 3 个后续主要终点进行了研究和按照顺序的分析,以便于更充分地描述噻托溴铵 R 吸入器的临床益处。包括:①健康相关的生活质量;②呼吸困难;③COPD 加重情况的减少。

下面分别对Ⅱ、Ⅲ和Ⅲb 期临床试验中遇到的一些统计问题进行探讨,重点在于剂量的选择、对照组的确定以及统计分析方法等。

二、Ⅱ期临床试验的剂量选择

剂量问题是决定新药研发成败的关键因素之一,而Ⅱ期试验的一个重要目的就是探索药物的剂量-反应关系和剂量选择,为后期的临床试验提供依据。

在噻托溴铵 R 吸入器临床项目中,为Ⅲ期试验的药物剂量选择提供依据的主要是一项Ⅱb 期剂量范围临床试验(R127)。R127 是针对 COPD 患者进行的随机双盲、安慰剂平行对照、为期 3 周的长期剂量范围试验。研究的目的是确定一系列噻托溴铵剂量的药效学和药代动力学(PK)情况,从而为确定 R 吸入器装置长期给药的最佳剂量提供依据。在 R127 的试验设计阶段,噻托溴铵 H 吸入器尚未获得上市批准,但是一系列广泛的针对噻托溴铵粉末的药物耐受试验以及剂量范围试验显示了噻托溴铵的最佳剂量为 18μg。因此,这一剂量被选定为 R127 中的对照剂量。

由于通过 R 吸入器装置进入肺部的药物剂量增加,因此推测通过 R 吸入器装置给药的噻托溴铵最佳剂量低于粉末制剂。基于这个原因,在试验 R127 中选择了 20.0μg 作为噻托溴铵溶液的最高剂量。

在剂量范围试验中,除了需要注意最高剂量的选择外,还需要选择一些合适的低剂量来帮助找出最低有效剂量(minimum effective dose)。用于测试的其他剂量范围应尽量放宽,并且这些剂量的分布能够捕捉到剂量-有效性曲线的最陡峭的部分。一种常用的剂量分配办法就是取最高剂量的 1/2、1/4、1/8 和 1/16,如此类推。在试验 R127 中,20.0μg 的 1/2 为 10.0μg、1/4 为 5.0μg、1/8 为 2.5μg、1/16 为 1.25μg。试验的剂量范围通过最高剂量除以最低剂量范围确定,在此试验中为 8 倍,即 20.0μg/1.25μg。

基于上述考虑,试验 R127 包括了 5 个不同剂量的噻托溴铵溶液制剂,分别是 1.25、2.5、5.0、10.0 和 20.0μg,通过 R 吸入器给药。试验也包括了一个通过 H 吸入器吸入装置给药的噻托溴铵粉末 18μg 的阳性对照组,以及两个安慰剂组(分别使用 R 吸入器和 H 吸入器给药)。

试验的主要终点为第 21 天的 FEV_1 谷值。试验计划阶段为每组分配大约 25 名患者,可以提供足够的把握度以区分活性药物和安慰剂。由于该Ⅱb 期临床试验不是为了解决两种类型的经口吸入药物产品(粉末吸入和溶液吸入)的临床可比性,因此样本量的计算不需要考虑区分两种类型的经口吸入药物产品。试验的原假设在方案中定义为 6 个 R 吸入器治疗组间的疗效无差异,而备择假设被定义为每个通过 R 吸入器装置吸入的噻托溴铵剂量都比安慰剂有效。

结果发现,所有治疗组在第 7 天(1 周的多剂量用药之后)时的 FEV_1 谷值一致增加,第 21 天(治疗期)支气管扩张达到稳定水平。噻托溴铵溶液 1.25μg 和噻托溴铵溶液 2.5μg 的反应与安慰剂没有显著性差异,因此这两个剂量组是亚反应剂量。5μg 剂量以上与安慰剂相比,相对于基线 FEV_1 谷值的平均改变似乎上升到了一个更高的平台:噻托溴铵溶液 $5\mu g$ 的 FEV_1 谷值改变值为 152ml($P<0.05$),$20\mu g$ 的 FEV_1 谷值改变值为 146ml($P<0.05$)。

噻托溴铵粉末 $18\mu g$ 剂量产生了(相对于基线)最大的 FEV_1 谷值改变(230ml,$P<0.05$),明显高于 H 吸入器试验时的结果。整个治疗期内所有噻托溴铵剂量组抢救药物的使用机会均有所降低,且不同研究剂量之间的差异无一致性。

在试验中,少数患者报告有轻微的口腔和喉咙干燥。噻托溴铵溶液 1.25、2.5、5.0、10.0 和 20.0μg 剂量组口腔黏膜干燥的发生率分别为 4.0%、0%、4.0%、11.5% 和 7.7%,而噻托溴铵粉末 $18\mu g$ 剂量组为 8.0%。

基于这个试验,5 和 $10\mu g$ 的噻托溴铵剂量被选为 III 期试验中用于 R 吸入器的药物剂量,在 III 期试验中进一步确定哪一种剂量被用于商业化。

三、III 期临床对照的设置

在 6 个 III 期临床试验中,研究了两种噻托溴铵给药剂量,即 5 和 $10\mu g$(每次给药的噻托溴铵含量分别为 2.5 和 $5\mu g$)。6 个临床试验包括 3 组试验设计,每 2 个试验为 1 组。

由于每组中的两个试验设计完全一致,这样的研究通常被称为双胞胎研究。III 期研究运用双胞胎试验的原因,起源于 FDA 在 1962 年通过了《食品、药品和化妆品法》的修正案,该修正案要求新药上市申请必须包含对于药物有效性的"实质性论据"。而为了取得"实质性论据",在临床试验的数量方面,FDA 通常要求有两个高质量并且完整的试验来证明该药物具有可靠的有效性。虽然 FDA 并没有要求这两个试验的设计必须一致,但是双胞胎试验由于操作可行性上的优势而被很多公司采用。

噻托溴铵 R 吸入器的 III 期临床项目中的 6 个试验(R249、R250、R251、R252、R254 和 R255)均是针对 COPD 患者的随机双盲试验,6 个试验均旨在支持支气管扩张的适应证。试验 R254 和 R255 提供了药物有利于缓解呼吸困难、提高生活质量和减少 COPD 加重的证据。试验 R249 和 R250 提供了关于两种噻托溴铵可吸入药物有效性、安全性的可比性数据,而这两种噻托溴铵可吸入药物分别是噻托溴铵 R 吸入器(可吸入的噻托溴铵溶液)和噻托溴铵吸入铁粉。试验 R251 和 R252 将产品与市场中存在的另外一种抗胆碱能药物异丙托溴铵(ipratropium bromide)进行了比较。

试验 R254 和 R255 是随机、双盲、安慰剂对照的临床试验。两组试验包括一个为期 48 周的治疗周期;试验之前有为期 2 周的基线期,之后有为期 3 周的随访期。临床终点指标是在基线期及第 2、8、16、24、32、40 和 48 周的随机治疗结束记录的。在每个检测日,在测试药物吸入前 10 分钟及测试药物吸入后的 5、30、60 分钟与 2、3 小时进行肺功能检查(FEV_1 和 FVC)。这两个具有相同方案、为期 1 年的临床试验项目(R254 和 R255)不仅验证了药物的支气管扩张疗效,还通过以下作用进一步支持药品的有效性:①对生活质量有积极的影响[通过 St. George's 呼吸调查问卷(SGRQ)总得分评估];②减轻呼吸困难(通过 Mahler 呼吸困难指数调查问卷评估);③减少 COPD 急性加重的次数。

试验 R251 和 R252 是为期 12 周、双模拟、双盲、随机,并设置安慰剂对照和阳性对照的试验。阳性对照是异丙托溴铵 MDI qid,该对照组在为期 12 周的随机药物治疗之前包括 2 周的基线,用药结束后进行 3 周的随访。在每次临床访视或者在 1、4、8 和 12 周的随机治疗结束时进行肺功能检查。每个测试日,在用药之前或者用药后的 30、60 分钟和 2、3、4、5、6 小时进行肺功能检查。为了确定药物在 1 周后是否达到全效,在 1 周的随机治疗之后会伴随一个检查日。

可以看到,R254/R255 和 R251/R252 除了治疗周期不同(分别为 48 和 12 周)外,这两组试验选取的对照组也不同。R254/R255 选取的是安慰剂对照,而 R251/R252 既选取了安慰剂对照又选取了阳性对照。这两组试验关于对照组的选择会有哪些不同考量呢。

在设计临床试验时,选择对照组是一项关键的决定。这一选择会影响研究的许多方面,包括对试验结果的推论、在研究分析中偏倚程度的控制、招募受试者的进度、研究终点的种类、研究结果的可信度、研究结果对于药品监管部门的可接受性,以及研究的其他许多特点。

对照组的主要目的是将受试药物给患者带来的结果(症状、体征或其他病状的改变)与其他因素如疾病的自然进展、观察者或者患者的期望、其他治疗措施等造成的结果区分开来。对照组的结果可以告诉我们,假如没有接受受试药物,患者会发生什么情况(或者接受另外一种已知的有效药物,患者会发生什么情况)。

根据治疗的类型以及决定哪些患者进入对照组的方法,ICH-E10 将临床试验的对照组分为 5 类:①安慰剂并行对照;②无治疗对照;③量效并行对照;④阳性(活性)并行对照;⑤外部(或历史)对照。需要注意的是,每一类对照仅在某些情况下适用,没有一种对照可以适用于所有情况。

常有可能在一项研究中采用多种对照,例如采用阳性对照和安慰剂对照。同样,试验可采用多种剂量的受试药物以及多种剂量的阳性对照药物,可以有或没有安慰剂,这种设计也可用于两种相对强度尚未确定的活性药物的比较,或者是以确定相对强度为目的的试验。

本文接下来将分别对安慰剂对照和阳性对照的选取做进一步的阐述。

(一)优效性试验中的安慰剂组

在安慰剂对照研究中,受试者被随机分配到受试药物组或外部完全相同的无活性的模拟药物组。这类试验通常是双盲试验,受试者与研究者都不知道治疗的分配情况。在安慰剂平行对照的试验设计下,通过盲法和随机化,以及设立安慰剂这样的无效治疗组,控制了除试验药物药理作用之外的所有对真实和表观病程的潜在影响。这些影响包括疾病的自然进程、受试者或研究者的期望、使用其他治疗以及诊断或评估中的主观因素。在研究药效时,安慰剂对照试验的目的是发现治疗间的差异,但在评价安全性指标时,用安慰剂对照试验的目的可能是证明没有(指定大小的)差异。

当用于体现一种药物的有效性时,安慰剂对照试验不需要额外的假设,也不需要外部的信息(额外研究)。对于一个高质量的研究,安慰剂对照可以有效地证明治疗差异,也可以有效区分不良事件是由药物引起的,还是由于某些潜在疾病或"背景噪声"所造成的。安慰剂对照试验的优点还包括较高的效率,与其他任何平行对照研究相比,它只需要较小的样本数就可以检测出疗效。阳性对照试验可以体现出某种新疗法的优势,这种研究所反映的组间差异比安慰剂对照试验中与安慰剂相比的差异要小,因此需要较大的样本数。

在试验 R254/R255 的设计阶段,研发团队参考了新型吸入性药物的临床研发监管指南[例如药品评价与研究中心行业指南,1994 年 9 月 19 日;欧洲医疗制品专利委员会(CPMP):非劣效界值选择指导原则,伦敦:EMEA,2000]。为了获得对活性治疗的准确评价,包括一个安慰剂对照组是必要的。通过活性治疗和安慰剂的比较,可以对于呼吸困难、生活质量评估、病情加重的次数和长期安全性评估有关的变化给出有意义的解释。基于上述考虑,R254/R255 包括了噻托溴铵 R 吸入器 5μg、噻托溴铵 R 吸入器 10μg 的治疗组以及经 R 吸入器给药的安慰剂组。

(二)阳性对照组和安慰剂组对检测灵敏度的影响

试验 R251/R252 不仅希望证实噻托溴铵 R 吸入器相对于安慰剂的优效性,还希望证实噻托溴铵 R 吸入器相对于异丙托溴铵的非劣效性,因此试验纳入了异丙托溴铵作为阳性对照组。

在活性(阳性)对照研究中,受试者被随机分配到受试药物组或阳性对照药组。这种试验通常是双盲的,不过有时不可能做到双盲。例如许多肿瘤学研究中,由于存在不同的给药方案和不同的给药途径,以及药物不同的毒性,双盲是不可能的。

阳性对照试验在证明试验药物疗效方面有两个不同的目标:①显示受试药物的疗效与某种已知的有效药物一样好(等于、非劣于);②显示受试药物的疗效优于阳性对照药。在试验 R251/R252 中,加入阳性对照异丙托溴铵 36μg 吸入气雾剂,正是为了与已成熟的抗胆碱能支气管扩张剂进行比较,从而证明噻托溴铵相对于已上市产品异丙托溴铵的非劣效性。

当试验加入阳性对照来证明非劣效时,面临的一个关键问题是这种试验是否能够鉴别活性药物和无活性的药物。阳性对照试验通过显示新疗法不劣于或等效于已有的有效疗法来证实新药的疗效,或者更准确地说,通过显示它们两者之间的差异不大于限定的范围(界限)来证实新药的疗效。这些检验都是建立在一个重要的假设之上的,即阳性对照药在研究中有一定的疗效。假如这个假设不正确,就可能得出药物有效的错误结论。而临床试验又通常会缺乏对这个假设的验证。

如果某项试验中两种治疗之间存在差异,则测定这种差异的能力称为"检测灵敏度(assay-sensitivity)"。检测灵敏度在任何试验中都有重要的意义,但在证明优效和证明非劣效的研究中又有着不同的含义。在一个优效性试验中,药物有效性的证明是通过优于对照组来反映的。如果这样一个优效性试验缺乏检测灵敏度,则新药的有效性很难被证明。在一个非劣效性试验中,药物有效性的证明是通过不劣于阳性对照药来反映的。如果这样一个非劣效性试验缺乏检测灵敏度,则实际无效的新药有可能错误地被认为有效。

如果一个试验可以证明两种治疗具有不同的有效性(即证明了一种治疗优于另一种),则该发现自然就反映了检测灵敏度;相反,一项成功的非劣效性试验,或者一项不成功的优效性试验,通常不能直接地反映检测灵敏度。

对于非劣效性试验,检测灵敏度要求阳性对照药物在试验中有一定的疗效,只有这样,试验才不会将事实上是低劣的新药推断为非劣于对照药物。由于试验中并不测定阳性对照药的疗效的真实大小,因此只能推断检测灵敏度。使用的非劣效(等效)性试验的检测灵敏度分析可从两个方面进行推断:①药效灵敏度的历史性证据,如过去类似的临床试验不断地将有效治疗从差一些的治疗和无效治疗中区分出来;②试验进行中良好的质量控制,如临床试验的实施不会削弱它区分有效治疗和差一些的/无效治疗的能力。

ICH-E10 指出,非劣效性试验的设计和实施包含了以下 4 个关键因素:①确定存在药效敏感性的历史性证据:如果这一点不确定,则通过非劣效性证明药物疗效是不可能的;②试验设计:试验设计的重点应当类似于具有药效敏感性证据的历史试验,如研究人群、伴随用药、研究终点、导入期等;③非劣效界值的选择:应当确定一个可接受的非劣效性试验界值,将历史性的数据及相关的临床和统计学因素考虑进去;④试验进行:试验应当严格地控制质量。

分析灵敏度的问题尽管对非劣效性试验尤其重要,事实上在任何不能检测出治疗组间区别的试验中都存在,包括安慰剂对照试验和剂量-反应试验。如果一个新治疗不能显示优于安慰剂,就意味着新治疗可能真的无效,或者试验的设计和实施无法将有效治疗同安慰剂区分开。

在阳性对照和安慰剂对照的临床试验中,一个有用的评估灵敏度的方法是三臂试验(three-arm trial),包括安慰剂和一个已知的阳性对照治疗。这样的试验设计不仅可以检测新药的疗效大小(比较新药和安慰剂),也可以在一个确定了灵敏度的系统下比较新药和阳性对照治疗,而灵敏度是通过阳性对照同安慰剂比较确定的。

因而为了保证分析的灵敏度,试验 R251/R252 设计成三臂试验。阳性对照组(即异丙托溴铵 36μg 吸入气雾剂)的设置使试验可以与已成熟的抗胆碱能支气管扩张剂进行比较;安慰剂组的设置是为了展示两种噻托溴铵溶液剂量的安全性和有效性,以及保证噻托溴铵溶液在与阳性对照进行非劣效性比较时的检测灵敏度。更加详细地讲,主要疗效比较的目的是展示噻托溴铵吸入溶液相对于安慰剂的支气管扩张优效性,进而与异丙托溴铵吸入气雾剂进行比较并证实非劣效性,最终确定噻托溴铵吸入溶液相较于异丙托溴铵吸入气雾剂的优势。采用逐步分析的方法,每种噻托溴铵吸入溶液剂量先与某一特定的对照组比较,再与后续的对照组比较。

(三)交叉设计的考量

除了 R254/255 和 R251/252 这两对用来支持药物注册的关键Ⅲ期试验外,B 公司还进行了另外一对Ⅲ期试验,试验编号为 R249 和 R250,专门用来搜集实际应用的信息以及与已经上市的噻托溴铵吸入粉末制剂的可比性数据。这样的试验目的通常是为了支持市场准入和获取更多的安全性数据,或者为了扩大获批的适应证,通常为Ⅲ或Ⅲb 期试验。

试验 R249/R250 是两个随机、双盲、双模拟、4 周期交叉设计的临床试验,在试验中使用了两种噻托溴铵 R 吸入器试验剂量、阳性对照(噻托溴铵吸入粉末)以及各自对应的安慰剂。

因为在试验中不可能对 R 吸入器和 H 吸入器这两种设备设盲,所以采用双模拟技术,在试验中使用 R 吸入器和一个其他类型的吸入装置(MDI 或者 H 吸入器)。在这些试验中的患者通过 2 种吸入器吸入药物(噻托溴铵通过 R 吸入器吸入,安慰剂通过其他类型的装置吸入)。

如前文提到的,本研究是一个 4 周期交叉设计的临床试验,每个周期治疗 4 周,洗脱期为 4 周。与一个平行研究设计相比,在采用交叉设计的研究中患者可以接触到所有 4 种随机治疗。这种设计的主要优点是所需的样本量相对较小,同时,不同的治疗方案在患者"内部"进行比较,从而提供更精确的与支气管扩张效果相关的信息。这些疗效信息都是通过对患者使用噻托溴铵 R 吸入器吸入溶液、噻托溴铵 H 吸入器吸入粉末胶囊以及安慰剂后得到的。疗效终点指标在每个疗程开始时测量得到。Littner 等人证明,噻托溴铵治疗停药 3 周后的 PEFR 值(药效学稳态过程中观察到的)会回到治疗前的 PEFR 值。这意味着,4 周后任何药物的残留效应影响都可以被排除。同样,因为每个疗程的持续时间都足以达到噻托溴铵的药效学稳态,所以在每个 4 周疗程结束时对疗效终点指标进行评估也是合理的。

设定安慰剂对照组的目的是确定在当前的研究人群中噻托溴铵吸入溶液是否引起了相应的肺活量改善。另外,设定噻托溴铵粉末胶囊作为对照组,目的是将两个噻托溴铵可吸入溶液剂量进行比较。噻托溴铵制剂和安慰剂的安全性和耐受性测量是通过由患者自愿参加的生命体征记录,并结合肺功能测试、体检、心电图、实验室安全检测和不良事件记录完成的。

对于有 4 种类型治疗的交叉设计,如果要将 4 种治疗模式做交叉排列,将产生 24 种排列组合。一种比较有效的设计方法是 Williams 设计,仅仅需要 4 个试验组。用 A、B、C 和 D 来表示 4 种治疗,则组 1:A→B→C→D;组 2:C→A→D→B;组 3:D→C→B→A;组 4:B→D→A→C。

Williams 设计旨在利用最精简的排列组合数量达到平衡的设计。在假设每一个治疗期仅会接受到前一个治疗期的残留效应影响的情况下,Williams 指出,一个平衡的设计必须让每种试验药物有公平的机会被其他试验药物影响。故在上述 4 个试验组中,我们可发现,每种治疗在每个组仅出现 1 次,且每种治疗分别跟随其余 3 种治疗模式 1 次。通过 Williams 设计,当有 X 种试验药物时(X 为偶数),仅需使用 X 种排列组合;而当有 Y 种试验药物时(Y 为奇数),则需使用 $2Y$ 种排列组合。

上文提到,试验 R249/R250 的主要目的是确定通过 R 吸入器吸入噻托溴铵溶液的有效性,并证明在 FEV_1 谷值反应均值上通过 R 吸入器和 H 吸入器吸入的噻托溴铵并无临床相关的差异。因为共有两个试验目标(与安慰剂相比的优效性和与 H 吸入器相比的非劣效性),并且一共有两个不同的噻托溴铵剂量通过 R 吸入器吸入(2 喷,每喷 2.5 和 5μg),因此需要进行多个假设检验,每个假设都检验在水平≤0.025(单侧)下进行。

假设检验的顺序为步骤 1:R 吸入器(2×5μg)vs 安慰剂(优效性);步骤 2:R 吸入器(2×2.5μg)vs 安慰剂(优效性);步骤 3:R 吸入器(2×5μg)vs H 吸入器(18μg)(非劣效性);步骤 4:R 吸入器(2×2.5μg)vs H 吸入器(18μg)(非劣效性)。

每个步骤只有在之前的所有步骤都成功的条件下才具有确证性意义。如果在其之前的任何一个步骤不成功,则当前的步骤分析仅被认为是描述性的。

比较采用可信区间法,噻托溴铵 R 吸入器 2×5μg 和安慰剂的 FEV_1 谷值均值差异的 95% 置信区间不包含 0,说明噻托溴铵 R 吸入器优效于安慰剂;若噻托溴铵 R 吸入器与噻托溴铵 H 吸入器 18μg 的差异 95% 置信区间下界>-0.05L,说明噻托溴铵 R 吸入器非劣于噻托溴铵 H 吸入器 18μg。噻托溴铵 R 吸入器 2×2.5μg 与安慰剂以及噻托溴铵 H 吸入器 18μg 的比较采用相同的界值。

结果显示,试验 R249 的 4 个假设检验全部拒绝 H_0,证明噻托溴铵 R 吸入器的两种剂量与安慰剂相比的优效性,以及与噻托溴铵 H 吸入器 18μg 相比的非劣效性。噻托溴铵 R 吸入器的两种剂量在疗效上没有差异。噻托溴铵 H 吸入器 18μg 的支气管扩张剂效果低于预期,因此噻托溴铵 R 吸入器的两种剂量有在疗效上优于噻托溴铵 H 吸入器 18μg 的倾向。

在试验 R250 中,前两个原假设被拒绝,证明噻托溴铵 R 吸入器的两种剂量与安慰剂相比具有优效性。试验中观察到了大于预期的变异性和较小的平均治疗差异,并没有证明噻托溴铵 R 吸入器在 FEV_1 谷值反应上相对于噻托溴铵 H 吸入器 18μg 的非劣效性。而噻托溴铵 R 吸入器的两种剂量之间无差异。

四、统计分析方法——层级检验方法控制多重检验中的Ⅰ类错误

试验 R254/R255 具有 4 个主要终点:第 48 周的 FEV_1 谷值较基线的变化、第 48 周的 St. George's 呼吸调查问卷总分、第 48 周的测试日中的 Mahler TDI 评分和 48 周的随机治疗期中 COPD 加重的频率。分析第 3 和第 4 个主要指标时用的是试验 R254 和 R255 合并的数据。

涉及多个试验终点的检验就会出现多重性(multiplicity)的问题。如果控制不当,则会造

成总 I 类错误的提高。试验 R254/R255 用的控制方法是逐步检验(hierarchical testing)法或固定顺序检验(fixed-sequence testing)法。在按照试验终点的重要程度预先设定检验的顺序后,按照顺序对每一个终点进行检验。只有上一个检验得到统计显著的结果,才能进行下一个检验。

试验 R254/R255 有 4 个主要终点,每个终点指标针对 2 个剂量(5 与 $10\mu g$)的噻托溴铵各有一个原假设。两个原假设分别是:①$10\mu g$ 噻托溴铵与安慰剂没有差别;②$5\mu g$ 噻托溴铵与安慰剂没有差别。

为了将总体 I 类错误控制在 5%,采取了以下方法:

1. 按照如下顺序对终点进行检验,即 FEV_1 谷值(基于单个试验信息)、SGRQ 评分(基于单个试验信息)、Mahler TDI 评分(基于合并的试验信息)、COPD 加重(基于合并的试验信息)。

2. 对于每种药物剂量(10 或 $5\mu g$),只有在之前进行的终点指标检验都显示出统计学意义才继续进行下一个终点指标的检验。例如如果要进行 Mahler TDI 评分的检验,剂量必须在 FEV_1 谷值和 SGRQ 评分都显示出统计学显著性。

所有检验都是采用 5% 的双侧检验水准。方案同时规定,任何超出上述规则的假设检验都只能被认为是纯粹的描述性分析。

为了支持药物注册,除了假设检验的结果外,疗效大小的估计也非常重要。因此通过合并 R254/R255 的数据估计了两种剂量的噻托溴铵在 48 周的药物反应均值,以及 95% 置信区间。

在统计分析中,对分析集的定义也非常重要。在试验 R254/R255 中定义了两个分析集:①所有接受至少 1 个剂量的试验药物治疗的随机患者构成了安全性分析集(SS);②所有属于安全性分析集并且具备在第 1 天观察到的基线数据(治疗前)以及足够分析的治疗后数据的随机患者构成了全分析集(FAS)。

肺功能检查(包括 FEV_1 谷值、$FEV_1 AUC_{0\to 3h}$ 和在各时间点的测量值)是采用具有固定效应的协方差分析模型(ANCOVA)。模型的变量包括在试验开始时的吸烟状况(进入试验时正在或曾经吸烟),中心和治疗分组(10 或 $5\mu g$、安慰剂),基线值也作为线性的协变量。对每一个重复测量(每个测试日的测量、1 周的日记数据或每个测试日中的时间点)进行重复测量的 ANCOVA 分析。

主要终点指标的分析表明这项试验确证了噻托溴铵 $10\mu g$ 和 $5\mu g$ 与安慰剂相比,前两个终点指标(FEV_1 谷值和 SGRQ)的疗效。试验 R254 和 R255 整合数据分析结果表明噻托溴铵 $10\mu g$ 和 $5\mu g$ 相对于安慰剂的疗效,Mahler TDI 评分升高、COPD 加重的比率降低。

五、Ⅲ期临床项目的总结以及上市剂量的最终确定

Ⅲ期临床项目总体显示,通过 R 吸入器进行给药的两个噻托溴铵剂量对于支气管扩张和患者所报告的结局均有效。

FEV_1 和 FVC 显示,与安慰剂相比,两个剂量的噻托溴铵在临床和统计学上具有支气管扩张特性,且这些特性在 48 周的治疗期内得到了保持,没有耐受性问题的证据。

R 吸入器坚固耐用,可在临床试验条件下可靠工作。患者能够很快学会正确组装并使用吸入器,即使是有手/关节问题的患者。

噻托溴铵 R 吸入器上市剂量的最终选择以 6 项Ⅲ期试验的所有数据为基础。在所有 6

项试验中,主要终点为随机治疗末次给药前评价的波谷 FEV$_1$ 反应,两个剂量的噻托溴铵均显示优于安慰剂。与较低的剂量相比,较高的剂量具有数值上的优势($\sim$15ml),但不具有统计学显著性。与安慰剂相比,两个剂量均导致所有 3 个患者的结局测量指标(健康状况、呼吸困难和 COPD 加重减少)明显改善,噻托溴铵 R 吸入器 10μg 剂量的获益并不明显多于噻托溴铵 R 吸入器 5μg 剂量。药物代谢动力学数据显示,噻托溴铵 R 吸入器 5μg 与噻托溴铵 H 吸入器 18μg 的全身暴露量相当,而噻托溴铵 R 吸入器 10μg 吸入后的全身暴露量则较高。

噻托溴铵 H 吸入器 18μg 治疗后,最敏感的抗胆碱能药副作用——"口干"加倍,符合药物代谢动力学评价所显示的全身暴露量较高的结果。综上,所有疗效和药物代谢动力学结果均支持选择噻托溴铵 R 吸入器 5μg 剂量用于上市。

六、Ⅲb 期临床项目的设计

如上文提到的,Ⅲb 期试验可以用来获取更多的安全性数据或者临床实践数据,以支持市场准入或者扩大适应证。在噻托溴铵 R 吸入器的 6 项Ⅲ期临床试验完成以后,经 R 吸入器给药的噻托溴铵 5μg 已被选择为上市剂量。这时 B 公司又发起了一个接近 4000 人的大规模Ⅲb 期试验,即 R372。

试验 R372 的设计是为期 1 年的国际多中心、随机双盲、安慰剂平行对照的加载试验,在 COPD 患者中评估噻托溴铵 R 吸入器 5μg 的长期安全性和有效性。对照组由相同类型的患者组成,经 R 吸入器接受安慰剂。试验的设计为"常规治疗+安慰剂"对比"常规治疗+试验药物"。鉴于 COPD 加重的发生率低,为捕获数量足够、达到可评价水准的事件,进行 COPD 加重观察必须设置一个长的治疗期。鉴此,治疗期选定为 48 周。由于长效 β 肾上腺素能支气管扩张剂(LABAs)也被报道能够减少 COPD 加重,为了能够以适当的统计学把握度发现噻托溴铵相对于"常规治疗+安慰剂"的预期改善,R372 所需的患者数量多于以往的试验。

需要强调的是,与以往的噻托溴铵 R 吸入器试验的不同之处在于,试验 R372 允许随机进入两个治疗组的患者在整个试验期间继续接受当前的 COPD 常规治疗,如吸入性皮质类固醇(ICS)、低剂量的口服皮质类固醇(每日<10μg)、吸入性 LABAs、吸入性 ICS/LABA 复合制剂、黏液溶解药和口服甲基黄嘌呤。因此,R372 相较于以往的噻托溴铵 R 吸入器试验更加接近于真实的临床实践。为了不影响对噻托溴铵疗效的评估,在治疗期唯一要排除的药物是除试验药物(噻托溴铵吸入剂 5μg)以外的抗胆碱能支气管扩张剂。

试验中设两个联合主要终点:随机化治疗 48 周后的 FEV$_1$ 谷值较基线的变化和 48 周的随机化治疗期间首次出现 COPD 加重的时间。对 FEV$_1$ 谷值的变化采用协方差分析(ANCO-VA),纳入治疗、中心、使用 LABA、基线 FEV$_1$ 谷值作为协变量。首次出现 COPD 加重的时间采用 Cox 比例风险回归模型,模型中纳入协变量中心和 LABA 使用。只有在随机化治疗期内发生的 COPD 加重才被纳入分析。

为了控制总 Ⅰ 类错误,统计分析按照逐步方式加以检验,所有统计检验均为双侧,检验水准为 5%。首先比较两组噻托溴铵 R 吸入器 5μg 治疗 48 周后的 FEV$_1$ 谷值较基线的变化(原假设:FEV$_1$ 谷值的平均变化在两组间无差别;备择假设:噻托溴铵 R 吸入器 5μg 组的 FEV$_1$ 谷值的平均变化高于安慰剂组)。如果噻托溴铵 R 吸入器 5μg 优于安慰剂的假设成立,将对两个治疗组首次出现 COPD 加重的时间进行比较(原假设:噻托溴铵 5μg 与安慰剂首次出现 COPD 加重的时间风险无差异;备择假设:噻托溴铵 R 吸入器 5μg 首次出现 COPD 加重的时间风险低于安慰剂)。

试验 R372 的研究结果总结如下:两项主要终点,噻托溴铵 R 吸入器均优于安慰剂。FEV$_1$ 谷值(第 337 天)平均改善 102ml($P<0.0001$)。根据随机化时的 LABA 应用情况,实施了亚组分析,结果显示不管患者是否应用 LABA,与安慰剂相比均具有统计学意义。与安慰剂相比,噻托溴铵 R 吸入器组首次发生 COPD 加重的时间出现了延长,恶化风险降低了 30%($HR=0.69$,95%CI 0.63~0.77,$P<0.0001$)。根据随机化时的 LABA 应用情况,实施了亚组分析,结果显示不管是否应用 LABA,噻托溴铵 R 吸入器均降低了恶化风险。

总体而言,试验 R372 显示 R 吸入器中每日 1 次给予的 5μg 噻托溴铵提供了有效的支气管舒张效应,延长了至第 1 次 COPD 加重的时间,降低了 COPD 的恶化率。

七、讨论

这一节从统计学的角度,回顾了噻托溴铵 R 吸入器的临床研发过程,向读者展示统计学在临床研发关键阶段的应用,旨在说明临床研发项目如何在统计学的指导下层层推进。这里围绕Ⅱ、Ⅲ和Ⅲb 期临床研发阶段中涉及的问题进行了阐述,主要包括Ⅱ期试验中的剂量选择,Ⅲ期试验中对照组的选取、平行设计和交叉设计,以及Ⅲb 期试验中更多药物安全性方面的信息的获得。通过这一案例,展示了临床试验设计和统计分析方法的选择需要根据不同阶段临床试验的目的进行多个方面的考量,才可为临床试验研发的层层推进提供依据。

在噻托溴铵 R 吸入器Ⅱ期剂量选择试验(R127)中,将试验药物的不同剂量之间,以及试验药物与阳性对照药物和安慰剂进行药效对比分析,根据药效的对比分析结果选择出两个相对较优的剂量(5 和 10μg)作为Ⅲ期试验中的药物剂量来进一步研究。

Ⅲ期临床试验作为治疗作用的确证阶段,其目的是进一步验证试验药物对目标适应证的治疗作用和安全性。在Ⅲ期试验中涉及优效性(与安慰剂对照)、非劣效性(与阳性对照药物)、分析的灵敏度等问题。关于Ⅲ期临床试验的不同试验设计、不同试验设计下的统计分析方法、统计分析中遇到的多重检验的Ⅰ类错误控制问题以及它们的基本要求,本章也进行了系统的阐述。在噻托溴铵 R 吸入器Ⅲ期试验中,根据不同的目的采用不同的试验设计:为了获得活性治疗的准确评价设置安慰剂对照试验(R254/R255);为了保证灵敏度采用三臂试验(R251/R252)。同时还采用了一个交叉试验设计(R249/R250)证明噻托溴铵 R 吸入器的两种剂量与安慰剂相比的优效性,以及与噻托溴铵 H 吸入器 18μg 相比的非劣效性。噻托溴铵 R 吸入器的两种剂量在疗效上没有差异。基于Ⅲ期试验结果,最终选择一个合适的剂量 5μg 用于上市。

为了进一步丰富安全性和有效性数据,B 公司开展了进一步的证实性研究——Ⅲb 期临床试验(R372),评估噻托溴铵 R 吸入器 5μg 的长期安全性和有效性。试验 R372 相较于前期的试验,允许了更多的常规用药,使得研究更加接近真实的临床实践。根据对试验数据逐步分析的结果,进一步说明 R 吸入器中每日 1 次给予的 5μg 噻托溴铵产生了有效的支气管舒张效应,延长了首次 COPD 加重的时间,降低了 COPD 的恶化率。

基于噻托溴铵 R 吸入器临床研发计划具有严谨的设计以及严格的实施,最终噻托溴铵 R 吸入器被全球主要的审批机构批准用于 COPD 的维持治疗。

从噻托溴铵 R 吸入器临床研究案例可以看出,一个成功的临床研究离不开统计学指导下的缜密思考、科学规划、严格执行。

第二节　案例2　HPV疫苗的研发

一、研究简介

G疫苗是M公司研制的四价人乳头瘤病毒(human papilloma virus,HPV)疫苗,重组人乳头瘤病毒(6、11、16和18型)疫苗(酵母)是其通用名。目前,在全球范围内,G疫苗已被批准用于预防女性由疫苗所含型别的HPV引起的宫颈癌、外阴和阴道癌、癌前病变或不典型增生、生殖器疣以及HPV感染。

为了更好地理解G疫苗临床研究项目的设计,本节将从宫颈癌的发病机制和自然病程着手,简单介绍G疫苗作为预防由疫苗所含型别的HPV引起的宫颈癌、外阴和阴道癌、癌前病变或不典型增生、生殖器疣以及HPV感染的疫苗的作用机制。

(一)宫颈癌的发病机制和自然病程

HPV感染是宫颈癌发生的必要致病条件和最关键的启动因素,几乎100%的宫颈癌病例均由HPV引起。

HPV是一小型、无包膜、二十面体衣壳DNA病毒。HPV基因组包括8个早期基因($E1$~$E8$)和2个晚期基因($L1$、$L2$),其中$E6$和$E7$为HPV主要的致癌基因,$L1$的编码产物为主要的衣壳蛋白。只有在创伤的前提下,伴随性生活而来的HPV才有机会进入基底细胞层而导致感染。病毒复制是伴随基底细胞分化增殖而发生的,从病毒进入基底细胞到病毒颗粒从表面上皮释放需要数周至数月。病毒持续不断的复制是HPV引起癌变的最根本的条件。在HPV感染至引起癌症的过程中,HPV也可以进入宿主细胞后,将其DNA整合至宿主染色体基因组中,整合的过程导致HPV $E6$和$E7$基因得以优势表达。无论来自于持续病毒复制或基因整合而导致的$E6/E7$高度表达,均干扰了机体细胞中P53、Rb等抑癌蛋白的功能,使得细胞增殖逃逸了正常的细胞周期调控,通过长期细胞异常增殖的不断积累,最终导致细胞癌变。HPV导致癌症的过程可分为先后发生的几个关键步骤,包括HPV的初步感染、感染继续成为持续感染,以及相应的宫颈上皮内瘤变(cervical intraepithelial neoplasia,CIN)1、2、3和癌症。

从HPV感染发展至宫颈癌通常经历漫长的自然病程(图35-1)。超过90%的HPV感染在2年内会被机体的免疫系统清除,并且不会遗留任何组织学异常;仅一部分持续存在的HPV感染会继续发展并演变为癌前病变。癌前病变分为3级,即CIN 1~3。大多数HPV持

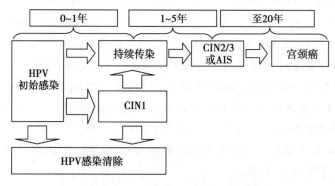

图35-1　宫颈HPV感染的自然病程

续感染的病理表现和 CIN 1 相似,而 CIN 2/3 则定义为重度宫颈癌前病变。通常从 HPV 感染发展为癌前病变的时间(约 5 年),远远短于癌前病变发展为癌症的时间(可达 20 年)。在 HPV 感染后的 20 年内,CIN 3 有 20%~30% 的风险发展成为癌症。

需要指出的是,目前已发现 100 多种 HPV 基因型别,其中有数十种基因型别与人类健康密切相关。就生殖系统疾病而言,HPV 16 和 18 型可引起除宫颈癌之外的阴道、外生殖器病变。同时,HPV 6 和 11 型引起超过 90% 的生殖器疣。就发病过程而言,不同的 HPV 型别之间基本一致。因而,6、11、16 和 18 型 HPV 病毒成为预防的关键型别。

(二)HPV 疫苗的作用机制

自然发生的 HPV 病毒感染的初始步骤是通过病毒 L1 蛋白与基底膜或基底细胞表面的相应受体接触,引起病毒颗粒自身变构及宿主胞内的一系列信号级联反应,最终使病毒颗粒被内吞入宿主细胞。包括 G 疫苗在内的 HPV L1 病毒样颗粒(virus like particles,VLP)疫苗通过诱导机体体液免疫,产生的高效血清中和抗体能够紧密地结合外来的 HPV 感染性病毒颗粒,即使在很低的抗体滴度下,仍可有效阻止 HPV 病毒与宿主基底膜及基底细胞接触,使得 HPV 不能进入宿主细胞,在根源上阻断了 HPV 感染可能引起的一系列后续疾病进展,从而实现了对机体的保护。

(三)G 疫苗产品简介

G 疫苗由 HPV 6、11、16 和 18 型病毒的 L1 衣壳蛋白组装的高度纯化的 VLP 制得。先将高度纯化的 VLP 吸附于无防腐剂的默克铝盐佐剂,再将制备好的吸附于铝盐佐剂的各型单价原液产品进行混合,最终制得包含所需的单价疫苗浓度的四价疫苗。G 疫苗不是活病毒疫苗,不含病毒 DNA,因此不会引起 HPV 感染。

G 疫苗在全球的研发计划中包括了多项关键性研究。从临床前研究工作、剂量探索试验、Ⅲ期有效性验证试验到长期随访研究,这一系列试验的结果从安全性、免疫原性和有效性方面有力地支持 G 疫苗在全球的注册上市和产品说明书的更新补充。

二、临床前研究

G 疫苗在体内的药效学评价主要集中于免疫原性评价上,这与 EMEA"疫苗制品临床前药理毒理学评价原则"(CPMP/SWP/465/95)及 WHO"疫苗制品非临床评价原则"的要求相符合。5 项非 GLP(药物非临床研究质量管理规范)标准的 G 疫苗主要药效学研究是在 3 种非人类的灵长类动物(非洲绿猴、黑猩猩、恒河猴)体内完成的。此 5 项研究的目的是确定此疫苗是否能够诱导针对 HPV VLP 的特异性免疫反应、诱导免疫反应的持续时间及默克铝盐佐剂对疫苗免疫原性的增强作用。此外,该 5 项研究还包括检测四价 G 疫苗中的 4 种 VLPs 的免疫原性是否类似于接种每种单价 VLP 剂型的免疫反应。

G 疫苗进行的 5 项非临床毒理学研究包括小鼠及大鼠单剂量毒性实验、小鼠重复剂量毒性实验、大鼠发育及生殖毒性实验、家兔局部耐受性实验。上述 5 项毒理学研究工作是在 GLP 原则的指导下完成的,并且遵循了 EMEA"疫苗制品临床前药理毒理学评价原则"(CPMP/SWP/465/95)及 WHO"疫苗制品非临床评价原则"的相关要求。以上所述的研究工作先后完成于此疫苗的临床前及临床开放的不同阶段,用以支持此疫苗的申报注册。

三、概念证明临床试验及剂量探索临床试验

G 疫苗的Ⅰ期临床试验除了评估安全性和耐受性以外,也评估疫苗是否能产生免疫应

答。方案 001 和 002 分别就 HPV 11 型和 HPV 16 型的单价 VLP 疫苗进行了试验,均采用随机、双盲、安慰剂对照、序贯剂量递增设计,在评估安全性和耐受性的同时,对不同的剂量进行了免疫应答水平的一个初步评估。针对四价 HPV 疫苗的剂量探索则在 Ⅱb 期临床试验方案 007 中开展。

作为 Ⅱa 期试验,方案 005 仍然使用单价 HPV 16 型 VLP 疫苗进行试验,除了对安全性和免疫原性及其持久性进一步评估外,也是一个多中心、随机、双盲、安慰剂对照的有效性试验。试验初步观察了单价疫苗对降低 HPV 16 型别病毒感染风险、延缓该型别相关疾病的进展、降低疾病风险的作用,为 Ⅲ 期有效性验证临床试验打下基础。方案 005 是整个项目中第一个以有效性作为主要目的之一的试验,主要的有效性终点是 HPV 16 型的持续感染,因此方案详细给出了持续感染在临床试验中的定义,同时也观察 HPV 16 型相关的疾病终点。基于这个有效性的主要目的,方案采用了事件驱动设计,即需要达到事先给定的 HPV 16 型相关的持续感染事例数才锁库揭盲,进行疫苗的有效性分析。这个观察到的有效性定义为相对于安慰剂组中受试者 HPV 16 型感染的风险,疫苗组受试者感染下降的风险百分比,并在主要分析人群——符合方案人群(PPS)中对 95% 置信区间下限是否大于 0 进行了单侧假设检验。试验有效性的观测值达到了 100%,检验也获得了统计学意义上的成功。另外试验还针对不同的分析人群都进行了有效性的支持性分析。

另一个 Ⅲ 期试验的基础则是 Ⅱb 期临床试验方案 007,是一个剂量探索试验。不同于方案 001、002 和 005,方案 007 是首个使用了 HPV 6、11、16 和 18 型四价疫苗的试验,故而试验分为两部分。第一部分为采用多中心、随机、双盲、安慰剂对照、序贯剂量递增设计的安全性试验,按剂量从低到高分为 3 个序贯依次来评价四价疫苗的安全性和耐受性,在全部序贯的安全性结果得到肯定之后再进行第二部分的试验。第二部分是一个随机、双盲、安慰剂对照、多中心的剂量探索试验,起初的设计主要是为了 Ⅲ 期试验选择合适的剂量。而在此试验的期中分析后确定了试验中的最低剂量作为最终剂量,并对方案进行了修订:将被选择的剂量的疫苗组和安慰剂组之间的疫苗有效性作为关键的次要目的和假设,从而首次观察了四价疫苗的有效性。

四、Ⅲ 期有效性验证临床试验

在最初的全球临床研究中,设计了两项全球性关键性试验——方案 013 和 015,以证实疫苗的有效性。首先要指出的是,G 疫苗的有效性验证试验都是基于事件驱动设计的试验,都是以收集到足够的主要终点事件为目标来计算样本量和检验效能的,而其有效性是通过计算疫苗有效性(vaccine efficacy,VE)来体现的,这与方案 005 的 POC 试验是一致的。

方案 013 也叫做 FUTURE Ⅰ 研究,是一项在 16~23 岁的健康女性中开展的随机、双盲、安慰剂对照的国际多中心的有效性研究,其受试者来自于方案 011(一项伴随接种重组乙肝疫苗的子研究)和方案 012(一项单价 HPV 16 疫苗的桥接子研究)。方案 011 和 012 均以免疫原性和安全性作为主要目的,方案 013 则对这两个方案的受试者都进行了有效性的随访,并阐述了综合两个方案的有效性数据进行分析评估的具体细节。方案 013 的目的是为了证实 G 疫苗能降低所有采取免疫预防治疗(共 3 剂)的受试者的 HPV 6/11/16/18 引起的外源性生殖器疾病和子宫颈疾病的发病率,以及在受试者中普遍有很好的耐受性。同时也关注疫苗的免疫原性的持久性以及抗体水平与疾病终点发生的关系。同时收集了外源性生殖器疾病和子宫颈疾病,但是初期的试验中主要关注外源性生殖器疾病,而子宫颈疾病则在另外一个样本量更大的试验中来进一步的收集，这就是方案015。

　　方案015也叫做FUTURE Ⅱ研究，是一项在16~26岁的健康女性中开展的全球大型、随机双盲、安慰剂对照的多中心、多民族的有效性研究。其目的是为了证明G疫苗能降低16和18型HPV相关的宫颈重度病变（2/3级宫颈上皮瘤变或更重度的病变）及其普遍的安全性，并评估持续批次接种研究组受试者产生血清抗HPV 6型、抗HPV 11型、抗HPV 16型和抗HPV 18型反应的持续时间，同时评估G疫苗免疫原性的持久性。鉴于在POC试验中观察到的疫苗的高度有效性，该关键性试验采用了成组序贯设计，计划对有效性进行一次期中分析和一次最终分析，并且对Ⅰ类错误进行了相应的调整，成立了独立的数据监查委员会（iDMC）来监查安全性和评阅期中分析结果，并给出试验继续进行或者提前终止的意见。最终试验共有12 167名女性接受了3剂接种，在试验第1天后平均随访1.9年时进行了期中分析，结果达到了预先设定的成功标准，因此独立的数据和安全监查委员会建议试验提前终止。试验原本计划进行48个月，期中分析的成功节约了一半的试验时间。

　　2006年6月，G疫苗在美国获得批准。批准的主要依据是G疫苗在首次接种尚未感染HPV 16和（或）18型的受试者中可预防HPV 16和18型相关的高度癌前病变（CIN 2/3）。尽管以上单个Ⅲ期试验对于HPV 16和18型相关的高度癌前病变（CIN 2/3）都未有足够的检验效能来说明VE>25%，但是美国FDA同意汇总4项单独的有效性/免疫原性试验（方案005、007和以上两个Ⅲ期有效性试验）的数据来说明有效性。这些试验的设计和基本结构相似，并且采用了类似的严格程序收集CIN和宫颈癌数据及外生殖器病变数据，因此批准申请中的有效性摘要涵盖了以上方案。

五、长期保护和随访研究

　　疫苗的长期保护效果和安全性也是临床试验或者实效研究的很重要的课题。M公司针对G疫苗也进行了多项长期随访研究（LTFU），从青少年（方案018）到青年（方案015）、中年女性（方案019），从女性到男性（方案020），都进行了长达10年以上的随访，显示疫苗的长期保护效果、免疫原性的持久性和长期安全性。

　　其中，Ⅲ期临床试验中的方案015在挪威、瑞典、丹麦和冰岛进行了长期随访研究。在这4个国家，共有5496名年轻女性入选研究，在2002和2003年其中一半受试者接受了G疫苗，另一半接受了安慰剂。安慰剂组受试者在方案015结束和LTFU扩展期开始时接受了疫苗接种。LTFU研究的目标是确定G疫苗在方案015结束后约10年或方案开始后14年内的有效性、免疫原性和安全性的长期持续时间。这个长期随访试验可以通过检索疫苗相关的HPV血清型导致的可能的突破性疾病，对G疫苗在来自于相关国家的方案015受试者中的长期有效性进行评估；在非疫苗HPV血清型中研究可能出现的HPV血清型替代或交叉保护效应；通过血清学和持续有效性确定疫苗产生的长期免疫应答，以及评价疫苗的长期安全性。由于原本的安慰剂组受试者接受了G疫苗，长期随访研究失去了一个同步的安慰剂对照组来比较发病率，因此需要寻找一个与试验人群可比的没有接受疫苗的人群的发病率作为对比。根据北欧这4个国家的疾病注册系统的信息，在长期随访研究的方案中，综合年龄、终生性伴侣数、4个国家在研究中的受试者比例以及疫苗相关型别对于宫颈重度病变的贡献，估计了一个未接受疫苗的人群的发病率。

　　表35-2汇总了上述G疫苗的全球临床试验Ⅰ、Ⅱ和Ⅲ期项目。

表 35-2　G 疫苗的全球临床试验部分项目

分期	方案编号	试验名称	主要研究目的	目标人群	设计方法
Ⅰ	001	11 型 G 疫苗的安全性、耐受性和免疫原性的试验	安全性、免疫原性	18~25 岁的健康女性	随机、双盲、递增剂量、安慰剂对照、多中心
Ⅰ	002	16 型 G 疫苗的安全性、耐受性和免疫原性的试验	安全性、免疫原性	18~25 岁的健康女性	随机、双盲、递增剂量、安慰剂对照、多中心
Ⅱa	005	16 型 G 疫苗对 16 型 HPV 感染的预防研究	安全性、有效性	16~25 岁的健康女性	随机、双盲、安慰剂对照、多中心
Ⅱb	007	四价 G 疫苗的剂量探索研究	A 部分:普遍耐受性 B 部分:安全性、免疫原性、有效性	13~26 岁的健康女性	A 部分:随机、双盲、安慰剂对照、多中心、序贯剂量递增的安全性试验 B 部分:一个随机、双盲、安慰剂对照、多中心的剂量探索试验
Ⅲ	013	(FUTURE Ⅰ)	有效性、安全性	16~23 岁的健康女性	随机、双盲、安慰剂对照、多中心、多民族
Ⅲ	015	(FUTURE Ⅱ)	有效性、免疫原性、安全性	16~26 岁的健康女性	这是一项大型、随机双盲、安慰剂对照的多中心、多民族的有效性研究

六、讨论

　　疫苗的临床试验设计相较一般药物的临床试验有所不同。疫苗是作用于健康人群的,一般情况下疫苗不需要进行药代动力学研究,但要评估疫苗的免疫原性。在临床试验阶段,疫苗除了要进行安全性、免疫原性和有效性试验外,还要进行免疫原性持久性的研究,以评价疫苗的长期保护效果,同时研究疫苗免疫原性和有效性之间的关系,即探索抗体水平的阈值。

　　在 G 疫苗临床试验项目的设计中,除了要考虑疫苗试验常规要求的安全性、免疫原性和有效性试验外,还根据想要申请的适应证、目标人群以及当地国家药政当局的要求,设计执行了一系列注册试验。G 疫苗为预防性疫苗,在没有开始性行为的青少年中接种能够起到最好的保护效果,但是由于感染和疾病诊断的检测方法不适用于青少年,在青少年人群中没有办法开展有效性试验。因此,考虑到通过免疫桥接试验来说明在青少年人群中的保护效果,同时开展在青少年人群中的长期随访,进一步说明在该人群中的免疫持久性和长期保护效果,并将结果上报 FDA 等政府监管机构。此外,为了扩展适应证到大年龄人群,在中年女性受试者中开展了 FUTURE Ⅲ 有效性试验;为了增加男性适应证,则在男性受试者中开展试验;根据当地药物管理法律法规和药政当局的要求,在日本和中国开展了针对当地人群的安全性、免疫原性和有效性试验。

G 疫苗在中国的临床试验项目设计是用于支持在中国的注册,项目有包含 Ⅰ 期安全性试验、Ⅱ 期免疫桥接试验和 Ⅲ 期有效性验证试验,具体试验的设计应当充分考虑中国的法规要求、药政当局的要求、疾病在中国的流行特征、中国的临床实践情况和与国外试验设计的可比性等各个方面的因素。

药物或者疫苗的研发项目设计是一项需要团队合作的庞大工程,如何通过项目中的试验充分地表达药物或者疫苗的安全性和有效性是其永恒的主题,为了达到各个试验结果在注册申请中能够相互印证、相互支持补充,需要在设计之初,针对同一个药物或者疫苗研发项目中的每一个试验方案都确定明确的目的、合适的终点、具体可行的操作、合理假设下的样本量和恰当的分析方法,并且和药品监管机构、当地各个方面的专家进行细致充分的讨论,从而确保整个研发项目符合临床上的科学性和合理性、统计学上的严谨性,以及与各地药物管理法规上的一致性。

第三节　总　　结

本章介绍了两个品种的注册申请的临床试验研发过程。读者可以从其中体会到药品研发的科学性和伦理性,以及统计学的重要性。这两个案例告诉我们:

1. 药物研发的过程是一个科学探索的过程,是在确保受试者安全、符合伦理的前提下开展的以患者或健康人为受试者的临床干预研究。这一个过程是循序渐进的,依次包含了适应证的探索,PK/PD,单次和多次给药人体的耐受性、安全性的探索,用法、用量的探索,指标的探索,有效性的探索,效益与风险的权衡,药物经济学评价,长期用药、合并用药的安全性问题,特殊人群(儿童、老年、孕妇等)用药的有效性和安全性等。这一探索和验证的过程是复杂的、艰辛的、漫长的,充满挑战,也充满希望,需要有严谨的、自觉的科学精神。这一系列的问题,需要通过一系列的探索性和多个确证性临床试验来逐步回答,而不是用一个 Ⅱ 期、一个 Ⅲ 期临床试验就能回答的。

2. 统计学在临床试验中的作用是不可或缺和不可替代的,从临床试验的提出到完成,甚至到后续的进一步研究,都离不开统计学家的参与。统计学可以帮助正确选择统计设计方法,有效控制偏倚,正确分析不同来源的变异,充分利用受试者资源;在一定的风险控制下,根据临床有关参数,运用统计学原理正确估计样本量,并以一定的把握度检测试验药物与对照药物之间的差别;将临床决策问题通过恰当的形式转化、提炼为统计决策问题;通过构建恰当的统计模型,应用恰当的分析方法和估计技术估计模型参数,作出统计推断,为临床决策提供依据。

3. 为了充分地发挥统计学的作用,更好地为临床试验服务,统计学专业人员除了必须有坚实而又宽广的专业理论知识外,还必须充分了解药物临床试验的有关法律法规,必须充分理解、掌握和自觉遵守统计学相关的技术指南和操作规范,必须虚心学习、逐步积累丰富的临床应用经验。所谓"功夫在事外",在面对每一个临床试验项目时,需要充分了解试验的性质和目的,与临床研究者和各个方面的专家密切配合、充分讨论,才有可能提出有利于试验的最佳设计方案,确保新药临床试验中统计学原理和方法的正确应用,维护临床试验的科学性和完整性。

(戴鲁燕 王武保 寿 琼)

参 考 文 献

1. Schiffman M,Wentzensen N.Human papillomavirus infection and the multistage carcinogenesis of cervical cancer. Cancer Epidemiol Biomarkers Prev,2013,22(4):553-560.

2. Southern SA,Herrington CS. Molecular events in uterine cervical cancer. Sex Transm Infect, 1998, 74(2): 101-109.

3. Schiffman M,Castle PE,Jeronimo J,et al.Human papillomavirus and cervical cancer.Lancet,2007,370:890-907.

4. Harari A,Chen Z,Burk RD.HPV Genomics:Past,Present and Future.Current Problems in Dermatology,2014, 45:1-18.

5. Woodman CB,Collins SI,Young LS.The natural history of cervical HPV infection:unresolved issues.Nat Rev Cancer,2007,7(1):11-22.

6. Moscicki AB,Schiffman M,Kjaer S,et al.Chapter 5:Updating the natural history of HPV and anogenital cancer. Vaccine,2006,24:S3-42-S3/51.

7. Östör AG.Natural history of cervical intraepithelial neoplasia:a critical review.Int J Gynecol Pathol,1993,12 (2):186-192.

8. McCredie MR,Sharples KJ,Paul C,et al.Natural history of cervical neoplasia and risk of invasive cancer in women with cervical intraepithelial neoplasia 3:a retrospective cohort study.Lancet Oncol,2008,9(5):425-434.

9. Parkin DM,Bray F.Chapter 2:The burden of HPV-related cancers.Vaccine,2006,24:S3-11-S3/25.

10. Von Krogh G,Lacey CJ,Gross G,et al.European course on HPV associated pathology:guidelines for primary care physicians for the diagnosis and management of anogenital warts.Sex Transm Infect,2000,76(3):162-168.

11. Surviladze Z,Dziduszko A,Ozbun MA.Essential roles for soluble virion-associated heparan sulfonated proteoglycans and growth factors in human papillomavirus infections.PLoS Pathog,2012,8(2):e1002519.

12. Expert Committee on Biological Standardization.Guidelines to Assure the Quality,Safety and Efficacy of Recombinant Human Papillomavirus Virus-Like Particle Vaccines.2006.

13. Stanley M.Immunobiology of HPV and HPV vaccines.Gynecol Oncol,2008,109:S15-S21.

14. The European Agency for the Evaluation of Medicinal Products,Committee for Proprietary Medicinal Products. Note for guidance on preclinical pharmacological and toxicological testing of vaccines.1997.

15. WHO.Guidelines on nonclinical evaluation of vaccines.2003.

临床试验统计学指导原则（ICH-E9）

1. 引言

1.1 背景与目的

药品的有效性和安全性需要由临床试验来论证,而临床试验需遵循ICH在1996年5月1日通过的临床试验质量管理规范(Good Clinical Practice,GCP)(ICH-E6)。虽然统计学在临床试验设计与分析中的作用要点已经在ICH的质量管理规范中阐明,但是随着统计学研究在临床试验中的不断发展,以及新药审批和健康保健要求的不断提高,制定临床试验统计方法的指导性文件十分必要。本指导原则的主要目的是为了规范(在欧洲、日本和美国三地)为上市申请所实施的临床试验中统计方法的应用原则。

本指导基于医疗制品专利委员会(Committee for Proprietary Medical Products,CPMP)题为《医药制品上市申请临床试验中的生物统计学方法》(Biostatistical Methodology in Clinical Trials in Applications for Marketing Authorizations for Medicinal Products,1994年12月)的总的指导意见,并参照了日本健康、劳动和福利部的《临床研究统计分析指南》(1992年3月),以及美国食品与药品管理局(Food and Drug Administration,FDA)的《新药申请中临床与统计部分的内容与格式指南》(1988年7月)的有关内容。涉及统计学原理与方法的内容也可在下列ICH指导文件中找到。本指导中包含的原文细节部分将在不同的章节中说明。

E1:临床安全性评价的人群范围。

E2A:临床安全性数据管理:快速报告的定义和标准。

E2B:临床安全性数据管理:安全性个案报告的数据要素。

E2C:临床安全性数据管理:上市药品的定期安全性更新报告。

E3:临床试验研究报告的格式和内容。

E4:药品注册所需的剂量-反应关系资料。

E5:影响接受国外临床资料的种族因素。

E6:临床试验质量管理规范。

E7:特殊人群的支持研究:老年医学。

E8:临床试验的一般原则。

E10:临床试验中对照组的选择。

M1:医学术语的标准化。

M3:进行药品人体临床试验所需的非临床安全性研究。

本指导旨在为申办者就所研究药物在整个临床试验中如何进行设计、实施、分析和评价提供指导,亦有助于负责准备申请书和负责评价有效性与安全性的研发工作者(一般为后期研发的临床试验,即Ⅲ或Ⅳ期)。

1.2 范围与说明

本指导专门论述统计学原则,不涉及具体的统计步骤或方法。制订具体的实施步骤以保证原则的正确实施,是申办者的职责。本指导对临床试验中资料的完整性亦做了讨论,但不作为重点。有关数据处理及临床试验监查方面的原则及步骤已在ICH指南的其他部分论述,在此不再赘述。

本指导可作为临床试验工作人员的参考。临床试验质量管理规范(ICH-E6)中指出,所有与临床有关的统计工作需由有资质且有经验的统计专家负责。在与其他临床试验专家的合作中,统计专家的作用和职责是确保新药临床试验中统计学原理的正确应用。因此,临床试验的统计专家应受过良好的培训,并具有丰富的经验,才能正确执行本指导中的原则。

在每一个为上市申请而做的临床试验中,有关试验的设计、实施和拟采用的统计分析方法的主要特点等内容均应在试验开始前在试验方案中阐明。遵从试验方案,及事先确定主要分析计划将有助于提高最终结果和试验结论的可信度。试验方案的制订及修改必须经项目申办者,包括试验统计专家的同意。参与研究的统计专家需保证试验方案及修订方案中所涉及的统计学问题均描述得清晰、准确,并使用专业术语。

本指导所阐述的原则主要用于研发后期的临床试验,大多数是疗效的确证性试验。除有效性指标外,确证性后期临床试验的主要指标还可包括安全性指标(不良事件、实验室指标、心电图结果等),或药效学或药代动力学指标。某些确定性的结论需综合整个研究结果得出,本指导有这类情况的处理原则。在早期药物试验阶段,虽然本质上是探索性临床试验,但仍需应用统计学原理,因而本指导的内容尽可能适用于临床试验的各个阶段。

本指导中所阐述的很多原理涉及减小偏倚(bias)和提高精度(precision)。偏倚一词在本指导中是指临床试验的设计、实施、结果分析与解释中的任何原因所导致的处理值与真实值偏离的系统性误差。偏倚的存在将严重影响临床试验结论的正确性,因此应尽可能全面识别偏倚来源,以便于事先采取措施控制偏倚,这一点十分重要。

有些偏倚源于试验的设计,例如某些分配方案会将病情较轻的受试者分配到同一个组。其他偏倚来自于临床试验的实施过程和资料的分析,例如违背试验方案,或在分析过程中根据已知结果剔除受试者,均可使处理效应的估计产生偏倚。偏倚常在不知不觉中发生,且难以直接测量,因而试验结果和主要结论的稳健性就显得很重要。稳健性(robustness)的概念是指总的结论对于数据、假设分析方法的各种局限性所表现出的敏感程度。稳健意味着用不同的假设条件或用不同的分析方法,对处理效应和试验的主要结论均没有实质性的影响。对处理效应和处理间比较的统计学评价应考虑偏倚对 P 值、置信区间或统计推断的潜在影响。

由于在试验设计和分析时通常选用频率学派的统计学方法(frequentist statistical methods)(见词汇),本指导原则在提及假设检验和(或)可信区间时亦多指该方法。这并不意味其他方法不能用,如理由充分且所得的结论稳健,则贝叶斯方法(Bayesian approaches,见词汇)及其他方法亦可考虑。

2. 整个临床试验中需考虑的问题

2.1 试验内容

2.1.1 开发计划

新药临床试验的主要目标是寻找是否存在风险-效益比可接受的、用法与用量安全有效的药物,同时也要确定该药物受益的特定对象及使用适应证。

为满足这一总体目标,需要制定临床试验的流程,并且每一步均需指定一个目标(见 ICH-E8)。这需要在一个或一系列临床试验方案中阐明有待决策的具体目标或问题,并且随着信息的不断积累,作出适当调整。每一个上市申请均需清晰地描述开发计划的主要内容,以及每个试验的作用。对整个试验解释和评价需综合每个试验的结果(见 7.2)。若能保证在每次试验中采用统一标准,如标化医学术语、标化主要变量的定义与测量时间、标化处理偏离试验方案的方法等,将有助于各次试验的综合。当多个试验中都涉及同样的医学问题时,则统计学上的概括、总结或 meta 分析(meta analysis,见词汇)将提供更丰富的信息。应尽可能预先在试验方案中明确定义每一个试验,并说明其设计的共同特点。可能影响所计划试验的其他主要统计学问题(如存在)亦需在方案中陈述。

2.1.2 确证性试验

确证性试验(confirmatory trial)是一种事先提出假设,并用有对照组的试验对其进行确证性检验,常用于证明有效性和安全性。在这类试验中,根据试验的主要目的,提出并事先定义假设,在试验完成后对假设进行检验。准确预估疗效并达到一定的精度要求,在一个确证性试验中同样十分重要。

确证性试验主要是对所提出的假设提供坚实的论据,因而坚持试验方案及标准操作步骤尤为重要。对试验中无法避免的方案变更需给予解释并提供书面材料,且须检查由此所产生的影响。试验设计的合理性、重要的统计方法(如分析计划的主要原则等),均需在试验方案中陈述。每个试验只验证少数几个问题,不应考虑太多问题。

寻找有力的证据支持所提出的假设,需要用确证性试验,以说明所开发的药物对临床是有益的。因而,确证性试验必须就所提出的有关安全性及有效性的每一个关键性的临床问题给予充分的回答。重要的是,将结果推论到所研究的患者总体的依据要合理且易解释,这会影响所需的中心数目或中心类型(例如专科医院或综合性医院)。另外,确证性试验的结果必须稳健。在某些情况下,单一确证性试验可提供充分依据。

2.1.3 探索性试验

确证性试验的合理性和试验设计几乎总是基于之前实施的一系列探索性临床试验。与所有的临床试验一样,这些探索性研究也应有清晰明确的目标。但与确证性研究相比,探索性试验的目的并不总是对预先提出的假设进行简单的检验。探索性试验有时需要一个更加灵活的设计,以便于随着数据的积累而作出适当的调整,而对数据的分析又能帮助探索的深化。探索性试验中也可能有假设检验,但假设的选择往往是基于数据的,而并非都是事先设定的。探索性试验(的结果)虽然是所有相关证据的一部分,但它们不能成为疗效证明的直接证据。

每个试验往往同时包括探索和确证两个方面。例如在大多数的确证性试验中,常对资料进行探索性分析,用以解释和支持已有发现,且为后续研究提出进一步的假设。试验方案中须明确区分探索和确证这两个方面的内容。

2.2　研究范围

2.2.1　总体

在药物开发的早期阶段,临床试验研究对象的选择在很大程度上受到一种主观愿望的影响,这种愿望是希望最大可能地观察到期望的临床疗效,因此,研究对象往往是患者总体中很局限的、最容易显示疗效的一小部分。但在确证性试验阶段,试验对象须更具代表性。因此在这类试验中,在保持研究对象同质性的前提下,尽可能地放宽入选和排除标准。由于地理位置、研究的时间,以及特定的研究者和医疗机构的临床经验等因素的影响,没有一个单一的临床试验可望能完全代表将来的使用者。尽管如此,我们应尽可能减少上述因素的影响,并在对试验结果的解释中加以讨论。

2.2.2　主要变量与次要变量

主要变量又称目标变量(target variable)、主要终点(primary endpoint),是能够就试验的主要目的提供与临床最有关且可信证据的变量。通常主要变量只有 1 个。因大部分确证性试验的主要目的是验证有效性,所以通常主要变量是一个有效性变量。安全性与耐受性也可以是主要变量,而且常常是一个重要考虑的内容。有关生活质量和卫生经济的测量值也可以是进一步考虑的主要变量。主要变量的选择应考虑相关研究领域已有的公认的准则和标准。建议使用在早期的研究中或在已发表的文献中报道过的、已积累有试验经验的可靠且有效的变量。所选的主要变量要有充分的证据说明其在满足入选标准和排除标准的受试人群中,能高效且可靠地反映临床疗效。主要变量应用于样本含量估计。

大多数情况下,受试者结局的评价方法并不是简单的、直接的、一目了然的,需仔细考虑确定。例如将死亡率选为主要变量而无进一步的说明是不合适的,因为对死亡率的评价可以比较某时点尚存人数的比例,也可以比较某时段的生存时间的分布。另一个常见的例子是复发事件,疗效指标可以是简单的二分类变量(任何指定时段内的复发),也可以是第一次复发的时间、复发率(在单位观察时间内的复发数)等。在慢性病的疗效研究中,治疗过程中功能状态的评价又给选择主要变量提出了新的要求,这类评价方法种类繁多,可比较开始和结束时机体的功能状态,可比较整个试验期内所有观察结果计算出的斜率,可比较超过或低于指定界值的受试者的比例,或者比较基于不同方法的多次测量值等。由于主要变量将用于统计分析,因此,为避免因事后定义所引起的复杂性,在设计方案中确切定义主要变量显得至关重要。另外,对所选的特定主要变量的临床相关性和测定过程的有效性均需在试验方案中明确说明。

主要变量及其选择理由均应在设计方案中加以说明。在揭盲后重新定义主要变量是不可取的,因为由此所产生的偏倚很难判断。当主要临床疗效指标不止 1 种测定方法时,根据实际情况,在设计方案中应根据测量方法的临床相关性、重要性、客观性和(或)其他相关特性确定一种测量值作为主要变量。

次要变量是与主要目的相关的、支持性的指标,或与次要目的相关的疗效指标。在设计方案中需对次要变量进行事先定义,并对其在解释试验结果时的作用及其相对重要性加以说明。次要变量的数目应当是有限的,并且应当与试验中要回答的问题相关。

2.2.3　复合变量

如果在与主要目的有关的多种测定结果中不能选出一个单一的主要变量,则可用预先确定的算法来整合或组合多个值,构成一个单一的或"复合变量(composite variable)"。事实上,主要变量常以多种临床变量相结合的复合变量形式出现(如在关节病、精神障碍及其他疾病中的评分)。该法虽涉及一个多重性问题,但不需对Ⅰ类错误进行调整。将多种测量结果综合成复合变量,其计算方法应在试验方案中指定,并解释其临床意义。当复合变量被用作主要变量时,组成这个复合变量的每一个变量,如果有临床意义且有效,有时也可进行单独分析。当评分尺度被用作主要变量时,需对其有效性、可靠性及临床意义等加以说明。

2.2.4　全局评价变量

在有些情况下,用全局评价变量(global assessment variable,见词汇)来评价某项治疗总的安全性、有效性和(或)实用性,这种变量是客观变量与调查者主观评价的有机结合,往往是一个有序的等级。总体有效性的全局评价方法已经在一些治疗研究领域建立,如神经科和精神科。全局评价变量一般都有一定的主观成分,使用全局评价变量作为主要或次要变量需要在试验方案中做以下说明:①全局变量与试验主要目的的相关性;②测量尺度的有效性和可靠性的根据;③如何根据各试验对象的试验数据,将其按全局变量划分为某个等级;④有缺失数据的试验对象如何归类、如何评价。

如果研究者在用全局评价变量进行疗效评价时,对客观变量加以考虑,则这些客观变量应作为另外一个主要变量,或至少是重要的次要变量加以考虑。

全局有效性评价是综合疗效与危险因素后得出的,也可反映治疗医生的决策过程,医生在决定用药时必须权衡使用这些药物的利弊。但使用全局有效性评价有时会将疗效和不良反应不同的两种药物判定为等效,例如判断一种治疗的全局有效性等同或优于另一种治疗时,掩盖了其无效或疗效很差但不良反应较少的事实,因而不主张用全局有效性变量作为主要变量。如果将全局有效性变量作为主要变量,则将其特定的有效性和安全性变量单独作为附加主要变量是必要的。

2.2.5　多个主要变量

有时,需要使用多个主要变量,每一个变量(或其中一部分)均可反映治疗效果,计划中应对这种方法进行详细说明,例如说明多个主要变量是试验目的所必需的。关于已定义的主要变量的主要假设或者感兴趣的假设与参数(如均数、百分数、分布)应详细说明,并对统计推论方法加以说明。由于可能存在多重性问题,对Ⅰ类错误的影响应加以解释(见5.6),并应在试验方案中给出控制Ⅰ类错误的方法。在评价对Ⅰ类错误的影响时,主要变量间的相关程度也应加以考虑,如果试验的目的是显示所有指定的主要变量的效果,则不需要调整Ⅰ类错误,但是必须认真考虑对Ⅱ类错误和所需样本量的影响。

2.2.6　替代变量

如果不能通过观测实际临床效果来直接评价受试对象的临床效应,可以考虑替代变量(surrogate variable,见词汇)。已经有一些替代变量被临床接受,且被认为可反映临床疗效。选用替代变量时需注意两点:第一,它可能并不是所感兴趣的临床结局的真正预测因子,例如它可能测定了与某特定药理学机制有关的处理效应,但不能提供处理作用的范围与最终疗效的全部信息(无论是正效应还是负效应)。有时替代变量显示处理有高度正效应,但最终结果却被证实对受试对象是有害的;与此相反,有时处理有临床效应,但选用的替代变量却未能显示这种效应。第二,选用的替代变量并不能直接提供与药物不良反应相权衡的临床效果的定量度量指标。

尽管已经提出证实替代变量是否有效的统计学标准,但如何运用这些标准的经验仍然有限。事实上,替代变量所提供证据的强度取决于:①相关的生物学合理性;②替代变量对临床结果预后判断价值的流行病学研究证据;③从临床试验中获得的有关处理对替代变量与处理对临床结果影响程度相一致的证据。如果治疗方式或原理不同,某一产品的临床结果与替代变量之间的对应关系对于另一种产品并不一定成立,即使是同一适应证。

2.2.7　分类变量

二分类变量,或对连续性变量、有序变量的分类所得到的二分类变量,在临床试验中往往是非常必要的。是否"成功""有效"是二分类变量最常见的例子。分类变量对类别的定义要求精确,例如一个连续性变量的最小改善百分数(与基线相比),等于或超过某一阈值(如"好转")的等级分类。舒张压是否减少到低于90mmHg也是一个常见的二分类例子。二分类变量如果有明确的临床意义,在临床试验中非常有用。如果已知试验结果再对其进行分类,则分类标准的确定容易产生选择性偏倚,所以在方案中对分类标准应事先作出明确的定义和说明。分类通常意味着要损失部分信息,由此导致分析的把握度降低,应当在样本量估算中予以考虑。

2.3　避免偏倚的设计技巧

在临床试验中,避免偏倚(bias)的两个重要设计技巧是盲法(blinding)和随机化(randomization),也是注册随机对照临床试验的一般特点。大多数临床试验采用双盲法(double-blinding),在这些双盲法试验中,根据产生的随机分配表,事先将药物进行包装,在提供给试验中心的药物上仅标明受试者号码和使用时期。从而使参与试验的每一个人都不知道哪一个受试者使用哪一种药物,甚至不知道分组编码符号。有关该方法的详细内容将在2.3.1和2.3.2中讨论,其他情况在结尾讨论。

为减少偏倚,在试验方案设计的初始阶段应对试验过程做特定说明,旨在减少可预见的、影响分析结果的任何情况的发生,包括违反试验方案的各种情况、失访和缺失值。方案中应考虑如何减少此类问题的发生,以及出现此类问题时的处理方法。

2.3.1　盲法

盲法或遮蔽(masking)是为了控制在临床试验的过程中以及对结果的解释时有意或无意产生的偏倚,这些偏倚是由于对治疗的了解,而在受试者的筛选、分组、随后的治疗、受试者对治疗的态度,以及在对终点(end point)的评价、失访的处理、分析中剔除数据等过程中产生影响。盲法的根本目的是通过隐藏临床处理分配方案来减少偏倚。

双盲试验(double blind trial)是所有受试者及所有参与治疗或临床评定的申办者及研究人员均不知道受试者接受的是何种处理,包括筛选受试者的人、评价结局者或按照试验方案评价依从性者。在整个试验实施过程都要保持盲态。只有当数据整理到能接受的质量水平,方可对适当的人员揭盲。如确需要有不参与治疗和临床评价的人知道处理编码(treatment code)(如生物分析学家、监查员、参与严重不良事件报告的人员等),项目申办人必须制定适当的标准操作规程,以防处理编码不必要地扩散。在单盲试验(single-blind trial)中,研究者和(或)其成员或受试者中的一方知道采用的是何种处理。在开放性(open label)试验中,所有人均知道采用的是何种处理。双盲是最优的盲法,这需要试验中所采用的处理方法在用药前或用药时无法从外观、味道等识别出来,且在整个试验均保持盲态。

要做到双盲,会遇到很多困难。有时两种处理方法完全不同,如手术治疗和药物治疗;有时两种药物的剂型不同,虽然用胶囊技术可使两者无法分辨,但改变剂型可能会改变药代动力学或药效学特性,需要建立剂型的生物等效性(bioequivalence);有时两种药物的用法、用量均不同。在这些情况下,要实现双盲法,就要采用双模拟(double-dummy,见词汇)技术,这一技术有时会使用药计划十分特殊,以致对受试者的积极性和依从性产生负面影响,伦理上的困难也会干扰其应用,有时必须进行无用的手术操作。但是,为了双盲的实现,必须努力克服这些困难。

由于所采用的处理可能会使双盲的实施大打折扣。此时,不让研究者和申办方人员知道某些检验结果(如某些临床实验室结果),盲法可以得到改善。有些治疗效果很特别,以至于无法不让受试者知道,则可考虑开放性试验(见下文),以使偏倚达到最小。

如果双盲不可行,则应考虑用单盲。在有些情况下,只有开放性试验才可行或符合伦理。单盲或非盲试验虽具有一定的灵活性,但特别重要的是,研究者知道下一个受试者接受哪种处理,不应影响下一个进入研究的受试者的入选,入选受试者最好在随机化分配之前。对这些试验,应考虑用集中随机化方法,如电话随机化来执行随机处理的分配。另外,进行临床结果评价的医务人员应不参与治疗,而且在试验过程中始终处于盲态。在单盲或非盲试验中,应尽最大努力使已知的偏倚来源达到最小,主要变量尽可能客观,采用不同程度盲法的理由以及通过其他方法使偏倚达到最小的步骤均应在试验方案中说明。申办人应当有适当的标准操作步骤,以保证在数据分析前的数据库整理过程中,有效地限制工作人员与分组信息(即盲底)的接触。

只有当主治医生认为必须了解某受试者所接受的处理时,才可对该受试者一个人进行揭盲(breaking the blind),任何有意或无意的破盲,不管是什么理由,均须在试验结束时给予解释。揭盲的过程及时间亦需在报告中说明。

本文件中,数据的盲态审核(blind review,见词汇)是指从试验全部结束(最后一个受试者的最后一次观察)到揭盲前这段时间的数据检查。

2.3.2 随机化

随机化是使临床试验中的受试者接受某种处理的机会均等。随机化为后续试验资料的分析提供了定量评价处理效应的坚实统计基础,使影响各处理组的预后因素(已知的和未知的)分布均衡。与盲法合用,随机化有助于避免在受试者的选择偏倚和分组时因处理分配的可预测性导致的偏倚。

临床试验的随机分配表是用文件形式列出的对受试者处理的一种随机安排。在最简单的情况下,它是处理(交叉试验中是处理顺序)的序列表,或者是按受试者号的相应编码。有些试验的步骤复杂,如需要筛选受试者,可能会使情况复杂化,但需事先明确受试者的处理分配和处理顺序。不同的试验设计产生随机分配表的过程亦不相同,随机表应具有重现性(reproducible),即在需要时,可重新产生相同的随机分配表。

虽然完全随机化是可行的,但区组随机化(block randomization)法更具优越性。区组随机化有助于增加处理组间的可比性,特别当受试者的某些特性随时间而变化时,比如入选受试者的策略的改变。区组随机法还能保证各处理的样本含量几乎相等。在交叉试验中,区组随机法提供了一个效率较高更易于解释的平衡设计的方法。在确定区组的大小时需注意每个区组尽可能地小,以防不均衡;又要足够大,以防对区组中后面一些分组次序的可预测性;研究者及其他有关人员应对区组的大小保持盲态;用两个或两个以上的区组大小,每个区组的大小随机决定,可达到同样的目的(理论上,在双盲试验中可预测性是无关紧要的,但药物显示出的药理反应常常给聪明人提供了猜测的机会)。

在多中心试验(multi-centre trials,见词汇)中,应按中心进行随机化分组,建议为每一个中心建立一张单独的随机表,也即按中心分层,或将某几个完整的区组分到一个中心。通常按照基线资料中的重要预后因素(如病症的严重程度、年龄、性别等)进行分层,以提高层内均衡性,这在小型试验中有较大的潜在优势。很少采用多于两或三个的分层因素,因为分层因素多时,很难达到平衡且操作烦琐。此时可以应用动态分配法(dynamic allocation,见词汇),以有利于一些分层因素达到平衡。随机化时被分层的因素在之后的分析中应加以说明。

下一个被随机化进入试验的受试者按照随机分配表中(如果是分层随机化,则是相应的层)的下一个数字接受相应的处理。下一个受试者所接受的数字及相应的处理只应在确认该受试者进入试验的随机化时才分配,使人容易预测的(如区组的长度等)随机化的细节不应包含在试验方案中,随机化计划由申办者或一个独立的组织存档以确保整个试验方案按盲法进行。在整个试验中,设定查阅随机表的权限必须考虑在紧急情况下对受试者的揭盲,揭盲所采取的步骤、必要的文件、后续的治疗和对受试者的评价均需在试验方案中写明。

动态分配是另一种随机化方法,受试者接受何种处理取决于当前各处理组的平衡情况,分层试验取决于受试者所在层内的平衡情况。应当避免确定性的动态分配法,随机化分配每个受试者,尽一切努力确保试验是双盲的,分配编码应受控于负责动态分配的试验中心的工作人员,一般通过电话告知。允许对标准的适用性和入组情况的确立进行额外的检查,这在有些多中心试验中具有一定价值。然后可按照双盲试验的方法,事先将药物包装并编号,但不必考虑选用顺序。最好选用一个适当的计算机程序,避免试验中心的工作人员知道分配编码。当考虑用动态分配法时,必须仔细评价操作上的复杂性以及对分析的潜在影响。

3. 研究设计中需考虑的问题

3.1　研究类型

3.1.1　平行组设计

最常见的确证性临床试验是平行组设计(parallel group design),即将受试者随机分配到两个或多个组中的一组,每组分别施以不同的处理,这些处理包括药品的一个或多个剂量、一个或多个对照,如安慰剂或阳性对照。这种设计相对简单,但有些情况会增加分析及解释的难度,例如协变量、重复测量、设计因素间的交互作用、违背研究方案、脱落(dropout,见词汇)及失访(withdrawal)等。

3.1.2　交叉设计

交叉设计(crossover design)中的每个个体按随机化顺序接受两个或多个处理,是一种自身对照的试验方法。该设计的优势在于可用较少的观察例数达到指定把握度的要求,有时例数减少的幅度还很大。在 2×2 交叉设计中每个个体在相继两个处理期分别接受两种处理,两个处理期间常有一个洗脱期(washout period)。常见交叉设计的扩展是在 $n(>2)$ 个处理期接受 n 种处理。这类设计每个个体都接受了 $n(>2)$ 种处理,易有特殊情况出现,如每个对象只接受了 $n(>2)$ 种处理中的一部分或者同一个受试者重复接受某种处理。

交叉设计存在很多可能导致结果无效的问题,其中主要的问题是残留效应(carryover),即每个时期的处理对后续的残余影响。在一个相加模型中,残留效应将使处理间的直接比较产生偏倚。在 2×2 设计中,从统计学上不能鉴别是残留效应还是处理与时期的交互作用,因为相应的对比是在个体间进行的,这些都将降低检验效能。这一问题在高阶设计中不敏感,但不能完全消除。

因而进行交叉设计时,最重要的是避免残留效应。最好的方法是在充分了解疾病与新药的相关知识的基础上有选择地精心设计。所研究的疾病应当是慢性病,且病情相对稳定。

药物的相应疗效需在处理期内完全发挥出来,洗脱期必须足够长,以使药物的作用完全消退。利用已有的信息及资料,在试验前应确定上述条件是否满足。

在应用交叉试验时,还有一些问题需引起密切关注。主要问题是当有受试者失访时,分析和解释将变得复杂。另外,可能的残留效应会使后续处理期出现的不良事件难以判断是何种处理所致。这一问题以及其他问题在 ICH-E4 中已有详细的论述,交叉设计一般仅限于预期只有少数失访的情形。

2×2 交叉设计的一个常见且令人满意的应用是验证同一种药物的两种不同配方的生物等效性。应用于健康志愿者时,如果洗脱期足够长,相应的药物动力学变量的残留效应极少出现。然而,在分析时仍需验证在每一个处理期开始时有无药物检出。

3.1.3　析因设计

析因设计(factorial designs)是通过处理的不同组合,对两个或多个处理同时进行评价。最简单的是 2×2 析因设计,将研究对象随机分配到两个处理(如处理 A 和 B)的 4 种组合之一,即只用 A、只用 B、同时用 A 和 B、不用 A 也不用 B。在很多情况下,该设计主要用于检验 A 和 B 的交互作用(interaction)。如果样本含量是基于检验主效应(main effect)计算的,则检验 A 和 B 的联合效应时检验效能会降低。在检验联合效应,特别是两种处理同时使用时,这一问题需引起注意。

析因设计的另一个重要应用是在联合使用处理 C 和 D 时建立剂量-反应特性,特别当单独使用某种剂量的疗效已事先确定时,选择 C 的 m 个不同剂量(通常包括 0 剂量,即安慰剂)、D 的相似数目的 n 个剂量,整个设计包括 $n×m$ 个处理组,每个处理组接受一种不同的 C 和 D 剂量的组合。剂量-反应的估计结果将有助于在临床上确定 C 和 D 的适当的剂量配伍(见 ICH-E4)。

有时用一组受试者同时评价两种处理的 2×2 析因设计,比单独评价每个处理的平行组设计更能充分利用临床试验受试者样本。已经证实,这一策略对高死亡率的试验非常有效。在处理 A 和 B 没有交互作用时,该方法效率更高。此时,A 和 B 的主效应符合相加模型,故无论是否用 B,A 的效应实际上是一样的。与交叉设计类似,需根据以往的信息和资料在试验前给出能够满足析因设计条件的证据。

3.2　多中心试验

应用多中心试验(multicenter trial)主要有两个理由。

首先,多中心试验是被大家所接受的高效的评价新药的方法,可以在有限的时间内搜集足够多的试验样本,原则上,临床试验的各个阶段均可使用多中心试验。多中心临床试验中可能中心数不多,但每个中心均有较多的试验例数,而对罕见病可能有很多个中心,但每个中心都只有少数几个受试者。

其次,将一个试验设计成多中心(多个研究者)试验,可为研究结果的推广与应用提供良好的依据。因为受试者的总体越大,用药的临床条件越广泛,试验结果则更具代表性。同时因参与研究的人员较多,为新药疗效的广泛临床验证奠定基础。这种试验在药物试验的后期将成为确证性试验,常包含很多研究者和试验中心。有时为使新药的应用更具广泛性(generalisability,见词汇),试验可在不同的国家进行。

要使多中心试验的结论具有可解释性和外推性,研究方案的实施方式必须清晰,在各中心必须一致,并且样本含量与检验效能的计算均假设各中心处理间的差异是相同的、无偏的。制订一个统一的试验方案,并以此指导整个试验,这一点在多中心试验中十分重要。试验方法应尽可能完全标准化,试验前通过召开研究者会议,对人员进行统一培训,试验过程中加强监查,可减少评定标准与方案的不一致,完善的设计应使各中心的各处理组受试者分布均匀,并有相应的管理措施保障这一设计目标。如后期发现各中心的处理效应存在异质性,需要进行检验时,应避免各中心的样本数相差悬殊以及个别中心的样本数太少,因为不同的权重会低估处理效应(这一点不适用于所有中心样本数均很少的临床试验)。若事先忽视这一点,同时又无法确定中心间效应的一致性(homogeneity),就会降低多中心临床试验的价值,甚至会使申办者的结论缺乏信服力。

在最简单的多中心试验中,每个研究者负责一个医院的受试者的收集,这时中心是由研究者或医院唯一确定的。然而,在很多试验中的情况要复杂一些,一个研究者要负责几个医院的受试者收集。一个研究者包括几个医院的一组临床医生(下属研究者),而每个医生负责从各自的医院、诊所或相关的医院收集受试者。方案中(见5.1)的统计章节需对统计模型中的中心给出明确定义(例如按研究者、场所或地区),以避免疑问。在大多数情况下,通过调查者定义的中心还是令人满意的,ICH 指南中的 E6 提供了指导,如果对中心的定义有疑问,则应以使影响主要变量及处理效应的因素达到均衡为目的来定义中心。若要将各中心合并分析,需证明分析方法的合理性,并需事先在试验方案中明确说明。但无论何时,对中心进行定义时须对处理保持盲态。

用于估计和检验处理效应的统计模型均需在方案中阐述。分析主效应时模型应考虑中心间差异,但不应包含中心与处理的交互作用。中心间处理效应均衡时,在模型中包含交互作用项将降低主效应的检验效能;若中心间处理效应不均衡,处理效应的解释则有所不同。

在某些研究中,如大型的以死亡率为主要观察指标的临床试验,每个中心均只有少数几个受试者,无须考虑中心效应对主要变量及次要变量的影响,因为此时中心效应不会影响临床效果。在其他一些研究中,如预计每个医院只有有限的受试者,则不需在统计模型中包含中心效应,并且不必按中心随机化。

如果每个中心均有足够数量的样本,且处理效应是阳性的,这将影响结论的广泛性,一般需检验各中心间处理效应的一致性。用图示或统计分析方法对中心与处理的交互作用进行统计检验,可发现中心间明显的异质性。需注意,如果试验是为验证主效应而设计的,则此类交互作用的检验把握度较低。

若出现处理效应的异质性,解释时须非常谨慎,应努力从试验的管理或受试者的特征等方面寻找原因,通常能提示进一步的分析和解释方法。若对处理效应的异质性缺乏证据解释,例如存在定量的交互作用(quantitative interactions,见词汇),则意味着需要给予各中心不同的权重来估计处理效应,以保证结果的稳健性。尤为重要的是,任何定性的交互作用(qualitative interactions,见词汇)显示的异质性,如找不到合理的解释,则需进一步的临床试验,直到处理效应的估计可靠为止。

到目前为止我们对多中心试验的讨论限于固定效应模型。其实混合效应模型(mixed model)也可用于探索处理效应的异质性,该模型将中心效应及处理与中心的交互作用看作是随机效应,这在中心数较多时特别适用。

3.3　比较类型

3.3.1　显示优效性的设计

优效性可通过安慰剂对照试验(placebo-controlled)、阳性对照(active control)试验,或剂量-反应关系来证实,这类试验称为优效性试验(superiority,见词汇)。除非有特殊说明,一般情况下,本指导中所述均指优效性试验。

对于严重疾病来说,如果已经由优效性试验证实存在一种有效治疗方案,而采用安慰剂对照就有悖于伦理,此时应科学合理地采用阳性对照。因此,选择安慰剂对照或用阳性对照应根据各试验的具体情况来确定。

3.3.2　显示等效或非劣性的设计

在有些情况下,所研究的产品与某处理相比的目的并不是为了证实优效性。这类试验根据研究目的可分为两大类:一是等效性试验(equivalence,见词汇),二是非劣效性试验(non-inferiority,见词汇)。

生物等效性试验(bioequivalence trial)属第一类。进行临床等效性试验有时是因为其他监管原因,例如在进行非专利产品与市售产品的比较时,若该产品的成分不被吸收,血液中无法检出时,需要用临床等效性来验证。

很多阳性对照的试验用来说明所研究的药物不比阳性对照差,这属于非劣效性试验。剂量-反应关系试验是将试验药品的几个不同的剂量与推荐的剂量相比,或与标准药品的几个不同剂量相比,这种试验的目的是同时显示所研究药物的剂量-反应关系,并且将研究的药品与阳性对照进行比较。

阳性对照的等效性或非劣效性试验若同时用安慰剂,可以一举多得。例如观察其是否比安慰剂有效,从而说明研究设计是合理的;同时可评价与阳性对照药物的有效性与安全性的相似程度。实际工作中存在的困难使应用阳性对照的等效性(或非劣效性)试验不能与安慰剂合用或不能同时使用多个剂量,这与缺乏内部有效性测定(与优效性试验相比)有关,从而使证实外部有效性成为必要。等效性试验(或非劣性试验)本质上并不保守,设计或执行中的许多不足将偏向于得出等效性的结论,这类试验的设计和实施需要特别小心。例如应尽量减少违反入组标准,减少依从性差、中途退出、失访、数据缺失和其他与设计方案偏离的事件,同时要尽量减少违背方案对数据分析的影响。

阳性对照药物要谨慎选择,一个合适的阳性对照应当是被普遍使用的。经典的阳性对照药物需已广泛应用,且对适应证的疗效和用法用量已经良好设计的优效性试验确证,并预期在新的试验中能表现出类似的效果。为了确保阳性对照在新的试验中表现出与以往试验相同的效果,新的试验必须与以往的有效性试验设计相仿(主要变量、阳性对照的剂量、排除和纳入标准等),但新试验要充分考虑临床和统计实践的最新进展。

验证等效性或非劣效性的试验方案中,清晰明了地说明其设计意图是极其重要的,在计划中必须指定一个等效界值(equivalence margin),这个界值是临床上能接受的最大差别,并且应当小于阳性对照药物的优效性试验所观察到的差异。对阳性对照的等效性试验,需指定上界和下界,对阳性对照的非劣效性试验只需要下界,等效界值的确定需经临床专家认可。

统计分析常基于置信区间法(见5.5)。对等效性试验应当用双侧置信区间,当置信区间完全落在等效区间之内,则推断为等效。在运作上,这一方法等价于同时进行两个单侧检验(two one-sided tests),检验(复合的)无效假设(即处理效应之差在等效界值之外)和备择假设(即处理效应之差在等效界值之内)。由于两个无效假设不相交,Ⅰ类错误(type Ⅰ error)可以很好地被控制。对非劣效性试验则应当用单侧置信区间,这等价于一个单侧检验,检验无效假设[即处理效应之差(被研究产品与对照之差)小于等于等效界值]和备择假设(即处理效应之差高于等效界值)。Ⅰ类错误的选择应当根据单侧检验或双侧检验分开考虑,样本含量的计算应当根据相应的方法(见3.5)。

在无效假设为试验药与对照药无差异时,根据差异无统计学意义而推断等效或非劣效的结论是不适当的。在选择分析集时还有一些其他问题,无论是处理组还是对照组,受试者失访或退出意味着试验结果缺失,此时对全分析集的分析将导致偏倚,使结论趋于等效(见5.2.3)。

3.3.3　显示剂量-反应关系的试验

新的研究药物的剂量-反应关系是一个在临床试验各期用多种方法(见 ICH-E4)都可得到答案的问题,剂量-反应关系的研究有多种目的,其中特别重要的有确定是否有效;建立剂量-反应曲线的形态和位置;估计适宜的初始剂量;确定个别剂量调整的最优决策;确定最大剂量(超过这个剂量无更多益处)。为这些目的,需要有一组不同剂量[有时还需包括安慰剂(零剂量)]的观察资料,在分析剂量-反应关系数据时,置信区间和统计图的方法与统计检验同样重要。假设检验常用来检验剂量的自然顺序,或关于剂量-反应曲线趋势(如单调性)的一些特殊问题。拟选用的统计方法需在研究方案中详细说明。

3.4　成组序贯设计

成组序贯设计是一种方便进行期中分析(interim analysis,见词汇)的方法(见4.5),尽管成组序贯设计不是唯一的可用于期中分析的方法,但其应用最为广泛。成组序贯设计可在试验过程中的某个时间区域对部分受试者的结果进行评价,有时比基于所有受试者的结果更为实用。统计学方法必须事先说明如何获得处理结果和受试者所接受的处理(如破盲,见4.5)等信息,一个独立数据监查委员会(Independent Data Monitoring committee,iDMC,见词汇)将负责进行期中分析(见4.6)。该设计已被广泛应用,并成功地应用于大型、长期的死亡率观察试验或非致命结果的观察,而在其他方面的应用亦越来越广泛。但值得注意的是,试验方案应考虑因安全性原因提前终止试验的正规程序,以满足临床试验安全性监查的要求。

3.5　样本的含量

临床试验中所需的受试者数量必须足够大,以确保对试验所提出的问题给予可靠的回答。样本大小通常根据试验的主要目标来确定。如根据其他指标确定样本含量,则需明确说明并提供合理的依据。例如回答安全性问题或重要的次要目标所需的样本含量,要比回答主要目标所需的样本含量大(见 ICH-E1A)。

常用的确定适宜样本含量的方法需确定如下几项:主要变量、检验统计量、无效假设及所选剂量(包括对所选剂量和所选受试者人群要检出或拒绝的处理差异的考虑)的备择假设、错误的拒绝无效假设之概率(Ⅰ类错误)、错误的不拒绝无效假设之概率(Ⅱ类错误),以及对退出治疗和违背研究方案的处理方法。在有些情况下,事件率是估计把握度的主要指标,可通过假设所需的事件数外推试验最终所需的样本含量。

计算样本含量的具体方法、计算时所需的所有统计量的估计值(如方差、均值、反应率、事件率、待检差值)及其依据需在试验方案中给出。需考虑样本含量计算时对估计值偏离的敏感性(sensitivity),一个简单的方法是针对假定的合理的偏离范围提出样本含量的范围。在确证性研究中,样本含量的确定主要依据已发表的资料或预试验的结果。待检差值的估计可基于治疗患者时观察到的具有临床意义的最小疗效或者基于新疗法的预期效果,而后者的可行性较大。通常Ⅰ类错误概率设在5%或者更小,多重比较时需进行调整。Ⅰ类错误的精确性可受检验假设及期望效果的影响。Ⅱ类错误概率通常设在10%~20%,申办者希望这一数字应尽可能地低,特别是试验很难或不可能重复时。某些特殊情况下,Ⅰ、Ⅱ类错误的设定不采用常用概率效果更好。

样本含量的估计需考虑主要分析所需的受试者数。如果用全分析集,则可能所估计出的有效性会低于符合方案集(per protocol set,见词汇)。这是因为全分析集中包括退出处理的受试者及依从性差的受试者,从而掩盖了处理效应。如出现其他异常情况,亦需对样本含量的估计加以修订。

等效性或非劣效性试验(见3.3.2)的样本含量的估计,通常基于得到处理差异的可信区间这一分析目标,这一置信区间显示的处理效应的差异可为临床上所能接受的最大差异。当等效性试验的检验效能是以真实差别为0来估计时,如果差值不为0,则会低估了达到这一把握度所需的样本大小;当非劣效性试验的把握度是以0差值来估计时,若试验药效低于阳性对照,也会低估达到这一把握度所需的样本大小。选择或确定"临床上可接受的差值"要考虑到将来对受试者的意义,实际可能小于优效性试验中所确定的"临床上有关的"差值。

成组序贯试验中的样本含量在试验前无法确定,因为其值依赖于机遇的作用,以及终止试验的原则和处理效应的真实差异。在规定终止试验原则时需考虑随之发生的样本含量的变化,常常在期望样本量和最大样本含量之间。

如果事件率比预期的低,或处理效应的变异比预期的大,可在尚未揭盲和比较处理效应的情况下重新估计样本含量(见4.4)。

3.6　资料的搜集及处理

数据的收集和传送,从研究者到申办者可通过多种方式,包括纸质的病例报告表、远程监测系统、医学计算机系统和电子传输器。无论采用何种方式收集数据,资料的形式和内容必须与研究方案完全一致,且应在临床试验开始前确定。

从收集到数据库的最终完成,均需关注实施分析计划所需的数据,包括确定依从性或识别违反方案的数据信息(如与剂量相关的服药时间),缺失值(missing value)需与"0值"和"未出现该特征"相区别。

从数据获得到数据库完成的整个过程应遵照GCP(见ICH-E6第5节)的相关规定。特别是数据记录的及时、可靠,数据错误的更正、补遗,均是建立高质量的数据库所必需的步骤。

4. 试验需考虑的问题

4.1　试验监查和期中分析

严格按照试验方案实施临床试验对结果的可靠性有着重要的影响(见ICH-E6),认真进行监查能尽早发现问题,并使问题发生和再现的可能性达到最小。

在由制药企业组织的确证性临床试验中,有两种不同的监查方法,一种监查类型是监查整个试验的质量,另一种涉及揭盲及进行处理的比较(即期中分析)。这两种监查人员的职责不同,所用的数据类型和信息不同,因而用于控制潜在的统计和操作偏倚的原则也不尽相同。

为了解试验的质量,对试验管理的监查应包括研究是否按计划进行、数据的质量如何、是否达到预期的收集目标、设计的假设是否合理,以及受试者完成试验的情况等(见4.2~4.4)。这类监查既不需要比较处理效应的信息,也不要对数据揭盲,所以对Ⅰ类错误没有影响。对试验进行监查是试验申办者的职责(见ICH-E6),可由试验申办者或试验申办者指定的独立小组完成。这种监查一般从研究地点的选定开始,直到完成最后一位受试者数据的收集和整理。

另一类试验监查(期中分析)涉及对处理结果的比较,期中分析需要对指定的处理组(实际处理或分组情况)揭盲,并且比较处理组的主要信息。方案(或初步分析前的修订方案)中需包含期中分析计划。初步分析前应修订方案以防止某些偏倚。这将在4.5和4.6中讨论。

4.2 入选标准与排除标准的更改

入选标准(inclusion)与排除标准(exclusion)在试验对象选择的全过程中应按试验方案中的定义保持不变,但有时也可做适当修改。例如在历时较长的临床试验中,从试验外或期中分析中获得的医学知识提示入选标准需进行修改。入选标准的修改要求也可能来自于监查人员,他们在监查中发现经常无法按入选标准选择对象或由于太严格的入选标准导致入组率非常低。标准的修改不应造成破盲,所做的修改应在修订方案中写明,内容应包括所涉及的统计问题,如不同事件发生率导致样本含量的调整或分析方法的修订(如按修改入选标准或排除标准进行分层分析等)。

4.3 入组率

在受试者入组时间较长的试验中,必须对受试者的入组情况进行监查。如入组率远低于试验方案中预定的水平,则需查明理由,并采取相应措施,适当放宽入选标准和降低其他方面的要求,确保试验的把握度。在多中心试验中,这些考虑适用于每一个中心。

4.4 样本含量的调整

在历时较长的临床试验中,常有机会对原设计及样本含量计算中所基于的假设进行检查。如试验方案是较为初步的或者建立在不确定的信息之上,这种调整就尤为重要。在不破盲的情况下,对数据进行期中检查,可能发现总反应方差、事件率或生存时间与期望不符,这时应适当修订假设条件,重新计算样本含量,认证其正确性,并写入修订方案及临床研究报告中。在此过程中为控制Ⅰ类错误及其置信区间而采取某些措施以保证盲法需在文件中加以阐述。通常在试验方案中要预计重新估计样本含量的潜在需要(见3.6)。

4.5 期中分析与提前终止试验

在正式完成临床试验前,任何比较处理组间的安全性或有效性的分析均为期中分析。由于这些比较的次数、方法及结果将对试验结果的解释产生影响,所有期中分析必须预先计划并在试验方案中阐明。特殊情况可能导致在试验开始时并未确定期中分析,此时应在揭盲前在试验修订方案中增加期中分析计划。如果一个期中分析是为决定是否终止试验而设计,则它常采用以统计学监查计划为指导原则的成组序贯设计(见3.4)。如果所研究处理的有效性已很清楚,或相应的处理效应之差不可能达到,或出现了无法耐受的药物不良反应,期中分析的目的是及早终止试验。一般来说,相对于安全性而言,因有效性而及早终止试验需要更多的证据(即更为保守)。当试验方案或监测目标中包含了多个终点,则相应的复杂性也需要加以考虑。

试验方案中应当写明期中分析的日程,或至少有相关安排,例如如果要用可变动的 α 消耗(alpha spending)函数方法,则需在试验方案或第一次期中分析前的修订计划中写明,试验的终止规则及其特性需在试验方案或修订计划中详细叙述。早期终止试验对其他重要变量分析的潜在影响也应考虑,如果该试验研究有数据监查委员会,则这一材料需由数据监查委员会撰写或批准(见4.6)。偏离研究方案常可能使结果无效。如试验方案需要改变,则任何相应的统计方法的改变应尽早在修订计划中写明,特别应讨论由于计划改变而对分析或推断所产生的影响,所选的方法必须控制总的Ⅰ类错误。

期中分析的执行过程应是一个完全保密的过程,因为它可能包含了揭盲后的数据及结果。所有参与试验的人员必须对期中分析结果保持盲态,因为期中分析结果可能会使他们对试验的态度发生改变,并且导致新入组受试者特征的改变或处理间比较的偏性。除了直接参加期中分析的人员之外,所有研究人员和申办人员所雇佣的人员均需坚持这一原则。研究者仅仅被告知是继续试验、暂停试验或是对试验过程进行修订。

大部分验证安全性和有效性的临床试验需完成计划的样本量,只有在遇到伦理方面的原因或把握度不被接受时方可终止试验。尽管如此,在药物开发计划中应考虑申办者因各种理由查阅数据的权限,有时可能要设计另一个试验。另外,对可能出现严重威胁生命或死亡的一些研究,出于伦理学考虑,需对不断积累的疗效进行连续性监查。在以上这些情况中,期中统计分析方案均必须在揭盲之前列入试验设计方案或修订方案,以避免可能产生的统计和操作偏倚。

对许多新药的临床试验,特别是与公众健康关系重大的新药,必须另外指定一个独立的小组负责监查安全性和有效性结果,并明确其职责,这个组织常称为独立数据监查委员会,或数据和安全监查组(Data and Safety Monitoring Board,DSMB)、数据监查委员会(Data Monitoring Committee,DMC)。

当项目申办者担负起监查安全性和比较有效性的职责,并因此可获得非盲态的信息时,需特别注意试验的完整性并适当地管理和限制资料的共享范围。项目申办者必须保证并保留该委员会包括期中分析结果记录在内的决策性会议记录。

任何非计划的期中分析(不管是否导致早期结束试验)可能使结果有误,使所得的结论缺乏可靠性。因此,应尽可能避免这种非计划的期中分析。如做了计划外的期中分析,在研究报告中必须解释其必要性、必须破盲的程度,判断可能导致的偏倚及其严重程度,并说明对结果解释的影响。

4.6 独立资料监查委员会的作用(见 ICH-E6 中的 1.25、5.2 节)

数据监查委员会可由项目申办者组建,其主要任务是经常对临床试验的进程、安全性数据、主要疗效指标进行评价,建议项目申办者是继续修订还是终止试验。iDMC 应当有书面的操作规程,并保留每次会议的记录,包括期中结果,在试验结束时可供查阅。iDMC 的独立性旨在它既能控制试验数据的扩散,又能防止因接触试验信息而可能对整个临床试验的完整性所产生的影响。iDMC 是与机构审查委员会(Institutional Review Board,IRB)或独立伦理委员会(Independent Ethics Committee,IEC)相独立的机构,其成员中应有精通包括统计学在内的临床试验专业知识的专家。

当有申办者的代表参与组成数据监查委员会时,这些代表的作用应在委员会的操作程序中加以明确规定(如在关键问题上是否具有投票权)。由于申办者的人员能够获得非盲信息,因此在委员会的操作程序中还应说明如何控制期中试验结果在申办者组织内的散布。

5. 数据分析

5.1 预定的分析计划

在进行临床试验设计时,最终数据的统计分析方法需在试验方案中的统计分析部分加以说明。这一部分需包括主要变量的详细分析方法,及对可能出现的问题的处理原则。对于探索性试验,这一节还可包含一些更常见的原则及思路。

统计分析计划(statistical analysis plan,见词汇)可以在试验方案定稿后单独成文,对试验方案中统计方法的技术细节进行更为详细的描述(见7.1)。统计分析计划可包括主要变量或次要变量及其他数据统计分析的详细的执行步骤。在对试验资料进行盲态审核(blind review of data,定义见7.1)后,应在揭盲之前对统计分析计划进行检查和必要的修订。统计分析计划何时定稿以及何时揭盲需要有正式文件记录在案。

如果盲态审核建议更改试验方案中所述的主要原则,需以文件的形式写入修订方案中。另外,盲态审核结果也可以对统计分析计划作出修改建议。只有在试验方案(包括修订方案)中设定的分析结果才可被认为具有验证作用。

在临床研究报告的统计分析一节,必须详细写明统计方法,包括何时作出临床试验统计分析方法决策(见 ICH-E3)。

5.2　分析集

用于主要分析的受试者人群需在试验方案的统计部分明确定义。另外,记录所有将要开始试验(如进入阶段)的受试者信息的文档十分有用,该文件的内容取决于特定试验的详细特点,但应尽可能地收集人口统计学以及病情的基线资料。

如果所有随机化进入临床试验的受试者均符合入组标准,参与了试验的全过程且无失访,并提供了完整的数据记录,则该受试者显然应包括在分析中,试验的设计与执行均应尽可能地达到这一目标。但实际上每次都能完全做到这一点是有困难的,因此,试验方案中的统计部分应有预见性,并写明预期的问题,说明这些问题对用于分析的受试者和数据有何影响。试验方案中还必须说明一些方法,以减少研究过程中可能有损分析效果的不正确的做法,包括如何处理违背方案的各种情况、退出及缺失值。既要考虑如何减少这类问题出现的频率,又要考虑在分析资料时对这类问题的处理方法。在盲态审核时,应在补充文件中写明审核时对违背方案的处理方法,需确认任何违背试验方案发生的时间、原因及对结果的影响。违背方案的频率、类型、缺失值,以及其他问题均需写入试验报告中,试验方案中需论述违背方案对试验结果可能产生的影响(见 ICH-E3)。

关于分析集的决定,需遵循以下两个原则:①使偏倚达到最小;②控制Ⅰ类错误的增加。

5.2.1　全分析集

意向性分析(intention-to-treat,见词汇)的基本原则是主要分析应包括所有随机化的受试者。依从这一原则需要完整地随访所有随机化对象的研究结果,但实际情况难以达到,理由将在下面叙述。这里的"全分析集(full analysis set)"是指尽可能包含所有受试者的分析集,体现了意向性分析的思想。在分析中维持初始随机化是统计检验的基础,并可防止偏倚。在很多临床试验中,"全分析集"方法相对保守,在许多情况下它对治疗效果的估计更能反映药物随后的实际应用情况。

有少数情况可导致从"全分析集"中剔除已随机化的受试者,包括不满足主要入组标准、没有用过一次药物,以及随机化后无任何数据者。这类排除需证明其合理性。不符合入组标准的受试者可从分析中剔除,只有下列情况不会引起偏倚:①在随机化之前已进行入组标准判定;②违反入组标准的判定是完全客观的;③所有受试者接受相同的违反入组标准的检查(这在开放的研究中很难保证,即使在双盲研究中,为了强调盲法调查的重要性,而在检查之前揭盲是很困难的);④所有违反特定标准的受试者已被剔除。

有些情况,从所有随机化受试者人群中剔除从未用过试验药物的受试者是合理的,尽管剔除了这些受试者,但仍然保持了意向性治疗的原则,例如不会因了解受试者的处理安排而影响是否开始治疗的决定。另一种情况,则有必要从所有随机化受试者人群中剔除在随机化后没有数据的受试者。要保证分析的完整性,必须详细说明由于剔除或任何其他原因引起的潜在偏倚。

当用"全分析集"时,在随机化之后违反方案可能对数据和结论有影响,尤其是违背处理方案。从多个方面考虑,在分析中纳入这些受试者的数据是恰当的,因其与意向性治疗原则一致。特殊问题在于有的受试者接受一次或多次剂量后退出而此后不再有数据,有的受试者由于其他原因而失访,在"全分析集"中并不包括这些受试者,可能严重削弱这种方法的基础。因而,在受试者失访时以及失访后既定的随访时间点,通过一切可能的方法得到主要变量的测定结果都是有价值的,尤其是当主要变量是死亡率或严重的发病率时尤为重要。但以何种方法意向性收集数据应在设计方案中写明。缺失值填补可采用最后一次观察值结转法(last observation carrying forward,LOCF)或应用复杂的数学模型。其他用于保证全分析集中的每一个受试者测量值的完整性的方法,可能需要对受试者结果做某些假设,或者结果的简单的选择(例如成功或失败)。任何这些策略的应用需在试验方案的统计部分描述并证明其正确性,且所用的数学模型、所基于的任何假定应当清晰地说明。证明分析结果的稳健性同样重要,尤其是当讨论的策略会导致处理效应的估计有偏倚时。

由于某些问题的不可预见性,对试验中所出现的异常情况的处理,建议推迟到试验数据盲态审核后,但这需在试验方案中加以说明。

5.2.2 符合方案集

受试者的"符合方案集"有时称为"有效受试者""效验"样本或"可评价受试者"样本,是全分析集的一个子集。这些受试者对方案更具依从性,并符合以下标准:①至少完成了规定的最小疗程;②主要变量测定值完整;③没有任何大的违反方案的地方,包括违反入组标准。

将受试者排除在符合方案集之外的确切理由应当详细说明,并在揭盲之前以文件形式记录在案。

使用符合方案集更易使新药在分析中显示出有效,并且能贴切反映方案所基于的科学模型。然而,相应的无效假设的检验和处理效应的估计依据试验不同而可能是保守的或非保守的;由于刻意遵守方案而导致的偏倚可能较为严重,且与处理和结果有关。

从符合方案集中剔除受试者,以及其他对方案的违背等,应当明确阐述并加以总结。违背方案的情况可能包括药物分配错误、使用了禁止的药物、依从性差、失访和数据缺失。对各处理组上述问题的特点、出现的频率和出现的时间进行分析评价是十分有用的。

5.2.3 不同分析集的作用

一般来说,主要变量的结果对不同分析集不敏感是有利的。在确证性试验中,建议同时用全分析集及符合方案集进行分析,并对它们之间的任何差异进行详细讨论和解释。在有些情况下,最好能用不同的分析集进行结论的敏感性探索,当全分析集和符合方案集得出实质相同的结论时,就增加了试验结果的可信性。但是,如符合方案集中剔除了相当大的比例的受试者时,试验的整体有效性就值得怀疑了。

在优效性试验(为显示研究药物的效果更好)和在等效性或非劣效性试验(为显示研究药物与阳性对照药物相近或不差,见3.3.2)中全分析集和符合方案集起着不同的作用。在优效性试验中全分析集用于主要分析(除特殊情况外),可避免符合方案集对试验效果的过高估计,因为在全分析集中包括的依从性差者会低估处理效应。然而,在等效性或非劣效性试验中,全分析集的应用并不保守,其作用应仔细考虑。

5.3　缺失值及离群值

缺失值是临床试验中偏倚的一个潜在来源,因此,必须尽一切努力完成试验方案中收集资料和数据管理的各项要求。然而事实上,任何试验几乎不可避免地出现缺失值。一个试验,倘若处理缺失值的方法是敏感的,并且处理方法在方案中已预先定义,可认为该试验有效。在盲态审核过程中,可对缺失值处理方法进行改进。遗憾的是,尚无一个通用的处理缺失值的方法可供推荐。研究者必须注意分析结果对处理缺失值方法的敏感性,尤其在缺失值较多时。

除了缺失值外,还应当用类似的方法探索离群值(outlier)的影响。统计学上对离群值的定义在某种程度上是主观的,有一定的随意性。从医学和统计学上共同判断离群值则更加可信,医学判断常可确定适当的处理方式。任何在方案中或统计分析计划中设定的对离群值处理的步骤应不倾向于任何一个处理组。同样,离群值分析计划也常在资料的盲态审核时进行改进。如果在试验方案中未预先指定处理离群值的方法,则需同时给出包含和剔除离群值的分析结果,并对结果的不一致加以讨论。

5.4　数据的变换

对关键变量是否进行变量变换(data transformation)应在试验设计时确定,最好参照以往类似研究中的做法。拟采用的变换(如平方根变换、对数变换)及其原理需在试验方案中说明,特别是对主要变量。变量变换是为了确保资料满足统计分析方法所基于的假定,变换方法选择的原则在一般教科书中均能找到。在某些特定的临床领域,一些特定变量的变换方法已经得到公认并广泛应用。对一个变量是否采用变换,以及如何变换,常影响临床解释。

导出的变量亦需同样的考虑,如从基线的改变量、从基线改变的百分数、重复测量资料的"曲线下面积"或两个变量之比值。后续的临床上的解释需仔细考虑,所选的新变量导出方法需在试验方案中说明其正确性。与此密切相关的一些问题已在2.2.2中做了讨论。

5.5　参数估计、置信区间及假设检验

试验方案中的统计部分应当说明为试验的主要目的所要检验的假设和(或)估计的处理效应。主要变量(乃至次要变量)的统计分析方法,以及所基于的统计模型需阐述清楚。处理效应的估计需同时有置信区间,并说明其计算方法。如想要使用基线资料以提高估计精度,或对可能的基线差异估计值进行校正,如进行协方差分析,亦需在试验方案中写明。

明确说明所采用的假设检验是单侧的还是双侧的是非常重要的,特别是当要采用单侧检验时,需事先说明其正确性。如果认为假设检验不合适,则需给出其他推断统计结论的方法。关于统计推断用单侧检验还是双侧检验是有争议的,在统计文献中可见到不同的观点,通常推荐在设定单侧检验的Ⅰ类错误时可设为双侧检验的一半,与通常用于估计两种处理间差异的双侧置信区间相一致。

所选择的统计模型应当能反映目前医学和统计学关于变量分析及试验设计的水平。所有在分析中拟合的效应(如在方差分析模型中)应当全面说明。而且如果根据初步结果对模型进行了修改应加以说明,比如对协方差分析(见5.7)中拟合的协变量集的修改。在选择统计方法时应注意主要和次要变量的统计分布。在选择统计方法时(参数或非参数方法)应估计处理效应的大小及其置信区间(除统计检验外)。

主要变量的主要分析应当与主要或次要变量的附加分析加以区分。除了主要变量和次

要变量之外,其他数据的分析总结和报告的方法也应该在方案的统计部分或者统计分析计划中予以描述。另外还应包括一些参考值,以使其所采用的分析与其他临床试验保持一致性,便于相互比较,如安全性数据分析。

建模方法与已知的药理学参数、受试者对方案的依从性、或对其他生物学数据的了解相结合,可以对实际的或可能的效果提供有价值的洞悉,特别是对于处理效应的估计。这类模型所基于的假定应清晰地说明,对结论的局限性也应仔细描述。

5.6 Ⅰ类错误检验水准的调整

当出现多重性(multiplicity)问题时,常用的分析方法是对Ⅰ类错误进行调整。多重性可由以下情况而产生,例如多个主要变量(见2.2.2)、处理的多重比较,不同时期的多次评估和(或)期中分析(见4.6)。如出现,最好采用避免或减少多重性的方法,如确定一个关键的主要变量(多重变量)、对比关键的处理(多重比较)、运用综合指标如"曲线下面积"(重复测量时)。做了这些处理后,在确证性分析中如仍有多重性方面的问题,则需在试验方案中确定。此时通常必须考虑调整检验水准,调整的详细步骤应在分析计划中说明,如不必调整也需说明。

5.7 亚组、交互作用及协变量

主要变量常与除处理因素以外的其他因素有关,例如年龄、性别等协变量。特定的亚组间,如在多中心试验中,不同中心治疗的受试者可能有差异。在有些情况下,对协变量及对亚组效应的校正是分析计划中不可缺少的一部分,亦需在试验方案中陈述。需在试验前深思熟虑地识别可能对主要变量有重要影响的协变量和因素,并且应当考虑如何对其进行分析以提高估计的精度,以及弥补处理组间不均衡所产生的影响。如果在设计中有一个或多个分层因素,在分析中应当包括这些因素。当校正方法可疑时,建议将未经校正的分析结果作为主要依据,而将校正后的分析结果作为参考。特别要注意中心的作用及主要变量的基线值的作用。对随机化分组后得到的协变量进行调整是不可取的,因其可能受处理因素的影响。

处理效应的大小会因亚组或协变量的不同而不同,例如效应可能会随年龄的增加而减少,或对某一类受试者的影响较大。在有些情况下,这种交互作用能预期到或者引起重视(如老年等),此时亚组分析或包含交互作用的统计模型都属确证性分析计划的一部分。然而,在大多数情况下,亚组分析和交互作用分析是探索性的,此时应予以明确,应当统一探索所有处理的不同情况。通常,这类分析首先应在所研究的统计模型中添加交互作用项,再补充亚组或协变量作为附加的探索项。在进行探索性分析时,对结果的解释必须十分审慎,任何仅基于探索性的亚组分析的关于有效性(或缺乏)或安全性的结论均不宜被接受。

5.8 资料的完整性与计算软件的正确性

资料分析结果的可信程度依赖于数据处理(数据输入、储存、核查、纠错、检索)及统计学处理的方法和软件(内部程序和基于软件开发的外部程序)的质量及其正确性,因而数据处理须基于完善的、有效的标准操作程序。用于数据管理和统计分析的计算机软件必须可靠,需提供软件验证过程的文件。

6. 安全性与耐受性评价

6.1 评价的范围

在所有的临床试验中,安全性及耐受性(safety and tolerability,见词汇)评价是非常重要的一个方面。在早期阶段的试验中,这一评价主要是探索性的,且只对毒性明显的表现敏感;而在后期,药物的安全性和耐受性情况由较大的样本来更加全面地了解。后期的对照试验旨在用无偏方法探索新的潜在的药物不良反应,尽管这类试验在这一方面的把握度较低。

为了说明在安全性和耐受性方面与其他药物或该药物的其他剂量比较的优效性或等效性,可设计一些试验。这类申请需要相应的验证试验的支持,与有效性验证的要求一致。

6.2　变量的选择与资料搜集

在任何一个临床试验中,用于评价一种药物的安全性和耐受性的方法及测量准则取决于一些因素,包括与之密切相关的药物不良事件的知识,非临床研究或早期临床研究的信息,该药物的药效学及药代动力学(pharmacodynamic/pharmacokinetic)特性、服药方式、受试者特征,以及试验持续时间等。实验室检查(包括临床化学和血液学)、生命体征(vital signs)及临床药物不良事件(疾病、体征和症状)通常构成了安全性与耐受性资料的主体部分。严重不良事件的发生及因不良事件导致治疗终止,在注册过程中尤为关注(见 ICH-E2A 及 ICH-E3)。

此外,为了便于对不同试验的资料进行合并,建议在整个临床试验中使用统一的资料收集及评价方法。使用一个通用的不良事件词典是特别重要的,该词典从 3 个不同的级别对不良事件进行统一定义,即系统-器官分类(system-organ class)、首选术语(preferred term)、收录术语(included term)(见词汇)。通常按照首选术语汇总不良事件,属于同一系统-器官类的首选术语常合并分析。

6.3　用于评价的受试者人群及数据的表达

评价安全性与耐受性时,受试者人群常定义为至少接受了 1 次试验药物。从这些受试者中收集的安全性及耐受性变量应尽可能地全面,包括药物不良事件类型、严重程度、发生及持续时间(见 ICH-E2)。另外,在特定的子人群中,如女性、老年人(见 ICH-E7)、危重患者或接受了辅助药物治疗的患者,可能需要附加的安全性及耐受性评价,以说明一些特殊问题(见 ICH-E3)。

所有安全性及耐受性变量在评价中均需十分重视,所用的主要分析方法需在研究方案中指明。所有的不良事件无论是否认为与药物有关均需报告。在评价中,研究人群的所有可用资料均需说明。实验室变量的度量单位及参考值范围必须认真制订,如在同一试验中出现不同的单位及不同的参考值范围(如多个实验室参与研究),需进行恰当的标准化,以便于进行统一评价。毒性分级也须事先确定,并说明其正确性。

某不良事件的发生强度通常以出现不良事件的受试者人数与暴露人数之比来表示。然而,如何评价发生强度并不十分明确。例如可根据不同情况,采用暴露人数或暴露程度(用人年表示)作为分母。无论用于估计危险度还是进行处理组间的比较,定义需在试验方案中写明,这一点十分重要。尤其是对时间较长的治疗,通常退出及死亡比例较大,此时需考虑生存分析,并计算累积不良事件率,以避免低估药物的危险性。

当体征和症状存在较大的外环境影响(background noise)(如精神病的试验)时,在估计不同不良事件的危险时需对此进行说明。有一种方法是运用“紧急处理事件”(treatment e-mergent,见词汇)的概念,只有当不良事件相对于治疗前的基线出现恶化时才被记录。其他消除外环境影响的方法也可以选用,如忽略轻微的不良事件,或在随访中再次出现才纳入不良事件。这些方法需在试验方案中解释并说明其正确性。

6.4 统计学评价

安全性与耐受性的研究是一个涉及多个方面的问题。虽然某些药物不良反应通常可被预计,且对所有药物都进行监测,但药物不良反应的范围很广,新的未预计到的药物不良反应总是有可能发生的。此外,当违背了试验方案,如使用了方案中禁用的药物时,出现了不良事件就可能产生偏倚。这一背景使得药物的安全性和耐受性评价出现统计难题,这意味着由确证性临床试验得到的结论可能只是一种特殊情况而并不普遍。

在大多数的试验中,对安全性与耐受性最好用描述性统计方法对数据进行分析,必要时辅以置信区间,更便于解释。不良事件在处理组间及受试者间的情况用图形来描述也是有价值的。

计算 P 值有时也很有用,既可用于评价差别,又可作为一种"特殊标志"应用于大量安全性与耐受性变量,以提示需引起注意的差别。计算 P 值对实验室资料特别有用,其他情况则很难进行适当汇总。建议实验室资料既要做定量分析,如估计处理的均数,又要做定性分析,计算高于或低于某一阈值的受试者人数。

如用假设检验,则在进行多重比较时需进行统计学上的校正以控制 I 类错误,但通常更关注 II 类错误的大小。如未对多重比较做修正,则有统计学意义的结果在解释时需特别小心。

在大多数研究中,观察者希望确定与阳性对照药或安慰剂相比,试验药的安全性及耐受性未出现临床上不可接受的差别。对非劣效性或等效性评价,应用置信区间的方法优于假设检验,这样因发生频数较低而造成的不精确性可以清晰地表示出来。

6.5 综合总结

药物的安全性与耐受性特点通常是在药物的开发过程中连续不断地通过试验过程总结出来的,特别是上市申请时。然而,综合总结常依赖于适当的、经严格控制的、数据质量高的个别试验。

药物的总有效性评价通常是一个权衡利弊的问题,即使对利与弊的评价通常是在整个临床试验项目进行总结时才进行(见7.2.2),但在单一试验中这一观点亦应考虑到。

有关安全性与耐受性报告中所需的更详细的内容见 ICH-E3 中的第12章。

7. 研究报告

7.1 评价与报告

正如在引言中所述,临床试验报告的格式与内容是 ICH 指导原则中 E3 的内容。该指导原则已经包括了统计报告的内容,并适当结合了临床及其他方面的材料。本节只做简单讨论。

如第5节所述,在试验设计阶段,分析方法的主要特点必须在研究方案中确定。当试验结束后,数据已收集完整,则可进行初步审查,对数据按计划进行盲态审核是很有价值的,这种对处理保持盲态的预分析审查应包括对下列问题的决策:从分析集中剔除受试者或数据;定义可能需要的变量变换;定义离群值;将其他最新研究中确定的重要协变量增加到模型;重新考虑用参数方法还是用非参数方法。将所做的决策写入报告中,并与统计专家在知道盲底后所做的决策相区别,因为在盲态所做的决定引起偏倚的可能性较小。参加非盲期中统计分析的统计专家或非盲的其他人员不应当参加盲态审核或统计分析计划的修改。当数据显示处理效应可能威胁到盲法时,盲态审核需更加小心。

许多更详细的表达和列表应当在盲态审核时完成,以确保在实际分析时所有计划的各个方面均已包含,包括受试者的筛选、数据的筛选与修正、资料的汇总与列表、参数估计及假设检验。一旦数据核查完成,则按预定的分析计划进行分析,越遵循分析计划,所得结论的可信度就越大。当实际分析有别于试验方案、修订方案及盲态审核后修订的统计分析计划时,要特别注意,偏离计划的分析必须给予认真详细的解释。

凡进入临床试验的受试者,不论是否参与统计分析,均需在研究报告中说明。所有排除在分析之外的受试者均需写明理由。任何一个包含在全分析集但不包含在符合方案集中的受试者亦需写明其从符合方案集中剔除的理由。同样,所有参与分析的受试者,其所有主要变量的测量值在各随访时间点均需纳入分析。

所有受试者数据缺失、退出处理及违背试验方案等情况对主要变量分析结果的影响必须认真考虑。必须确认受试者的失访、退出治疗或严重违背试验方案,并对其进行描述性分析,包括退出的理由以及与处理及结果的关系。

描述性分析是研究报告中必不可少的部分,应当用统计图或统计表的形式清晰地描述主要变量、次要变量、主要预后及人口学变量的重要特征。与试验目的相关的主要分析的结果应当是研究报告中特别详细描述的内容。在报告统计学检验结果时,应当报告精确的 P 值(如当"$P = 0.034$"),而不是列出是否高于界值。

尽管临床试验分析的主要目的是回答总目标中提出的问题,但非盲态分析时基于观察数据又会提出一些新的问题,这时就需要用其他的或更复杂的统计分析方法来处理。在研究报告中,这部分的工作必须与方案中计划分析的内容严格区分。

由于机遇(chance)的作用,有时会导致处理组间基线的不均衡,而在计划分析方案中并没有预先定义该基线变量为协变量,对预后会有一定影响。处理这种不平衡因素的最佳方法是用一种附加的统计分析说明在考虑这种不平衡因素后可以得出与原统计分析相一致的结论。但如果得不到一致的结论,就需要讨论这种不均衡对结论的影响。

计划外的分析应尽量少用。如果治疗效果可能随某些因素的改变而改变时,常需要计划外分析,此时可能识别效果特别好的试验对象的某一亚组。但计划外亚组分析结果可能会高估疗效或安全性,这种潜在的危险是众所周知的(见 5.7),应设法避免。也会出现其他类似的问题,如试验药在某个亚组无效或具有不良反应等。应对各种问题出现的可能性作出适当评价并加以报告。

最终的统计学判定与临床试验结果的分析、解释及表达密切相关。因此,临床试验统计专家应当是临床试验报告负责人之一,并批准最终报告。

7.2 临床数据库的总结

在药品上市申请时,需要对多个临床试验的安全性和有效性进行全面总结,并提供综合报告(欧盟提供专家报告,美国提供全面总结,日本提供概要),必要时附上相关的统计学综合结果。

在总结中,应包括如下特定的统计学分析内容:对所有参与临床试验的受试者人口学特征和临床表现的描述;根据多个相关试验(一般是有对照的试验)结果回答有效性的关键问题,且着重说明试验间一致和不一致的程度;总结综合数据库中所有的安全性信息,说明对上市申请有着重要作用的安全性问题。在制订临床试验计划时,必须注重指标的定义及测量值收集方法的一致性,这将有利于随后的一系列试验结果的分析和解释,特别是将几个试验进行联合分析时。必须采用一个通用的标准化词典,用于记录用药详情、病史及不良事件。主要变量与次要变量采用公认的定义,也是后期 meta 分析的基础。除非有充分理由,否则关键变量的测量方法、随机化或进入试验评价的时间安排、对违背试验方案者的处理方法及对预后因素的定义等必须始终保持一致。

任何用于多个试验数据联合分析的统计方法均须详细描述,同时必须十分关注因试验选择而导致的偏倚、试验结果的齐性以及根据不同的变异来源所建立的模型的恰当性。另外,还必须探索结论对于假设及所做选择的敏感性。

7.2.1　有效性资料

每一个临床试验的样本含量都必须足够大,以确保达到预期的目的。其他附加的有价值的信息可能来自于验证关键效应问题的一系列的临床试验,这一系列试验的主要结果应以统一的格式表达,便于比较。通常用表格或图形的方式表达,主要包括估计值和置信区间。用 meta 分析对这些参数进行综合是一个很好的办法,因为该法可为处理效应提供一个更加精确的总体估计,为试验结果提供一个完整而简洁的总结。在某些特殊的情况下,meta分析也可能是最合适或唯一的方法,它通过总的假设检验提供充分的总的有效证据。当为此目的而应用 meta 分析时,也应事先制订相应的方案。

7.2.2　安全性资料

在总结安全性数据时,彻底检查安全性数据库十分重要。应搜寻任何潜在的毒副作用迹象,并通过寻找观察值相关联证据的模式来随访所有迹象。将所有使用药物的人群的安全性资料联合起来分析是提供信息的重要来源,因为大样本可以检出发生率较低的不良事件,还可能给出发生率的近似估计。但如果没有对照组,就很难对发生率进行评价,因而对照试验的资料就显得特别有价值。应当对采用相同对照组(安慰剂或指定的阳性对照)的试验的研究结果进行综合分析,同时分别给出各试验的研究结果。

探索分析时发现的任何潜在的毒副作用迹象均需报告。对所有潜在的不良反应的真实性的评价需考虑因大量的比较而产生的多重性问题。在评价时也可适当运用生存分析方法分析不良事件的发生率与服药时间及随访时间之间的潜在关系。对已识别的与不良反应相关的危险因素必须适当量化,以便于权衡利弊。

词汇

(1)贝叶斯方法(Bayesian approaches):一种数据分析的方法,根据某些参数(如处理效应)的先验概率分布,及观察数据导出参数的后验概率分布,并据此进行统计推断。

(2)偏倚(统计和操作上的)[bias(statistical & operational)]:与设计、执行、分析和评价临床试验有关的任何因素导致的处理效应的估计值与其真值的系统偏离。由于执行不正确造成的偏倚称为"操作"偏倚,上述其他偏倚称为"统计学"偏倚。

(3)盲态审核(blind review):指在试验完成(最后一例受试者的最后一例观察)与揭盲之前的这段时期对数据的审核和评价,以便于确定最后的分析计划。

(4)内容有效性(content validity):一个变量(如评分尺度变量)度量了其应该度量的值。

(5)双模拟(double-dummy):在临床试验中当两种处理不能做到一样时,为使其保持盲态而采用的一种技术。如为处理 A(药物和不能区别的安慰剂)及处理 B(阳性对照药物和不能区别的安慰剂)制备制品,受试者接受两套处理之一:A(阳性药物)和 B(安慰剂),或 A(安慰剂)和 B(阳性药物)。

(6)脱落(dropout):临床试验中的受试者由于任何原因不能继续至试验方案要求的最

后一次随访。

（7）等效性试验（equivalence trial）：一个试验的主要目的是要显示两种或多种处理的差别在临床上无意义。通常以临床上可以接受的等效界值来验证其真正的处理差异。

（8）频率学派的统计学方法（frequentist methods）：一种统计学方法，如统计检验和置信区间法，可以用同一试验情况下相同的检验假设条件下某一结果出现的频率来说明。

（9）全分析集（full analysis set）：尽可能接近按意向性原则的理想的受试者分析集。是在所有随机化受试者中以合理的方法，经少量剔除后的受试者分析集。

（10）可推广性，普遍性（generalizability，generalization）：一个临床试验的结果可以可信地由参加试验的受试者外推到广大的患者群体和广大范围的临床环境的程度。

（11）全局评定变量（global assessment variable）：单一变量，通常是将客观变量和研究者对受试者的状况或者状态的改变情况结合起来的有序分类指标。

（12）独立数据监查委员会（数据和安全监查组，监查委员会，数据监查委员会）（Independent Data Monitoring Committee，iDMC；Data and Safety Monitoring Board，DSMB；Monitoring Committee，MC；Data Monitoring Committee，DMC）：独立数据监查委员会可由申办者建立，定期评定临床试验的进度、安全性数据以及关键性效应的结果，并且向申办者提出是否继续、修改或停止试验的建议的组织或机构。

（13）意向性分析原则（intention-to-treat principle）：这种原则认为应以意向性治疗（即计划好的治疗）为基础进行评价，而不应以实际给予的治疗为基础进行评价。其结果是分到某一处理组的受试者即应作为该组的成员被随访、评价和分析，不论是否依从计划。

（14）交互作用（定性的和定量的）[interaction（qualitative & quantitative）]：处理间的差异（例如试验药物与对照药物之间的差异）受某因素（如中心）影响的一种情况。定量的交互作用是指处理间差异的大小在该因素的不同水平上均不同，而定性交互作用是指处理组间差异至少在该因素的一个水平上不同。

（15）评定者间的可靠性（inter-rater reliability）：不同评定者在不同情况下产生相同结果的性能。

（16）评定者内的可靠性（intra-rater reliability）：同一评定者在不同情况下产生相同结果的性能。

（17）期中分析（interim analysis）：在正式结束试验之前的任何时期，为了比较有效性或安全性的任何分析。

（18）meta分析（meta analysis）：对同一个问题的两个或更多的试验的定量指标进行综合评价。通常是将各试验的统计资料进行统计合并，有时也用于对原始数据的合并。

（19）多中心试验（multicenter trial）：由多个研究者参与，按同一试验方案在多个地点同时进行的临床试验。

（20）非劣效性试验（non-inferiority trial）：主要目的是显示研究产品的效应在临床上不劣于对照药物（阳性或安慰剂对照）的试验。

（21）首选术语和收录术语（preferred and included terms）：在一个分层次的医学词典例如MedDRA中收录的术语（included terms）是词典的最低级别，研究者可根据词典描述进行编码。首选术语（preferred terms）是将收录术语进行分组的级别，用于报告发生频率。例如研究者写出的是"左臂疼痛（pain in the left arm）"，收录术语编码为"关节疼痛（joint pain）"，在首选术语级别可报告为"关节痛（arthralgia）"。

（22）符合方案集（合格病例，有效样本，可评价受试者样本）[per protocol set（valid cases，efficacy sample，evaluable subjects sample）]：由充分依从于方案、保证数据会按科学模型而表现出治疗效果的受试者子集所产生的数据集。依从性包括以下事项，如接受治疗、测量有效且对试验方案没有大的违背等。

（23）安全性和耐受性（safety and tolerability）：医学产品的安全性涉及患者的医学危险性，在临床试验中通常由实验室检查（包括临床化学与血液学）、生命体征、临床不良事件（疾病、体征和症状）及其他特殊检查（例如心电图、眼科学检查）等来评定。

医学产品的耐受性指患者能忍受明显的不良反应的程度。

（24）统计分析计划（statistical analysis plan）：统计分析计划是比试验方案中描述的主要统计分析更加详细、包含更多技术细节的文件，包括了对主要和次要变量及其他数据进行统计分析的详细过程。

（25）优效性试验（superiority trial）：主要目的是显示研究产品的效应优于对照药物（阳性或安慰剂对照）的试验。

（26）替代变量（surrogate variable）：在直接测定临床效果不可能或不实际时提供间接测定效果的变量。

（27）处理效应（treatment effect）：在临床试验中归因于处理的效果。在大多数临床试验中感兴趣的处理效应是两个或多个处理间的比较（或对比）。

（28）紧急处理事件（treatment emergent）：在治疗前没有而在治疗时出现的，或治疗前有却在治疗时状况更坏的事件。

（29）试验统计专家（trial statistician）：经过教育或培训、有经验、足以贯彻本指导原则的，并且负责试验的统计分析的专家。

（黄丽红　陈　峰）

医学研究结果发表规范

附录 2A：随机对照研究的 CONSORT 声明

CONSORT 声明（2010 年版）

论文部分/主题	项目编号	内容
文题和摘要	1a	标题中须有"随机化"字样
	1b	采用结构式摘要，包括试验的设计、方法、结果和结论
引言		
背景和目的	2a	科学背景和原理的阐释
	2b	阐明研究目的或假说
方法		
试验设计	3a	描述试验的设计（例如平行组设计、析因设计），包括分组比例
	3b	试验开始后的重要变更（如纳入和排除标准）及其理由
受试者	4a	受试者的纳入和排除标准
	4b	资料收集的设置条件（如受试者的来源，卫生保健机构的社会、经济、文化环境等）和地点
干预措施	5	应充分、详细地描述各组的干预措施，便于重复，包括如何及何时实施干预
结局	6a	明确定义预先指定的主要和次要结局变量的测量方法，包括如何及何时进行评价测量
	6b	试验开始后结局指标的任何变更及其理由
样本量	7a	样本量是如何确定的
	7b	如涉及，解释期中分析和终止试验的准则
随机化	8a	产生随机分配序列的方法
顺序产生	8b	随机化方法；各种限制条件的细节（例如区组和区组大小）
分配保密机制	9	用于实施随机分配序列的装置（如编好号的容器），说明分配干预实施前采取的任何保密措施

论文部分/主题	项目编号	内容
实施	10	谁产生的分配顺序,谁登记的受试者,谁将受试者分组
盲法	11a	如果采用盲法,分组后干预过程中谁处于盲态(例如受试者、实施治疗者、评估结果者),如何实施
	11b	如可能,描述不同干预间的相似性(如安慰剂和试验药物在味道、颜色、剂型等方面的相似性)
统计分析方法	12a	主要、次要结局变量组间比较的统计学方法
	12b	附加分析的方法,如亚组分析和调整分析
结果		
受试者流程 (强力推荐采用流程图)	13a	各组随机分配、接受意向治疗及参与主要结果分析的受试者人数
	13b	随机化分组后,各组失访和剔除人数及其理由
招募	14a	界定招募和各次随访的时间
	14b	试验结束和终止的理由
基线资料	15	用统计表列出各组的基线人口统计学和临床特征
分析的人数	16	各组各分析集的受试者人数(分母),分析是否基于原随机分配
结果和估计	17a	各组每个主要和次要结果指标评估效应大小和精确度(如95%可信区间)
	17b	对二分类指标,建议同时给出绝对和相对的效应大小
辅助分析	18	其他分析的结果,包括亚组分析和调整分析,指出哪些是预定的、哪些是探索性的
不良事件	19	各组的所有重要的不良事件或非预期的效应
讨论		
局限性	20	试验的局限性;说明潜在的偏倚来源;测量误差以及多重比较问题(如涉及)
可推广性	21	试验结果的可推广性(外部有效性、适用性)
解释	22	解释应与结果一致,权衡利弊,并综合考虑其他证据
其他信息		
注册	23	注册号和注册名
方案	24	如果可能的话,哪里可以溯源方案
资助	25	基金来源和其他资助(例如药品供应),资助者在本研究中的角色

http://www.consort-statement.org/downloads/consort-statement

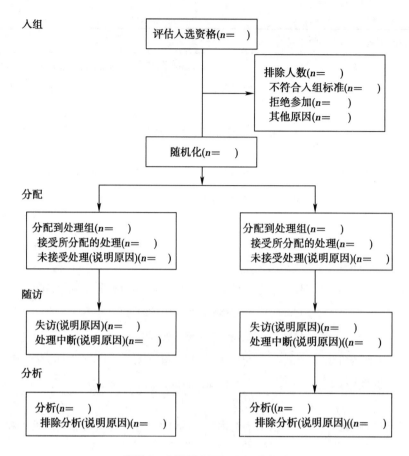

附图 1　CONSORT 2010 流程图

附录 2B:群随机对照研究的 CONSORT 声明

CONSORT 声明(2010 年版)

论文与主题		条目	内容
标题和摘要			
	设计	1*	怎样将受试者分配到干预组(如随机分配、随机化),突出分配是以群体为基础
引言			
	背景	2*	科学背景与原理的解释,包括使用群随机设计的原理
方法			
	受试者	3*	受试者和群体的选择标准,以及数据收集的环境和地点
	干预	4*	各组干预的细节,它们是否与个体水平、群体水平或与两者均相关,以及何时、如何实施

610

论文与主题	条目	内容
目的	5*	设定的目的和假设,它们是否与个体水平、群体水平或与两者均相关
结局	6*	明确定义主要和次要结局指标,它们是否与个体水平、群体水平或与两者均相关,并且明确定义可用于提高测量质量的方法(如重复观察、评估者培训)
样本含量	7*	如何确定总样本含量(包括计算方法、群体数量、群体大小、群内相关系数 ICC 及指出其不确定性)。如有可能,对中期分析和终止试验的条件进行解释
随机化		
序列产生	8*	产生随机分配序列的方法及所有限制细节(如区组、分层、配对)
分配隐藏	9*	执行随机分配序列的方法,说明分配基于群体而非个体,并阐明分配干预前随机序列是否隐藏
实施	10	明确生成分配序列、登记受试者及分配受试者的工作人员
盲法	11	对受试者、干预实施者、结局评估者是否使用盲法。如使用了盲法,如何评价盲法的成功
统计学方法	12*	用于比较组间主要结局(说明如何考虑群效应)的统计学方法;附加分析方法,如亚组分析和校正分析
结果		
受试者流程	13*	极力推荐用流程图报告各阶段群体和个体受试者的流动情况(见流程图)。特别是报告随机分配到各组、接受干预、完成试验、分析主要结果的群体和受试者的数量。描述偏离研究方案的情况及原因
募集受试者	14	明确定义募集受试者的时间和随访时间
基线数据	15*	各组可用群体水平和个体水平的基线信息
分析的数据	16*	纳入每个分析的每组群体和受试者数量(分母),且是否采用了意向性分析。如可能,用绝对数来表达结果(如 10/20 而不是 50%)
结局和估计值	17*	对每一个主要和次要结局,给出每组可用个体或群体水平上的结果总结、效应估计值及其精确性(如95%可信区间),以及每个主要结局的群内相关系数
辅助分析	18	报告所进行的其他任何分析以说明方法的多样性,包括亚组分析和校正分析,指出哪些是预先制定的、哪些是临时添加的分析,关注多重性分析问题
不良反应	19	各组所有重要的不良反应或副作用

续表

论文与主题	条目	内容
讨论		
解释	20	结果解释应考虑研究假设、潜在偏倚和不精确的来源,及与分析、多重结局有关的危险
可推广性	21*	试验发现对(相关)个体和(或)群体的可推广性(外部真实性)
全部证据	22	根据当前证据,全面解释结果

注:* 与原 CONSORT 声明的自查清单相比,修改后发生变化的项目

http://www.consort-statement.org/Media/Default/Downloads/Extensions/Updated%20CONSORT%20Extension%20for%20Cluster%20Trials%20BMJ.pdf

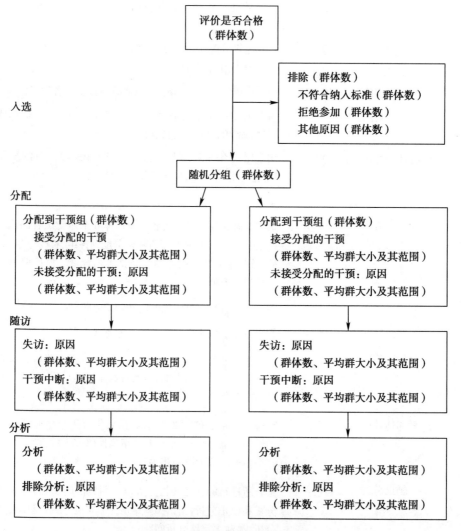

附图2　群随机对照试验的流程图

附录 2C:发表观察性研究的 STROBE 指南

STROBE 声明(2007 年 10 月)

论文部分/主题	编号	内容
文题和摘要	1	(a)在标题或摘要说明研究设计 (b)在摘要中对所做的工作和获得的结果做简明总结
前言		
背景/原理	2	阐述研究背景和原理
目标	3	阐明研究目的,包括任何预先确定的假设
方法		
研究设计	4	陈述研究设计中的重要内容
研究设置	5	描述研究机构、研究地点及相关资料,包括招募的时间范围、暴露、随访和数据收集等
研究对象	6	(a)队列设计:描述纳入和排除标准、研究对象的来源和选择方法、随访的时间范围和方法 病例对照设计:分别给出病例和对照的纳入和排除标准、来源和选择方法;病例和对照选择的原理 横断面设计:描述纳入和排除标准、研究对象的来源和选择方法 (b)队列设计:对于配对设计,说明配对标准及暴露和非暴露的人数 病例对照设计:对于配对设计,说明配对标准和每个病例对应的对照人数
研究变量	7	明确定义结局、暴露、预测因子、可能的混杂因素或效应修饰因素,根据需要给出诊断标准
数据来源/测量	8*	对每个研究变量,描述数据来源和详细的测量方法,还应描述各组之间测量方法的可比性
偏倚	9	对可能的潜在偏倚进行解释
样本量	10	描述决定样本大小的原理,包括统计学计算和实际考虑
定量变量	11	解释定量变量如何分析,根据情况描述分组的方法和原因
统计学方法	12	①描述所有统计方法,包括控制混杂的方法。②描述亚组分析和交互作用分析的方法。③解释如何解决数据缺失。④队列设计:根据情况描述解决失访问题的方法;病例-对照设计:根据情况描述如何对病例和对照进行配对;横断面设计:根据情况描述抽样策略。⑤描述所用的敏感性分析方法
结果		
研究对象	13*	①报告研究的各个阶段研究对象的数量,如可能合格的数量、被检验是否合格的数量、证实合格的数量、纳入研究的数量、完成随访的数量和分析的数量;②解释述各个阶段参与者退出研究的原因;③推荐使用流程图

续表

论文部分/主题	编号	内容
描述性资料	14*	①描述研究对照的特征(如人口学、临床、社会学特征)以及关于暴露和潜在混杂因子的信息;②描述每个研究变量数据的缺失情况;③队列设计:总结随访时间(如平均随访时间和全部随访时间)
结局资料	15*	● 队列研究:报告发生结局事件的数量和综合指标 ● 病例对照研究:报告各个暴露类别的变量 ● 横断面研究:报告发生结局事件的数量和综合指标
主要结果	16	①陈述未调整的和按照混杂因子调整的关联强度、精确度(如95% CI),阐明按照哪些混杂因素进行调整以及选择这些因素、未选择其他因素的原因;②对定量变量分组进行的比较需报告每组观察值的范围和中位数;③对有意义的危险因素,可以将相对危险度转化为绝对危险度
其他分析	17	报告进行的其他分析,如亚组分析、交互作用分析和敏感性分析
讨论		
重要结论	18	根据研究目标概括关键结果
局限性	19	讨论研究的局限性,包括潜在偏移或不正确的来源。讨论任何潜在偏移的方向和大小
解释	20	结合研究目标,研究局限性、多重分析结果、相似研究结果及其他相关证据,谨慎给出一个总体的结果解释
可推广性	21	讨论研究结果的普适性(外推有效性)
其他信息		
资金来源	22	给出当前研究的资助来源和资助者(如可能,各处原始研究的资助)

注:* 病例对照研究分别给出病例和对照的信息,如适用,队列研究和横断面研究中给出暴露组和非暴露组的信息

https://www.strobe-statement.org/index.php?id=available-checklists

附录 2D:发表诊断试验研究的 STARD 指南

STARD 指南(2015 年)

论文部分/主题	编号	内容
文题和摘要		
	1	标题或摘要中描述出至少1种诊断准确性研究的计算方法(如灵敏度、特异度、预测值或 AUC)
摘要	2	包括研究设计、方法、结果和结论在内的结构化摘要(具体指导参见 STARD 摘要)
前言		
	3	科学和临床背景,包括待评价诊断方法的预期用途和作用
	4	研究目的和假设

论文部分/主题	编号	内容
方法		
研究设计	5	是在完成待评价诊断方法和参考标准检测之前采集数据（前瞻性研究），还是之后（回顾性研究）
研究对象	6	入选、排除标准
	7	如何识别潜在的合格研究对象（症状、之前的检查结果、注册登记数据库）
	8	何时、何地入选潜在的合格研究对象（机构、场所和日期）
	9	研究对象是否连续的、随机的入组还是选取方便样本
试验方法	10a	充分描述待评价诊断方法的细节，使其具备可重复性
	10b	充分描述参考标准的细节，使其具备可重复性
	11	选择参考标准的原理（如果存在其他备选的参考标准）
	12a	描述待评价诊断方法的最佳截断值或结果分类的定义和原理，区分截断值为预先设定的还是探索性的
	12b	描述参考标准的最佳截断值或结果分类的定义和原理，区分截断值为预先设定的还是探索性的
	13a	待评价诊断方法的检测人员或是读取结果人员是否知晓研究对象的临床资料和参考标准结果
	13b	参考标准的评估者是否知晓研究对象的临床资料和待评价诊断方法的结果
分析	14	用于评估诊断准确性的计算或比较方法
	15	如何处理待评价诊断方法或参考标准的不确定结果
	16	待评价诊断方法或参考标准中缺失数据的处理方法
	17	任何关于诊断准确性变异的分析，区分是否为预先设定的还是探索性的
	18	预期样本量及其计算方式
结果		
研究对象	19	使用流程图报告研究对象的入选和诊断流程
	20	报告研究对象的基线人口学信息和临床特征
	21a	报告纳入的研究对象的疾病严重程度分布
	21b	报告未纳入的研究对象的疾病严重程度分布
	22	报告实施待评价诊断方法和参考标准的时间间隔，及期间采取的任何临床干预措施
试验结果	23	比照参考标准的结果，使用四格表来展示待评价诊断方法的检测结果（或分布）

续表

论文部分/主题	编号	内容
	24	报告诊断准确性的估计结果及其精度(如95%可信区间)
	25	报告实施待评价诊断方法或参考标准期间出现的任何不良事件
讨论		
	26	研究的局限性,包括潜在的偏倚来源、统计的不确定性及外推性
	27	实际意义,包括待评价诊断方法的预期用途和临床作用
其他信息		
	28	研究注册号及注册名称
	29	能够获取完整研究方案的地址
	30	研究经费和其他支持的来源;经费赞助者的角色

http://www.stard-statement.org/

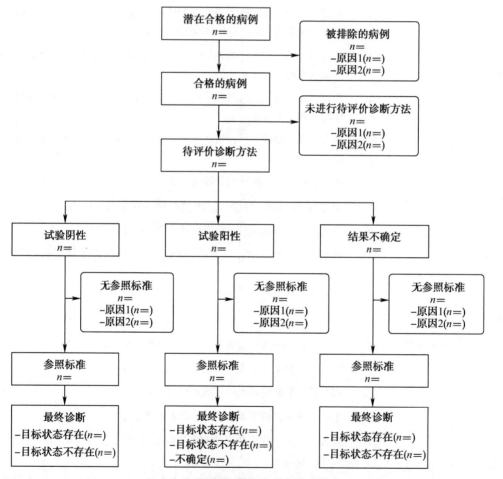

附图3　诊断试验研究的 STAPD 流程图

附录 2E:随机对照试验 meta 分析:QUOROM 声明

QUOROM 清单

标题	二级标题	评判依据
题目		能鉴别出此报告是 RCT 的系统评价还是 meta 分析
摘要		采用结构式摘要
	目的	描述临床问题
	资料来源	数据库(如清单)及其他信息来源
	评价方法	筛选标准(如对象、干预、结局与研究设计);评价真实的方法,资料提取,研究特征,定量资料综合足以允许重复
	结果	排除和纳入 RCT 的特征,定性和定量结果(即以点估计值与可信区间),亚组分析
	结论	对主要结果加以总结
前言		明确描述干预措施的生物学合理性和综述的理由
方法	检索	信息来源的细节(如数据库、登记、信息专家、机构、手检),任何限制(年限、发表状态、发表语言)
	筛选	纳入和排除标准(解释人口、干预、主要结局和研究方案)
	真实性评价	标准和实施过程(如隐藏条件、质量评价及其结果)
	资料提取	资料提取的过程(由一人或一人以上的评价)
	研究特征	研究设计类型、参与者特征、干预措施、结局解释及临床异质性是怎样评价的
	定量资料分析	主要的测量结果(如相对危险度),综合结果的方法(如统计检验和可信区间),缺失资料的处理,如何评价统计学异质性,敏感性分析和亚组分析的原理,发表偏倚的测量
结果	试验流程	提供一个 meta 分析的大体总结试验流程图
	研究特征	当前每个试验的描述细节(如年龄、样本量、干预、剂量、持续期、随访期),定量资料分析报告筛选和真实性评价的一致性,描述简单的结果总结(针对每一试验的每一小组及每一主要结果),估计在意向性分析中计算效应量和可信区间所需的资料(如 2×2 表计数、均数及标准差、比率)
讨论		主要结果总结,讨论基于外部或内部真实性的临床相关性,根据现有证据的总和解释结果,讨论评价过程中潜在的偏倚性(如发表偏倚),或提出未来的一项研究线索

Moher D, Cook D J, Eastwood S, et al. Improving the quality of reports of meta-analyses of randomised controlled trials: the QUOROM statement. Quality of Reporting of Meta-analyses. British Journal of Surgery, 1999, 87(11): 1448-1454.

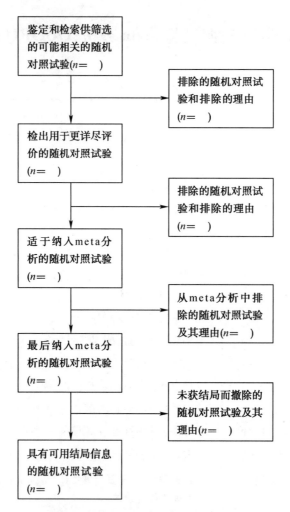

附图4　随机对照试验 meta 分析流程图